제2판

기본 사람해부학

BASIC HUMAN ANATOMY

김 진 · 김인범 · 남용석 · 박대균 · 박인선
송창호 · 이문용 · 이우영 · 이제훈 · 오수자
정영길 · 정주영 · 차정호 · 한기환 · 한승호

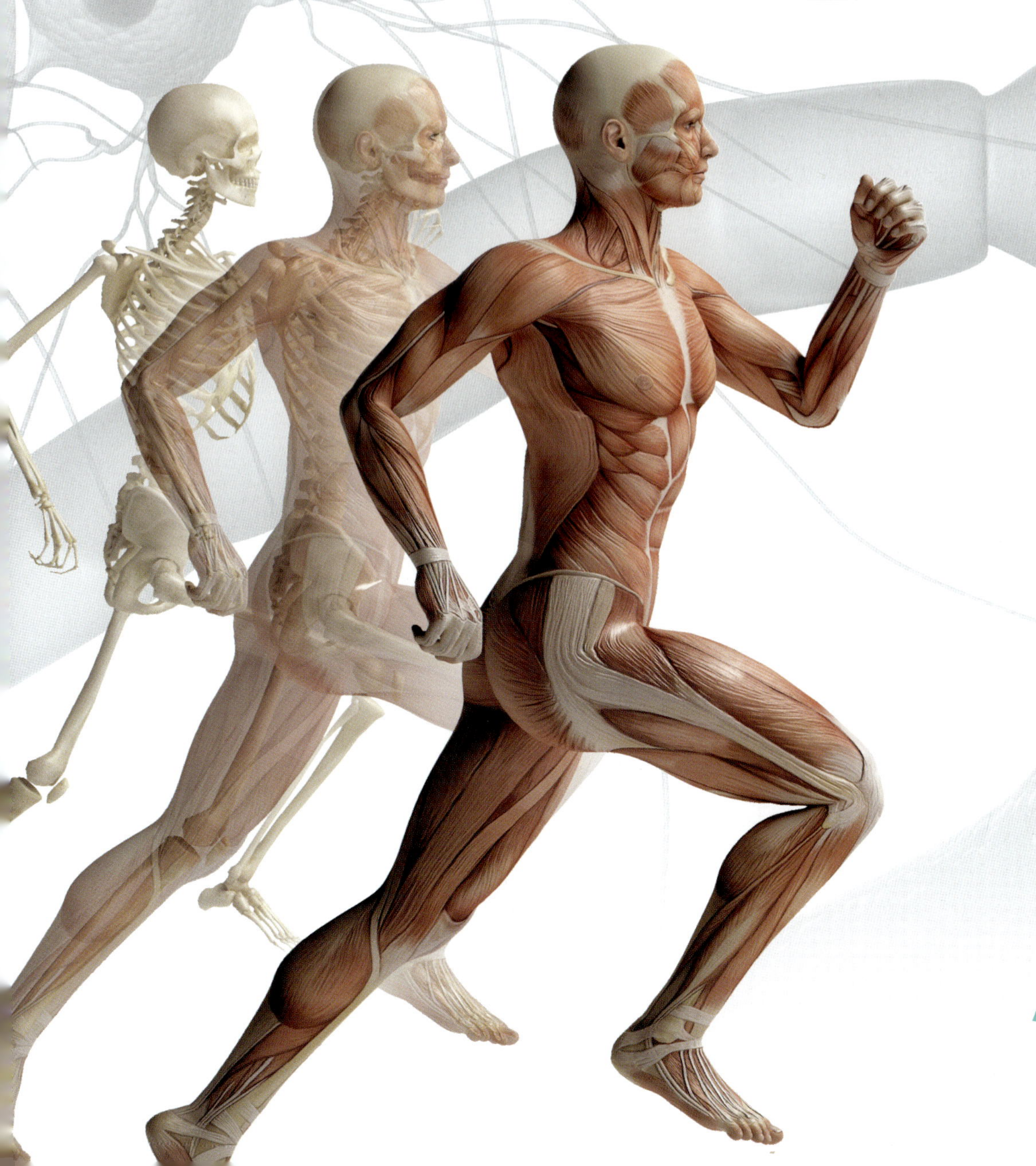

고려의학
KOMB Korea Medical Book Publishing Company

'기본 사람해부학'을 내면서...

사람의 몸의 구조와 기능 그리고 이를 바탕으로 한 여러 가지 질병을 이해하는데 해부학은 가장 기본이 되는 학문이다. 해부학은 육안으로 몸의 구조를 관찰하는 맨눈해부학, 광학 및 전자현미경을 이용하는 조직학, 그리고 몸의 발생과정을 설명하는 발생학 등 그 범주가 매우 넓다. 과학과 의학의 지식은 끊임없이 변화하고 발전되어 왔고, 특히 2000년대에 들어와 분자생물학과 세포생물학 분야에서 그 발전 속도는 엄청나며, 이러한 변화는 앞으로 더욱 빠르게 변할 것으로 생각된다. 이러한 의생물학분야의 비약적인 발전에 따라 구조와 기능에 대한 많은 새로운 사실들이 밝혀지고 있고, 이에 따른 해부학의 교육 내용과 교육 방법이 바뀌어 가고 있다. 최근의 과학적 지식과 광범위한 해부학적 지식을 학생들에게 모두 가르칠 수는 없다. 이 책은 제한된 학습 시간에 사람 몸에 대한 기본적인 지식을 효과적으로 얻어, 앞으로 의학을 공부해 나가는데 응용력을 키울 수 있도록 하는데 목적을 두고 있다. 따라서 저자들은 발생학, 세포학을 포함한 조직학 및 맨눈해부학의 내용을 요약하고 서로 연관시켜 효과적으로 이해할 수 있도록 이 책을 꾸미고자 하였다.

이 책에 쓰여진 용어는 대한해부학회에서 제정한 해부학용어집 전자판(2012)과 대한의사협회에서 출간한 의학용어집(2009, 5판)을 따라 사용하였다.

이 책을 내는데 참여하여 주신 공저자들께 감사의 마음을 드린다. 처음의 의욕과는 달리 출판을 앞두고 아직도 미흡한 점이 많은 곳에서 눈에 띄어 아쉬우나, 앞으로 계속 개정하여 가면서 좋은 책으로 발전시킬 것을 약속하면서 첫째판을 내 보낸다.

또한 이 책이 나오기 까지 오랜 기간 적극적인 협조를 하여준 고려의학의 최병진 사장과 수많은 모식도를 아름답고 알기 쉽게 그려준 편집부원들에게도 감사를 드리는 바이다.

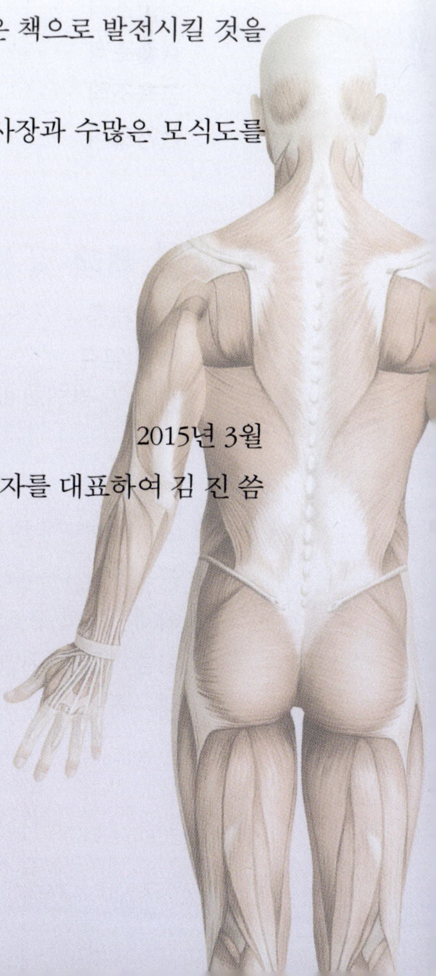

2015년 3월

저자를 대표하여 김 진 씀

차 례

제1장 서론 / 1

제2장 세포학 / 15

제3장 조직학 총론 / 29

제4장 뼈대 및 관절계통 / 47

제5장 근육계통 / 101

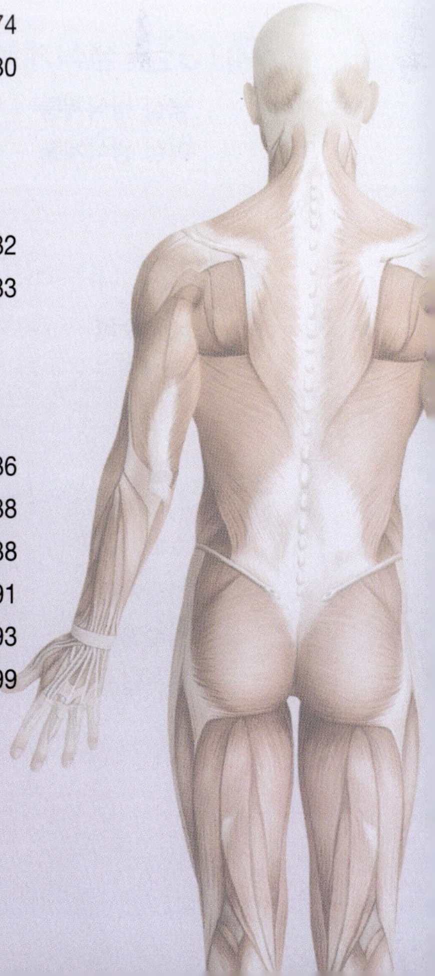

제11장 소화계통 / 303

제12장 비뇨계통 / 333

제13장 생식계통 / 345

제14장 내분비기관 / 369

제15장 특수감각기관 / 379

제16장 인체의 발생 / 397

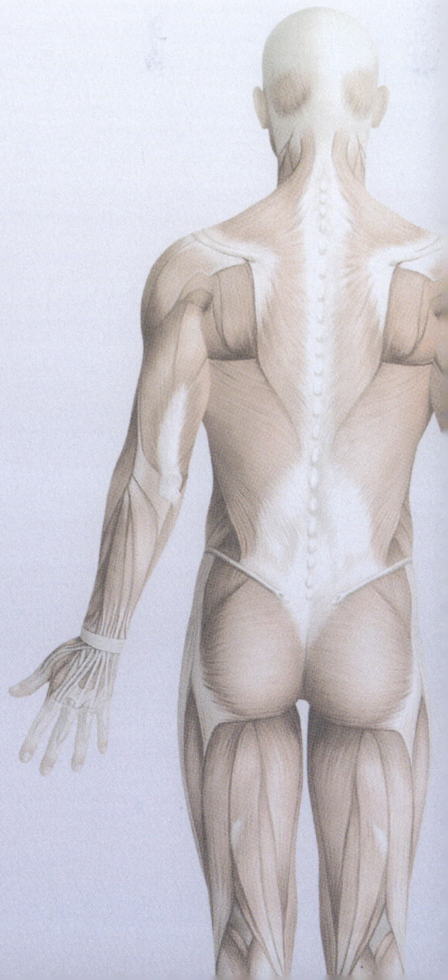

제 1 장

서론

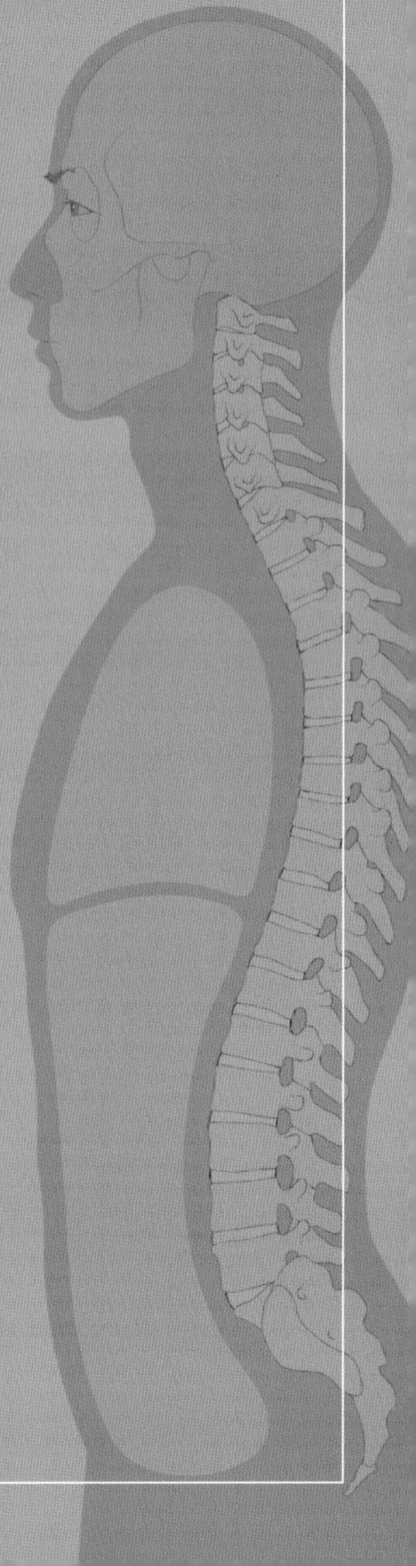

해부학(anatomy)은 생물체의 형태와 구조를 연구하는 형태학(morphology)으로서 생물학의 한 분과학문이지만 특별히 따로 표시하지 않는 한 사람 몸의 구조를 학습하는 의학의 한 학문분야를 말한다. 그러나 일반적인 생물의 형태학으로서의 해부학과 구별하기 위해 사람을 대상으로 하는 형태학을 **사람해부학(human anatomy)**이라고 한다. **해부(dissection)**라는 용어는 해부학을 공부하기 위하여 시체를 자르고 관찰하는 과정을 뜻한다.

사람 몸의 형태학적 및 기능적 최소 기본 단위는 **세포(cell)**로 사람에는 약 200여 종의 서로 다른 세포의 유형이 존재한다(표 1-1). 그리고 기능적으로 비슷한 세포들이 모여 좀 더 큰 단위인 **조직(tissue)**을 이루며, 우리 몸은 네 가지 기본조직 즉 상피조직(epithelial tissue), 결합조직(connective tissue), 근육조직(muscular tissue) 및 신경조직(nervous tissue)으로 구성되어 있다(표 1-2). 이러한 네 가지 기본조직들이 독특한 기능을 수행할 수 있도록 조직화하여 각종 **기관(organ)**을 구성하며, 기관은 일반적으로 그 구성양상에 따라 속에 넓은 공간이 형성되어 있는 속공간기관(hollow organ)과 속이 충실하게 차 있는 실질기관(parenchymal organ)의 두 가지로 구별된다(표 1-3). 또한 공통의 기능을 수행하는 기관들이 모여서 몇 가지 **기관계통(organ system)**을 이루고 있다(표 1-4, 그림 1-1). 세포와 조직은 맨눈으로는 볼 수 없는 미세구조물이어서 광학현미경 또는 전자현미경을 써야 보이며 일부 조직을 포함한 기관과 계통은 맨눈으로도 식별이 가능한 구조물이다.

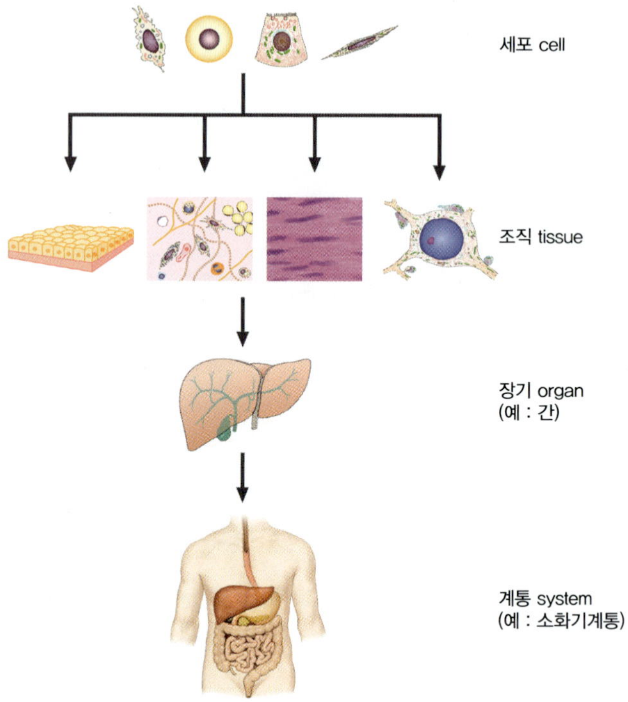

그림 1-1. 개체의 구조를 나타내는 모식도.

표 1-1. 일부 특수한 세포와 그 기능

세 포	대표적 기능
상피세포(epithelial cell)	세포사이의 부착이음과 폐쇄이음 형성
섬유모세포(fibroblast)	세포밖바탕질 성분의 합성과 분비
근육세포(muscle cell)	운동
신경세포(neuron, nerve cell)	자극 전도
장(intestine)의 흡수세포(absorptive cell)	대사물질의 흡수
점액세포(mucous cell)	점성물질의 합성과 분비
지방세포(fat cell)	지질 저장
큰포식세포(macrophage)	포식작용
콩팥의 요세관세포(renal tubular cell)	이온수송

표 1-2. 네 가지 기본조직

기본조직	구 성	종 류
1. 상피조직(epithelial tissue)	상피세포(epithelial cells), 샘(glands)	표면상피, 샘상피, 감각상피
2. 결합조직(connective tissue)	결합조직세포(connective tissue cells) 세포사이바탕질(intercellular matrix) 결합조직섬유(connective tissue fiber) 무형질(ground substance)	성체결합조직 고유결합조직 특수결합조직 배아결합조직 중간엽조직 점액결합조직
3. 근육조직(muscular tissue)	근육세포(muscle cells)	뼈대근육(골격근육) 민무늬근육(평활근육) 심장근육
4. 신경조직(nervous tissue)	신경세포(neurons) 지지세포(supporting cells) 아교세포(gial cells) 슈반세포(Schwann cells) 위성세포(satellite cells)	중추신경계통 뇌, 척수 말초신경계통 척수신경계통 자율신경계통

표 1-3. 기관(organs)의 분류

기관의 종류	기관(예)
1. 속공간기관(hollow organ)	간, 이자, 허파, 콩팥, 지라, 고환, 난소, 갑상샘, 가슴샘 등
2. 실질기관(parenchymal organ)	혈관, 위, 창자, 요관, 자궁, 자궁관, 기관, 기관지 등

표 1-4. 사람 몸의 기관계통

계 통	주요 기관	
1. 뼈대계통(골격계통 skeletal system)	206개의 뼈	운동계통 (locomotor system)
2. 관절계통(articular system)	섬유관절, 연골관절, 윤활관절	
3. 근육계통(muscular system)	뼈대근육, 심장근육, 민무늬근육	
4. 심장혈관계통(cardiovascular system)	심장, 동맥, 정맥, 모세혈관	
5. 림프계통(lymphatic system)	림프관, 림프절, 가슴샘, 지라	
6. 신경계통(nervous system)	뇌, 척수, 신경, 감각기관	
7. 외피계통(integument system)	피부, 털, 땀샘, 기름샘, 손톱, 발톱	
8. 호흡계통(respiratory system)	코안, 후두, 기관, 기관지, 허파	
9. 소화계통(digestive system)	입, 혀, 치아, 식도, 위장관, 간	
10. 비뇨계통(urinary system)	콩팥, 요관, 방광, 요도	
11. 생식계통(reproductive system)	여성; 난소, 자궁관, 자궁, 질, 음핵 남성; 음낭, 전립샘, 정낭, 음경	
12. 내분비계통(endocrine system)	뇌하수체, 갑상샘, 난소, 고환, 가슴샘	
13. 감각계통(sensory system)	일반감각기관; 자유신경종말, 근육방추 특수감각기관; 눈, 귀, 후각 및 미각기관	

해부학의 종류

해부학은 육안으로 그 구조를 관찰하는 육안해부학(맨눈해부학 gross anatomy, macroscopic anatomy), 현미경을 이용하는 현미해부학 또는 조직학(microscopic anatomy, histology), 그리고 생식세포의 결합으로부터 개체가 완성되기까지의 발생과정을 연구하는 발생학(developmental anatomy, embryology)으로 크게 구분한다.

육안해부학은 학습해 가는 방법에 따라 몇 가지로 구별할 수 있는데, 즉 인체를 구조와 기능상 관련성이 있는 계통(system)을 따라 하는 계통해부학(systematic anatomy), 인체를 부위별로 그 구조를 밝혀 가는 국소해부학(regional anatomy, topographic anatomy), 그리고 해부학의 지식을 특정한 목적에 이용하기 위한 응용해부학(applied anatomy) 등이 그것이다.

조직학은 광학 및 전자현미경을 이용하여 인체를 구성하는 세포, 조직 및 기관의 구조를 밝히는 학문으로서, 네 가지 기본조직을 대상으로 하는 일반조직학 또는 조직학총론(general histology)과 각 기관의 구조와 기능을 밝히는 기관조직학 또는 조직학각론(organ histology, special histology)으로 구분하며, 특히 세포를 대상으로 그 구조와 기능을 연구하는 것을 세포학(cytology)이라 한다.

발생학은 수정란이 모체의 자궁 속에서 성장하여 출생할 때까지의 형태변화를 연구하는 학문으로서, 수정란에서 각 조직이 발생되기까지의 조직발생(histogenesis)과, 이어서 모든 기관의 형태와 구조가 형성되는 기관발생(organogenesis)이 포함된다.

이 책의 기술은 육안해부학에 중점을 두되 생물체의 기본단위인 세포의 구조와 일반 조직학의 내용을 먼저 기술한다. 육안해부학의 내용은 계통해부학적 방식에 따라 서술하되 각 기관의 현미경적 구조를 곁들어 설명하고자 한다.

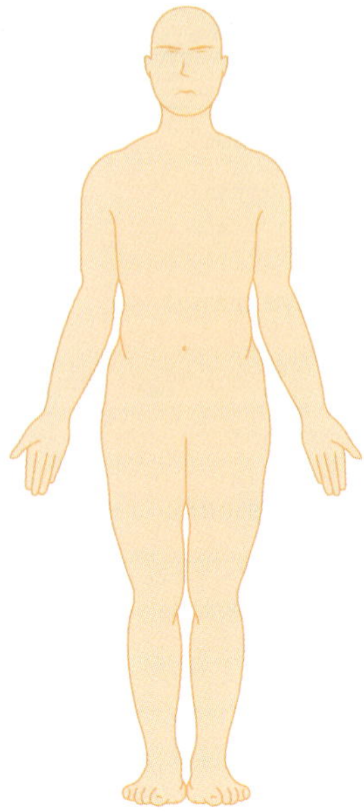

그림 1-2. 해부학자세(anatomical position).

해부학자세와 관련 용어

사람 몸의 부위와 구조물의 위치를 명료하게 표시하고 통일성 있게 기술하기 위한 표준자세를 해부학자세(anatomical position)라고 한다(그림 1-2). 이 자세는 사람이 바로 선 상태에서 얼굴과 눈은 정면을 향하고, 팔은 늘어뜨려 손바닥이 앞을 향하며, 두 발은 앞쪽을 향하게 하여 좌우의 엄지발가락과 발꿈치를 서로 맞닿게 한 상태를 말한다. 이 자세에서 면, 위치, 방향 및 운동을 나타내는 용어(term)들을 간추려 보면 다음과 같다.

면을 가리키는 용어(그림 1-3)

정중면(median plane) : 몸을 좌우 대칭으로 나누는 수직면.

시상면(sagittal plane) : 몸을 정중면에 평행하게 수직으로 나누는 면.

관상면(coronal plane, 이마면 frontal plane) : 정중면

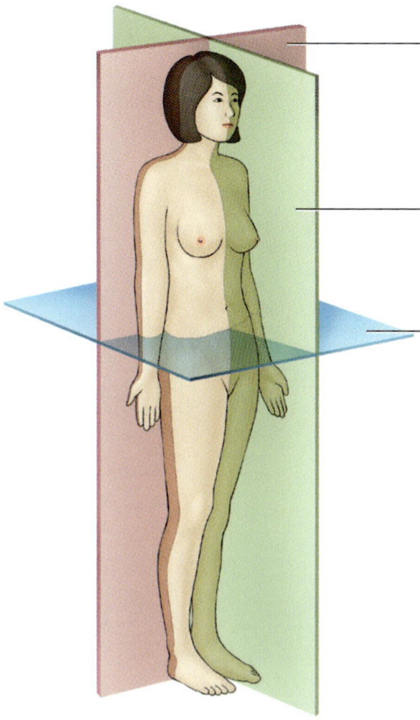

그림 1-3. 면을 표시하는 용어.

에 직각인 수직면.

수평면(horizontal plane, 가로면 transverse plane) : 정중면과 관상면에 직각인 면으로서 몸을 위 아래로 나눌 수 있다.

위치 및 방향을 가리키는 용어(그림 1-4)

안쪽(medial)–가쪽(lateral) : 정중면에 가까운 부위를 안쪽. 먼 부위를 가쪽이라고 한다.

속(internal)–바깥(external) : 몸이나 기관의 중심에 가까운 곳을 속, 먼 곳을 바깥이라고 하며, 경우에 따라서는 깊은(deep) 또는 얕은(superficial)과 동의어로도 사용된다.

앞(anterior)–뒤(posterior) : 몸의 배쪽을 앞, 등쪽을 뒤라 한다(인체의 경우).

배쪽(ventral)–등쪽(dorsal) : 앞 및 뒤와 동의어로도 사용되나, 손과 발의 경우에는 손의 바닥쪽(palmar)과 발의 바닥쪽(plantar)이 배쪽에 해당되며, 손등과 발등쪽이 등쪽이다.

위(superior)–아래(inferior) : 머리의 꼭대기(vertex)에 가까운 부위를 위, 발바닥에 가까운 곳을 아래라고 한다.

머리쪽(cranial)–꼬리쪽(caudal) : 해부학적 자세에서 머리쪽과 꼬리쪽을 말하며, 위와 아래의 동의어로도 사용된다(인체의 경우). **몸쪽(proximal)-먼쪽(distal)** : 몸통에 가까운 쪽을 몸쪽, 몸쪽에서 멀리 떨어진 쪽을 먼쪽이라 한다.

중심(central)–말초(변두리 peripheral) : 몸통 또는 기관의 단면에서 한 가운데 부분을 중심이라 하고, 중심에서 먼 곳 즉 끝에 가까운 곳을 말초(변두리)라고 한다. 신경계통에서는 위치와 관계없이 기능적으로 뇌와 척수쪽을 중추(central)라고 하며, 뇌와 척수에서 연결된 나머지 부분을 말초(pepheral)라 한다.

자쪽(ulnar)–노쪽(radial) : 아래팔에서만 쓰이는 용어로서 아래팔을 이루는 두 뼈를 중심으로 자(뼈)쪽은 아래팔의 안쪽, 노(뼈)쪽은 아래팔의 가쪽을 가리킨다.

정강쪽(tibial)–종아리쪽(fibular) : 종아리에서만 쓰이는 용어로서 종아리를 이루는 두 뼈를 기준으로 안쪽을 정강쪽, 가쪽을 종아리쪽이라 한다.

움직임을 나타내는 용어(rmfla 1–5)

굽힘(flexion)–폄(extension) : 관절에서 각(angle)을 작게 하는 운동을 굽힘 운동, 그 반대로 각을 크게 하는 운동을 폄 운동이라 한다.

벌림(abduction)–모음(adduction) : 몸의 장축에서 멀어지는 운동이 벌림, 그 반대가 모음이다. 손가락에서의 장축의 기준은 가운뎃손가락이고, 발가락에서는 둘째 발가락이 기준이 된다.

돌림(rotation) : 장축을 중심으로 도는 운동이며, 돌림 운동에서는 두 방향이 있어서 앞면이 안쪽 방향으로 도는 운동을 안쪽돌림(medial rotation), 그 반대로 앞면이 가쪽 방향으로 도는 운동을 가쪽돌림

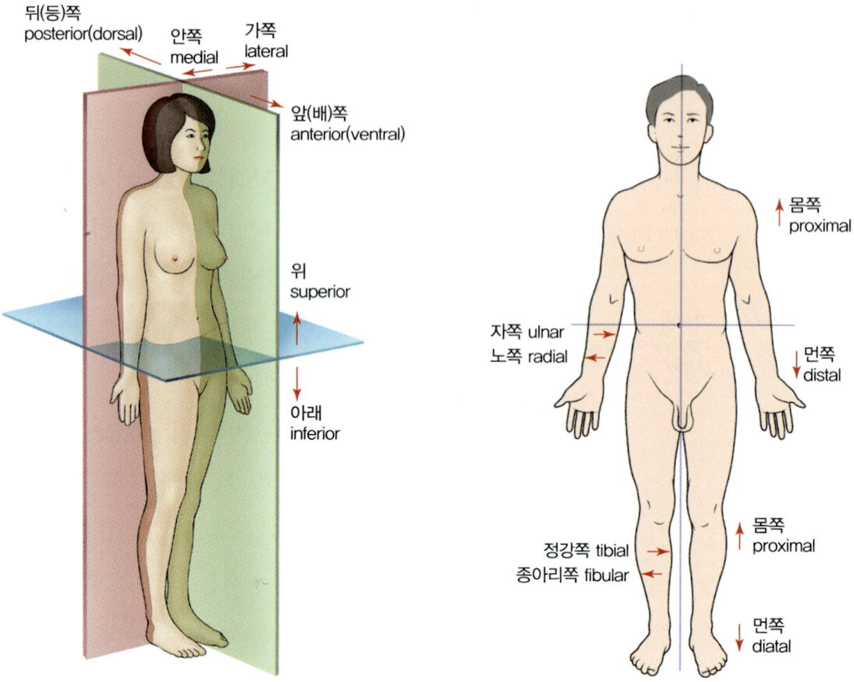

그림 1-4. 위치와 방향을 표시하는 용어.

(lateral rotation)이라 한다.

휘돌림(circumduction) : 굽힘, 벌림, 폄, 모음 및 돌림 운동이 연속적으로 일어나는 운동이며, 이때 장축이 원뿔을 그리게 된다.

엎침(pronation)–뒤침(supination) : 아래팔(forearm)에서 일어나는 운동으로, 안쪽돌림 운동을 엎침, 그 반대 운동을 뒤침이라 한다.

안쪽번짐(inversion)–가쪽번짐(eversion) : 발의 운동에 관한 용어로서, 발바닥이 몸의 정중면 쪽으로 향하는 운동을 안쪽번짐, 발바닥이 정중면에서 멀어지는 운동이 가쪽번짐이다.

내밈(protraction)–들임(retraction) : 턱관절(temporomandibular joint)과 팔이음뼈(shoulder girdle)의 운동으로 내밈은 앞쪽으로, 들임은 뒤쪽을 향하여 움직이는 운동이다.

일반용어

뼈와 기관의 부위에 관한 용어

몸통(body) : 뼈 또는 기관의 가운데를 이루는 주된 부분을 칭한다.

머리(head) : 뼈 또는 기관의 끝이 둥글게 커져 있는 부분을 말한다. 한 뼈에 두 개의 머리가 있을 때 작은 것은 작은머리(capitulum)라고 한다.

목(neck) : 목과 같이 다른 부위에 비해 좁은 부위.

꼭대기(apex) : 기관의 맨 꼭대기 부위.

바닥(base) : 기관의 아랫면에 가까운 넓은 부위.

면(surface) : 뼈 또는 기관의 표면.

모서리(margin) : 두 면이 마주하여 모가 진 가장자리.

엽(lobe) : 기관의 속을 크게 나눈 부분.

문(hilus) : 기관의 표면에서 도관, 혈관, 신경 등이 출입하는 곳으로서 일반적으로 그 부분은 오목하다.

볼록하거나 돌출된 부분에 관한 용어

관절융기(condyle) : 뼈끝이 두드러져 관절면을 이루는 곳.

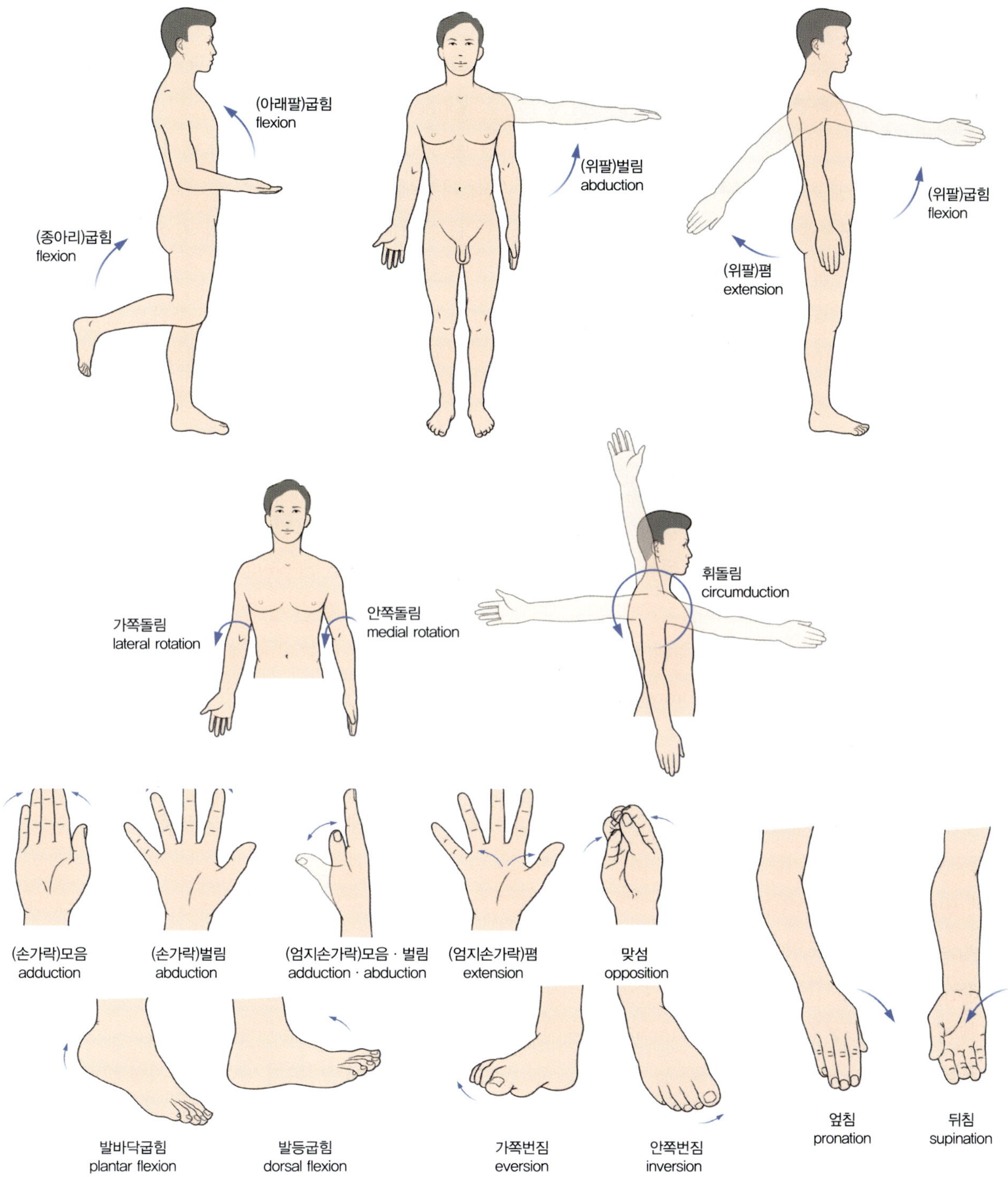

그림 1–5. 관절운동에 의한 움직임을 나타내는 용어.

위관절융기(epicondyle) : 관절융기(condyle)에 덧붙어 작게 도드라진 곳.

복사(malleolus) : 발목관절에서 볼 수 있는 뼈의 둥근 돌출물.

결절(tuber) : 주위에 비해 비교적 잘 구별되는 다소 둥글게 솟아 있는 구조물을 말하며, 작은 경우를 작은결절(tubercle)이라고 한다.

가시(spine) : 날카롭고 가느다란 돌기.

능선(crest) : 길게 이어진 마루.

돌기(process) : 뾰족하게 튀어나온 부분.

주름(plica, fold) : 접혀서 생긴 판상의 구조물.

선(line) : 뼈의 경우 능선보다 좁고 예리한 것을 말한다.

꼭지(mammilla) : 젖꼭지 모양으로 돌출된 부위를 말하며, 유두(papilla)도 같은 뜻이다.

융기(protuberance) : 두드러져 돌출된 부분. 이와 같은 뜻으로 사용되는 용어에는 prommence, eminence 등이 있다.

넙다리뼈돌기(trochanter) : 넙다리뼈 몸쪽 끝에서 볼 수 있는 매우 큰 돌기.

거친면(tuberosity) : 높지는 않으나 표면이 거친 곳으로서 일반적으로 근육이 붙는다.

빗살(pecten) : 빗살 모양의 돌기.

가지(ramus) : 뼈에서는 돌기보다 더 긴 돌출 부분을 가리키며, 혈관, 신경 등에서는 branch라는 용어를 사용한다.

오목한 부위, 관 및 공간 등에 관한 용어

공간(안 cavity) : 몸 안에 있는 빈 곳 또는 방.

관(canal) : 가느다란 대롱 모양의 구조물 또는 통로. 매우 가는 관을 모세관(canaliculus)이라 하며, 관의 속으로 분비물이 지나는 경우에는 도관(관 duct)이라 한다.

구멍(foramen) : 뚫린 자리로서 흔히 혈관 또는 신경이 통과한다. pore는 매우 작은 구멍을 칭한다.

고랑(sulcus, groove) : 길게 파인 홈.

길(meatus) : 관보다 큰 것.

굴(sinus) : 넓은 공간의 뜻으로서 해부학적으로 여러 대상에 사용되고 있다.

1) 위턱뼈굴, 이마뼈굴 등과 같이 공기가 차 있는 코곁굴.
2) 뇌경질막의 양 엽 사이의 공간으로 그 속에 정맥혈액이 들어 있는 경질막정맥굴.
3) 림프굴, 지라굴에서와 같이 혈관 또는 림프관의 일부분이 특히 확대되어 림프 또는 혈액이 차 있는 곳.

벌집(cell) : 벌집 모양으로 생긴 작은 공간.

자국(impression, depression) : 얕고 넓게 우묵한 곳.

틈새(fissure) : 좁은 틈.

구멍(hiatus) : 비교적 넓게 갈라진 틈.

오목(fossa, pit) : 표면에서 얕게 들어간 곳. 작은오목(foveola, fossula) : 오목보다 더 얕고 작은 것.

안뜰(어귀 vestibule) : 현관의 뜻으로 어떤 공간 또는 방의 앞쪽에 있는 부위를 가리킨다.

기타용어

각(angle) : 두 선이 마주쳐서 이루어지는 각.

뿔(cornu, horn) : 모서리와 같이 튀어나온 부분.

활(arch) : 활 모양으로 굽어 있는 것.

고리(ansa, loop) : 휘어져 늘어진 고리와 같이 생긴 것.

비늘(squama) : 물고기 비늘과 같이 생긴 것.

둘레(테 anulus, ring) : 둥근 고리 모양으로 생긴 것.

날개 (ala, wing) : 뼈 또는 기관의 일부가 날개처럼 넓게 생긴 것.

얼기 (plexus) : 혈관, 신경 등이 서로 복잡하게 얽혀 있는 것.

사람 몸의 부위

사람은 머리(head), 목(neck), 몸통(trunk), 팔(upper extremity) 및 다리(lower extremity)의 다섯 부위로 크게 나뉜다(표 1-5). 몸통에서 윗부분이 가슴(thorax, chest)이고, 아랫부분이 배(abdomen)이며, 배의 가장 아랫부분을 골반(pelvis)으로 구분한다. 그리고 가슴과 배의 뒤쪽이 등(back)이다. 팔은 다시 어깨 (shoulder), 위팔(arm), 아래팔(forearm) 및 손(hand)으로 구분하며, 위팔과 아래팔의 사이를 팔꿉(elbow), 팔꿉의 앞부분을 팔오금(cubital fossa)이라 하고 아래팔과 손의 사이를 손목(wrist)이라 한다. 그리고 다리도 넓적다리(thigh), 종아리(leg) 및 발(foot)로 나누며, 넓적다리와 종아리의 사이가 무릎(knee)이고, 무릎의 앞부분을 다리오금(popliteal fossa), 종아리의 뒷부분을 장딴지(calf)라고 하기도 한다. 종아리와 발의 사이가 발목(ankle)이다. 이와 같은 몸의 각 부위에서 뼈, 근육 및 기관의 위치에 따라 표면에 선을 그으면 일정한 구획을 나눌 수 있으며, 이러한 각 부위의 구분은 임상이나 응용해부학에서 널리 활용되고 있다(그림 1-6). 그 국소적인 부위명을 보면 다음과 같다.

머리부위 (region of head)

이마부위(fronal region) : 이마뼈(frontal bone)가 있는 부위.

마루부위(parietal region) : 좌우의 마루뼈(parietal bone)가 있는 부위.

관자부위(temporal region) : 관자뼈(temporal bone)의 부위로서 관자근(temporalis m.)이 있다.

뒤통수부위(occipital region) : 뒤통수뼈(occipital bone)의 부위.

얼굴부위(facial region) :

눈부위(orbital region) : 눈(eye)이 있는 부위.

표 1-5. 인체의 부위

머리(head)		
목(neck)		
몸통(trunk)	가슴(thorax, chest)	등(back)
	배(abdomen)	
	골반(pelvis)	
팔(upper extremity)	팔이음부위(어깨, 팔걸이 shoulder girdle)	
	위팔(arm)	
	〈팔꿉(elbow)〉	
	아래팔(forearm)	
	〈손목(wrist)〉	
	손(hand)	
다리(lower extremity)	다리이음부위(엉치, 다리걸이 pelvic girdle)	
	넓적다리(thigh)	
	〈무릎(knee)〉	
	종아리(leg)	
	〈발목(ankle)〉	
	발(foot)	

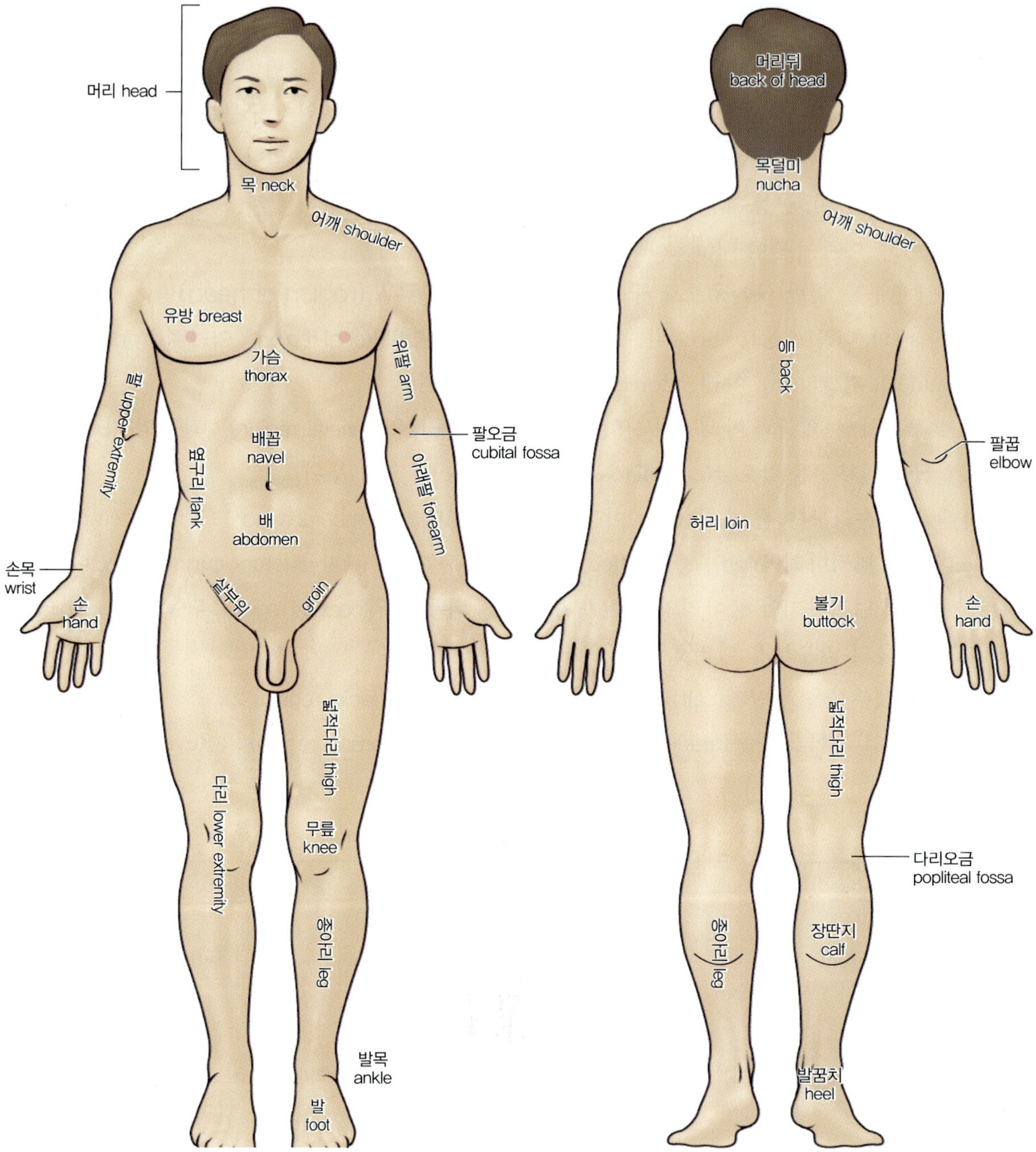
머리 head
목 neck
어깨 shoulder
유방 breast
가슴
thorax
위팔 arm
팔 upper extremity
팔오금
cubital fossa
배꼽
navel
옆구리 flank
아래팔 forearm
배
abdomen
손목
wrist
손
hand
샅부위
groin
넓적다리 thigh
다리 lower extremity
무릎
knee
종아리 leg
발목
ankle
발
foot
머리뒤
back of head
목덜미
nucha
어깨 shoulder
등 back
팔꿉
elbow
허리 loin
볼기
buttock
손
hand
넓적다리 thigh
다리오금
popliteal fossa
종아리 leg
장딴지
calf
발꿈치
heel

그림 1–6. 인체의 부위.

코부위(nasal region) : 코(nose)가 차지하는 부위.

입부위(oral region) : 입(mouth)이 차지하는 부위.

턱끝부위(mental region) : 입의 아랫부위로 턱끝(chin)에 해당하는 부위.

볼부위(buccal region) : 뺨, 즉 입 안의 가쪽 벽을 이루는 부위.

귀밑샘깨물근부위(parotideomasseteric region) : 볼 부위의 위쪽에서 귀의 앞에 이르는 부위.

목부위 (region of neck)

앞목부위(anterior cervical region) : 왼 및 오른 목빗근(sternocleidomastoid m.) 사이의 앞쪽 부위로서 후두와 목뿔뼈근육이 있음.

가쪽목부위(lateral cervical region) : 목빗근의 가쪽 아랫부위에서 빗장오목 사이에 깊게 오목한 부위.

뒤목부위(posterior cervical region, 목덜미 nuchal region) : 뒤통수부위와 등의 사이로서 아래쪽에 일곱째 목척추뼈의 가시돌기가 돌출되어 있다.

가슴부위(pectoral region)

복장부위(presternal region) : 복장뼈가 있는 부위.

빗장아래부위(infraclavicular region) : 빗장뼈 아래쪽의 오목한 부위.

젖부위(mammary region) : 유방이 있는 부위.

겨드랑부위(axillary region) : 앞쪽의 큰가슴근(pectoralis major m.)과 뒤쪽의 넓은등근(latissimus dorsi m.)으로 경계 지워진 오목한 부위.

가쪽가슴부위(lateral thoracic region) : 겨드랑의 아래쪽부위로 앞톱니근(serratus anterior m.)이 있다.

배부위(abdominal region)

배의 부위는 수평면 2개(날문가로면과 결절사이면)와 수직면 2개(좌우 빗장중간선)에 의해 9부위로 나눈다(그림 1-7).

배의 부위를 나누는 기준이 되는 면

날문가로면(transpyloric plane) : 목아래패임과 두덩결합의 중간을 지나는 수평면으로 첫째와 둘째 허리뼈 사이를 지난다.

결절사이면(intertubercular plane) : 양쪽 엉덩뼈결절을 지나는 수평면으로 다섯째 허리뼈 몸통 높이에 해당한다.

빗장중간선(midclavicular line) : 빗장뼈(clavicle)의 중간점을 지나는 수직선으로 아래쪽에서는 샅고랑인대의 중간을 지난다.

앞배벽의 9 부위

명치부위(epigastric region) : 복장뼈의 칼돌기와 좌우의 갈비활의 사이, 즉 양쪽 빗장중간선과 날문가로면이 만나는 위쪽부위.

갈비밑부위(왼, 오른)(left & right hypochondriac region) : 왼쪽, 오른쪽 유방의 아래에서 갈비활의 사이, 즉 빗장중간선과 날문가로면이 만나는 곳에서 양쪽 위가쪽 부분.

배꼽부위(umbilical region) : 배꼽 주변부위, 양쪽 빗장중간선, 날문가로면, 결절사이면 사이.

가쪽배부위(왼, 오른)(lateral abdominal region, 옆구리 flank) : 배꼽부위의 가쪽 부위.

두덩부위(pubic region) : 양쪽 고샅부위 사이 즉 배꼽 아래에서 두덩결합까지의 부위.

고샅부위(왼, 오른)(inguinal region) : 두덩부위의 왼 및 오른쪽에 있는 부위, 즉 결절사이면과 빗장중간선이 만나는 양쪽 아래가쪽 부위로서 아래에는 샅인대가 있다.

등부위(region of back)

척주부위(vertebral region) : 척주를 따라 목에서 허리까지 이르는 부위.

어깨뼈부위(scapular region) : 어깨뼈가 있는 부위.

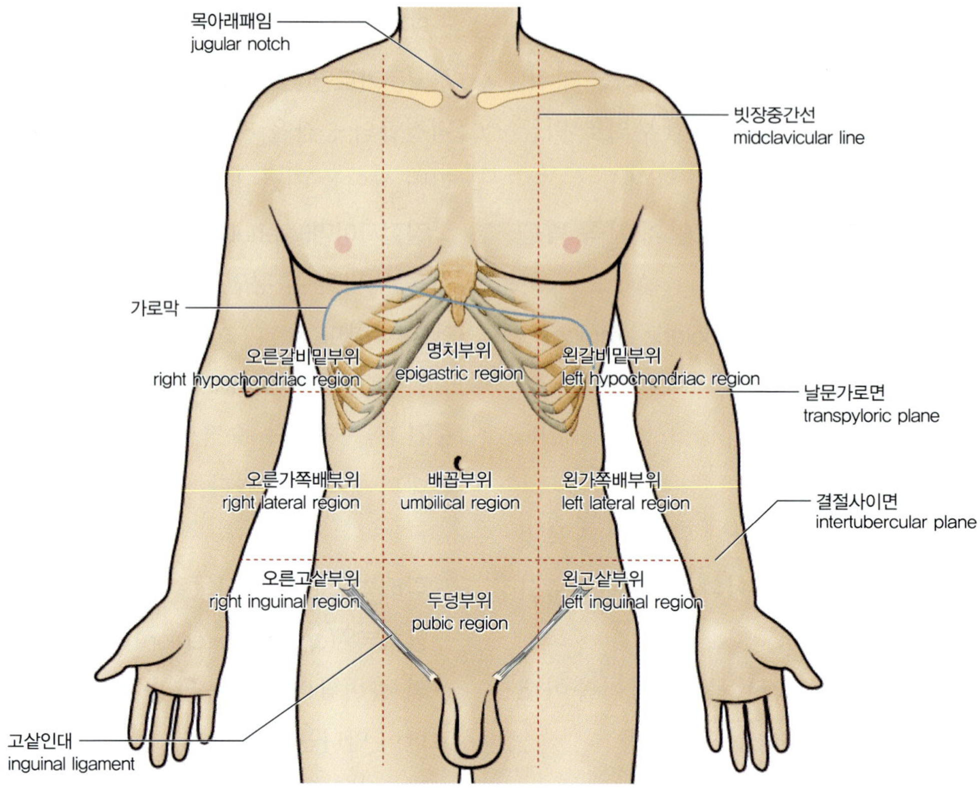

그림 1–7. 배의 부위와 나누는 기준면.

어깨뼈아래부위(infrascapular region) : 어깨뼈 아래쪽에 있는 부위.

허리부위(lumbar region) : 갈비뼈 아래에서 엉덩뼈능선까지의 부위.

엉치부위(sacral region) : 엉치뼈와 꼬리뼈가 있는 부위로서 척주부위의 아래와 양쪽 볼기의 사이에 있다.

샅부위(perineal region)

비뇨생식부위(urogenital region) : 항문부위의 앞쪽으로 바깥생식기관이 있는 부위.

항문부위(anal region) : 항문이 있는 부위.

팔부위(region of upper extremity)

어깨세모근부위(deltoid region) : 어깨세모근(deltoid m.)이 있는 부위.

위팔부위(brachial region) : 위팔뼈를 중심으로 어깨관절에서 팔꿉관절의 사이.

팔꿉부위(cubital region) : 팔꿉관절이 있는 부위로 앞면에 오목한 팔오금(cubital fossa)이 있다.

아래팔부위(antebrachial region) : 팔꿉관절에서 손목까지의 부위.

손부위(hand region) : 손목, 손허리 부분 및 손가락으로 구분된다. 손목과 손허리 부분을 합한 앞면을 **손바닥**(palm), 뒷면을 **손등**(dorsum of hand)이라 한다. 손바닥의 가쪽과 안쪽에 두드러진 곳을 각각 **엄지두덩**(thenar eminence) 및 **새끼두덩**(hypothenar eminence)이라 한다. 손가락은 가쪽으로부터 **엄지손가락**(thumb), **집게손가락**(index finger), **가운뎃손가락**(middle finger), **반지손가락**(ring finger), **새끼손가락**(little finger)이라 한다.

다리부위(region of lower extremity)

볼기부위(gluteal region) : 엉치부위의 양쪽에 있는 볼기뼈의 뒷부위.

넓적다리부위(femoral region) : 넙다리뼈를 중심으로 엉덩관절에서 무릎관절까지의 부위.

무릎부위(knee region) : 무릎관절이 있는 부위로서 앞면에는 무릎뼈가 돌출되어 있고 뒷면에는 오목한 다리오금(popliteal fossa)이 있다.

종아리부위(leg region) : 정강뼈와 종아리뼈가 있는 부위로서 종아리 아래쪽에 **가쪽복사**(lateral malleolus)와 **안쪽복사**(medial malleolus)가 있다.

발부위(foot region) : 발목, 발허리 부분 및 발가락으로 구분된다. 발의 윗면을 **발등**(dorsum of foot), 아랫면을 **발바닥**(sole)이라 하며, 발꿈치뼈가 있는 발의 뒤끝을 **발꿈치**(heel)라 한다. 또한 발가락은 내측으로부터 **엄지발가락**(great toe), **둘째발가락**(2nd toe), **셋째발가락**(3rd toe), **넷째발가락**(4th toe) 및 **새끼발가락**(little toe)이라고 한다.

사람 몸의 공간(body cavity)

사람 몸에는 잠재적 공간인 등쪽공간(dorsal cavity)과 배쪽공간(ventral cavity)이 있다(그림 1–8).

등쪽공간(dorsal cavity)은 머리뼈 속에 있는 **머리뼈공간**(cranial cavity)과 척주 속에 있는 **척주관**(vertebral cavity)이 있어 서로 연결되어 있으며, 각각 척수(spinal cavity)와 뇌(brain)를 간직하고 있다.

배쪽공간(ventral cavity)은 체벽(body wall) 속에 있는 넓은 공간으로서, 가로막(diaphragm)이 가운데를 가로질러 있어 가로막 위에 있는 공간을 **가슴안**(thoracic cavity)이라 하고, 아래의 공간을 **배골반안**(abdominopelvic cavity)이라 한다.

배골반안(abdominopelvic cavity) : 가로막 아래쪽 몸통 속의 전체 공간을 배골반안이라고 하며, 가상의 평면인 위골반문을 기준으로 배안 및 골반안으로 구분한다.

배안(**복강** abdominal cavity)은 가로막과 위골반문 사이의 공간으로서 골반안과는 서로 통해 있으며, 복막에 싸여있는 부분을 **복막안**(peritoneal cavity)이라고 하며 주로 소화계통의 기관(간, 위장관 등)이 위치한다.

골반안(pelvic cavity)은 배안의 아랫부분으로 주로 방광과 생식계통 기관이 위치한다.

가슴안(thoracic cavity) : 위쪽은 첫째 갈비뼈를 지나는 평면을 경계로 목으로 열려있고, 아래쪽은 가로막에 의해 배안과 분리된다. 가슴안은 가슴세로칸(mediastinum), 가슴막안(pleural cavity)으로 나뉜다.

가슴세로칸은 가슴안에서 허파가 있는 공간 즉 가슴막안을 제외한 나머지 공간으로서 설명의 편의를

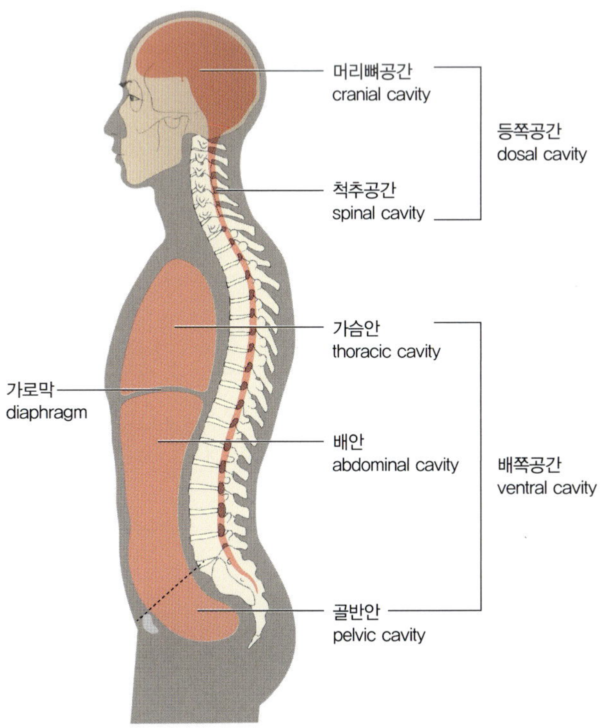

그림 1–8. 사람 몸의 공간(body cavity).

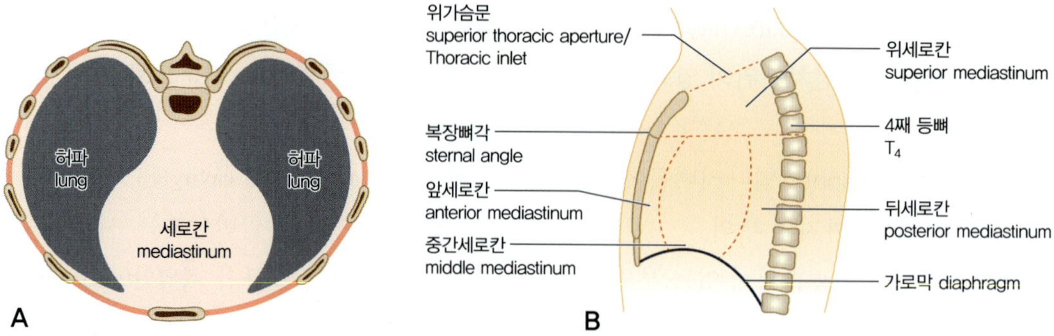

그림 1-9. 세로칸을 나타낸 가슴의 수평단면(A)과 시상단면에서 본 세로칸의 구분(B).

위하여 4 부분으로 나눈다. 복장뼈각과 넷째 등뼈 아랫면을 지나는 수평면의 윗부분을 위세로칸(superior mediastinum)이라 한다. 아랫부분은 가운데 위치한 심장을 둘러싸는 심장막(pericardium)을 기준으로 앞세로칸(anterior mediastinum), 중간세로칸(middle mediastinum), 뒤세로칸(posterior mediastinum)으로 나눈다(그림 1-9).

제 2 장
세포학

모든 생물체의 구조 및 기능의 기본단위는 세포(cell)이며, 사람은 대략 10^{14}개의 세포로 이루어져 있다. 이 세포들은 분화과정, 주위환경 또는 생활 상태에 따라 모양, 크기 또는 부피가 다양하게 변하여 있다(그림 2–1).

세포는 원형질(protoplasm)의 덩어리이며, 그 곁은 세포막(cell membrane)으로 싸여 있다. 원형질 속에는 핵(nucleus)이 포함되어 있으며, 세포막과 핵막(nuclear membrane)의 사이에 있는 세포질(cytoplasm)과 핵막으로 둘러싸인 핵형질(nucleoplasm, karyoplasm)로 구분된다. 형질(plasm)은 반유동체로서 졸(sol)과 겔(gel)의 가역 상태에 있으며, 여러 가지 유기물분자, 염류 및 물로 이루어져 있다.

세포막

모든 세포는 세포막(cell membrane, 형질막 plasma membrane)에 의하여 외부환경과 격리되어 있으며, 세포막은 물질의 분자들이 선택적으로 투과할 수 있는 막이다.

세포막은 두께가 7.5(6~10) nm로 매우 얇으며, 단백질과 인지질(phospholipid)로 이루어진 단위막(unit membrane)이다. 단위막에서 지질은 이중층(lipid bilayer)을 이루고 있으며, 이 지질층 속에 구형의 구조단백질(integral protein)이 모자이크 모양으로 묻혀 있다(그림 2–2). 세포막은 곳곳에서 세포질 속의 세포질그물(endoplasmic reticulum, ER)과 접촉되어 있으며, 세포에 따라서는 이웃세포의 것이 서로 융합되거나 부착을 위한 특수구조가 형성되어 있고, 그 밖에 미세융모(microvillus), 섬모(cilium), 편모(flagellum)와 막의 함입에 의하여 이루어진 안주름(infolding) 등도 볼 수 있다.

세포질

세포의 대사활동을 담당하는 세포질(cytoplasm)에는 구조가 없는 바탕질(matrix) 속에 여러 소기관(organelle)과 포함물(inclusion)이 들어 있다(그림 2–3).

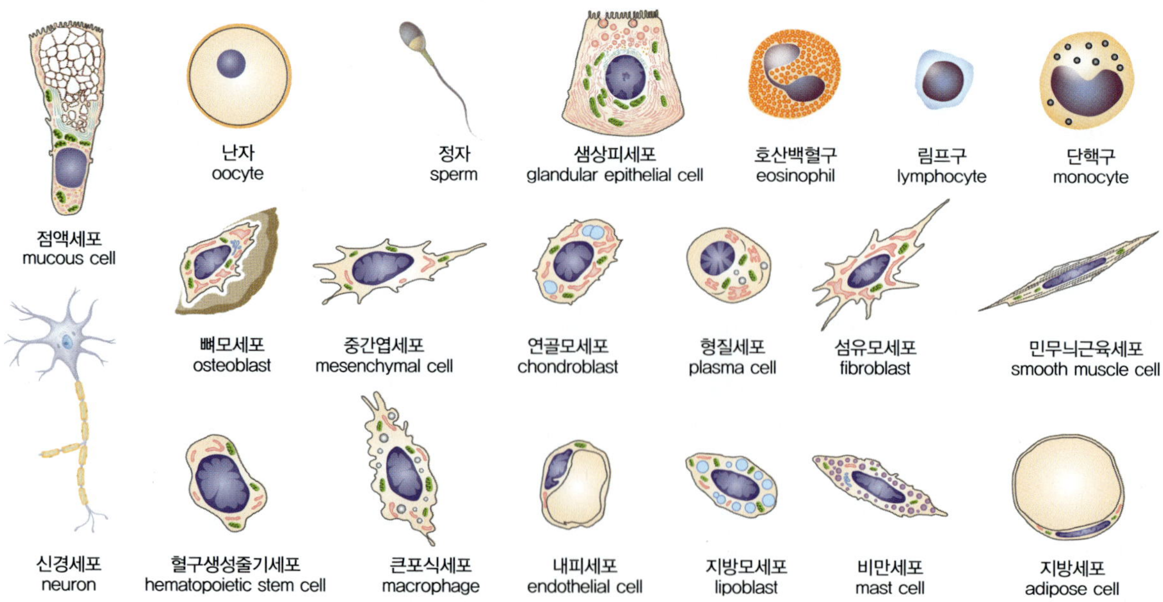

그림 2–1. 여러 가지 세포(cell)의 모양.

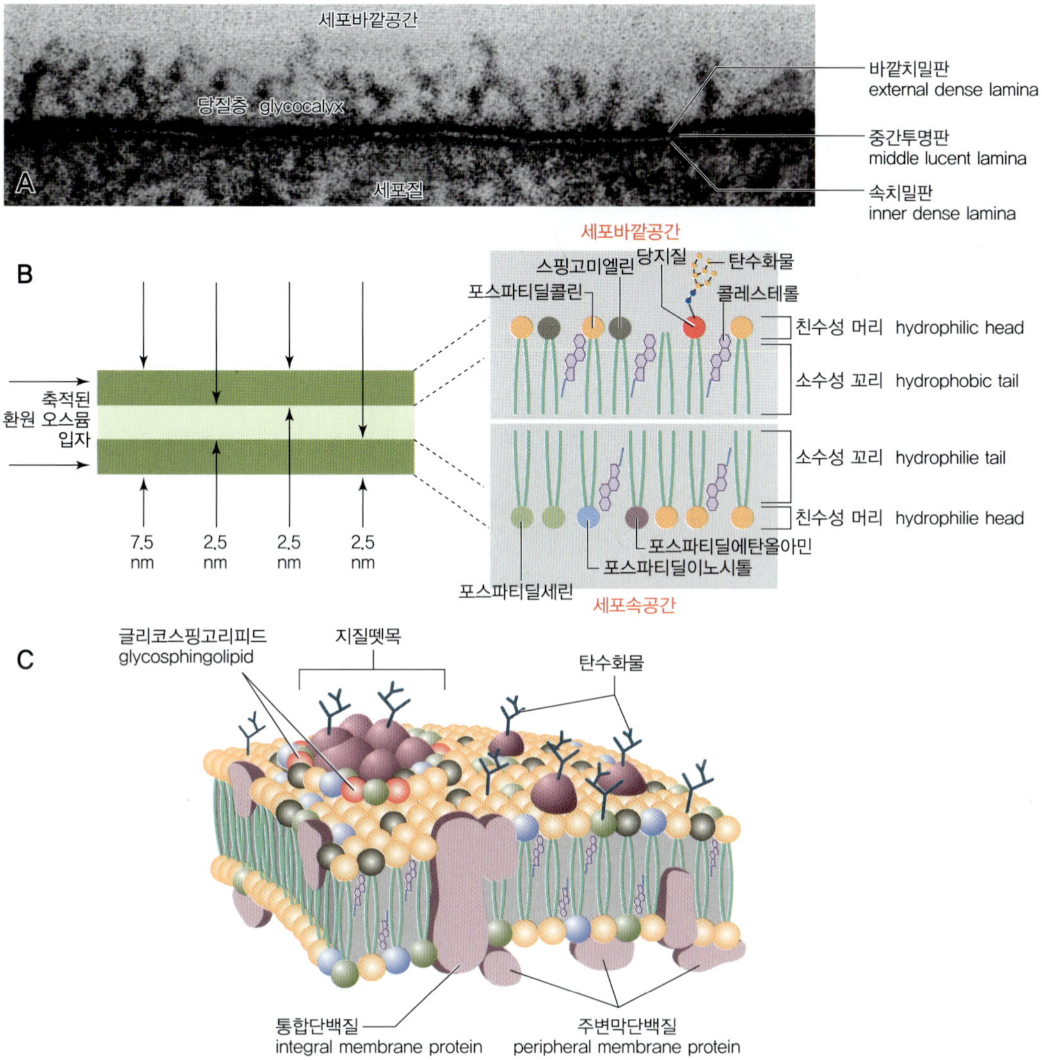

그림 2-2. 형질막의 투과전자현미경 사진과 그 분자구성을 나타내는 모식도. A: 안팎의 치밀한 바깥치밀판과 속치밀판 그리고 가운데의 중간투명판으로 나타나는 삼층판구조(trilaminar structure)가 뚜렷하다. 바깥판의 겉에는 당질층(glycocalyx)이 이루어져 있다. B: 오스뮴을 처리한 형질막세포막을 단순화한 것으로서 가운데에 오스뮴분자가 침착되지 않은 투명층이 있고, 그 안팎에 오스뮴이 침착된 치밀층이 있다. C: 형질막세포막의 분자구성을 나타내는 모식도로서 지질이중층(lipid bilayer) 속에 통합막단백질 분자가 매몰되어 있고, 형질막세포막 바깥면에는 탄수화물분자가 세포막의 단백질 및 지질분자에 붙어 있다.

세포소기관

세포소기관(cytoplasmic organelle)은 세포질 속에 항상 있으면서 대사활동에 직접 관여하는 구조물로서 다음과 같은 것들이 있다(그림 2-3).

사립체

사립체(mitochondrion)는 적혈구를 제외한 모든 세포에 존재하며, 모습은 구형, 난원형 또는 간상형이고 크기는 10~100 nm이다. 사립체의 막은 안팎의 이중막으로서 속막은 내부로 돌출하여 사립체능선(mitochondrial crista)을 이루고 있다. 사립체의 속막으로 싸여 있는 바탕질 속에는 RNA 덩어리인 사립체과립, 리보소체, DNA가 존재한다. 사립체는 각종 효소를 가지고 있으며, 삼인산아데노신(adenosine

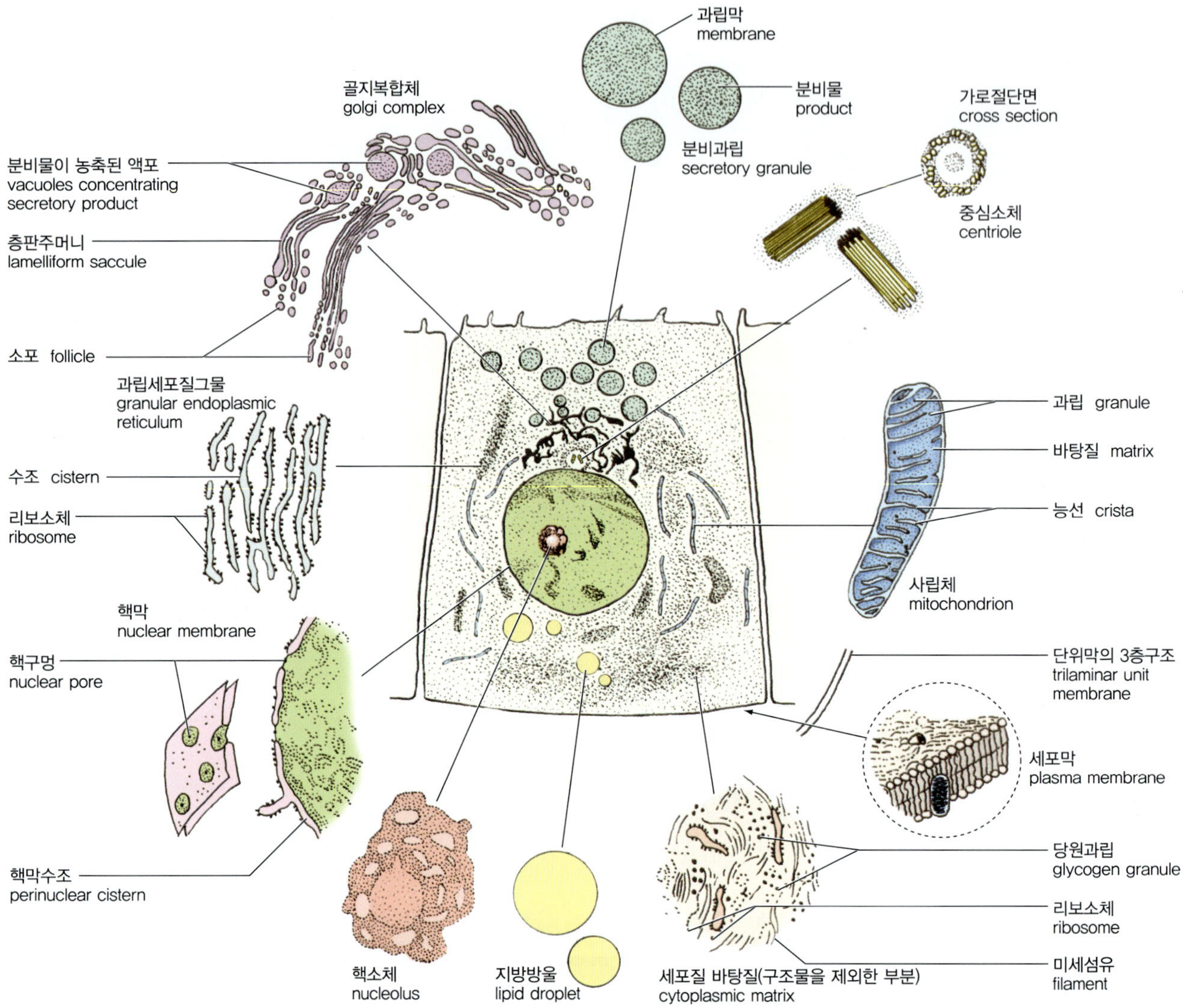

그림 2-3. 전자현미경으로 본 세포의 미세구조.

triphosphate, ATP) 대사에 관여하여 에너지를 생산하는 중요한 역할을 한다.

골지복합체

골지복합체(Golgi complex)는 골지장치(Golgi apparatus)라고도 한다. 단위막으로 된 몇 겹의 층판(lamellae)과 여러 개의 소포(vesicle)로 이루어져 있으며, 이들은 세포질그물과 군데군데에서 연결되어 있되 세포의 기능에 따라 세포질 내에서 위치를 달리하는 극성(polarity)을 나타내기도 한다. 분비세포의 경우는 분비물을 합성 및 농축하는 장소로서 분비과립이 여기에서 만들어진다.

세포질그물

세포질그물(endoplasmic reticulum, ER)은 적혈구를 제외한 모든 세포에 널리 분포되어 있으며, 단위막으로 싸인 납작한 주머니 모양의 수조(cistern)로 이루어진 그물구조이다.

세포질그물은 막 표면에 리보소체가 붙어 있는 경우와 붙어 있지 않은 경우를 구별하여 전자를 과립세포질그물(granular ER, 조면세포질그물 rough surfaced ER), 후자를 무과립세포질그물(agranular ER, 활면세포질그물 smooth surfaced ER)이라 한다.

과립세포질그물은 단백질 합성에 관계하는 중요한 소기관이며, 이자(pancreas)의 샘포세포(acinar cell), 형질세포(plasma cell) 등에 특히 잘 발달되어 있다.

무과립세포질그물은 세포에 따라 기능이 다양하며, 고환(testis)의 사이질세포(interstitial cell)와 난소(ovary)의 황체세포(lutein cell)에서는 스테로이드 호르몬(steroid hormone)의 합성에 관여하며, 간세포(hepatocyte)의 것은 당원형성과 저장, 해독작용, 콜레스테롤(cholesterol) 합성 등에 관여하고, 가로무늬근육(striated muscle)의 것은 칼슘이온의 저장과 방출에 중요한 구실을 한다.

용해소체

용해소체(lysosome)는 크기가 다양한(직경 약 250 nm) 단위막으로 싸인 구조물로서, 그 속에 가수분해효소(hydrolytic enzyme)가 들어 있다. 용해소체는 세포의 활동 상태에 따라 수명이 다 되었거나 손상된 소기관 또는 포함물을 소화하는 자가포식작용(autophagy)과, 외부로부터 세균과 같은 이물질을 포식하여 소화하는 이질포식작용(heterophagy)이 있다.

리보소체

리보소체(ribosome)는 리보소체 단백질과 리보소체 RNA(ribosomal RNA, rRNA)로 이루어진 미세한 입자 모양의 구조물(직경 15 nm)로서, 세포질의 바탕질에 널리 흩어져 있는 자유리보소체(free ribosome)와 세포질그물에 붙어 있는 부착리보소체(attached ribosome)로 구별된다. 자유리보소체는 세포 자체의 새로운 소기관 형성 또는 세포분열에 필요한 단백질 합성에, 부착리보소체는 분비물 형성에 필요한 단백질 합성에 관여한다.

중심소체

중심소체(centriole)는 한 쌍의 원통형 구조물로서 핵 근처의 세포질에서 장축이 서로 직각을 이루고 있다. 각 중심소체는 직경이 150 nm이고 길이가 300~500 nm이며, 세 개의 미세관(microtubule)이 한 조를 이룬 아홉 개의 미세관세짝(microtubular triplet)이 원통형으로 배열되어 있다. 중심소체는 유사분열(mitosis)과 섬모형성(ciliogenesis)에 관여한다.

미세관

미세관(microtubule)은 직경이 25 nm 정도이고 길이는 일정하지 않아 수 μm까지 이르기도 하는 관으로서, 세포의 형태를 유지하는 세포뼈대(cytoskeleton)로서의 역할 이외에 분비과립의 세포 내 물질 운반에도 관여한다.

잔섬유와 중간잔섬유

세포질에는 매우 가는 잔섬유(microfilament, 직경 약 6nm)와 이보다 굵은 중간잔섬유(intermediate filament, 직경 약 10 nm)들이 널리 존재하는데 이들의 길이와 배열은 세포에 따라 다양하다. 이 중에서 가는 잔섬유는 액틴(actin)이라고 하는 단백질로 이루어져 있어 액틴 잔섬유(actin filament)라고도 부르며, 세포뼈대를 이루면서 세포의 운동과 모습의 변화에 관여한다. 그리고 중간잔섬유들은 독특한 섬유상 단백질로 이루어진 것으로서 주로 세포의 뼈대 역할을 담당한다.

세포질포함물

세포질포함물(cytoplasmic inclusion)은 세포질 내 항재성분이 아닌 대사산물 또는 섭취물로서, 다음과 같은 것들이 있으며, 세포에 따라 포함물이 없

표 2-1. 세포의 각종 소기관과 포함물

세포질소기관(cell organelle)
사립체(mitochondria)
골지복합체(Golgi complex)
세포질그물(endoplasmic reticulum, ER)
용해소체(lysosome)
리보소체(ribosome)
중심소체(centriole)
세포뼈대(cytoskeleton)
미세관(microtubule)
잔섬유(microfilament)
중간잔섬유(intermediate filament)
세포질포함물(cytoplasmic inclusion)
당원과립(glycogen particle)
지방방울(lipid droplet)
색소(pigment)
분비과립(secretory granule)

기도 하다(표 2-1, 그림 2-3).

당원과립

당원과립(glycogen granule)은 글루코스(glucose)의 한 중합체(polymer)로서, 직경이 15~30 nm인 작은 입자의 형태로 존재한다.

지방방울

지질(lipid)은 지방방울(lipid droplet)의 형태로 존재하며, 에너지의 저축 또는 막의 교체(turnover)를 위하여 쓰이게 되고, 특히 창자의 상피세포에서는 흡수과정 중에 일시적으로 존재한다.

색소

색소(pigment)에는 세포 자체에서 합성하여 간직하고 있는 내인성 색소(endogenous pigment)와 탄소입자(carbon particle)와 같이 외부로부터 들어온 외인성 색소(exogenous pigment)가 있다. 내인성 색소 중에는 피부나 눈의 색소세포에 있는 멜라닌(melalin), 심장근육세포나 신경세포 등에 있는 지방갈색소(lipofuscin), 적혈구의 혈색소(hemoglobin) 등이 있으며, 이들은 과립상 또는 미세입자상 구조로 존재한다.

분비과립

분비과립(secretory granule)은 분비세포에서 생성되며, 모양과 크기가 세포에 따라 다양할 뿐만 아니라 그 속에 포함되어 있는 물질의 화학적 성분도 또한 다양하다.

그 밖의 세포질포함물로서 특수한 세포에서 나타나는 결정(crystal)이 있다. 외인성 색소로서는 야채의 섭식으로 들어오는 카로틴과립(carotine granule)과 먼지의 흡입이나 접촉으로 들어오는 탄소 및 납입자 등이 있다.

핵

핵(nucleus)은 구형 또는 난원형으로 한 세포에 보통 한 개씩 존재하거나 두 개 이상 여러 개가 있는 것도 있다.

핵은 핵막(nuclear membrane, nuclear envelope)으로 싸여 있으며, 그 속에 핵질(nucleoplasm 또는 karyoplasm)이 들어 있다. 핵질은 염색질(chromatin)과 핵소체(nucleolus) 및 이들을 담고 있는 무형질인 핵즙(nuclear sap)으로 구성되어 있다(그림 2-3).

핵막은 안팎의 두 단위막으로 이루어져 있고, 그 사이에는 폭이 20~50 nm 되는 핵막수조(perinuclear cistern)가 형성되어 있다. 핵막에는 직경이 50~70 nm인 핵구멍(nuclear pore)이 곳곳에 뚫려 있어서 핵형질과 세포질 사이에 작은 분자의 통로가 된다. 핵막의 바깥막은 과립세포질그물과 군데군데 연결되어 있다.

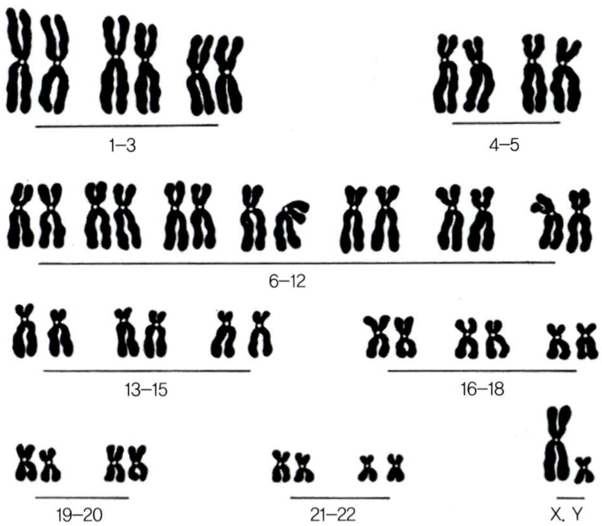

그림 2-4. 정상인 몸세포의 염색체를 중심절의 위치 및 양쪽 팔의 길이에 따라 구분하여 배열한 핵형도(idiogram).

염색질은 DNA와 단백질로 구성되어 있되, 이것이 치밀하게 실처럼 꼬여 있는 이질염색질(heterochromatin)과 성글게 펴져 있는 참염색질(euchromatin)로 구별된다. 유사분열 시에는 염색질이 조밀하게 뭉쳐 염색체(chromosome)를 형성하며, 염색체의 수와 모양은 생물의 종(species)에 따라 일정하다. 사람 체세포에는 22쌍의 몸염색체(somatic chromosome)와 두 개의 성염색체(sex chromosome)로 구성된 46개의 염색체가 있고, 이와 같은 염색체들을 형태가 같은 것끼리 짝을 지어 체계적으로 배열하는 것을 핵형(karyotype)이라고 한다(그림 2-4).

핵소체(nucleolus)는 구형 또는 난원형으로 RNA와 단백질로 이루어져 있으며, rRNA를 생산하여 세포질로 내보내고, 그곳에서 리보소체와 결합하여 단백질 합성에 관여한다.

세포의 생활주기

모든 세포는 저마다 일정한 생활주기(life cycle, 세포주기 cell cycle)를 가지고 있으며, 세포의 수명도 또한 다양하여 위장관의 상피세포는 3~5일이고, 적혈구의 수명은 약 120일이며, 심장 근육세포나 신경세포는 개체의 수명과 같이 한다. 세포주기는 유사분열 사이기(interphase)와 분열기(mitotic phase)로 구분하고, 사이기의 경우는 다시 DNA 합성전기, DNA 합성기, DNA 합성후기로 세분한다. 신경세포처럼 생겨난 후 일생 동안 분열하지 않는 세포는 성숙된 상태로서 계속 사이기에 머물러 있게 되고, 그 밖에 개체의 수명보다 짧은 수명을 가진 대다수 세포는 성장-분열-휴식의 반복현상을 나타낸다.

세포주기는 다음 네 단계로 구분한다(그림 2-5).

유사분열기(mitotic phase) : M기(M phase)라고도 하며, 유사분열에 의하여 딸세포(daughter cell)로 갈라지는 시기.

DNA 합성전기(pre-DNA synthetic phase) : G_1기(G_1 phase)라고도 하며, 유사분열에 의하여 생겨난 세포가 DNA 합성을 시작하기 전까지의 기간.

DNA 합성기(DNA synthetic phase) : S기(S phase)라고도 하며, DNA 합성과 복제가 일어나는 시기.

DNA 합성후기(post-DNA synthetic phase) : G_2기(G_2 phase)라고 하며, DNA 합성 및 복제가 끝난 후 유사분열 전까지의 기간이다.

이 세포주기의 각 단계에서 소요되는 시간은 세포에 따라 다양하다. 예를 들면, 조직배양 중의 간세포(hepatocyte)를 보면 M기가 약 1시간, G_1기가 10시간, S기가 9시간, 그리고 G_2기가 4시간이다. 뼈세포(osteocyte)의 경우는 M기가 1시간, G_1기가 25시, S기가 8시간 및 G_2기가 2시간 정도이다.

세포의 활동

우리 몸을 구성하는 세포들은 발생, 분화 및 성숙

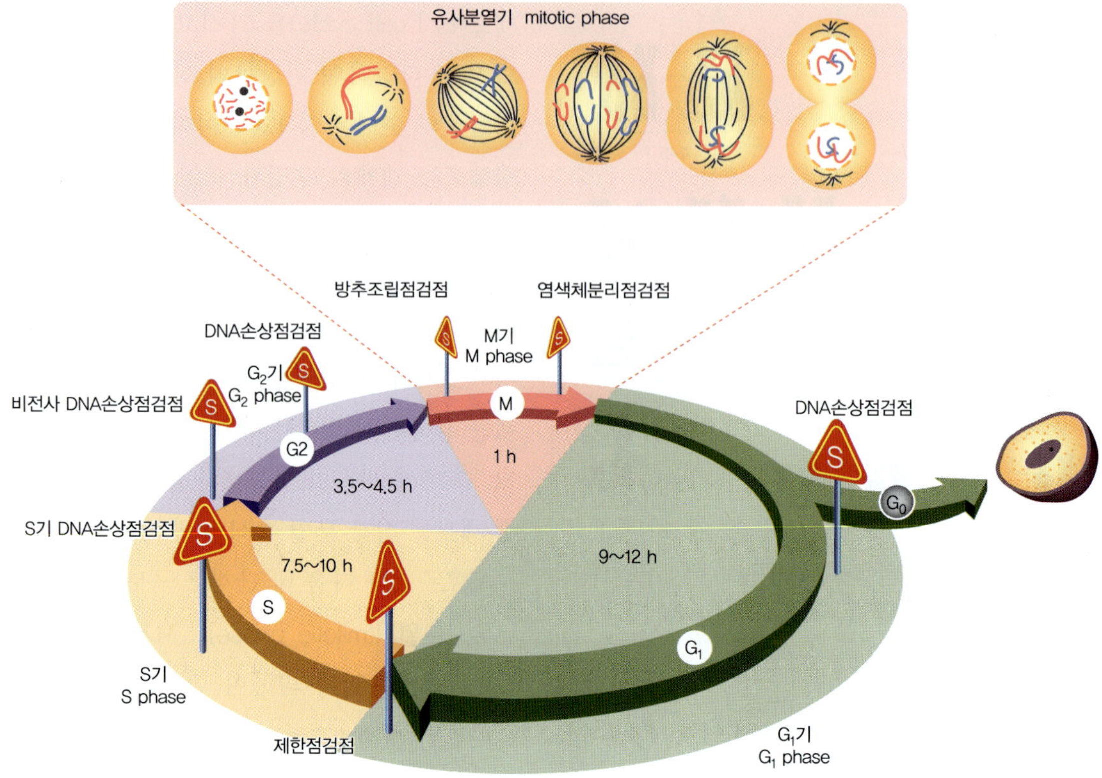

그림 2-5. 세포주기(cell cycle)의 각 시기. G_1, pre-DNA synthetic phase G_1기(G_1 phase); S, DNA 합성기 DNA synthetic phase S기(S phase); G_2 DNA 합성뒤기 Post-DNA synthetic phase G_2기(G_2 phase); M, 유사분열기 mitoic phase.

과정을 거치는 동안, 그리고 성숙한 세포에서는 독특한 기능을 영위하기 위하여 갖가지 활동을 수행한다. 세포의 활동은 구조의 변화 없이도 일어나지만 많은 경우는 구조의 변화를 수반하고 있다. 여기서는 세포의 구조 변화를 수반하는 몇 가지 세포활동, 즉 세포분열(cell division), 세포내섭취작용(endocytosis), 세포배출작용(exocytosis), 세포운동(cell locomotion) 및 세포죽음(cell death)에 대하여 간단히 살펴보고자 한다.

세포분열

세포분열(cell division)에는 유사분열(mitosis)과 감수분열(meiosis)의 두 가지 방식이 있다(그림 2-6).

유사분열

유사분열(mitosis)은 간접분열(indirect cell division)이라고도 하며, 분열과정에서 염색질이 염색체로 되고, 염색분체(chromatid)가 분열장치에 의하여 양극으로 이동하여 딸핵을 형성함으로써 유전물질이 균등하게 나누어지며, 이어서 세포의 적도면에서 세포질이 나뉨으로써 비로소 두 개의 딸세포가 생겨나는 분열방식이다. 유사분열은 다음 네 단계로 나눈다(그림 2-6).

전기(prophase) : 핵의 염색질이 농축되어 염색체(chromosome)가 되는 시기로, S기 동안 DNA가 복사되면서 염색분체(chromatid)를 이루며, 이들은 중심절(centromere, 동원체 kinetochore)에 의해서 붙어 있다. 또 이 시기에 중심소체가 복제 되어 양극으로 이동하면서 그 사이에 방추사(spindle fiber)가 합

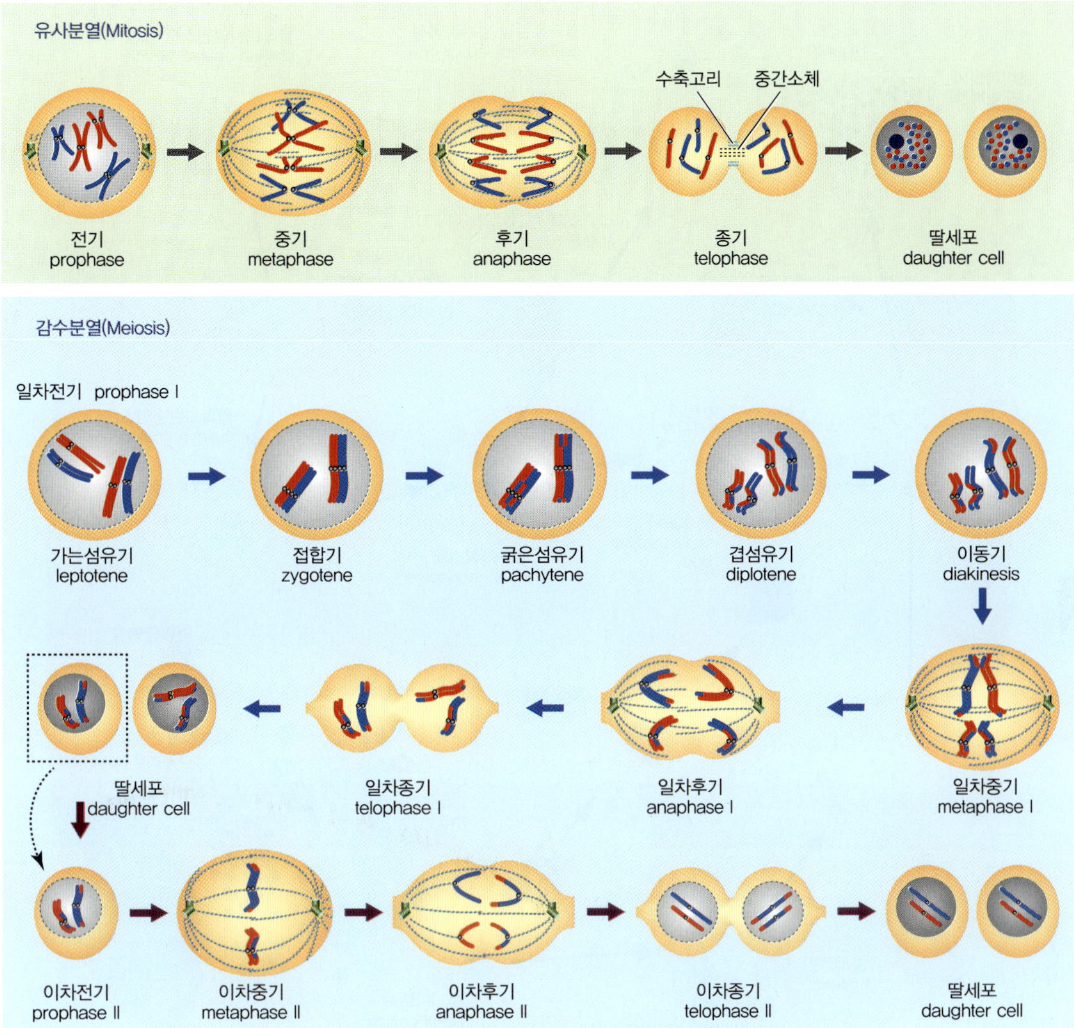

그림 2-6. 유사분열(mitosis)과 감수분열(meiosis)의 모형도.

성되며, 핵소체와 핵막이 없어진다.

중기(metaphase) : 염색체가 적도판(equatorial plate)에 모이고 각 염색체의 중심절에 방추사가 부착한다.

후기(anaphase) : 중심절이 양분되면서 염색분체가 나누어져 소위 딸염색체(daughter chromosome)가 되는데, 이들은 방추사에 의해서 양극의 중심소체를 향하여 이동된다.

종기(telophase) : 중심소체 가까이에 모인 염색체 덩어리는 분산되어 염색질이 되고, 핵소체와 핵막이 다시 형성되어 결국 딸핵(daughter nucleus)이 되는

표 2-2. 감수분열(meiosis)의 각 단계의 구분

일차감수분열(first meiotic division)
일차전기(prophase I)
가는섬유기(leptotene phase)
접합기(zygotene phase)
굵은섬유기(pachytene phase)
겹섬유기(diplotene phase)
이동기(diakinesis)
일차중기(metaphase I)
일차후기(anaphase I)
일차종기(telophase I)
중간기(interkinesis)
이차감수분열(second meiotic division)
이차전기(prophase II)
이차중기(metaphase II)
이차후기(anaphase II)
이차종기(telophase II)

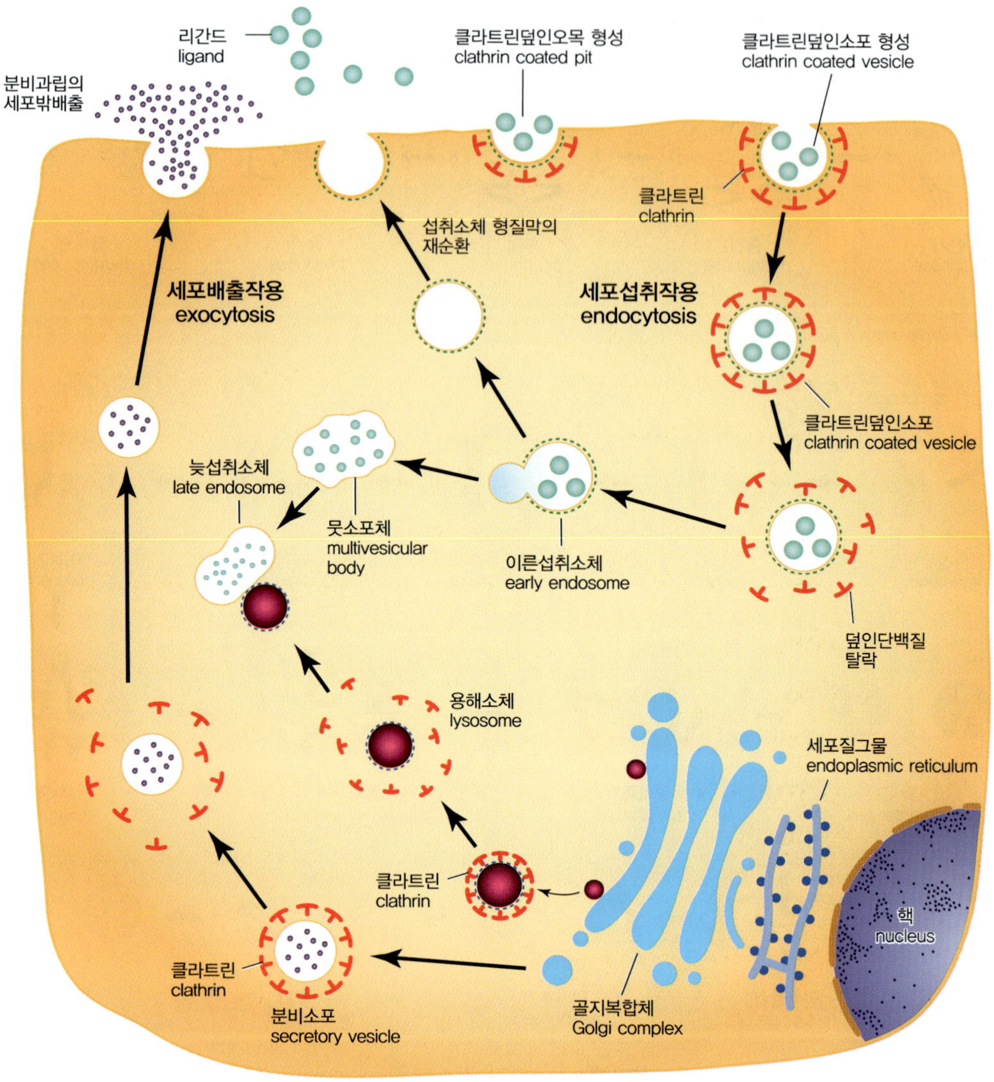

그림 2-7. 세포섭취작용(endocytosis)과 세포배출작용(exocytosis)의 경로를 보여주는 모식도.

소위 핵분열(karyokinesis)이 완성된다. 이어서 적도판이 형성되었던 세포의 중앙부가 잘록해지면서 세포질분열(cytokinesis)이 일어난다.

감수분열

감수분열(meiosis)은 유사분열의 한 특수형으로 성숙분열(maturation division)이라고도 하며, 생식세포에서만 일어난다(그림 2-6, 표 2-2). 즉, 남자에서는 일차정모세포(primary spermatocyte)에서 이차정모세포(secondary spermatocyte)로 그리고 여자에서는 일차난모세포(primary oocyte)에서 이차난모세포(secondary oocyte)로 분열될 때 염색체의 접합에 의하여 이형분열(heterotypical division)인 일차성숙분열이 일어나는데, 이 분열의 전기는 가는섬유기(leptotene phase), 접합기(zygotene phase), 굵은섬유기(pachytene phase), 겹섬유기(diplotene phase), 이동기(diakinesis)를 거쳐 끝나고, 계속해서 중기-후기-종기로 진행된다. 그 결과로 두배수체(diploid number, 2n)였던 염색체수가 홑배수체(haploid number, n)로 반감된다. 이 과정을 거쳐 생겨난 이차정모세포 또는 이차난모세포는 짧은 기간의 중간기(interkinesis)를 거쳐 동형분열(homotypical division)인 이차성숙분열이 일어나는데, 이 분열은 일반 유사분열방식과 같다. 따라서 정자는 22+X 또는 22+Y 염색체 중 하나를 갖게 되며, 난자의 경우는 22+X 염색체만을 갖게 된다(그림 16–1).

여자에서 사이기에 있는 어떤 체세포의 경우 남자의 것과는 달리 성염색체 중 하나의 X 염색체가 농축된 상태로 핵막 가까이에 위치하는데 이를 성염색질(sex chromatin) 또는 바소체(Barr body)라고 한다. 임상적으로 성감별이 필요할 때에 체세포에서 성염색질을 확인함으로써 성을 감별할 수 있다.

무사분열

무사분열(amitosis)은 염색체나 방추사의 형성이 없이 단순히 둘로 나뉘기 때문에 직접분열(direct cell division)이라고도 하며, 사람을 비롯한 고등동물에서는 드문 현상이나, 간세포나 콩팥의 상피세포에서 가끔 관찰된다. 이 분열에서는 먼저 핵이 길어지고 그 중앙부가 잘록해지면서 두 개의 핵으로 나뉘고, 또 세포질도 나뉘어 두 개의 딸세포로 된다. 이 분열의 경우 유전물질이 반드시 이등분되지는 않는다.

세포섭취작용

세포는 혈액에서 기원한 조직액(tissue fluid)으로 둘러싸여 있으며, 이 액체를 통하여 필요한 물질을 공급받는다. 이때 이온, 아미노산이나 글루코스와 같은 작은 수용성 분자들은 세포막의 단백질결합통로를 통하여 이동하지만 큰 분자들은 세포섭취작용(endocytosis)에 의하여 형성되는 소포(vesicle) 또는 액포(vacuole)를 통하여 세포 속으로 들어간다. 세포에서 작은 소포를 통하여 액체성 물질을 섭취하는 현상을 세포 포음작용(pinocytosis)이라 하며(그림 2–7), 혈관의 내피세포, 민무늬근육세포 등 많은 세포에서 볼 수 있다. 그리고 세포에서 세포질돌기를 내어 고형성 물질을 감싸서 섭취하는 현상을 포식작용(phagocytosis)이라 하며(그림 2–8), 결합조직의 큰포식세포(macrophage), 간, 지라, 허파와 같은 여러 기관에 있는 갖가지 포식세포(phagocyte)에서 잘 관찰할 수 있다.

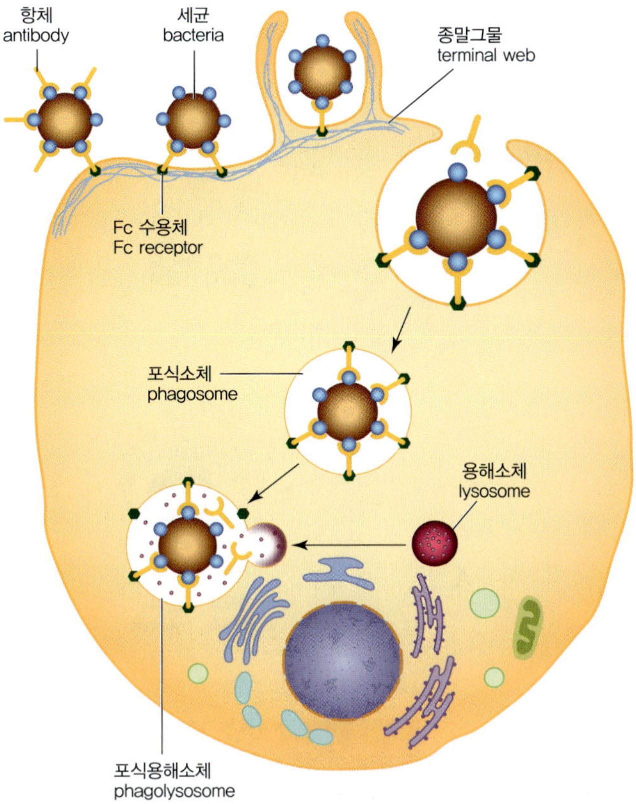

그림 2–8. 세포포식작용(phagocytosis)의 과정을 나타내는 모식도.

세포배출작용

세포배출작용(exocytosis)은 세포에서 생산한 물질을 세포 밖으로 방출하는 활동이다(그림 2–7). 많은 세포의 경우 분비물은 골지복합체에서 분비과립으로 꾸려진 다음 적당한 신경성 또는 체액성 자극에 의하여 세포 밖으로 방출되는데, 이와 같은 배출현상을 조절분비(regulatory secretion)라 한다. 또 어

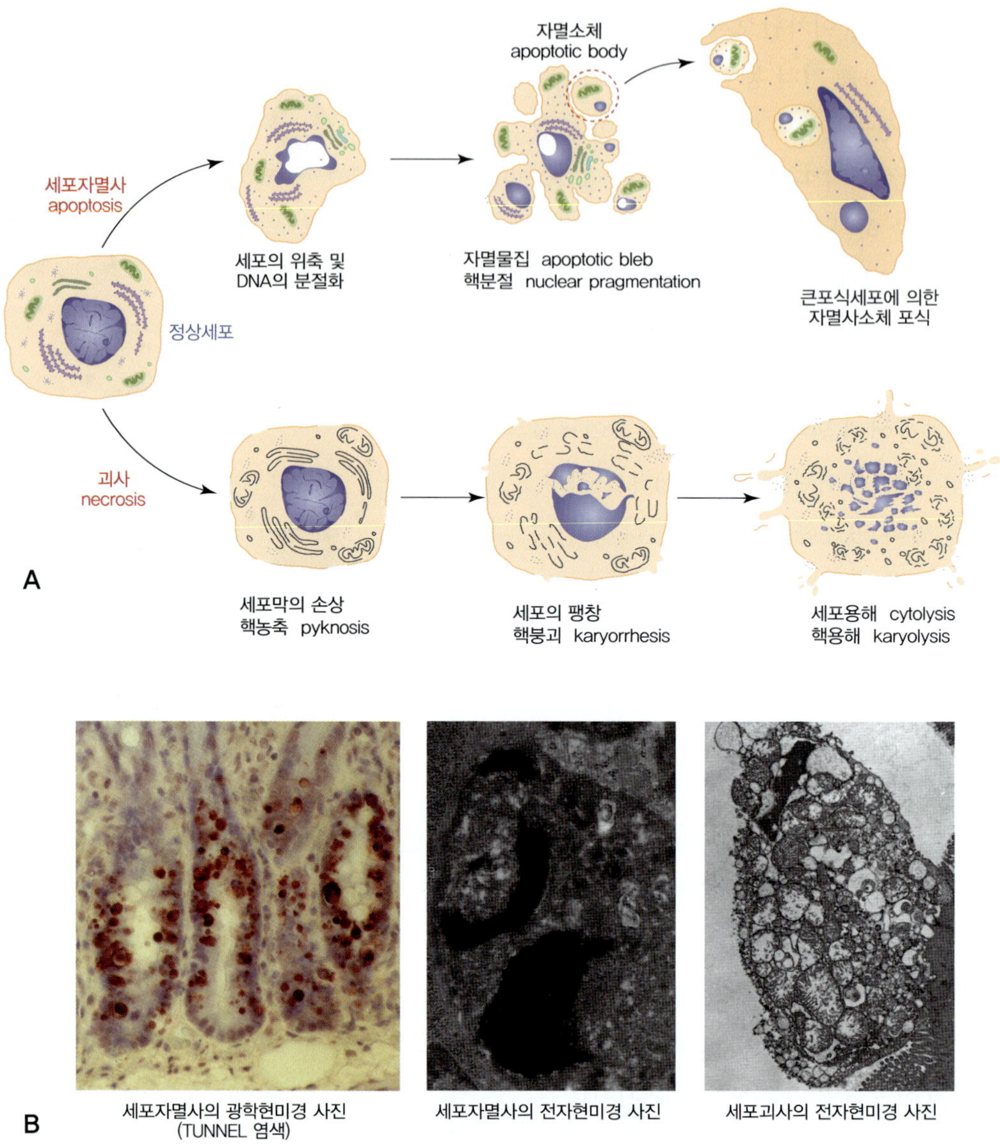

그림 2-9. 괴사(necrosis)와 자멸사(apoptosis)의 세포죽음 과정에서 단계별 미세구조적 변화를 나타내는 모식도(A)와 현미경사진(B). 괴사: 회복될 수 없을 정도로 심하게 손상된 세포의 경우 먼저 핵 속의 이질염색질이 농축되어 불규칙한 덩어리를 이루고, 사립체는 팽창하면서 그 바탕질 속에 치밀한 물질이 침착되며, 다른 막성 소기관들과 리보소체가 분해되고, 세포막도 부분적으로 파괴된다. 이런 과정이 더 진행되면 모든 세포내 구성성분들이 붕괴되고, 분해된 잔재는 근처에 있는 단핵포식세포에 의하여 처리된다. 자멸사: 초기 단계에서 핵 속의 이질염색질이 농축되면서 핵막의 내면을 따라 밀집하여 뚜렷한 덩어리를 이루고, 핵막에 많은 굴곡이 이루어짐으로써 핵이 불규칙한 모습으로 변하며, 세포질의 소기관들은 거의 온전한 채로 농축되고, 이로써 세포 전체의 모습이 매우 불규칙해진다. 이런 현상이 더욱 진행되면 핵이 조각나면서 다양하게 돌출한 세포질 부분이 분리되어 이른바 자멸소체(apoptotic body)로 된다. 자멸소체들은 크기에서 뿐만 아니라 내용물에서 서로 다르지만 그 속의 소기관들은 대체로 온전한 채로 들어 있다. 이와 같은 자멸소체들은 근접해 있는 큰포식세포 또는 인접 세포에 포식된 다음 분해 처리된다.

떤 세포에서는 세포 내에서 합성한 물질을 농축시키지 않고 매우 작은 소포로 꾸리며, 이 소포를 분비자극이 있을 때까지 저장하지 않고 빠르게 세포 밖으로 방출되는데, 이런 형태의 배출작용을 기본분비(constitutive secretion)라 한다.

세포운동

세포운동(cell locomotion)은 태아기에서는 조직 및 기관형성의 과정에서, 그리고 출생 후에는 성숙 및 환경에 대한 적응과 기능을 수행하기 위하여 세포의 이동(movement)과 이주(migration)로 나타난다. 가장 활동적인 세포운동은 위치이동이나 이물질의 포식작용에서 나타나는 아메바운동(ameboid movement)이며, 이때의 운동은 거짓발(위족 pseudopod)을 통하여 이루어진다. 세포이동에서 일어나는 특징적 현상은 백혈구나 큰포식세포와 같은 세포에서 볼 수 있는 화학주성(chemotaxis)이며, 이 경우 갖가지 화학유인물질(chemical attractant)에 의하여 유인된다.

세포죽음

세포죽음(cell death)은 세포의 생산과 소실에서 균형을 이루어 일정한 모습의 개체를 유지하는 데에 필수적인 현상일 뿐만 아니라 조직 및 기관의 발생과정에서도 많은 세포가 죽어 가고 있다. 또 성숙한 세포라 하더라도 일정한 기간 동안 기능을 수행한 후 죽게 되는데, 그 수명은 세포에 따라 매우 다양하여 수일인 것에서 수십 년 또는 그 이상 개체의 수명과 같이 하는 세포도 있다. 세포의 죽음은 그 과정이 뚜렷이 다른 괴사(necrosis)와 자멸사(아폽토시스 apoptosis)로 구별된다(그림 2-9).

괴사는 세포가 물리적 상해를 받았을 경우, 독소(toxin)에 노출되거나 또는 혈액공급의 결함에 따른 무산소상태(anoxia)의 결과로 나타난다. 그 양상은 세포질이 액화하여 부풀고 세포질 소기관들이 퇴행성 변화를 일으켜 황폐화하며, 핵에서 염색질농축(pyknosis)에 이어 핵용해(karyolysis)가 일어난다.

자멸사에서는 초기에 세포소기관들이 건재한 채로 염색질이 농축하고, 이어서 핵이 작게 조각나는 핵분절(nuclear fragmentation) 현상이 일어나며, 그 이후 세포질이 부분적으로 조각나거나 또는 핵조각과 함께 떨어져 나감으로써 세포가 파괴되어 간다. 이와 같은 세포죽음은 태생기에 일어나는 형태형성(morphogenesis)의 과정, 어른 여자에서 이유 후의 젖샘의 퇴화나 자궁속막의 주기적 변화 등 여러 경우에서 볼 수 있다.

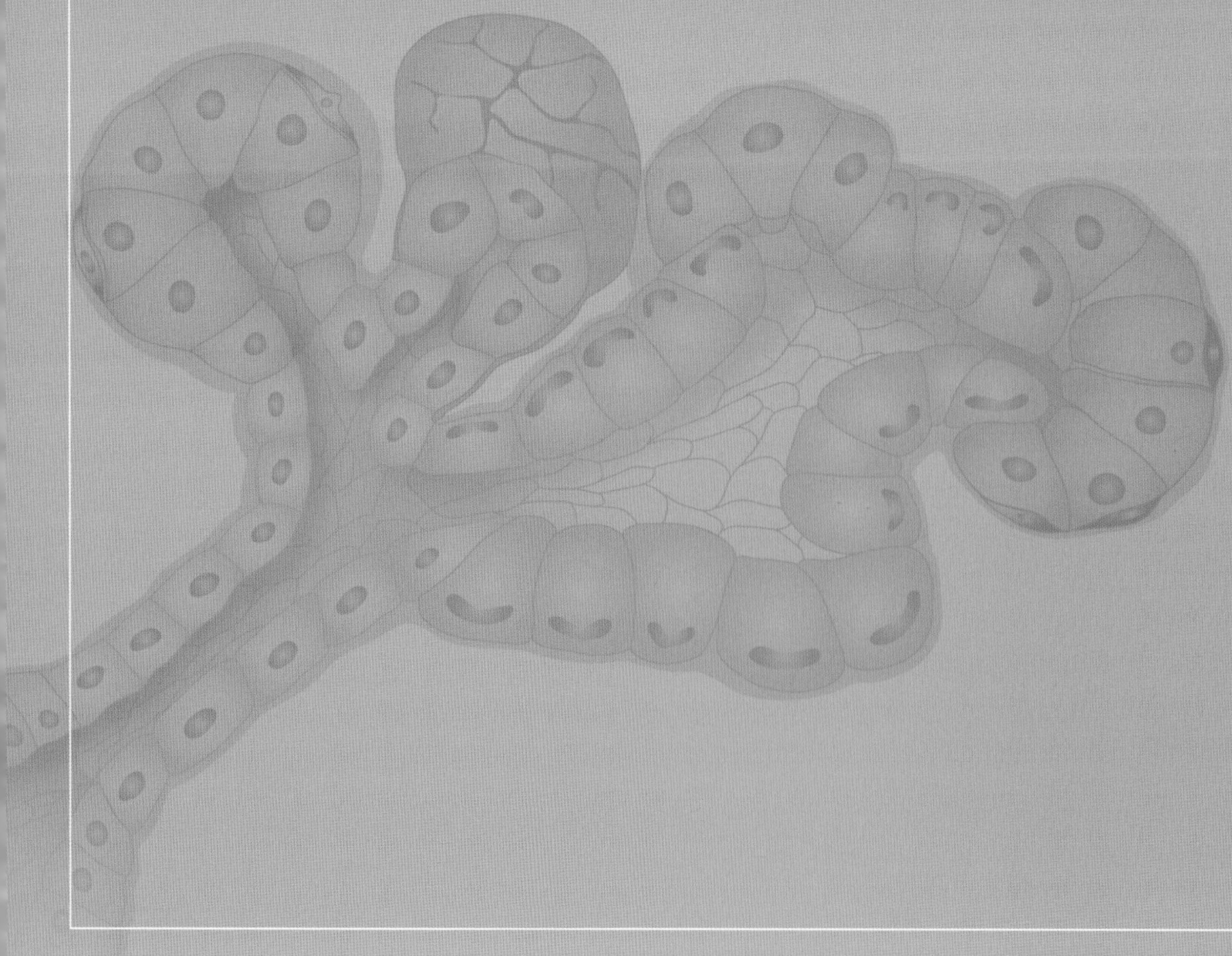

제 3 장

조직학 총론

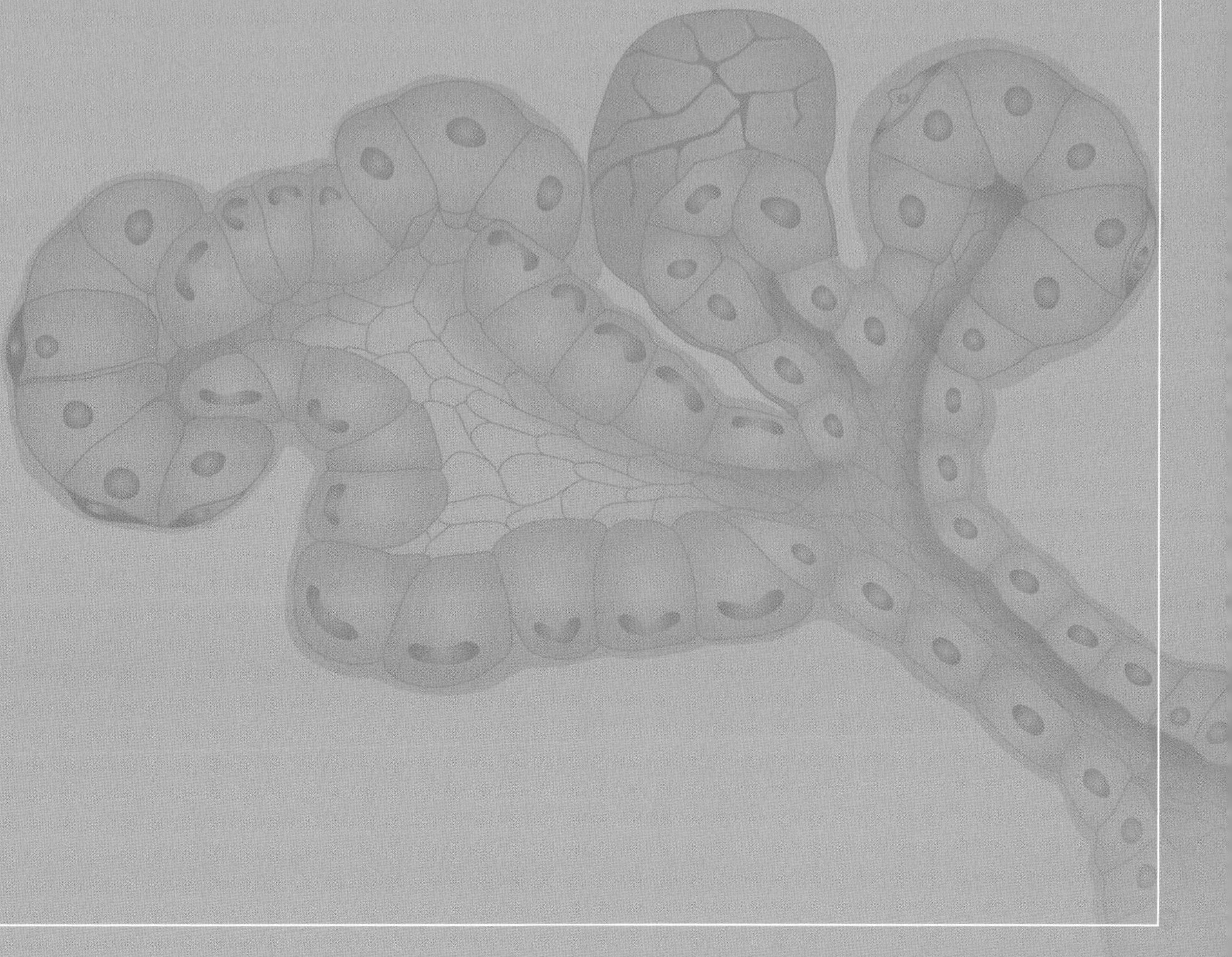

조직(tissue)은 공통의 기능을 수행할 수 있도록 독특하게 분화된 세포들의 집단과 그 세포사이질로 이루어진 기능적 집합체로서, 상피조직(epithelial tissue), 결합조직(connective tissue), 근육조직(muscular tissue) 및 신경조직(nervous tissue) 등 네 가지로 구분한다. 이들은 더 조직화하여 기관(organ)과 기관계통(organ system)을 형성한다.

상피조직

상피조직(epithelial tissue)은 한 층 또는 여러 층의 상피세포(epithelial cell)로 된 판 모양의 조직이며, 이 세포들의 사이에는 매우 좁은 틈이 있어 글리코사미노글리칸(glycosaminoglycan)이 주성분인 세포사이물질(intercellular substance)로 채워져 있다.

상피의 기능은 방어, 분비, 흡수, 감각감수, 생식세포 생산 등 다양하며, 이와 같은 기능을 감안하여 상피를 표면상피(surface epithelium), 샘상피(glandular epithelium), 감각상피(sensory epithelium) 등 세 유형으로 크게 구분한다.

표면상피

표면상피(surface epithelium)는 상피세포의 층수에 따라 한 층으로 된 단층상피(simple epithelium)와 두 층 이상 여러 층으로 중첩되어 있는 중층상피(stratified epithelium)로 구분하며, 또 상피세포의 모양에 따라 편평형, 입방형 및 원주형 상피로 구분된다(그림 3-1).

표면상피의 분류

단층편평상피(simple squamous epithelium) : 가슴막, 심장막 및 배막을 이루는 중피(mesothelium), 심장혈관계통과 림프관의 내면을 덮고 있는 내피(endothelium), 허파의 허파꽈리상피(pulmonary alveolar epithelium) 등이다.

단층입방상피(simple cuboidal epithelium) : 몇몇 샘의 도관(duct), 방패샘의 소포상피(follicular epithelium), 난소의 표면상피(surface epithelium), 고환그물의 상피, 콩팥의 집합관(collecting duct) 등이다.

단층원주상피(simple columnar epithelium) : 여러 샘의 도관, 위, 창자, 담낭, 자궁 등의 상피에서 볼 수 있다. 특히 상피세포의 꼭대기면에 섬모가 나 있는 상피를 단층섬모원주상피(simple ciliated columnar epithelium)라 하며, 작은 기관지의 상피가 좋은 예이다.

거짓중층원주상피(pseudostratified columnar epithelium) : 이 형의 상피는 모든 세포가 바닥막 위에 놓여 있지만 높이가 달라 꼭대기면에 닿아 있는 세포와 이에 이르지 못하는 세포가 섞여 있어서 마치 중층상피처럼 보이며, 요도의 일부에서 볼 수 있다. 꼭대기면에 연한 상피세포에 섬모가 나 있는 경우를 거짓중층섬모원주상피(pseudostratified ciliated columnar epithelium)라 하며, 기관과 큰 기관지, 귀인두관, 코안 등에서 볼 수 있다.

이행상피(transitional epithelium) : 이 상피는 독특한 형태의 거짓중층상피로서 상피의 표면쪽 세포일수록 더 크며, 수축-팽창의 기능적 상태에 따라 세포의 모습이 변한다. 이 상피를 광학 현미경 표본에서 보면 중층상피처럼 보인다. 예는 콩팥깔때기, 요관, 방광, 요도의 일부에서 볼 수 있다.

중층편평상피(stratified squamous epithelium) : 바닥막에 연한 세포는 다면체형이고 꼭대기면 쪽으로 갈수록 납작하다. 꼭대기면 쪽 세포의 각질화(keratinization) 여부에 따라 각질형(keratinized type, 피부형 cutaneous type) 상피와 비각질형(nonkeratinized type, 점막형 mucous type) 상피로 구분된다. 각질형 상피는 피부, 잇몸, 단단입천장 등에서,

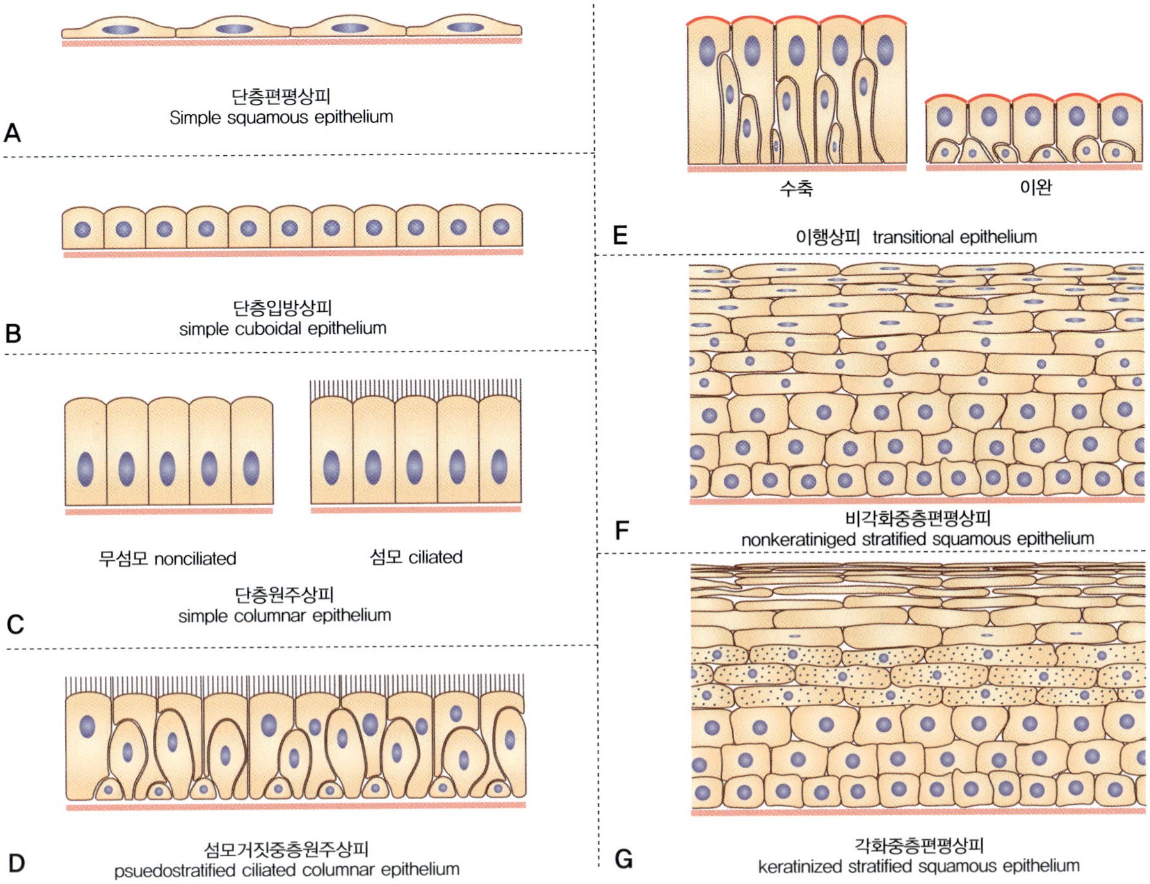

그림 3-1. 표면상피(surface epithelium)의 여러 형태.

그리고 비각질형 상피는 입점막, 인두, 식도, 질 등에서 볼 수 있다.

중층입방상피(stratified cuboidal epithelium) : 땀샘의 도관, 발생 중의 난포에서 볼 수 있다.

중층원주상피(stratified columnar epithelium) : 바닥막에 연한 세포는 다면체형이고 꼭대기면 쪽으로 갈수록 원주형을 띤다. 이 예는 결막, 일부 샘의 큰 도관, 요도의 일부에서 볼 수 있다.

세포면의 특수화

상피세포에는 이웃세포와 접하고 있는 가쪽면(lateral surface)과 표면에 노출된 꼭대기면(free surface, 속공간면 luminal surface), 그리고 바닥막에 접하여 있는 바닥면(basal surface)이 구별되며, 이들 각 면에는 몇 가지 특수한 구조가 형성되어 있다.

가쪽면의 특수 구조

서로 접하고 있는 상피세포의 세포막에 몇 가지 특수한 연접구조인 세포사이이음(intercellular junction)이 이루어져 있다(그림 3-2).

폐쇄띠(zonula occludens, 폐쇄이음, 폐쇄연접 tight junction) : 두 세포의 세포막이 근접해 있으면서(거리 10~15 nm) 부분적으로 붙어 있는 구조로서, 세포의 둘레를 따라 전체가 띠(belt) 모양이다. 이 구조는 세포사이공간을 통한 물질의 이동을 막는 폐쇄효과가 있다.

부착띠(zonula adherens, adhesive belt, 중간이음 intermediate junction) : 이 부위에서 세포 사이의 거

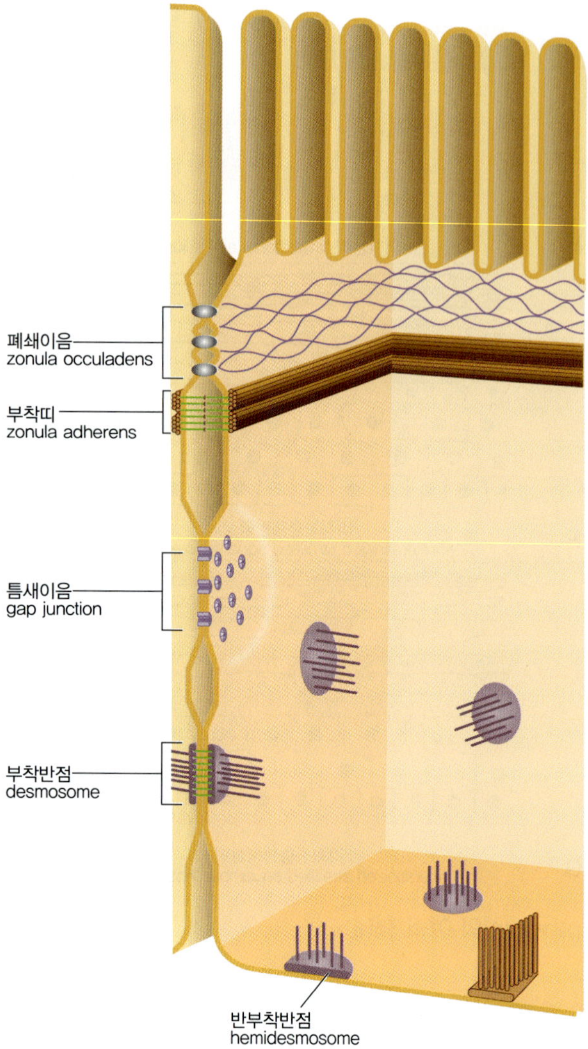

그림 3-2. 표면상피세포의 가쪽 세포막에 형성되어 있는 세포사이이음(intercellular junction), 즉 폐쇄이음, 부착띠, 부착반점, 틈새이음의 위치와 구조.

리는 20~30 nm이며, 당단백질로 된 세포사이물질로 차 있다. 이 부위의 세포막 속 벽에는 액틴잔섬유(actin filament)가 붙어 있다. 이 띠는 인접한 세포를 부착시키고, 또 세포에 가해지는 기계적 힘을 액틴잔섬유를 통하여 세포 속으로 전달하는 기능이 있다.

부착반점(점부착반점, desmosome, macula adherens) : 두 세포 사이를 부착시키는 원반모양의 구조이다. 두 세포막 사이의 간격은 20~30 nm이며, 세포막의 속 벽에 부착성 단백질이 모여 있는 치밀판(dense plaque)이 형성되어 있다. 이 치밀판에는 세포뼈대(cytoskeleton)의 한 성분인 각질잔섬유(keratin filament, Cytokeratin filament, 당김잔섬유 tonofilament)가 뿌리박고 있으며, 이 잔섬유는 세포질 깊숙이 뻗어 있다.

틈새이음(gap junction) : 두 세포막이 2~3 nm 간격을 두고 근접해 있으며, 매우 가는 관이 뚫려 있는 대롱 모양의 코넥손(connexon)들이 두 세포막을 연결하고 있다. 이 연결입자의 미세한 관을 통하여 분자량이 2,000 dalton 이하인 물질이 세포 사이에서 이동하며, 또한 전기의 흐름도 직접 전파될 수 있다.

꼭대기면의 특수 구조

미세융모(microvilli) : 세포막이 손가락 모양으로 돌출한 구조(길이 1~6 μm, 굵기 약 0.1 μm)로서, 세포 표면을 넓히고 효과적인 흡수기능에 관여한다.

고정섬모(stereocilia) : 세포막의 돌출구조로서 미세융모와 비슷하지만 훨씬 길고 여러 모양으로 가지쳐 있기도 한다.

섬모(cilia) : 섬모는 운동성이 있어 운동섬모(motile cilia)라고도 한다. 섬모에서 세포 밖으로 길게 뻗어난 부분을 섬모가지(ciliary shaft)라 하고, 이 줄기의 속에 축미세관(axonemal microtubule)이 존재한다. 그리고 섬모의 세포 속 구조물로서 바닥소체(basal body)와 섬모잔뿌리(ciliary rootlet, basal root)가 있다. 바닥소체는 하나의 중심소체와 비슷한 구조를 이루고 있다. 이 바닥소체에서 섬모가지 쪽으로 축미세관이 뻗어 있고, 또한 세포질의 깊은 곳으로 미세잔섬유로 된 섬모잔뿌리가 뻗어 있다. 섬모 줄기의 축미세관은 길이로 배열된 미세관들로 이루어져 있는데, 주변부에 위치한 아홉 쌍의 주위미세관(peripheral microtubule)과 한 쌍의 중심미세관(central microtubule)이 구별되며, 9+2 복합체(complex)로

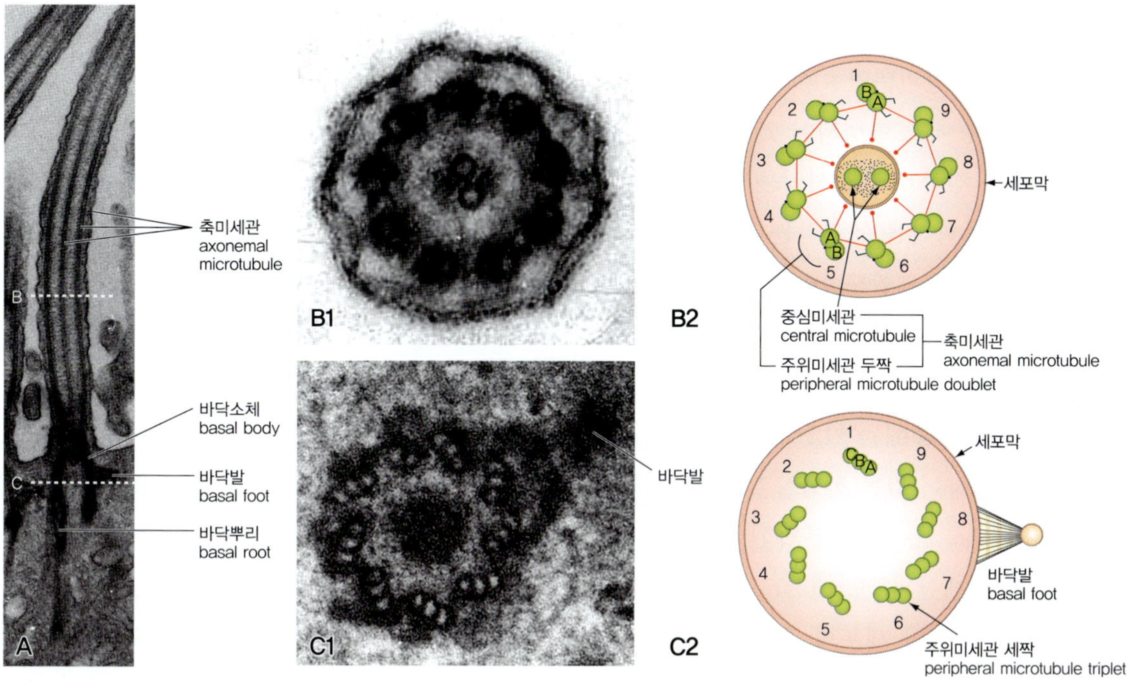

그림 3-3. 섬모(cilium)의 전자현미경사진(A), 섬모줄기의 횡단면을 관찰한 전자현미경사진(B1)과 모식도(B2), 그리고 바닥소체의 횡단면을 관찰한 전자현미경사진(C1)과 모식도(C2).

표시한다(그림 3-3).

편모(flagellum) : 하나의 매우 길고 가느다란 세포질돌기로서 섬모와 비슷한 구조를 이루고 있으며, 정자에서 볼 수 있다. 동모와 같이 운동성이 있으며, 편모의 중심에는 축미세관이 길게 끝까지 뻗어 있다.

바닥막

바닥막(basement membrane)을 광학현미경으로 볼 때 상피와 결합조직의 사이에 있는 매우 얇은 동질성 층으로 나타나며, 전자현미경으로 보면 바닥판(basal lamina)과 그물판(reticular lamina, 섬유그물판 fibroreticular lamina)의 두 층이 구별된다(그림 3-4).

바닥판은 투명판(lamina lucida)과 치밀판(lamina densa)의 두 층으로 구성되어 있다.

투명판(lamina lucida) : 상피세포의 바로 아래에 있는 세포사이물질과 같은 물질로 차 있는 얇고 투명한 층이다.

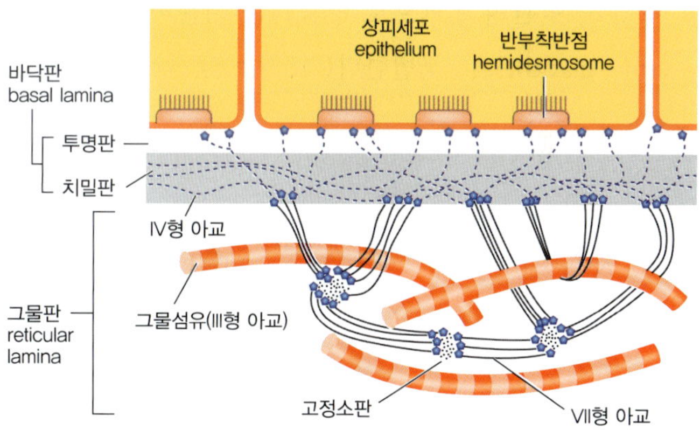

그림 3-4. 미세구조를 기초로 한 바닥판(basal lamina)과 그 밑에 그물원섬유로 된 그물판(reticular lamina)의 모식도.

치밀판(lamina densa) : 투명판 아래에 있는 치밀한 층으로 두께가 30~80 nm이며, 아교질과 갖가지 부착성 당단백질로 이루어져 있다.

이와 같은 바닥막은 그물섬유(reticular fiber)로 이루어져 있는 그물판(reticular lamina, 섬유그물판 fibroreticular lamina)이라고 하는 결합조직층과 연결되어 있다. 바닥막은 상피뿐만 아니라 몇몇 결합조직 세포, 근육세포 등에도 형성되어 있다. 바닥막은 상피와 결합조직을 강하게 연결시키는 작용 이외에 작은 분자나 이온의 확산을 조절하는 확산장벽(diffusion barrier)으로서의 역할도 한다.

샘상피

우리 몸의 상피세포 중에는 기초대사를 수행하는 이외에 생리학적 기능이 있는 화학물질을 합성하여 분비(secretion)하도록 특수하게 분화된 세포들이 있는데 이를 총칭하여 샘상피(glandular epithelium)라 하며, 이런 개개의 세포나 세포의 집단을 샘(gland)이라 한다. 샘은 분비부위(secretory portion)에서 방출한 분비물을 도관(duct)을 통하여 내보내는 외분비샘(exocrine gland)과 분비물을 주위의 결합조직에 있는 혈관의 혈액으로 방출하는 내분비샘(endocrine gland)으로 구별한다(그림 3–5). 내분비샘에 대하여는 제14장 내분비기관에서 기술하기로 한다.

외분비샘의 일반 구조

외분비샘 중에서 단세포샘을 제외한 다세포샘에서는 기능상 분비부위(secretory portion; 종말부위 terminal portion)와 도관부위(duct portion)가 구별된다(그림 3–6).

분비부위는 분비물을 합성해서 방출하는 샘세포들로 이루어진 부위로서 이를 샘꽈리(glandular acinus)라 하며, 분비물이 모아지는 그 속의 공간을 샘속공간(glandular lumen)이라 한다. 어떤 샘에서는 샘세엽의 바닥막 쪽에 근육상피세포(myoepithelial cell)가 바구니처럼 싸고 있는데, 이 세포들은 분비부위를 수축함으로써 분비물 배출에 관여한다(그림 3–7).

도관부위는 분비부위에서 만들어진 분비물을 작용부위나 외부까지 내보내는 통로인 관상 구조이다.

일반적으로 큰 샘기관은 버팀질(stroma)과 실질

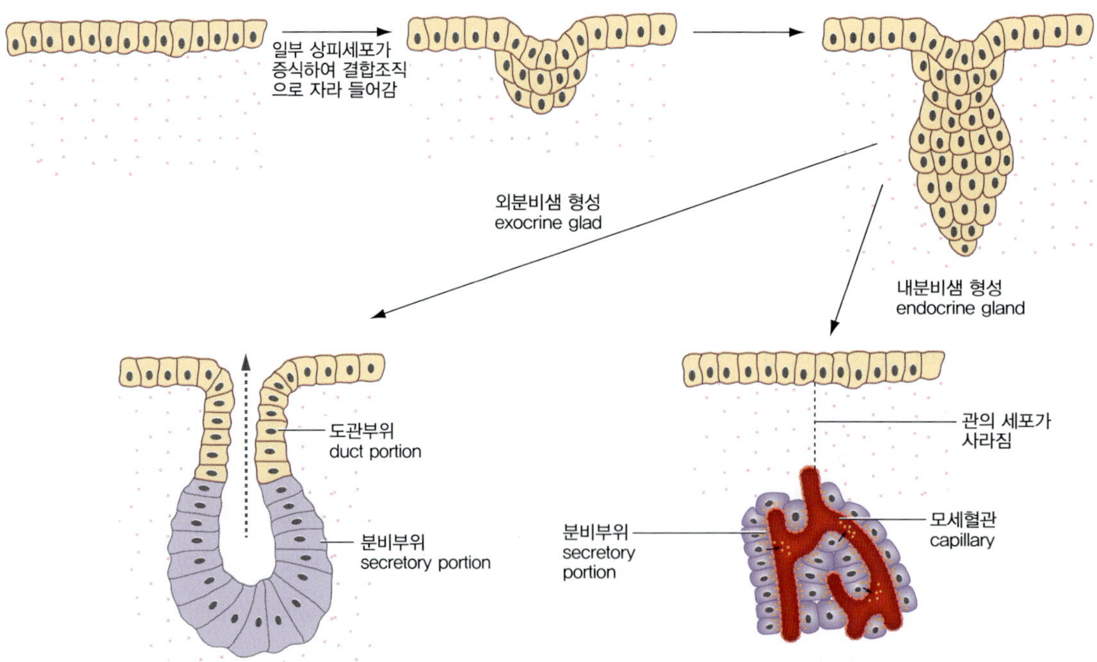

그림 3–5. 표면상피로부터 외분비샘(exocrine gland)과 내분비샘(endocrine gland)이 형성되는 과정을 설명하는 모식도.

(parenchyma)로 이루어져 있다. 버팀질은 샘 전체를 둘러싸는 결합조직성 피막(capsule), 샘의 엽(lobe)과 소엽(lobule)을 나누고 있는 엽사이막(interlobar septum)과 소엽사이막(interlobular septum), 그리고 샘포와 도관 주위의 결합조직이며, 실질은 소엽과 엽의 속에 들어 있는 상피성 구조물인 샘포와 도관이다.

분비물은 샘포에서 시작되는 사이관(intercalated duct), 줄무늬관(striated duct, 분비관 secretory duct) 및 배출관(excretory duct)을 통하여 배출된다. 배출관 중에서 소엽사이중격 및 엽사이중격에 있는 것을 각각 소엽사이관(interlobular duct) 과 엽사이관(interlobar duet)이라 부른다(그림 3–6, 7).

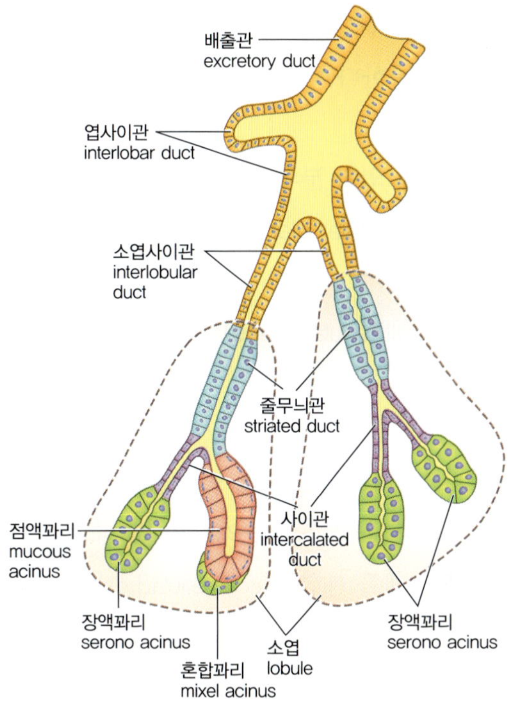

그림 3–6. 큰 외분비샘의 엽(lobe)에서 분비부위(secretory portion)와 도관계통(duct system)의 관계를 나타내는 모식도.

외분비샘의 분류

외분비샘은 세포의 수, 도관계통과 분비부위의 모

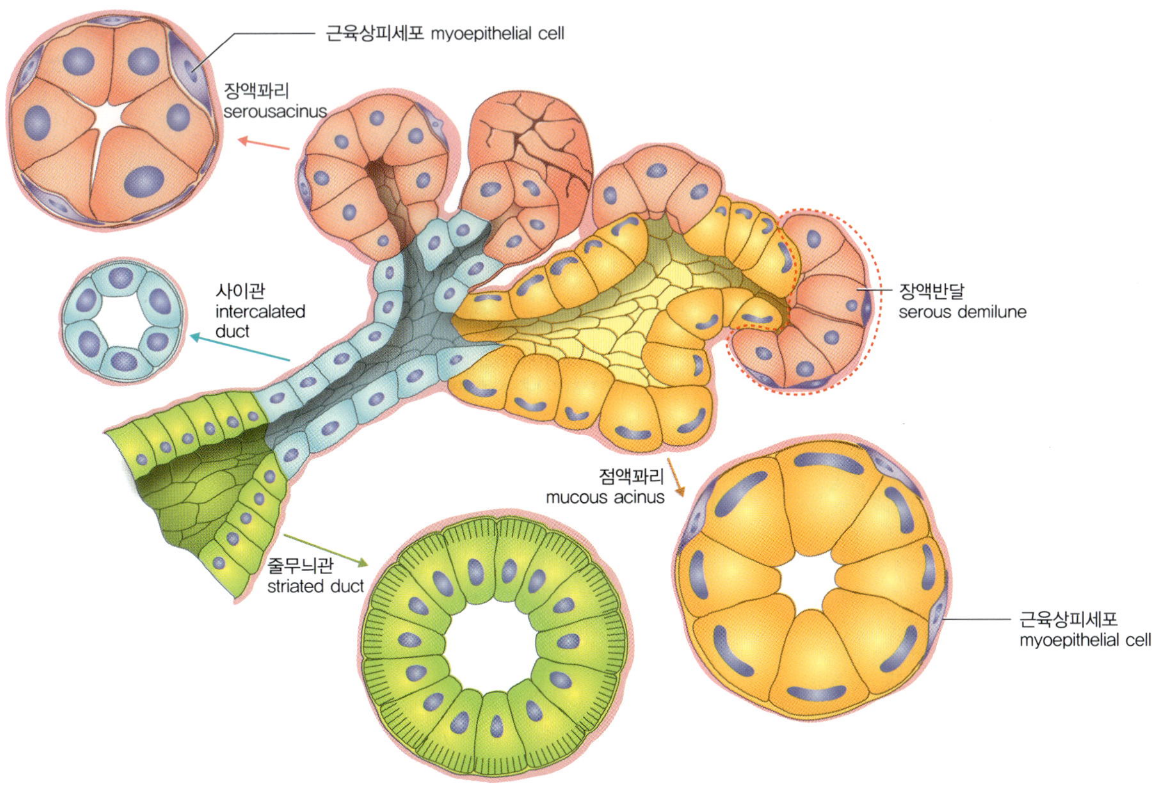

그림 3–7. 혼합샘의 분비부위(secretory portion)와 도관(duct)의 구조를 나타내는 모식도.

양, 분비물의 성분, 분비방식 등 여러 가지 요소를 기초로 하여 분류한다.

세포의 수에 의한 분류

홑세포샘(unicellular gland) : 술잔세포, 파네트세포 등이다.

뭇세포샘(multicellular gland) : 침샘, 간, 이자, 콩팥 등이다.

도관과 분비부위의 모습에 의한 분류

도관이 하나인 샘을 단순샘(simple gland), 도관이 여러 개인 샘을 복합샘(compound gland)이라 한다. 그리고 분비부위의 모양에 따라 대롱샘(tubular gland), 꽈리샘(alveolar gland), 대롱꽈리샘(tubuloalveolar gland)으로 구분한다(그림 3-8).

단순대롱샘(simple tubular gland) : 창자샘.

단순나선대롱샘(simple coiled tubular gland) : 땀샘.

단순가지대롱샘(simple branched tubular gland) : 위샘, 자궁샘 등.

단순꽈리샘(simple alveolar gland) : 사람에는 없고, 양서류 피부샘이 좋은 예이다.

단순가지꽈리샘(simple branched alveolar gland) : 기름샘.

복합대롱샘(compound tubular gland) : 위들문샘, 콩팥, 고환 등.

복합꽈리샘(compound alveolar gland) : 전립샘, 젖샘.

복합대롱꽈리샘(compound tubuloalveolar gland) : 침샘, 이자 등.

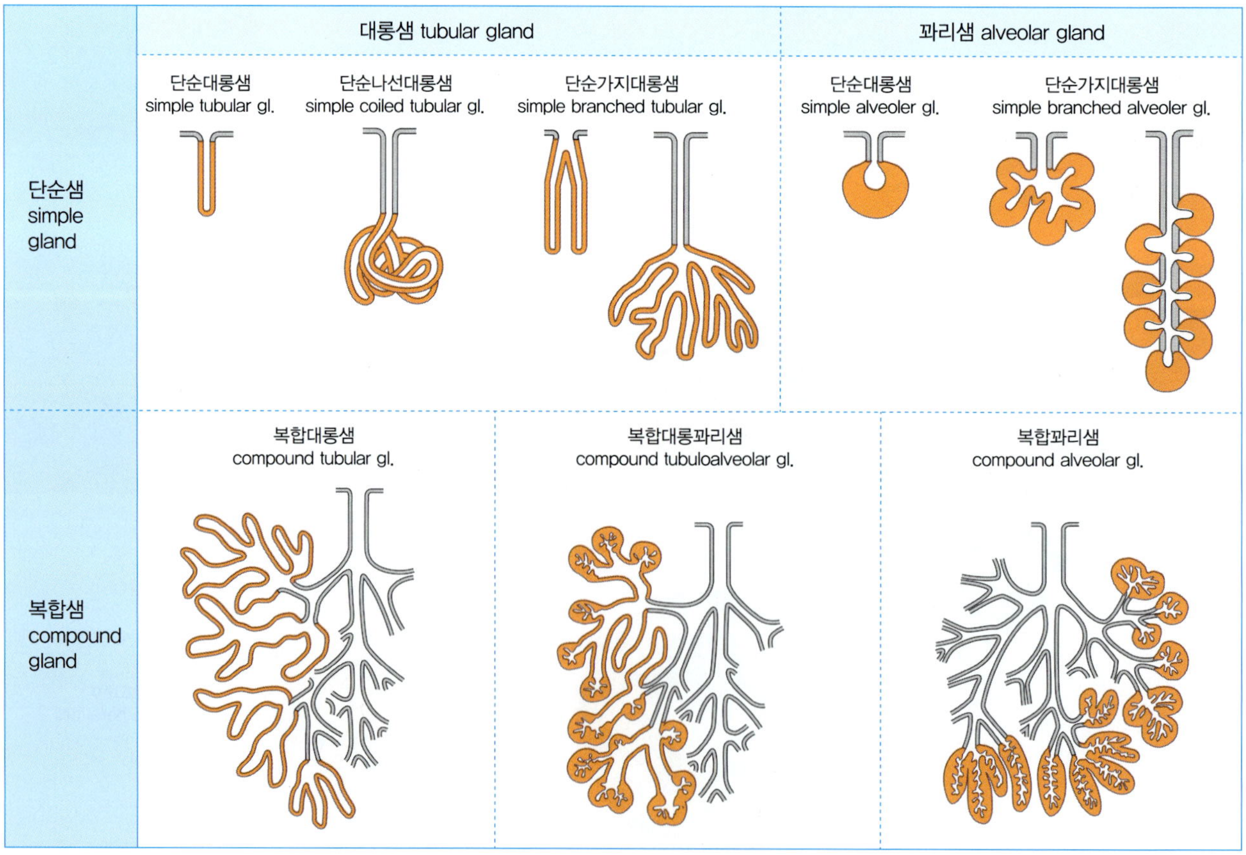

그림 3-8. 각종 외분비샘의 모식도로서 각 샘에서 분비부위는 갈색으로, 그리고 도관부위는 이중선으로 표시하였음.

분비물의 성분에 의한 분류

점액샘(mucous gland) : 단백질과 다당류로 된 점액(mucin)을 분비하는 샘이다. 예 : 술잔세포, 위날문샘, 자궁목샘 등.

장액샘(serous gland) : 단백질이 주성분인 장액(serous)을 분비하는 샘이다. 예 : 귀밑샘, 이자, 눈물샘 등.

혼합샘(mixed gland, **장점액샘** seromucous gland) : 장액성 세포와 점액성 세포들이 한 샘 내에 섞여 있는 샘이다. 두 성분의 세포들이 한 샘포에 있을 경우 장액성 세포들이 샘포의 끝에 초승달 모양으로 모여 있는데 이를 장액반달(serous demilune, serous crescent)이라 한다(그림 3-7). 예 : 턱밑샘, 혀밑샘 등.

분비방식에 의한 분류(그림 3-9)

샘분비샘(merocrine gland, eccrine gland) : 분비물이 세포질의 손상 없이 세포막을 통해 방출되는 샘이다. 예 : 침샘, 이자, 땀샘 등.

부분분비샘(apocrine gland) : 분비물이 소량의 꼭대기면 쪽 세포질과 함께 나가는 샘이다. 예 : 큰 땀샘, 젖샘 등.

온분비샘(holocrine gland) : 분비물로 찬 세포 전체가 방출되는 경우로서, 세포 속에 분비물이 축적되면 핵과 세포질소기관들이 붕괴되고, 그 결과 파괴된 세포 전체가 분비물로 된다. 예 :기름샘.

감각상피

우리 몸에는 표면상피와 샘상피 이외에 특별한 외부로부터의 화학물질이나 물리적 자극에 반응하도록 독특하게 분화된 감각세포(sensory cell)가 존재하는 상피가 있는데 이것이 감각상피(sensory epithelium)이다. 이 상피에는 후각, 미각, 시각, 청각 및 평형각을 느낄 수 있도록 분화된 감각세포가 있어 외부로부터 전해지는 자극을 받아 신경조직으로 전달한다. 예로서 눈의 망막, 속귀에 있는 나선기관과 평형반, 혀의 맛봉오리, 코점막의 후각상피가 그것이다. 이들 감각상피의 구조에 대하여는 해당 기관계통의 단원에서 설명하였다.

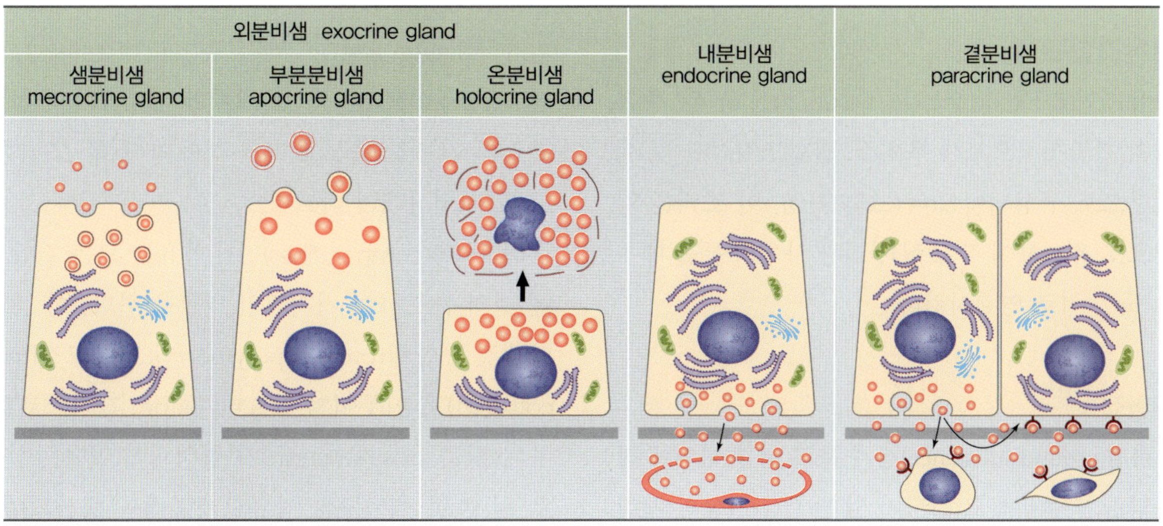

그림 3-9. 외분비샘의 샘분비샘, 부분분비샘 및 온분비샘, 그리고 내분비샘과 곁분비샘에서의 분비양식을 나타내는 모식도. 화살표는 분비 방향을 나타내고 있다.

결합조직

결합조직(connective tissue)은 인체에 가장 널리 분포하는 조직으로서, 조직과 기관의 틈을 채우고 또 이들을 서로 연결시키며, 크게는 우리 몸의 형체를, 작게는 각 기관의 형태를 유지할 수 있도록 하는 지지적인 역할을 담당하는 조직이다. 따라서 넓은 의미에서 버팀조직(supportive tissue)이라고도 부른다.

결합조직은 성체결합조직(adult connective tissue)과 배아결합조직(embryonic connective tissue)으로 대별한다. 이 중에서 성체결합조직은 다시 고유결합조직(connective tissue, supporting tissue)과 특수결합조직(special connective tissue)으로 나누며, 특수결합조직에는 연골(cartilage), 뼈(bone), 혈액(blood)과 림프(lymph)가 포함된다. 이 단원에서는 고유결합조직과 배아결합조직 그리고 연골에 대하여 기술할 것이며, 그 밖의 내용은 계통해부학적 순서에 맞춰 뼈조직(osseous tissue)은 제4장 뼈대계통에서, 혈액과 림프는 제6장 맥관계통에서 기술하였다.

고유결합조직

고유결합조직(connective tissue proper)은 좁은 의미의 결합조직으로서 무형질, 결합조직섬유 및 세포성분으로 구성되어 있다(그림 3-9). 이 조직은 일반적으로 유연하여 각 조직과 기관 사이의 틈을 메우며 이들을 서로 연결시킨다.

무형질

무형질(ground substance)은 수분과 염류 이외에 점액다당류가 풍부하고 점도가 있는 겔(gel)상의 매질(medium)로서 갖가지 세포와 섬유들이 매몰되어 있으며, 영양분과 노폐물은 이를 통하여 확산된다. 무형질은 미생물이나 큰 입자들이 침입하는 것을 막는 물리적 관문(physical barrier)으로도 작용한다.

표 3-1. 고유결합조직의 구성성분

결합조직세포(connective tissue cell)
- 고정세포(fixed cell)
  - 섬유모세포(fibroblast)
  - 중간엽세포(mesenchymal cell)
  - 근육섬유모세포(myofibroblast)
  - 고정큰포식세포(fixed macrophage)
  - 지방세포(adipose cell)
  - 그물세포(reticular cell)
  - 색소세포(pigment cell)
- 유주세포(wandering cell)
  - 자유큰포식세포(free macrophage)
  - 비만세포(mast cell)
  - 형질세포(plasma cell)
  - 림프구(lymphocyte)
  - 단핵구(monocyte)
  - 호중백혈구(neutrophilic leukocyte)
  - 호산백혈구(acidophilic leukocyte)

세포사이질(intercellular substance)
- 결합조직섬유(connective tissue fiber)
  - 아교섬유(collagen fiber)
  - 탄력섬유(elastic fiber)
  - 그물섬유(reticular fiber)
- 무형질(amorphous substance)

결합조직섬유

결합조직섬유(connective tissue fiber)에는 아교섬유(collagen fiber), 그물섬유(reticular fiber), 탄력섬유(elastic fiber) 등 세 가지가 있다. 이들 섬유는 조직의 기능적 특성에 따라 섬유의 종류, 조밀한 정도 및 배열상태가 다르다.

아교섬유(collagen fiber) : 이 섬유는 모든 결합조직에 널리 분포하여 지지적인 역할을 한다. 이 섬유는 단백질 중합체(protein polymer)인 모아교질(tropocollagen)로 이루어져 있으며, 64 nm 간격으로 가로무늬(횡문 cross striation)가 형성되어 있다. 이 섬유로 될 아교질은 주로 섬유모세포에서 생산되며, 연골모세포, 뼈모세포 및 상피세포에 의해서도 생산되는데, 이들은 세포 밖에서 중합(polymerization)되어

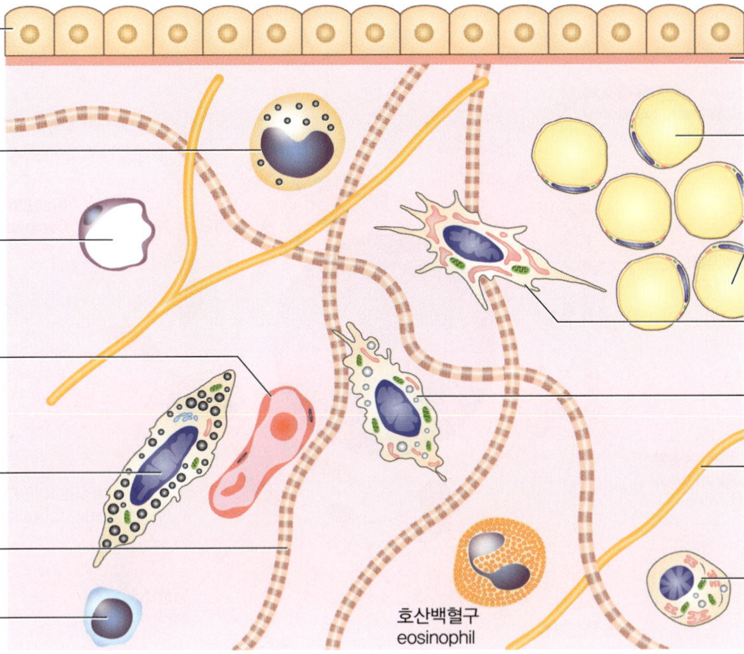

그림 3-10. 각종 결합조직세포 및 섬유성분들로 짜여진 성긴결합조직의 모식도

아교섬유로 된다. 아교섬유는 흔히 조직 내에서 크고 작은 다발을 형성한다.

그물섬유(reticular fiber) : 이 섬유는 미세한 아교섬유인데, 아교섬유와는 달리 섬유다발을 이루지 않고 복잡하게 얽힌 그물을 형성하고 있다. 또한 이 섬유는 여러 조직이나 기관의 세포 주위에서 그물 모양으로 분포하고 있으며, 특히 림프기관이나 혈구형성기관의 버팀질을 이루고, 상피의 바닥막 밑에 있는 섬유그물판(fibroreticular lamina)도 형성하고 있다.

탄력섬유(elastic fiber) : 이 섬유는 원래 길이의 1.5배까지 늘어날 수 있는 탄성(elasticity)이 있고, 중굴절성(birefrigence)이 강한 섬유로서 대동맥, 지라, 피부의 진피, 척추사이인대, 황색인대 등에 많다. 이 섬유의 굵기, 길이, 배열은 부위에 따라 다양하다. 탄력섬유는 탄력소(elastin)라는 단백질로 되어 있으며 가로무늬가 형성되어 있지 않다. 이 단백질은 섬유모세포와 민무늬근육세포에서 합성해낸다.

결합조직의 세포성분

결합조직에는 여러 종류의 세포들이 있으며(그림 3-10, 12), 이들이 분포되어 있는 정도, 즉 세포의 종류와 밀도는 부위와 기능 상태에 따라 다르다. 이 세포들은 결합조직 속에 고정적으로 있는 고정세포(fixed cell)와 혈액이나 다른 결합조직에서 기원한 유주세포(wandering cell)로 크게 구별된다. 일반적으로 고정세포들은 결합조직에서 오래 살며, 유주세포들은 상처를 입거나 또는 미생물의 침입이 있을 때 작용하는 세포이므로 짧은 기간 동안 산다.

고정세포

고정세포(fixed cell)에는 다음과 같은 것들이 있다.

섬유모세포(fibroblast) : 결합조직 속에 널리 퍼져 있는 세포로서 많은 세포질돌기를 내고 있으며, 또 세포의 주위환경에 따라 세포 모양이 수시로 변한다. 이 세포는 결합조직의 무형질과 세 종류의 결합조직섬유로 될 물질을 생합성하며, 특히 창상치유(wound healing)에 중요한 역할을 담당한다.

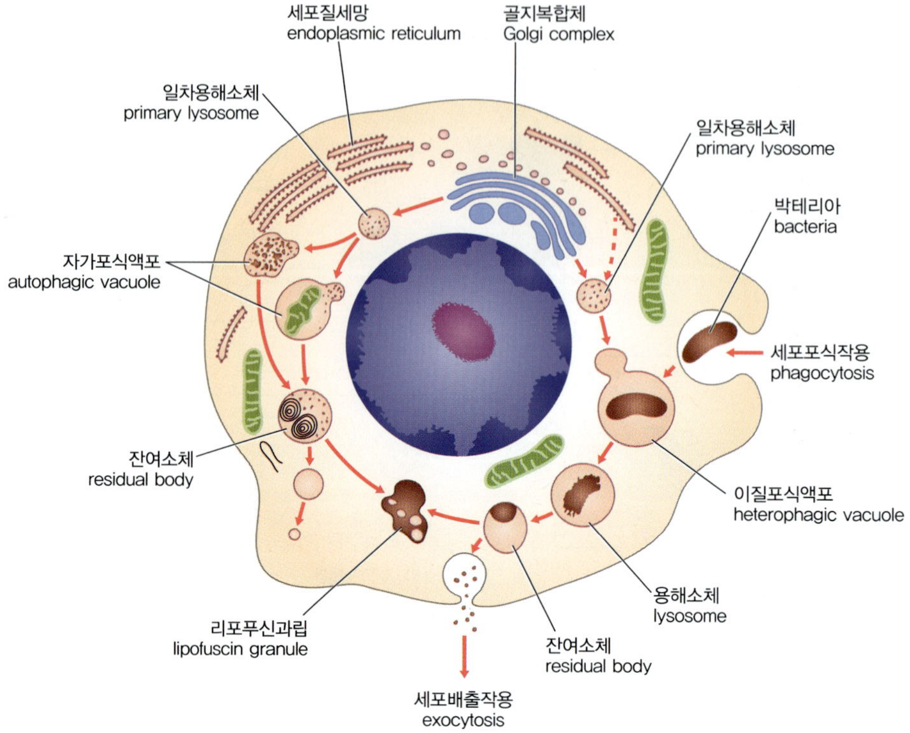

그림 3-11. 큰포식세포(macrophage)에서 용해소체(lysosome)의 형성과 기능을 설명하는 모형도. 포식작용(phagocytosis)에 의하여 박테리아나 다른 이물질이 세포 내로 들어오면 일차용해소체가 이질 포식액포와 융합하여 포식소체를 형성하게 되고 그 속의 내용물은 일차용해소체의 분해효소에 의하여 분해된다. 이 세포의 다른 현상으로서, 세포질 속의 변성된 소기관이나 포함물이 있을 때 그 주위가 막으로 싸여 자가포식액포가 형성되며, 이 액포는 일차용해소체와 융합함으로써 변성된 구조물이 분해효소의 영향을 받게 된다. 이 두 과정의 최종산물 중에서 일부는 세포 내에 잔여소체 또는 리포푸신과립의 형태로 존재하기도 한다.

중간엽세포(mesenchymal cell) : 이 세포는 모습이 섬유모세포와 닮았으며, 보통 작은 혈관 가까이에 국한하여 위치한다. 이 세포는 고도로 분화된 세포가 아니어서 태아의 경우에는 다른 세포로 분화해 갈 수 있는 다양한 잠재력을 가지고 있을뿐더러, 어른에서도 섬유모세포, 비만세포, 지방세포, 민무늬근육세포 등으로 분화한다.

지방세포(adipose cell, fat cell) : 지방을 합성해서 저장하는 세포로서 성긴결합조직 속에 낱개로 있기도 하지만 흔히 집단을 이루어 지방조직을 형성한다. 지방세포 중에서 그 세포질 속에 하나의 큰 지방방울을 가진 세포를 홑칸지방세포(unilocular fat cell) 또는 백색지방세포(white fat cell)라고 하며, 에너지 축적에 필수적인 작용을 한다. 그리고 세포질 내에 여러 개의 작은 지방방울을 가지고 있는 지방세포를 뭇칸지방세포(multilocular fat cell) 또는 갈색지방세포(brown fat cell)라 하며, 열 생산에 관여한다. 특히 갈색지방세포는 동면동물에 잘 발달되어 있으며, 사람의 경우는 태아와 신생아에서 관찰된다.

색소세포(pigment cell) : 피부와 안구에 많이 있으며, 여러 세포질돌기를 내고 있는 별 모양의 세포로서 그 세포질 속에 갈색소인 멜라닌(melanin)을 가지고 있다. 색소세포에는 그 세포 자체에서 멜라닌을 합성하여 저장하는 이른바 멜라닌세포(melanocyte), 그리고 멜라닌세포로부터 방출된 멜라닌과립을 섭취하여 저장하는 멜라닌간직세포(melano-

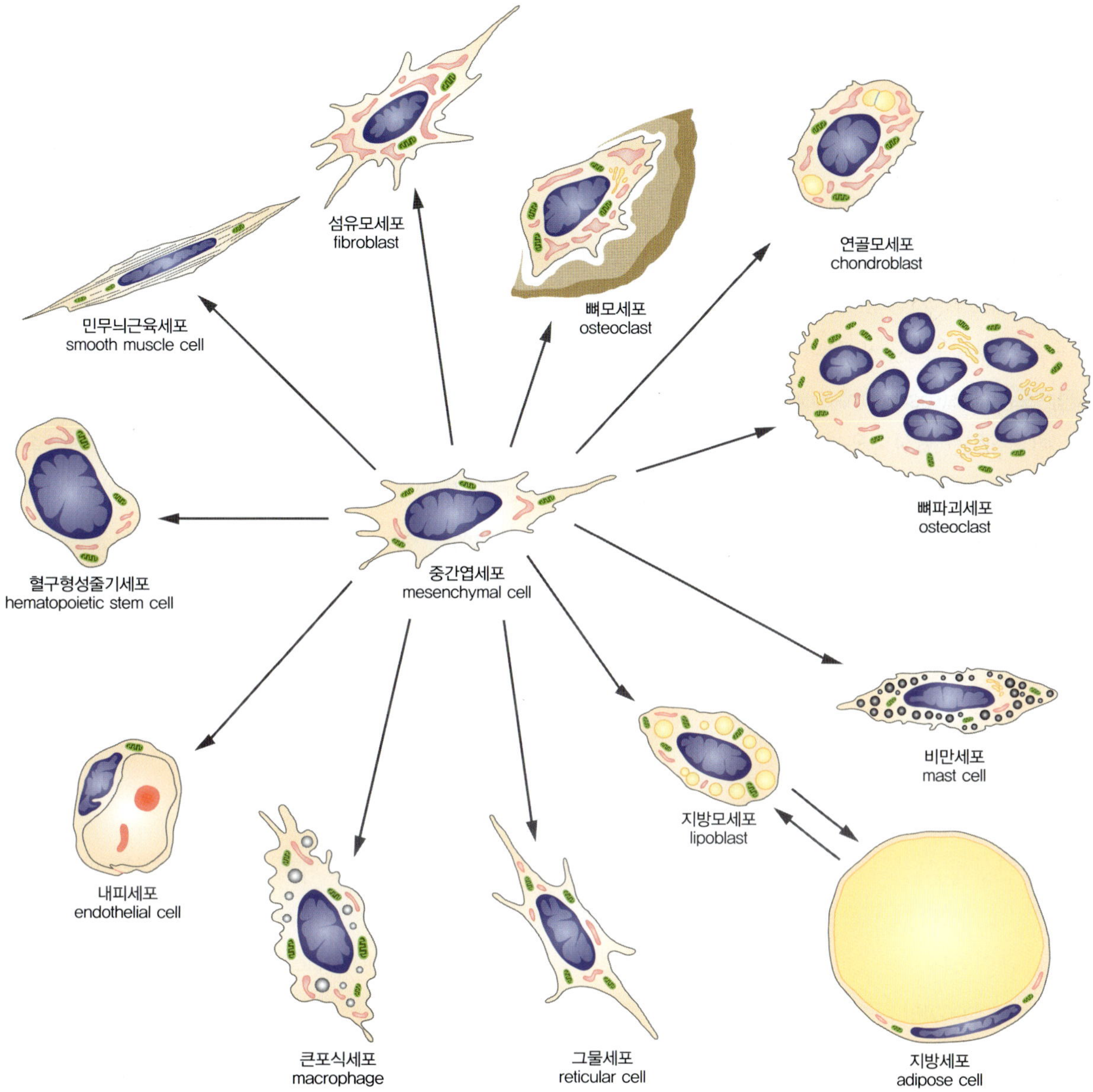

그림 3-12. 결합조직의 갖가지 세포성분이 중배엽에서 기원한 중간엽세포로부터 분화함을 나타내는 모식도.

phore, 색소간직세포 chromatophore)가 있다.

유주세포

유주세포(wandering cell, 자유세포 free cell)에는 다음과 같은 것들이 있다.

비만세포(mast cell) : 결합조직 속에 널리 분포되어 있으며, 특히 작은 혈관 주위에 많다. 구형 또는 난원형의 세포로서 직경이 10~20 μm이며, 히스타민(histamine)과 헤파린(heparin)이 포함되어 있는 딴색듦과립(metachromatic granules)을 가지고 있다.

형질세포(plasma cell) : 직경이 7~8 μm인 둥근 세포이고 결합조직에 널리 분포하되 림프조직, 소화계통과 호흡계통의 결합조직에 특히 많다. 이 세포는 항체(antibody), 즉 면역글로불린(immunoglobulin)을 합성 분비하여 면역반응에 관여 한다. 이 세포는 항원성 자극을 받은 B 림프구(B lymphocyte)가 활성화되어 분화된 세포이다.

큰포식세포

결합조직 속에 널리 퍼져 있으면서 미생물이나, 손상으로 수명이 다 된 세포 또는 이물질을 포식하는 이른바 포식작용(phagocytosis)이 있는 세포이다. 큰포식세포는 기능상태에 따라 고정큰포식세포와 자유큰포식세포로 구분한다.

고정큰포식세포(resting macrophage, 조직구 histiocyte) : 이 세포는 포식작용과 면역학적 방어에 중요한 역할을 하는 세포로서, 보통 한 곳에 머물러 있다가 염증이나 항원성 자극이 있을 때면 활발히 활동하여 자유큰포식세포(free marcrophage)로 된다(그림 3-11).

자유큰포식세포(free macrophage) : 고정큰포식세포의 활동형 세포로서 포식작용과 포음작용(pinocytosis)이 활발한 상태에 있으며, 특히 손상(injury)이나 미생물의 침입으로 인한 염증이 있을 때에 뚜렷한 유주현상을 보인다. 이 세포는 청소기능 이외에 항원을 섭취했다가 림프구에 넘겨주는 면역학적 기능에도 관여한다.

림프구(lymphocyte) : 직경 5~8 μm인 구형 세포이며, 핵에 비하여 세포질의 양이 매우 적다. 이 세포는 발생 및 분화과정에 따라 B 림프구(B lymphocyte)와 T 림프구(T lymphocyte)로 구별된다. B 림프구는 골수와 같은 주머니상동기관(bursa equivalent organs)에서 유래한 세포로서 수명이 짧고(수일) 체액면역(humoral immunity)에 관여하며, T 림프구는 가슴샘에서 유래한 세포로서 수주일 이상 수년까지 사는 수명이 긴 세포로서 세포매개면역(cell-mediated immunity)에 관여한다.

단핵구(monocyte) : 혈액 속에서는 직경이 10~15 μm인 둥근 세포이며, 핵은 콩팥 모양으로 세포질의 한쪽으로 치우쳐 있다. 이 세포가 결합조직으로 나오면 불규칙한 모습으로 변하면서 포식작용이 매우 왕성한 큰포식세포로 분화한다.

호중백혈구(neutrophilic leukocyte) : 혈액 속에서는 직경이 10~12 μm가 되는 둥근 세포이며, 핵이 2~5개의 소엽으로 나누어져 있다. 결합조직 속에서는 세포의 모양이 불규칙하고 여러 세포질돌기를 내고 있다. 이 세포는 특히 미생물을 포식하는 작용이 왕성하여 염증(inflammation)이 있는 부위에 가장 먼저 유주해 온다.

호산백혈구(eosinophilic leukocyte) : 혈액 속에서는 직경이 9~12 μm가 되는 둥근 세포이나 결합조직 속에서는 불규칙한 모습이다. 핵은 보통 두 엽으로 나누어져 있고, 세포질 속에는 호산성 과립이 있다. 이 세포는 포식작용이 있어서 면역복합체(immune complex), 즉 항원-항체 복합체(antigen-antibody complex)를 포식하여 분해시킨다.

단핵포식세포계통

몸 전체에 널리 퍼져 있는 포식기능이 있는 모든 세포를 하나의 생리학적 계통으로 묶어서 단핵포식세포계통(mononuclear phagocyte system, MPS)이라 한다.

단핵포식세포계통에 속하는 세포들은 혈액의 단핵구(monocyte)에서 기원한 세포들로서 결합조직의 큰포식세포, 간의 쿠퍼세포(Kupffer cell), 허파의 꽈리큰포식세포(alveolar macrophage), 중추신경계의 미세아교세포(microglia), 골수와 림프기관(지라, 림프절 등)의 큰포식세포, 뼈조직의 뼈파괴세포(osteoclast), 관절주머니의 A형 윤활세포(synovial A cell) 등이다. 이 큰포식세포계통의 세포들은 태생기에서 혈관이 형성된 이후에 나타나기 시작한다.

결합조직의 분류

결합조직섬유의 배열상태와 구성성분에 따라 표

표 3-2. 결합조직의 분류

성체결합조직(adult connective tissue)
　고유결합조직(connective tissue proper)
　　성긴결합조직(loose connective tissue)
　　치밀결합조직(dense connective tissue)
　　　불규칙치밀결합조직(irregular dense connective tissue)
　　　규칙치밀결합조직(regular denseconnective tissue)
　　　탄력결합조직(elastic connective tissue)
　　그물조직(reticular tissue)
　　지방조직(adipose tissue)
　　　백색지방조직(white adipose tissue)
　　　갈색지방조직(brown adipose tissue)
　　색소조직(pigment tissue)

　특수결합조직(special connective tissue)
　　연골(cartilage)
　　　유리연골(hyaline cartilage)
　　　탄력연골(elastic cartilage)
　　　섬유연골(fibrous cartilage)
　　뼈(bone)
　　　치밀뼈(compact bone)
　　　해면뼈(spongy bone)
　　혈액(blood)
　　림프(lymph)

배아결합조직(embryonal connective tissue)
　중간엽조직(mesenchymal tissue)
　점액결합조직(mucous connective tissue)

3-2와 같이 분류한다.

고유결합조직

성긴결합조직(loose connective tissue) : 무형질 속에 세포성분이 많고 섬유성분이 적은 조직으로서 신체에 널리 분포되어 있다(그림 3-10).

치밀결합조직(dense connective tissue) : 결합조직섬유가 치밀하게 배열해 있는 조직이다. 결합조직 섬유 중에서 특히 아교섬유가 많은 경우 섬유의 배열에 따라 두 가지로 구별된다. 그 하나는 아교섬유가 불규칙하게 짜여 있는 치밀불규칙결합조직(dense irregular connective tissue)으로서 진피, 뼈바깥막, 여러 기관의 피막, 힘줄집 등에서 볼 수 있다. 다른 하나는 아교섬유가 다발을 이루면서 평행하게 배열되어 있는 치밀규칙결합조직(dense regular connective tissue)으로서 힘줄, 인대, 각막, 근막, 널힘줄 등이 좋은 보기이다. 그리고 탄력섬유가 특히 많은 치밀결합조직을 탄력조직(elastic tissue)이라 하며, 이 조직에서 탄력섬유는 아교섬유와 섞여서 치밀한 섬유다발을 이루고 있고, 목덜미인대, 대동맥 등에서 볼 수 있다.

그물조직(reticular tissue) : 그물섬유가 그물 모양으로 잘 짜인 조직으로서 간, 림프조직, 지라, 골수 등에서 볼 수 있다.

지방조직(adipose tissue) : 성긴결합조직이면서 특히 지방세포가 주성분인 조직으로서 피부밑조직, 큰그물막, 복막주렁 등에서 볼 수 있다.

색소조직(pigment tissue) : 성긴결합조직의 형태이면서 색소세포가 특히 많은 조직으로서 맥락막, 홍채 등에서 볼 수 있다.

결합조직의 구성성분 중에서 섬유성분이 많은 조직을 섬유결합조직(fibrous connective tissue)으로, 세포성분이 많은 것을 세포결합조직(cellular connective tissue)으로 구분하기도 한다.

배아결합조직

배아결합조직(embryonal connective tissue)은 배자발생기에 존재하는 일종의 성긴결합조직으로서 중간엽에서 생겨나며, 다음과 같은 두 가지 형태가 있다.

중간엽조직(mesenchymal tissue) : 배자나 태아시기에 일시적으로 존재하는 조직으로서 무형질 속에 소수의 중간엽세포(mesenchymal cell)와 약간의 아교섬유가 묻혀 있는 상태의 조직이며, 이 조직은 발생이 진행됨에 따라 갖가지 결합조직으로 분화해 간다.

점액결합조직(mucous connective tissue) : 중간엽조직과 비슷하나 발생이 진행됨에 따라 중간엽세포와 아교섬유가 많아지며, 무형질의 점도(viscosity)도 보다 증가된다. 이 결합조직은 중간엽조직과 달리 더 분화되지 않는 최종 조직이라는 점에서 특징적이며, 탯줄에서 볼 수 있다.

연골

연골(cartilage)은 특수결합조직의 한 형태로서 몸의 여러 부위에서 지지적인 역할을 하며, 뼈 성장에도 관여한다. 연골은 연골세포(chondrocyte)와 연골바탕질(cartilage matrix)로 구성되며, 연골막(perichondrium)으로 싸여 있다.

연골세포

연골세포(chondrocyte)는 연골바탕질에 묻혀서 산재하며, 바탕질에서 세포가 들어 있는 공간을 세포방(lacuna)이라 한다. 연골세포는 구형 또는 난원형이며, 세포질 속에는 과립세포질그물과 골지복합체가 잘 발달되어 있다. 이 세포는 바탕질을 이루는 무형질과 섬유성분을 생산하며, 연골막의 미분화세포인 연골모세포(chondroblast)로부터 생겨난다.

연골바탕질

연골바탕질(cartilage matrix)은 연골세포의 사이를 채우고 있는 물질로서 고형성 겔(gel) 형태의 무형질 속에 결합조직섬유가 매몰되어 있다. 무형질은 단백질과 황산콘드로이틴(chondroitin sulfate)이 중합한 점액단백질(mucoprotein)로 되어 있어 염기성염료(basic dye)에 딴색듦(metachromasia)을 띠고 또 과요도산-쉬프반응(periodic acid-Schiff's reaction, PAS)에 양성을 나타낸다. 바탕질은 점액단백질의 농도에 따라 두 부위로 구별되는데, 즉 연골세포의 바로 주위는 고농도로서 영역바탕질(territorial matrix) 또는 연골세포피막(capsule of chondrocyte)이라 하며, 농도가 낮은 구역바탕질 사이의 부위를 영역사이바탕질(interterritorial matrix)이라 한다. 바탕질에는 연골세포에서 만들어진 아교섬유 또는 탄력섬유가 있다. 연골바탕질 속에는 혈관이나 신경이 없어서 산소나 영양분은 연골막의 혈관으로부터 바탕질을 통한 확산에 의하여 공급된다.

연골막

연골막(perichondrium)은 연골의 주위를 둘러싸는 치밀결합조직으로서 연골과 연골막 사이의 경계는 뚜렷하지 않게 점진적으로 이행되고 있으며, 연골에 가까운 부위에는 연골세포로 분화될 연골모세포가 많다. 연골막에는 혈관과 신경이 분포되어 있다.

연골의 종류

연골은 섬유와 바탕질의 양 그리고 섬유의 종류에 따라 유리연골, 탄력연골, 섬유연골 등 세 가지로 구별된다(그림 3-13).

유리연골(hyaline cartilage) : 우리 몸에서 가장 널리 분포하는 연골의 형태로서 바탕질에는 소량의 아교섬유가 복잡하게 얽혀 있다. 코중격, 후두, 기관과 기관지의 연골, 뼈의 관절연골, 갈비연골 등에서 볼 수 있다.

탄력연골(elastic cartilage) : 바탕질 내에 다량의 탄력섬유와 함께 약간의 아교섬유가 널리 분포되어 있는 연골로서 탄력성이 있으며, 지지적인 역할을 한다. 귓바퀴연골, 바깥귀길, 귀인두관, 후두의 일부 연골이 이에 속한다.

섬유연골(fibrous cartilage) : 척추사이원반, 두덩결합, 관절원반 등에 있다. 바탕질 내에는 많은 아교섬유가 다발을 이루며, 연골세포가 섬유다발의 사이에 열을 지어 있다. 섬유연골에는 연골막이 없는 것이 특징이며, 힘줄 또는 인대와 함께 무게나 힘을 지탱하는 역할이 있다.

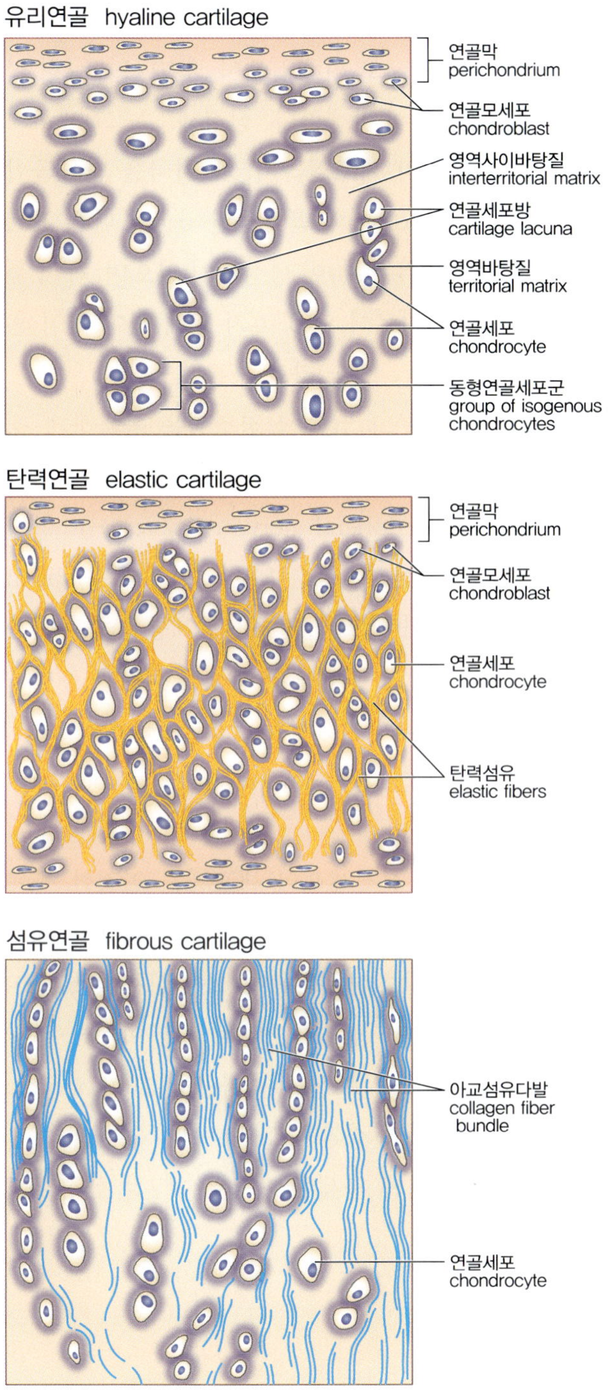

그림 3-13. 세 가지 연골(cartilage)의 구조를 나타내는 모식도.

연골의 성장, 재생 및 퇴행성 변화

연골은 다른 결합조직처럼 중간엽으로부터 생겨난다. 연골의 성장방법에는 부가성장과 사이질성장의 두 가지가 있다.

부가성장(appositional growth) : 연골막의 속층에 있는 중간엽세포에서 연골모세포(chondroblast)가 생겨나고, 이 세포가 연골세포로 분화하여 바탕질의 섬유와 무형질을 생산함으로써 덧붙여서 형성되는 성장방법이다.

사이질성장(interstitial growth) : 연골의 바탕질 깊숙이 있는 연골세포가 유사분열에 의하여 증가하고, 새로운 기질을 더 만들어 커지는 현상이다. 이때 한 세포의 분열에 의하여 생겨난 몇 개의 세포들이 무리를 이루고 있는데 이를 동형세포군(isogenic cell group)이라고 한다.

재생(regeneration) : 연골의 재생은 어린 시기에만 일어나며, 어른이 되어 연골이 손상을 받게 되면 손상부위가 섬유성 결합조직으로 채워질 뿐 연골형성은 일어나지 않는다.

퇴행성 변화(regressive change) : 연골은 손상을 받거나 연령이 증가하게 되면 바탕질 내에 섬유성분이 많아지고, 무기물 특히 칼슘염이 침착함으로써 영양분과 노폐물의 확산이 방해를 받아 연골세포가 죽게 되는 이른바 퇴행성 변화가 일어난다. 연골의 퇴행성 변화는 유리연골과 섬유연골에서 흔히 일어나며, 바탕질에 아교섬유가 특히 많아져 석면(asbestos)처럼 변하는 석면화(asbestos transformation)와 바탕질 내에 칼슘과 같은 무기질이 축적되는 석회화(calcification) 현상이 있다.

근육조직

근육조직(muscular tissue)은 주성분인 근육세포(muscle cell)와 이를 얽어매는 약간의 결합조직으로 이루어져 있다. 발생학적으로 근육세포의 대부분은 중배엽에서 발생하지만 일부는 외배엽에서도 생겨난다. 근육세포는 그 모습이 길어서 흔히 근육섬유(muscle fiber)라고 부르며, 세포질 속에는 수축성 단백질인 액틴(actin)과 그 결합단백질인 마이오신(myosin)이 다량 포함되어 있어 다른 조직의 세포에서 볼 수 없는 기능적 특성인 수축력이 있다.

근육은 형태학적으로 근육세포의 속에 있는 수축성 단백질의 배열상태에 따라 민무늬근육(평활근육 smooth muscle)과 가로무늬근육(횡문근육 striated muscle)으로 구별하며, 가로무늬근육은 다시 관련되어 있는 구조물에 따라 뼈대근육(골격근육 skeletal muscle)과 심장근육(cardiac muscle)으로 나뉜다. 육안해부학의 근육학(myology)에서 다루는 내용은 뼈대근육만을 대상으로 하고 있다.

근육조직에 대한 자세한 내용은 제5장 근육계통에서 기술하였다.

신경조직

신경조직(nervous tissue)은 몸의 안팎에서 오는 각종 물리적 및 화학적 자극을 받아들이고 또한 그에 합당한 반응을 일으키는 작용을 할 수 있도록 특수하게 분화된 신경세포(nerve cell, 신경원 neuron)와 여러 종류의 버팀세포(supporting cell)로 구성되어 있으며, 여기에 약간의 결합조직 성분도 참여하고 있다.

신경조직의 주성분인 신경세포와 버팀세포의 대부분은 발생학적으로 외배엽에서 생겨나며, 극히 일부만이 중배엽에서 발생한다. 신경세포는 그 세포체로부터 두 가지의 세포질돌기, 즉 자극을 받아들이는 가지돌기(dendrite)와 받아들인 자극을 다른 곳으로 전도하는 축삭(axon)이 형성되어 있으며, 특히 축삭은 민듯한 돌기로서 먼 곳까지 길게 뻗어 있어 흔히 신경섬유(nerve fiber)라고 부른다.

우리 몸을 이루고 있는 신경조직은 독특하게 조직화하여 중추신경계통(central nervous system)과 말초신경계통(peripheral nervous system)을 형성하고 있다. 중추신경계통은 뇌(brain)와 척수(spinal cord)로 구성되어 있으며, 말초신경계통은 중추신경계통과 신체의 말초 부위를 연결하는 신경을 총칭하는 것으로서 뇌척수신경계통(craniospinal nervous system)과 자율신경계통(autonomic nervous system)으로 구별한다.

신경계통에서 신경세포의 세포체는 일정한 곳에 모여 있는데, 중추신경계통에서는 회색질(gray matter)에 그리고 말초신경계통에서는 신경절(ganglion)에 위치하고 있다. 말초신경계통을 이루는 뇌척수신경(craniospinal nerve)과 자율신경(autonomic nerve)은 다 같이 신경섬유로 이루어져 있다.

신경조직에 대한 자세한 내용은 제7장 신경계통에서 기술하였다.

제 4 장

뼈대 및 관절계통

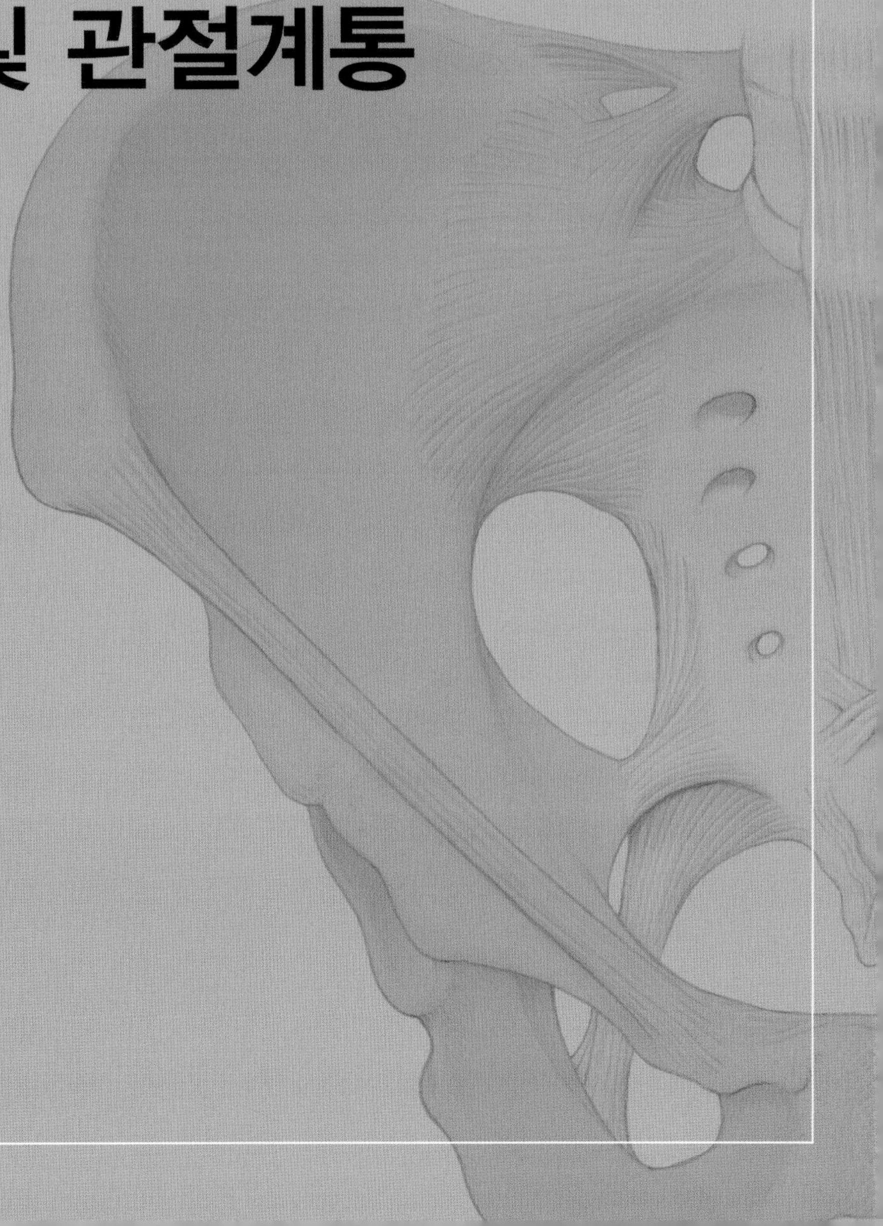

몸의 움직임은 운동계통(locomotive system)이라고 하는 기관들에 의해 이루어지는데 이 운동기관은 우리 몸을 움직이는 것 뿐 아니라 기립자세를 유지시키는 데에도 주도적인 역할을 한다. 운동계통은 뼈대계통(skeletal system), 관절계통(articular system) 및 근육계통(muscular system)으로 구분된다.

뼈대계통

뼈대의 기능

어른의 뼈대는 206개의 뼈로 구성되어 있다(표 4-2; 그림 4-1). 뼈대계통은 신체를 지지하면서 형태를 유지할 뿐만 아니라 뼈대근육의 수축에 의하여 수동적으로 움직이게 되며, 생명유지에 중요한 기관인 뇌, 척수, 허파, 심장 등을 보호하고 있다. 또 뼈는 혈구형성기관(조혈기관)일 뿐만 아니라 칼슘과 같은 무기질대사에도 큰 몫을 담당하고 있다. 이 밖에 뼈의 생김새와 모양의 변화에 따라 남・여를 구분하고 나이를 추정하여 법의인류학분야에서 신원을 확인하는 데 유용하게 쓰인다.

뼈의 모양에 의한 분류

뼈는 그 형태에 따라 네 가지로 구분할 수 있다.

긴뼈(long bone) : 긴 대롱 모양의 뼈이며, 위팔뼈(humerus), 노뼈(radius), 자뼈(ulna), 넙다리뼈(femur), 정강뼈(tibia), 종아리뼈(fibula) 등이 이에 속한다.

짧은뼈(short bone) : 짧은 뼈로서 손목뼈(carpal bone) 및 발목뼈(tarsal bone)가 좋은 예이다.

납작뼈(flat bone) : 넓적한 뼈이며, 마루뼈(parietal bone) 및 복장뼈(sternum) 등이 이에 속한다.

불규칙뼈(irregular bone) : 모양이 일정치 않은 뼈이며, 척추뼈(vertebra), 광대뼈(zygomatic bone) 등이 그 예이다.

이 밖에 뼈 중에는 공기뼈(pneumatic bone)와 종자뼈(sesamoid bone)가 있다. 공기 뼈는 뼈 속에 공기가 들어 있는 작은 방이 형성되어 있는 것으로서 머리뼈 이마뼈(frontal bone), 위턱뼈(maxilla), 나비뼈(sphenoid bone), 관자뼈(temporal bone), 벌집뼈(ethmoid bone)가 그 예이다. 종자뼈는 힘줄이나 관절주머니 속에 묻혀 있는 작은 뼈이며, 무릎뼈(patella)는 몸의 종자뼈 중에서 가장 큰 것이다.

뼈의 구조

긴뼈의 양 끝 부분을 뼈끝(epiphysis), 가운데 부분을 뼈몸통(diaphysis)이라고 하며, 뼈끝은 몸쪽끝(proximal extremity)과 먼쪽끝(distal extremity)으로 구분한다. 뼈끝의 표면에는 상대쪽 뼈와 관절을 하는 관절면이 형성되어 있으며 관절연골로 덮여 있다. 긴뼈를 세로축 방향으로 절단해 보면, 대롱 모양인 뼈몸통은 석회화된 뼈조직인 치밀뼈(compact bone)로 이루어져 있어서 매우 단단하고, 속에는 혈구형성조직인 골수(뼈속질 bone marrow)로 차 있는 골수공간(marrow cavity)이 형성되어 있다. 뼈끝의 겉은 얇은 치밀뼈로 되어 있고, 속은 석회화된 뼈조직이 그물 모양의 뼈잔기둥(trabeculae)을 이루고 있는 해면뼈(cancellous bone, spongy bone)로 되어 있다. 뼈잔기둥은 힘이 주어지는 방향과 일치하는 방향으로 배치되어 있으며, 뼈잔기둥 사이는 뼈몸통의 골수공간과 통해 있고 역시 골수로 차 있다(그림 4-2, 3).

뼈에서 관절부위 및 힘줄의 부착부위를 제외한 표면은 뼈바깥막(periosteum)이라고 하는 치밀결합조직층으로 싸여 있으며, 뼈바깥막의 일부 섬유는 치밀뼈 속으로 깊이 뿌리박고 있는데 이를 관통섬유(perforating fiber, 샤피섬유 Sharpey's fiber)라고 한다(그림 4-3). 뼈바깥막은 일생 동안 뼈를 만드는 능력을 가지고 있고, 골절의 치유에 없어서는 안 될 구조물이다. 골수와 접하고 있는 치밀뼈의 내면과 해

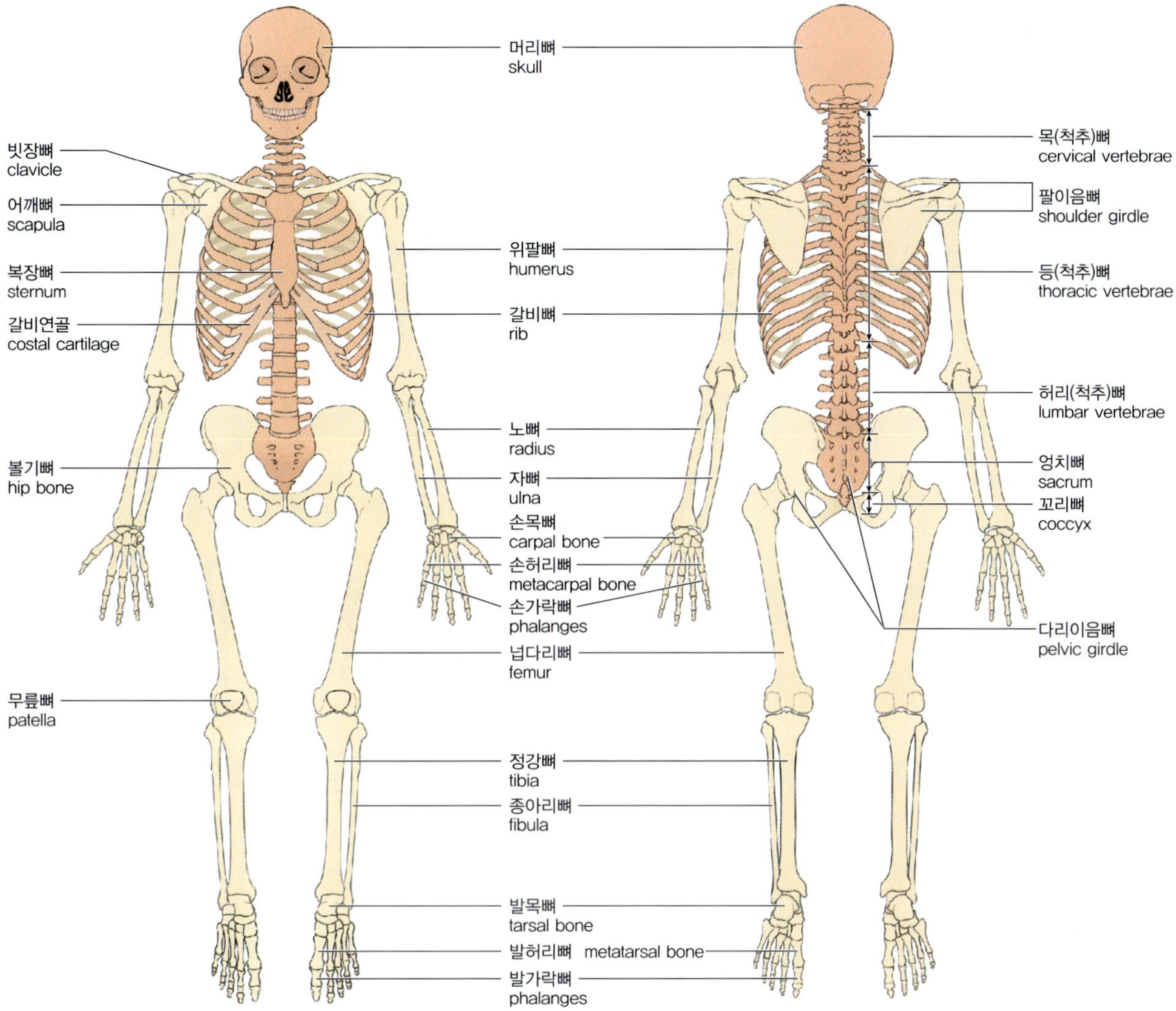

그림 4-1. 뼈대계통의 앞모습(A)과 뒷모습(B).

면뼈의 표면은 뼈속막(endosteum)이라고 하는 얇은 결합조직층으로 덮여 있다.

뼈에 분포하는 혈관은 치밀뼈의 표면에 수직인 관통관(볼크만관 Volkmann's canal)과 그에 연결되어 있는 세로축 방향의 중심관(하버스관 Haversian canal)을 통하여 골수공간으로 드나들며, 골수공간 속에서는 복잡한 혈관그물을 이루고 있다(그림 4-3).

납작뼈는 안팎이 판상의 치밀뼈로 되어 있고 그 속에 해면뼈가 끼어 있는데, 이를 판사이층(diploe)이라고 한다.

성장기의 뼈는 뼈바깥막에서 이루어지는 뼈발생을 통하여 굵어지고, 뼈의 길이성장은 뼈끝과 뼈몸통의 경계에 있는 유리연골로 된 원반 모양의 뼈끝판(epiphyseal plate, 성장판 growth plate)에서 이루어진다. 사춘기를 지나 성인이 되면 이 뼈끝판이 모두 해면뼈로 대치되므로 뼈의 길이성장이 멈추게 된다(그림 4-5).

뼈조직

뼈조직(osseous tissue)은 뼈발생세포(osteoprogenitor cell), 뼈모세포(osteoblast), 뼈세포(osteocyte), 뼈파괴세포(osteoclast) 등의 세포성분과 세포

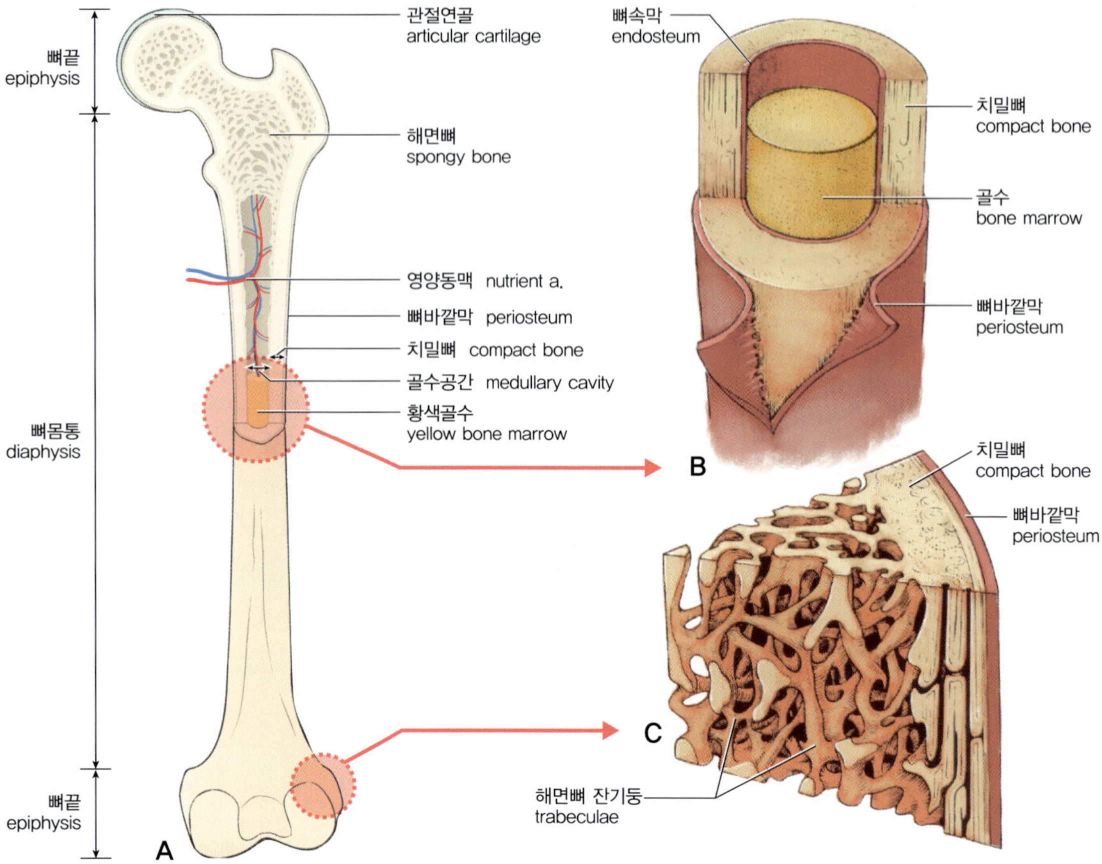

그림 4-2. A: 긴뼈(long bone)의 세로단면. B: 뼈몸통에서 뼈바깥막과 뼈속막. C: 뼈끝의 구조.

사이의 뼈바탕질(bone matrix)로 이루어져 있다. 뼈바탕질은 아교섬유 등의 유기성분과 인산칼슘 및 탄산칼슘 등의 무기성분으로 구성되어 있다. 뼈발생세포는 뼈바깥막의 속층, 뼈속막, 중심관의 속면에 분포하고 있다. 뼈모세포는 뼈표면에 접하고 있는 뼈바깥막의 깊은층과 뼈속막에 있으며, 뼈바탕질의 유기성분을 합성하여 방출하고, 또 바탕질의 석회화에도 관여한다. 뼈세포는 뼈모세포가 변한 세포로서 치밀뼈의 속과 해면뼈 뼈잔기둥의 바탕질 속에 묻혀 있으며, 뼈바탕질의 유기성분 합성에 관여한다. 뼈파괴세포는 골수공간에 접한 뼈의 내면, 중심관과 관통관 속에 위치하며 뼈를 흡수하는 것이 주기능이다.

뼈조직의 결합조직섬유는 층판상으로 마치 합판과 같이 그 방향이 서로 엇갈려 있다. 이와 같은 층판구조는 치밀뼈의 경우 뼈단위층판(Harversian lamellae), 속주위층판(inner circumferential lamellae), 바깥주위층판(outer circumferential lamellae) 및 사이층판(interstitial lamellae) 등이 구별되나, 해면뼈에서는 이와 같은 층판형성이 뚜렷하지 않다(그림 4-3). 뼈세포는 여러 개의 긴 세포질돌기를 방사상으로 뻗고 있는 독특한 모습으로서 같은 모습의 뼈세포방(osteocyte lacuna) 속에 들어 있으며, 세포질돌기가 들어 있는 뼈모세관(bone canaliculus)의 끝은 인접한 세포의 것과 연결되어 있다. 이 뼈모세관은 중심관과 연결되어 있으며, 뼈세포를 위한 영양물질 및 대사산물의 통로가 되고 있다(그림 4-4).

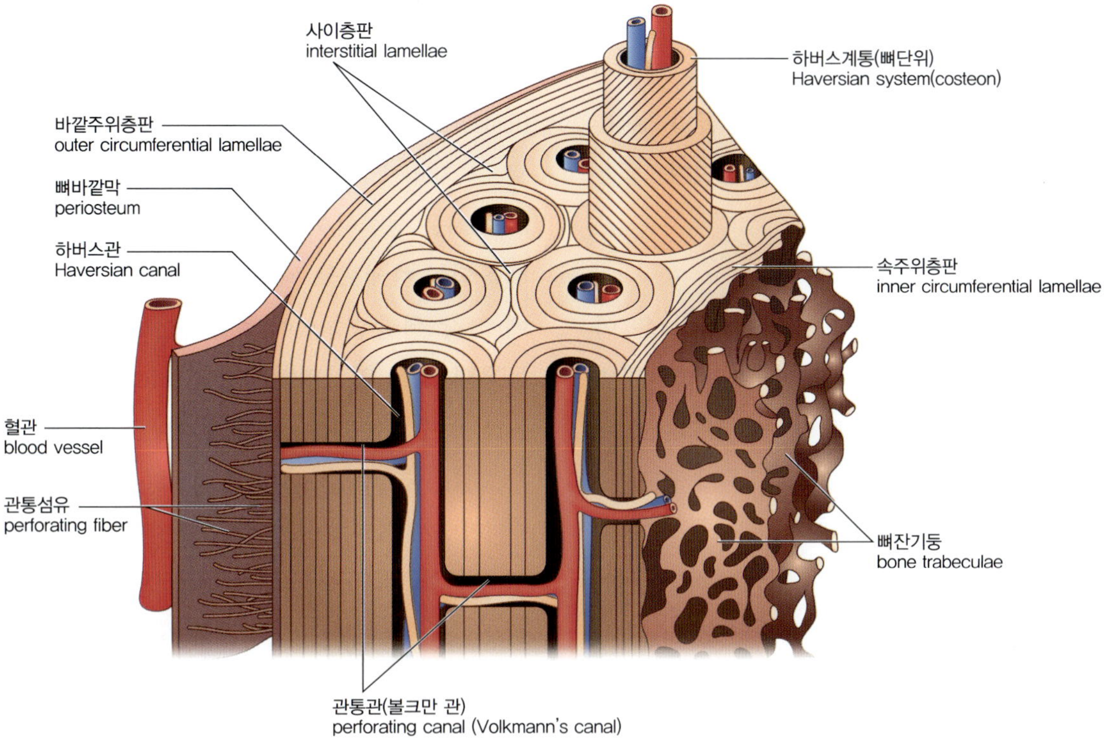

그림 4-3. 치밀뼈에서 뼈층판(osseous lamellae)의 배열상을 나타내는 모형도.

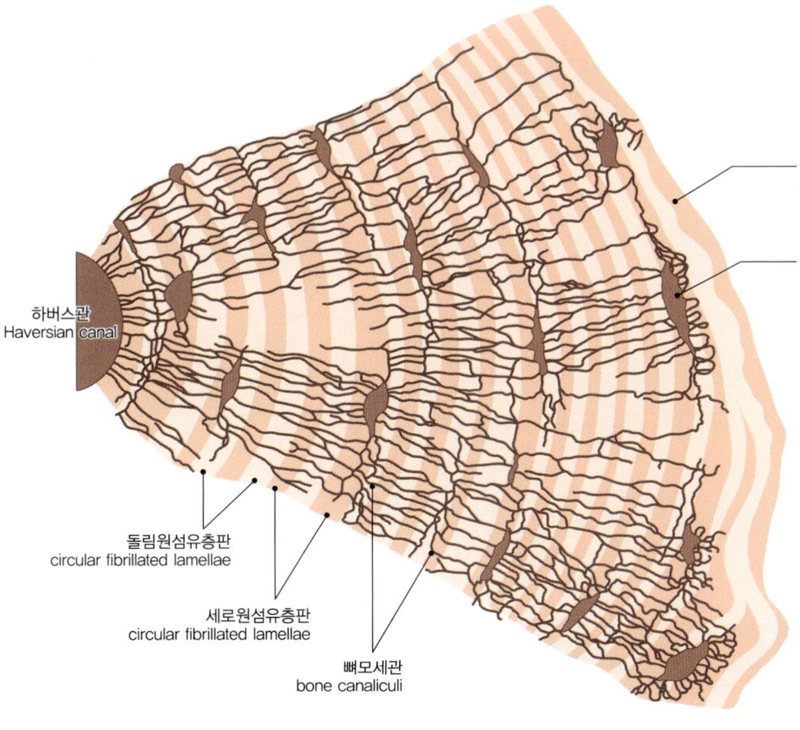

그림 4-4. 뼈바탕질 속의 뼈세포.

뼈형성

뼈는 발생 3개월부터 형성되기 시작하며, 뼈형성(bone formation, 뼈발생 osteogenesis, 골화 ossification)에는 다음과 같은 두 가지 방법이 있다.

막속뼈발생

막속뼈발생(intramembranous ossification)은 아래턱뼈, 머리뼈, 빗장뼈 등에서 볼 수 있는 발생방법으로서 중간엽조직에서 직접 뼈형성이 일어나는 과정이다. 뼈가 생겨날 부위의 중간엽조직에 먼저 혈관이 발달하고, 중간엽세포가 뼈발생세포를 거쳐 뼈모세포로 분화함으로써 뼈조직이 만들어지며, 이어서 이 부위를 중심으로 뼈조직이 덧붙여 형성된다.

연골속뼈발생

연골속뼈발생(intracartilaginous ossification)은 긴뼈 및 짧은뼈에서 볼 수 있는 뼈형성 방법으로서, 뼈가 생겨날 부위에 먼저 유리연골로 된 뼈의 모형(model)이 만들어지고, 이 연골모형이 점차 뼈조직으로 대체되어 간다(그림 4–5). 먼저 연골모형 속으로 혈관과 함께 결합조직이 들어와 뼈발생중심(ossification center)을 만들고, 그 후 연골이 파괴되고, 바로 그 자리에 뼈모세포가 분화되어 뼈바탕질(bone matrix)을 생산하여 축적하면 스스로 뼈바탕질 속에 매몰되어 뼈세포로 된다. 긴뼈에서는 뼈몸통과 뼈끝에 각각 뼈발생중심이 출현하는데 먼저 생겨난 뼈몸통의 것을 일차뼈발생중심(primary ossisification center)이라 하고, 나중에 생겨나는 뼈끝의 것을 이차뼈발생중심(secondary ossification center)이라 한다. 이렇게 뼈발생이 이루어지는 과정에서 뼈발생중심 부위에 뼈파괴세포(osteoclast)라고 하는 큰 다핵성 세포가 출현하여 뼈조직을 흡수함으로써 골수공간을 만들어 간다. 뼈끝과 뼈몸통의 경계에 있는 뼈끝연골(epiphyseal cartilage)은 사춘기까지 남고, 뇌하수체의 성장호르몬이 작용하여 뼈발생이 지속되며 뼈를 세로축 방향으로 성장하게 한다. 방사선 사진에서 뼈끝연골은 뼈끝과 뼈몸통 사이의 틈으로 나타난다. 이와 같은 틈이 없어진다는 것은 뼈발생이

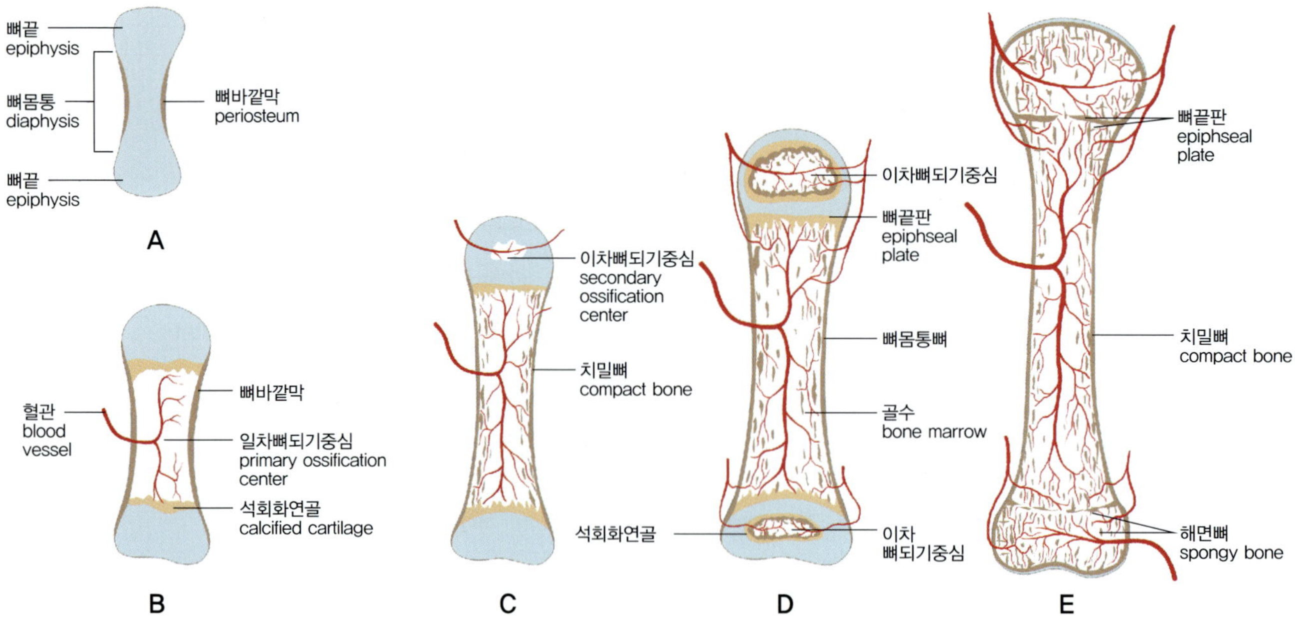

그림 4–5. 긴뼈의 발생과정을 설명하는 모형도.

끝났다는 증거이다. 난장이증(dwarfism) 및 거인증(gigantism)은 성장호르몬의 분비이상으로 뼈끝연골의 조기폐쇄 또는 지연 때문에 생기는 성장이상이다.

뼈의 연결

뼈대계통을 이루는 뼈가 서로 연결하고 있는 부분을 관절(joint, articulation)이라고 하며, 다음 세 종류로 구분된다(표 4-1).

섬유관절

섬유관절(fibrous joint)에서는 이웃하고 있는 뼈가 치밀결합조직에 의해 단단히 연결되어 있어 두 뼈 사이에 운동이 거의 일어나지 않는다. 머리뼈처럼 맞물려 연결되어 있는 봉합(suture), 치아와 이틀 사이의 못박이관절(gomphosis), 정강뼈와 종아리뼈 사이의 인대결합(syndesmosis) 등이 그 예이다(그림 4-6).

연골관절

연골관절(cartilaginous joint)은 뼈와 뼈 사이에 연골이 있는 관절로서 다소 움직일 수 있으며, 섬유연골결합(symphysis)과 유리연골결합(synchondrosis)의 두 종류가 있다.

섬유연골결합의 예로는 척추뼈몸통 사이의 관절을 들 수 있는데, 척추뼈몸통의 사이에 척추사이원반(intervertebral disc)이라고 하는 섬유연골로 되어 이웃한 두 척추뼈몸통을 연결하고 있다(그림 4-8). 이 척추사이원반은 탄력에 의해 구부리거나 펴는 운동 및 비트는 운동을 할 수 있다. 또 오른쪽과 왼쪽의 두덩뼈는 섬유연골에 의한 연결인 두덩결합(pubic symphysis)을 이루는데, 이 관절은 출산 시에 산도를 넓혀준다.

유리연골결합은 두 뼈의 사이를 유리연골이 잇고 있는 연결 형태로서 복장뼈와 갈비뼈 사이의 관절이 좋은 예이다(그림 4-7). 소아에서 일시적으로 나타나는 유리연골결합을 볼 수 있는데, 소아시절에 독립된 몇 개의 뼈 사이에 있는 유리연골이 어른으로 됨에 따라 뼈로 바뀌고, 그 결과 몇 개의 뼈가 서로 붙어서 하나의 뼈가 된 경우로서, 볼기뼈(hip bone)

표 4-1. 관절(joint)의 분류

관 절	운 동	예
섬유관절 (fibrous joint)		
봉합(suture)	부동	머리뼈의 각종 봉합
인대결합(syndesmosis)	부동	먼쪽정강종아리관절
못박이관절(gomphosis)	부동	치아뿌리와 이틀 사이관절
연골관절(cartilaginous joint)		
유리연골결합(synchondrosis)	부동	뼈끝판, 복장갈비관절
섬유연골결합(symphysis)	미동	두덩결합, 척추사이원반
윤활관절 (synovial joint)		
평면관절(plane joint)	일축성 운동	손목뼈사이관절, 발목뼈사이관절, 엉치꼬리관절
경첩관절 (hinge joint)	일축성 운동	손가락뼈사이관절, 위팔자관절, 발목관절
중쇠관절 (pivot joint)	일축성 운동	고리중쇠관절, 노자관절
타원관절(ellipsoidal joint)	이축성 운동	손목관절, 고리뒤통수관절
안장관절 (saddle joint)	이축성 운동	엄지손허리뼈와 큰마름뼈사이 관절
절구관절(ball and socket joint)	다축성 운동	어깨관절, 엉덩관절

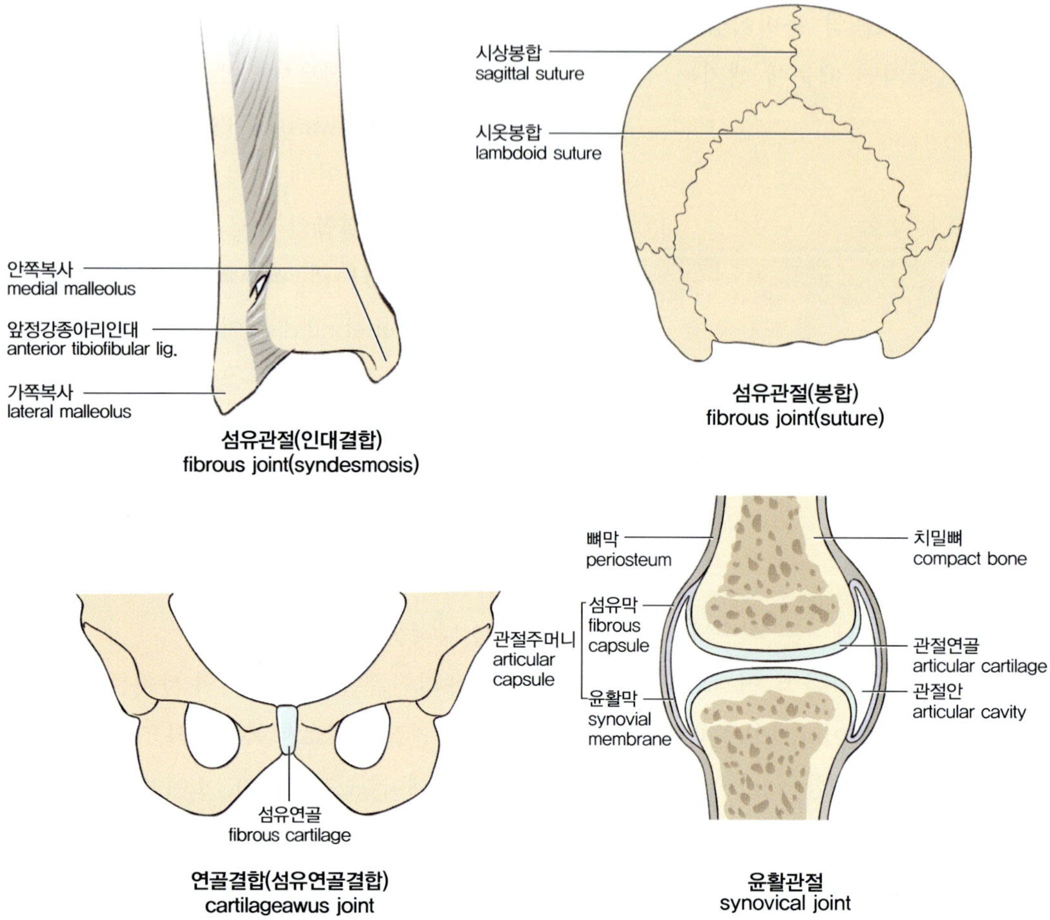

그림 4-6. 머리덮개뼈의 봉합(suture). 관절의 종류와 예(섬유관절, 연골관절, 윤활관절)

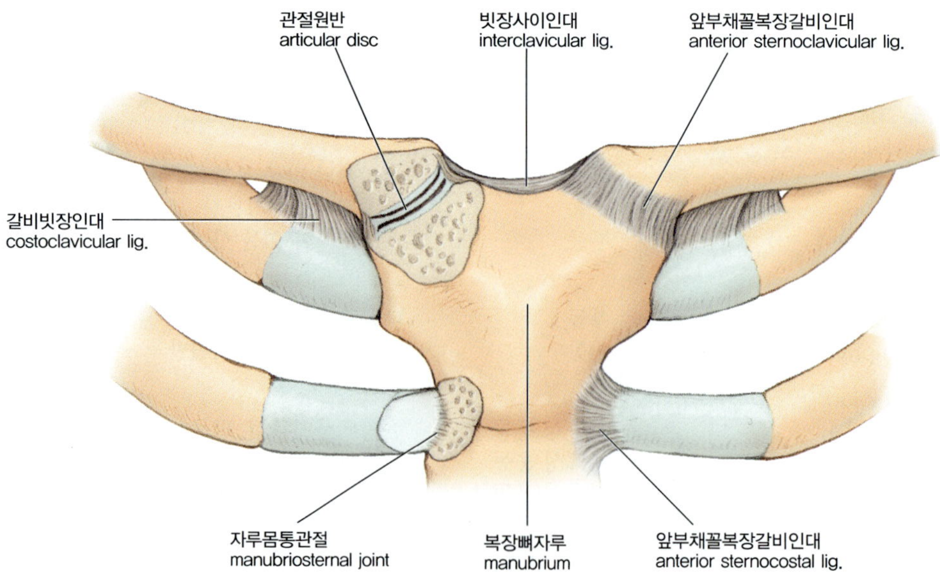

그림 4-7. 복장뼈와 갈비뼈 사이의 연골관절(cartilaginous joint).

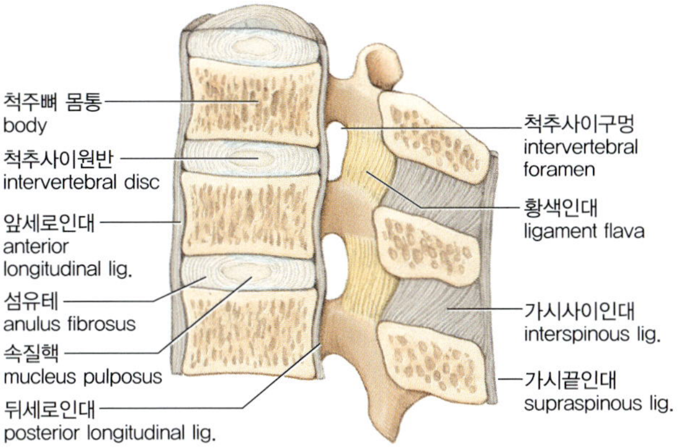

그림 4-8. 섬유연골결합(symphysis)의 예로서 척추사이원반(intervertebral disc)의 구조를 나타내는 모형도.

가 그 대표적인 예이다. 또 엉치뼈(sacrum) 및 꼬리뼈(coccyx)의 연골관절도 나이가 들면 뼈로 되어 운동성이 없는 결합으로 되는데, 이와 같은 현상을 뼈결합(synostosis)이라고 한다.

윤활관절

뼈와 뼈 사이에 일정한 공간이 있어서 자유로운 운동을 할 수 있는 관절을 윤활관절(synovial joint)이라 한다(그림 4-6, 9). 이 관절에서 관절면은 유리연골인 관절연골(articular cartilage)로 덮여 있으며, 일반적으로 한쪽은 볼록한 면(관절머리)을, 상대쪽은 오목한 면(관절오목)을 형성하고 있다. 윤활관절에는 관절주머니(articular capsule)라고 하는 강한 섬유조직이 관절의 주위를 싸고 있으며, 이 관절주머니는 관절면 부근의 뼈에 부착하고 있다. 따라서 뼈와 뼈 사이의 공간은 완전히 밀폐된 관절공간(articular cavity)을 이루고, 그 안에는 윤활액(synovial fluid) 이 차 있다. 관절주머니에서 관절공간에 접하고 있는 안쪽의 성긴결합조직으로 된 층을 윤활막(synovial membrane)이라 하며, 모세혈관이 잘 발달되어 있다. 이 윤활막에서 점성이 있는 윤활액을 생산한다(그림 4-9).

운동이 심한 부위나 크게 하중을 받는 관절에서는 관절주머니의 주위가 납작한 끈과 같은 곁인대(collateral ligament) 및 관절주머니속인대(intracapsular ligament)에 의해 보강되어 있다. 또 관절공간이 비교적 큰 윤활관절에는 쿠션 역할을 하는 섬유연골로 된 연골판이 형성되어 있기도 하는데, 원반형의 연골판이 관절공간을 완전히 두 칸으로 나누고 있는 것을 관절원반(articular disc)이라 하고 턱관절(temporomandibular joint)에서 볼 수 있으며, 초승달 모양의 연골판이 관절공간을 부분적으로 나누고 있는 것을 관절반달(articular meniscus)이라 하고 이것은 무릎관절(knee joint)에서 볼 수 있다.

윤활관절은 관절면의 모양에 따라 다음과 같이 분

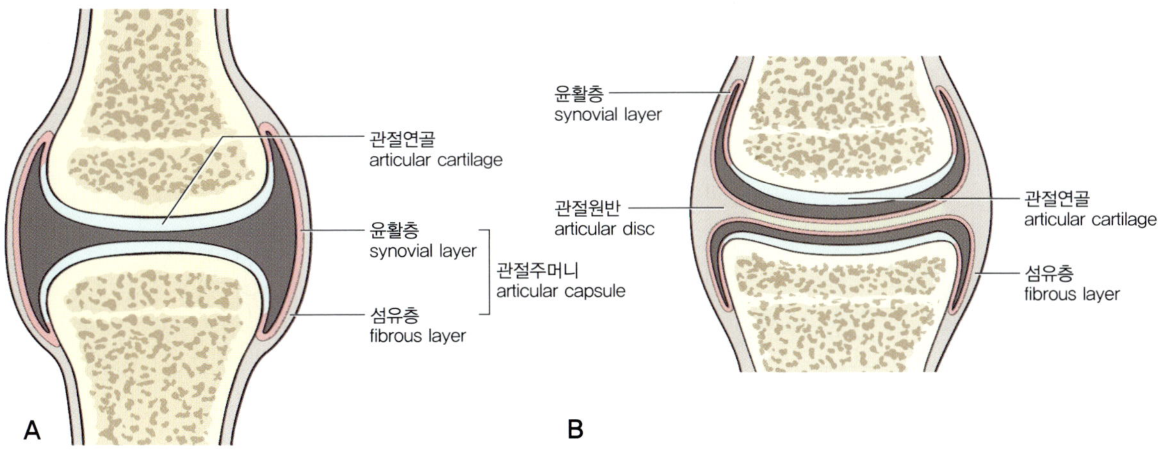

그림 4-9. 윤활관절(synovial joint)의 구조. 그림 B에서는 윤활공간이 관절원반에 의하여 나뉘어 있다.

류된다(표 4-1, 그림 4-10).

평면관절(plane joint) : 마주 보는 관절면이 평면을 이루는 관절로서 운동이 매우 제한되어 있다. 척추뼈의 위, 아래관절돌기 사이와 발목뼈 사이에 있는 관절에서 볼 수 있다.

경첩관절(hinge joint, ginglymus joint) : 끝이 둥글거나 도르래 모양의 관절머리가 이에 맞는 관절오목을 만나 이루어진 관절로서, 운동은 경첩처럼 뼈의 세로축에 직각으로 이루어지며 굽힘, 폄 운동을 하는 관절이다. 위팔뼈와 자뼈 사이의 관절 및 손가락뼈 사이관절에서 볼 수 있다.

중쇠관절(pivot joint, trochoid joint) : 관절머리가 관절오목과 관절하되 띠인대(annular ligament)의 보강을 받아 중쇠처럼 도는 관절이다. 그의 회전축은 뼈의 세로축 방향에 일치하고 있다. 중쇠뼈 치아돌기와 고리뼈의 사이, 노뼈와 자뼈 사이의 노자관절(radioulnar pint)이 그 예이다.

타원관절(condylar joint, ellipsoidal joint) : 관절머리는 볼록한 반구형을 이루고 있으며 관절오목은 관절머리에 알맞게 오목한 면으로 되어 있는 관절로서 그 세로축과 짧은 축의 두 방향으로 운동한다. 손목관절(radiocarpal joint), 그리고 고리뼈와 뒤통수뼈 관절융기 사이에 이루어진 고리뒤통수관절(atlanto-occipital joint) 등이 그 예이다.

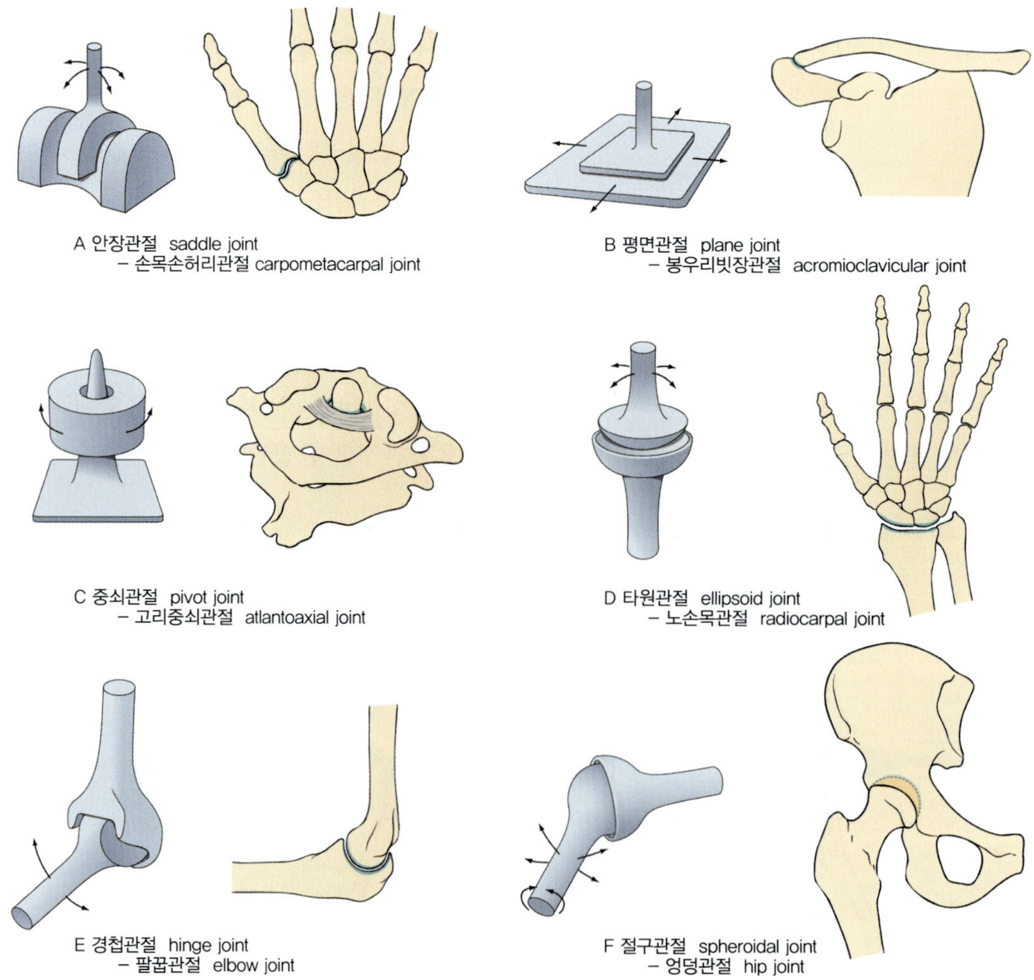

A 안장관절 saddle joint
– 손목손허리관절 carpometacarpal joint

B 평면관절 plane joint
– 봉우리빗장관절 acromioclavicular joint

C 중쇠관절 pivot joint
– 고리중쇠관절 atlantoaxial joint

D 타원관절 ellipsoid joint
– 노손목관절 radiocarpal joint

E 경첩관절 hinge joint
– 팔꿉관절 elbow joint

F 절구관절 spheroidal joint
– 엉덩관절 hip joint

그림 4-10. 윤활관절(synovial joint)의 여러 형태.

안장관절(saddle joint) : 양쪽의 관절면이 모두 말안장 모양을 이루고 있는 관절로서 이축성 운동이 가능한 관절이다. 큰마름뼈(trapezium)와 엄지손허리뼈(metacarpal bone of thuamb) 사이의 관절이 그 예이다.

절구관절(ball and socket joint) : 관절머리는 둥글고 관절오목은 이에 알맞게 오목하다. 어깨 관절(shoulder joint) 및 엉덩관절(hip joint)에서 볼 수 있고, 운동범 위가 가장 큰 관절이다.

또 윤활관절은 운동축의 수에 따라 다음과 같이 구분된다.

일축성 관절(uniaxial joint) : 운동축이 한 축으로만 이루어지는 관절로서 손가락뼈사이관절이 그 예이다.

이축성 관절(biaxial joint) : 운동축이 두 개인 관절로서 손목관절이 그 예이다.

다축성 관절(multiaxial joint) : 운동축이 여러 개인 관절로 자유로이 여러 방향으로 운동할 수 있으며 어깨관절, 엉덩관절이 그 예이다.

신체 각 부위의 뼈대와 연결

인체의 뼈대계통은 몸통뼈대(axial skeleton)와 팔다리뼈대(appendicular skeleton)로 구분된다.

몸통뼈대에는 척주, 머리뼈 및 가슴우리(흉곽)를 구성하는 80개의 뼈가 있고, 팔다리뼈대에는 팔과 다리를 이루는 126개의 뼈가 있다(표 4-2).

몸통뼈대와 연결

척주

척주(vertebral column)는 26(소아에서는 32~34)개의 척추뼈가 관절하여 기둥처럼 배열되어 이루어진다. 척추뼈는 7개의 목(척추)뼈, 12개의 등(척추)뼈, 5개의 허리(척추)뼈, 5개의 엉치(척추)뼈 및 3~5개의 꼬리(척추)뼈 등으로 구분된다. 어른에서는 연골결합으로 연결되어 있던 5개의 엉치(척추)뼈와 3~5개의 꼬리(척추)뼈가 뼈결합을 통해 융합되어 각각 독립된 하나의 엉치뼈와 꼬리뼈로 된다(표 4-3, 그림 4-11).

표 4-2. 몸통뼈대(axial skeleton)와 필다리뼈대(appendicular skeleton)의 구분과 뼈의 수

몸통뼈대(axial skeleton)		80
머리뼈(bone of head) 머리뼈(skull) 목뿔뼈(hyoid bone) 귓속뼈(auditory ossicles)	 22 1 6	
몸통뼈(bone of trunk) 척추뼈(vertebrae) 갈비뼈(rib) 복장뼈(sternum)	 26 24 1	
팔다리뼈대(appendicular skeleton)		126
팔뼈(bone of upper extremity) 팔이음뼈(bone of shoulder girdle) 자유팔뼈(bone of free upper extremity)	 4 60	
다리뼈(bone of lower extremity) 다리이음뼈(bone of pelvic girdle) 자유다리뼈(bone of free lower extremity)	 2 60	
계		206

표 4-3. 척주(vertebral column)를 이루는 뼈와 수

목(척추)뼈(cervical vertebrae)	7
등(척추)뼈(thoracic vertebrae)	12
허리(척추)뼈(lumbar vertebrae)	5
엉치(척추)뼈(sacral vertebrae)	1 (5개가 하나로 융합)
꼬리(척추)뼈(coccygeal vertebrae)	1 (3~5개가 하나로 융합)
계	26 (소아에서는 32~34개)

척추뼈는 종류에 따라 그 형태가 다르게 보이지만 그 기본적인 형태는 비슷하다. 즉, 앞에는 원주형의 척추뼈몸통(vertebral body)이 있고, 그 뒤에는 척추뼈구멍(vertebral foramen)의 둘레를 형성하고 있는 반고리 모양의 척추뼈고리(vertebral arch)가 있다.

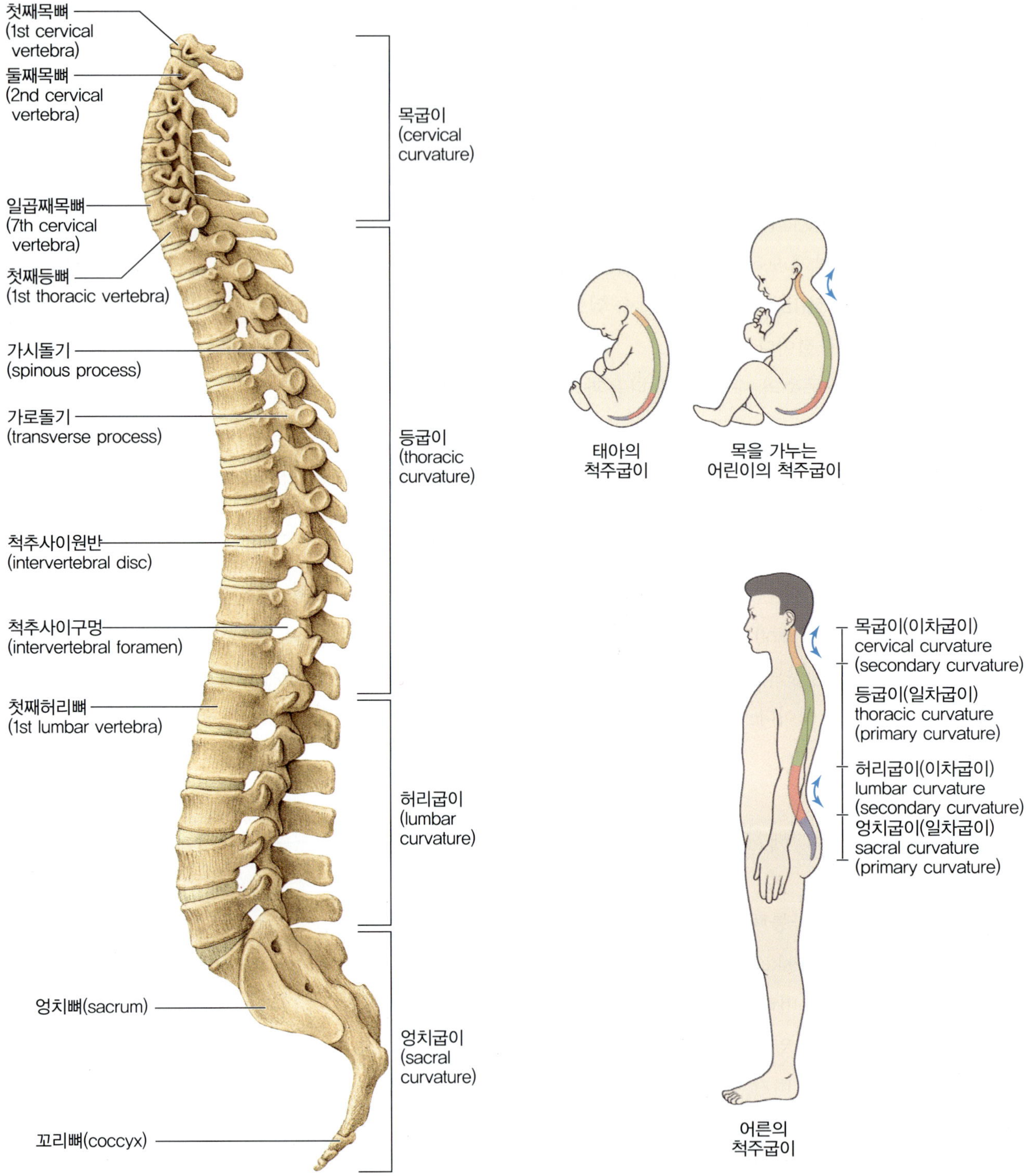

그림 4-11. 옆에서 본 척주(vertebral column)로서 세 곳(목, 등 및 허리)에서 굽어 있는 척주굽이(vertebral curvature)를 볼 수 있다.

척추뼈고리는 양쪽의 척추뼈고리뿌리(pedicle)에 의하여 척추뼈몸통에 붙어 있고, 양쪽 뿌리에서 각기 뻗어난 척추뼈고리의 납작한 뒷부분을 척추뼈고리판(lamina)이라 한다. 척추뼈고리뿌리의 위면과 아래면은 다 같이 오목하게 들어가 있는데 이를 위, 아래척추패임(superior/inferior vertebral notch)이라 하며, 이웃하는 두 척추뼈가 결합되었을 때 이 패임에 의하여 척추사이구멍(intervertebral foramen)이 형성된다. 척추뼈고리에서 뒤를 향하여 가시돌기(spinous process), 좌우에서 위아래로 위, 아래관절돌기(superior/inferior articular process), 그리고 오른쪽과 왼쪽으로 가로돌기(transverse process)가 각각 뻗어 있다(그림 4–12).

목(척추)뼈

목(척추)뼈(경추골 cervical vertebrae)는 일곱 개이다. 가로돌기에는 가로돌기구멍(transverse foramen)이 있는데, 이곳으로 뇌 및 척수에 영양을 공급하는 척추동맥 및 정맥이 통과한다(그림 4–13). 첫째 목뼈는 척추뼈몸통이 없고 앞고리(anterior arch), 뒤고리(posterior arch) 및 가쪽덩이(lateral mass)의 세 부분으로 된 고리 모양이며, 머리뼈를 떠받들고 있기 때문에 흔히 고리뼈(atlas)라고 부른다(그림 4–14). 둘째 목뼈(중쇠뼈 axis)의 척추뼈몸통 윗면에는 첫째 목뼈의 척추뼈몸통에서 유래된 치아돌기(dens)가 있어 이것이 첫째 목뼈와 중쇠관절을 이룬다(그림 4–14). 이 관절에 의해 머리를 좌우로 각각 약 30° 정도 회전할 수 있는데, 우리들이 거의 90° 가까이 머리를 돌릴 수 있는 것은 일곱 개의 목뼈 사이에서 약간씩 더 회전운동이 일어나기 때문이다. 일곱째 목뼈는 그 가시돌기가 두드러지게 뒤로 돌출해 있어 솟을뼈(융추골 vertebra prominens)라고도 하

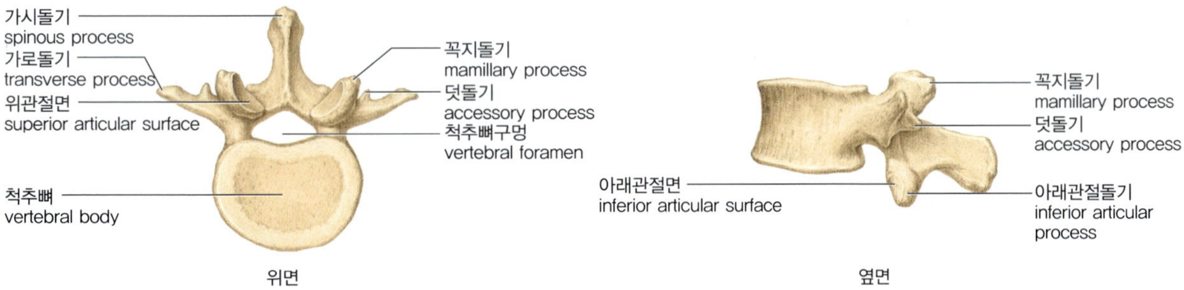

그림 4–12. 위(A)와 옆(B)에서 본 허리척추뼈(lumbar vertebra)의 모습. 착색된 부분은 관절면을 표시함.

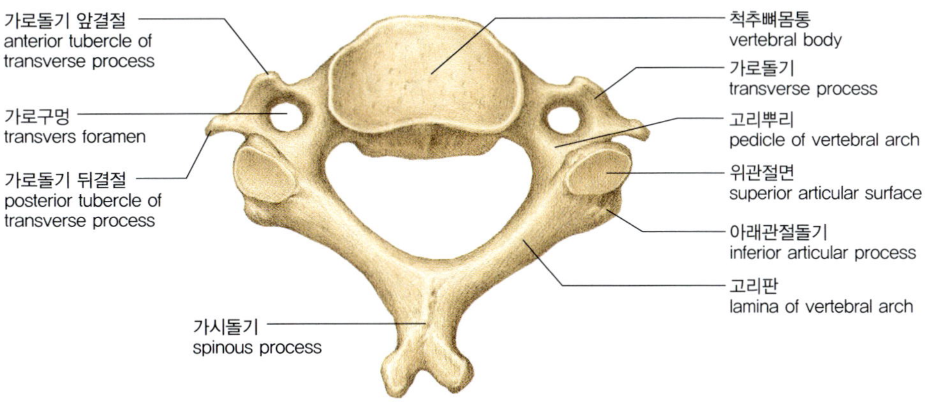

그림 4–13. 위에서 본 전형적인 목척추뼈(cervical vertebra)의 모습.

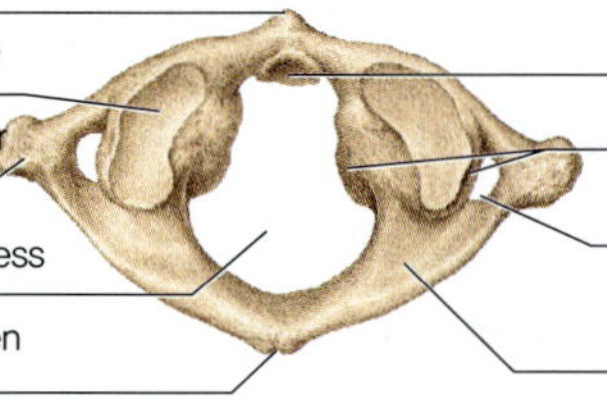

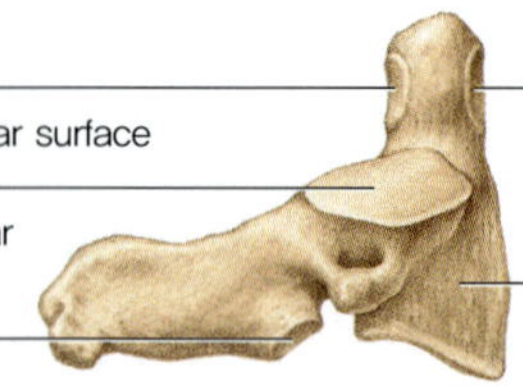

그림 4-14. 첫째 및 둘째 목척추뼈. A: 위에서 본 첫째 목척주뼈(고리뼈 atlas). B: 옆에서 본 둘째 목척추뼈(중쇠뼈 axis).

며, 목을 앞으로 굽혔을 때 이 가시돌기를 쉽게 만질 수 있으므로 임상적으로 척추뼈의 순서를 확인하는 데 지표가 된다.

등(척추)뼈

등(척추)뼈(흉추골 thoracic vertebrae)는 모두 열두 개이다. 등뼈의 모양은 가장 전형적인 척추뼈의 형태로 척추뼈몸통은 목뼈에 비교하여 크고 허리뼈에 가까운 것일수록 더욱 크다. 각 척추뼈몸통의 가쪽 면과 첫째~열째 등뼈 가로돌기에는 갈비뼈가 연결되는 관절면이 있다. 가시돌기는 길고 아래뒤쪽을 향하며, 등뼈들이 관절해 있을 경우 지붕의 기와처럼 겹쳐지므로 운동범위가 제한된다(그림 4-15).

허리(척추)뼈

허리(척추)뼈(요추골 lumbar vertebrae)는 다섯 개의 척추뼈로 이루어져 있고, 척추뼈 몸통은 체중을 받기 때문에 크고 견고하다. 가로돌기는 길게 옆으로 뻗어 있는데, 이 돌기는 발생학적으로 갈비뼈의 상동구조물이기 때문에 갈비돌기(costal process)라고도 부른다. 가시돌기는 크고 넓적하며 방향은 거의 수평이기 때문에 허리뼈천자(요추천자 lumbar puncture)가 가능하고, 여기에는 자세를 곧게 하는 척주세움근(erector spinae muscle)이 부착한다(그림 4-16).

엉치뼈

다섯 개의 엉치(척추)뼈(sacral vertebrae)는 17~18세쯤에 뼈결합을 통해 한 개의 엉치뼈(천골 sacrum)로 되며, 이 엉치뼈는 골반의 뒷부분을 형성한다. 위쪽의 넓은 곳을 엉치뼈바닥(base), 아래쪽의 뾰족한 곳을 엉치뼈끝(apex)이라 한다. 앞면은 오목하고 매끈하며 네 개의 가로선이 있고, 네 쌍의 앞엉치뼈구멍들(ventral sacral foramina)이 있다. 뒷면은 불룩하고 거칠며 관절돌기, 가로돌기 및 가시돌기가 서로 융합하여 생긴 세 개의 융기가 세로로 줄지어 있다. 엉치뼈 뒷면에는 각 앞엉치뼈구멍과 맞뚫려 있는 곳에 뒤엉치뼈구멍들(dorsal sacral foramina)이 열려 있다(그림 4-17).

꼬리뼈

3~5개의 꼬리(척추)뼈(coccygeal vertebrae)가 뼈결합을 통해 어른에서는 1개의 꼬리뼈(미골 coccyx)로 된다(그림 4-17). 꼬리뼈에는 척추뼈고리가 없으며, 첫째 꼬리뼈는 엉치뼈끝에 연접하고 있다. 이런 꼬리뼈는 동물의 꼬리뼈에 해당하는 부분으로서 사람에서는 퇴화되어 있다.

척추뼈의 연결

각 척추뼈는 위, 아래관절돌기에서 관절할 뿐만 아니라 척추뼈몸통 사이는 척추사이원반과 척추뼈몸통의 앞뒷면을 연결하는 세로인대(longitudinal

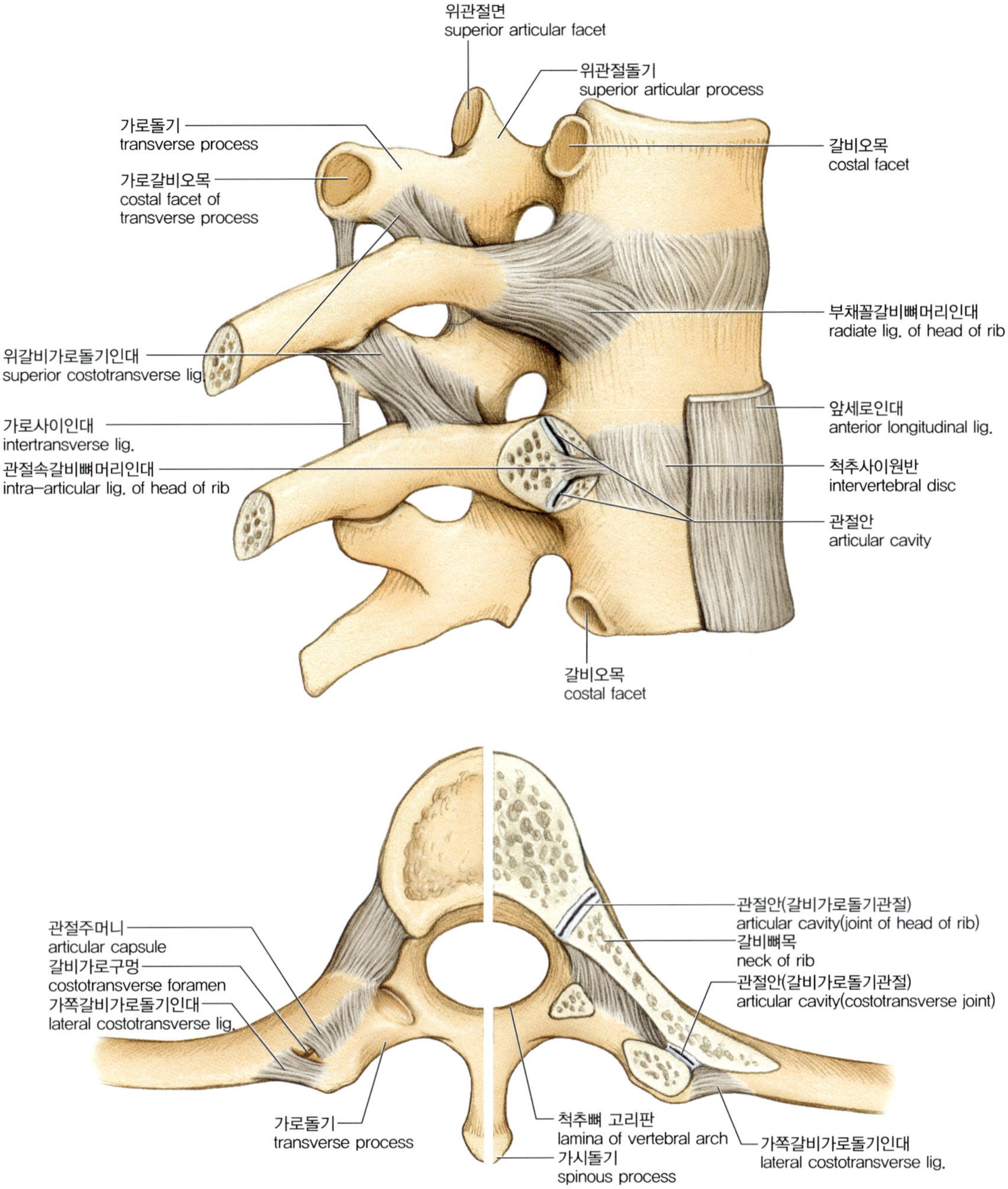

그림 4-15. 전형적인 두 등척추뼈(thoracic vertebra)의 관절 모습.

ligament)에 의해, 그리고 척추뼈고리판 사이는 황색인대(ligamentum flavum)에 의해 연결되어 있어 하나의 척주를 형성한다. 척추뼈몸통과 척추뼈고리로 인해 생긴 터널, 즉 척주관(vertebral canal) 속에는 척수(spinal cord)가 있고, 척수에서 좌우로 나가는 척수신경은 위, 아래척추뼈패임의 사이에 형성된 척추사이구멍(intervertebral foramen)을 통과하여 밖으로 나간다.

척주의 굽이

척주를 옆에서 보면 척주는 곧게 뻗어 있지 않고 척추사이원반 두께의 차이로 인해 완만하게 굽은 척

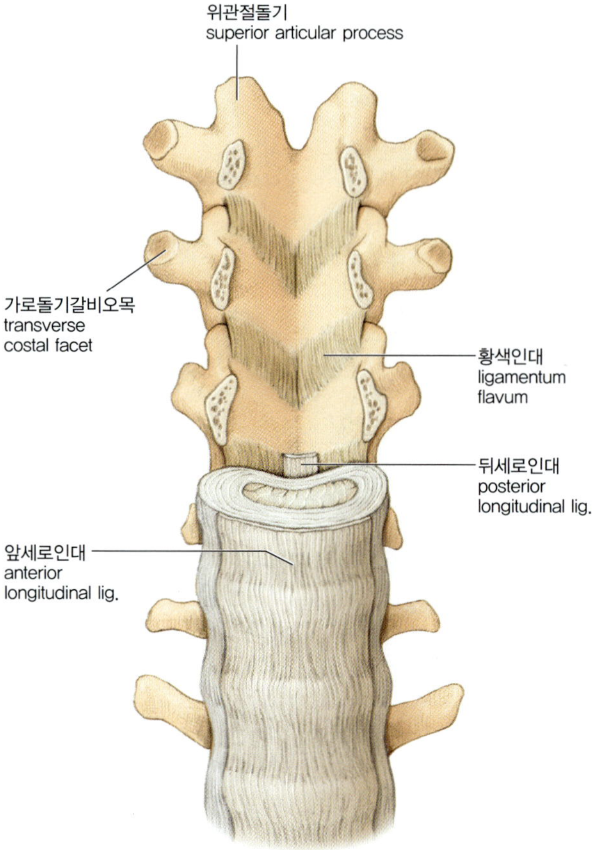

그림 4-16. 두 허리척추뼈(lumbar vertebra)의 관절 모습.

주굽이(vertebral curvature)를 이루고 있다. 태생기에 후방으로 굽은 굽이를 1차굽이(primary curvature)라고 하며, 등굽이(thoracic curvature)와 엉치굽이(sacral curvature)만이 형성되어 있다. 생후 약 3개월쯤 아기가 머리를 들게 되는 때부터 척주의 목부위는 앞쪽으로 구부러지고, 생후 1~1.5세경부터 걷기 시작하면 척주의 허리부위도 앞쪽으로 굽어 목굽이(cervical curvature)와 허리굽이(lumbar curvature)가 형성되는데 이를 2차굽이(secondary curvature)라 한다(그림 4-11). 다섯째 허리뼈와 관절하고 있는 엉치뼈의 상단에서 앞쪽으로 예리하게 돌출한 부위를 엉치뼈곶(promontory)이라 한다. 이러한 척주의 굽이는 무거운 머리를 받쳐 들어 올리는 용수철의 역할을 하는 동시에 걸을 때 발바닥에서 오는 충격을 완화하는 데 도움을 주고 있다.

척주굽이의 이상

생활습성이나 질환으로 인하여 척주굽이의 정도가 원래보다 더 심한 경우를 볼 수 있는데, 뒤쪽으로 심하게 굽은 상태를 척주뒤굽음증(kyphosis)이라 한다. 뒤굽힘은 일차굽이인 등굽이와 엉치굽이에서 생기기 쉽고, 등굽이의 뒤굽힘이 심하게 되면 곱추(hunchback)가 된다. 또 앞쪽으로 심하게 굽은 경우를 척주앞굽음증(lordosis)이라 하며, 성장기에 무거운 물건을 한쪽으로만 들고 다닐 경우 옆으로 굽는데

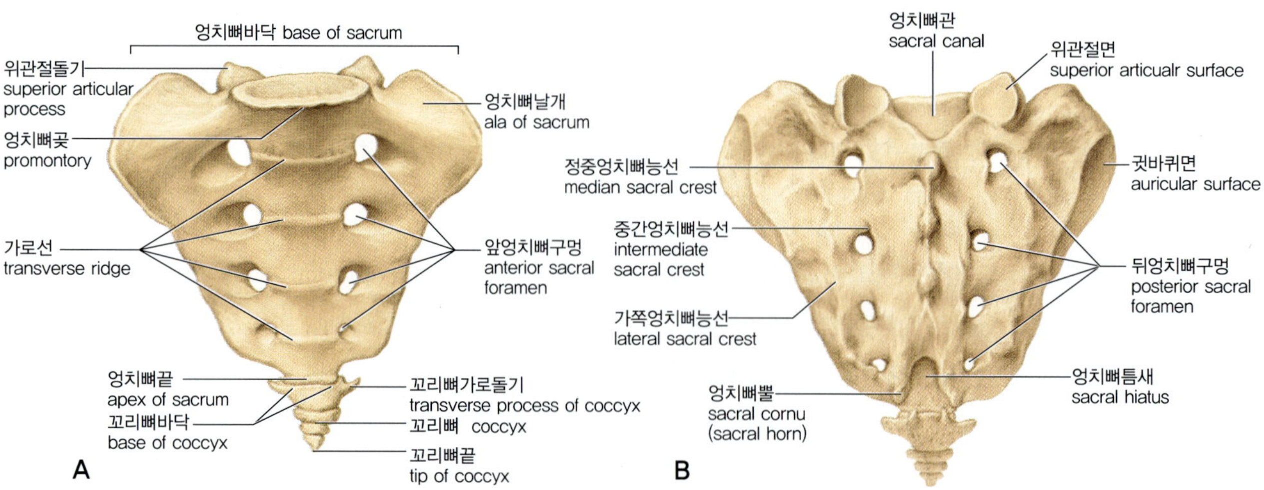

그림 4-17. 앞(A)과 뒤(B)에서 본 엉치뼈(sacrum)와 꼬리뼈(coccyx).

이를 척주옆굽음증(scoliosis)이라고 한다.

가슴우리

가슴우리(흉곽 thoracic cage)는 열두 개의 등뼈와 열두 쌍의 갈비뼈(rib) 그리고 한 개의 복장뼈(sternum)로 형성된다. 가슴우리는 뚜껑과 밑바닥이 없는 새장처럼 생겼으며, 심장, 허파 등의 중요한 기관들을 보호하고 있다(그림 4–18).

갈비

갈비(늑골 rib)는 가늘고 긴 뼈로 활 모양이며, 머리(head), 목(neck), 몸통(body)으로 구분된다. 갈비뼈에서 척추쪽 끝의 둥근 부분이 머리이고, 그에 이어진 다소 납작한 짧은 부분이 목이며, 목에서 앞쪽으로 길게 뻗은 부분이 몸통이다. 갈비뼈목과 몸통 사이의 아래쪽에 다소 솟아 있는 갈비뼈결절(costal tubercle)이 형성되어 있다. 갈비뼈머리와 갈비뼈결절은 각각 등뼈의 몸통 및 가로돌기와 관절하고 있으며, 갈비뼈몸통의 앞끝은 갈비연골(늑연골 costal cartilage)에 의해 복장뼈와 연결되어 있다(그림 4–19, 20). 갈비는 편의상 갈비 연골이 복장뼈에 직접 연결되어 있는 참갈비뼈(첫째~일곱째, true rib)와 갈비연골이 복장뼈에 직접 붙어 있지 않은 거짓갈비뼈(여덟째~열두째, false rib)로 구분한다. 거짓

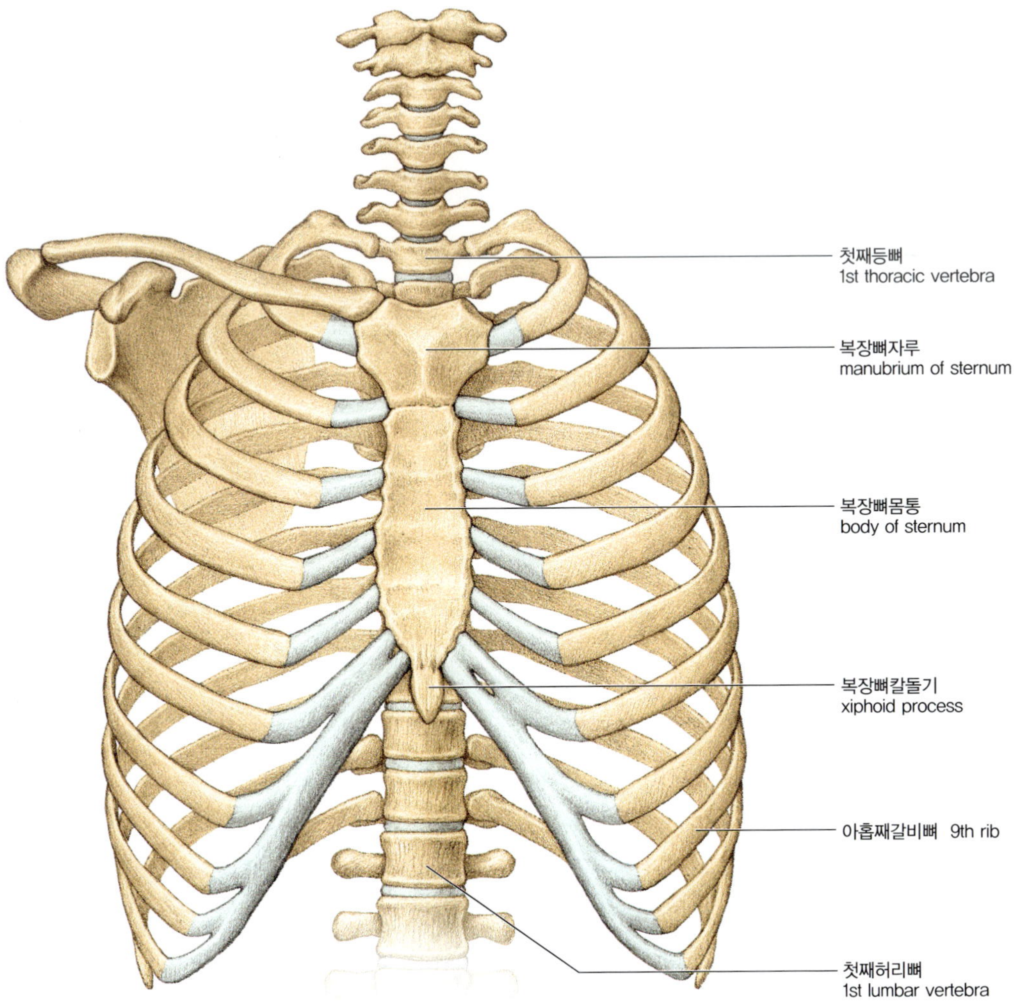

그림 4–18. 앞에서 본 가슴우리(thoracic cage).

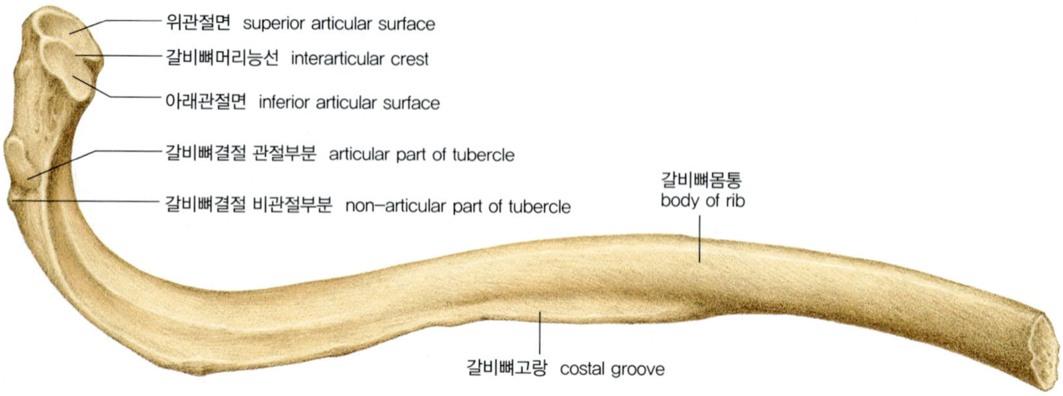

그림 4-19. 전형적인 왼쪽 갈비뼈(rib)의 모습.

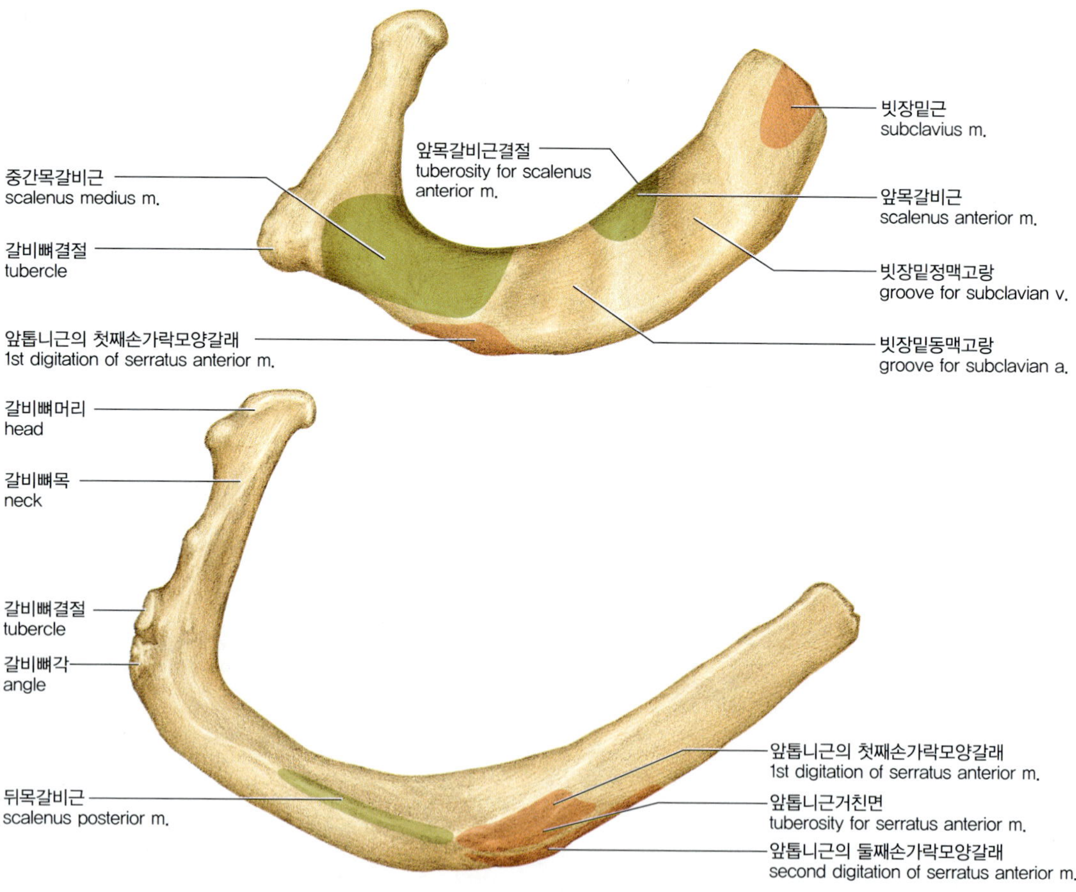

그림 4-20. 첫째 및 둘째 갈비뼈의 윗면(근육의 부착부위표시).

갈비뼈 중에서 여덟째부터 열째 갈비뼈의 갈비연골은 상위의 갈비연골에 붙어 있는데 비하여, 열한째와 열두째 갈비뼈는 복장뼈나 상위의 갈비연골에 붙어 있지 않고 배벽 속에서 독립적으로 떠 있기 때문에 뜬갈비뼈(floating rib)라고 한다. 등뼈와 갈비 사이의 갈비척주관절(costovertebral joint)은 갈비뼈머리와 척추뼈몸통의 사이 그리고 갈비뼈결절과 척추뼈가로돌기의 사이에서 이루어져 있으며, 이 관절의 운동에 의하여 갈비가 위로 올라가면 가슴우리의 용적이 커지고 공기는 허파 속으로 흡입(inspiration)되며, 반대로 갈비가 아래로 내려오면 가슴우리의 용적은 감소하고 허파 속에 있는 공기가 밖으로 나가게(expiration) 된다.

복장뼈

복장뼈(흉골 sternum)는 긴 사각형 모양의 납작뼈로서 가슴의 정중앙에 있다. 복장뼈는 복장뼈자루(manubrium), 복장뼈몸통(body) 및 칼돌기(xiphoid process)로 구성되어 있다.

복장뼈자루는 빗장뼈 및 첫째 갈비뼈와 관절하고 있으며, 복장뼈몸통과 복장뼈자루가 맞닿는 부분이 앞쪽으로 약간 튀어나와 있는데 이것을 복장뼈각(sternal angle)이라 하고, 복장뼈각의 가쪽에는 둘째 갈비연골이 관절하고 있다(그림 4-18). 복장뼈각은 우리 몸에서 쉽게 만질 수 있으므로 갈비뼈들의 순서와 위치를 확인할 수 있고, 이로써 심전도검사, 심음의 진찰 시 검사 위치 선정에 필요한 지표가 된다. 복장뼈는 일생 동안 적색뼈속질(적색골수)을 가지고 있으며, 더욱이 얇은 피부의 밑에 있어 백혈병이나 기타 혈액질환의 검사를 위한 복장뼈천자(흉골천자 sternal puncture)에 이용된다.

가슴우리의 변이

정상 사람에서는 일반적으로 가슴안의 용적이 여자보다 남자에서 더 크지만, 개인의 체격에 따라 용적 및 형상에 차이가 많다.

성장과정에서 질병으로 인해 가슴우리의 형태가 비정상적으로 되는 경우가 있는데, 새처럼 복장뼈가 앞으로 튀어 나온 경우를 새가슴(pigeon chest)이라 하고, 복장뼈의 칼돌기쪽 부분이 깔때기처럼 움푹 들어간 경우를 깔때기가슴(funnel chest)이라 하며, 또 어린 시절에 폐기종(pulmonary emphysema)을 심하게 앓고 나면 가슴이 둥글게 되기도 하는데 이런 경우를 통가슴(barrel chest)이라 한다.

머리뼈

머리뼈(두개골 skull)는 14종류 22개의 뼈로 구성되어 있다. 머리뼈는 뇌가 들어 있는 뇌머리뼈(cranial bone)와 얼굴을 이루는 얼굴머리뼈(facial bone)로 크게 구분된다. 그 밖에 목뿔뼈(설골 hyoid bone)와 귓속뼈(auditory ossicle)를 편의상 머리뼈에 포함시키고 있다(표 4-4). 머리뼈는 남녀의 특징이 잘 나타나기 때문에 골반과 함께 어른에서 성별을 구분하는 데 이용된다.

표 4-4. 머리뼈(skull)를 이루는 뼈와 수

뇌머리뼈(cranial bone)		8
뒤통수뼈(occipital bone)	1	
나비뼈(sphenoid bone)	1	
관자뼈(temporal bone)	2	
마루뼈(parietal bone)	2	
이마뼈(frontal bone)	1	
벌집뼈(ethmoid bone)	1	
얼굴머리뼈(facial bone)		14
보습뼈(vomer)	1	
코선반뼈(inferior nasal concha)	2	
눈물뼈(lacrimal bone)	2	
코뼈(nasal bone)	2	
위턱뼈(maxilla)	2	
광대뼈(zygomatic bone)	2	
입천장뼈(palatine bone)	2	
아래턱뼈(mandible)	1	
목뿔뼈(hyoid bone)		1
귓속뼈(auditory ossicle)		6
망치뼈(malleus)	2	
모루뼈(incus)	2	
등자뼈(stapes)	2	
계		29

뇌머리뼈

뇌머리뼈(cranial bone)에서 둥근 천장을 만들고 있는 납작뼈로 된 부분을 머리덮개뼈(calvaria)라 하며, 머리덮개뼈는 이마뼈(frontal bone), 뒤통수뼈

(occipital bone) 및 좌우의 마루뼈(parietal bone) 등이 봉합으로 연결되어 있다. 이마뼈와 마루뼈 사이의 봉합을 관상봉합(coronal suture), 좌우의 마루뼈 사이를 시상봉합(sagittal suture), 좌우 마루뼈와 뒤통수뼈 사이를 시옷봉합(lambdoidal suture)이라 한다(그림 4-21, 25).

출생 시 아직 뼈발생이 완성되지 않은 시기에 각 뼈의 사이는 결합조직성 막으로 막혀 있는데, 이 부위를 숫구멍(fontanelle)이라 한다. 좌우의 이마뼈와 마루뼈 사이에 있는 폭 3~4cm의 마름모꼴 부분을 앞숫구멍(anterior fontanelle), 좌우의 마루뼈와 뒤통수뼈 사이의 삼각형 부분을 뒤숫구멍(posterior fontanelle)이라 한다. 앞숫구멍은 생후 약 2년 말, 뒤숫구멍은 생후 약 3개월경에 각 뼈의 완전한 뼈발생에 의하여 막힌다. 그 밖에 마루뼈의 앞아래각, 즉 관상봉합과 비늘봉합(squamous suture)이 만나는 곳에 불규칙한 모습의 작은 숫구멍이 있는데 이것을 앞가쪽숫구멍(anterolateral fontanelle, sphenoidal fontanelle)이라고 하며, 이는 생후 약 6개월에 폐쇄된다. 또 마루뼈의 뒤아래각, 즉 비늘봉합과 시옷봉합이 만나는 곳에 막혀 있지 않은 부정형의 부위를 뒤가쪽숫구멍(posterolateral fontanelle, mastoid fontanelle)이라고 하며, 이는 생후 1~1.5년경에 폐쇄된다(그림 4-22).

뇌머리뼈의 아랫면을 머리뼈바닥(base of skull)이라 하며, 이곳에는 뇌신경과 혈관 등의 통로인 구멍(foramen)과 고랑(groove)이 많이 형성되어 있다.

머리뼈바닥 속면

머리뼈바닥의 속면은 뇌의 이마엽, 관자엽, 뒤통수엽 및 소뇌의 모양에 알맞도록 앞, 중간 및 뒤머리뼈우묵(anterior, middle and posterior cranial fossa)이 형성되어 있다(그림 4-23).

앞머리뼈우묵에는 이마뼈 및 벌집뼈가 코안(비강)의 천장을 이루고 있고, 벌집뼈의 가운데에는 벌집뼈의 볏돌기(crista galli)가 있다. 이 볏돌기에 대뇌반구를 좌우로 분리하는 대뇌낫(falx cerebri)이 부착하고 있다. 또 볏돌기의 양쪽에는 작은 구멍이 많은 벌집체판(cribriform plate)이 있다. 벌집체판은 벌집뼈에 속하며 코안과 통하고 있다. 우리 몸에서는 코점막의 후각부위에서 기원하는 후각신경이 벌집체판의 구멍을 통과하고 있다.

중간머리뼈우묵은 나비뼈와 관자뼈로 구성되어 있다. 나비뼈의 중앙에는 말안장 모양의 안장(sella turcica)이 있고, 그 가운데에는 뇌하수체가 들어 있는 뇌하수체오목(hypophyseal fossa)이 있다. 또 안장의 앞과 가쪽에서는 시각신경 및 눈동맥이 눈확으로 들어가는 시각신경관(optic canal), 삼차신경의 세 가지가 나가는 위눈확틈새(superior orbital fissure), 원형구멍(foramen rotundum) 및 타원구멍(foramen ovale)을 볼 수 있다. 또 뒤가쪽에서는 뇌에 영양을 공급하는 속목동맥이 머리뼈공간으로 들어오는 목동맥관(carotid canal)과 뇌경질막에 영양을 공급하는 중간뇌막동맥이 들어오는 뇌막동맥구멍(foramen spinosum)을 볼 수 있다. 중간머리뼈우묵 및 뒤머리뼈우묵의 경계에는 관자뼈의 바위부분(petrous portion)이 둑처럼 가로놓여 있고, 그 속에는 평형감각과 청각을 맡고 있는 속귀(inner ear)와 귓속뼈가 있는 가운데귀(middle ear)가 들어 있다. 바위부분의 안쪽 뒷면에는 속귀신경이 속귀로 들어가는 속귓구멍(internal acoustic pore)이 있다.

뒤머리뼈우묵은 뒤통수뼈와 관자뼈 및 나비뼈의 일부로 이루어져 있다. 여기에는 뇌의 정맥혈액을 머리뼈 밖으로 보내는 가로 및 구불정맥굴이 위치하는 얕은고랑이 있고, 이를 따라 바위부분 쪽으로 가면 목정맥구멍(jugular foramen)과 만나게 된다. 뒤머리뼈우묵에는 척수와 혈관이 통과하는 직경 3 cm쯤의 큰구멍(foramen magnum)이 있으며, 머리

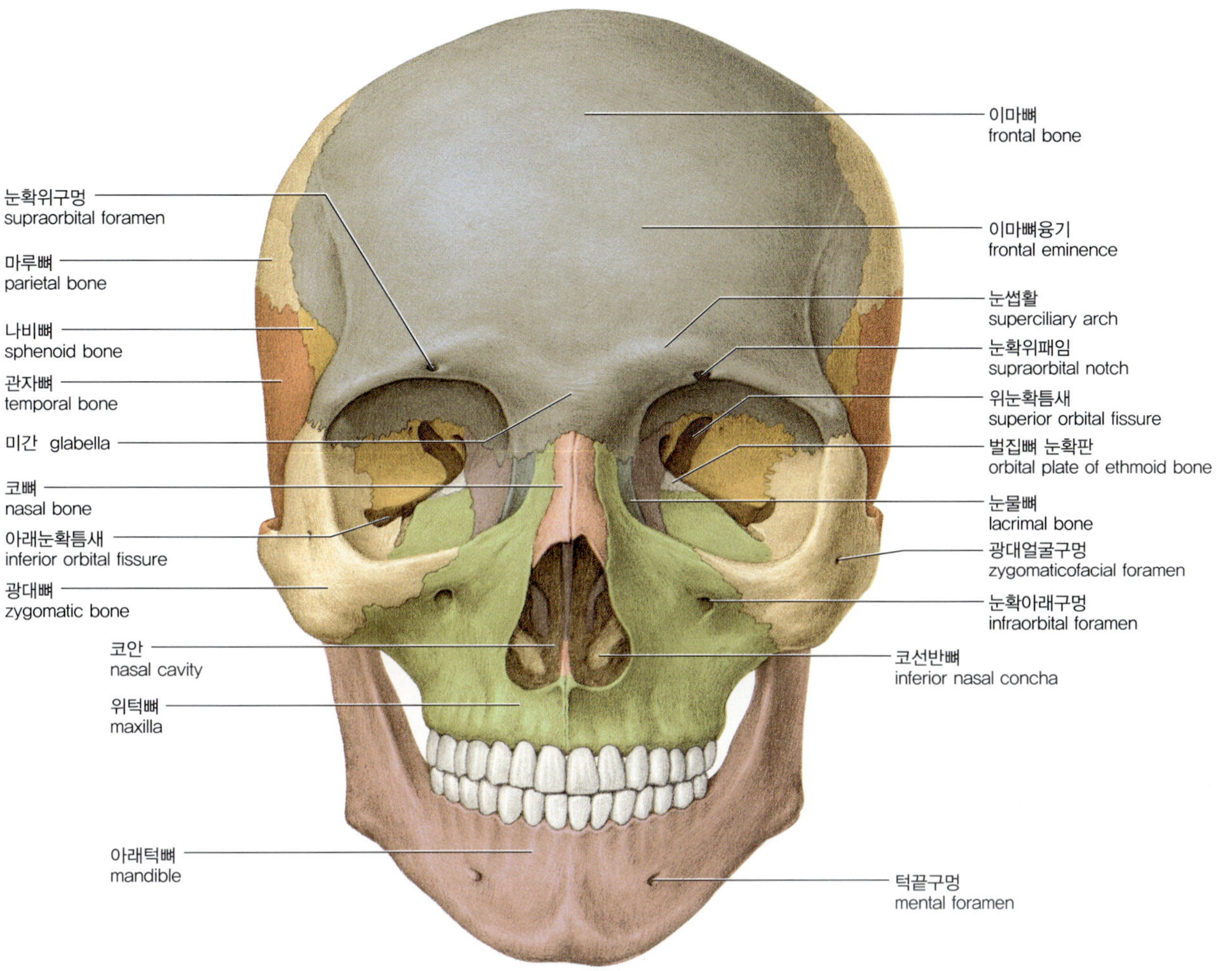

그림 4-21. 앞에서 본 머리뼈(skull)의 모습.

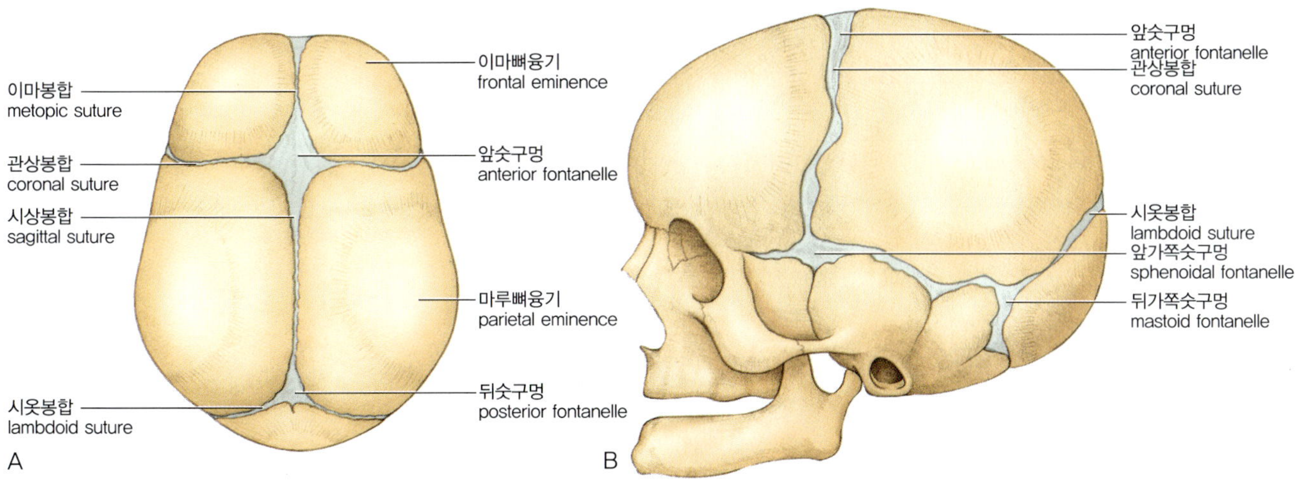

그림 4-22. 위(A)와 옆(B)에서 본 태아 머리뼈의 숫구멍(fontanelle).

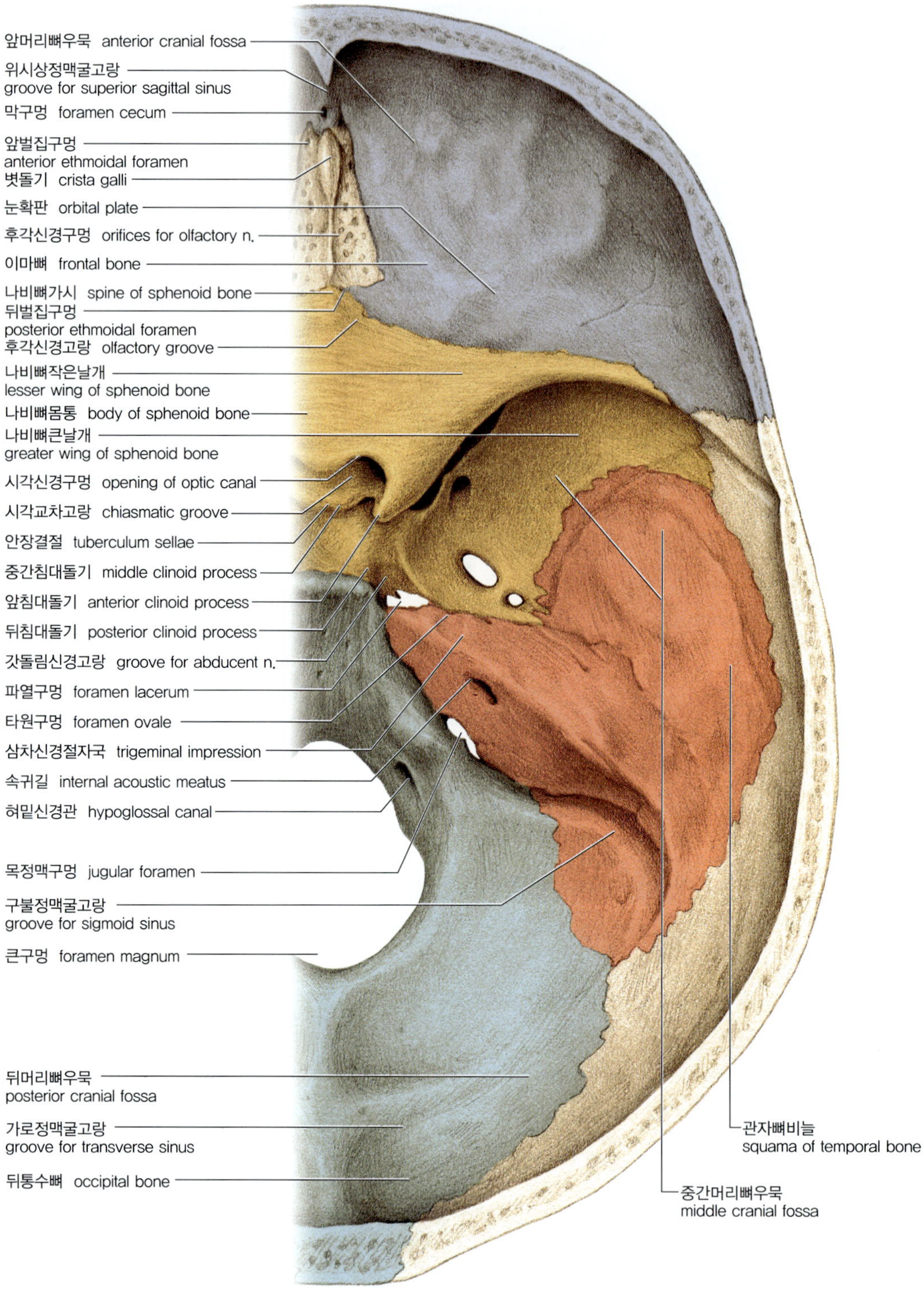

그림 4-23. 머리뼈바닥(base of skull)의 속면.

뼈를 밑에서 올려다보면 큰구멍은 머리뼈의 중앙에 위치한다.

머리뼈바닥 바깥면

머리뼈바닥을 밑에서 올려다보면 큰구멍의 양쪽에 타원형의 관절면이 있는 뒤통수뼈관절융기(occipital condyle)가 있고, 이것은 첫째 목뼈와 관절하고 있다. 따라서 서서 다니는 사람의 머리뼈는 거의 중앙에 척주가 있어서 뇌의 무게를 지탱하는 데 알맞게 되어 있다. 또한 뒤통수뼈관절융기의 안쪽에는 혀밑신경관(hypoglossal canal)이 있으며, 관절융기의 가쪽에는 가늘고 긴 붓돌기(styloid process)가 돌출되어 있다. 붓돌기에는 근육 및 인대가 붙고 있으며, 이 돌기의 바로 뒤에는 붓꼭지구멍(stylomastoid foramen)이 있어 얼굴신경(facial nerve)이 지난다. 붓돌기와 뒤통수관절융기 사이에는 목정맥구멍(jugular foramen)이 있고, 그 앞쪽에 속목동맥이 통과하는 목동맥관(carotid canal)이 있어 파열구멍(foramen lacerum)으로 열려 있다. 이 파열구멍은 우리 몸에서는 연골로 막혀 있으며, 그 가쪽에 뇌막동맥구멍 및 타원구멍이 있다. 파열구멍의 앞쪽에는 코안의 뒤쪽 출구인 한 쌍의 구멍이 있는데 이를 뒤콧구멍(choanae)이라 한다. 뒤콧구멍의 가쪽벽은 나비뼈의 일부인 날개돌기안쪽판(medial pterygoid plate)에 의해 이루어지며, 이 안쪽판의 가쪽에는 날개돌기가쪽판(lateral pterygoid plate)이 있다(그림 4-24).

한편 머리뼈바닥 밑면의 가장 앞쪽에는 이틀활(alveolar arch)과 이 이틀활로 둘러싸여 있는 뼈입

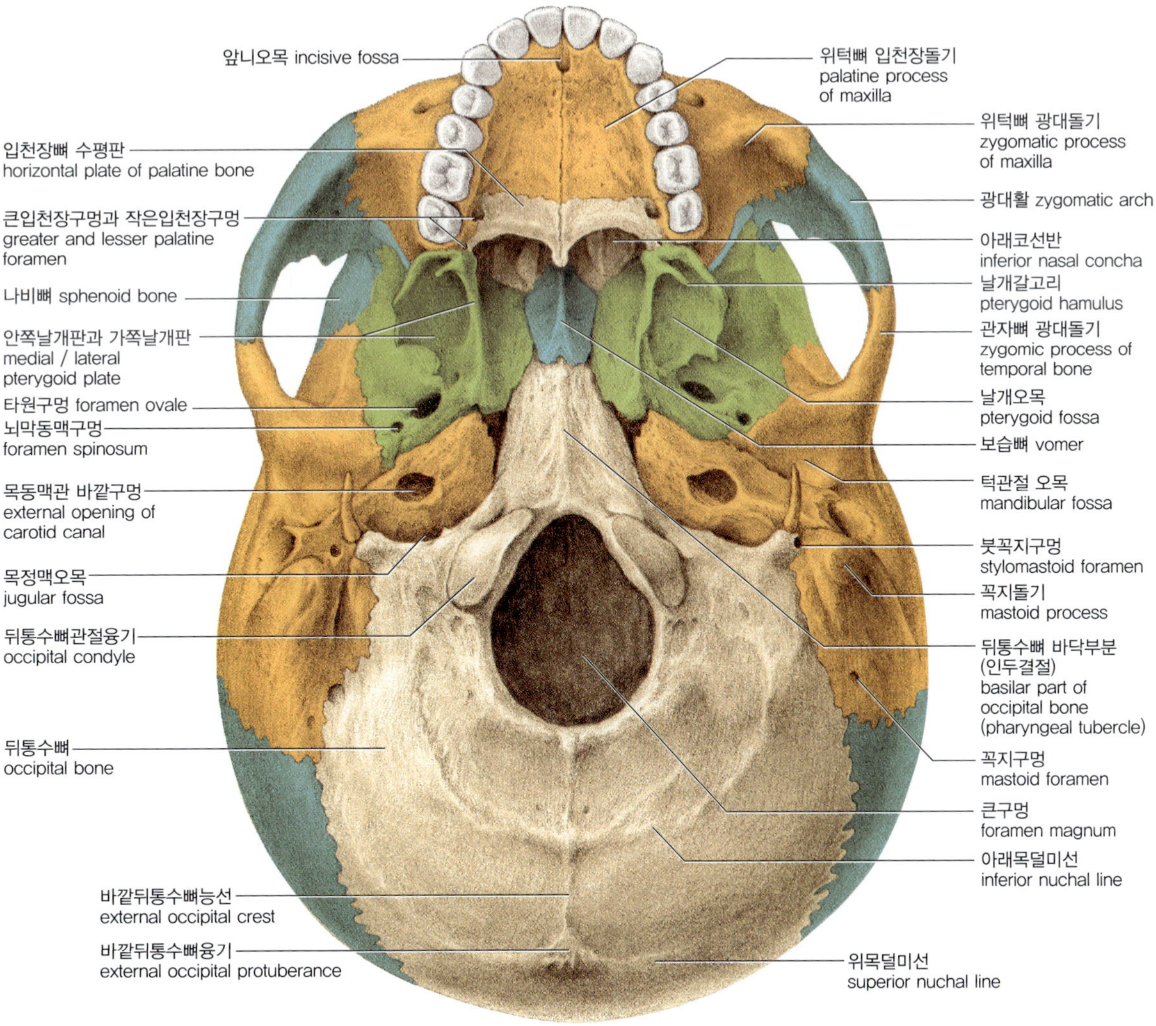

그림 4-24. 밑에서 본 머리뼈바닥(base of skull).

천장(bony palate)이 있는데, 뼈입천장의 앞쪽 3/4은 위턱뼈로, 뒤쪽 1/4은 입천장뼈로 구성되어 있다(그림 4-36).

머리뼈바닥에 있는 갖가지 구멍 및 틈새로 통과하는 구조물을 보면 다음과 같다.

벌집체판 : 후각신경

시각신경관 : 시각신경 및 눈동맥

위눈확틈새 : 눈돌림신경, 도르래신경, 눈신경, 갓돌림신경 및 눈정맥

원형구멍 : 위턱신경

타원구멍 : 아래턱신경

뇌막동맥구멍 : 중간뇌막동맥 및 정맥

목동맥관 : 속목동맥

속귓구멍 : 얼굴신경 및 속귀신경

목정맥구멍 : 혀인두신경, 미주신경, 더부신경 및 속목정맥

혀밑신경관 : 혀밑신경

큰 구멍 : 척수, 더부신경, 척수동·정맥 및 뒤척수동맥, 뇌척수막

머리뼈 가쪽면

머리뼈의 가쪽면(그림 4-25)을 보면 관자뼈에 바깥귓구멍(external acoustic opening)이 있고, 이것은 바깥귀길(external acoustic meatus)에 의해 가운데귀로 통하고 있다. 바깥귓구멍의 뒤아래 쪽에는 꼭지돌기(mastoid process)가 있다. 이 부분의 속에는 공기가 들어 있는 작은 방들인 꼭지벌집(mastoid air cell)이 형성되어 있다. 이 꼭지벌집은 서로 통해 있을 뿐만 아니라 가운데 귀와도 연결되어 있기 때문에 가운데귀염(중이염 otitis media)이 꼭지벌집까지 파급되면 꼭지돌기염(mastoiditis)을 일으킨다. 바깥귓구멍의 앞아래부분에는 아래턱뼈와 관절을 이

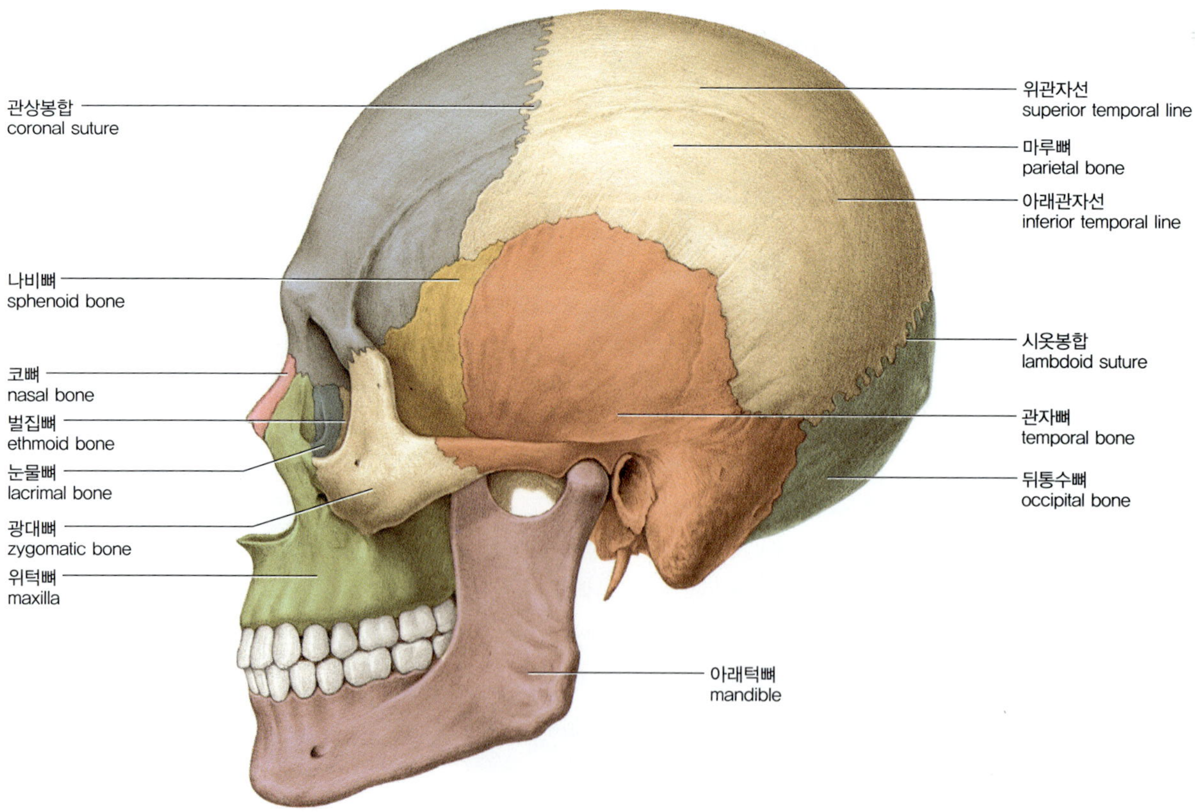

그림 4-25. 옆에서 본 머리뼈(skull)의 모습.

루는 오목한 부분인 턱관절오목(mandibular fossa)이 있다. 머리뼈의 가쪽면에서는 관자뼈에서 돌기가 나와 광대뼈의 돌기와 결합하여 만들어진 광대활(zygomatic arch)을 볼 수 있는데, 이곳에 씹기(저작)근육의 하나인 깨물근(masseter muscle)이 부착한다. 이 광대활의 안쪽은 우묵(fossa)을 형성하는데, 광대활을 중심으로 위쪽 우묵한 부위를 관자우묵(temporal fossa), 아래쪽의 깊은 우묵부위를 관자아래우묵(infratemporal fossa)이라 한다.

얼굴머리뼈

얼굴머리뼈(facial bone)는 얼굴부위를 이루는 뼈로서 머리뼈를 앞에서 보면 좌우에는 눈확(orbit)이 있고, 중앙에는 코안(nasal cavity)의 입구인 뼈콧구멍(piriform aperture)이 있으며, 아래쪽으로는 입을 구성하는 위턱뼈, 아래턱뼈 및 이틀을 볼 수 있다(그림 4-21).

눈확(안와 orbit) : 눈확에는 안구와 그 부속기관들이 들어 있으며, 깊은 곳의 좁아진 부분을 꼭대기(apex)로 하고 앞쪽을 바닥면으로 하는 피라미드 모양의 구조이다(표 4-5, 그림 4-26). 눈확벽은 네 면으로 되어 있고, 눈확바닥은 네 모서리(border)로 경계를 이룬다. 눈확은 시각신경관과 위눈확틈새를 통해 머리뼈공간(cranial cavity)과, 그리고 아래눈확틈새를 통해 관자우묵과 통하고 있다. 눈확의 위모서리와 아래모서리에는 삼차신경의 분지인 눈신경과 위턱신경의 가지가 통과하는 눈확위구멍(supraorbital foramen) 또는 눈확위패임(supraorbital notch)과 눈확아래구멍(infraorbital foramen)이 있다. 눈확 안쪽벽의 앞쪽에는 직경 3~4 mm가 되는 구멍이 있는데 이것을 코눈물뼈관(nasolacrimal canal)이라 하며, 이 뼈관에는 눈물을 코안으로 흘려보내는 통로인 코눈물관(nasolacrimal duct)이 형성되어 있다.

표 4-5. 눈확(orbit)을 형성하는 뼈

눈확(orbit)을 형성하는 뼈
눈확의 천장
이마뼈(frontal bone)
나비뼈의 작은 날개(lesser wing of sphenoid)
눈확의 안쪽벽
위턱뼈의 이마돌기(frontal process of maxilla)
눈물뼈(lacrimal bone)
벌집뼈(ethmoid bone)
눈확의 가쪽벽
광대뼈(zygomatic bone)
나비뼈의 큰 날개(great wing of sphenoid)
눈확의 바닥
위턱뼈(maxilla)
입천장뼈(palatine bone)

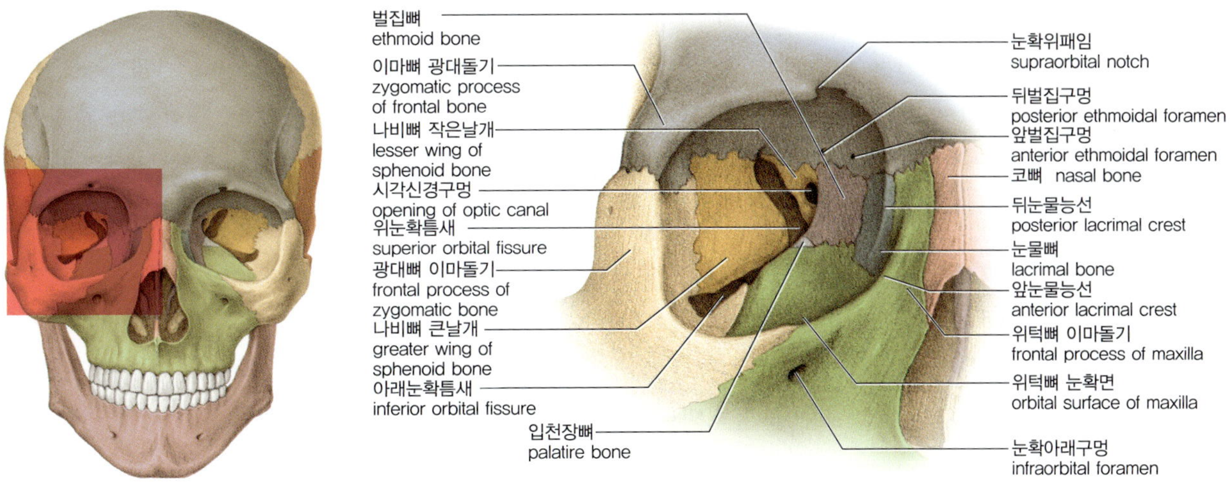

그림 4-26. 앞에서 본 오른쪽 눈확(orbit).

코안(비강 nasal cavity) : 코안의 입구를 뼈콧구멍(piriform aperture)이라고 한다. 내부를 들여다보면 정중앙에 코안을 왼쪽과 오른쪽으로 나누는 코중격(nasal septum)이 있고, 가쪽벽에는 선반처럼 생긴 돌출 부분인 코선반(nasal concha)이 보인다. 코뼈는 뼈콧구멍 위모서리에 있는 한 쌍의 작은 뼈로서, 안경을 걸치는 코뿌리에 해당한다(그림 4–26). 코중격은 주로 벌집뼈의 수직판(perpendicular plate)과 보습뼈 및 입천장뼈의 일부로 구성된 얇은 판으로서 보통 좌우 어느 한쪽으로 다소 굽어 있다. 코안의 가쪽벽에는 위, 중간 및 아래코선반(superior/middle/inferior nasal conchae)이 있다(그림 4–27, 28). 이 중에서 위 및 중간코선반은 벌집뼈의 돌기이며, 아래코선반은 독립된 뼈로서 위턱뼈, 입천장뼈, 눈물뼈, 벌집뼈 등과 결합한다. 위코선반은 작고 코안 위쪽 깊숙이 있어서 뼈콧구멍을 통해서는 보기 어렵다. 코안은 세 개의 코선반에 의해 위, 중간 및 아래콧길(superior/middle/inferior nasal meatus)로 구분되지만, 코중격 쪽에서는 합쳐져서 하나의 온콧길로 되어 있다.

아래콧길의 앞쪽에는 코눈물뼈관이 열려 있다. 눈물이 눈물샘에서 분비되면 눈의 각막을 적시고 코눈뼈관 속의 코눈물관을 통하여 코안으로 배출된다. 위턱뼈의 머리뼈바닥 바깥면에는 말굽모양의 이틀돌기(alveolar process)에 치아가 한쪽에 여덟 개씩 박혀 있는 이틀활(dental arch)이 보인다. 위턱뼈의 좌우 이틀돌기 사이에는 입안의 천장을 만드는 뼈입천장이 있고, 이것이 코안의 바닥면이 된다. 코안의 뒤쪽(인두쪽) 출구를 뒤콧구멍(choanae)이라 한다. 얼굴에서 이마를 형성하는 것은 이마뼈의 이마뼈융기(frontal eminence)이다.

코곁굴(부비동 paranasal sinuse) : 코안을 둘러싸고 있는 뼈 중에서 이마뼈(frontal bone), 위턱뼈(maxilla), 나비뼈(sphenoid bone) 및 벌집뼈(ethmoid bone)에는 각기 이마뼈굴(frontal sinus), 위턱뼈굴(maxillary sinus), 나비뼈굴(sphenoidal sinus) 및 벌집뼈벌집(ethmoidal cells)이라는 공기가 들어 있는 작은 방들이 있다(그림 4–28). 이들 뼈의 방들은 코안과 통하고 있으므로 코곁굴이라 총칭하고 있다. 코곁굴 중에서 가장 큰 것은 위턱뼈굴이며, 위턱뼈굴과 이마굴은 중간콧길의 앞쪽에 열려 있고, 나비뼈굴은 위콧길에 열려 있다. 벌집뼈벌집은 해면모양 또는 비누거품의 덩어리처럼 작은 공기주머니가 모여 된 것으로, 앞쪽 것은 중간콧길로, 뒤쪽에 있는 것은 위콧길로 열려 있다. 코곁굴은 코안과 통하며 점막으로 덮여 있기 때문에 코점막의 염증이 코곁굴로 파급되기 쉽다. 코곁굴과 코안을 연락하는 통로는 항상 좁고 작기 때문에 코곁굴 속의 내용물이 밖으로 배설되기 매우 어렵다. 그러므로 염증으로 생긴 농이나 삼출액이 쉽게 고여 부비동염(sinusitis)을 일으키는데, 특히 위턱뼈굴의 출입구는 위쪽에 있어서 구조적으로도 내용물이 나오기 어렵다.

낱개머리뼈

뒤통수뼈(후두골 occipital bone) : 뇌머리뼈의 뒤쪽에 있는 마름모꼴의 뼈로서 비늘부분(squamous part, 가쪽부분(lateral part) 및 바닥부분(basilar part)의 세 부분으로 구분된다(그림 4–29). 뒤통수뼈 비늘은 큰구멍(foramen magnum) 뒤에 굽은 판 모양으로 솟아 있으며, 안쪽면은 오목하고 바깥면에는 근육과 인대가 부착하고 있다. 가쪽부분은 큰 구멍의 양쪽에 있는 부분이며, 아래쪽에 뒤통수뼈관절융기(occipital condyle)가 있다. 바닥부분은 큰 구멍의 앞부분을 말하며, 비스듬틀(clivus)이 있다. 뒤통수뼈는 앞쪽에서 나비뼈와, 가쪽에서 관자뼈와, 그리고 위에서는 마루뼈와 관절한다.

마루뼈(두정골 parietal bone) : 좌우 한 쌍으로 이들이 결합하여 뇌머리뼈의 지붕과 벽을 형성하는 사

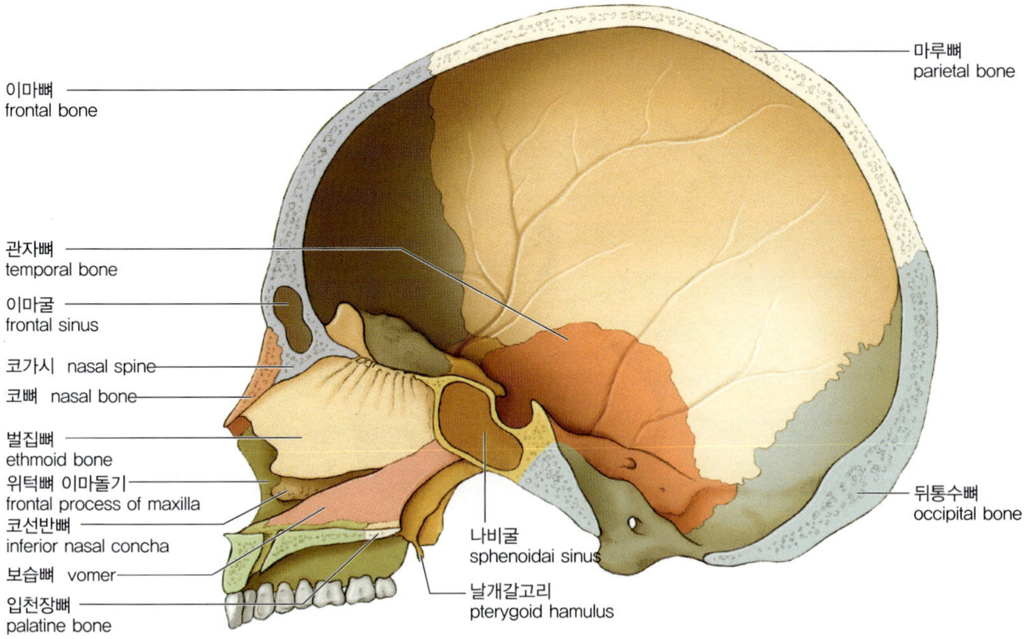

그림 4-27. 머리뼈(skull)의 시상단면에서 본 속 모습.

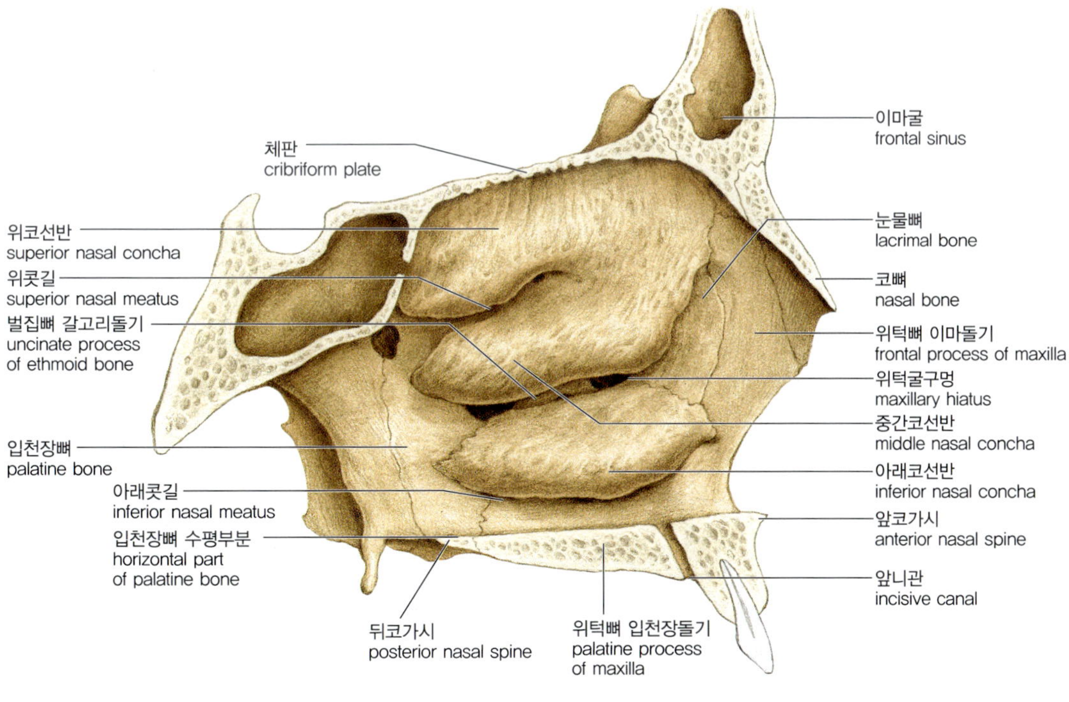

그림 4-28. 코안(nasal cavity)의 왼가쪽벽을 형성하는 뼈들.

각형의 납작뼈이다(그림 4-30). 좌우의 마루뼈가 결합하여 시상봉합을 이루며, 안쪽면에는 위시상정맥굴고랑(groove for superior sagittal sinus)이 있다. 이 뼈는 앞에서 이마뼈와, 뒤에서 뒤통수뼈와 그리고 밑에서 관자뼈 및 나비뼈와 관절한다.

이마뼈(전두골 frontal bone) : 이마, 눈확 및 코안의 위쪽 벽을 이루고 있으며 비늘부분(squamous part), 눈확부분(orbital part) 및 코안부분(nasal part)의 세

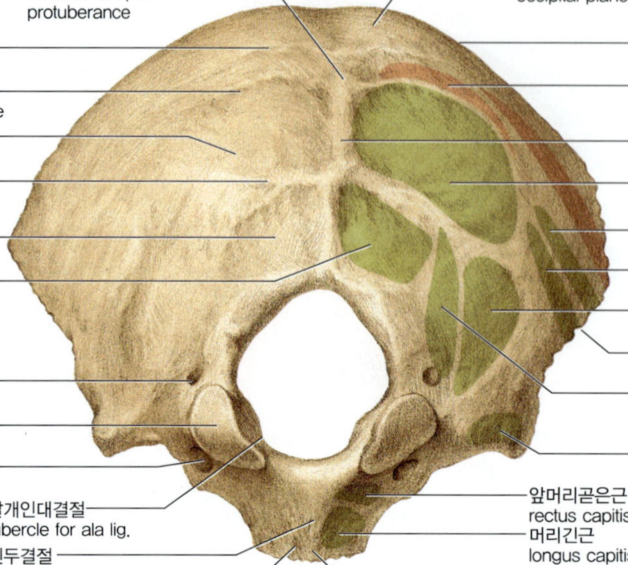

A

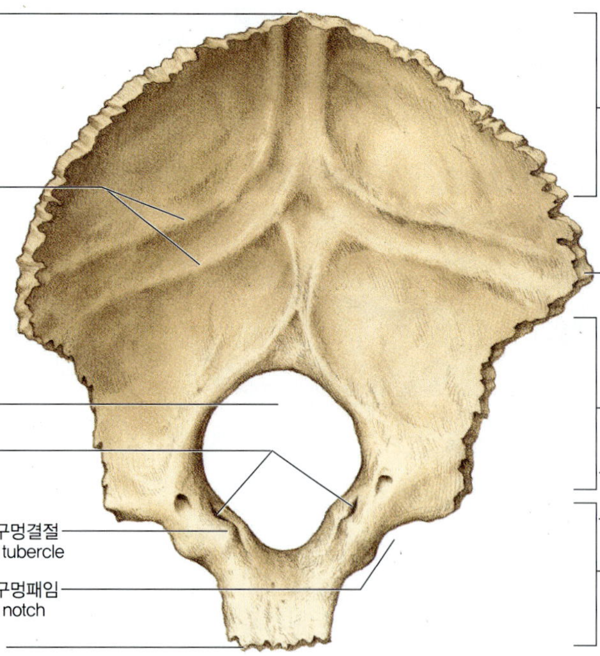

B

그림 4-29. 뒤통수뼈(occipital bone)의 바깥면의 부착근(A)과 속면(B).

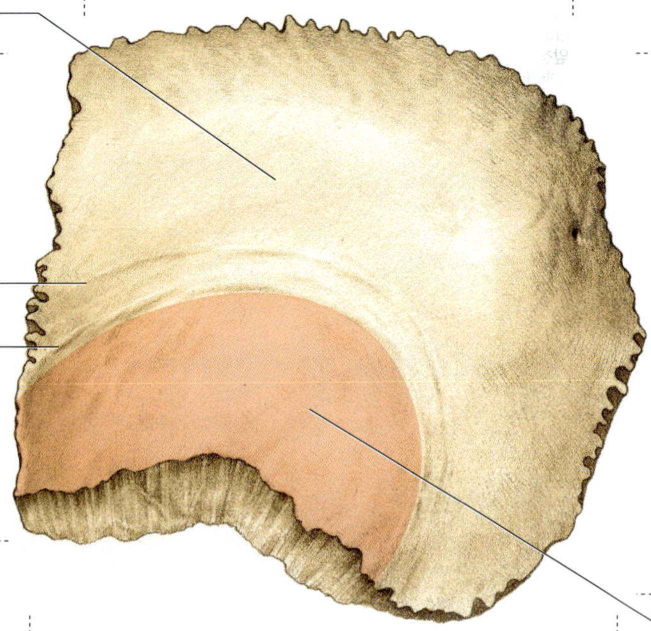

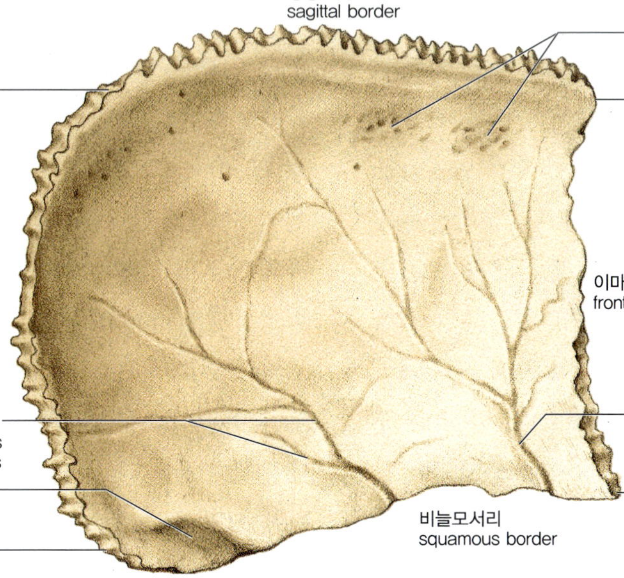

그림 4-30. 마루뼈(parietal bone)의 바깥면(A)과 속면(B).

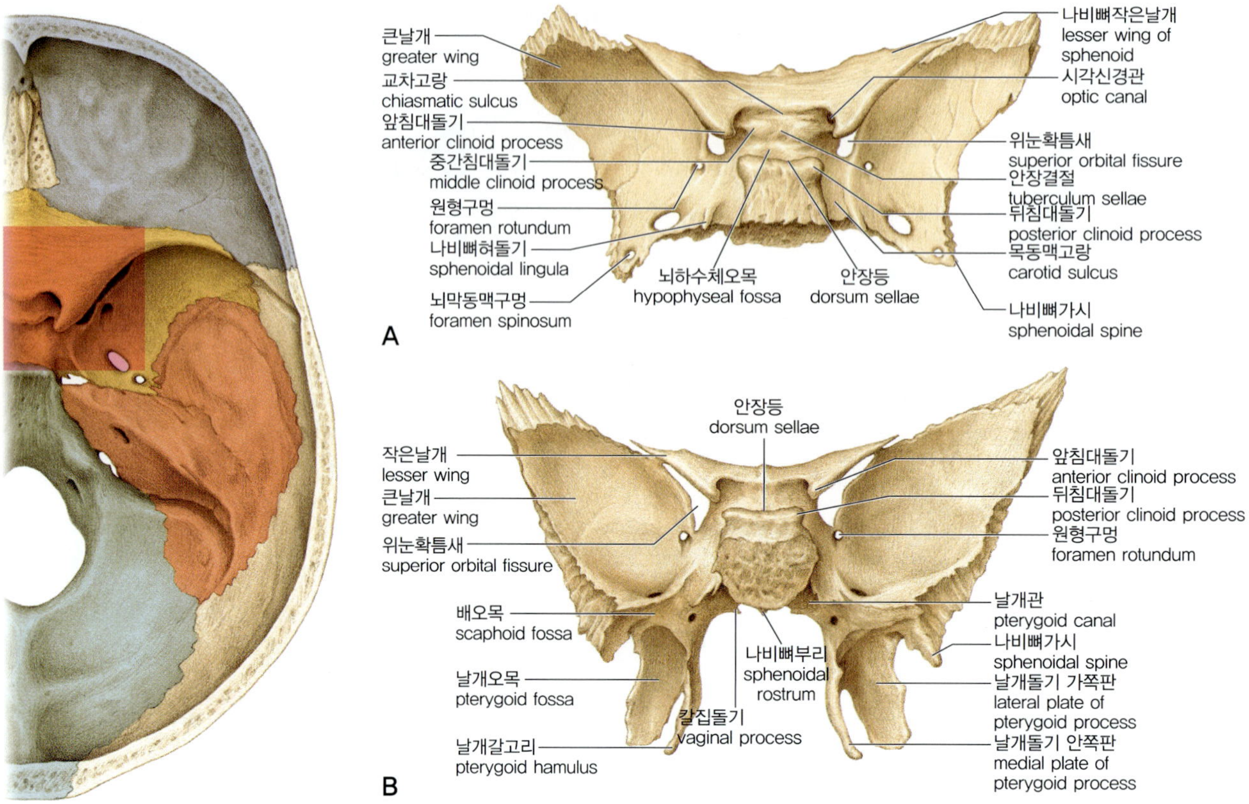

그림 4-31. 위(A)와 뒤(B)에서 본 나비뼈(sphenoid bone)의 모습.

부분으로 구분된다. 이마뼈비늘(squama of frontal bone)은 이마를 형성하는 부위로 마루뼈와 관절하고 있다. 코안부분은 이마뼈비늘 아래에 위치하는 좁은 부분으로서 코뼈와 관절하고 있다. 눈확부분은 얇은 뼈판으로 되어 있으며, 뒤로 뻗어 눈확의 위벽을 구성한다. 좌우 눈확부분 사이에 벌집뼈의 벌집뼈판이 끼어 있는 패임이 있으며, 뒤쪽으로는 나비뼈의 작은날개(lesser wing)와 관절한다. 이 뼈의 중심부 뼈 속에 이마뼈굴(frontal sinus)이 형성되어 있으며, 이 굴은 칸막이에 의하여 좌우로 나뉘어 있다.

나비뼈(접형골 sphenoid bone) : 머리뼈의 바닥 중앙에 있는 날개를 편 나비 모양의 뼈로서 몸통(body), 작은날개(lesser wing), 큰날개(great wing) 및 날개돌기(pterygoid process)의 네 부분으로 구분된다(그림 4-31). 몸통은 육면체로 중앙에 위치하고, 그 속에 나비뼈굴(sphenoidal sinus)이 있으며, 이 굴은 코안으로 열려 있다. 몸통의 윗면에는 뇌하수체를 수용하는 오목한 뇌하수체오목(hypophyseal fossa)이 있다. 큰 날개는 몸통의 양쪽에 날개 모양으로 뻗어 있고, 중간머리뼈우묵의 바닥을 이루며 눈확의 가쪽면을 형성한다. 몸통 가까운 곳에는 앞에서부터 원형구멍(foramen rotundum), 타원구멍(foramen ovale) 및 뇌막동맥구멍(foramen spinosum)이 차례로 열려 있어 각각 위턱신경, 아래턱신경 및 중간뇌막동맥이 통과한다. 작은 날개는 몸통 앞쪽의 작은 날개 모양의 부분으로서 이마뼈와 관절하며, 뒤쪽에는 시각신경구멍(optic foramen)이 있다. 큰날개와 작은날개 사이에 있는 위눈확틈새(superior orbital fissure)는 눈확으로 출입하는 정맥 및 각종 신경의 통로가 된다. 날개돌기는 몸통과 큰 날개의 밑면에서 아래로 뻗은 두 개의 돌기로서 안쪽 및 가쪽판(medial/lateral plates)으로 구분된다. 안쪽판은 뒤

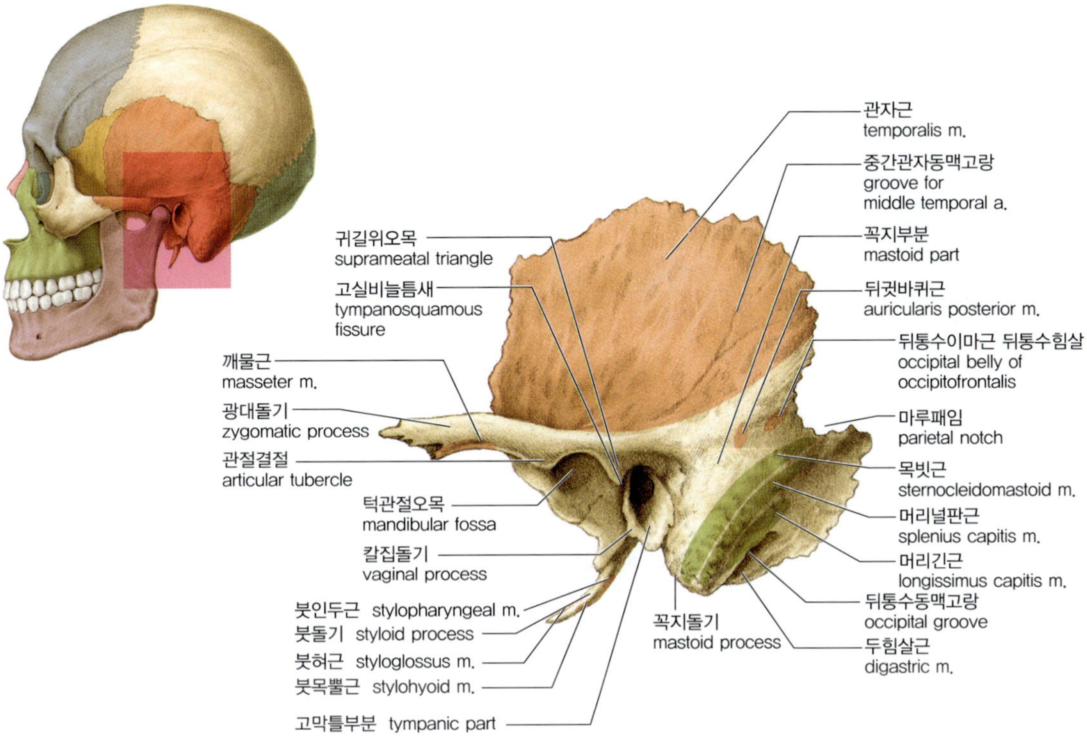

그림 4-32. 겉에서 본 왼쪽 관자뼈(temporal bone)의 모습과 근부착점.

콧구멍의 가쪽벽을 구성하며 좁고 길지만, 가쪽판은 넓고 짧으며 안쪽 및 가쪽날개근이 붙어 있다.

관자뼈(측두골 temporal bone): 머리뼈의 양쪽에 자리 잡고 있으며 그 속에 평형청각기관의 중요 부분을 수용하고 있는 복잡한 뼈로서, 비늘부분(squamous part), 바위부분(petrous part) 및 고실부분(tympanic part)의 세 부분으로 구분된다(그림 4-32). 비늘부분은 위쪽으로 뻗은 비늘 모양의 부분이며 위로 마루뼈, 앞으로는 나비뼈와 관절한다. 가쪽면에는 바깥귀길(external acoustic meatus)이 열려 있으며, 바깥귀길 위앞부분에는 광대뼈쪽으로 길게 뻗은 광대돌기(zygomatic process)가 있고, 돌기가 시작하는 부위에는 오목한 턱관절오목(mandibular fossa) 이 있어서 아래턱뼈의 관절돌기와 관절하여 턱관절(temporomandibular joint)을 이룬다. 바위부분은 꼭지부분(mastoid portion)과 피라미드(pyramid)로 나뉜다. 꼭지부분은 꼭지돌기가 아래로 돌출한 곳이며, 바깥면은 목빗근(sternocleidomastoid muscle)을 비롯한 여러 근육들이 부착하고 있기 때문에 거칠고, 그 속에는 꼭지벌집(mastoid air cell)이 형성되어 있으며, 뒤에서는 뒤통수뼈와 관절하고 있다. 피라미드는 좁은 뜻의 바위부분으로서 안쪽으로 뻗은 삼각피라미드 모양의 둑처럼 생긴 부분이며, 그 속에 속귀가 들어 있다. 관자뼈의 앞면은 중간머리뼈우묵의 뒤벽을 이루고, 뒷면은 뒷머리뼈우묵의 앞벽을 형성하고 있으며, 이곳에 속귀길(internal acoustic meatus)이 열려 있다. 아랫면은 고르지 못하며 뒤가쪽에 목정맥오목(jugular fossa)이 있고, 그 앞에 목동맥관(carotid canal)의 입구가 있다. 목정맥오목의 뒤에 가늘고 긴 붓돌기(styloid process)가 돌출해 있고, 이 돌기의 뒤쪽에 얼굴신경관(facial canal)이 열려 있는 붓꼭지구멍(stylomastoid foramen)이 있다. 고실부분은 바깥귀길의 앞, 아래 및 뒤쪽 벽을 이루는 반원형의 뼈판이며, 그 내부에는 고막이 있는 고

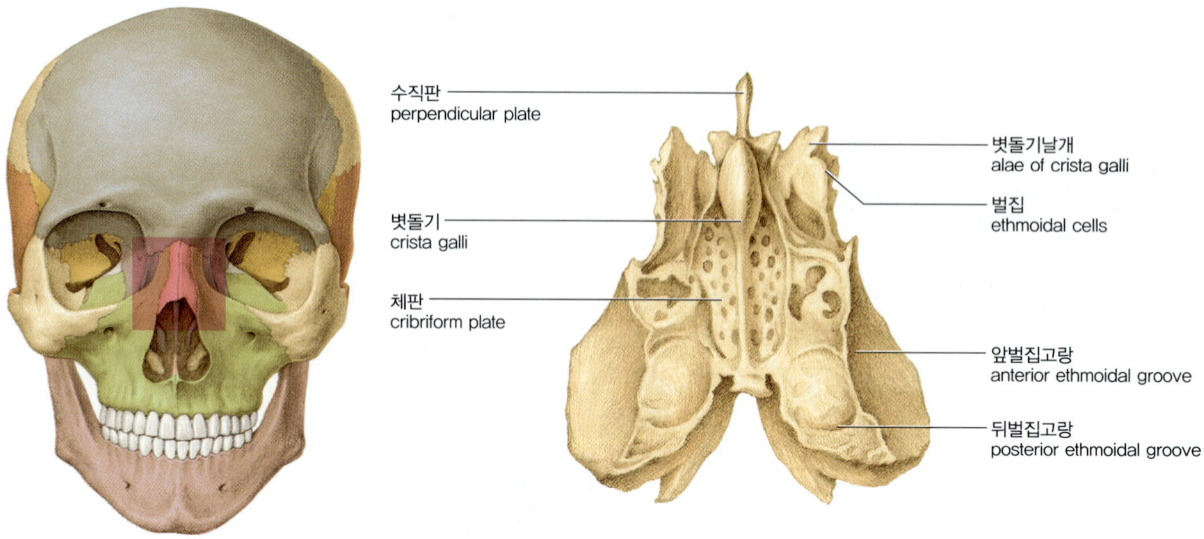

그림 4-33. 앞에서 본 벌집뼈(ethmoid bone).

실(tympanic cavity)이 마련되어 있고 귀인두관 및 바깥귀길과 서로 통하고 있다.

벌집뼈(사골 ethmoid bone) : 벌집뼈는 대체로 입방형이며, 해면처럼 속이 비어 있는 매우 가벼운 공기뼈로서 벌집체판(cribriform plate), 수직판(perpendicular plate), 미로(labyrinth)의 세 부분으로 되어 있다(그림 4-33). 벌집체판은 코안의 지붕을 형성하는 뼈판이며, 후각신경이 통과하는 다수의 작은 구멍이 뚫려 있고, 윗면 정중앙에 닭볏처럼 솟은 볏돌기(crista galli)가 있다. 수직판은 코중격을 형성하고 있으며, 아래모서리는 보습뼈와 관절한다. 미로는 벌집뼈의 대부분을 이루며 많은 벌집뼈벌집(ethmoidal air cell)이 있다. 벌집뼈의 가쪽벽은 눈확의 안쪽벽을 형성하고, 안쪽벽은 코안의 가쪽벽을 이루는데 이 벽에는 선반과 같이 안쪽으로 돌출한 위 및 중간 코선반(superior/middle nasal conchae)이 있다.

코뼈(비골 nasal bone) : 직사각형의 얇은 뼈로서 좌우 한 쌍이며, 이들은 서로 결합하여 코안 앞위벽의 일부를 이루고 있다(그림 4-34).

위턱뼈(상악골 maxilla) : 얼굴의 중앙에 있는 뼈로, 좌우의 것이 결합하여 위턱을 이루고 있다. 이 뼈는 다섯 부분, 즉 몸통(body), 이마돌기(frontal process), 광대돌기(zygomatic process), 입천장돌기(palatine process) 및 이틀돌기(alveolar process)로 구분된다(그림 4-34).

몸통은 피라미드 모양이고 눈확의 아래벽과 코안의 가쪽벽을 형성하고 있으며, 그 속에는 중간 콧길로 열려 있는 큰 위턱뼈동굴이 있다. 이마돌기는 앞안쪽벽에 있으며, 위쪽으로 뻗어 이마뼈의 코안부분과 관절하고, 광대돌기는 위가쪽으로 뻗어 광대뼈와 관절하며, 이틀돌기는 밑으로 뻗어 활 모양의 이틀활(alveolar arch)을 형성하여 윗니를 수용하고 있다. 입천장돌기는 수평의 판상 구조물로 좌우의 것이 합하여 뼈입천장(bony palate)을 이루게 되는데, 이는 입안과 코안의 경계를 이룬다(그림 4-36).

입천장뼈(구개골 palatine bone) : 입천장뼈는 L자형인 작은 한 쌍의 뼈로서 위턱뼈와 나비뼈 사이에 위치하고 있다. 이는 수직판(perpendicular plate)과 수평판(horizontal plate)의 두 부분으로 구분되며, 뼈입천장의 뒷부분, 코안의 가쪽부분 및 바닥의 일부를 보강하고 있다(그림 4-35, 36).

코선반뼈(하비갑개 inferior nasal concha) : 조개껍

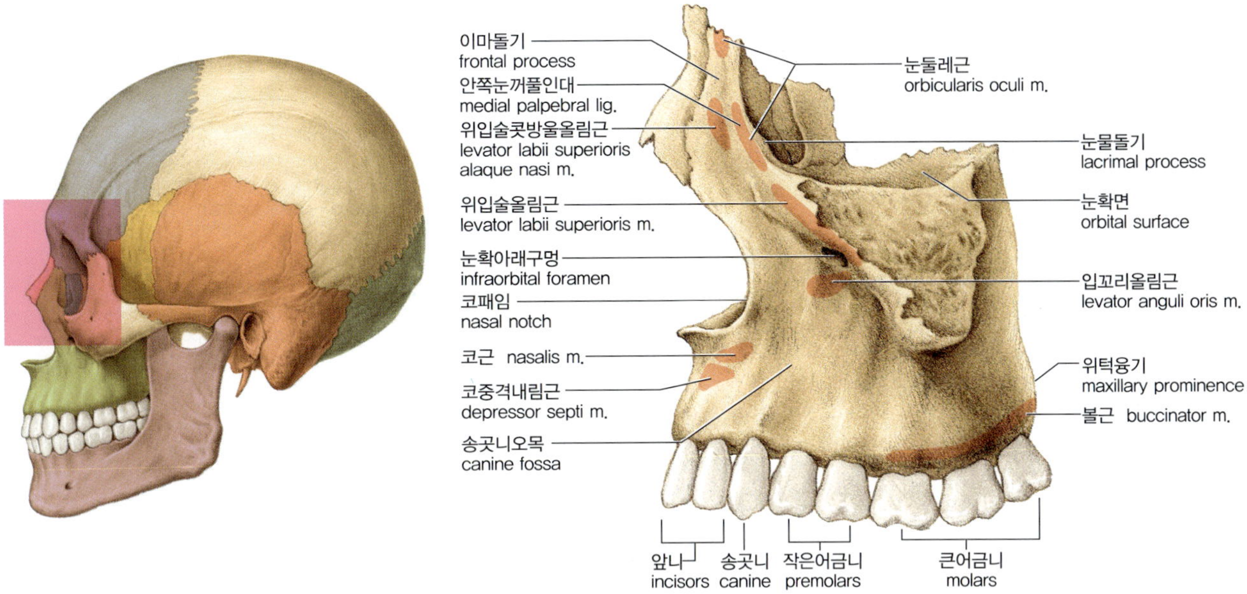

그림 4-34. 옆에서 본 오른쪽 위턱뼈(maxilla), 코뼈(nasal bone) 및 눈물뼈(lacrimal bone)와 근부착점.

질 모양인 한 쌍의 독립뼈로서(그림 4-28), 코안 가쪽벽에서 위턱뼈, 입천장뼈, 눈물뼈, 벌집뼈와 결합하고 있다(그림 4-29).

보습뼈(서골 vomer) : 비스듬한 사각형의 얇은 뼈판으로 코중격의 뒤아래 부분을 이루며, 앞쪽으로 벌집뼈의 수직판 및 위턱뼈의 입천장돌기와 관절한다(그림 4-24, 27).

눈물뼈(누골 lacrimal bone) : 눈확 안쪽벽의 앞쪽에 있는 한 쌍의 직사각형의 얇은 뼈로서, 눈확쪽 면에는 세로로 달리는 고랑이 있는데 이를 눈물고랑(lacrimal groove)이라 하고, 위턱뼈와 합쳐서 눈물주머니가 들어 있는 오목을 형성한다(그림 4-26).

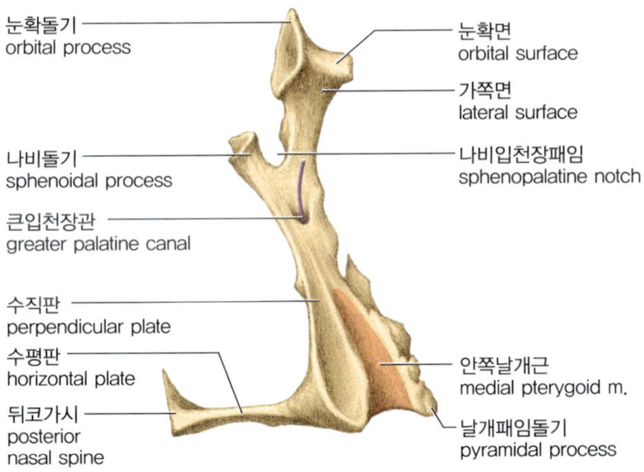

그림 4-35. 뒤에서 본 오른쪽 입천장뼈(palatine bone)와 근 부착점.

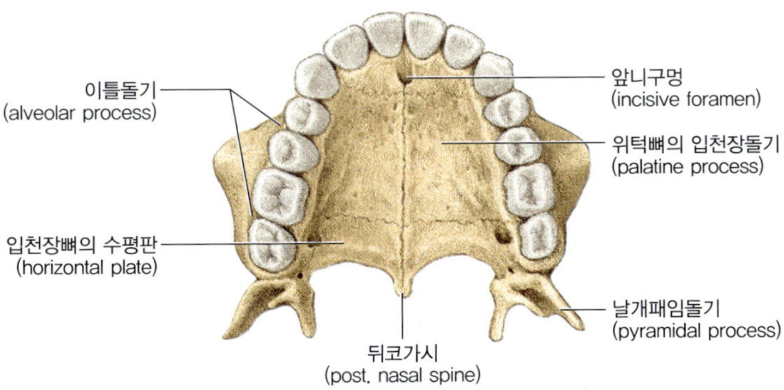

그림 4-36. 단단입천장(hard palate)을 이루는 뼈.

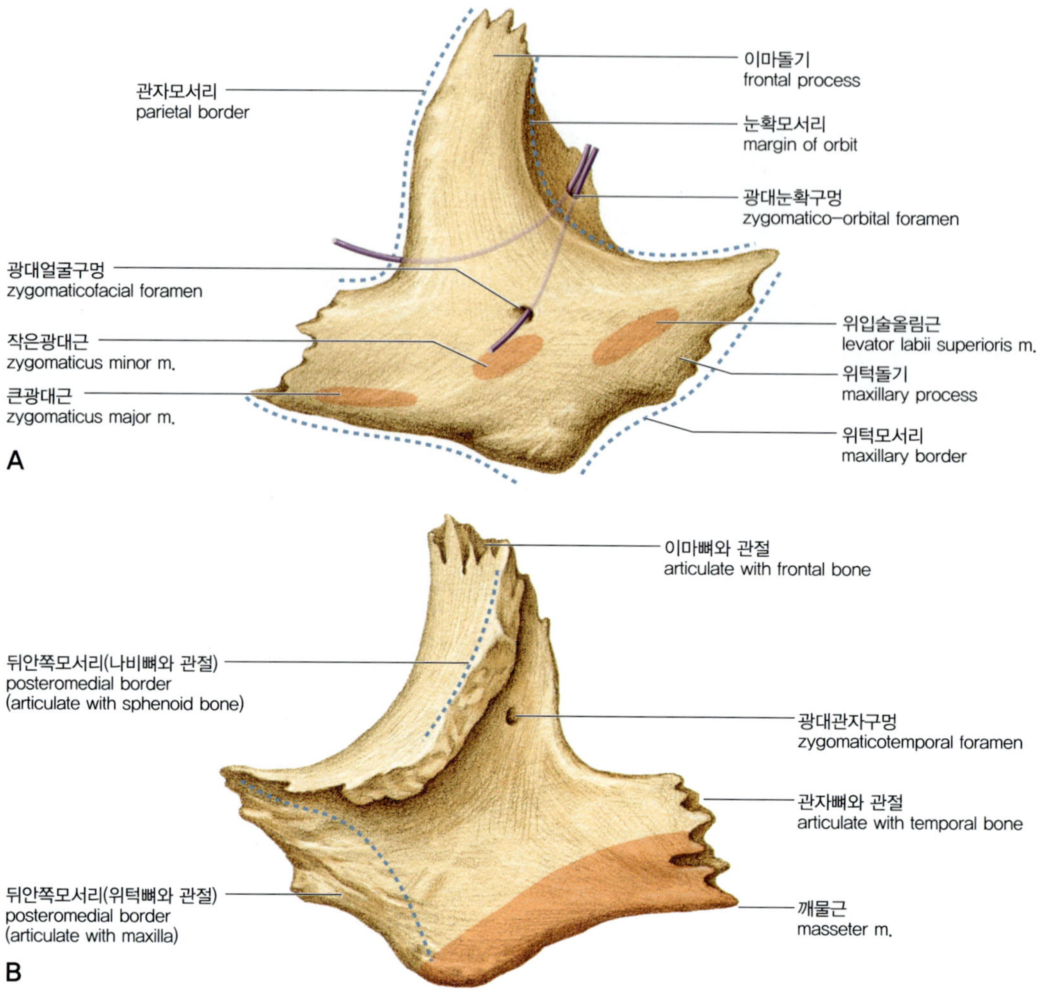

그림 4-37. 오른쪽 광대뼈(zygomatic bone)의 가쪽면(A)과 안쪽면(B)의 모습과 근부착점.

광대뼈(권골 zygomatic bone) : 광대뼈는 볼의 윗부위에서 튀어나와 있는 마름모형의 뼈이며, 눈확의 가쪽벽 및 아래벽의 일부를 형성한다. 위로는 이마뼈와, 안쪽에서는 위턱뼈와 관절하며, 뒤에서는 관자뼈의 광대돌기(zygomatic process)와 관절하여 광대활(zygomatic arch)을 형성한다(그림 4-37).

아래턱뼈(하악골 mandible) : 아래턱뼈는 우리 몸에서 가장 강한 뼈로서, 위에서 보면 말굽 모양을 하고 있다(그림 4-38). 이 뼈는 몸통(body)과 가지(ramus)의 두 부분으로 구분된다. 몸통은 중앙에 있는 수평 부분이며, 그 위모서리에는 이틀활(alveolar arch)이 있다. 몸통의 한가운데의 아래에는 턱끝융기(mental protuberance)가 있고, 이 융기가 이틀활의 치열보다 앞쪽으로 나온 것은 사람의 특징 중 하나이다. 턱끝융기의 좌우 가쪽에는 턱끝구멍(mental foramen)이 열려 있다. 턱뼈몸통의 양옆에서 계속된 턱뼈가지는 거의 직각에 가까운 각도로 위쪽으로 뻗어 있고, 그 끝은 앞쪽의 근육돌기(coronoid process)와 뒤쪽의 관절돌기(condylar process)로 나누어진다. 근육돌기에는 씹기근육 중에서 관자근(temporalis muscle)이 부착하고, 관절돌기는 관자뼈의 턱관절오목과 관절하여 턱관절(temporomandibular joint)을 만든다. 또 턱뼈의 몸통과 가지가 이루는 각을 턱뼈각(mandibular angle)이라 한다. 턱

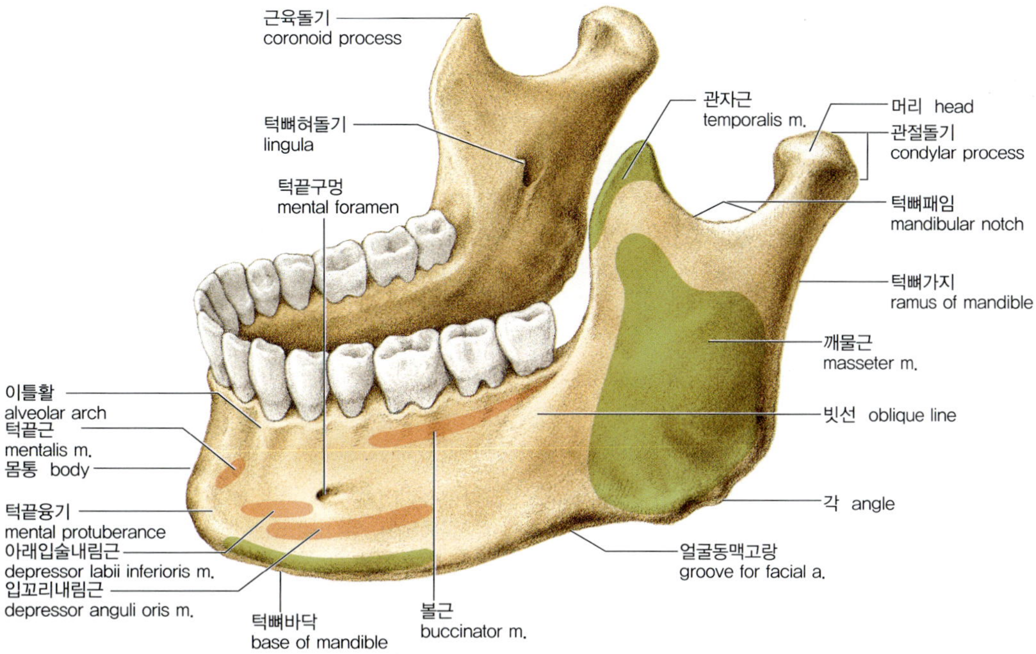

그림 4-38. 아래턱뼈(mandible)의 모습과 근부착점.

뼈가지 안쪽 면의 가운데에는 턱뼈구멍(mandibular foramen)이 열려 있는데, 여기서부터 아래턱뼈 속에 있는 턱뼈관(mandibular canal)이 시작하여 턱끝구멍까지 연결되어 있는데, 턱뼈관에는 아래턱의 치아에 분포하는 혈관 및 아래턱신경(mandibular nerve)이 통과한다.

목뿔뼈(설골 hyoid bone) : 후두의 바로 위에 있는 뼈로서 원래는 머리뼈에 속하지 않지만 편의상 이에 포함시켜 설명한다. 이 뼈는 벌어진 U자 모양의 가늘고 작은 뼈로서, 중앙 부분을 몸통(body)이라 하고, 양 끝에 큰뿔(greater horn)이라고 하는 돌기가 있으며, 몸통 좌우끝의 뒤가쪽에 작은뿔(lesser horn)이 있다(그림 4-39). 이 뼈는 근육과 인대에 의해 다른 뼈들과 연결되어 있다.

귓속뼈(이소골 auditory ossicles) : 관자뼈의 고실에 있는 세 개의 작은 뼈로서 망치뼈(malleus), 모루뼈(incus) 및 등자뼈(stapes)가 있다. 이 중에서 망치뼈는 고막의 윗부분에 붙어 있고, 등자뼈는 속귀쪽의 안뜰창을 막고 있으며, 모루뼈는 망치뼈와 등자뼈의 사이에서 윤활관절에 의하여 서로 연결되어 있다(그림 4-40).

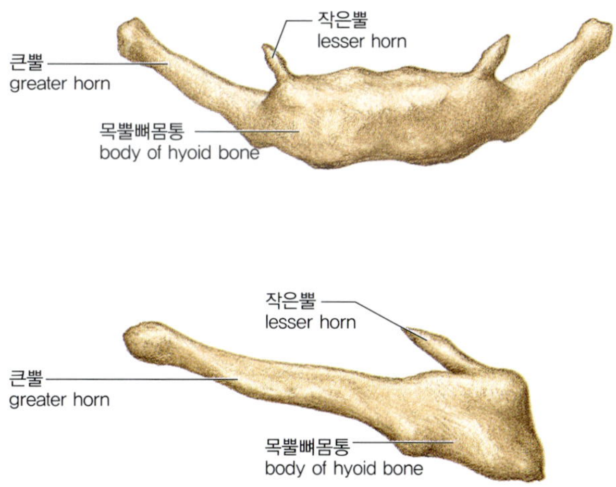

그림 4-39. 앞에서 본 목뿔뼈(hyoid bone)의 모습.

팔다리뼈

팔다리뼈(appendicular skeleton)는 크게 팔뼈와 다리뼈로 구분한다.

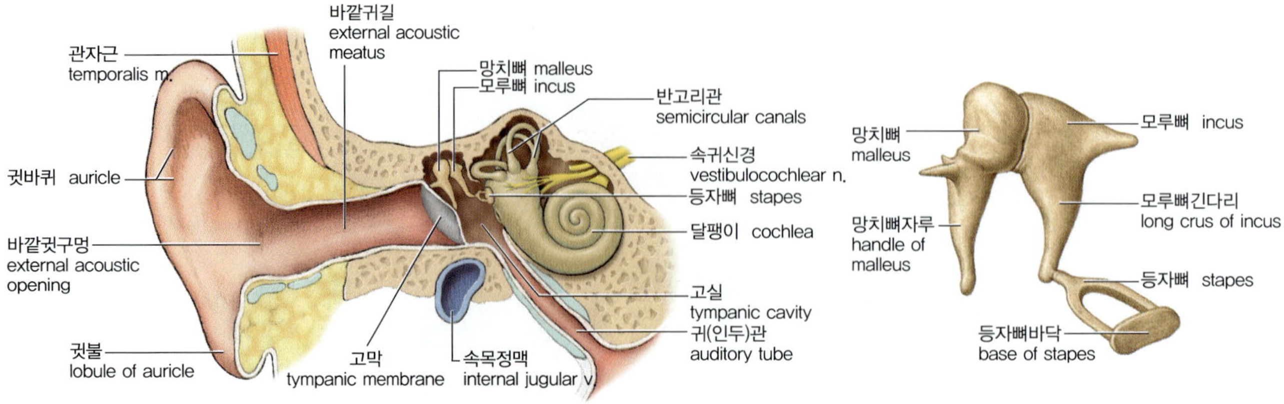

그림 4-40. 가운데귀(middle ear) 속의 귓속뼈(auditory ossicles).

팔뼈

팔뼈(bone of upper extremity)는 어깨 주변에 있는 팔이음뼈(bone of shoulder girdle)와 팔을 이루고 있는 자유팔뼈(bone of free upper extremity)로 나눌 수 있다(표 4-6).

표 4-6. 팔(upper extrimity)의 뼈와 수

팔이음부위(shoulder girdle)		4
빗장뼈(clavicle)	좌우 각 1	
어깨뼈(scapula)	좌우 각 1	
위팔(arm)		2
위팔뼈(humerus)	좌우 각 1	
아래팔(forearm)		4
자뼈(ulna)	좌우 각 1	
노뼈(radius)	좌우 각 1	
손(hand)		54
손목뼈(carpal bone)	좌우 각 8	
손허리뼈(metacarpal)	좌우 각 5	
손가락뼈(phalanx)	좌우 각14	
계(양쪽팔)		64

팔이음뼈

팔이음뼈(bone of shoulder girdle)는 빗장뼈와 어깨뼈로 구성되어 있다.

빗장뼈(쇄골 clavicle) : 빗장뼈는 어깨의 앞부분에 수평으로 걸쳐 있는 뼈로서, 손으로 만져서 느끼듯이 S자 모양을 하고 있다(그림 4-41, 42). 이 뼈에서 복장뼈자루(manubrium of sternum)와 관절하고 있는 복장끝(sternal end)은 거의 사각기둥에 가깝고, 어깨뼈의 봉우리(acromion)와 관절하는 봉우리끝(acromial end)은 납작하다. 윗면은 매끈하나, 아랫면은 근육 및 인대가 부착하고 있기 때문에 거칠다. 척추동물 중에서 앞다리를 사용하여 물건을 잡거나 나무에 올라가거나 하늘을 날아다니는 동물은 빗장뼈가 발달되어 있고, 말과 같이 뒷다리의 힘을 이용하여 달리는 동물은 빗장뼈가 퇴화되었다. 빗장뼈는 피부를 통해 전체를 만질 수 있는 뼈로 골절이 잘 일어난다.

어깨뼈(견갑골 scapula) : 어깨의 뒤에 있는 삼각형의 얇은 뼈로서, 어깨의 등쪽면에서 둘째~일곱째갈비뼈의 사이에 위치한다(그림 4-43). 어깨뼈의 뒷면 위부분에는 어깨뼈가시(scapular spine)라고 하는 돌기가 있고, 그 가쪽끝을 봉우리(acromion)라 한다. 이것들은 모두 피부에서 만져진다. 어깨뼈의 위가쪽부위에는 새의 부리처럼 생긴 부리돌기(coracoid process)가 있고, 가쪽각에는 얕은 관절오목(glenoid cavity)이 있어서 위팔뼈와 어깨관절(shoulder joint)을 이룬다. 어깨뼈에서 가슴우리와 마주하는 다소 오목한 앞면을 갈비면(costal surface) 또는 어깨뼈밑오목(subscapular fossa)이라 한다. 그리고 뒷면에는 어깨뼈가시를 기준으로 하여 위쪽에

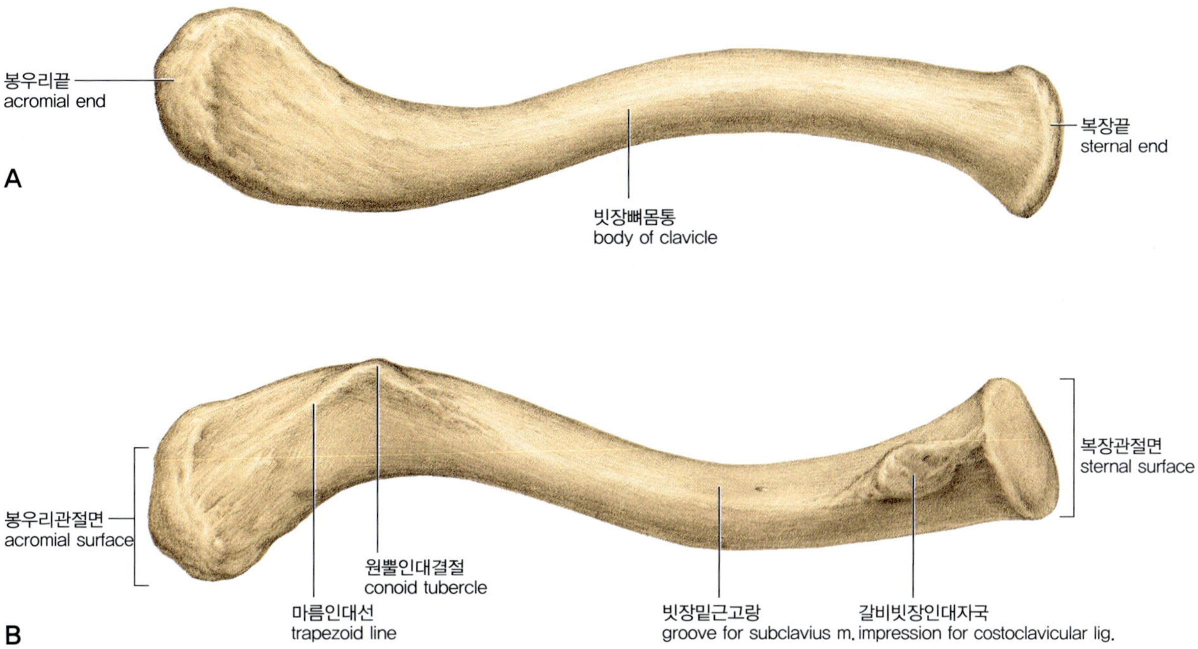

그림 4-41. 오른쪽 빗장뼈(clavicle)의 윗면(A)과 아랫면(B).

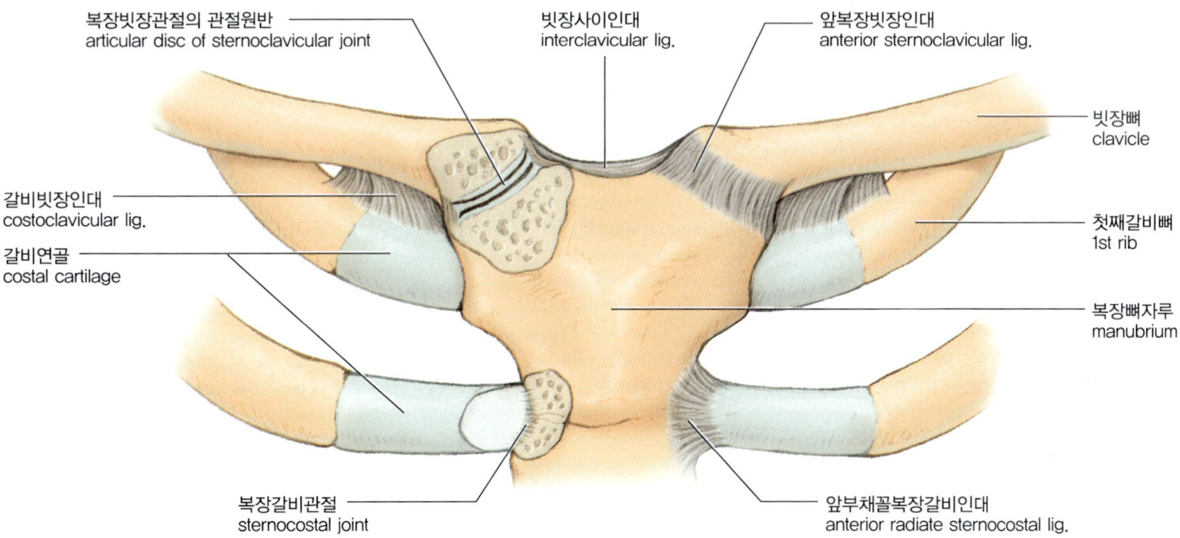

그림 4-42. 복장빗장관절(sternoclavicular joint).

는 가시위오목(supraspinatus fossa)이, 아래쪽에는 가시아래오목(infraspinatus fossa)이 있으며, 각 오목에는 각각 같은 이름의 근육이 붙어 있다.

자유팔뼈

자유팔뼈(bone of free upper extremity)는 위팔뼈, 아래팔뼈 및 손뼈로 구성된다.

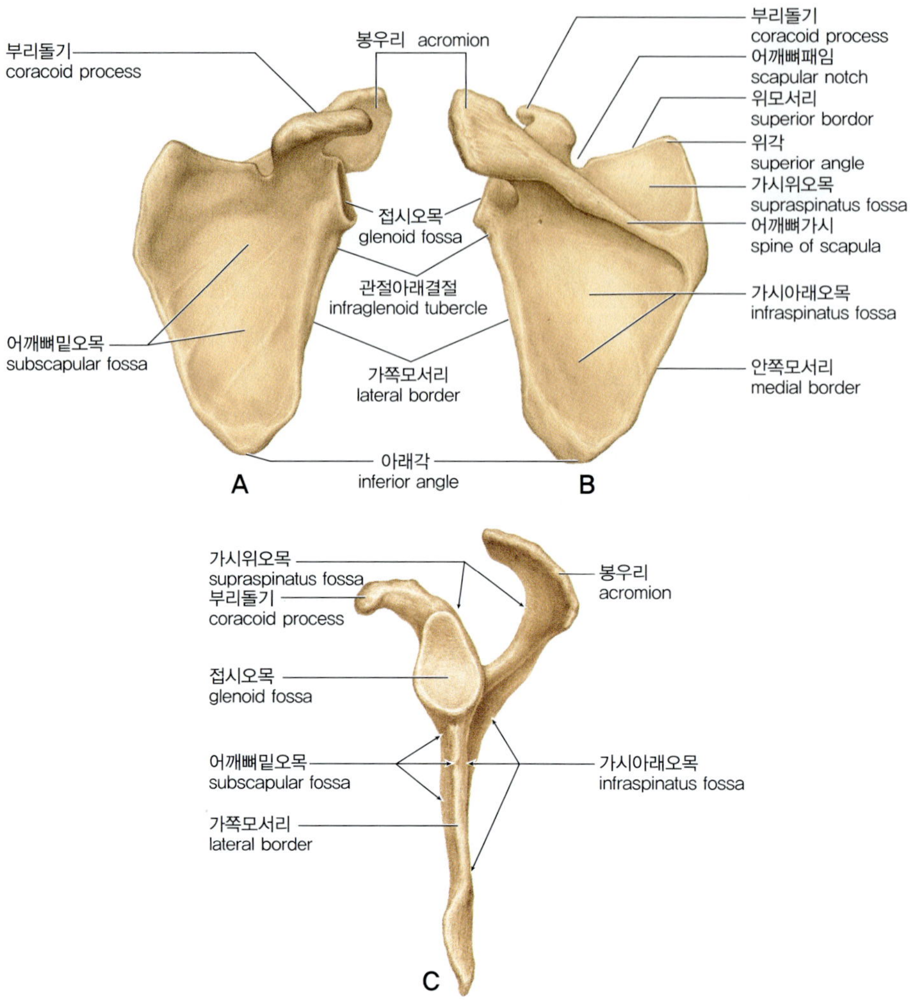

그림 4-43. 왼쪽 어깨뼈(scapula)의 앞면(A), 뒷면(B) 및 가쪽면(C).

위팔뼈

위팔뼈(상완골 humerus)는 전형적인 긴뼈로서(그림 4-44), 몸쪽끝에는 위안쪽방향으로 돌출한 공모양의 위팔뼈머리(head)가 있고, 위팔뼈머리는 어깨뼈의 관절오목과 관절하여 어깨관절을 형성한다. 위팔뼈머리의 바로 아래에 잘록한 둘레가 있는데 이를 해부목(anatomical neck)이라 한다. 위팔뼈머리가 까이에는 근육이 부착하는 두 개의 융기가 있는데, 이를 큰결절(greater tubercle) 및 작은결절(lesser tubercle)이라 한다. 이러한 결절의 아래부분에서 위팔뼈몸통(body)으로 이행되는 부분이 잘록하게 되어 있는데 이 부분에서 골절이 흔히 일어나므로 외과목(surgical neck)이라고 한다.

몸통의 위가쪽부분에는 위팔을 수평방향으로 들어올리는 어깨세모근(deltoid muscle)이 부착하는 세모근거친면(deltoid tuberosity)이 있다. 또 뒷면에서는 노신경(radial nerve)이 통과하기 때문에 만들어진 얕은 나선상의 노신경고랑(groove for radial nerve)을 볼 수 있다. 위팔뼈의 먼쪽끝(distal end)은 옆으로 넓고 아래팔의 뼈들과 관절하는 관절면을 만들고 있다. 위팔뼈도르래(trochlea)는 자뼈와 관절하며, 위팔뼈작은머리(capitulum)는 노뼈와 관절하고 있다. 또 뒷면에는 아주 깊은 팔꿈치오목(olecranon fossa)이 있고, 팔을 펴게 되면 자뼈의 팔꿈치머리가

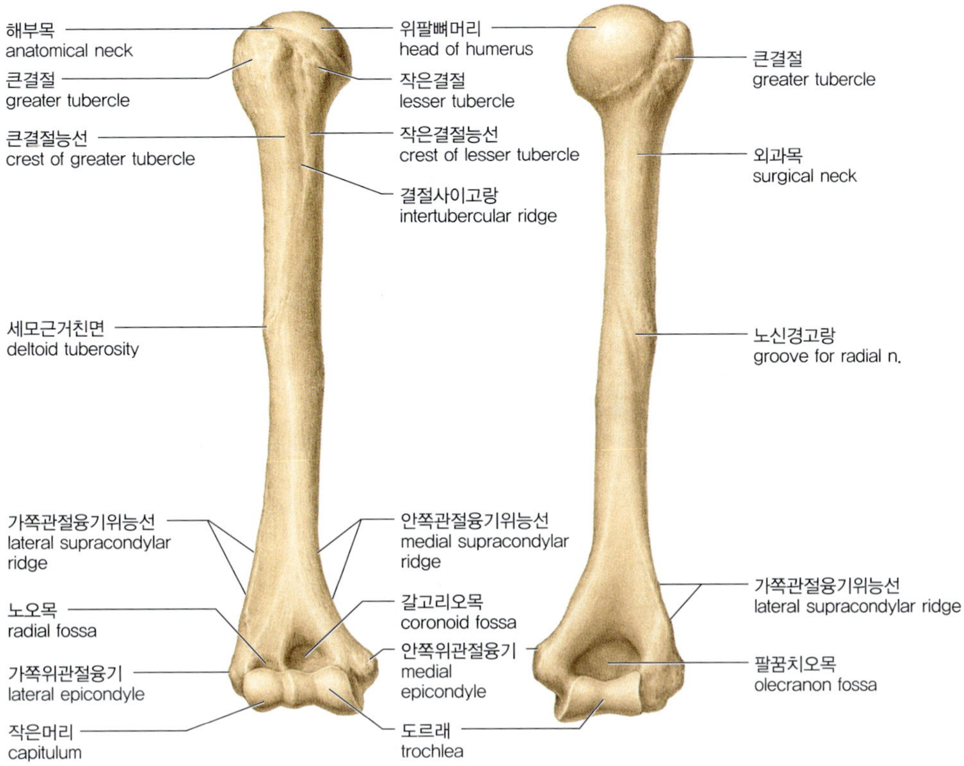

그림 4-44. 오른쪽 위팔뼈(humerus)의 앞면(A)과 뒷면(B).

그 속으로 들어가 과도한 젖힘(over extension)을 방지하는 역할을 한다. 남자보다 여자에서는 팔꿈치오목이 더 깊기 때문에 팔을 펴게 되면 약간 더 뒤로 젖혀지게 된다. 팔꿉관절을 이루는 양 쪽의 돌출부를 각각 안쪽 및 가쪽위관절융기(medial/lateral epicondyle)라 한다. 특히 안쪽위관절융기의 뒷면에는 자신경(ulnar nerve)이 지나는 자신경고랑(groove for ulnar nerve)이 있다. 그러므로 안쪽위관절융기의 뒤쪽 팔꿈치를 책상모서리에 부딪치게 되면 그 신경이 자극되어 새끼손가락쪽으로 전기쇼크 때와 같은 느낌을 느끼게 된다.

어깨관절(shoulder joint) : 위팔뼈머리와 어깨뼈의 관절오목 사이에 형성된 절구관절이다. 운동범위는 우리 몸의 관절 중에서 가장 넓은데, 이는 어깨관절의 운동뿐만 아니라 어깨뼈의 운동까지도 덧붙여 일어나는 결과이기 때문이다. 어깨뼈를 고정한 상태에서 위팔뼈를 수직으로 올리려고 하면 부리돌기에 닿아서 더 이상 올라가지 않는다. 위팔뼈를 수직으로 올릴 수 있는 것은 어깨뼈가 가슴우리를 따라 미끄러져 갈 수 있기 때문이다. 어깨뼈의 관절오목은 얕기 때문에 위팔뼈머리가 탈구(dislocation)되는 것을 방지하기 위하여 관절 주위에는 힘줄 및 인대 등이 보강되어 있다(그림 4-45).

아래팔뼈

아래팔뼈(전완골 bone of forearm)에는 자뼈와 노뼈 두 개가 있으며, 팔을 펴고 손바닥을 앞으로 향하게 하면 노뼈는 엄지손가락쪽으로, 또 자뼈는 새끼손가락쪽으로 자리잡게 되며, 두 뼈는 나란히 놓여 있게 된다.

자뼈(척골 ulna) : 노뼈보다 길고 몸쪽끝이 굵으나 먼쪽끝은 가늘다(그림 4-46). 몸쪽끝에는 위팔뼈도르래와 관절하는 도르래패임(trochlear notch)이 있고, 위뒤쪽에 있는 돌기는 팔꿈치머리(olecranon)로

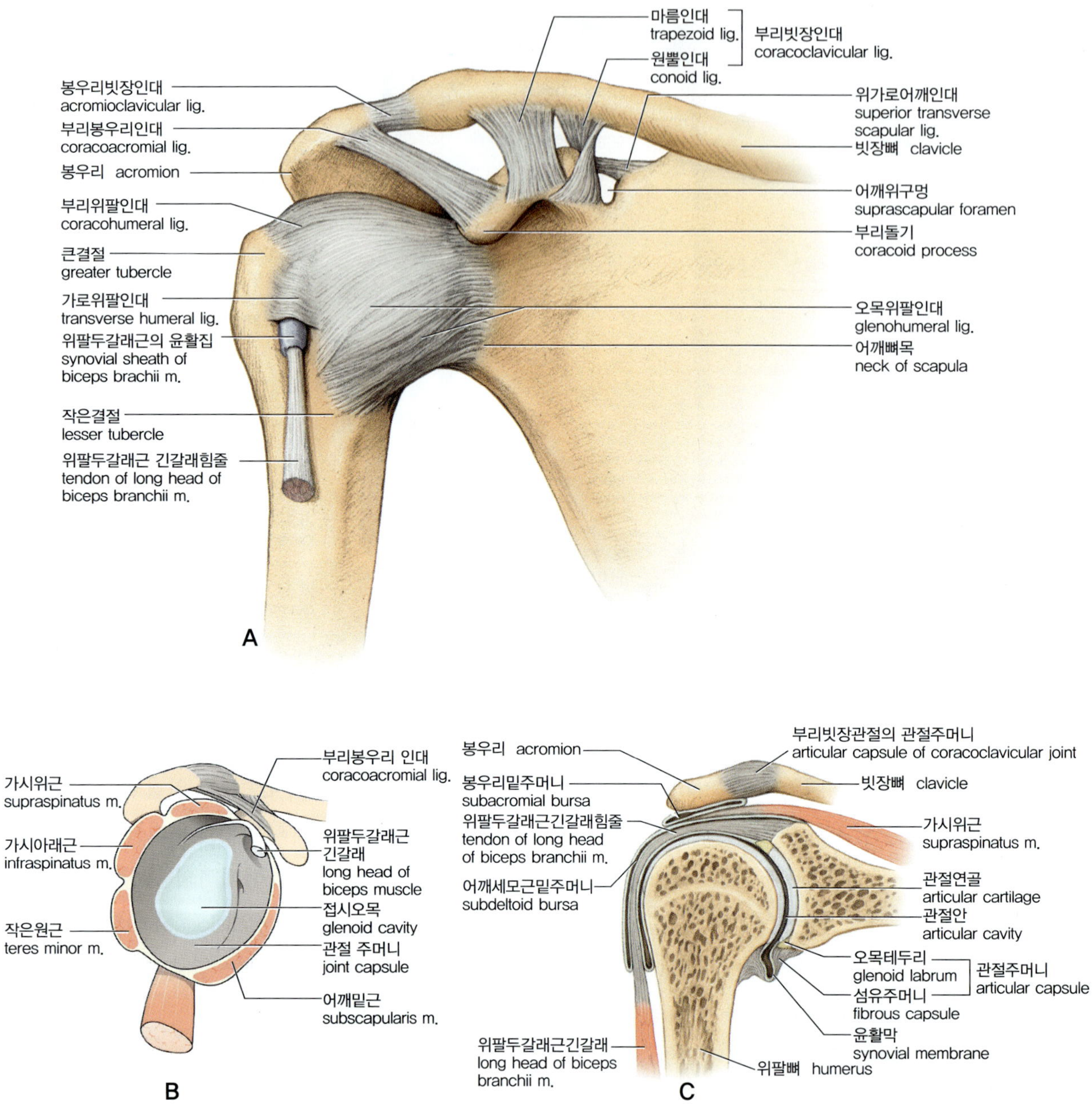

그림 4–45. A: 팔이음관절(articulations of shoulder girdle)과 어깨관절(shoulder joint). B: 위팔뼈를 제거한 후 가쪽에서 본 오른쪽 어깨관절의 모습. C: 어깨관절의 이마단면.

서 팔을 펴게 되면 위팔뼈의 팔꿈치오목 속으로 들어간다. 또 도르래패임의 앞아래쪽에는 갈고리돌기(coronoid process)가 있다. 먼쪽끝에는 노뼈안쪽부위와 중쇠관절을 형성하는 짧고 둥근 막대모양의 자뼈머리(ulnar head)가 있고, 그 안쪽에 붓돌기(styloid process)가 돌출되어 있다.

노뼈(요골 radius) : 뼈의 굵기는 자뼈의 경우와는 달리 몸쪽끝이 가늘고 먼쪽끝이 굵다(그림 4–46). 노뼈머리(radial head)의 위면은 위팔뼈작은머리와 만나서 관절을 만들기 때문에 약간 오목하다. 노뼈머리의 안쪽부분은 자뼈 가쪽부위에 있는 관절오목으로 들어가 중쇠관절을 형성한다. 노뼈머리의 바로

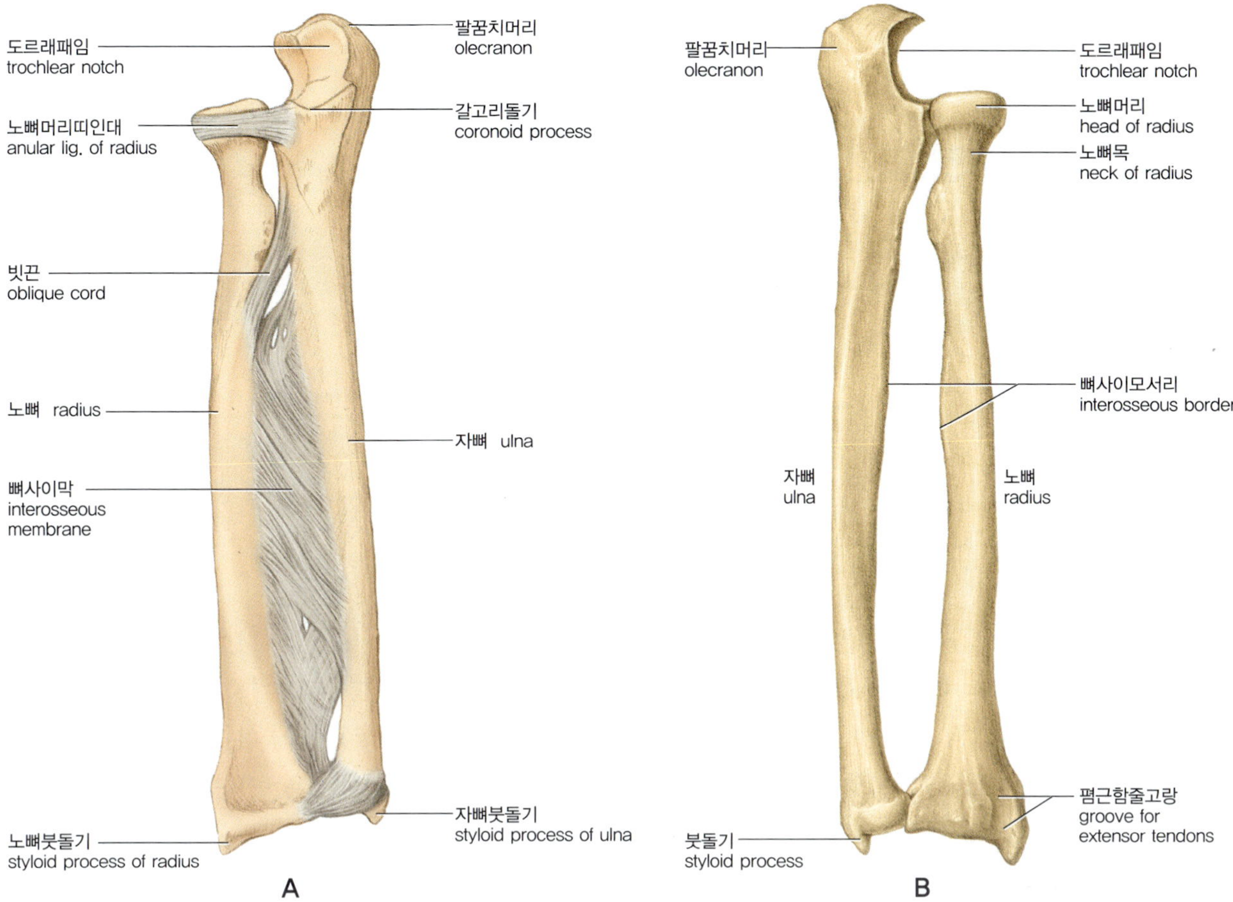

그림 4-46. 앞(A)과 뒤(B)에서 본 노뼈(radius)와 자뼈(ulna), 그리고 그 사이의 뼈사이막.

밑 앞면에는 위팔두갈래근(biceps brachii muscle)이 부착하기 때문에 거친 융기인 노뼈거친면(radial tuberosity)이 있다. 노뼈 먼쪽끝의 안쪽에는 자뼈머리와 중쇠관절을 만드는 자뼈패임(ulnar notch)이 있고, 그 가쪽 끝에는 붓돌기(styloid process)가 돌출하여 있다. 노뼈와 자뼈사이의 뼈사이가장자리는 강한 결합조직성 막인 뼈사이막(interosseous membrane)으로 연결되어 있다. 노뼈 먼쪽끝의 아랫면에는 손목뼈와 관절하는 손목관절면이 있다.

팔꿉관절(elbow joint) : 위팔뼈, 노뼈 및 자뼈가 형성하는 관절로서, 형태는 경첩관절이다. 운동은 굽힘운동이 주가 되며, 아래팔과 손을 회전시키는 운동은 노뼈와 자뼈 사이의 중쇠관절에서 일어난다. 손바닥을 뒤엎는 엎침(pronation) 및 뒤침(supination) 운동은 자뼈 먼쪽끝에서 노뼈가 자뼈머리 주위를 돌게 됨으로써 일어난다(그림 1-4, 4-47).

위팔뼈는 자뼈와 그리고 노뼈는 손목뼈와 각각 관절하는 것은 손이나 주먹에서 오는 충격이 직접 위팔뼈로 전달되지 않고 손목뼈에서 노뼈를 통하여 자뼈를 거쳐 가도록 하여 충격을 어느 정도 완화시키는 역할을 하게 되므로 기능적으로 매우 중요하다. 따라서 손을 짚고 넘어질 때 노뼈의 먼쪽 1/3부분에 먼저 힘이 가해지기 때문에 이 부분에서 골절이 잘 일어나는데 이를 콜리스골절(Colles' fracture)이라 한다.

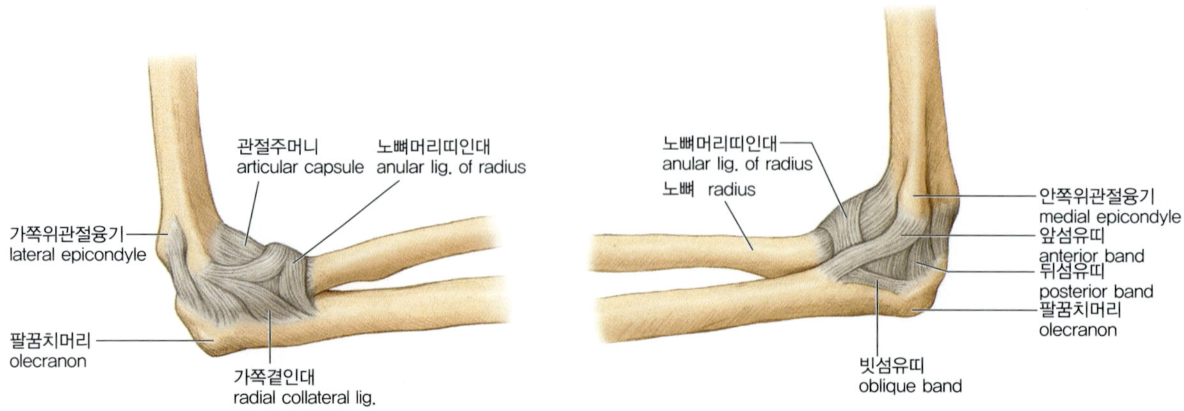

그림 4-47. 가쪽(A)과 안쪽(B)에서 본 팔꿉관절(elbow joint)의 인대.

손뼈

손뼈(bones of hand)는 손목뼈, 손허리뼈 및 손가락뼈로 구성되어 있다(그림 4-48).

손목뼈(수근골 carpal bone) : 모양이 다양한 여덟 개의 작은 뼈로서, 손목에 위치하고 있다. 이 뼈들은 네 개씩 두 줄로 배열되어 있고, 서로 인대에 의해 연결되어 있으며, 관절면도 평면에 가깝기 때문에 운동성이 미약하다. 몸쪽줄에 있는 손목뼈를 가쪽에서 안쪽을 향해 열거해 보면 손배뼈(주상골 scaphoid bone), 반달뼈(월상골 lunate bone), 세모뼈(삼각골 triquetral bone) 및 콩알뼈(두상골 pisiform bone)이다. 또 먼쪽줄에 있는 것은 큰마름뼈(대능형골 trapezium), 작은마름뼈(소능형골 trapezoid bone), 알머리뼈(유두골 capitate bone) 및 갈고리뼈(유구골 hamate bone)이다(그림 4-48).

손목관절(radiocarpal joint, wrist joint) : 손배뼈, 반

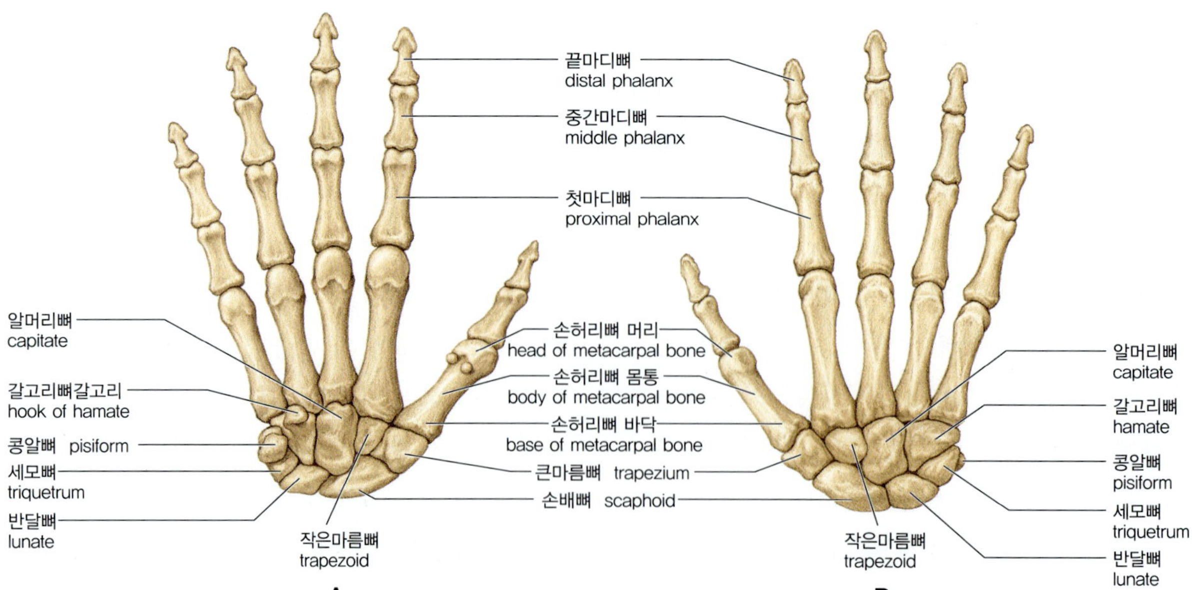

그림 4-48. 손뼈(bone of hand). A: 손바닥면. B: 손등면.

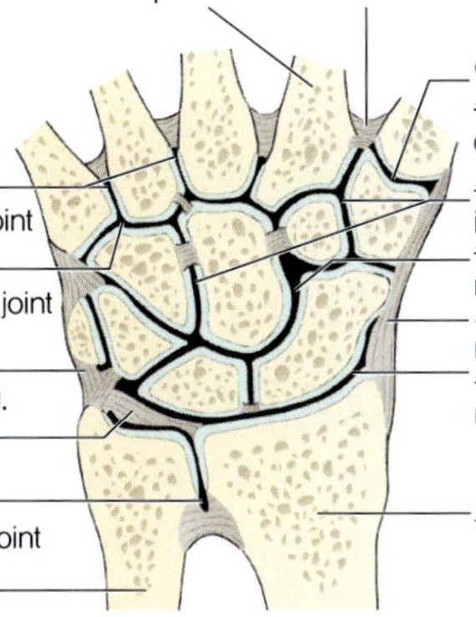

그림 4-49. 오른쪽 손목관절(radiocarpal joint)의 전두단면.

달뼈 및 세모뼈로 이루어진 타원형의 관절면이 노뼈 먼쪽끝의 관절오목에 들어가서 타원관절을 형성한다(그림 4-49). 손에서의 엎침 및 뒤침운동은 손목관절에서 일어나는 것이 아니고, 아래팔이 회전운동을 할 때 손목뼈와 노뼈가 같이 돌아가기 때문이다.

손허리뼈(metacarpal bone) : 손목뼈 먼쪽줄의 네 뼈와 관절하면서 방사상으로 뻗은 다섯 개의 뼈이며, 엄지손가락쪽부터 첫째~다섯째손허리뼈라 한다(그림 4-48). 첫째손허리뼈는 큰마름뼈와 안장관절을 이루어 휘돌림운동을 할 수 있다. 또 엄지의 손목손허리관절(carpometacarpal joint)의 관절면은 가로축이 다른 손허리뼈와는 달리 기울어져 있기 때문에 엄지손가락 끝을 다른 손가락 끝과 서로 맞붙일 수 있는 맞섬운동(opposition)을 할 수 있다. 엄지손가락의 맞섬운동은 작은 물건을 손가락 끝으로 집는 동작에 필요하다.

손가락뼈(phalanx) : 손가락뼈는 14개로 구성되어 있다(그림 4-48). 엄지손가락에서는 손가락뼈가 첫마디뼈(proximal phalanx)와 끝마디뼈(distal phalanx)의 두 개로 되어 있지만, 나머지 네 개의 손가락은 각각 첫마디뼈, 중간마디뼈(middle phalanx) 및 끝마디뼈의 세 개씩으로 이루어져 있다. 엄지를 제외한 손허리손가락관절(metacarpophalangeal joint)은 두융기관절(bicondylar joint)을 이루고 있지만 엄지손가락의 경우는 경첩관절에 가깝다. 각 손가락뼈사이관절(interphalangeal joint)은 경첩관절이다.

뼈발생시기와 연령 감정

출생 후 소아기를 거쳐 어른으로 되기까지 뼈마다 뼈발생이 완성되는 시기가 일정하므로 연령을 감정하는 데 도움이 된다. 특히 손목뼈들은 8개의 작은 뼈들이 오밀조밀하게 모여 있으며, 이들의 뼈발생의 완성시기가 각각 다르기 때문에 방사선 촬영으로 각 뼈의 형성 정도를 비교하여 나이를 추정할 수 있다(표 4-7).

표 4-7. 손목뼈의 뼈발생(ossification) 완성 시기

알머리뼈(capitate bone)	생후	1년
갈고리뼈(hamate bone)	생후	1년
세모뼈(triquetral bone)	생후	3년
반달뼈(lunate bone)	생후	5년
큰마름뼈(trapezium bone)	생후	5년
손배뼈(scaphoid bone)	생후	6년
작은마름뼈(trapezoid bone)	생후	8년
콩알뼈(pisiform bone)	생후	8~12년

다리뼈

서서 걸어 다니는 사람은 체중을 지탱하면서 원활한 운동을 할 필요가 있기 때문에 뼈 자체도 팔보다 다리가 굵고 견고하게 만들어졌으며 관절도 다양하다. 다리뼈(bone of lower extremity)는 팔의 경우와 같이 다리를 몸통에 연결하고 있는 다리이음뼈(bone of pelvic girdle)와 자유다리뼈(bone of free lower extremity)로 나눌수 있다(표 4-8).

다리이음뼈

어른의 다리이음뼈(bone of pelvic girdle)는 한 쌍의 볼기뼈(관골 hip bone)로 이루어져 있다. 볼기뼈의 뒤쪽은 엉치뼈(sacrum)로 인해 고정되어 있고, 앞

표 4-8. 다리(lower extremity)의 뼈와 수

다리이음부위(pelvic girdle) 볼기뼈(hip bone) 엉덩뼈(ilium) ┐ 궁둥뼈(ischium) ├ 하나로 융합 두덩뼈(pubis) ┘	 좌우 각 1	2
넓적다리(thigh) 넙다리뼈(femur)	 좌우 각 1	2
무릎(knee) 무릎뼈(patella)	 좌우 각 1	2
종아리(leg) 정강뼈(tibia) 종아리뼈(fibula)	 좌우 각 1 좌우 각 1	4
발(foot) 발목뼈(tarsal bone) 발허리뼈(metatarsal bone) 발가락뼈(phalanx)	 좌우 각 7 좌우 각 5 좌우 각14	52
계(양쪽 다리)		62

쪽은 좌우의 것이 두덩결합(pubic symphysis)으로 연결되어 있어서 둥근 골반(pelvis)을 형성하고 있다. 다리이음뼈는 팔이음뼈와는 달리 운동성이 거의 없다.

볼기뼈(관골 hip bone, coxal bone)

볼기뼈는 소아에서 엉덩뼈(장골 ilium), 궁둥뼈(좌골 ischium), 두덩뼈(치골 pubis)의 세 개의 뼈가 Y자형의 연골에 의해 서로 결합되어 있지만, 16~17세경부터 뼈결합(synostosis)이 일어나 20대 초반에 한 개의 볼기뼈로 된다(그림 4-50). 볼기뼈의 가쪽면에는 볼기뼈절구(acetabulum)라고 하는 깊게 패인 곳이 있는데, 이는 넙다리뼈머리와 더불어 엉덩관절(hip joint)을 형성한다. 볼기뼈절구의 앞아래에는 절구오목(acetabular fossa)이라고 하는 패인 부분이 있는데, 이곳에는 넙다리뼈머리와 연결하고 있는 넙다리뼈머리인대(ligament of femoral head)가 붙고 있다. 볼기뼈절구의 뒤위쪽에는 깊은 패임인 큰궁둥패임(greater sciatic notch)이 있다. 이것보다 위쪽에는 약간 가쪽으로 뻗은 엉덩뼈날개(ala of ilium)가 있는데, 이는 사람의 직립보행에 쓰이는 근육이 부착하고 있는 곳이다. 엉덩뼈날개의 위모서리를 엉덩뼈능선(iliac crest)이라 하고, 그 앞쪽에 이르면 위앞엉덩뼈가시(anterior superior iliac spine)가 돌출하고 있는데 이는 손으로도 촉지할 수 있기 때문에 복부 진단의 기준점으로 이용되고 있다. 이곳보다 약간 아래에 아래앞엉덩뼈가시(anterior inferior iliac spine)가 있다. 한편 엉덩뼈능선의 뒤끝에는 두 개의 돌기인 위뒤 및 아래뒤엉덩뼈가시(posterior superior/posterior inferior iliac spine)가 있다. 볼기뼈절구의 아래쪽에 큰 폐쇄구멍(obturator foramen)이 있으며, 이보다 뒤아래끝에는 궁둥뼈결절(ischial tuberosity)이, 앞끝에는 두덩뼈결절(pubic tubercle)이 있다. 볼기뼈의 안쪽면에는 큰궁둥패임의 상방에 매끈한 귓바퀴면(auricular surface)이 있는데, 이곳이 엉치뼈와 서로 결합하는 관절면이다.

엉덩뼈(장골 ilium) : 엉덩뼈는 볼기뼈를 구성하는 세 개의 뼈 중에서 가장 크며, 볼기뼈의 위쪽을 이루는 부분이다. 이 뼈의 안쪽면에는 비스듬히 달리고 있는 활꼴선(arcuate line)이 형성되어 있는데 이 선을 기준으로 엉덩뼈몸통(body of ilium)과 엉덩뼈날개(ala of ilium)로 구분된다. 엉덩뼈몸통은 볼기뼈절구의 위쪽 2/5를 차지하며, 엉덩뼈날개는 위를 향하여 부채모양으로 넓게 펴져 있다(그림 4-50 A). 엉덩뼈 위모서리가 엉덩뼈능선이며, 이 능선의 앞쪽에 있는 돌출부를 위앞엉덩뼈가시라 하고 그 밑의 것을 아래앞엉덩뼈가시라 한다. 또한 뒤쪽에 있는 돌출부를 각각 위뒤 및 아래뒤엉덩뼈가시라 한다. 엉덩뼈날개의 안쪽면은 오목한 엉덩뼈오목(iliac fossa)을 이루며, 엉덩근(iliacus muscle)이 부착하고 있다. 엉덩뼈오목의 뒤쪽에 귓바퀴면이 있으며, 엉치뼈의 귀모양면과 관절한다. 엉덩뼈날개의 바깥면에는 세 개의 굵은 선이 있는 데, 각각 앞, 뒤 및 아래볼기근선

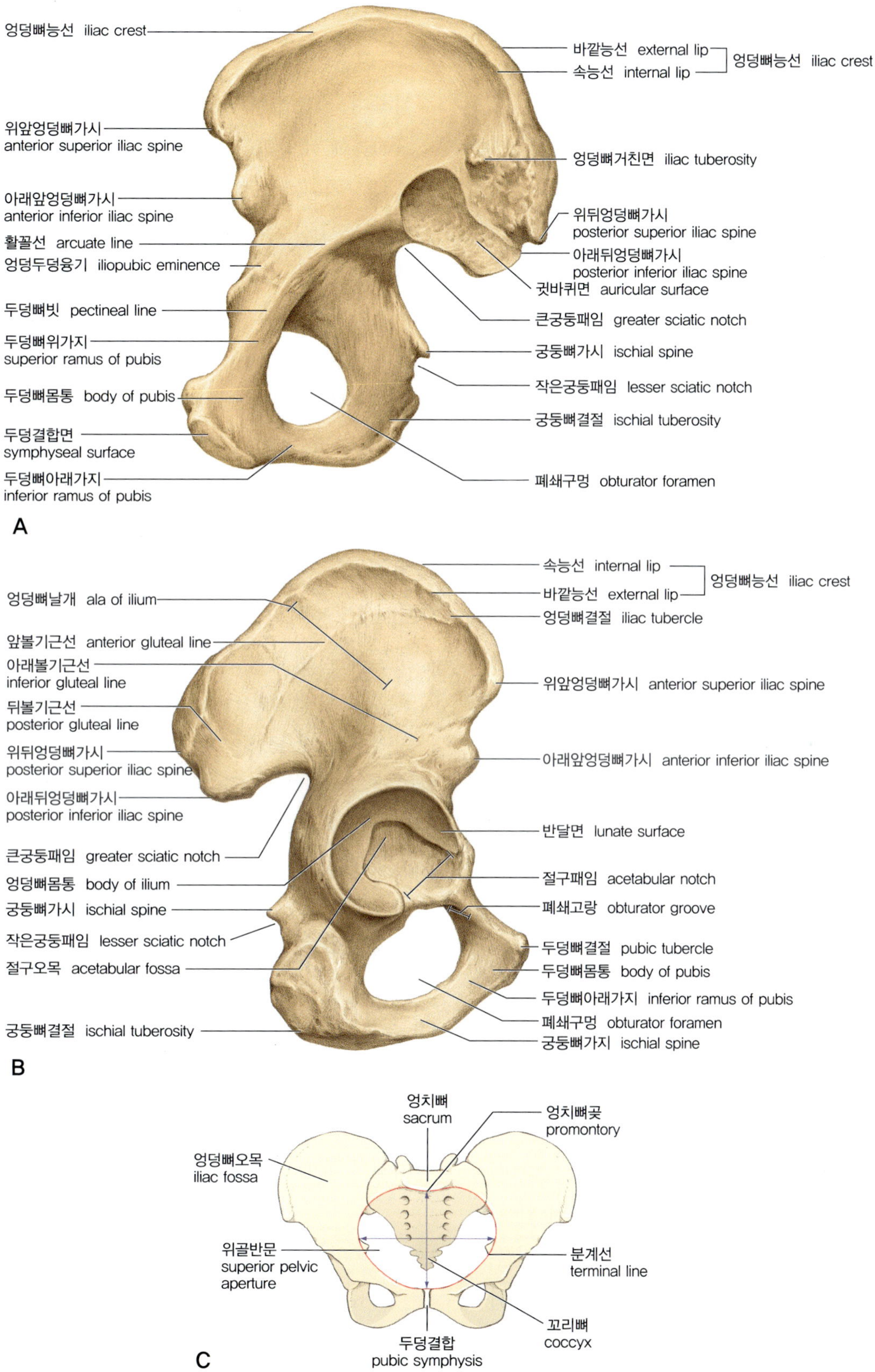

그림 4–50. 오른쪽 볼기뼈(hip bone)의 안쪽면(A)과 가쪽면(B)과 골반의 구조(C).

(anterior, posterior and inferior gluteal lines)이라고 하여 이곳에 부착하는 각 볼기근(gluteal muscle)의 경계를 이루고 있다(그림 4–50 B).

궁둥뼈(좌골 ischium) : 볼기뼈절구의 뒤아래 2/5를 이루는 부분으로서, 궁둥뼈몸통(body of ischium)과 궁둥뼈가지(ramus of ischium)로 구분된다(그림 4–50 B). 뒤모서리에는 날카로운 궁둥뼈가시(ischial spine)가 돌출하고, 이것의 위아래에 오목한 큰 및 작은궁둥패임(greater and lesser sciatic notches)이 있다. 또 아래쪽의 거친 부위를 궁둥뼈결절(ischial tuberosity)이라고 하는데, 앉았을 때 몸통의 무게를 받치는 곳이다. 궁둥뼈가지는 궁둥뼈결절에서 앞으로 뻗은 부분이며, 이는 두덩뼈아래가지와 연결되어 폐쇄구멍(obturator foramen)을 이룬다.

두덩뼈(치골 pubis) : 이 뼈는 볼기뼈절구의 앞쪽 1/5부분을 차지하며, 두덩뼈몸통(body of pubis)과 두덩뼈가지(ramus of pubis)로 나뉜다(그림 4–50 B). 두덩뼈몸통은 좌우의 것이 정중선에서 만나 두덩결합(pubic symphysis)을 이룬다. 두덩뼈가지에서 두덩뼈몸통의 위쪽으로 뻗은 것을 위가지(superior ramus), 아래쪽으로 뻗은 것을 아래가지(inferior ramus)라 하며, 아래가지는 궁둥뼈가지와 연결된다. 두덩뼈위가지의 위모서리의 두드러진 곳을 두덩뼈능선(pubic crest)이라 하며, 이 능선 가쪽끝의 돌출부를 두덩뼈결절(pubic tubercle)이라 한다.

골반(pelvis) : 골반은 좌우의 볼기뼈, 엉치뼈 및 꼬리뼈로 구성되어 있다. 다섯째허리뼈와 관절하고 있는 엉치뼈 상단의 두드러진 앞쪽 모서리를 엉치뼈곶(promontory)이라 하고, 엉치뼈곶에서부터 활꼴선, 두덩뼈빗(pectineal line) 및 두덩결합 위모서리를 연결하는 분계선(terminal line)으로 둘러싸인 부위를 위골반문(superior pelvic aperture)이라고 한다(그림 4–50). 골반은 이 경계를 기준으로 하여 위쪽의 큰골반(greater pelvis, 거짓골반 false pelvis)과 아래쪽의 작은골반(lesser pelvis, 참골반 true pelvis)으로 나뉜다. 큰골반은 배안(abdominal cavity)의 바닥을 형성하며, 작은골반의 속공간은 원래의 골반안(pelvic cavity)에 해당하고 속생식기관, 방광 및 직장 등 골반 내장기관을 보호하고 있다. 여자의 경우 작은골반은 출산시 산도가 되기 때문에 위골반문, 골반안, 아래골반문(inferior pelvic aperture)의 크기를 일정한 계측방법으로 측정할 필요가 있다. 산과학적으로 직결합선, 즉 엉치뼈곶과 두덩결합 사이의 최단거리인 앞뒤지름(anteroposterior diameter, 결합지름 conjugate diameter)은 동양여자의 경우 평균 약 11cm 이고, 한쪽 엉치엉덩관절에서 반대쪽 엉치두덩융기까지의 대각선지름인 빗지름(oblique diameter), 양쪽 분계선의 중앙점을 잇는 가로지름(transverse diameter) 등이 있지만 임상적으로 중요한 것은 앞뒤지름이다. 앞뒤지름이 태아 머리의 최대지름보다 작은 경우를 협골반(contracted pelvis)이라 하며, 분만시 산과학적 도움이 필요케 된다. 위골반문의 경우 가로지름보다 앞뒤지름이 작지만 아래골반문에 서는 앞뒤지름이 더 크다. 태아의 머리는 앞뒤지름이 커서 분만시 지름이 큰 쪽으로 맞대어 나오기 때문에 분만초기의 태아는 위골반문에서는 가로로 향하여 통과하지만, 골반안에서는 약 90°로 회전하여 앞뒤로 향하여 아래골반문을 나온다. 남녀 간에 그 형태의 차이가 있는데, 여자의 골반은 사춘기 이후에 가서야 임신 및 분만에 적합한 형태를 갖추게 된다(표 4–9, 그림 4–51). 골반은 법의인류학분야에서 머리뼈와 함께 어른의 성별을 구분하는 데 쓰인다.

자유다리뼈

자유다리뼈(bone of free lower extremity)는 넙다리뼈, 종아리뼈 및 발뼈로 구성된다.

표 4-9. 남자와 여자 골반(pelvis)의 차이

	남자	여자
위골반문(pelvic inlet)의 형태	삼각형*	타원형
아래골반문(pelvic outlet)	넓음**	좁음
골반안(pelvic cavity)의 형태	좁은 깔때기형	넓은 난원형
엉덩뼈(ilium)의 모습	폭이 좁고 김	폭이 넓고 짧음
엉치뼈(sacrum)의 형태	좁고 많이 구부러짐	넓고 덜 구부러짐
큰궁둥패임(greater sciatic notch)	깊고 좁음	얕고 넓음
두덩활(pubic arch) ***	각이 작음(50~60°)	각이 큼(70~90°)

* 엉치뼈곶(sacral promontory)이 남자의 것에서 더 뚜렷하게 돌출함.
** 좌우 궁둥뼈결절(ischial tuberosity)의 사이가 더 넓음.
*** 두덩밑각(subpubic angle)으로 좌우 두덩뼈의 사이에 이루어진 각도.

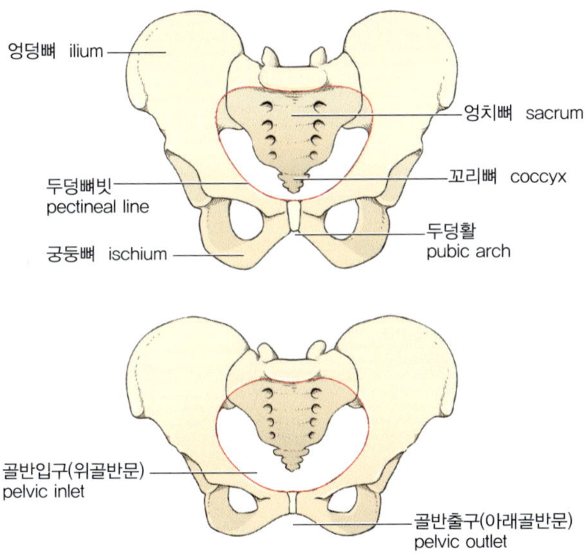

그림 4-51. 앞에서 본 남자 골반(A)과 여자 골반(B).

넙다리뼈

넙다리뼈(대퇴골 femur)는 뼈 중에서 가장 길고 무거운 긴뼈이다(그림 4-53). 넙다리뼈머리(head of femur)는 2/3가 공모양으로 볼기뼈 가쪽면의 볼기뼈 절구에 깊이 들어가 엉덩관절(hip joint)을 형성한다. 넙다리뼈머리의 가운데에는 넙다리오목(fovea of head of femur)이라고 하는 오목하게 들어간 부위가 있는데, 이 부위에는 넙다리뼈머리인대(ligament of femoral head)가 붙고 있다. 이 인대는 넙다리뼈머리를 볼기뼈에 고정시키는 데에 관여하지 않고, 이 인대를 통하여 혈관이 드나들고 있다.

넙다리뼈머리에서 계속되는 가는 부분인 넙다리뼈목(neck)은 몸통의 긴축에 대해 평균 125°의 각도를 이루고 있다. 목에서 몸통(body)으로 이행되는 부위에는 가쪽에 큰돌기(greater trochanter), 안쪽에 작은돌기(lesser trochanter)가 각각 돌출되어 있다. 이 중에서 큰돌기는 피부의 표면에서도 만져 볼 수 있다. 몸통의 뒷면에는 두드러진 거친선(linea aspera)이 보이는데, 이것은 걸어 다니는 데 쓰이는 근육이 부착하는 부위이며, 다른 포유동물보다 사람에서 더 잘 나타난다. 생체에서의 넙다리뼈는 수직으로 위치하는 것이 아니고 넓적다리의 위가쪽에서 아래안쪽을 향하여 비스듬히 있으며, 여자의 골반은 그 폭이 남자보다 넓기 때문에 넙다리뼈의 경사도가 남자보다 크다.

넙다리뼈의 먼쪽끝에는 두 개의 돌출부가 있는데, 이를 안쪽관절융기(medial condyle) 및 가쪽관절융기(lateral condyle)라 하고, 종아리의 정강뼈(tibia)와 더불어 무릎관절(knee joint)을 형성한다. 안쪽관절융기와 가쪽관절융기는 뒷면에서는 깊게 패인 융기사이오목(intercondylar fossa)에 의해 격리되어

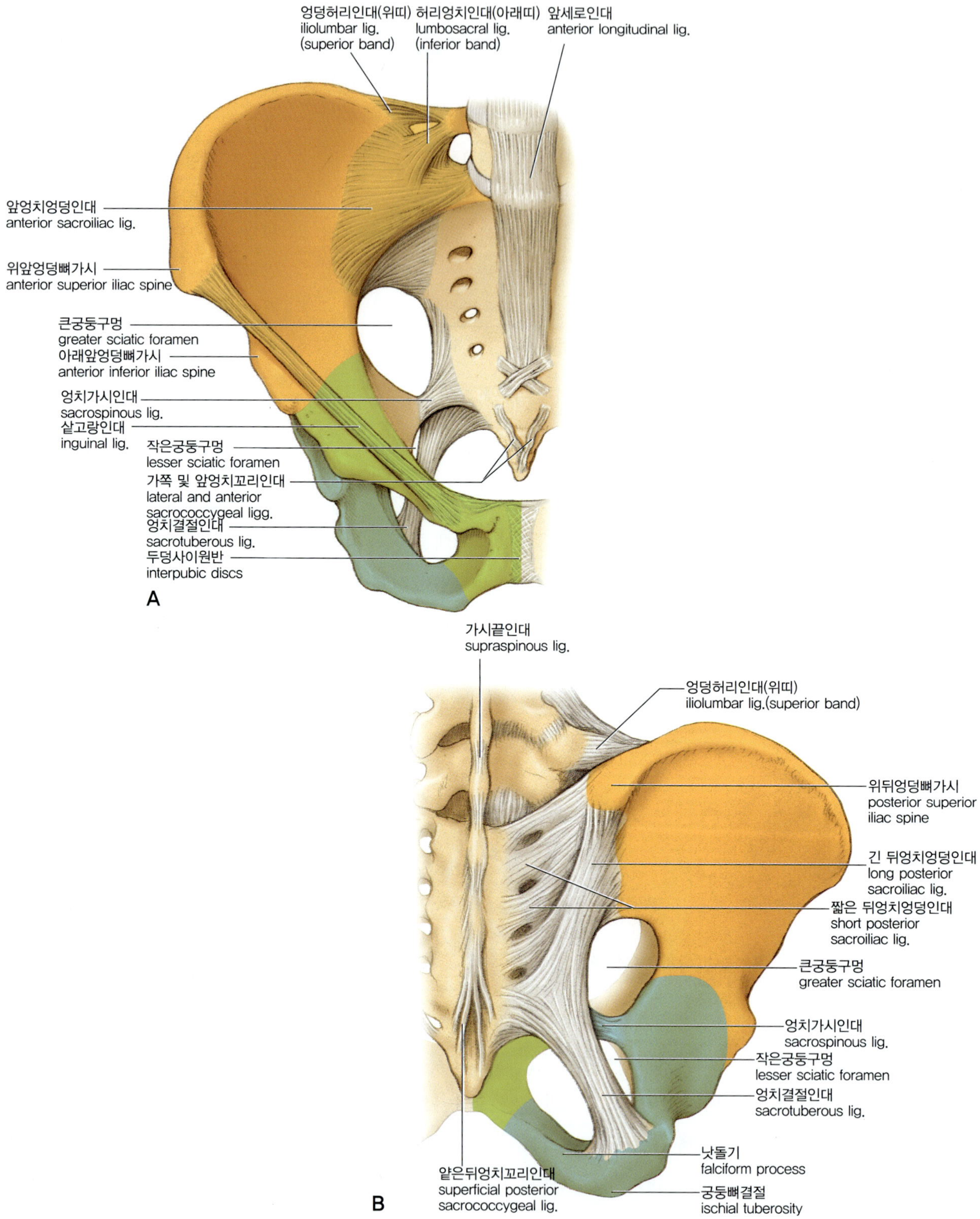

그림 4-52. 골반을 이루는 볼기뼈(hip bone)의 앞면(A)과 뒷면(B)에서 엉덩뼈(노란색 ■), 두덩뼈(녹색 ■) 및 궁둥뼈(하늘색 ■)의 구분. B: 골반의 뒷면에서 보이는 볼기뼈와 엉치뼈 사이의 주요 인대.

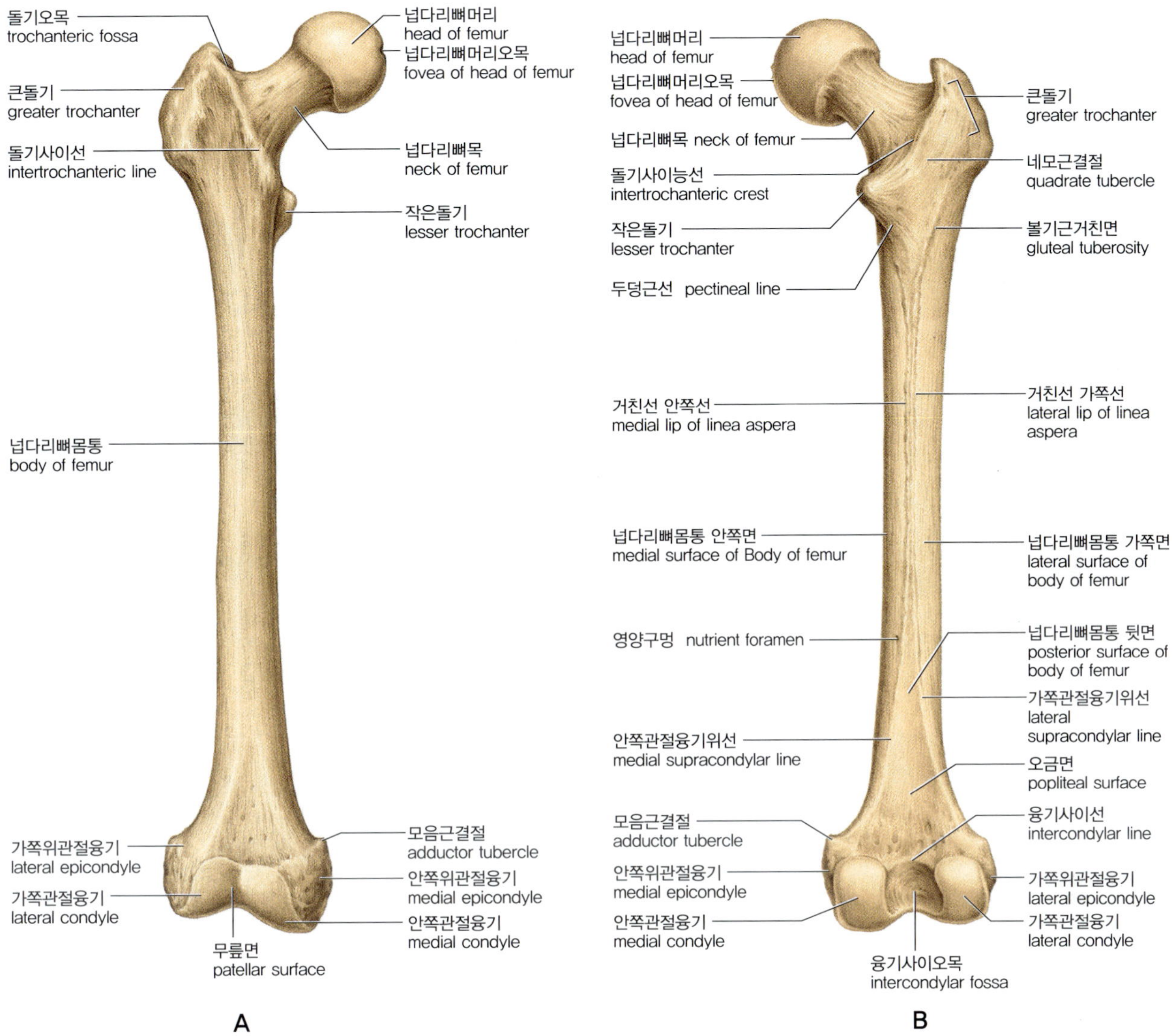

그림 4-53. 넙다리뼈(femur)의 앞면(A)과 뒷면(B).

있으나, 앞면에서는 서로 연결되어 무릎뼈(patella)가 맞닿는 매끈한 관절면을 만든다. 또한 안쪽 및 가쪽관절융기의 위쪽에는 안쪽 및 가쪽위관절융기(medial and lateral epicondyles)가 돌출하여 근육과 인대가 부착한다.

엉덩관절(hip joint) : 넙다리뼈머리가 볼기뼈절구 속으로 깊이 들어가 형성한 절구관절이다. 넙다리뼈의 목과 몸통 사이의 이행부에 관절주머니가 큰돌기와 작은돌기의 안쪽에 붙어 있으며, 목의 절반이 관절안 속에 들어가 있다. 관절주머니의 주위는 인대에 의해 보강되어 있어서 넙다리뼈와 볼기뼈 사이의 결합을 한층 더 강력히 고정시키고 있다(그림 4-54). 엉덩관절은 굽힘(flexion), 폄(extension), 모음(adduction), 벌림(abduction) 및 휘돌림(circumduction)운동을 할 수 있으나, 관절의 보강장치로 인해서 운동범위가 어깨관절보다 현저하게 제한되어 있다.

종아리의 뼈

종아리의 뼈(bone of leg)에는 정강뼈와 종아리뼈

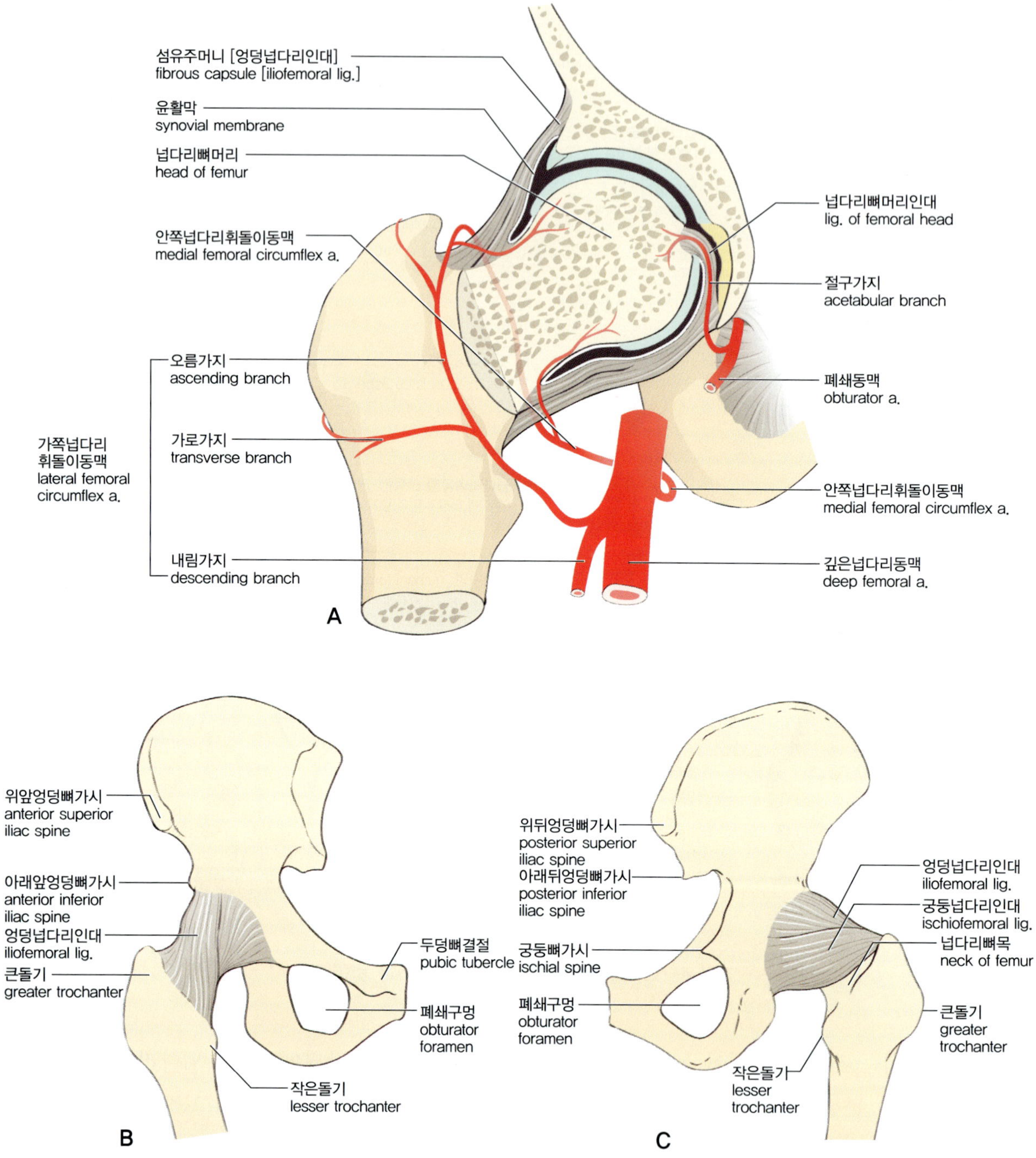

그림 4-54. 엉덩관절(hip joint). A: 전두단면. B: 앞면. C: 뒷면.

가 있다.

정강뼈(경골 tibia) : 종아리의 안쪽에 위치하고 있는 견고한 뼈이다(그림 4-55). 몸쪽끝의 안쪽 및 가쪽에는 두드러진 안쪽 및 가쪽관절융기(medial and lateral condyles)가 있고, 넙다리뼈 먼쪽끝과 더불어 무릎관절을 이루고 있다. 가쪽관절융기에서는 종아리뼈머리(head of fibula)와 접촉하는 관절면을 볼 수 있다. 몸통(body)은 예리한 세 모서리(border)가 있는 삼각기둥 모양을 하고 있다. 특히 정강뼈의 앞모서리(anterior border)는 피부 바로 밑에 있기 때

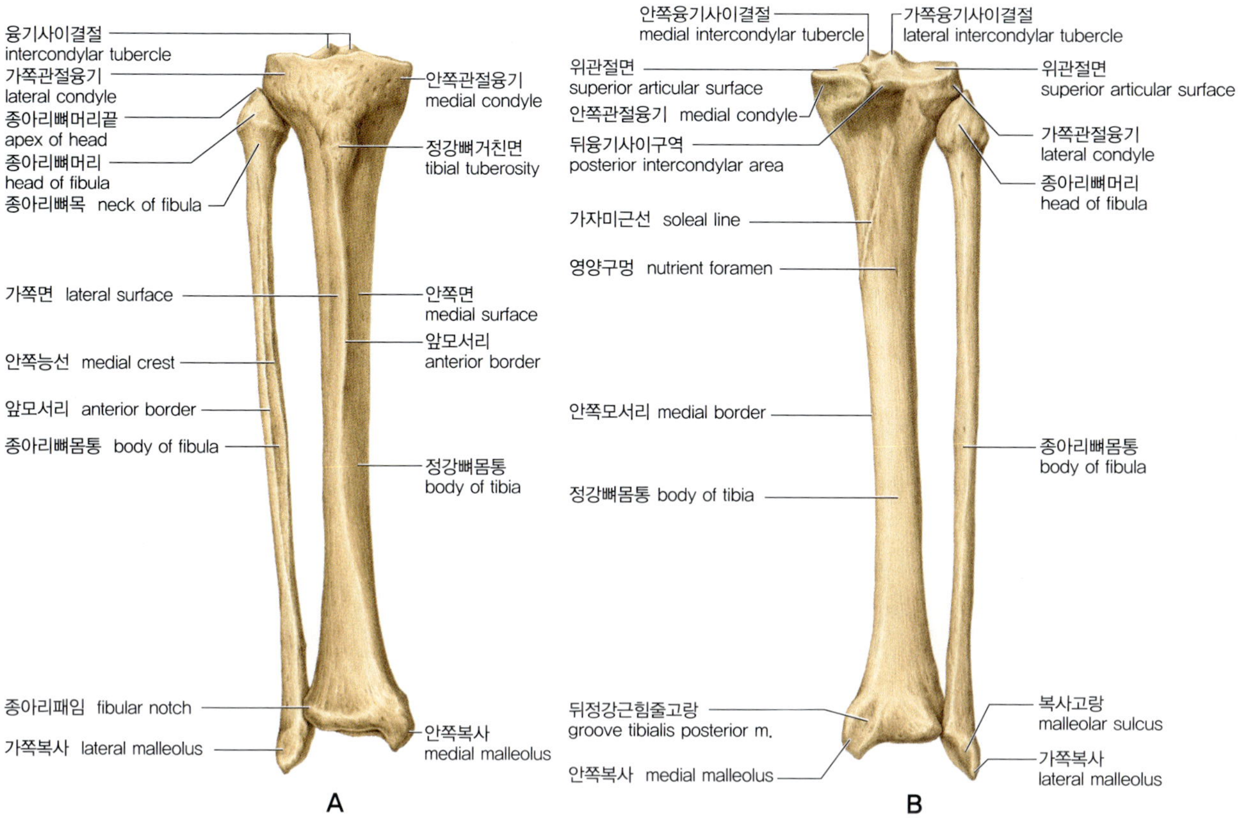

그림 4–55. 정강뼈(tibia)와 종아리뼈(fibula)의 앞면(A)과 뒷면(B).

문에 외부에서 타격을 받을 경우 뼈막에 분포하고 있는 감각신경이 자극되어 매우 심한 통증을 느끼게 된다. 앞모서리의 위쪽에는 거친 정강뼈거친면(tibial tuberosity)이 있고 여기에 무릎인대(patellar ligament)가 붙어 있다. 먼쪽끝에서 안쪽으로 튀어나온 곳이 안쪽복사(medial malleolus)이고, 먼쪽끝 관절면은 목말뼈와 발목관절(ankle joint)을 이루며, 가쪽에는 종아리뼈와 관절하는 종아리뼈패임(fibular notch)이 있다.

종아리뼈(비골 fibula) : 정강뼈의 가쪽에 있는 가늘고 긴 뼈로서 몸쪽끝의 팽대된 부분을 종아리뼈머리(head of fibula)라 한다(그림 4–55). 이 머리에는 정강뼈의 가쪽관절융기와 관절을 이루는 관절면이 있지만 무릎관절에는 직접 관여하지 않기 때문에 체중을 지탱하는 역할은 하지 않는다. 먼쪽끝은 정강뼈와 함께 목말뼈와 관절하고 있으며, 가쪽의 돌출부분을 가쪽복사(lateral malleolus)라 하고 피부에서 만져진다.

무릎뼈(슬개골 patella) : 넙다리네갈래근의 힘줄 속에 있는 밤톨 같은 모양의 종자뼈(sesamoid bone)이다. 앞면은 거칠고 뒷면에는 매끄러운 관절면이 있어 넙다리뼈의 무릎면과 관절한다.

무릎관절(knee joint) : 넙다리뼈와 정강뼈 사이에 이루어진 경첩관절이다(그림 4–56). 또 안쪽 관절융기와 가쪽관절융기 사이의 관절면이 무릎뼈와 관절을 이룬다. 무릎관절의 양쪽에는 안쪽 및 가쪽곁인대(medial/lateral collateral ligament)가 있어 관절을 보강하고 있으며, 운동 시에 무릎관절을 형성하는 뼈가 좌우로 탈구되는 것을 막고 있다. 관절안에는 넙다리뼈와 정강뼈를 연결하고 있는 두 개의 앞

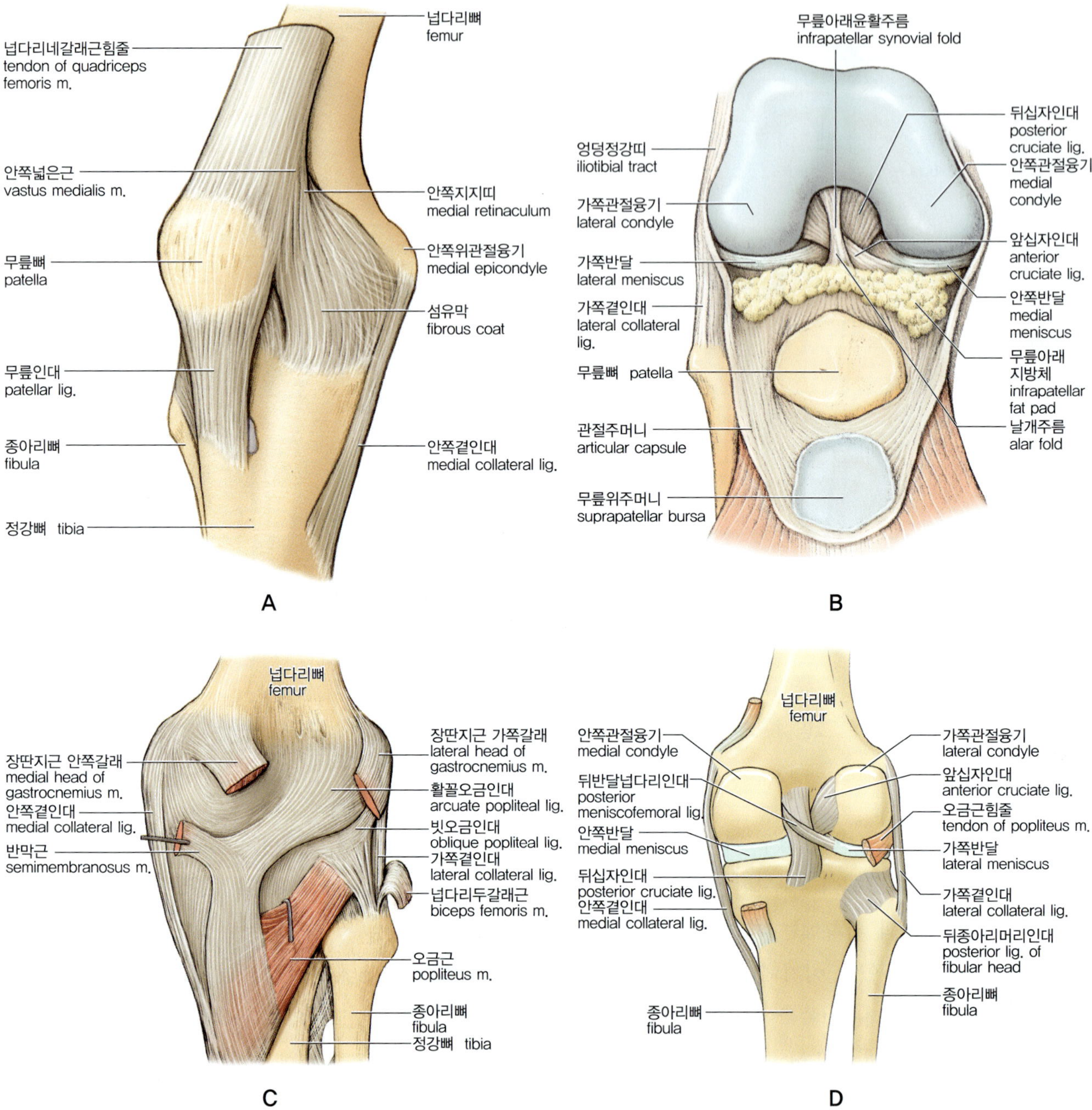

그림 4-56. 오른쪽 무릎관절(knee joint). A: 앞면. B: 절개한 상태의 앞면. C: 뒷면. D: 절개한 상태의 뒷면.

및 뒤십자인대(anterior and posterior cruciate ligament)가 십자모양으로 있어 뼈가 앞쪽이나 뒤쪽으로 탈구되는 것을 막아주고 있다. 무릎관절의 관절면에는 관절반달(meniscus)이라고 하는 섬유연골이 붙어 있을 뿐만 아니라 관절 주위에는 10여 개의 관절윤활주머니가 형성되어 있는데, 이는 윤활액을 공급하여 관절운동의 마찰을 적게 하는 역할을 한다.

발뼈

발뼈(bone of foot)는 발목뼈, 발허리뼈 및 발가락뼈로 구성된다.

발목뼈(족근골 tarsal bone) : 발목뼈는 7개의 뼈로서

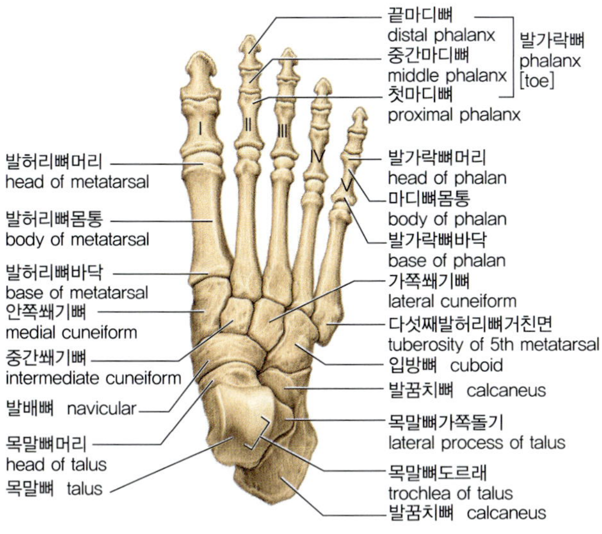

그림 4-57. 위에서 본 발뼈(bones of foot).

목말뼈(거골 talus), 발꿈치뼈(종골 calcaneus), 발배뼈(주상골 navicular bone), 안쪽, 중간 및 가쪽쐐기뼈(설상골 medial/intermediate/lateral cuneiform bone), 입방뼈(입방골 cuboid bone)이며, 이들은 모두 불규칙뼈이다(그림 4-57, 58).

목말뼈는 발꿈치뼈의 위에 있으면서 위로는 정강뼈 및 종아리뼈와 관절하여 몸무게를 발꿈치뼈로 전달하며, 앞에서는 발배뼈와 관절한다. 발꿈치뼈에는 발꿈치(heel)를 형성하는 발꿈치융기(calcaneal tuberosity)가 있으며, 위에서 목말뼈와 그리고 앞에서 입방뼈와 관절하고 있다. 안쪽, 중간 및 가쪽쐐기뼈는 뒤에서 발배뼈와 관절하며, 앞쪽에서는 첫째~셋째발허리뼈와 차례로 관절한다. 입방뼈는 뒤에서 발꿈치뼈와 관절하고, 안쪽에서는 발배뼈 및 가쪽쐐기뼈와 관절하며, 앞에서는 넷째 및 다섯째발허리뼈와 관절한다.

발허리뼈(중족골 metatarsal bone) : 발허리에 있는 다섯 개의 긴뼈이며, 안쪽으로부터 첫째~다섯째발허리뼈라 한다. 첫째~셋째발허리뼈는 세 쐐기뼈의 앞에 각각 위치하며, 넷째 및 다섯째발허리뼈는 입방뼈와 관절한다(그림 4-57).

발가락뼈(지골, phalanx) : 발의 발가락뼈는 손의 경우와 비슷하게 배열되어 있으며, 엄지발가락뼈는 두 마디이고 나머지는 세 마디뼈로 되어 있다.

발목관절(ankle joint) : 목말뼈는 정강뼈와 종아리뼈가 어울려 만들어진 관절오목 속에 들어가 발목관절을 형성하는데 이는 경첩관절이다.

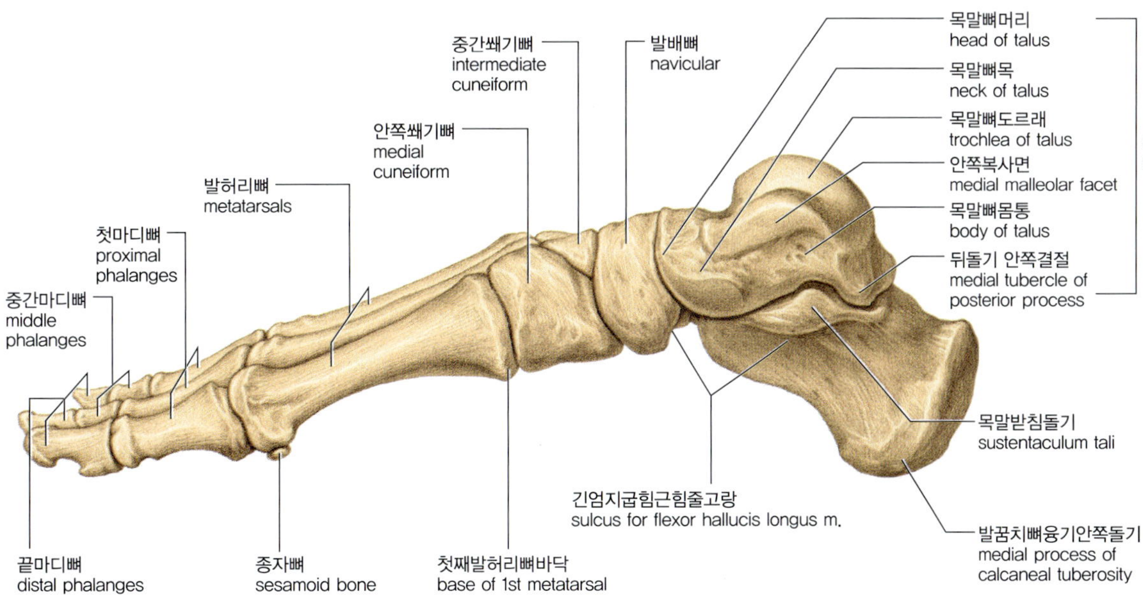

그림 4-58. 발뼈(bones of foot)의 안쪽면.

발의 관절 : 발꿈치뼈는 목말뼈의 밑에 위치하고 있어서 체중을 받게 된다. 발꿈치뼈의 뒤끝은 발꿈치를 형성하는 발꿈치뼈융기(calcaneal tuberosity)로서 발꿈치힘줄(calcaneal tendon, 아킬레스힘줄 Achilles tendon)이 부착한다. 발목뼈 중에서 목말뼈와 발꿈치뼈가 발배뼈 및 입방뼈와 관절하고 있는 직선상의 관절을 가로발목뼈관절(transverse tarsal joint, 쇼파르관절 Chopart's joint)이라 하며, 발의 외과적 절단술에 이용된다. 쇼파르관절을 이루는 목말뼈, 발꿈치뼈, 발배뼈 및 입방뼈 사이의 관절에서 일어나는 약간의 운동으로 인해 발목의 균형을 잡을 수 있고, 한쪽 다리로 서있을 수도 있으며 또 요철이 심한 길을 걸을 수도 있다. 먼쪽줄의 네 발목뼈와 다섯 개의 발허리뼈 사이에서 형성되어 있는 관절도 직선적인 평면관절로 이루어져 있기 때문에 발의 절단술에 이용되는데, 이를 발목발허리관절(tarsometatarsal joint, 리스프랑크관절 Lisfranc's joint)이라 한다. 조립된 발뼈를 옆에서 보면 세로발바닥활(longitudinal plantar arch)을 볼 수 있는데 엄지쪽의 안쪽세로발바닥활(medial longitudinal plantar arch)은 새끼발가락쪽의 가쪽세로발바닥활(lateral longitudinal plantar arch)보다 높다(그림 4–59). 가쪽세로발바닥활은 걸을 때 발바닥이 땅에 닿을 경우 체중을 발꿈치에서 발가락쪽으로 분산시키며, 안쪽세로 발바닥활은 걸을 때 발가락이 지면에 닿을 경우 용수철의 작용을 하게 된다. 세로발바닥활의 발달이 미약한 편평발(flatfoot, splayfoot)은 보행에 지장을 받는다.

발바닥활의 무게지탱

체중의 전달은 한쪽 발에 50%씩 나뉘어 내려가서 발뒤꿈치에 25%가 전달되며, 나머지 25% 중에서 10%는 첫째발허리뼈머리쪽에, 15%는 둘째~다섯째 발허리뼈머리쪽으로 분산된다. 앞서 기술한 바와 같이 무게전달은 용수철과 같은 세로발바닥활에 의해

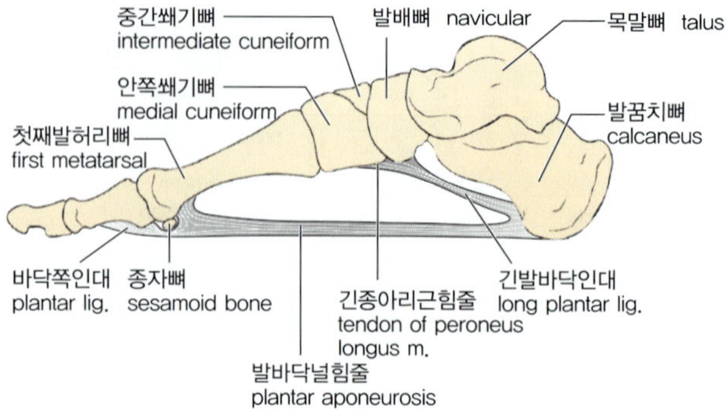

그림 4–59. 발바닥널힘줄과 긴발바닥인대를 나타내는 모형도. 긴발바닥인대는 긴종아리근힘줄의 뒤에서 입방뼈에 붙고 있음. 발바닥널힘줄은 발허리뼈와 발가락 첫마디뼈의 사이에 형성되어 있는 바닥쪽인대에 연결되어 있음.

유연하게 전달되는데 이때 탄력이 있는 발바닥활을 떠받치는 힘은 각종 발바닥인대(plantar ligament)로서 약 80%를 담당하고 있고, 발바닥쪽의 근육들과 힘줄들은 나머지 약 20%를 담당한다.

제 5 장

근육계통

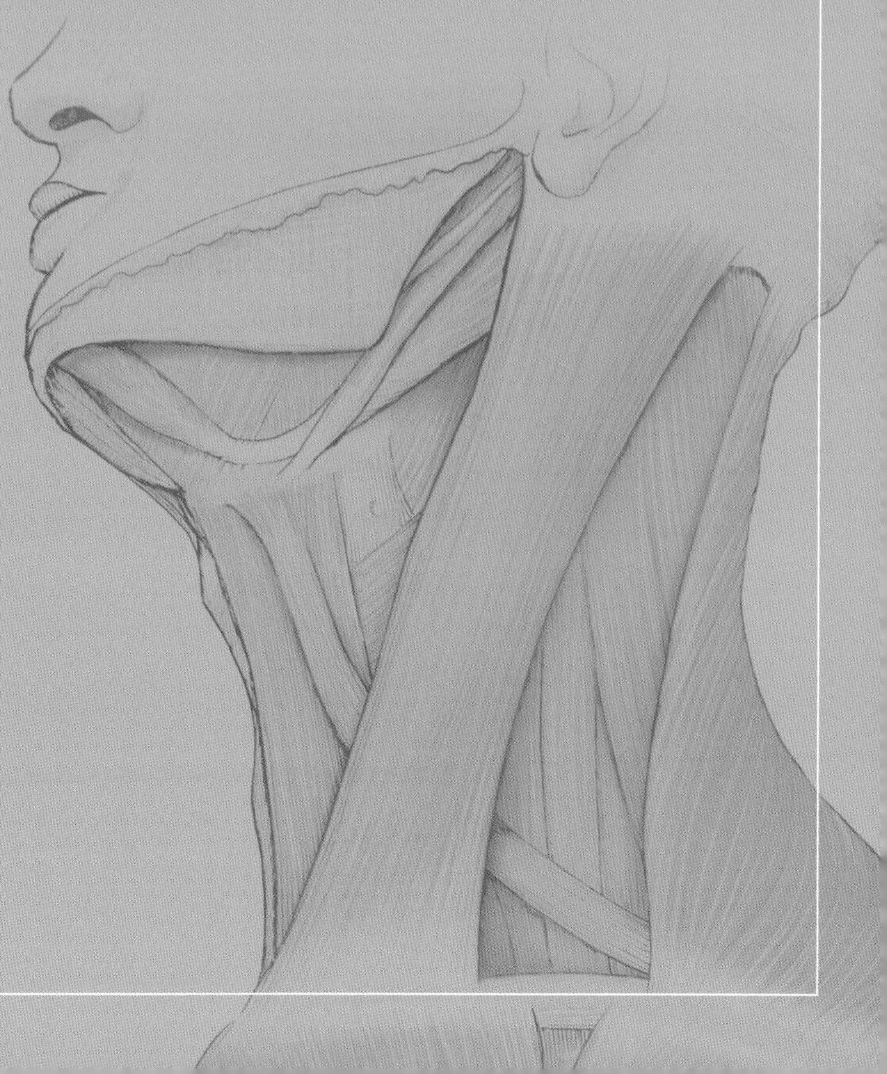

근육(muscle)은 몸의 운동을 담당하는 조직으로서, 근육세포(근육섬유 muscle cell/fiber)가 주역을 맡고 있으며, 약간의 결합조직이 이들을 얽어매고 있다. 근육세포의 세포질에는 수축작용에 관여하는 근육원섬유(myofibril)가 있는 것이 특징적이다. 근육은 근육세포의 형태 특성에 따라 세 종류, 즉 민무늬근육(smooth muscle), 뼈대근육(skeletal muscle) 및 심장근육(cardiac muscle)으로 구분한다. 민무늬근육세포는 가로무늬가 없는 방추형 세포로서 그 수축운동은 불수의적이다. 뼈대근육세포는 가로무늬가 있는 긴 원통형이고, 그 운동은 수의적이다. 심장근육세포는 가로무늬를 볼 수 있지만 뼈대근육세포와는 달리 분지된 불규칙한 모습의 세포이며, 수축은 율동적이며 불수의적이다(표 5-1, 그림 5-1). 맨눈해부학(gross anatomy)의 근육학(myology)에서는 뼈대근육만을 대상으로 하고 있다.

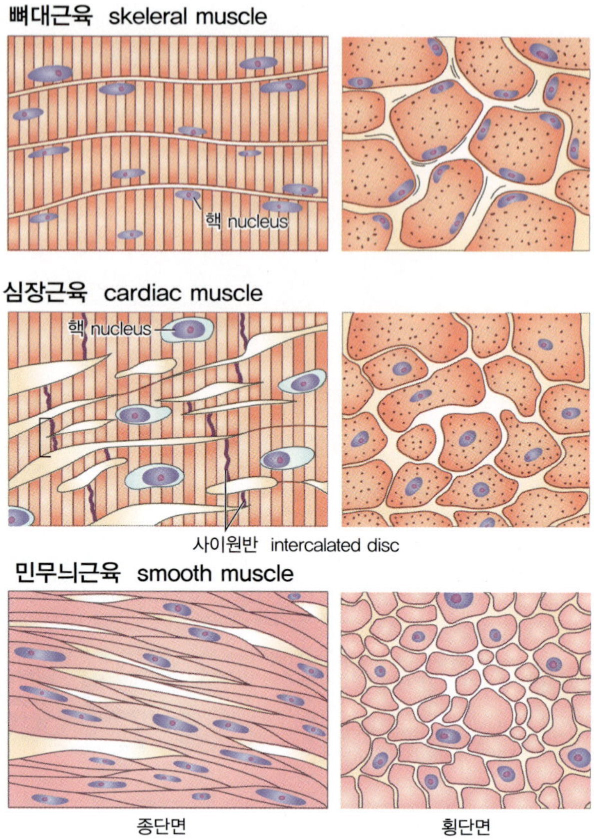

그림 5-1. 근육의 세가지 유형의 종단면과 횡단면 비교 모식도. 뼈대근육세포(skeleltal muscle cell)는 가로무늬가 있는 긴원추형의 다핵(수십-수천 개)세포이며, 핵은 주로 세포주변 즉 근형질막 바로 밑에 위치하고 있다. 심장근육세포(cardiac muscle cell)는 가로무늬가 있는 불규칙한 모습 즉 세포질 돌기를 내고 있으며, 이웃세포의 세포질돌기와 사이원반(intercalated disc)에 의해 연결되고, 한 개 또는 두 개의 핵이 세포의 중심부에 위치하고 있다. 민무늬근육세포(smooth muscle cell)는 긴 방추형으로, 핵은 세포의 중심부에 위치하고 있다.

근육조직

뼈대근육

뼈대근육(skeletal muscle)은 근육바깥막(epimysium)이라고 하는 얇은 섬유성 결합조직에 의하여 싸여 있으며, 그 속에 여러 크고 작은 근육다발(muscle fascicle)이 들어 있다. 근육바깥막에서 계속된 근육다발 사이의 결합조직을 근육다발막(perimysium), 그리고 근육다발막에서 계속된 근육섬유 사이의 성긴 조직을 근육섬유막(endomysium)이라고 한다. 근육을 지배하는 신경 및 혈관은 이 결합조직을 통하여 드나든다(그림 5-2).

뼈대근육섬유는 가늘고 긴 원주상이며, 핵은 타원형으로 하나의 근육세포에 많은 수가 세포막 가

표 5-1. 근육(muscle)의 분류

조직학적 분류	해부학적 분류	기능적 분류
민무늬근육(smooth muscle)	내장근육(visceral muscle)	불수의근육(involuntary muscle)
가로무늬근육(striated muscle)	심장근육(cardiac muscle)	불수의근육(involuntary muscle)
가로무늬근육(striated muscle)	뼈대근육(skeletal muscle)	수의근육(voluntary muscle)

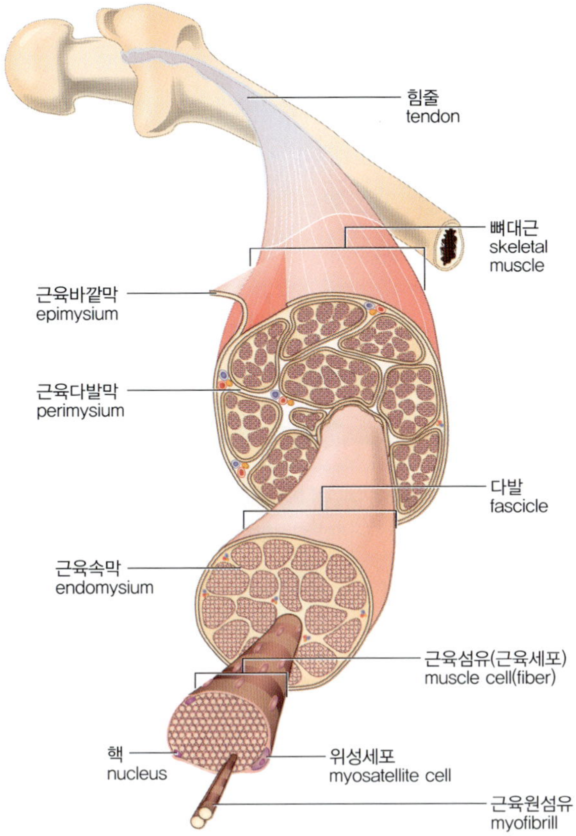

그림 5-2. 뼈대근육(skeletal muscle) 다발을 이루고 있는 근육세포의 구조를 나타내는 모식도.

까이에 위치해 있다. 근육세포질(sarcoplasm)에는 많은 근육원섬유(myofibril)가 있으며, 이들은 근육섬유의 장축에 평행으로 달리고 있고, 광굴절의 차이에 따라 밝은 부분인 밝은띠(I띠, I band, Isotropic band)와 어두운 부분인 어두운띠(A띠, A band, Anisotropic band)가 번갈아 나타나므로 전체적으로 가로무늬(cross striation)를 이루고 있다. 근육원섬유는 매우 가는 근육잔섬유(myofilament)의 다발이다. 근육잔섬유는 액틴잔섬유(actin filament)와 미오신잔섬유(myosin filament)로 구별되며, 이들은 근육원섬유의 장축을 따라 평행하게 규칙적으로 배열되어 있다(그림 5-3). 액틴잔섬유는 가는근육잔섬유(thin myofilament)로 미오신잔섬유는 굵은근육잔섬유(thick myofilament)로 부르기도 한다. 근육원섬유를 더 자세히 관찰하여 보면 I띠와 A띠가 번갈아 있고, I띠의 중앙에 가는 선이 나타나는데 이것이 Z선(Z line)이다. 이웃하고 있는 두 Z선의 사이를 근육원섬유마디(sarcomere)라 하며, 근육세포에서 일어나는 수축운동에 있어 구조적인 기본단위이다. 근육이 수축할 때에는 액틴잔섬유가 미오신잔섬유 사이로 손가락을 깊숙이 마주 끼듯이 들어가기 때문에 A띠의 길이는 변함이 없고 다만 I띠의 길이만 단축된다. 이것이 근육수축의 활주설(sliding theory)이다.

민무늬근육

민무늬근육(smooth muscle)은 많은 내장기관, 혈관, 피부 등에 널리 분포해 있으며, 이 근육의 대부분은 근육다발을 이루고 있고, 그 사이의 결합조직을 통하여 신경과 혈관이 드나들고 있다. 민무늬근육세포는 긴 방추형으로 하나의 핵이 중앙에 있고, 근육세포질에 다량의 액틴잔섬유와 미오신잔섬유가 널리 존재한다(그림 5-1). 이들 근육잔섬유는 다 같이 세포의 장축방향으로 불규칙하게 배열해 있어 뼈대근육이나 심장근육에서 볼 수 있는 가로무늬가 형성되어 있지 않으며, 따라서 민무늬근육이란 명칭이 유래되었다.

심장근육

심장근육(cardiac muscle)은 심장에만 국한되어 있다. 심장근육섬유는 몇 개의 무딘 돌기를 내고 있는 불규칙한 모습이며, 이들은 이웃하고 있는 근육섬유와 연결되어 있어 전체적으로 볼 때 입체망을 이루고 있다. 심장근육세포의 사이에 형성되어 있는 연접구조를 사이원반(intercalated disc)이라 한다. 심장근육섬유는 뼈대근육섬유와 마찬가지로 액틴잔섬유 및 미오신잔섬유가 규칙적으로 배열되어 있어 가로무늬를 나타내며, 한 개의 핵이 세포의 중앙에 있다(그림 5-1). 또 근육원섬유 사이의 세포질은 사

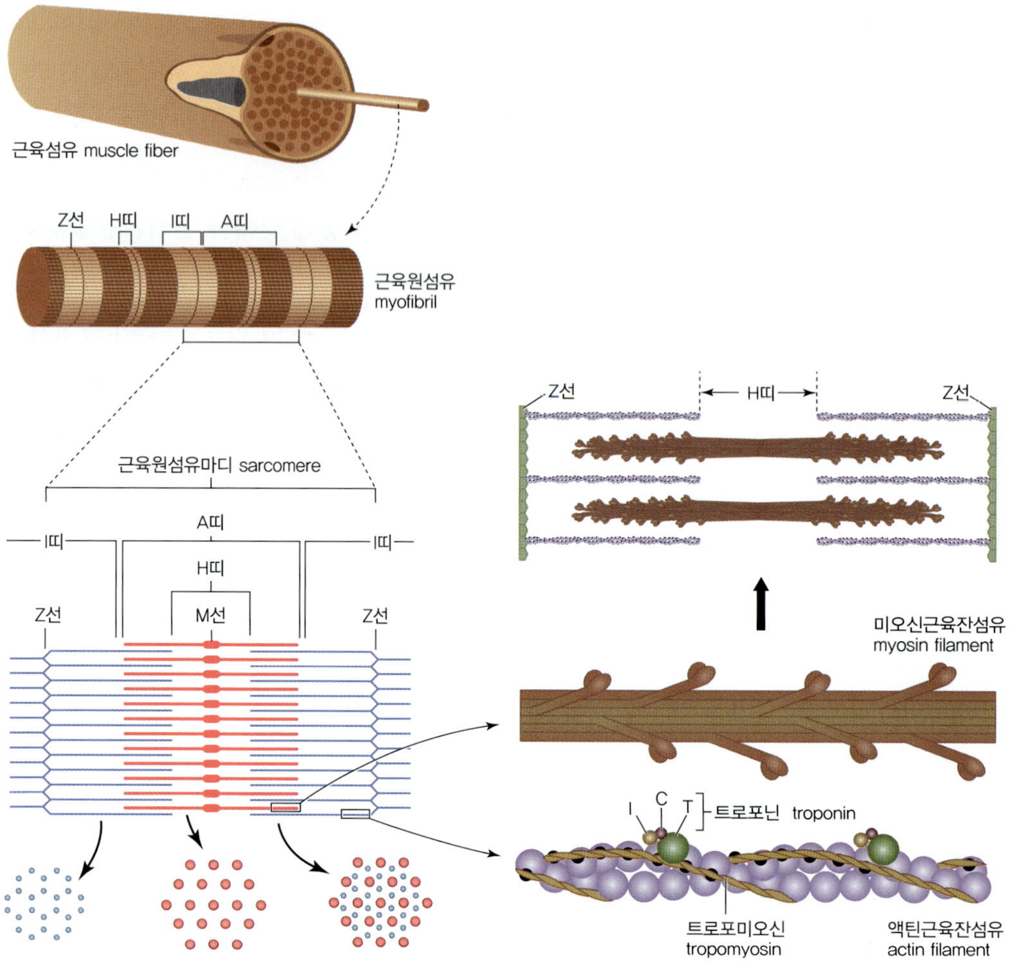

그림 5-3. 뼈대근육세포에서 근육원섬유(myofibril)의 미세구조를 나타내는 모형도.

립체(mitochondrion), 당원과립(glycogen granule) 등을 많이 포함하고 있어 끊임없이 수축활동하는 심장근육섬유에 다량의 에너지를 공급할 수 있다.

뼈대근육의 구조와 작용

뼈대근육의 일반 구조

근육의 표면은 근막(fascia)이라고 하는 얇은 결합조직막이 덮고 있어서 근육이 수축할 때에도 주변 조직에 큰 영향을 미치지 않는다. 근육의 양쪽 끝은 치밀결합조직으로 되어 있는 힘줄(tendon)에 붙어 있고, 이 힘줄을 통하여 뼈, 다른 근육의 근막 및 힘줄 또는 피부에 부착한다. 근육이 납작한 판모양인 경우에는 힘줄도 판 또는 막모양으로 되어 있는데 이를 널힘줄(aponeurosis)이라 한다.

근육이 부착해 있는 양끝 중에서 근육이 수축하여 짧아질 때 원래의 위치에 고정되어 있는 곳을 이는곳(origin)이라 하고, 원래의 위치에서 이는곳 쪽으로 움직여지는 곳을 닿는곳(insertion)이라 한다.

근육의 모습은 근육섬유의 배열상태와 힘줄에 붙는 방향에 따라 방추근육(fusiform muscle), 납작근육(flat muscle), 네모근육(quadrate muscle), 반깃근육(unipennate muscle), 깃근육(bipennate muscle), 뭇깃근육(multipennate muscle), 둘레근육(orbicular muscle) 등으로 분류할 수 있다(그림 5-4).

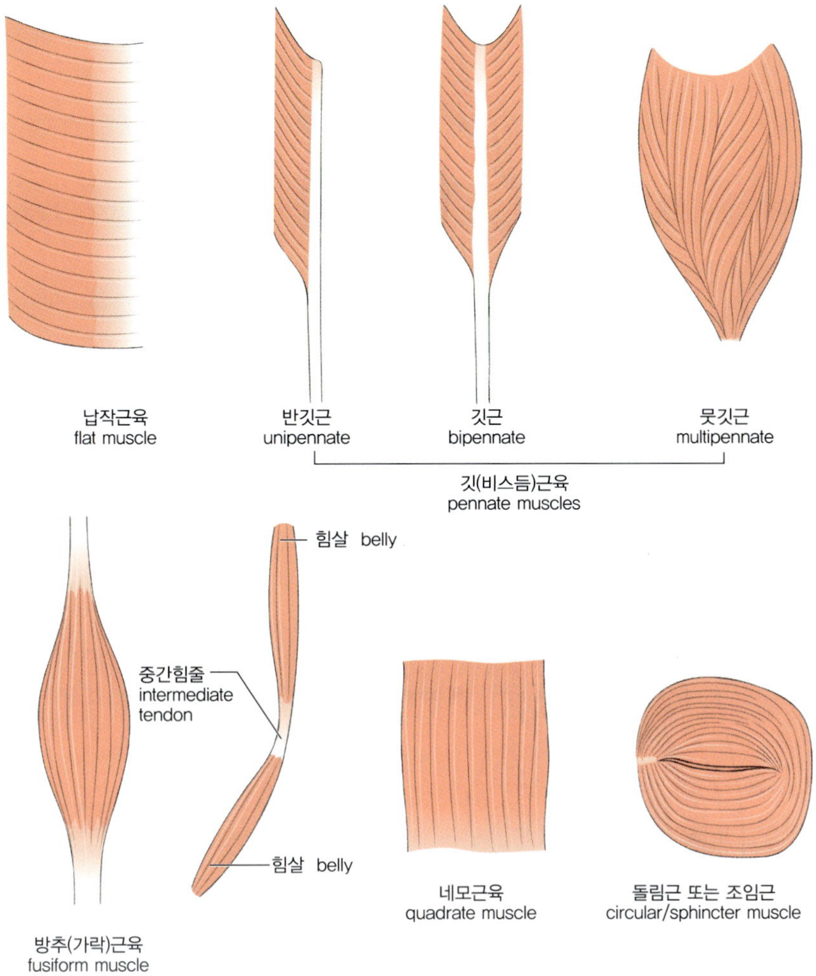

그림 5-4. 형태에 따른 뼈대근육의 구분.

인접해 있는 근육의 힘줄 사이나 뼈와 힘줄 사이에서 마찰이 생길 수 있는 곳에는 마찰을 적게 하기 위한 특수장치인 힘줄집(tendon sheath)과 윤활주머니(symovial bursa)가 있다(그림 5-5). 윤활주머니는 점액성의 윤활액(synovial fluid)으로 차 있는 결합조직으로 된 주머니로서 충격을 감소시키는 작용을 한다. 힘줄집은 윤활주머니가 힘줄을 관모양으로 둘러싸고 있는 구조를 말하며, 손이나 발에서 잘 발달되어 있다(그림 5-6). 힘줄이 뼈의 돌출부를 지나는 경우에는 힘줄다발(tendon bundle) 속에 종자뼈(sesamoid bone)가 생기는 경우도 있다.

뼈대근육의 작용

근육의 역할은 주로 운동인데, 근육이 고정되어 있는 양쪽 끝, 즉 이는곳 및 닿는곳이 어디에 부착하고 있느냐에 따라 몸의 동작이 달라진다. 근육의 작용을 이해하기 위하여 그림 5-6을 예시하였다. 관절 C를 형성하는 뼈 사이의 근육 A, A′ 및 B가 그림에서와 같이 붙어 있을때 근육 A와 A′가 수축하고 근육 B가 이완되면 관절 C는 굽힘(flexion) 상태로 되고, 반대로 근육 B가 수축하고 근육 A 및 A′가 이완하게 되면 폄(extension) 상태에 있게 된다. 근육 A, A′ 및 B와 같이 서로 상반되는 운동을 하는 근육을 대항근(antagonist)이라 하고, 근육 A 및 A′는 협동하여 관

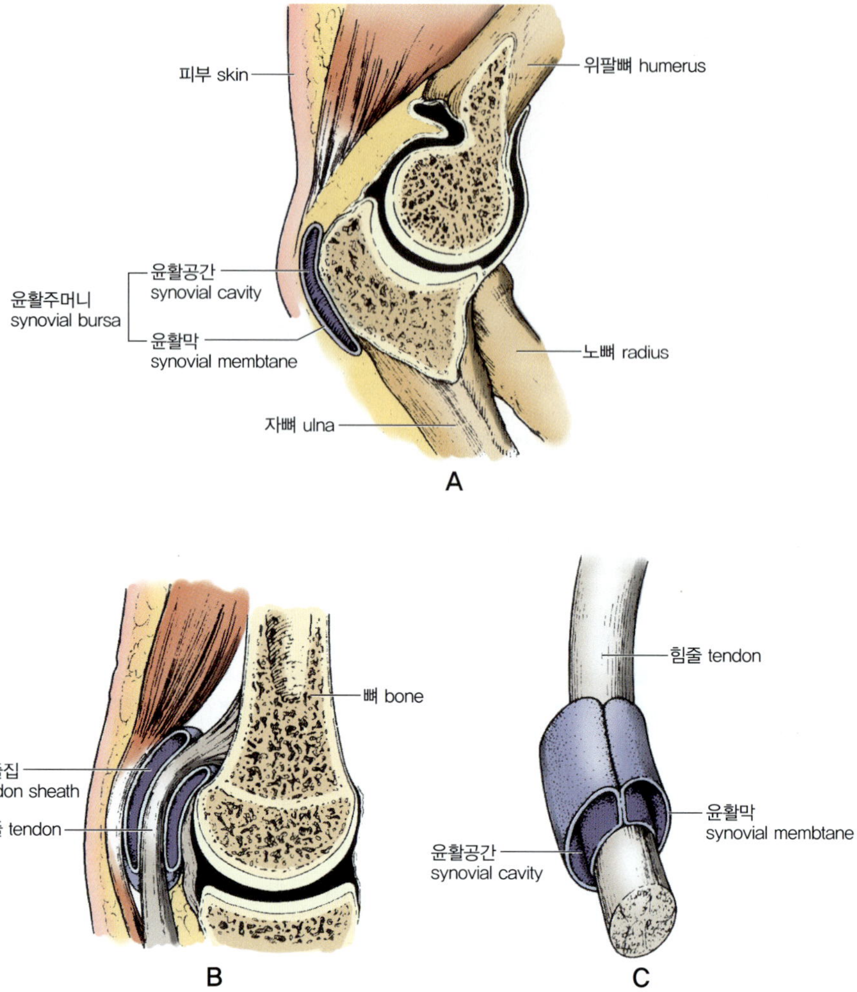

그림 5-5. A: 팔꿈치의 피부밑윤활주머니(subcutaneous bursa). B: 세로단면에서 본 힘줄집(tendon sheath)의 위치. C: 힘줄집의 모형도.

절 C를 굴곡시키는 운동을 하기 때문에 이를 협동근(synergist)이라 한다. 협동근과 대항근은 지배하는 신경도 서로 다르다. 또 이 관절 C를 일정한 각도로 유지할 때면 근육 A, A′및 B의 양자가 각각 적당한 힘으로 수축해야 할 것이다. 따라서 눈으로 운동이 일어나는 것을 볼 수 없다고 할지라도 일정한 자세를 유지하기 위해서 근육은 일정한 힘으로 수축하고 있는 것이다. 근육 A 및 A′와 같이 관절을 굽히는 근육을 굽힘근육(flexor muscle), 반대로 관절을 펴는 근육 B를 폄근육(extensor muscle)이라 한다. 팔다리를 몸통의 정중선 쪽으로 붙이는 운동을 하는 근육을 모음근육(adductor muscle), 정중선에서부터 멀리 하게 하는 근육을 벌림근육(abductor muscle)이라 한다. 그밖에 엎침근육(pronator muscle), 뒤침근육(supinator muscle), 확대근육(dilator muscle), 조임근육(sphincter muscle), 올림근육(levator muscle) 및 내림근육(depressor muscle)처럼 운동양식에 따라 근육을 분류할 수도 있다. 말이나 소는 쇠파리가 등에 앉게 되면 피부를 떨며 쫓는데, 이는 뼈와 피부 사이에 또는 피부에 있는 근육의 운동이다. 이러한 것을 피부근육(cutaneous muscle)이라 하는데 사람에게서는 얼굴에 있는 표정근육(expression muscle)

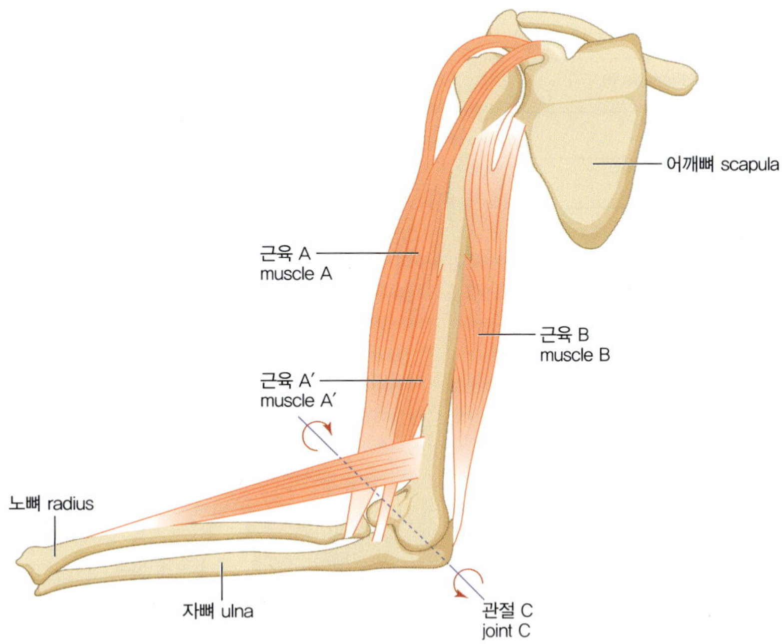

그림 5-6. 팔꿉관절에서 굽힘 및 폄 운동에 관여하는 근육의 위치와 작용을 설명하는 모형도.

이 그 예이다.

사람의 몸 부위별 뼈대근육

전신의 뼈대근육은 존재하는 부위에 따라 머리 및 얼굴근육, 목근육, 가슴근육, 배근육, 등근육, 팔근육 및 다리근육 등으로 구분된다(그림 5-7, 8).

머리 및 얼굴의 근육은 크게 얼굴근육(facial muscle)과 씹기근육(masticatory muscle)으로 나뉜다.

얼굴근육은 표정근육(expression muscle)이라고도 하는데, 20여 가지의 작은 피부근육으로 이루어졌으며, 사람에서는 특유한 표정을 짓는 근육으로서 얼굴신경(facial nerve)에 의해 지배된다(표 5-2; 그림 5-9).

씹기근육은 아래턱뼈에 붙어 운동하며 음식물을 씹는 데 사용되는 근육으로 삼차신경(trigerminal nerve)의 가지인 아래턱신경(mandibular nerve)의 지배를 받는다.

얼굴근육

머리덮개근(epicranius muscle) : 머리덮개뼈의 표면을 덮고 있는 모자와 같은 힘줄, 즉 머리덮개널힘줄(epicranial aponeurosis)에 붙는 근육으로 뒤통수이마근(occipitofrontalis m.)과 관자마루근(temporoparietalis m.)으로 이루어져 있다. 뒤통수이마근은 이마뼈에서 일어나는 이마힘살(frontal belly)과 뒤통수뼈에서 일어나는 뒤통수힘살(occipital belly)로 구성되어 있으며, 앞이마를 가로지르는 주름을 만든다(그림 5-9).

귓바퀴근(auricularis m.) : 귓바퀴 부근에 위치하는 귓바퀴근에는 앞귓바퀴근(anterior auricular m.), 위귓바퀴근(superior auricular m.), 뒤귓바퀴근(posterior auricular m.)이 있는데, 이것들은 사람에서는 발달이 미약하나 포유동물에서 귀를 움직이는 근육이다(그림 5-9).

눈둘레근(orbicularis oculi muscle) : 눈을 감도록 하는 유일한 근육으로, 눈꺼풀틈새(palpebral fissure)의 주위를 고리모양으로 둘러싸고 있다. 눈둘레근

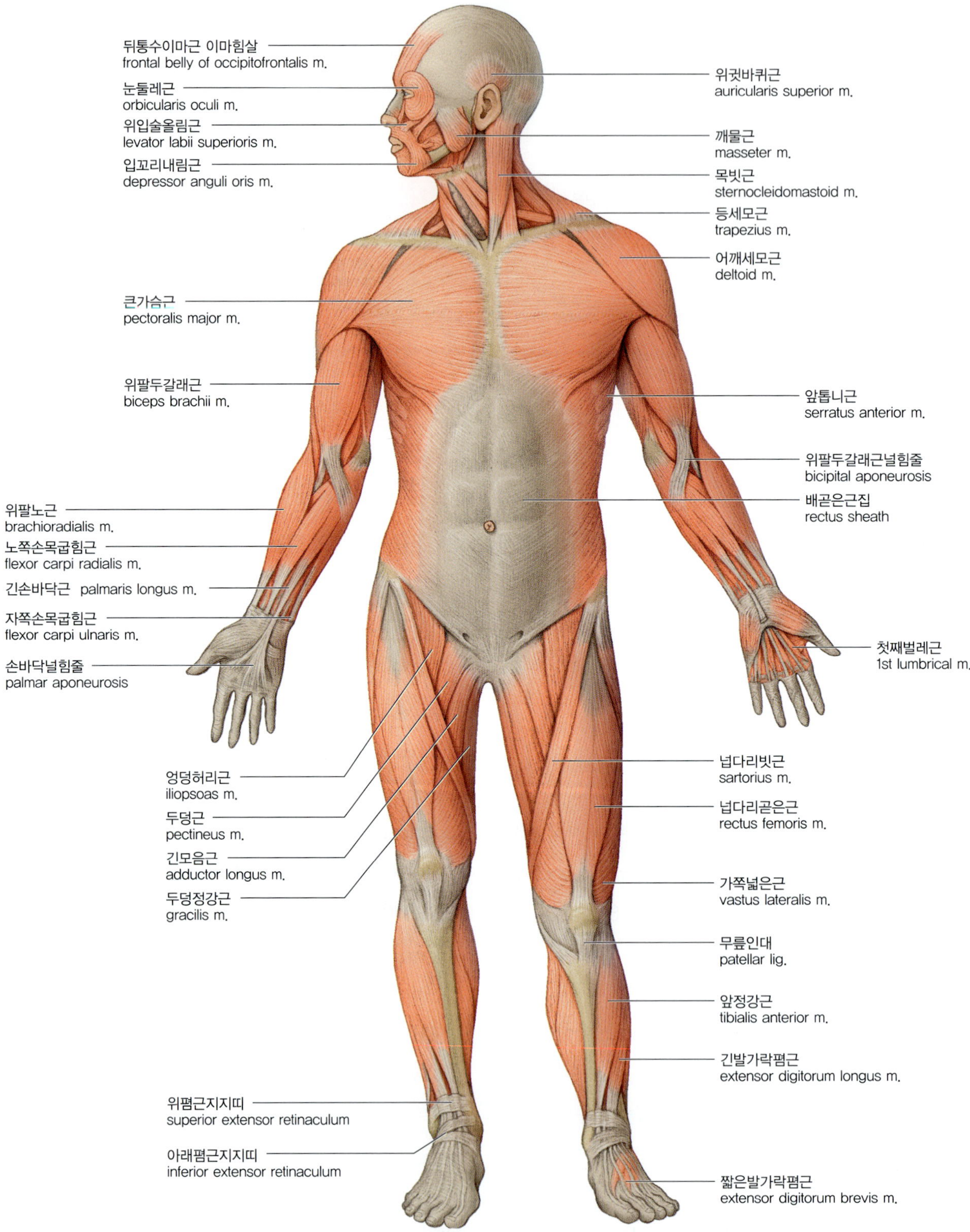

그림 5-7. 앞에서 본 근육계통(muscular system).

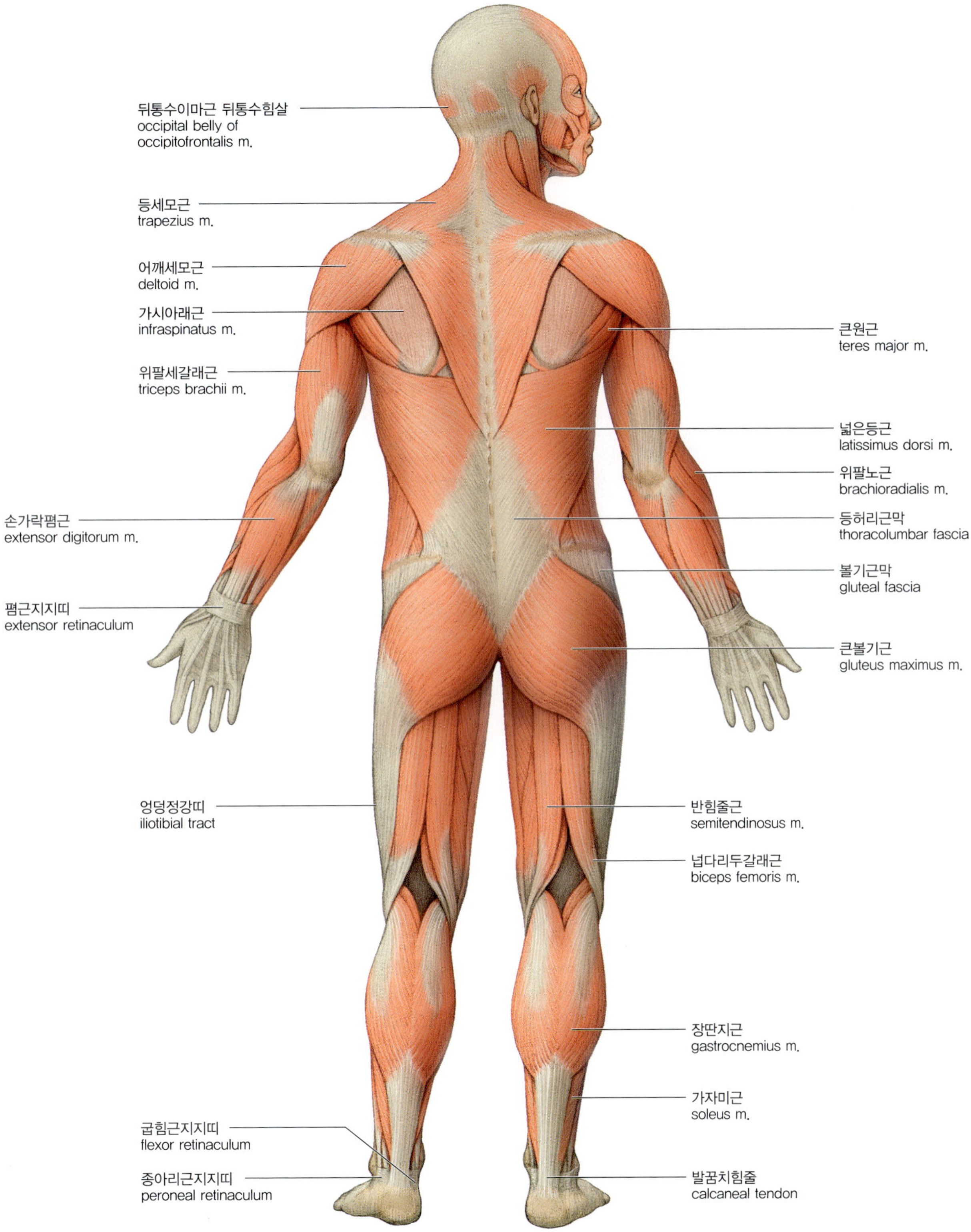

그림 5-8. 뒤에서 본 근육계통(muscular system).

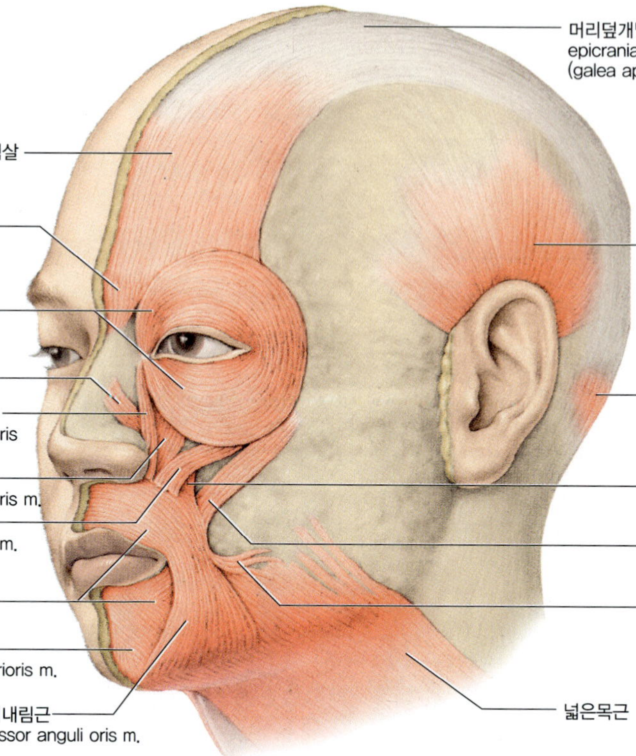

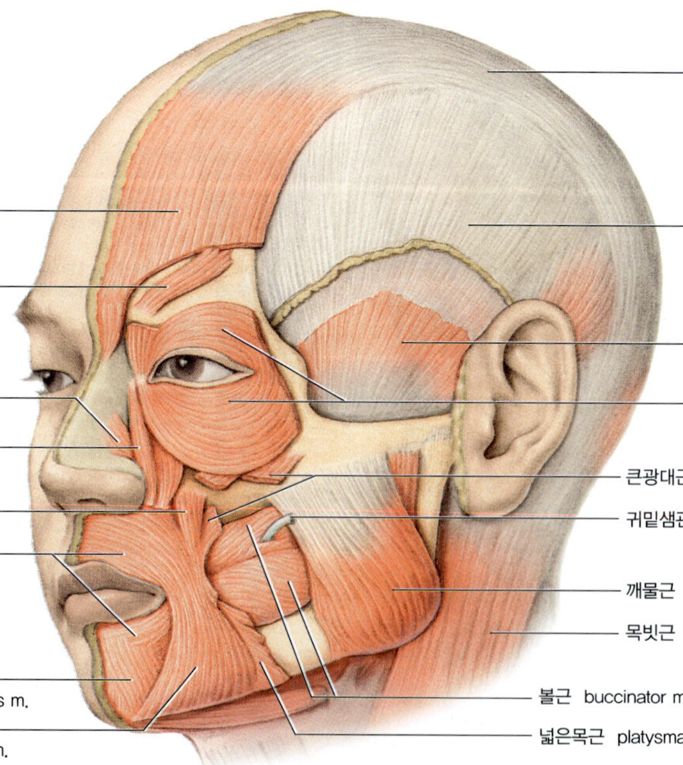

그림 5-9. 머리덮개와 얼굴의 근육.

표 5-2. 얼굴근육

근육명		이는곳	닿는곳	작용	신경지배
머리덮개근 (뒤통수이마근) epicranius m. (occipitofrontalis m.)	이마힘살 frontal belly	머리덮개널힘줄	이마의 눈썹부근과 코뿌리의 피부	이마에 가로주름을 형성함.	얼굴신경
	뒤통수힘살 occipital belly	뒤통수뼈의 위목덜미선	머리덮개널힘줄	머리덮개널힘줄을 끌어당기고 이마의 주름을 없앰.	얼굴신경
관자마루근 temporoparietalis m.		귀의 위와 앞부분의 관자근막	머리덮개널힘줄	머리덮개를 팽팽하게 함.	얼굴신경
귓바퀴근 auricularis m.	앞귓바퀴근 anterior auricular m.	관자근막, 머리덮개널힘줄	귀둘레 안쪽면 앞부분	귀를 들어 올림.	얼굴신경
	위귓바퀴근 superior auricular m.	머리덮개널힘줄, 관자근막	귓바퀴 안쪽면 위부분		얼굴신경
	뒤귓바퀴근 posterior auricular m.	꼭지돌기의 표면	귓바퀴 뒤면의 아래부분		얼굴신경
눈둘레근 orbicularis oculi m.		눈확안쪽모서리, 안쪽눈꺼풀인대, 눈물뼈	가쪽눈꺼풀솔기, 눈확가쪽모서리 피부, 눈꺼풀	눈꺼풂을 조임.	얼굴신경
입둘레근 orbicularis oris m.		입 주위를 둘러싸고 있고 입술을 형성하며, 입꼬리올림근, 입꼬리내림근, 볼근 등의 근섬유가 혼재하여 보강하고 있음.		입술을 다물게 하며, 입술을 앞으로 내밀게 함.	얼굴신경
큰광대근 zygomaticus major m.		광대활	입꼬리	입꼬리를 가쪽위방향으로 당김.	얼굴신경
작은광대근 zygomaticus minor m.		광대뼈의 앞면	위입술 가쪽부위	위입술을 가쪽위방향으로 끌어당김.	얼굴신경
위입술콧방울올림근 levator labii superioris alaque nasi m.		위턱뼈의 이마돌기	위입술 안쪽부위	위입술을 위로 당김.	얼굴신경
입꼬리올림근 levator anguli oris m.		위턱뼈의 송곳니오목	입꼬리	입꼬리를 위로 당김.	얼굴신경
볼근 buccinator m.		위턱뼈와 아래턱뼈의 이틀돌기의 가쪽면	입꼬리	뺨이 안으로 들어가 입안의 압력을 높임. 공기를 내보내는 작용.	얼굴신경
입꼬리당김근 risorius m.		귀밑샘근막	입꼬리	입꼬리를 가쪽방향으로 당김.	얼굴신경
입꼬리내림근 depressor anguli oris m.		아래턱뼈바닥부	입꼬리	입꼬리를 아래로 끌어내림.	얼굴신경
아랫입술내림근 depressor labii inferioris m.		턱끝구멍부근	아랫입술	아랫입술을 끌어내림.	얼굴신경
턱끝근 mentalis m.		아래턱뼈의 앞니오목	턱의 피부	턱을 끌어내리고 턱의 피부에 주름을 잡음.	얼굴신경

표 5-3. 씹기근육

근육명	이는곳	닿는곳	작용	신경지배
깨물근 masseter m.	광대활	아래턱뼈 바깥쪽의 깨물근 거친면	아래턱을 올리거나 들임.	아래턱신경
관자근 temporalis m.	관자뼈 관자우묵	아래턱뼈의 근육돌기	아래턱을 위로 올림.	아래턱신경
가쪽날개근 lateral pterygoid m.	관자뼈아래능선, 나비뼈 가쪽날개판의 가쪽면	아래턱뼈 관절돌기의 날개근오목	아래턱을 내밈. 한쪽이 작용하면 옆으로 미끄러짐.	아래턱신경
안쪽날개근 medial pterygoid m.	나비뼈 가쪽날개판의 안쪽면, 위턱뼈의 거친면	아래턱뼈각 안쪽의 날개근거친면	아래턱을 내밀고 올림.	아래턱신경

이 심하게 수축하게 되면 가쪽눈구석을 중심으로 하여 방사상으로 주름이 형성되며, 이 근육이 마비되면 눈을 감을 수 없게 된다.

입둘레근(orbicularis oris muscle) : 입술주위를 고리모양으로 둘러싸고 있는 근육으로, 입술을 다물게 하거나 휘파람을 불 때와 같이 입술을 뾰족하게 한다. 입둘레근의 한쪽이 마비되면 마비된 쪽을 완전히 오므릴 수 없게 되어 침이 흐르며 음식물의 일부가 흘러나오기도 한다.

볼근(buccinator muscle) : 뺨의 안쪽에 위치하는 근육으로 그 안쪽면은 입안점막으로 덮여 있다. 수축하면 뺨이 안으로 들어가 입안의 압력을 높이며, 음료수를 마시기 위하여 빨대를 빨거나 젖을 빠는 데 쓰인다. 일명 트럼펫근(trumpeter muscle)이라고도 하여 나팔을 불 때와 같이 공기를 강하게 내뿜을 때에도 쓰인다.

그 밖에 웃거나 기쁠 때 표정을 밝게 짓는 근육은 입꼬리를 위쪽으로 끌어당기거나 위입 술을 위가쪽 방향으로 당기는 입꼬리올림근(levator anguli oris m.), 큰광대근(zygomaticus major m.), 작은광대근(zygomaticus minor m.) 등이 있다. 입꼬리당김근(risorius m.)은 수축에 따라 입꼬리를 가쪽으로 당기며, 이 근육이 입꼬리 대신 볼에 정지하는 경우에는 보조개를 만들지만 웃음을 짓게 하지는 못한다. 슬픈 표정을 지을 때는 입꼬리를 아래로 내리는 입꼬리내림근(depressor anguli oris m.)이 수축한다.

씹기근육

음식물을 씹는 운동은 머리뼈와 아래턱뼈 사이에 걸쳐 있는 네 쌍의 근육의 작용에 의한다(표 5-3, 그림 5-10, 11).

깨물근(masseter muscle) : 광대활에서 일어나 아래턱뼈 가쪽면에 닿는 근육으로서, 어금니를 꽉 깨물면 뺨이 굳어지게 됨을 느낄 수 있다. 오랫동안 병을 앓게 되면 뺨이 야위는데 이는 깨물근 앞에 있는 지방조직의 감소로 인한 것이다.

관자근(temporalis muscle) : 관자뼈에서 일어나 아래턱뼈의 근육돌기에서 끝나는 부채꼴의 크고 강한 근육이다. 위의 깨물근과 관자근이 수축하면 아래턱뼈는 강력히 닫히게 된다.

가쪽날개근(lateral pterygoid muscle) : 가쪽날개근은 나비뼈 가쪽날개판의 가쪽면에서 일어나 아래턱뼈의 관절돌기에 닿아 있다. 왼쪽과 오른쪽의 근육이 동시에 수축하게 되면 아래턱은 앞쪽으로 밀려나가고, 각각 한쪽씩 서로 교대로 작용하면 아래턱은 옆으로 왔다갔다 한다.

안쪽날개근(medial pterygoid muscle) : 안쪽날개근은 가쪽날개판의 안쪽에서 일어나 아래턱 뼈각의 안쪽

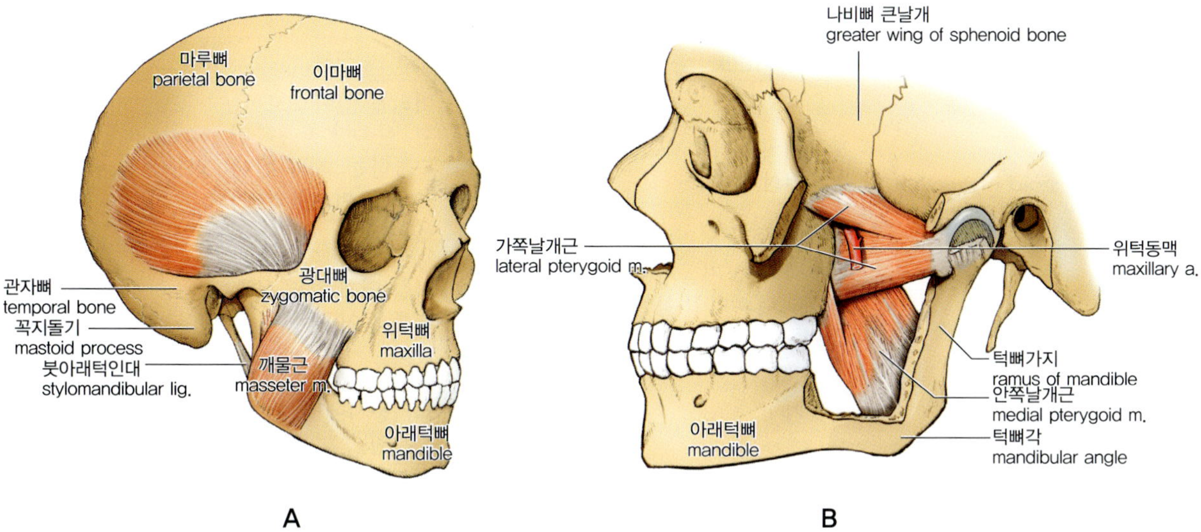

그림 5-10. 씹기근육. A: 깨물근 및 관자근. B: 안쪽 및 가쪽날개근.

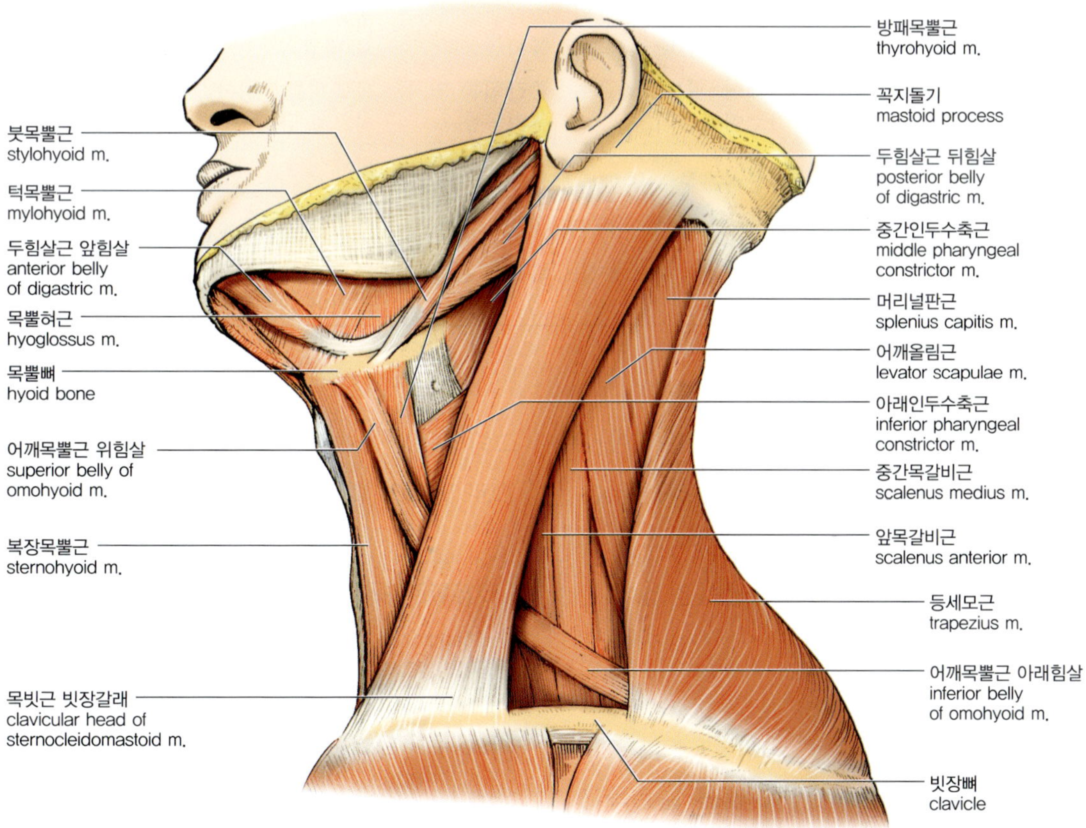

그림 5-11. 가쪽에서 본 목의 근육.

표 5-4. 목의 피부근육, 가쪽목근육, 앞목근육

근육명		이는곳	닿는곳	작용	신경지배
목빗근 sternocleidomastoid m.		복장뼈자루위모서리, 빗장뼈의 복장끝	꼭지돌기	머리를 앞아래로 굽힘. 한쪽만 작용하면 수축하는 쪽의 반대쪽으로 머리를 들어올림.	더부신경, 목신경
넓은목근 platysma m.		관자뼈의 꼭지돌기패임 아래턱뼈의 두힘살근오목	목뿔뼈 몸통 및 큰뿔	입을 열게 하면 목뿔뼈를 끌어올림.	얼굴신경
목뿔위근육 suprahyoid m.	두힘살근 digastric m.	붓돌기	목뿔뼈	목뿔뼈를 뒤위로 당김. 동시에 혀를 밀어올림.	앞힘살 : 아래턱신경 뒤힘살 : 얼굴신경
	붓목뿔근 stylohyoid m.	아래턱뼈의 턱목뿔근선	목뿔뼈몸통	목뿔뼈와 혀를 들어올림.	얼굴신경
	턱목뿔근 mylohyoid m.	아래턱뼈의 턱끝가시	목뿔뼈몸통	목뿔뼈와 혀를 끌어올림.	아래턱신경
	턱끝목뿔근 geniohyoid m.	복장뼈자루 및 빗장뼈의 복장끝	목뿔뼈몸통	목뿔뼈 및 혀를 밑으로 내림.	혀밑신경
목뿔아래근육 infrahyoid m.	복장목뿔근 sternohyoid m.	어깨뼈 위모서리, 위가로어깨인대	중간힘줄 및 목뿔뼈몸통	목뿔뼈 및 혀를 밑으로 내림.	혀밑신경
	어깨목뿔근 omohyoid m.	어깨뼈 위모서리, 위가로어깨인대	중간힘줄 및 목뿔뼈몸통	목뿔뼈를 뒤아래방향으로 당김.	혀밑신경
	복장방패근 sternothyroid m.	복장뼈자루 뒤면	방패연골의 비스듬선	방패연골을 아래로 내림.	혀밑신경
	방패목뿔근 thyrohyoid m.	방패연골의 비스듬선	목뿔뼈 큰뿔	방패연골과 목뿔뼈를 각각 서로 끌어올리거나 내림.	혀밑신경

면에서 끝난다. 이는 깨물근이나 관자근과 같이 아래턱을 닫는 작용을 한다. 그러나 입을 열게 하는 것은 씹기근육이 관여하는 것이 아니고 아래턱뼈와 목뿔뼈 또는 복장뼈 사이에 걸쳐 있는 근육들의 작용이다.

목근육

목의 피부근육

목부분의 앞쪽 2/3에 넓게 퍼져 있는 넓은목근(platysma)은 얼굴신경에 의해 지배되며, 표정근과 같은 계통의 근육으로 어깨세모근(deltoid m.)과 큰가슴근(pectoralis major m.)을 덮는 얇은 근막에서 일어나고 아래턱뼈의 바닥부분에서 그친다(표 5-4, 그림 5-9). 목에 주름을 잡아 주고 입꼬리를 아래쪽으로 당겨서 슬픈 표정을 짓게 한다.

가쪽목근육

목빗근(sternocleidomastoid muscle)은 복장뼈자루 위모서리와 빗장뼈의 복장끝에서 일어나서 관자뼈의 꼭지돌기에 닿아 있는 근육으로 바깥귀길(external acoustic meatus)의 구멍 바로 뒤쪽 아래에 있는 근육이다. 이 근육의 양쪽이 동시에 작용하면 머리가 앞아래쪽으로 수그러지게 되나, 한쪽만이 작용하게 되면 머리가 수축하는 근육쪽으로 기울어지면서 얼굴은 반대방향 위쪽으로 향하게 된다. 신경지배는 더부신

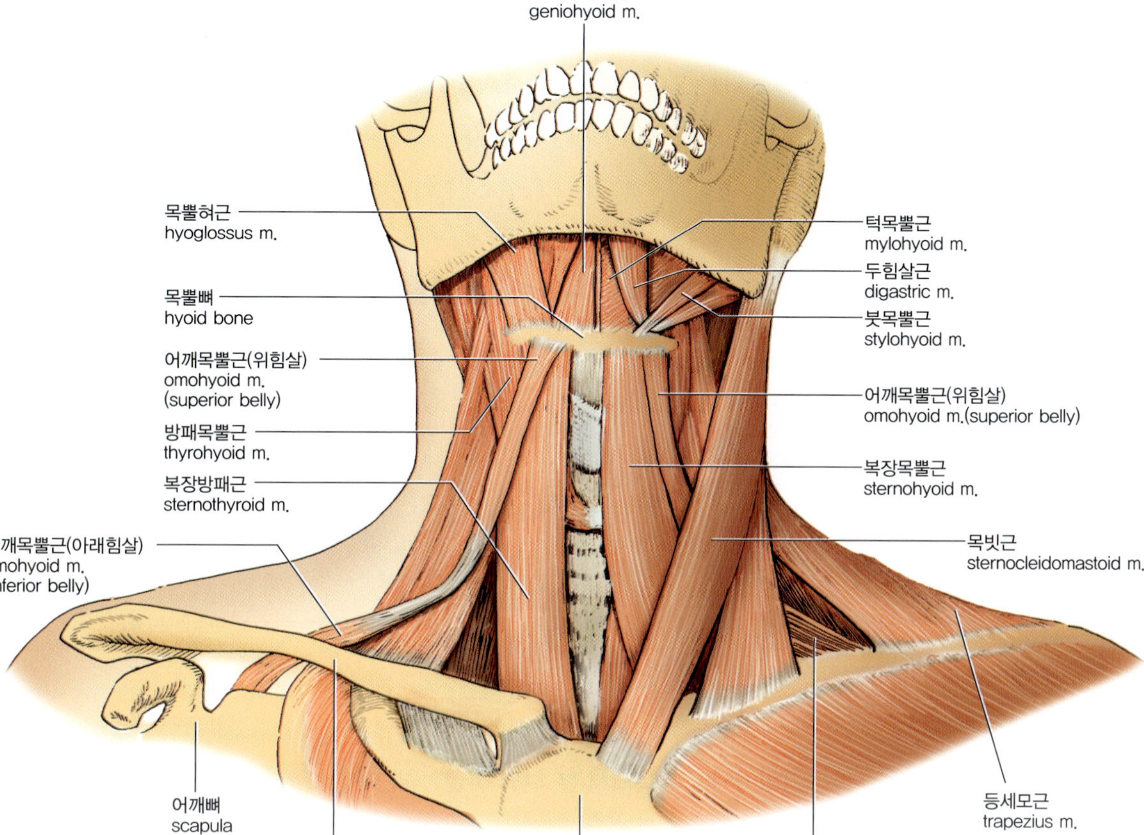

그림 5-12. 앞에서 본 목의 근육.

경(accessory n.)에 의한다(표 5-4, 그림 5-11, 12).

앞목근육

앞목근육(anterior cervical muscle)들은 목뿔뼈와 관계를 맺고 있어서 입을 열거나 음식물을 삼키는 연하작용에 관여하고 있다. 이 근육 중에서 목뿔뼈와 머리뼈 사이에 있는 근육을 목뿔위근육, 목뿔뼈의 아래쪽에 있는 것을 목뿔아래근육이라고 한다(표 5-4, 그림 5-11, 12).

목뿔위근육(suprahyoid muscle) : 이 근육들은 입안바닥을 형성하고 있으며, 목뿔뼈와 머리뼈바닥 사이에 걸쳐 있는 네 쌍의 근육, 즉 두힘살근(digastric m.), 붓목뿔근(stylohyoid m.), 턱목뿔근(mylohyoid m.) 및 턱끝목뿔근(geniohyoid m.)으로 구성되어 있고, 입을 열거나 음식을 삼킬 때 또는 소리를 낼 때에 아래턱을 아래로 당기거나 목뿔뼈 및 혀를 위로 올리는 작용을 한다(그림 5-12, 13).

목뿔아래근육(infrahyoid muscle) : 이 근육들은 목뿔뼈와 방패 연골, 복장뼈 및 어깨뼈 사이에 걸쳐 있는 네 쌍의 가느다란 근육들로서 복장목뿔근(sternohyoid m.), 어깨목뿔근(omohyoid m.), 복장방패근(sternothyroid m.) 및 방패목뿔근(thyrohyoid m.)으로 이루어져 있다. 이들은 음식을 삼킬 때 또는 소리를 낼 때에 위로 올라간 목뿔뼈 및 후두를 끌어내리는 작용을 한다(그림 5-12, 13).

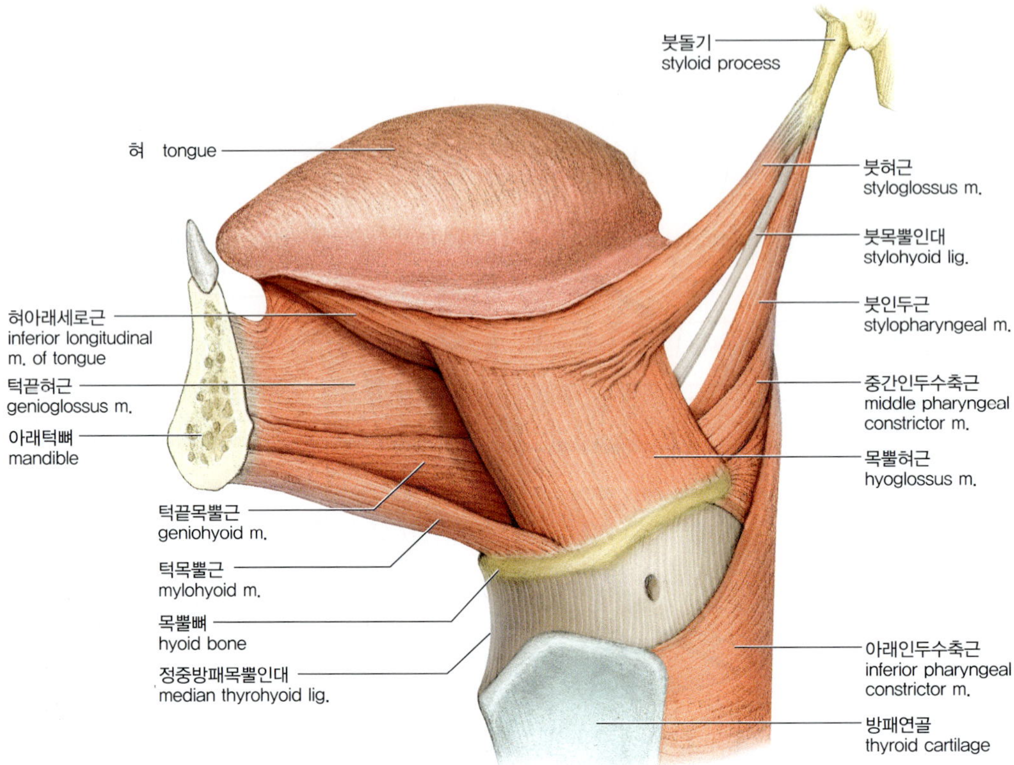

그림 5-13. 왼쪽에서 본 혀의 바깥기원근육.

뒤통수밑근육

뒤통수밑근육(suboccipital muscle)들은 뒤통수뼈와 목뼈 사이에 있는 네 개의 작은 근육으로서 큰뒤머리곧은근(rectus capitis posterior major m.), 작은뒤머리곧은근(rectus capitis posterior minor m.), 위머리빗근(obliquus capitis superior m.) 및 아래머리빗근(obliquus capitis inferior m.) 등으로 구성되어 있으며 머리의 젖힘, 가쪽으로 굽힘 및 돌림 작용을 한다(표 5-5, 그림 5-14).

목뼈앞부위의 근육

목뼈가로돌기에서 일어나서 첫째 또는 둘째갈비뼈에 끝나는 세 쌍의 목갈비근과 목뼈 앞면에 있고 목뼈를 좌우 또는 앞쪽으로 굽히는 작용을 하는 앞척추근육으로 구분된다(표 5-6; 그림 5-15).

목갈비근(scalenus muscles) : 이 근육은 앞목갈비근(scalenus anterior m.), 중간목갈비근(scalenus medius m.) 및 뒤목갈비근(scalenus posterior m.)의 세 근육으로 구분된다.

앞목갈비근과 중간목갈비근 사이의 좁은 간격으로는 팔을 지배하는 팔신경얼기와 빗장밑동맥이 통과하고 있다. 따라서 이 근육들에 염증이 일어나면 이것들이 압박되어 손가락의 운동장애, 팔의 순환장애가 일어나는데, 이를 앞목갈비근증후군(scalenus anterior syndrome)이라 한다.

앞척추근육(anterior vertebral muscles) : 이 근육은 목뼈의 앞쪽에 있는 긴목근(longus coli m.) 긴머리근(longus capitis m.) 앞머리곧은근(rectus capitis anterior m.) 및 가쪽머리곧은근(rectus capitis lateralis m.) 등 네 개의 근육으로 구성되어 있다.

가슴의 근육

가슴의 앞면 및 가쪽면에 있는 근육으로서, 피부밑의 얕은 부분에 있는 얕은가슴근육과 깊은 부분에

표 5-5. 뒤통수밑근육

근육명	이는곳	닿는곳	작용	신경지배
위머리빗근 obliquus capitis superior m.	고리뼈 가로돌기	뒤통수뼈 위 및 아랫목덜미선의 사이	머리를 뒤로 젖힘, 머리를 돌림(작용하는 쪽으로)	뒤통수 아래신경
작은뒤머리곧은근 rectus capitis posterior minor m.	고리뼈 뒤활	뒤통수뼈 아랫목덜미선의 안쪽	머리를 뒤로 젖힘, 머리를 돌림(작용하는 쪽으로)	뒤통수 아래신경
큰뒤머리곧은근 rectus capitis posterior major m.	중쇠뼈 가시돌기	뒤통수뼈 아랫목덜미선의 가쪽	머리를 뒤로 젖힘, 머리를 돌림(작용하는 쪽으로), 가쪽 굽힘	뒤통수 아래신경
아랫머리빗근 obliquus capitis inferior m.	중쇠뼈 가시돌기	고리뼈 가로돌기	목을 돌림(작용하는 쪽으로)	뒤통수 아래신경

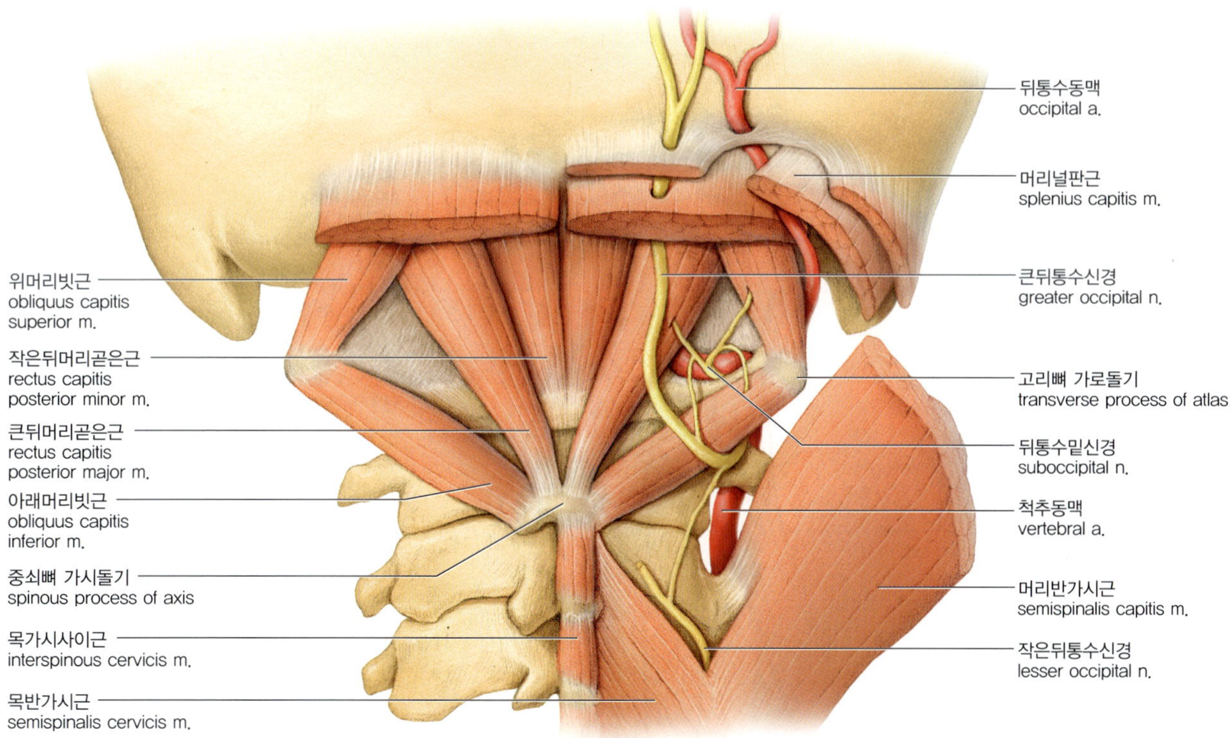

그림 5-14. 뒤에서 본 뒤통수밑근육.

깊은가슴근육으로 구분된다(표 5-7, 그림 5-16, 20).

얕은가슴근육

큰가슴근(pectoralis major muscle) : 빗장뼈, 복장뼈 및 갈비에서 일어나고 위팔뼈의 결절사이고랑에 닿는다. 여자의 경우 이 근육 표면에 젖샘이 있기 때문에 근육의 윤곽을 피부 겉에서 볼 수 없다. 이 근육은 물건을 가슴쪽으로 들어 올릴 경우 위팔을 앞안쪽방향으로 붙이는 작용을 한다.

작은가슴근(pectoralis minor muscle) : 큰가슴근 깊

표 5-6. 목뼈앞부위의 근육

근육명	이는곳	닿는곳	작용	신경지배
앞목갈비근 scalenus anterior m.	3~6째목뼈가로돌기	첫째갈비뼈의 앞목갈비근결절	갈비뼈를 위로 당겨 가슴안을 넓힘. 갈비뼈를 고정하면 목뼈는 앞으로 굽힘. 한쪽으로 작용하면 그쪽으로 돌림. 목뼈를 굽히고 약간 돌림.	목신경
중간목갈비근 scalenus medius m.	2~7째목뼈가로돌기	첫째갈비뼈의 위면		목신경
뒤목갈비근 scalenus posterior m.	5~7째목뼈가로돌기	둘째갈비뼈		목신경
긴목근 longus colli m.	5~7째목뼈 몸통, 3~5째목뼈가로돌기, 1~3째등뼈몸통	2~4째목뼈 몸통, 고리뼈 앞결절, 5~6째목뼈가로돌기		목신경
긴머리근 longus capitis m.	3~6째목뼈가로돌기의 앞결절	뒤통수뼈 인두결절	머리를 굽힘	목신경
앞머리곧은근 rectus capitis anterior m.	고리뼈의 가쪽덩이	뒤통수뼈큰구멍의 앞쪽	머리를 굽힘	뒤통수 아래신경
가쪽머리곧은근 rectus capitis lateralis m.	고리뼈 가로돌기	뒤통수뼈 관절융기의 가쪽	머리를 가쪽으로 돌림.	뒤통수 아래신경

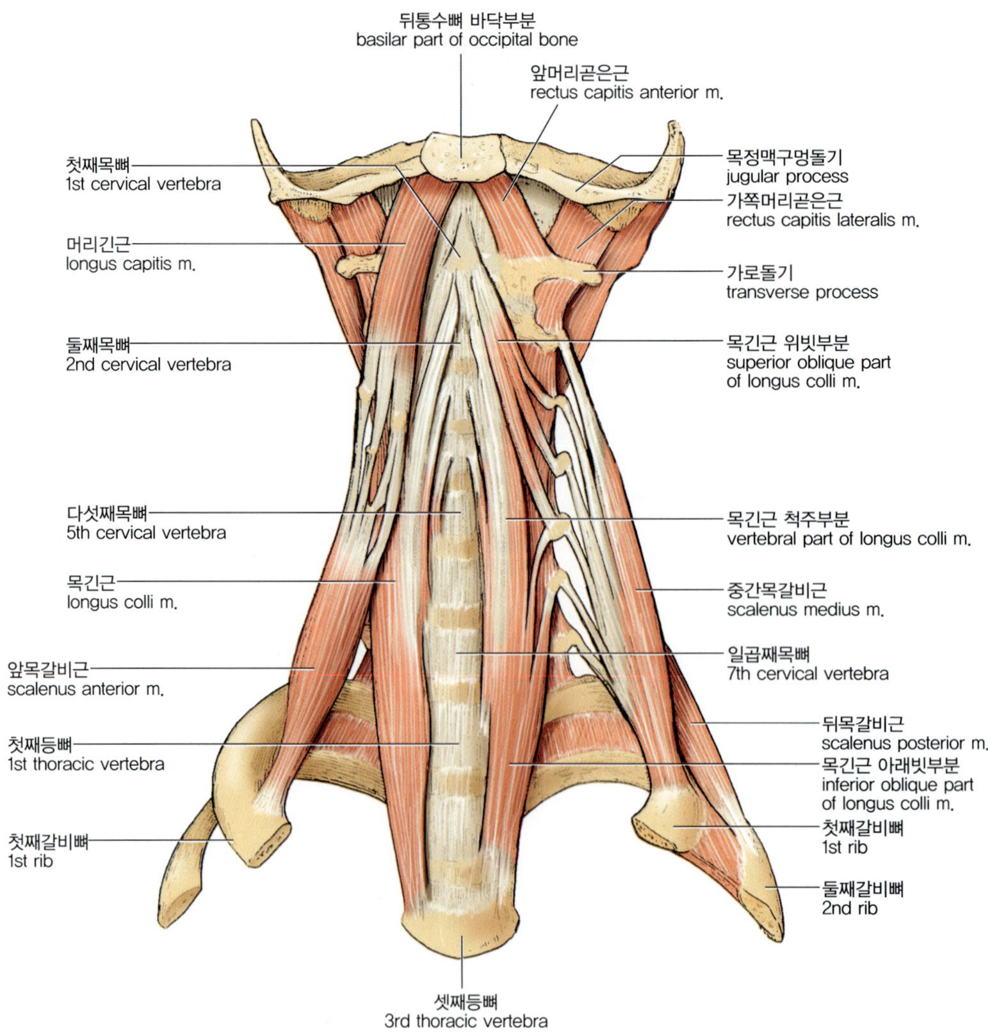

그림 5-15. 목뼈앞부위 근육.

표 5-7. 가슴의 근육

근육명	이는곳	닿는곳	작용	신경지배
큰가슴근 pectoralis major m.	빗장뼈부분 : 빗장뼈의 복장끝 복장뼈부분 : 복장뼈의 가쪽면 갈비뼈부분 : 1~6째 갈비연골 배부분 : 배바깥빗근의 널힘줄	위팔뼈의 결절사이고랑	위팔의 모음 및 안쪽돌림. 위팔을 고정하면 복장뼈 및 갈비를 올려 흡기를 도움.	안쪽 및 가쪽 가슴신경
작은가슴근 pectoralis minor m.	3~5째 갈비뼈	어깨뼈 부리돌기	어깨뼈를 앞으로 당기고 모음. 빗장뼈를 고정하면 갈비가 올라가 가슴안을 넓혀 흡기를 도움.	안쪽가슴신경
앞톱니근 serratus anterior m.	1~8째 갈비뼈	어깨뼈의 안쪽모서리와 아래각	어깨뼈를 앞으로 당기고 회전시킴.	긴가슴신경
바깥갈비사이근 external intercostal m.	1~11째 갈비뼈의 아래모서리	아래갈비뼈의 위모서리	가슴안을 넓히고 흡기운동을 함.	갈비사이신경
속갈비사이근 internal intercostal m.	1~11째 갈비뼈의 안쪽면	아래갈비뼈의 위모서리	가슴안을 좁히고 호기운동을 함.	갈비사이신경
갈비아래근 subcostal m.	갈비각 안쪽면	2~3개 아래 갈비뼈의 안쪽면	호기운동을 함.	갈비사이신경
가로막 diaphragm	첫째허리뼈, 열두째등뼈, 갈비뼈활, 칼돌기	중심널힘줄	흡기운동을 함.	갈비사이신경

숙이 자리 잡고 있는 작은 근육으로서, 셋째~다섯째 갈비뼈와 어깨뼈 부리돌기의 사이에 있으며 어깨뼈를 안쪽아래방향으로 당기고 갈비뼈를 들어올린다(그림 5-29).

앞톱니근(serratus anterior muscle) : 첫째~여덟째 갈비뼈에서 일어나 등쪽으로 향하여 어깨뼈의 안쪽모서리에 닿는 폭넓은 근육으로서, 여러 개의 갈비뼈에서 일어나는 부분은 마치 톱니처럼 보이기 때문에 이와 같이 불리게 되었다. 이 근육은 어깨뼈를 가슴우리쪽으로 끌어당기고, 어깨뼈를 회전할 때에는 일부가 수축한다(그림 5-16, 20, 29).

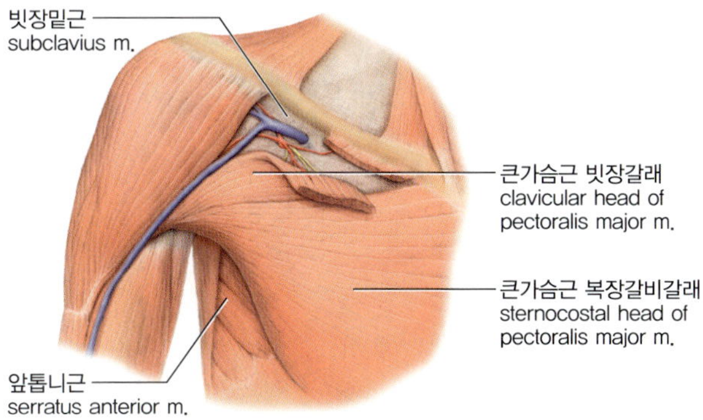

그림 5-16. 앞가슴벽의 근육.

깊은가슴근육

갈비사이근육(intercostal muscle) : 각 갈비뼈 사이에 걸쳐 있는 근육으로, 근육섬유의 주행방향은 위뒤쪽에서 아래앞쪽으로 비스듬히 달리고 있는 바깥갈비사이근(external intercostal m.)과 위앞쪽에서 아래뒤쪽으로 달리고 있는 속갈비사이근(internal intercostal m.)의 두 겹으로 구분되며, 모두 갈비사이신경에 의해 지배된다. 바깥갈비사이근은 갈비뼈를 끌어올려서 가슴우리 용적을 크게 함으로써 공기를 허파 속으로 들이마시게 한다. 한편 속갈비사이근은 갈비뼈를 아래쪽으로 끌어내려 가슴우리를 좁게 하여 허파 속에 있는 공기를 내뱉는 작용을 하여 호흡운동에 중요한 구실을 한다. 갈비사이신경, 갈비사이동맥과 정맥은 갈비뼈의 아래모서리를 따라 앞쪽으로 지나간다(그림 5-17).

가로막(diaphragm) : 가로막은 가슴안과 배안의 사이에 있는 얇은 근육으로 호흡에 관여한다. 이 근육

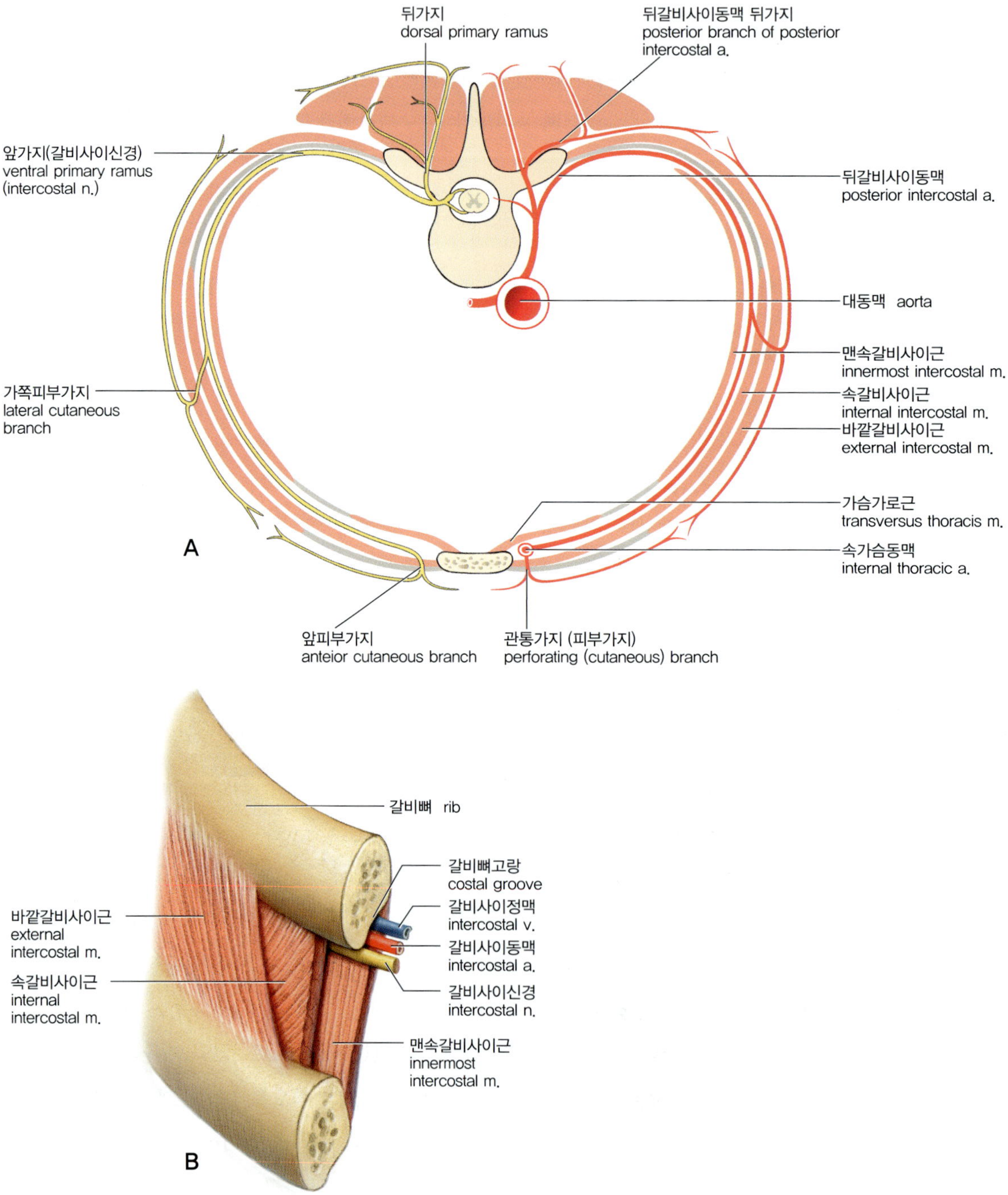

그림 5-17. 갈비뼈 사이의 구조물. A: 갈비사이근육과 갈비사이혈관 및 신경. B: 갈비사이공간의 구조.

은 가슴안쪽으로 솟아올라 둥근 천장과 같은 형태를 이루고 있으며, 첫째허리뼈, 열두째등뼈, 갈비활 및 칼돌기에서 일어나 이 근육의 중심부에 자리 잡고 있는 클로버잎 모양의 얇은 널힘줄인 중심널힘줄(central tendon)에 닿고 있다(그림 5-18).

가로막에는 가슴안과 배안을 연락하는 큰 구멍이 뚫려 있다(그림 5-18). 대동맥구멍(aortic hiatus)은 가장 뒤쪽의 가운데에서 열두째등뼈 높이에 있으며, 내림대동맥, 홀정맥, 가슴림프관 및 교감신경이 통과한다. 아래대정맥구멍(vena caval foramen)은 여덟째등뼈 높이의 중심널힘줄에 있으며, 아래대정맥과 뒤가로막신경이 지나간다. 식도구멍(esophageal hiatus)은 대동맥구멍의 앞쪽에서 열째등뼈 높이에 위치하며, 식도와 미주신경이 통과하고 있다. 가로막이 수축하면 가슴우리는 넓어져 흡기가 일어나지만, 배안은 좁아지고 배안의 내압은 상승하게 된다. 가로막은 셋째~다섯째목신경에서 가지 쳐 내려오는 한 쌍의 가로막신경에 의해 지배되며, "딸꾹질"은 이 신경 자극에 의해 일어나는 가로막의 경련현상이다.

호흡운동은 갈비사이근을 주로 작용시키는 갈비호흡(흉식호흡, costal respiration)과 가로막을 주로 작용시키는 배호흡(복식호흡, abdominal respiration)으로 구분할 수 있는데, 전자는 여자에게서, 후자는 남자에게서 더욱 뚜렷하게 볼 수 있는 호흡방식이다. 유아는 남녀가 다 같이 주로 배호흡을 한다. 그 밖에 갈비뼈와 팔이음뼈를 끌어올리는 작은가슴근, 목빗근, 목갈비근, 등세모근 및 어깨올림근 등은 심호흡이나 어깨로 숨을 쉴 때와 같은 심한 호흡운동에 동원된다.

배근육

배근육(abdominal muscle)은 배벽에 있는 근육들

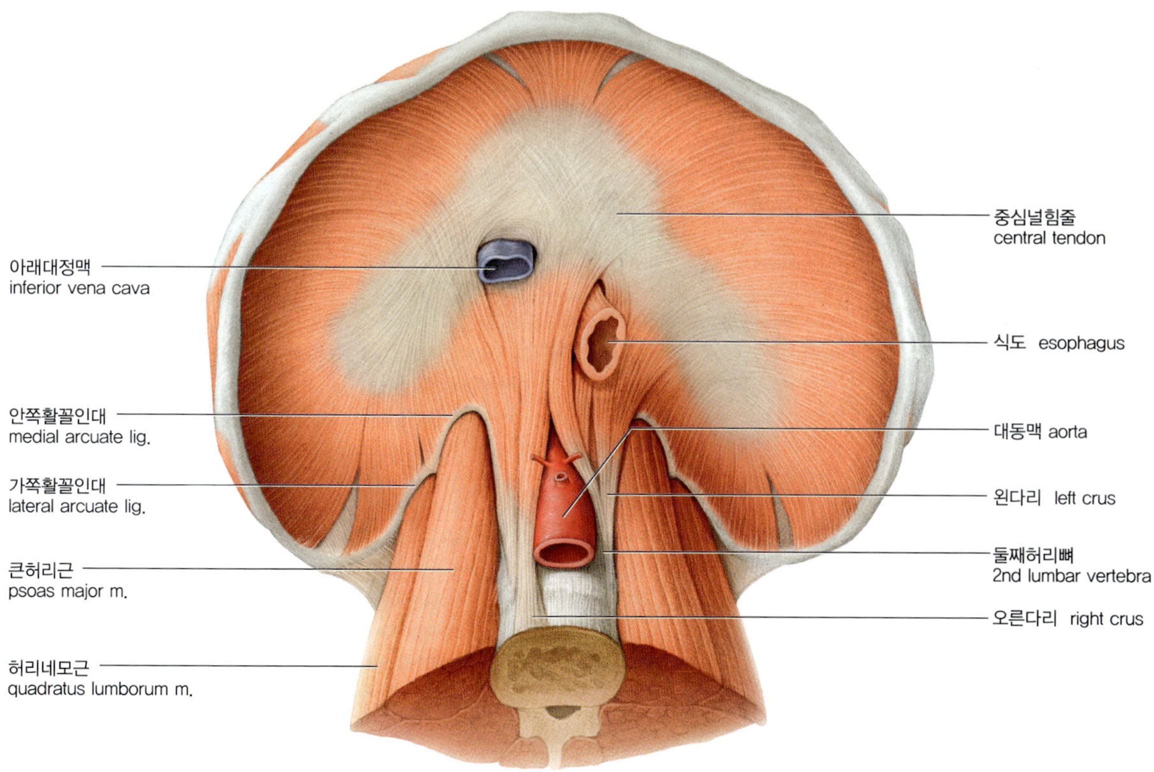

그림 5-18. 배안쪽에서 본 가로막.

로서 가로막과 같이 배의 압력을 높이는 구실을 하며, 배뇨, 배변, 구토 및 분만에 중요한 역할을 하는 근육들이다(표 5-8, 그림 5-19, 20, 21).

배곧은근

배곧은근(rectus abdominis m.)은 두덩뼈능선과 두덩사이인대에서 일어나 다섯~일곱째 갈비 연골과

표 5-8. 배근육

근육명	이는곳	닿는곳	작용	신경지배
배곧은근 rectus abdominis m.	두덩뼈능선, 두덩사이인대	5~7째 갈비연골, 칼돌기	복장뼈를 아래로 끌어내리며 척주를 앞으로 굽힘. 복압을 높임.	갈비사이신경
배바깥빗근 external abdominal oblique m.	5~12째 갈비뼈	백색선, 샅고랑인대, 엉덩뼈능선	복압을 높이는 작용. 한쪽이 수축하면 척주를 작용하는 쪽으로 회전시킴. 모두 작용하면 앞으로 굽힘.	갈비사이신경
배속빗근 internal abdominal oblique m.	엉덩뼈능선, 샅고랑인대, 등허리근막의 가쪽 모서리	10~12째 갈비뼈, 엉덩뼈능선, 백색선	복압을 높이고 한쪽이 작용하면 척주를 반대쪽으로 돌림. 모두 작용하면 앞으로 굽힘	갈비사이신경
배가로근 transversus abdominis m.	7~12째 갈비연골, 엉덩뼈능선, 샅고랑인대	백색선, 엉덩뼈능선	배바깥 및 속빗근을 도움.	갈비사이신경
배세모근 pyramidalis m.	두덩뼈, 두덩인대	백색선	배곧은근을 도움.	갈비사이신경

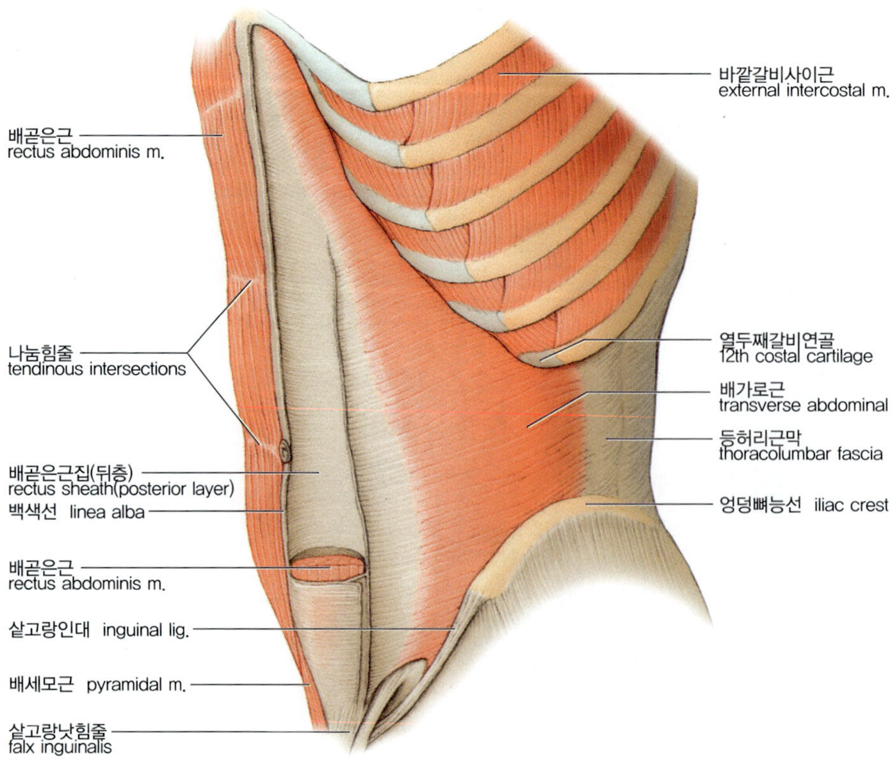

그림 5-19. 앞가쪽에서 본 앞배벽의 근육.

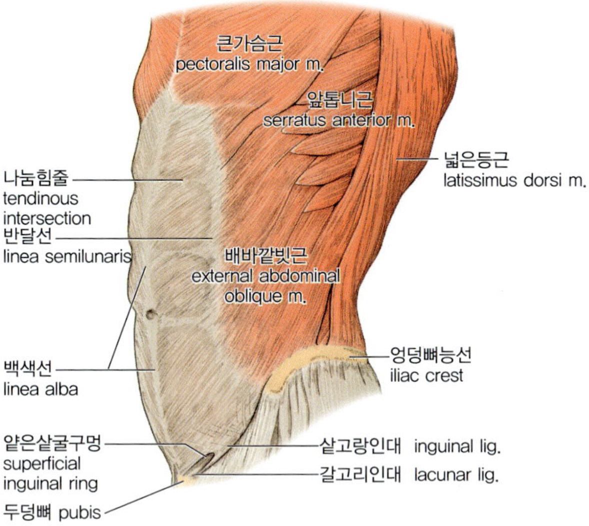

그림 5-20. 앞가쪽에서 본 배바깥빗근.

칼돌기에 붙은 띠처럼 폭이 좁고 긴 근육이다. 힘살에는 서너 곳에 나눔힘줄(tendinous intersection)이라고 불리는 힘줄에 의해 생긴 가로주름이 있으며, 배근육이 발달한 남자에게서는 피부표면에서 가로로 달리는 길고 오목한 고랑을 쉽게 볼 수 있다. 이 근육은 배곧은근집(rectus sheath)이라고 하는 두꺼운 결합조직에 의해 싸여 있고, 정중부에서는 좌우의 배곧은근집이 합쳐져서 백색선(linea alba)을 형성하며, 백색선의 가운데에 배꼽이 위치한다. 유아의 배꼽에는 피부가 다른 곳보다 특히 얇게 형성되어 있기 때문에 창자의 일부분이 이곳으로 돌출되어 나오는 배꼽탈장(umbilical hernia)의 원인이 되기도 한다.

가쪽배근육

가쪽배벽은 배바깥빗근, 배속빗근 및 배가로근 등의 세 겹의 근육으로 이루어져 있다. 배바깥빗근(external abdominal oblique m.)은 다섯째~열두째 갈비뼈에서 일어나 배벽의 위뒤쪽에서 아래앞을 향하여 달리고 있으며, 샅고랑인대와 백색선에 부착되어 있다. 배속빗근(internal abdominal oblique m.)은 배바깥빗근의 바로 안쪽에 있으나 근육섬유의 주행은 서로 교차하여 아래뒤에서 앞위방향으로 비스듬하게 달리고 있다. 배벽의 가장 안쪽에 배가로근(transversus abdominis m.)이 있으며 일곱째~열두째갈비연골, 엉덩뼈능선 및 샅고랑인대에서 일어나 수평으로 주행하여 백색선에 닿는다.

샅고랑인대(inguinal ligament)는 배바깥빗근의 널힘줄이 그 아래모서리에서 두꺼워져 형성된 구조물로서, 위앞엉덩뼈가시와 두덩뼈결절 사이에 걸쳐 있어서 배와 넓적다리의 경계를 짓고 있다(그림 5-19, 20). 샅고랑인대 배안쪽에는 뒤가쪽에서 앞안쪽 방향으로 길이 4 cm 정도의 샅굴(inguinal canal)이 비스듬히 형성되어 있다(그림 5-22). 남자에서는 정삭(spermatic cord)이, 여자에서는 자궁원인대(round ligament of uterus)가 샅굴을 통과하고 있다. 샅굴은 복압에 대한 저항력이 약한 부위이기 때문에 작은창자의 한 부분이 샅굴 속으로 들어가는 경우가 있는데, 이와 같은 상태를 샅탈장(inguinal hernia)이라 하며 남자에게서 흔히 일어난다.

등근육

등근육(back muscle)은 목부분의 등쪽면에서 꼬리뼈에 걸쳐 몸통의 뒤부위에 넓고 깊게 분포하고 있는 근육으로, 얕은등근육들과 척추뼈 가까이 있는 깊은등근육들이 있다(표 5-9).

얕은등근육

얕은등근육(superfical back muscle)들은 팔의 운동과 밀접한 관계가 있다(그림 5-23).

등세모근(trapezius muscle) : 뒤통수부위 및 목뼈, 등뼈의 가시돌기에서 일어나 어깨뼈가시 및 빗장뼈에 부착하는 큰 근육이다. 이 근육의 모양은 부등변삼각형이며, 목빗근과 같이 더부신경의 지배를 받는다.

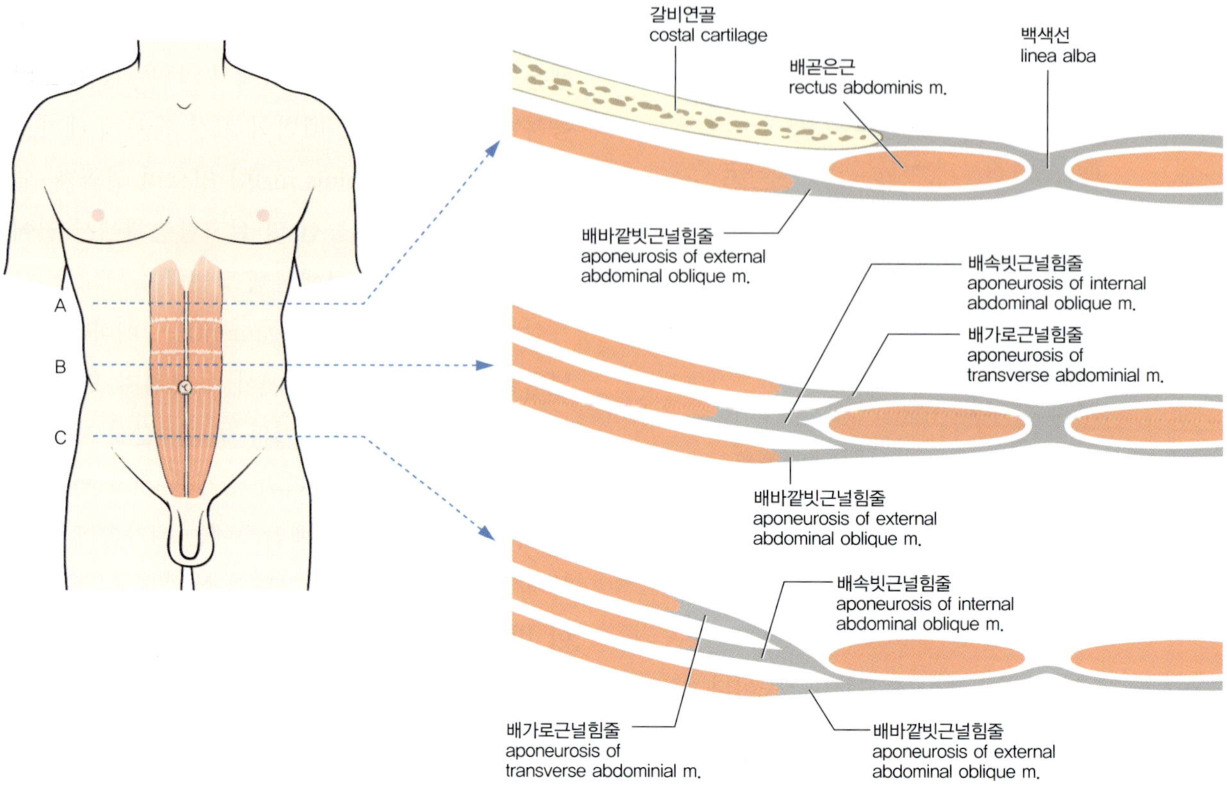

그림 5-21. 앞배벽의 모식도. 각 위치에서 배곧은집(rectus sheath)의 형성을 보여줌. A: 위쪽. B: 배꼽 바로 위. C: 활꼴선 아래.

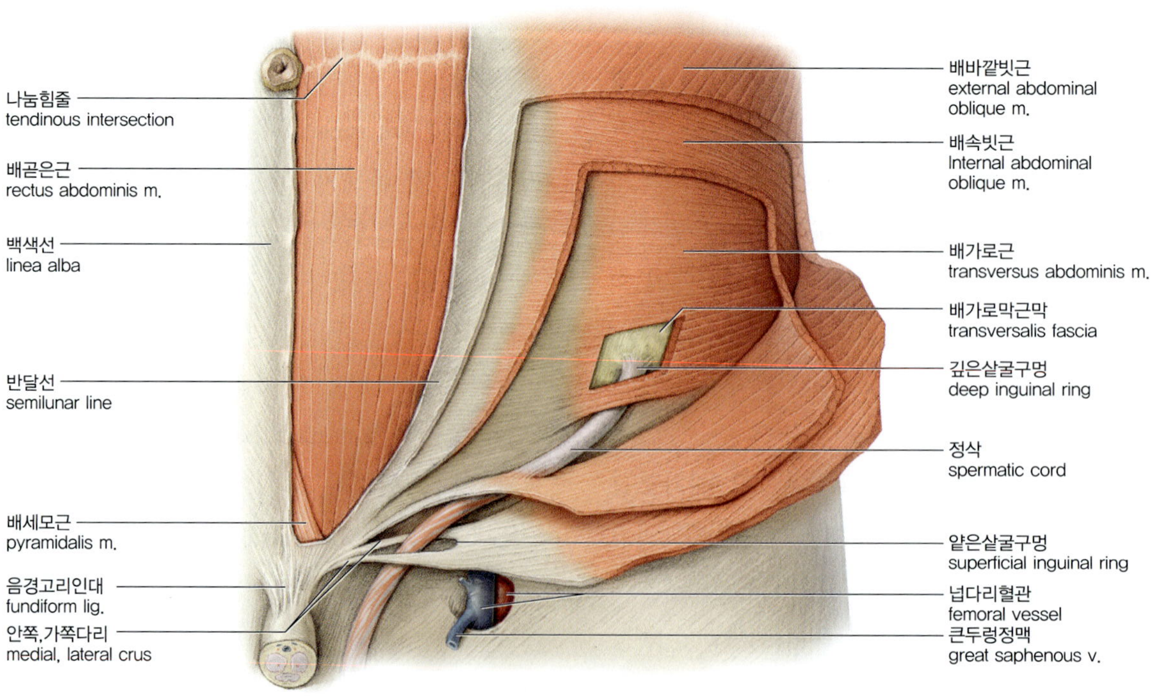

그림 5-22. 앞가쪽배벽과 샅굴부위.

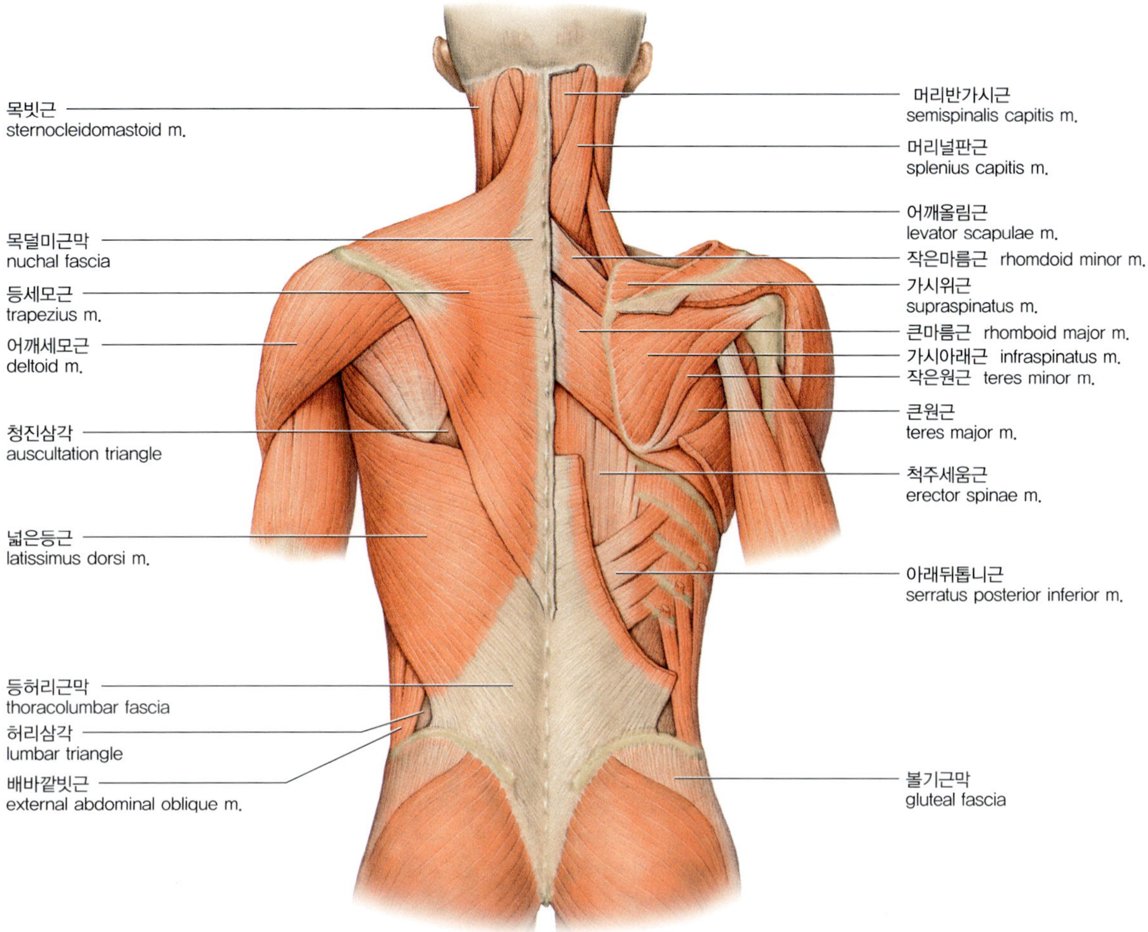

그림 5-23. 등의 얕은층과 중간층 근육.

어깨올림근(levator scapulae muscle) 및 마름근(rhomboidei muscle) : 모두 등세모근보다 깊이 있으며, 어깨올림근은 목뼈 위쪽부분과 어깨뼈 위각 사이에, 마름근은 목뼈 및 등뼈 위쪽 부분과 어깨뼈 안쪽모서리에 걸쳐 붙어 있다.

어깨뼈의 운동을 살펴보면 다음과 같다. 어깨뼈와 척추뼈는 빗장뼈-복장뼈-갈비뼈를 경유하여 간접적으로 연결되어 있기 때문에 그 가동성은 아주 크다. 어깨관절의 가동범위는 넓고 어깨뼈가 자유로이 운동할 수 있음은 이미 기술한 바와 같다. 어깨를 올리는 동작, 즉 어깨뼈를 끌어올리는 운동은 어깨올림근, 마름근 및 등세모근의 위부분의 수축에 의한다. 이에 반하여 어깨를 아래로 끌어내리는 운동 또는 철봉에 매달리는 경우에 어깨뼈는 작은가슴근, 앞톱니근 및 등세모근의 아랫부분의 작용에 의해 밑으로 당기게 된다. 물건을 끌어안을 때 보면 어깨뼈는 가쪽 앞방향으로 미끄러져 가는데 이것은 주로 앞톱니근(serratus anterior m.)에 의한다. 또 어깨를 뒤로 당기고 양쪽 어깨뼈를 붙이는 운동은 마름근과 등세모근의 수축에 의한다. 팔을 수평에서 수직위로 올릴 때 볼 수 있는 어깨뼈의 회전운동은 이상의 모든 근육의 복합운동으로 이루어진다.

넓은등근(latissimus dorsi muscle) : 등뼈 및 허리뼈의 가시돌기, 엉덩뼈능선, 엉치뼈, 갈비뼈 등 광범위한 곳에서 일어나 위팔뼈 결절사이고랑에 붙는 삼각형의 큰 근육이다(그림 5-23). 이 근육은 위팔을 뒤

표 5-9. 등근육

근육명		이는곳	닿는곳	작용	신경지배
등세모근 trapezius m.		뒤통수뼈의 위목덜미선, 목덜미인대, 등뼈의 가시돌기	어깨뼈의 봉우리, 어깨뼈가시, 빗장뼈 가쪽부분	각 부위에 따라 어깨뼈를 올리기도 하고 내리기도 하며, 회전을 하거나 어깨를 폄.	더부신경 및 목신경얼기
어깨올림근 levator scapulae m.		1~4째목뼈 가로돌기	어깨뼈 안쪽모서리	어깨뼈를 위로 당김.	등쪽어깨 신경
마름근 rhomboidei mm.	작은마름근 rhomboideus minor m.	목덜미인대, 7째목뼈 및 첫째등뼈 가시돌기	어깨뼈 안쪽모서리	어깨뼈를 위안쪽으로 당김.	등쪽어깨 신경
	큰마름근 rhomboideus major m.	2~5째등뼈 가시돌기	어깨뼈 안쪽모서리의 아랫부위		
넓은등근 latissimus dorsi m.		등허리근막, 7~12째등뼈 및 1~5째허리뼈 가시돌기, 엉덩뼈능선	위팔뼈의 결절사이고랑	위팔을 뒤안쪽으로 당김. 위팔을 안쪽으로 회전시키고 모음.	가슴등 신경
널판근 splenius mm.	머리널판근 splenius capitis m.	목덜미인대, 제7목뼈, 1~3째등뼈의 가시돌기	뒤통수뼈, 관자뼈 꼭지돌기	양쪽이 작용하면 머리목부분을 폄.	척수신경 뒤가지
	목널판근 splenius cervicis m.	3~6째등뼈의 가시돌기	1~3째목뼈 가로돌기		
위뒤톱니근 serratus posterior superior m.		5~7째목뼈의 가시돌기, 1~2째등뼈의 가시돌기, 목덜미인대	2~5째 갈비뼈각	2~5째갈비뼈를 올림.	척수신경 뒤가지
아래뒤톱니근 serratus posterior inferior m.		11, 12째등뼈 가시돌기, 1~2째허리뼈의 널힘줄	9~12째 갈비뼈 아래모서리	9~12째갈비뼈를 내림.	척수신경 뒤가지
엉덩갈비근 iliocostalis m. (허리, 등, 및 목엉덩갈비근으로 구분)		엉덩뼈능선, 7~12째갈비뼈각, 3~6째갈비뼈각	7~12째갈비뼈각, 1~7째갈비뼈각, 4~7째목뼈 가로돌기	양쪽이 작용하면 척주를 폄. 갈비뼈를 아래로 당김. 한쪽만 작용하면 몸을 그쪽으로 돌림.	척수신경 뒤가지
가장긴근 longissimus m. (머리, 목, 등가장긴근으로 구분)		3~7째목뼈 관절돌기, 1~5째등뼈 가로돌기, 1~5째허리뼈 가로돌기 및 덧돌기	관자뼈 꼭지돌기, 2~6째목뼈 가로돌기, 1~12째등뼈 가로돌기	척주를 펴고 갈비뼈를 아래쪽으로 당김. 한쪽이 작용하면 그쪽으로 돌림. 목을 뒤로 젖힘.	척수신경 뒤가지
가시근 spinalis mm. (머리, 목, 등가시근으로 구분)		2째허리뼈~10째등뼈 가시돌기, 4~7째목뼈와 등뼈의 가로돌기	이는곳의 위쪽 4~8개 등뼈 가시돌기, 2~5째목뼈가시돌기, 위아래목덜미선	수축하는 쪽으로 머리를 돌리고, 양쪽이 수축하면 고개를 젖힘. 척주를 폄.	척수신경 뒤가지
반가시근 semispinalis mm. (등, 목, 머리반가시근으로 구분)		전체 등뼈 가로돌기	뒤통수뼈 위 및 아래 목덜미선, 2째목뼈~6째등뼈 가시돌기	작용하는 쪽으로 돌리고 척주를 뒤로 폄.	척수신경 뒤가지
뭇갈래근 multifidus mm.		4~7째 목뼈 관절돌기, 전체 등뼈 가로돌기, 전체 허리뼈 꼭지돌기	이는곳보다 2개 위의 척추뼈 가시돌기	작용하는 반대쪽으로 척주를 돌리고, 양쪽이 작용하면 척주를 폄.	척수신경 뒤가지
돌림근 rotatores mm. (목, 등, 허리돌림근으로 구분)		전체 척추뼈의 가로돌기	이는곳 바로 1~2개 위의 척추뼈 가시돌기	척주를 회전시킴.	척수신경 뒤가지
가시사이근 interspinalis mm. (목, 등, 허리가시사이근으로 구분)		척추뼈의 위아래 가시돌기에 붙어 있음.		척주를 뒤로 폄.	척수신경 뒤가지
가로돌기사이근 intertransversii mm. (목, 등, 허리가로돌기사이근으로 구분)		척추뼈의 위아래 가로돌기에 붙어 있음.		척주를 굽히거나 뒤로 폄.	척수신경 뒤가지

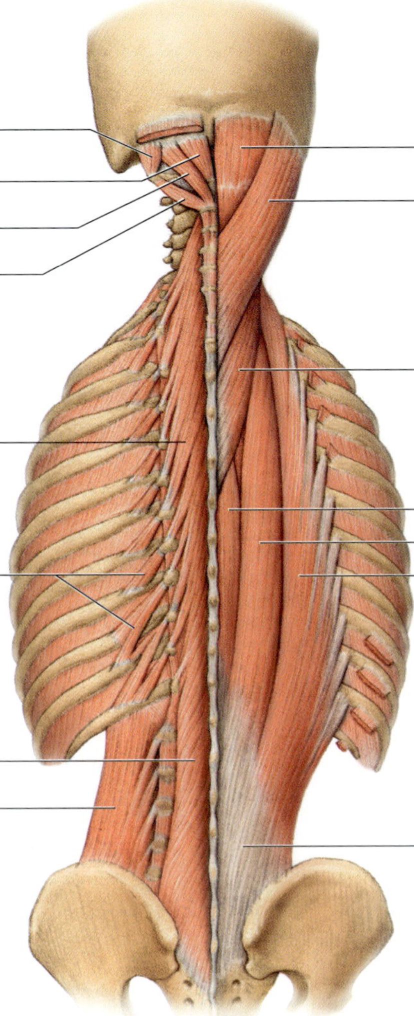

그림 5-24. 등의 깊은층 근육.

안쪽으로 당기는 작용을 하며, 평행봉 위에서 팔만으로 몸을 지탱하는 경우 위팔뼈 상부에 부착하고 있는 넓은등근과 큰가슴근이 수축하여 어깨관절에 과다한 힘을 주지 못하도록 막아준다.

깊은등근육

깊은등근육(deep back muscle)은 고유등근 또는 척주세움근(errector spinae m.)이라 부르는 근육들로서 척주 정중앙을 따라 달리고 있으며, 척추뼈, 엉덩뼈, 갈비뼈, 뒤통수뼈 등에서 일어나고 또 닿아 있다. 깊은등근육 중에서 널판근(splenius muscle)을 비롯한 중요한 척주를 움직이는 근육과 척추뼈사이의 근육들을 그림 5-24와 5-25에 나타내었다. 이 근육들은 척주의 굽힘, 돌림작용과 더불어 척주를 직립시키는 근육이다(표 5-9).

팔의 근육

팔의 운동에 관여하고 있는 근육으로, 몸통과 팔이음뼈(빗장뼈와 어깨뼈) 또는 위팔뼈 사이에 걸쳐 있는 얕은등근육과 얕은가슴근육은 이미 기술한 바 있다. 그러므로 여기서는 어깨관절, 팔꿉관절, 손 및 손가락의 각 관절의 운동과 관련이 있는 것만을 기

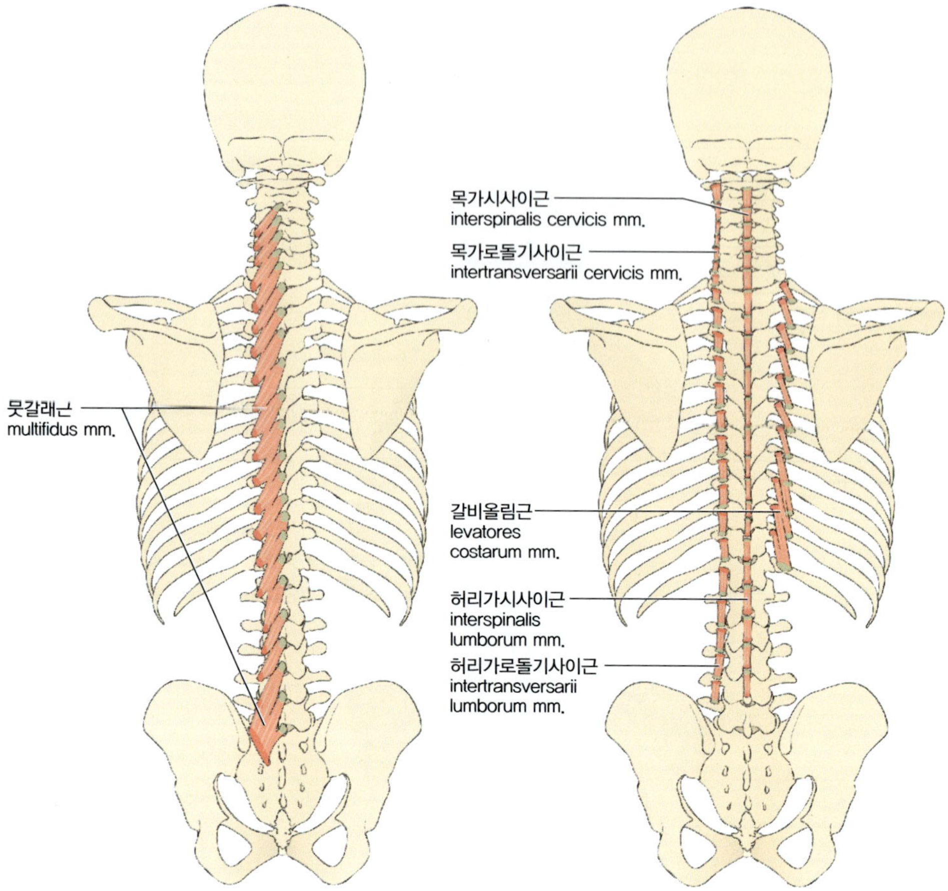

그림 5-25. 척추뼈사이의 근육.

술하고자 한다.

어깨의 근육

빗장뼈와 어깨뼈에서 일어나 위팔뼈에 붙는 근육으로서, 어깨관절의 운동에 관여한다(표 5-10, 그림 5-26, 27, 28, 30).

어깨세모근(deltoid muscle) : 빗장뼈의 봉우리끝, 어깨뼈의 봉우리 및 어깨뼈가시에서 일어나 어깨를 앞, 뒤 및 가쪽에서 싸고 위팔뼈 몸통의 세모근거친면에 닿는 삼각형의 근육으로 어깨를 둥글게 한다. 이 근육이 위팔뼈에 붙는 부위 부근은 때때로 근육주사에 이용되고 있다.

어깨뼈의 등쪽면에서 일어나는 가시위근(supraspinatus m.), 가시아래근(infraspinatus m.), 어깨뼈의 가쪽에서 일어나는 작은원근(teres minor m.)과 큰원근(teres major m.), 그리고 어깨뼈의 갈비뼈면에서 일어나는 어깨밑근(subscapularis m.)의 힘줄은 어깨관절의 위쪽과 앞뒤를 단단히 둘러싸고 있어 위팔뼈머리가 어깨뼈의 관절오목에서 탈구되지 않도록 막고 있다. 이 근육들은 위팔뼈의 모음, 벌림운동 및 돌림운동에 관여하고 있다.

위팔의 근육

위팔의 근육은 팔꿉관절을 굽히는 굽힘근육과 펴는 폄근육으로 구분된다(표 5-11).

굽힘근육

굽힘근육(flexor muscles)은 위팔의 앞면에 있는

표 5-10. 어깨의 근육

근육명	이는곳	닿는곳	작용	신경지배
어깨세모근 deltoid m.	빗장뼈의 가쪽 1/3부분, 봉우리, 어깨뼈가시	위팔뼈의 세모근 거친면	위팔의 벌림	겨드랑신경
가시위근 supraspinatus m.	가시위오목	위팔뼈의 큰결절	위팔의 벌림	어깨위신경
가시아래근 infraspinatus m.	가시아래오목	위팔뼈의 큰결절	위팔의 모음 및 가쪽 돌림	어깨위신경
작은원근 teres minor m.	어깨뼈 가쪽모서리	위팔뼈의 큰결절	위팔의 모음 및 가쪽돌림	겨드랑신경
큰원근 teres major m.	어깨뼈 아래각 및 가쪽 모서리	위팔뼈의 작은결절	위팔의 모음 및 안쪽 돌림	어깨밑신경
어깨밑근 subscapularis m.	어깨뼈밑오목	위팔뼈의 작은결절	위팔의 모음 및 안쪽 돌림	어깨밑신경

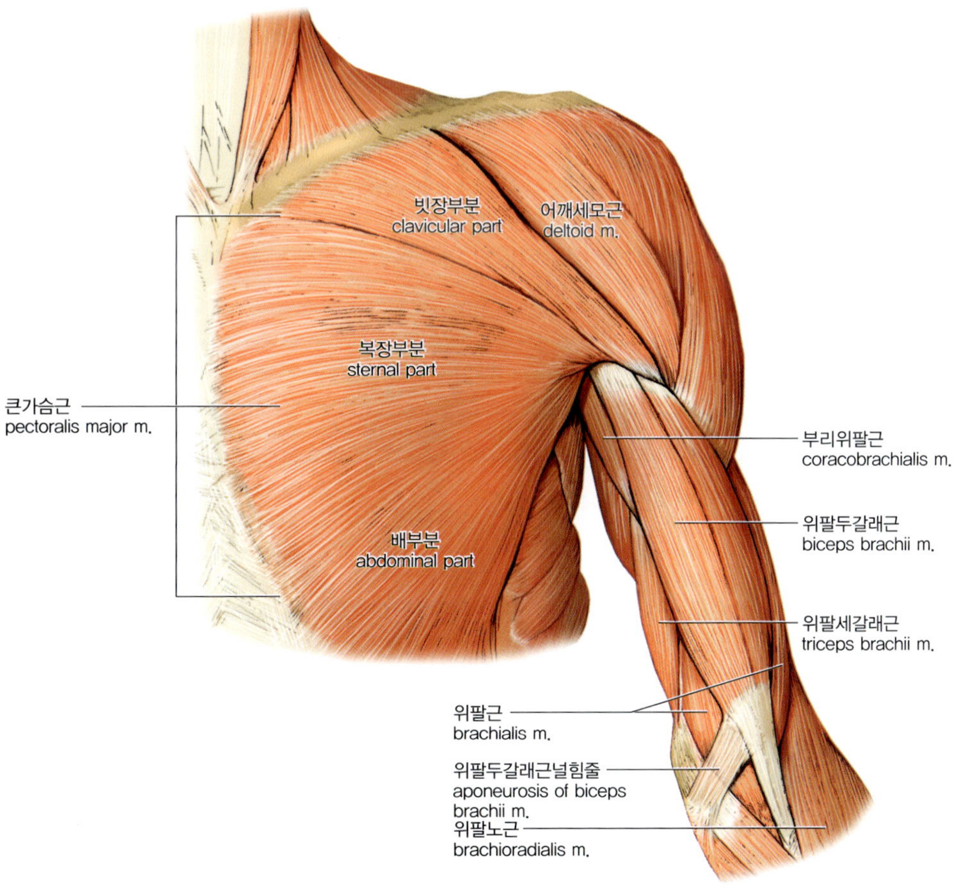

그림 5-26. 가슴, 어깨 및 위팔의 얕은근육.

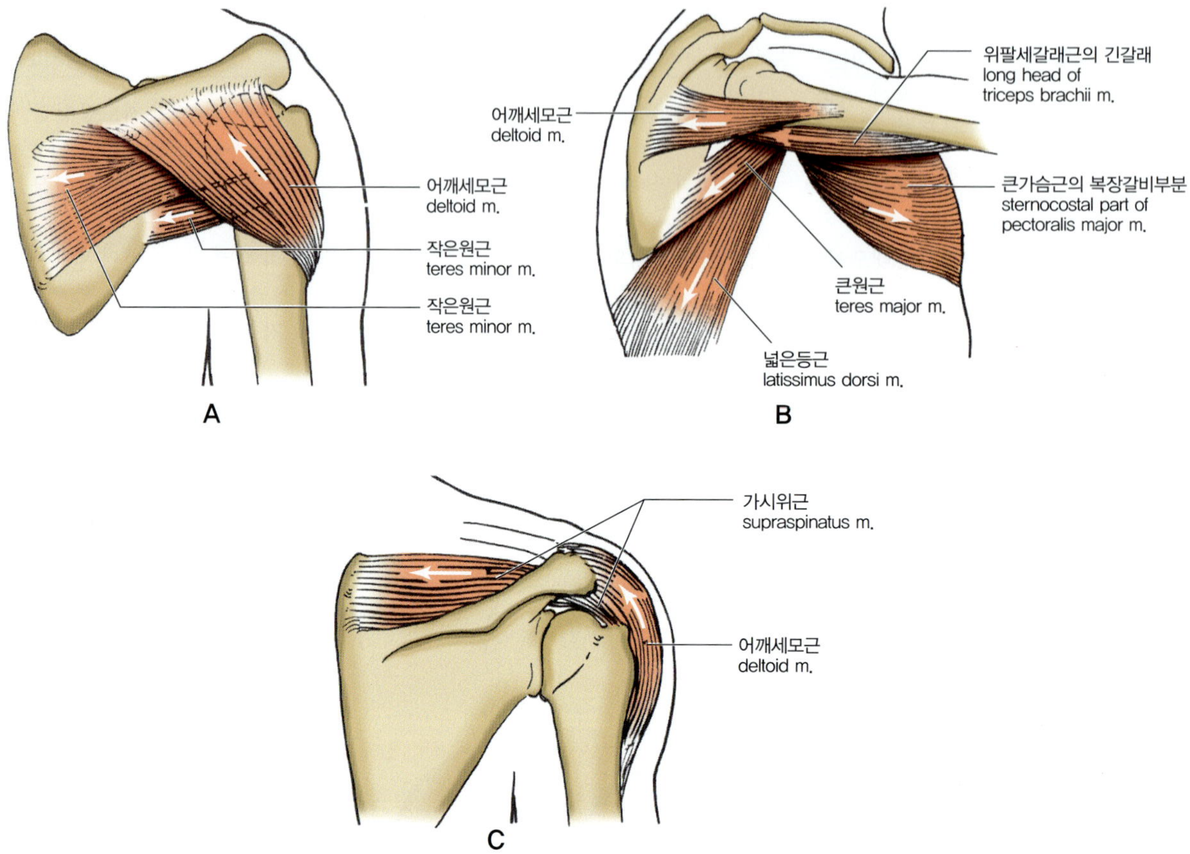

그림 5-27. A: 위팔의 가쪽돌림근육(lateral rotator). B: 위팔의 안쪽돌림근육(medial rotator). C: 위팔의 폄근육(extensor).

표 5-11. 위팔의 근육

근육명	이는곳	닿는곳	작용	신경지배
위팔두갈래근 biceps brachii m.	긴갈래 : 어깨뼈 관절위결절 짧은갈래 : 부리돌기	노뼈거친면	아래팔을 굽힘. 긴갈래는 위팔을 벌림, 짧은 갈래는 위팔을 모음	근육피부 신경
위팔근 brachialis m.	위팔뼈 앞면	자뼈거친면	아래팔을 굽힘	근육피부 신경
부리위팔근 coracobrachialis m.	어깨뼈 부리돌기	위팔뼈몸통의 안쪽면	위팔을 굽힘 및 모음	근육피부 신경
위팔세갈래근 triceps brachii m.	긴갈래 : 어깨뼈 관절아래결절. 가쪽갈래 : 위팔뼈몸통 뒤가쪽면. 안쪽갈래 : 위팔뼈몸통 뒤안쪽면.	자뼈의 팔꿈치머리	아래팔을 폄, 위팔을 모음	노신경

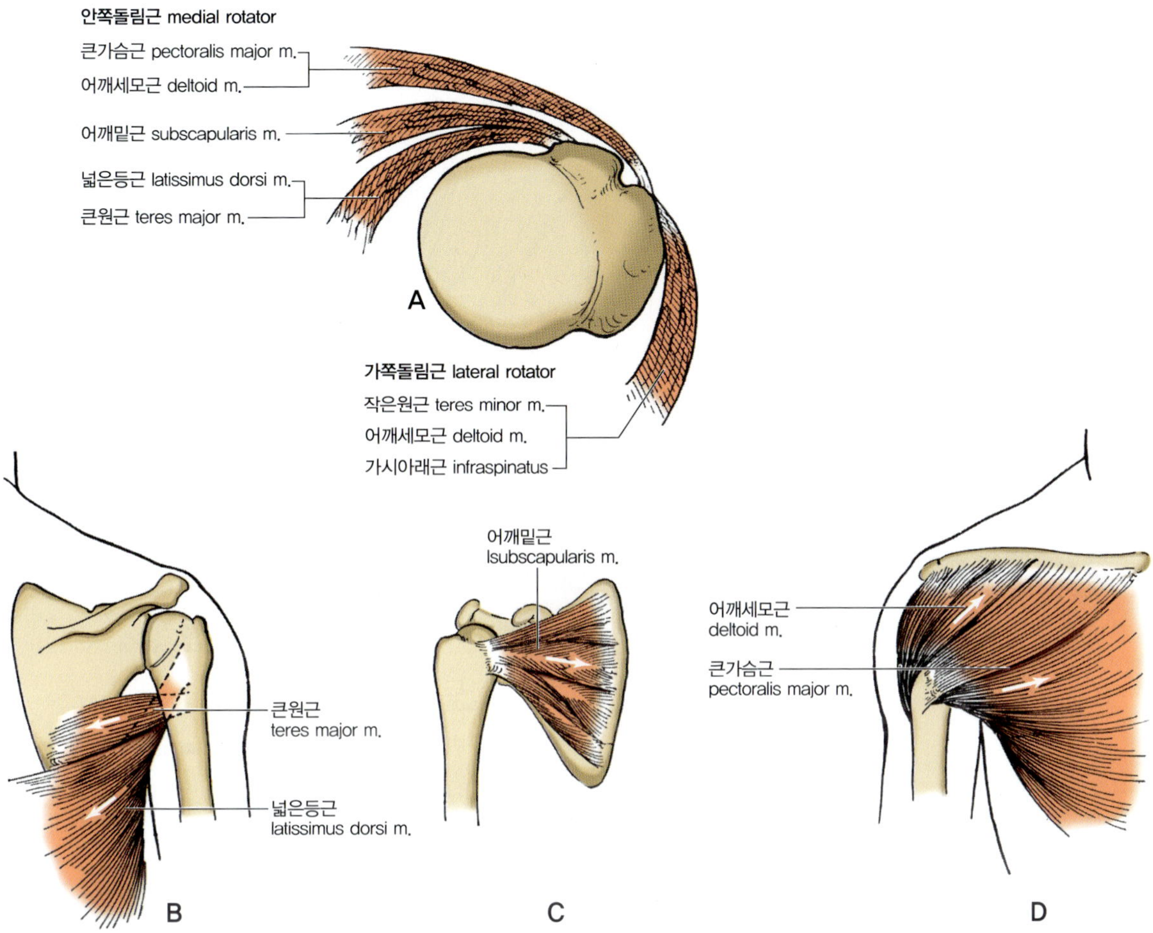

그림 5-28. A: 위팔의 가쪽 및 안쪽돌림근육. B: 뒤에서 본 큰원근과 넓은등근(위팔 모음 및 안쪽 돌림). C: 어깨밑근(위팔 모음 및 안쪽돌림). D: 앞에서 본 어깨세모근과 큰가슴근(위팔 안쪽돌림).

근육으로 팔꿉관절을 굽힌다(그림 5-29, 31).

위팔두갈래근(biceps brachii muscle) : 위팔두갈래근의 이는곳은 길고 짧은 두 개의 갈래로 분리되어 있다. 긴갈래는 어깨뼈 관절오목의 바로 위에서, 짧은갈래는 부리돌기에서 각각 일어나서 노뼈 위쪽에 있는 노뼈거친면에 닿아 있다. 팔꿉관절을 구부렸을 때 이 근육의 힘살이 수축하여 불룩하게 솟아오른다.

그 밖에 부리위팔근(coracobrachialis m.) 및 위팔뼈와 자뼈 위부분 사이에 걸쳐 있는 위팔근(brachialis m.) 등이 있다.

폄근육

폄근육(extensor muscles)은 위팔의 뒤면에 있는 근육으로 팔꿉관절을 편다(그림 5-30).

위팔세갈래근(triceps brachii muscle) : 위팔세갈래근은 어깨뼈 관절아래결절에서 일어나는 긴 갈래와 위팔뼈에서 일어나는 가쪽갈래 및 안쪽갈래의 세 갈래가 합쳐진 큰 근육으로 자뼈의 팔꿈치머리에 부착한다. 위팔세갈래근도 때때로 근육내주사에 이용되지만 이 근육과 위팔뼈 사이를 안쪽 위에서 가쪽 아래로 비스듬하게 노신경(radial n.)이 지나가고 있기 때문에 잘못하여 주사바늘이 이 신경을 손상시킬 수 있으므로 극히 유의해야 한다.

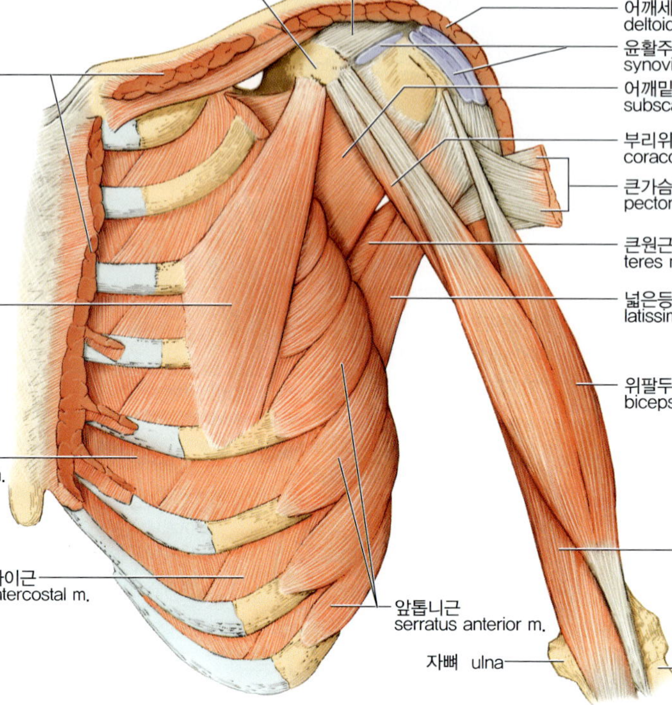

그림 5-29. 가슴과 위팔 앞부분의 깊은근육.

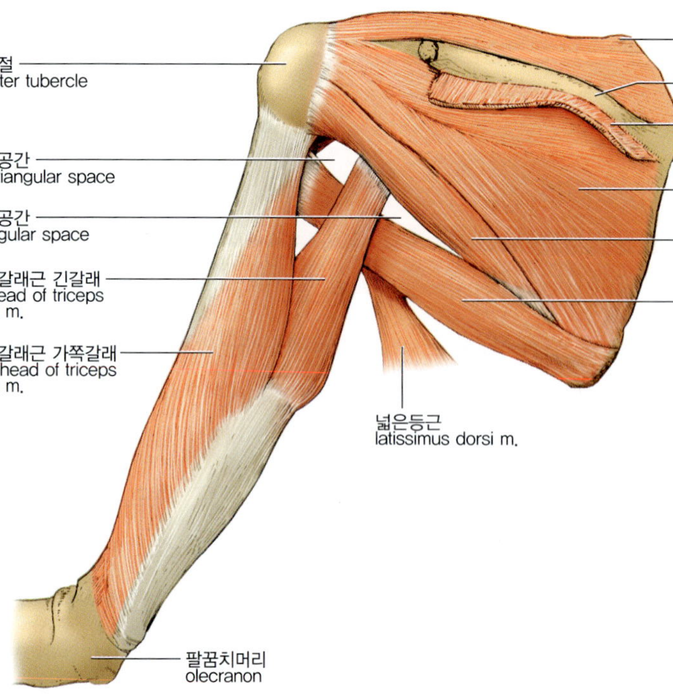

그림 5-30. 어깨뼈 뒤에 있는 근육과 위팔세갈래근.

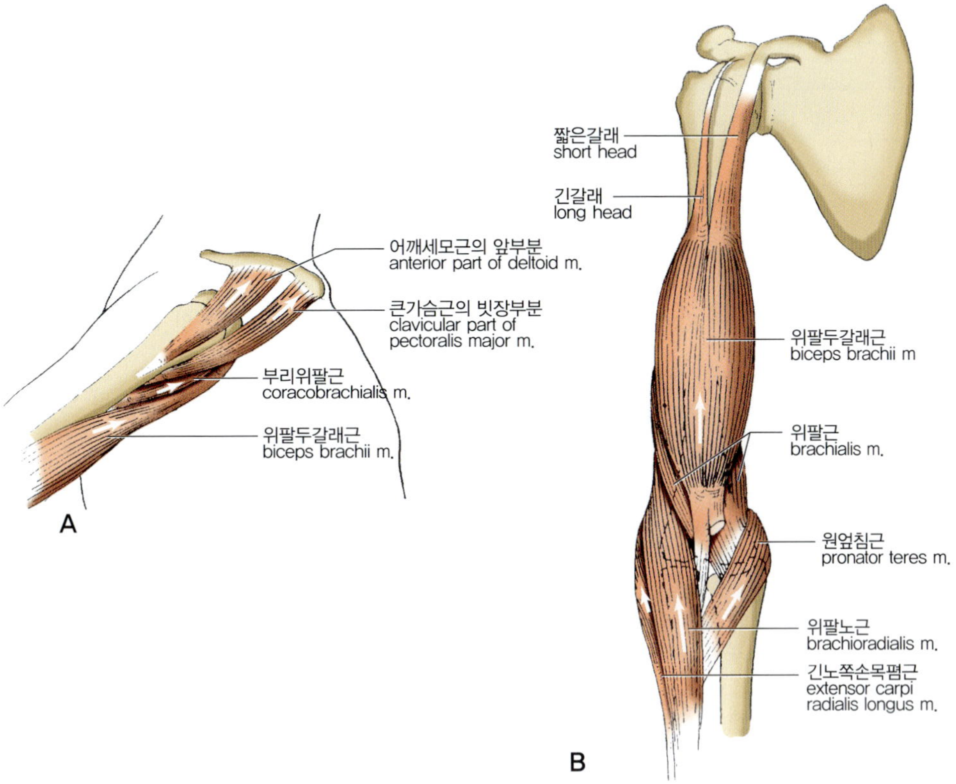

그림 5-31. A: 위팔의 굽힘근육. B: 아래팔의 굽힘근육.

아래팔의 근육

아래팔에 있는 근육은 굽힘근육과 폄근육으로 구분된다(표 5-12, 13). 굽힘근육은 위팔뼈 안쪽위 관절융기, 노뼈 및 자뼈의 앞면에서 일어나 아래팔 앞면을 따라 지나간다. 이 근육들의 긴 힘줄은 손바닥으로 들어간 다음 손목뼈 및 손가락뼈에 부착하여 손목관절, 손목손허리관절, 손허리손가락관절 및 손가락뼈사이관절을 굽힌다. 한편 폄근육들은 위팔뼈 가쪽위관절융기, 노뼈 및 자뼈의 뒤면에서 일어나 아래팔 뒤면을 따라 내려가는 근육이다. 이 근육들에서 길게 뻗은 힘줄은 손등으로 달리며 손목뼈 및 손가락뼈에 부착한다. 손목부분에서 굽힘근육의 힘줄과 폄근육의 힘줄은 손목을 둘러감고 있는 손바닥쪽의 굽힘근지지띠(flexor retinaculum)와 손등쪽의 폄근지지띠(extensor retinaculum)에 의하여 묶여 있으므로 근육이 수축할 때 힘줄이 팽팽해지며 위치를 벗어나지 못하도록 막고 있다. 또 힘줄에는 서로 이웃하여 있는 힘줄끼리 마찰이 일어나지 못하도록 힘줄윤활집(synovial sheath of tendon)이 잘 발달되어 있다.

굽힘근육

손목관절을 굽히는 것은 노쪽손목굽힘근(flexor carpi radialis m.), 자쪽손목굽힘근(flexor carpi ulnaris m.)과 긴손바닥근(palmaris longus m.) 등이 있다(그림 5-32). 긴손바닥근은 굽힘근지지띠의 위를 지나 손바닥으로 내려와 부채살처럼 퍼져서 피부밑에 그친다. 주먹을 쥐고 손목을 힘있게 굽히면 긴손바닥근의 힘줄이 튀어나오고, 그 가쪽 1 cm 정도에 노쪽손목굽힘근의 힘줄이 나타나며, 이 힘줄의 가쪽을 손가락 끝으로 눌러 보면 노동맥의 박동을 느낄 수 있다.

표 5-12. 아래팔의 굽힘근육

근육명	이는곳	닿는곳	작용	신경지배
긴손바닥근 palmaris longus m.	위팔뼈 안쪽위관절융기	손바닥널힘줄	손목을 굽힘	정중신경
얕은손가락굽힘근 flexor digitorum superficialis m.	위팔뼈 안쪽위관절융기, 자뼈 갈고리돌기	2~5째 손가락 중간마디뼈바닥	2~5째손가락관절을 굽힘	정중신경
노쪽손목굽힘근 flexor carpi radialis m.	위팔뼈 안쪽위관절융기	2~3째손허리뼈바닥	손목의 굽힘 및 벌림	정중신경
자쪽손목굽힘근 flexor carpi ulnaris m.	위팔뼈 안쪽위관절융기, 자뼈 팔꿈치머리	콩알뼈, 갈고리뼈, 5째 손허리뼈바닥	손목의 굽힘 및 모음	자신경
원엎침근 pronator teres m.	위갈래 : 위팔뼈 안쪽위관절융기 자뼈갈래 : 갈고리돌기의 아랫부분	노뼈 엎침근거친면	아래팔의 엎침	정중신경
깊은손가락굽힘근 flexor digitorum profundus m.	자뼈몸통 앞면, 아래팔뼈사이막	2~5째 손가락 끝마디뼈바닥	2~5째 손가락관절을 굽힘	정중신경과 자신경
긴엄지(손가락)굽힘근 flexor pollicis longus m.	노뼈몸통 앞면, 아래팔뼈 사이막	엄지손가락 끝마디 뼈바닥	엄지손가락을 굽힘	정중신경
네모엎침근 pronator quadratus m.	자뼈의 먼쪽끝 앞면	노뼈의 먼쪽끝 앞면	아래팔의 엎침	정중신경

손가락의 굽힘에는 얕은손가락굽힘근(flexor digitorum superficialis m.), 깊은손가락굽힘근(flexor digitorum profundus m.), 긴엄지손가락굽힘근(flexor pollicis longus m.)이 관여한다. 얕은 및 깊은 손가락굽힘근은 각각 네 개의 힘줄을 갖고 있는데, 이들은 둘째~다섯째손가락을 따라 뻗어 내려가서 얕은손가락굽힘근의 힘줄은 중간마디뼈의 바닥에, 깊은손가락굽힘근의 힘줄은 끝마디뼈에 부착한다.

원엎침근(pronator teres m.) 및 네모엎침근(pronator quadratus m.)은 노뼈와 자뼈 사이에 걸쳐져 있는 근육으로, 아래팔을 안쪽으로 돌리는 운동, 다시 말하면 자뼈를 축으로 하여 노뼈가 안쪽으로 회전하는 엎침운동에 관여한다. 아래팔굽힘근육들 중에서 자쪽손목굽힘근과 깊은 손가락굽힘근 자쪽 부분만은 자신경의 지배를 받고, 나머지는 모두 정중신경의 지배를 받는다.

폄근육

손목을 펴는 운동은 긴노쪽손목폄근(extensor carpi radialis longus m.), 짧은노쪽손목폄근(extensor carpi radialis brevis m.)과 자쪽손목폄근(extensor carpi ulnaris m.)의 수축에 의한다(그림 5-33). 주로 손가락을 펴는 데 관여하는 근육에는 네 개의 힘줄이 둘째~다섯째손가락에 각각 분포하고 있는 손가락폄근(extensor digitorum m.)을 비롯하여 엄지손가락으로 가는 긴엄지폄근(extensor pollicis longus m.)과 짧은엄지폄근(extenor pollicis brevis m.), 집게손가락으로 가는 집게폄근(extensor indicis m.), 새끼손가락으로 가는 새끼폄근(extensor digiti minimi m.) 등이 있다. 그 밖에 엄지의 벌림에 관

표 5-13. 아래팔의 폄근육

근육명	이는곳	닿는곳	작용	신경지배
위팔노근 brachioradialis m.	위팔뼈 가쪽관절융기위능선	노뼈 붓돌기	아래팔의 굽힘, 뒤침	노신경
긴노쪽손목폄근 extensor carpi radialis longus m.	위팔뼈 가쪽관절융기위능선	2째손허리뼈바닥	손목의 폄, 벌림	노신경
짧은노쪽손목폄근 extensor carpi radialis brevis m.	위팔뼈 가쪽관절융기위능선	3째손허리뼈바닥	손목의 폄 및 벌림	노신경
손가락폄근 extensor digitorum m.	위팔뼈 가쪽관절융기위능선	2~5째손가락 중간마디뼈와 끝마디뼈	손목 및 2~5째손가락의 폄	노신경
새끼폄근 extensor digiti minimi m.	위팔뼈 가쪽관절융기위능선	5째손가락 첫마디뼈	5째손가락의 폄	노신경
자쪽손목폄근 extensor carpi ulnaris m.	위팔뼈 가쪽관절융기위능선	5째손허리뼈바닥	손목의 폄 및 모음	노신경
손뒤침근 supinator m.	위팔뼈 가쪽관절융기위능선, 자뼈 뒤침근능선	노뼈상단 가쪽면	아래팔을 가쪽방향으로 돌림(뒤침)	노신경
긴엄지벌림근 abductor pollicis longus m.	노뼈 및 자뼈몸통의 뒤면	첫째손허리뼈바닥	엄지와 손목의 폄	노신경
긴엄지폄근 extensor pollicis longus m.	자뼈몸통의 뒤면, 뼈사이막	엄지 끝마디뼈바닥	엄지의 폄 및 벌림	노신경
집게폄근 extensor indicis m.	자뼈몸통의 뒤면, 뼈사이막	2째손가락의 손가락폄근힘줄에 이행	2째손가락의 폄	노신경
짧은엄지폄근 extensor pollicis brevis m.	자뼈몸통의 뒤면, 뼈사이막	엄지 첫마디뼈	엄지의 폄	노신경
팔꿈치근 anconeus m.	위팔뼈 가쪽관절융기위능선	자뼈의 팔꿈치머리	아래팔의 폄	노신경

여하고 있는 긴엄지벌림근(abductor pollicis longus m.), 아래팔 손뒤침운동을 시키는 손뒤침근(supinator m.) 등이 있다(그림 5-34). 아래팔의 모든 폄근육들은 노신경의 지배를 받는다.

손의 근육

손의 근육(muscles of hand)은 자체 내에서 일어나고 닿는 작은 근육들이 있어서, 이들이 사람의 손으로 하여금 복잡한 운동을 하게 한다. 손바닥쪽에는 엄지와 새끼손가락쪽에 둥근 융기를 볼 수 있는데, 이를 각각 엄지두덩(thenar eminence) 및 새끼두덩(hypothenar eminence)이라 한다.

엄지두덩에는 엄지의 굽힘, 벌림 및 맞섬운동을 시키는 근육들(짧은엄지벌림근, 짧은엄지굽힘근, 엄지맞섬근, 엄지모음근)이 들어 있는 반면, 새끼두덩에는 새끼손가락을 굽힘, 벌림 및 맞섬운동을 일으키는 작은 근육들(짧은손바닥근, 새끼벌림근, 짧은새끼굽힘근, 새끼맞섬근)이 들어 있다. 맞섬운동은 엄지와 다른 손가락 끝이 맞닿겨 합쳐지는 운동으로, 작은 물건을 손가락으로 집어 드는 동작에 필요하다. 그밖에 손가락을 벌리거나 모으는 근육과

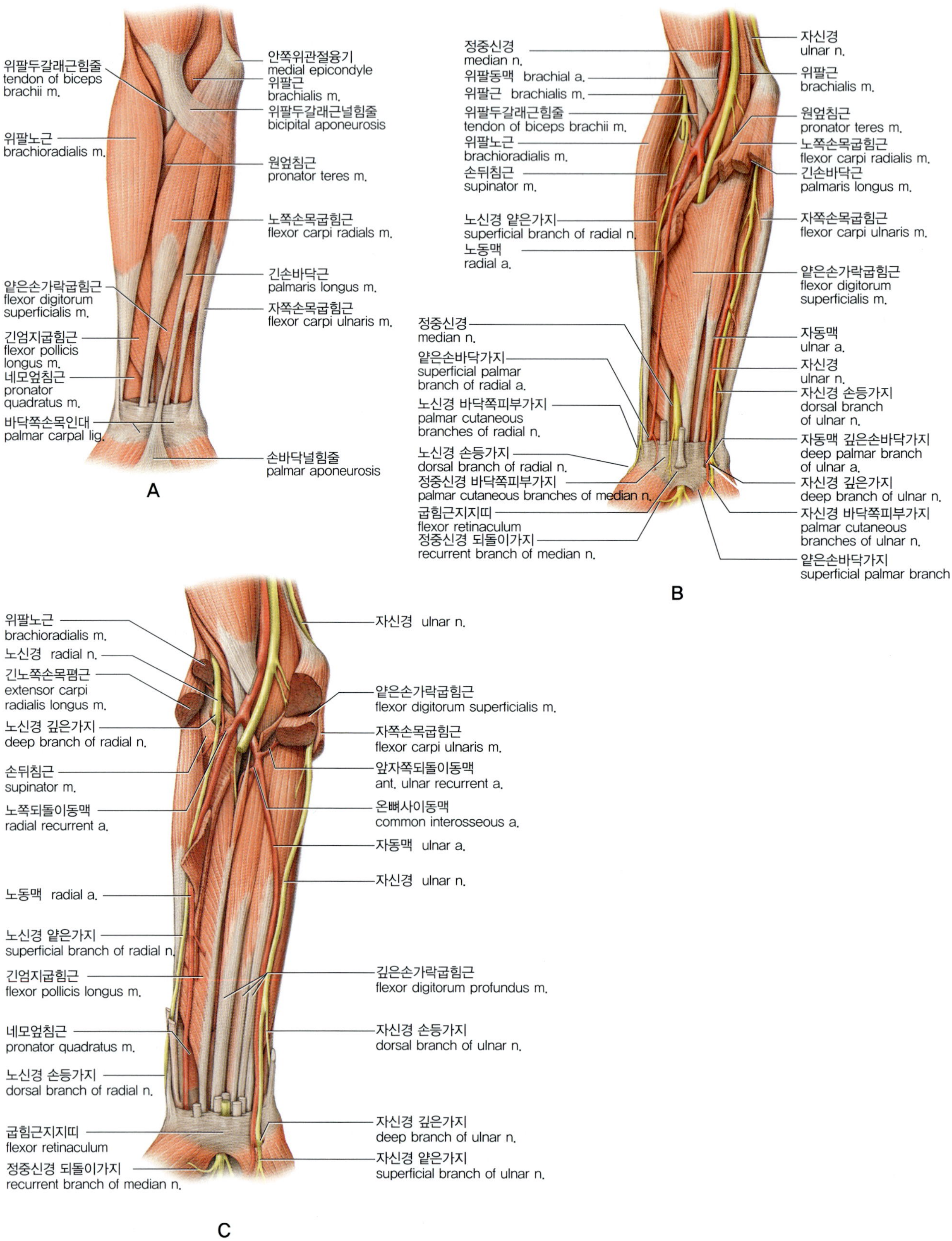

그림 5-32. 아래팔의 굽힘근육. A: 얕은층 근육. B: 중간층 근육. C: 깊은층 근육.

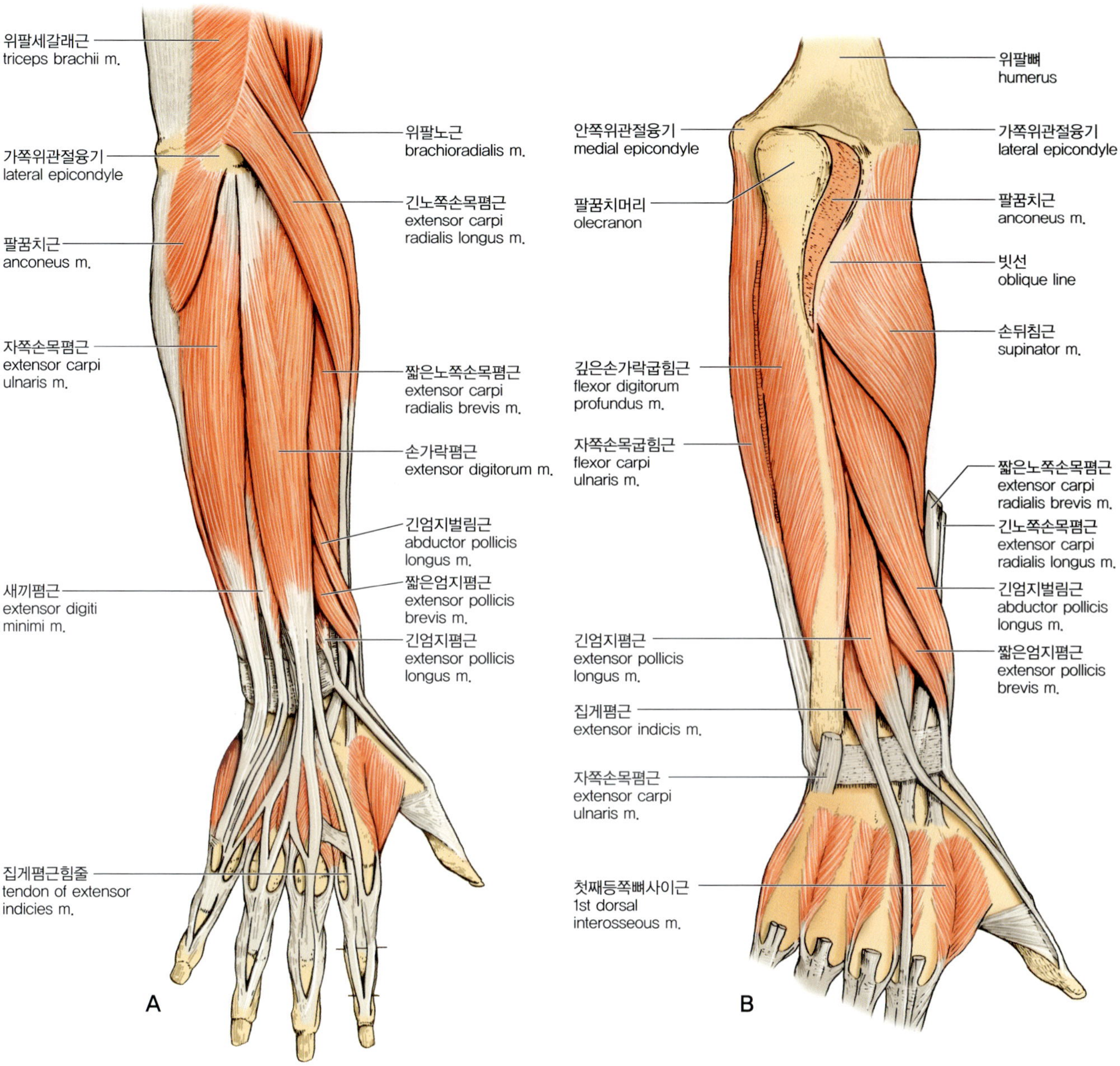

그림 5-33. 아래팔의 폄근육. A: 얕은근육. B: 깊은근육.

손가락을 편 상태에서 손허리손가락관절을 굽히는 근육(벌레근, 뼈사이근)이 있다(표 5-14, 그림 5-35, 36, 37).

다리의 근육

다리의 운동에 관여하고 있는 근육으로 엉덩관절, 무릎관절, 발목관절 및 발가락뼈사이 관절을 움직인다.

엉덩허리근육

엉덩허리근육(iliopsoas muscle)은 골반의 안쪽에 있는 근육으로 골반이나 허리뼈에서 일어나 넙다리뼈에 부착하면서 엉덩관절을 운동시키는 근육이다. 이 근육은 큰허리근(psoas major m.), 작은허리근(psoas minor m.)과 엉덩근(iliacus m.) 등 세 개의 근육으로 구성되어 있다(표 5-15, 그림 5-38). 이

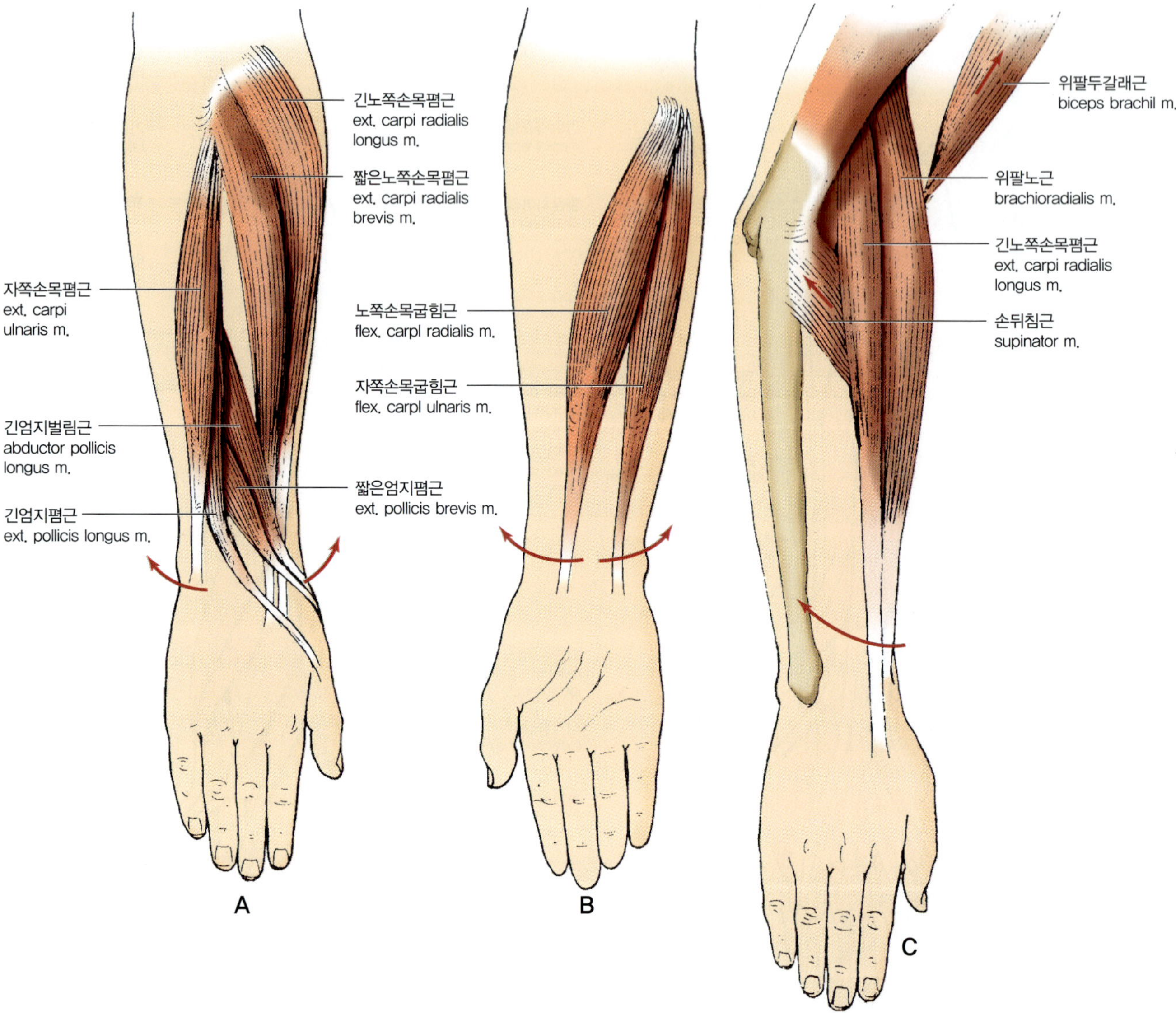

그림 5-34. 아래팔의 노쪽 및 자쪽돌림근육. A: 뒤면. B: 앞면. C: 아래팔의 뒤침근.

중에서 큰허리근은 허리(척추)뼈의 몸통 및 가로돌기에서, 엉덩근은 엉덩뼈날개 내면의 엉덩뼈오목에서 일어나 샅고랑인대 밑을 지나서 넙다리뼈의 작은돌기에 닿는다. 이 근육은 걷고 뛸 때 넓적다리를 올리는 작용, 즉 넓적다리를 굽히는 경우와 넓적다리를 고정하여 허리를 앞으로 구부릴 때 작용하는 근육이다.

넓적다리의 근육

넓적다리의 앞면에서 무릎관절을 펴게 하는 앞넙다리근육, 뒤면에서 무릎관절을 굽히게 하는 뒤넙다리근육, 안쪽에서 다리를 안으로 모으는 안쪽넙다리근육 및 골반의 가쪽에서 넓적다리를 벌려주는 볼기근육 등으로 구분된다.

앞넙다리근육

앞넙다리근육(anterior femoral muscles; 표 5-16)

표 5-14. 손의 근육

근육명	이는곳	닿는곳	작용	신경지배
짧은엄지벌림근 abductor pollicis brevis m.	손배뼈, 굽힘근지지띠	엄지 첫마디뼈바닥	엄지를 벌림	정중신경
짧은엄지굽힘근 flexor pollicis brevis m.	큰마름뼈	엄지 첫마디뼈바닥	엄지의 첫마디를 굽힘	정중신경
엄지맞섬근 opponens pollicis m.	큰마름뼈	첫째손허리뼈	엄지를 새끼쪽으로 당김	정중신경
엄지모음근 adductor pollicis m.	빗갈래 : 2~3째손허리뼈바닥 가로갈래 : 3째손허리뼈	엄지 첫마디뼈바닥	엄지를 모음	자신경
벌레근 lumbrical mm.	깊은손가락굽힘근의 힘줄	2~5째손가락으로 향하는 손가락폄근 힘줄의 가쪽으로 이행	2~5째손가락의 첫마디뼈를 굽힘, 중간마디뼈 및 끝마디뼈를 폄	1~2째 벌레근은 정중신경, 3~4째 벌레근은 자신경
바닥쪽뼈사이근 palmar interossei mm.	2째손허리뼈의 안쪽, 4~5째 손허리뼈의 가쪽	2째손가락 첫마디뼈의 안쪽, 4~5째손가락의 첫마디뼈의 가쪽	첫마디뼈를 굽힘, 중간마디뼈 및 끝마디뼈를 폄	자신경
등쪽뼈사이근 dorsal interossei mm.	1~5째손허리뼈의 마주보는 면	2째손가락은 노뼈쪽, 3째손가락은 안쪽, 4째손가락은 손바닥쪽의 첫마디뼈 바닥	첫마디뼈를 굽힘, 중간마디뼈 및 끝마디뼈를 폄	자신경
짧은손바닥근 palmaris brevis m.	손바닥널힘줄	손바닥 작은두덩의 피부	손바닥피부를 주름지게 함	자신경
새끼벌림근 abductor digiti minimi m.	콩알뼈, 굽힘근지지띠	5째손가락 첫마디뼈	새끼를 벌림	자신경
짧은새끼굽힘근 flexor digiti minimi brevis m.	갈고리뼈, 굽힘근지지띠	5째손가락 첫마디뼈	새끼 첫마디뼈의 굽힘	자신경
새끼맞섬근 opponens digiti minimi m.	갈고리뼈, 굽힘근지지띠	5째 손허리뼈의 안쪽면	새끼 첫마디뼈를 엄지쪽으로 당겨 붙이는 작용	자신경

중에서 넙다리네갈래근(quadriceps femoris m.)은 넓적다리의 앞면에 있는 큰 근육으로 무릎관절을 펴게 하는 작용을 하며 보행에 없어서는 안 될 중요한 근육이다. 넙다리네갈래근은 엉덩뼈에서 일어나는 넙다리곧은근(rectus femoris m.), 넙다리뼈의 가쪽 및 안쪽거친선과 넙다리뼈 몸통 앞면에서 일어나는 가쪽넓은근(vastus lateralis m.), 중간넓은근(vastus intermedius m.) 및 안쪽넓은근(vastus medialis m.) 등 네 개의 근육이 합쳐진 것이며, 이러한 근육이 모두 합쳐진 힘줄은 무릎관절 앞면에 있는 무릎뼈를 덮고 내려가 정강뼈 상단의 정강뼈거친면에 부착한다(그림 5-38). 무릎뼈와 정강뼈부착부 사이의 힘줄을 특별히 무릎인대(patellar ligament)라고 한다.

무릎반사는 의자에 앉아서 종아리를 내린 자세를

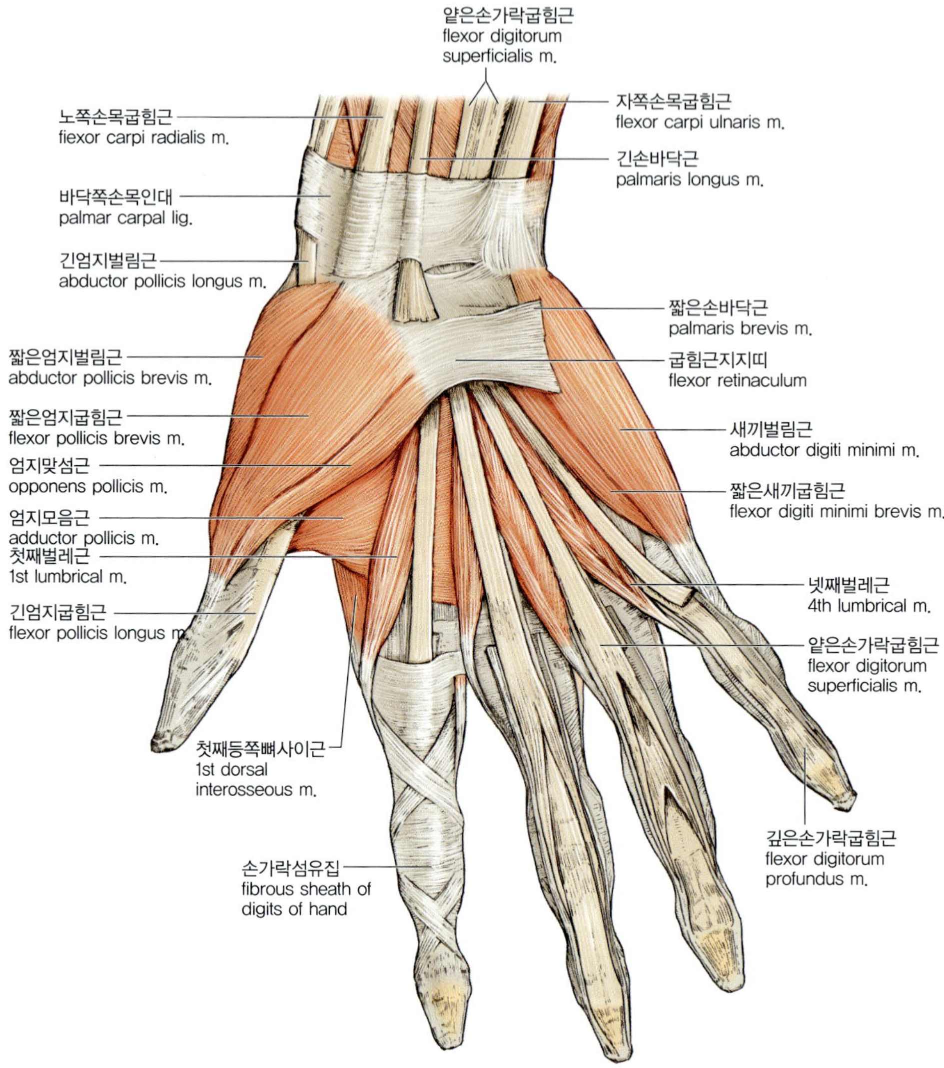

그림 5-35. 손바닥의 근육.

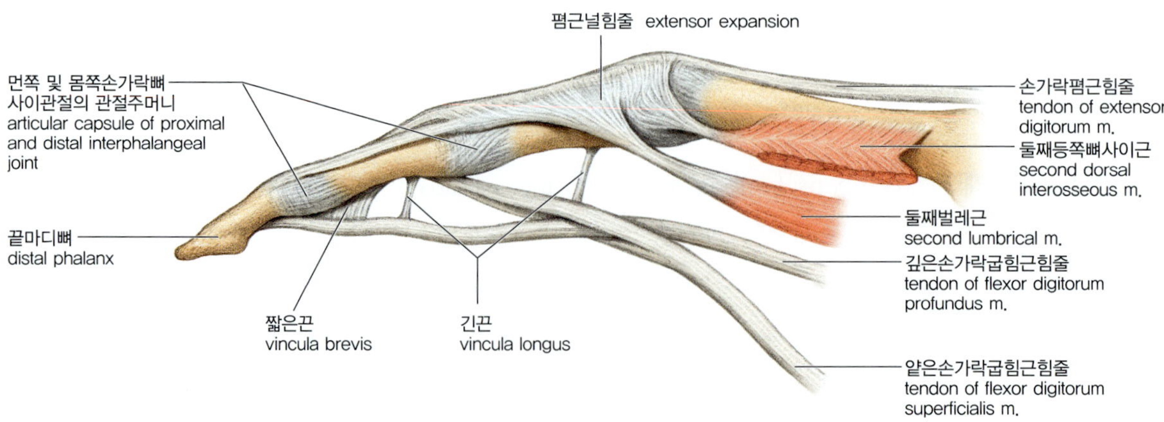

그림 5-36. 손가락굽힘근힘줄과 폄근힘줄.

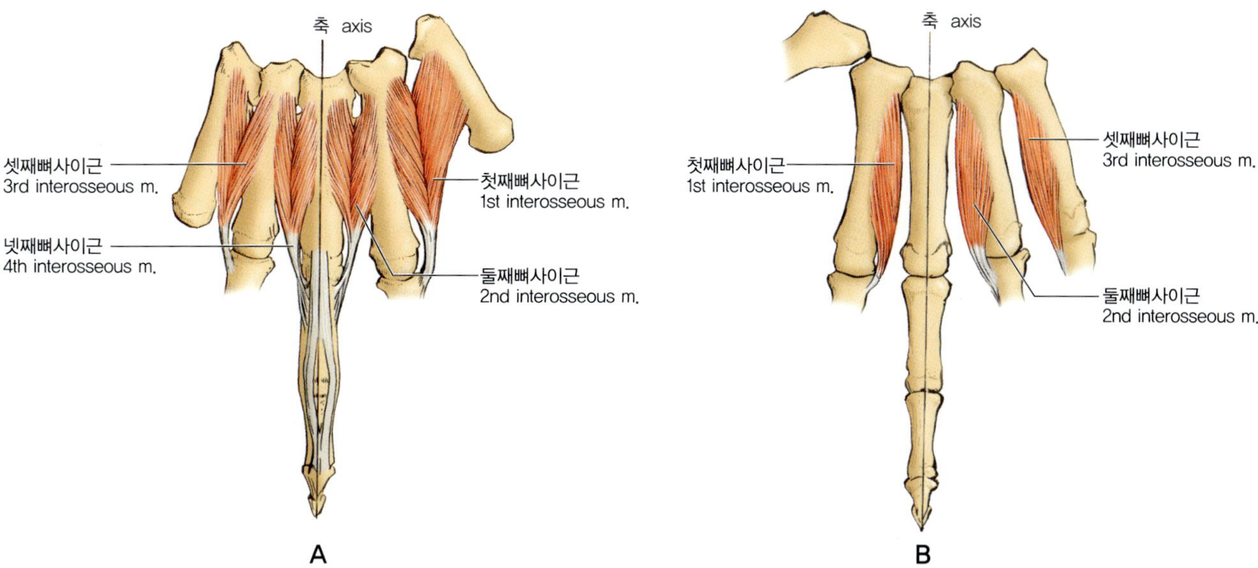

그림 5-37. A: 등쪽뼈사이근(dorsal interosseous m.)의 이는곳과 닿는곳. B: 바닥쪽뼈사이근(palmar interosseous m.)의 이는곳과 닿는곳.

취하고 무릎인대를 살짝 치게 되면 즉시 종아리가 위앞쪽으로 움직여 올라가는 반사현상으로 임상진단에 흔히 이용되고 있다. 이러한 반사는 넙다리네갈래근의 힘줄을 자극한 결과로, 이 근육 속에 분포하는 신경근육방추에서 일어나는 흥분이 척수로 전달되고, 이 자극이 둘째~넷째허리신경의 운동신경세포로 하여금 이 근육을 수축하게 하는 현상이다.

넙다리빗근(sartorius m.)은 위앞엉덩뼈가시에서 일어나 정강뼈거친면의 안쪽을 향하여 비스듬히 달리고 있으며, 인체에서 가장 긴 근육으로 책상다리 자세로 앉았을 때 작용하는 근육이다.

안쪽넙다리근육

안쪽넙다리근육(medial femoral muscle)은 두덩뼈에서 일어나 아래가쪽방향으로 내려가 넙다리뼈의 거친선에 부착하는 근육으로서 넓적다리를 모은다(표 5-17, 그림 5-38, 39). 두덩근(pectineus m.), 짧은모음근(adductor brevis m.), 긴모음근(adductor longus m.), 큰모음근(adductor magnus m.), 두덩정강근(gracilis m.) 등이 있으며, 두덩정강근은 예외적으로 정강뼈 위끝부분에 부착한다.

표 5-15. 엉덩허리근육

근육명	이는곳	닿는곳	작용	신경지배
큰허리근 psoas major m.	12째등(척추)뼈~4째허리(척추)뼈 몸통	넙다리뼈작은돌기	넙다리뼈의 굽힘과 가쪽돌림	넙다리신경
작은허리근 psoas minor m.	12째등(척추)뼈~1째허리(척추)뼈 몸통	엉덩두덩융기	허리뼈를 굽힘	허리신경
엉덩근 iliacus m.	엉덩뼈오목	넙다리뼈작은돌기	넓적다리의 굽힘	넙다리신경

볼기의 근육

큰볼기근(gluteus maximus m.)은 골반의 바깥쪽에 있는 근육으로서 엉치뼈, 꼬리뼈의 뒤면 및 엉덩뼈날개의 바깥쪽면에서 일어나 넙다리뼈의 볼기근거친면에 닿는 큰 근육이며, 사람에게서만 특유한 볼기를 형성한다(표 5-18, 그림 5-40). 이것은 넓적다리와 허리를 펴는 근육으로서 큰허리근에 대한 길항근의 작용을 한다. 사람이 기립을 하였을 때 양자가 균형을 유지하면서 수축하여 허리가 비틀거리는 것을 막아 준다. 중간볼기근(gluteus medius m.), 작은볼기근(gluteus minimus m.) 및 궁둥구멍근(piriformis m.)은 큰볼기근의 밑에 있다. 중간 및 작은볼기근은 엉덩뼈 뒤면에서 일어나고 궁둥구멍근은 엉치뼈 앞면 및 그 주변에서 일어나 큰궁둥구멍을 통과하여 골반 바깥쪽으로 나가서 각각 넙다리뼈 큰돌기에 붙어 있다. 이들은 넓적다리를 벌리는 근육들이다.

그 밖에 넓적다리를 가쪽으로 회전(돌림)시키는 근육으로는 넙다리네모근(quadratus femoris m.), 속폐쇄근(obturator internus m.) 및 바깥폐쇄근(obturator externus m.), 위쌍동이근(gemellus superior m.) 및 아래쌍동이근(gemellus inferior m.), 넙다리근막긴장근(tensor fasciae latae m.) 등이 있다(표 5-18, 그림 5-41).

큰궁둥구멍을 통하여 골반 바깥쪽으로 나오는 궁둥신경은 궁둥구멍근 아래모서리 중앙부에서 큰볼기근의 밑을 따라 넓적다리로 향하여 내려가고 있기 때문에 큰볼기근에 근육내 주사를 할 때는 특히 유의하여야 한다. 엎드린 자세를 취할 때 볼기 표면에서 궁둥신경과 궁둥구멍근의 위치관계를 보면, 위뒤엉덩뼈가시의 융기와 꼬리뼈끝 사이를 연결하는 선의 중앙점에서 넙다리뼈 큰돌기까지 그은 선이 궁둥구멍근의 아래모서리와 일치하며, 이 선의 중앙점을 궁둥신경이 통과한다. 볼기의 안쪽 부분에는 궁둥신경 이외에도 위볼기동맥 및 신경, 아래볼기동맥 및 신경 등이 지나고 있으므로 이곳에 근육주사를 하는 것은 위험하다. 이와 같은 관계를 감안하여 볼기에 주사할 때 볼기 위가쪽 1/4부위는 비교적 안전하다고 볼 수 있다.

표 5-16. 앞넙다리근육

근육명		이는곳	닿는곳	작용	신경지배
넙다리네갈래근 quadriceps femoris m.	넙다리곧은근 rectus femoris m.	곧은갈래 : 아래앞엉덩뼈가시 접힌갈래 : 볼기뼈절구의 위모서리	공통힘줄이 되어 무릎뼈의 바닥, 안쪽 및 가쪽모서리에 붙고 무릎인대로 이행되어 정강뼈거친면에 붙는다. 면에 붙는다.	넓적다리를 굽힘, 종아리를 폄	넙다리신경
	가쪽넓은근 vastus lateralis m.	넙다리뼈큰돌기, 넙다리뼈가쪽거친선		종아리를 폄	넙다리신경
	중간넓은근 vastus intermedius m.	넙다리뼈 몸통 앞면		종아리를 폄	넙다리신경
안쪽넓은근 vastus medialis m.		돌기사이선, 넙다리뼈 안쪽거친선		종아리를 폄	넙다리신경
넙다리빗근 sartorius m.		위앞엉덩뼈가시	정강뼈거친면의 안쪽면	넓적다리의 굽힘, 종아리의 굽힘	넙다리신경
무릎관절근 articularis genu m.		넙다리뼈 앞면아래	무릎관절주머니 앞부분	무릎관절주머니를 당김	넙다리신경

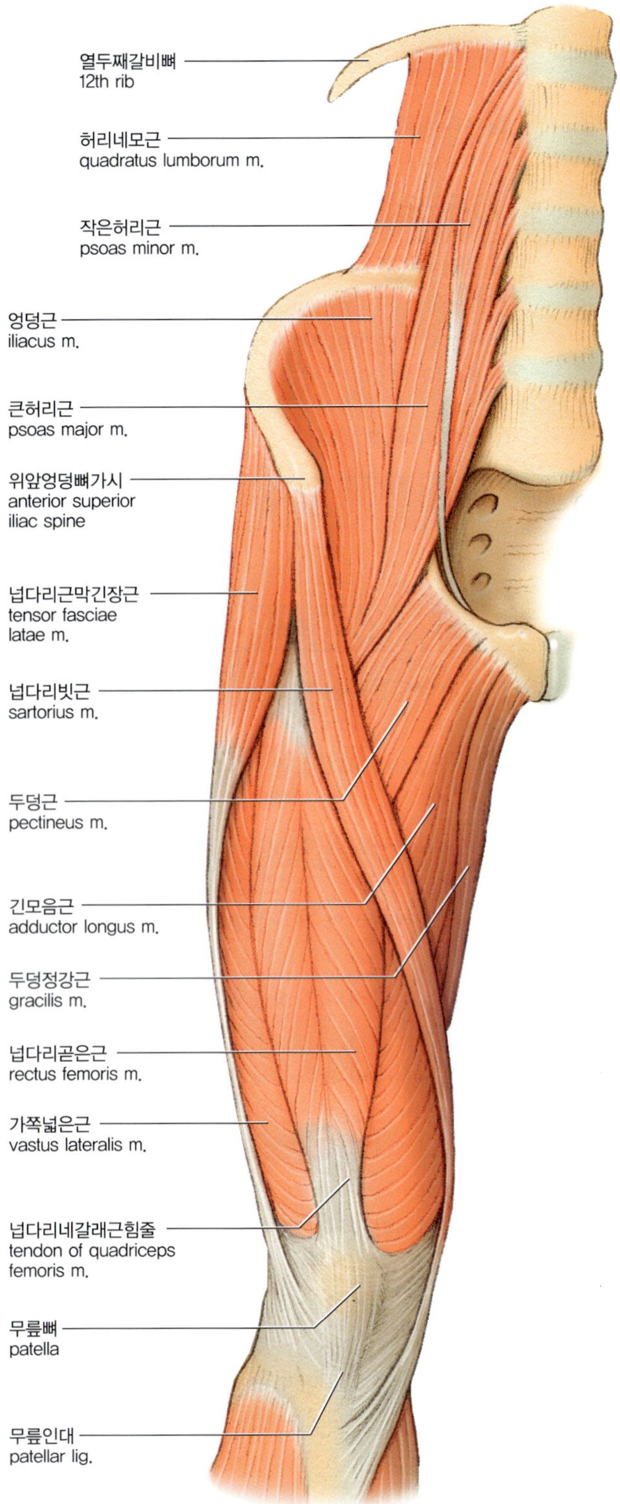

그림 5-38. 골반과 허리뼈에 붙은 근육과 앞 및 안쪽넙다리근육.

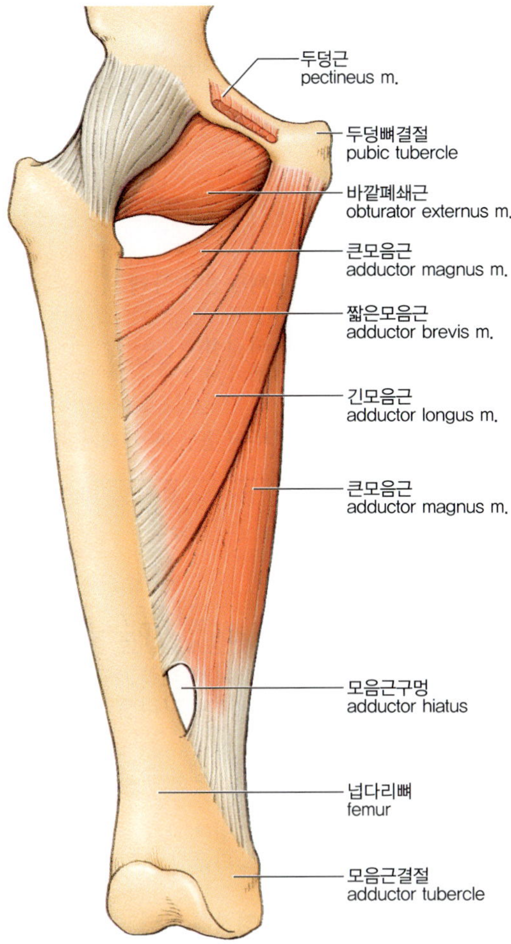

그림 5-39. 안쪽넙다리근육의 깊은근육.

뒤넙다리근육

뒤넙다리근육(posterior femoral muscles 표 5-19, 그림 5-40, 41) 중에서 넙다리두갈래근(biceps femoris m.)은 궁둥뼈결절 및 넙다리뼈 거친 선에서 일어나는 두갈래근육으로 종아리뼈 위쪽에 부착한다. 반힘줄근(semitendinosus m.) 및 반막근(semimembranosus m.)은 궁둥뼈결절과 정강뼈안쪽 위쪽 끝에 붙어 있다. 이것들은 무릎관절을 굽히는 근육으로, 무릎의 뒤면, 즉 다리오금(popliteal fossa)의 양쪽 끝에서 이 들의 힘줄들을 만질 수 있다.

종아리의 근육

종아리 앞면에는 앞종아리근육들이, 뒤면에는 뒤

표 5-17. 안쪽넙다리근육

근육명	이는곳	닿는곳	작용	신경지배
두덩근 pectineus m.	두덩뼈빗	넙다리뼈 두덩근선	넓적다리의 굽힘	넙다리신경 또는 덧폐쇄신경
짧은모음근 adductor brevis m.	두덩뼈아래가지	넙다리뼈 거친선	넓적다리의 모음 및 굽힘	폐쇄신경
긴모음근 adductor longus m.	두덩뼈능선의 아래	넙다리뼈 거친선	넓적다리의 모음, 굽힘 및 안쪽회전	폐쇄신경
큰모음근 adductor magnus m.	궁둥뼈결절, 궁둥뼈가지	넙다리뼈 거친선	상부 : 넓적다리의 모음, 굽힘 하부 : 넓적다리의 폄, 안쪽회전	폐쇄신경
두덩정강근 gracilis m.	두덩뼈의 몸통과 아래가지	정강뼈의 위끝부분	넓적다리의 폄 및 모음	폐쇄신경

표 5-18. 볼기의 근육

근육명	이는곳	닿는곳	작용	신경지배
큰볼기근 gluteus maximus m.	엉덩뼈 뒤볼기근선의 뒤, 엉치뼈와 꼬리뼈의 뒤면	넙다리뼈 볼기근거친면	엉덩관절의 폄	아래볼기신경
중간볼기근 gluteus medius m.	엉덩뼈 아래볼기근선과 뒤볼기근선의 사이	넙다리뼈큰돌기	넓적다리의 벌림	위볼기신경
작은볼기근 gluteus minimus m.	엉덩뼈 앞볼기근선과 아래볼기근선의 사이	넙다리뼈큰돌기	넓적다리의 벌림	위볼기신경
궁둥구멍근 piriformis m.	엉치뼈 앞면, 큰궁둥패임	넙다리뼈큰돌기	넓적다리의 가쪽돌림 및 벌림	엉치신경
속폐쇄근 obturator internus m.	폐쇄구멍 안쪽면의 주변, 폐쇄막	넙다리뼈큰돌기	넓적다리의 가쪽돌림	엉치신경
바깥폐쇄근 obturator externus m.	폐쇄구멍의 둘레, 폐쇄막	넙다리뼈큰돌기	넓적다리의 가쪽돌림	엉치신경
위쌍둥이근 gemellus superior m.	궁둥뼈가시	넙다리뼈큰돌기	넓적다리의 가쪽돌림	엉치신경
아래쌍둥이근 gemellus inferior m.	궁둥뼈결절	넙다리뼈큰돌기	넓적다리의 가쪽돌림	엉치신경
넙다리네모근 quadratus femoris m.	궁둥뼈결절	돌기사이능선	넓적다리의 가쪽돌림	엉치신경
넙다리근막긴장근 tensor fasciae latae m.	엉덩뼈능선, 위앞엉덩가시	엉덩정강근막띠	넓적다리의 굽힘 및 벌림	위볼기신경

종아리근육들이 있다. 발목관절(목말종아리관절, ankle joint)은 발의 뒤축을 땅에 붙여 기립을 하고 있을 때 90° 각도로 굽히고 있는 상태가 정상위치이며, 발목관절을 펴는 것은 발을 발바닥쪽으로 구부리는 운동을 뜻한다. 그리고 발목 굽힘은 발목관절을 발등쪽으로 구부리는 운동을 뜻한다. 종아리의 가쪽면에는 가쪽종아리근육들이 있으며, 이들은 발의 가쪽부분을 올리는 가쪽번짐(eversion)작용과 발바닥활을 유지시키는 데 관여하고 있다. 앞정강근(tibialis anterior muscle)과 일부의 뒤종아리근육들

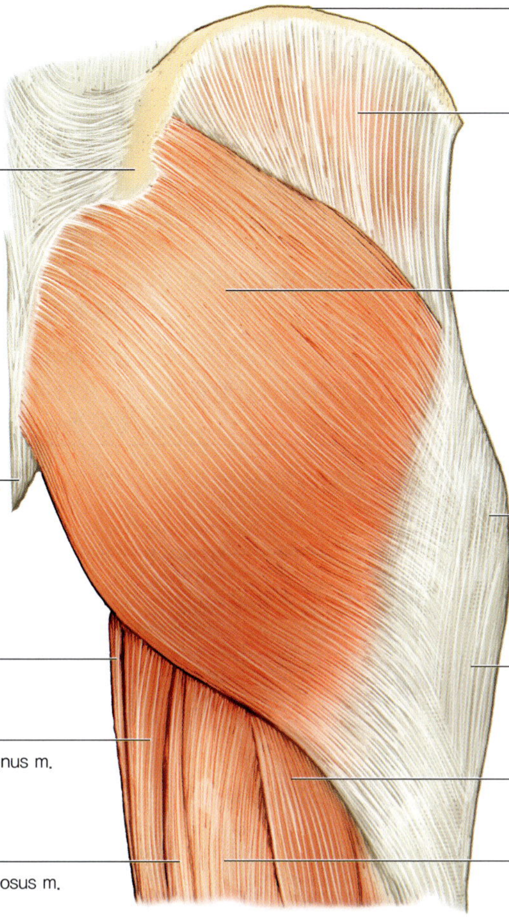

그림 5-40. 볼기의 근육.

은 발의 안쪽을 들어 발바닥이 안쪽을 향하게 하는 안쪽번짐(inversion)작용을 한다.

앞종아리근육

앞종아리근육(anterior crural muscle)은 정강뼈 및 종아리뼈에서 일어나 종아리의 앞 및 가쪽을 이루는 근육으로, 힘줄은 발목에 있는 폄근지지띠(extensor retinaculum) 아래를 지나서 발등으로 향하고 있다(표 5-20, 그림 5-42). 앞정강근(tibialis anterior m.)은 발등의 안쪽모서리를 따라서 엄지쪽의 발목뼈와 발허리뼈에 붙고, 발의 안쪽을 끌어올려 안쪽번짐작용을 한다.

그 밖에 발가락을 펴는 긴엄지폄근(extensor hallucis longus m.), 긴발가락폄근(extensor digitorum longus m.), 셋째종아리근(peroneus tertius m.) 등이 있다.

뒤종아리근육

뒤종아리근육(posterior crural muscle)은 종아리 뒤부위를 형성하는 근육이다. 종아리세갈래근(triceps surae m.)은 넙다리뼈 뒤면, 안쪽 및 가쪽위관절융기에서 일어나는 장딴지근(gastrocnemius m.)과 이 근육의 바로 밑에 자리 잡고 있으면서 정강뼈와 종아리뼈 위부분에서 일어나는 가자미근(soleus m.)으로 구성되어 있다(표 5-21, 그림 5-43). 위의 두 근육의 힘줄은 모두 합쳐져서 하나의 굵은 발꿈치

표 5-19. 뒤넙다리근육

근육명	이는곳	닿는곳	작용	신경지배
넙다리두갈래근 biceps femoris m.	긴갈래 : 궁둥뼈 결절 짧은갈래 : 넙다리뼈 거친선	종아리뼈머리, 정강뼈 가쪽관절융기	종아리의 굽힘 및 가쪽돌림, 넓적다리의 폄	긴갈래 : 궁둥신경의 정강신경부 짧은갈래 : 궁둥신경의 온종아리신경부
반힘줄근 semitendinosus m.	궁둥뼈결절	정강뼈 상단 안쪽면	넓적다리의 폄 및 모음, 종아리의 굽힘 및 안쪽돌림	궁둥신경의 정강신경부
반막근 semimembranosus m.	궁둥뼈결절	정강뼈 안쪽관절융기	넓적다리의 폄 및 모음, 종아리의 굽힘 및 안쪽돌림	궁둥신경의 정강신경부

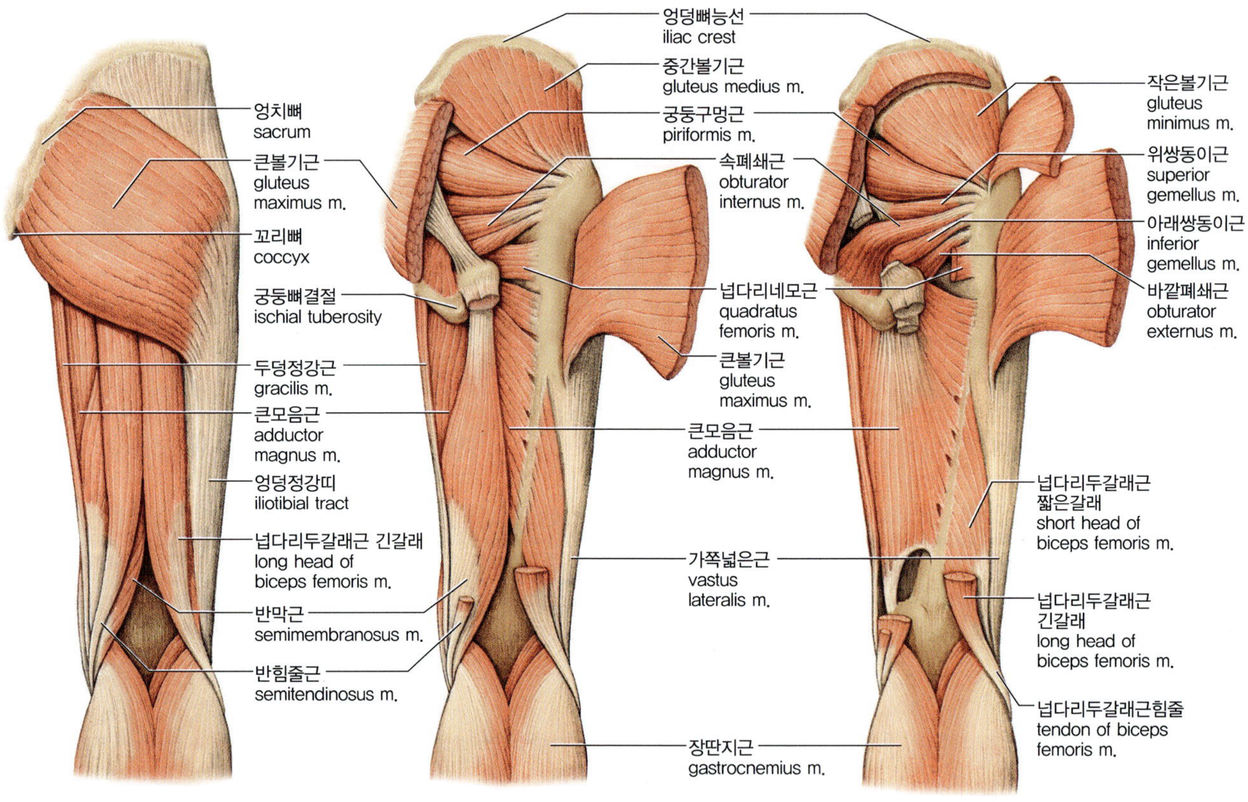

그림 5-41. 볼기와 뒤넙다리근육.

힘줄(calcaneal tendon, 아킬레스힘줄 Achilles tendon)로 되고, 이 힘줄은 발꿈치뼈의 발꿈치뼈융기(calcaneal tuberosity) 위면에 부착한다. 이 근육은 발뒤축을 올리는 운동 및 무릎관절을 굽히는 운동에 관여한다. 아킬레스힘줄은 매우 강한 힘줄이지만, 순간적으로 과대한 힘을 가하게 되면 절단되는 경우도 생긴다.

그 밖에 넙다리뼈 가쪽 아래끝 및 정강뼈, 종아리뼈에서 일어나 발목의 굽힘근지지띠(flexor retinaculum)를 지나 발바닥에 도달하는 뒤정강근(tibi-

표 5-20. 앞종아리근육

근육명	이는곳	닿는곳	작용	신경지배
앞정강근 tibialis anterior m.	정강뼈가쪽과 정강뼈몸통의 가쪽면 위쪽의 2/3, 뼈사이막	안쪽쐐기뼈, 첫째발허리뼈	발목관절의 등쪽굽힘 및 안쪽번짐	깊은 종아리신경
긴발가락폄근 extensor digitorum longus m.	종아리뼈 안쪽능선, 정강뼈 위앞면	2~5째 발가락 중간 마디뼈 및 끝마디뼈	발 및 2~5째 발가락의 폄	깊은 종아리신경
긴엄지폄근 extensor hallucis longus m.	종아리뼈 앞면 중앙부	엄지 끝마디뼈	엄지발가락의 폄, 발목관절의 등쪽굽힘	깊은 종아리신경
셋째종아리근 peroneus tertius m.	종아리뼈 아래앞, 뼈사이막	제5발허리뼈	발목관절의 등쪽굽힘 가쪽 번짐 및 벌림	깊은 종아리신경

alis posterior m.), 긴발가락굽힘근(flexor digitorum longus m.), 긴엄지굽힘근(flexor hallucis longus m.) 등이 있으며, 이들 굽힘근육은 걷고 뛸 때 발뒤축을 올리고 발가락을 지면에 닿도록 하는 작용을 한다(표 5-21, 그림 5-43).

가쪽종아리근육

가쪽종아리근육(lateral crural muscles)은 두 개의 근육, 즉 긴종아리근(peroneus longus m.) 및 짧은종아리근(peroneus brevis m.)으로 구성되어 있으며, 힘줄은 가쪽복사의 뒤에서 발바닥으로 들어가 각각 첫째 및 다섯째발허리뼈에 붙는 근육으로서 발바닥활의 유지에 도움을 주고 있다(표 5-22, 그림 5-44).

발의 근육

발목뼈 및 발허리뼈에서 일어나고 닿아 있는 작은 근육집단으로 원칙적으로 손의 근육과 같으며, 발가락의 운동에 관여하고 있다. 그러나 사람의 발은 물건을 집는 것보다 보행을 하는 데 적응되어 있기 때문에 발가락운동을 제외한 다른 운동은 매우 제한되어 있으며, 이 근육들은 발바닥활(arch of foot)을 유지시키는 역할을 하고 있다. 발근육은 발등근육 (dorsal muscles of foot)과 발바닥근육(plantar muscles of foot)으로 구분된다(표 5-23, 24, 그림 5-45).

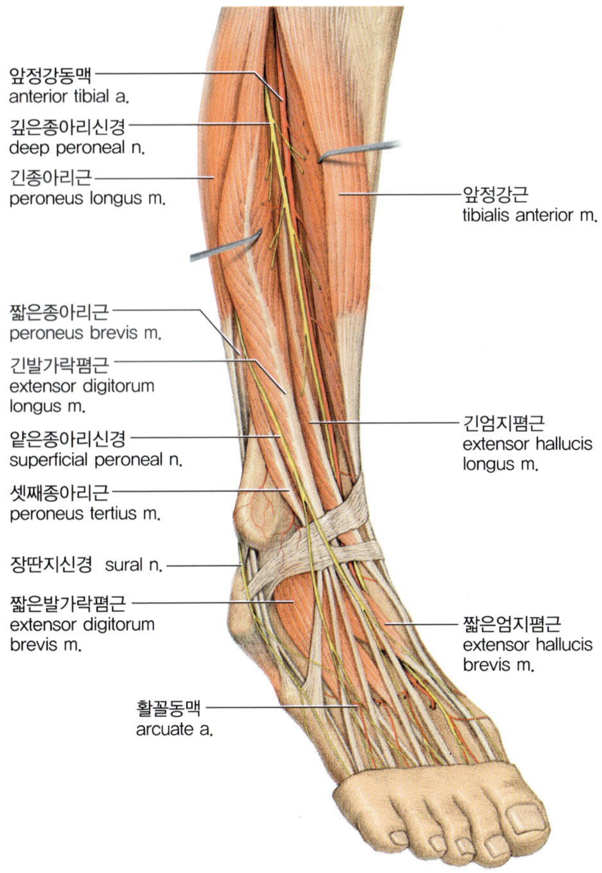

그림 5-42. 앞종아리근육과 발등근육.

표 5-21. 뒤종아리근육

<table>
<tr><th colspan="2">근육명</th><th>이는곳</th><th>닿는곳</th><th>작용</th><th>신경지배</th></tr>
<tr><td rowspan="2">종아리세갈래근
triceps surae m.</td><td>장딴지근
gastrocnemius m.</td><td>안쪽갈래 : 넙다리뼈 안쪽관절융기
가쪽갈래 : 넙다리뼈 가쪽관절융기</td><td rowspan="2">발꿈치힘줄을 이뤄 발꿈치뼈융기에 닿음</td><td rowspan="2">발을 발바닥쪽으로 굽힘.
무릎관절을 굽힘</td><td rowspan="3">정강신경</td></tr>
<tr><td>가자미근
soleus m.</td><td>정강뼈 가자미근선, 종아리뼈 안쪽면</td></tr>
<tr><td colspan="2">장딴지빗근
plantaris m.</td><td>넙다리뼈 가쪽관절융기 위선</td><td>발꿈치뼈융기</td><td>종아리 세갈래근을 도움.</td></tr>
<tr><td colspan="2">뒤정강근
tibialis posterior m.</td><td>정강뼈와 종아리뼈의 뒤면, 뼈사이막</td><td>발배뼈, 쐐기뼈, 입방뼈, 2~3째발바닥뼈</td><td>발의 바닥쪽굽힘 및 안쪽번짐</td><td>정강신경</td></tr>
<tr><td colspan="2">긴발가락굽힘근
flexor digitorum longus m.</td><td>정강뼈 뒤면</td><td>2~5째발가락 끝마디뼈</td><td>2~5째발가락의 굽힘, 발바닥쪽 굽힘</td><td>정강신경</td></tr>
<tr><td colspan="2">긴엄지굽힘근
flexor hallucis longus m.</td><td>종아리뼈 몸통 아래쪽의 2/3</td><td>엄지 끝마디뼈</td><td>엄지의 굽힘 및
안쪽번짐</td><td>정강신경</td></tr>
<tr><td colspan="2">오금근
popliteus m.</td><td>넙다리뼈의 안쪽관절융기, 오금인대</td><td>가자미근선의 위부분</td><td>정강뼈의 안쪽돌림
넙다리뼈의 가쪽돌림</td><td>정강신경</td></tr>
</table>

표 5-22. 가쪽종아리근육

근육명	이는곳	닿는곳	작용	신경지배
긴종아리근 peroneus longus m.	정강뼈의 가쪽관절융기, 종아리뼈 몸통 위부분	첫째발허리뼈, 안쪽쐐기뼈	발의 가쪽번짐 및 바닥쪽굽힘	얕은 종아리신경
짧은종아리근 peroneus brevis m.	종아리뼈 가쪽면	5째발허리뼈 바닥	발의 가쪽번짐 및 바닥쪽굽힘	얕은 종아리신경

표 5-23. 발등근육

근육명	이는곳	닿는곳	작용	신경지배
짧은발가락폄근 extensor digitorum brevis m.	발꿈치뼈 등쪽면	2~5째발가락 첫마디뼈의 긴발가락폄근의 힘줄	2~5째발가락을 폄	깊은종아리신경
짧은엄지폄근 extensor hallucis brevis m.	발꿈치뼈 등쪽면	엄지의 첫마디뼈	엄지발가락을 폄	깊은종아리신경

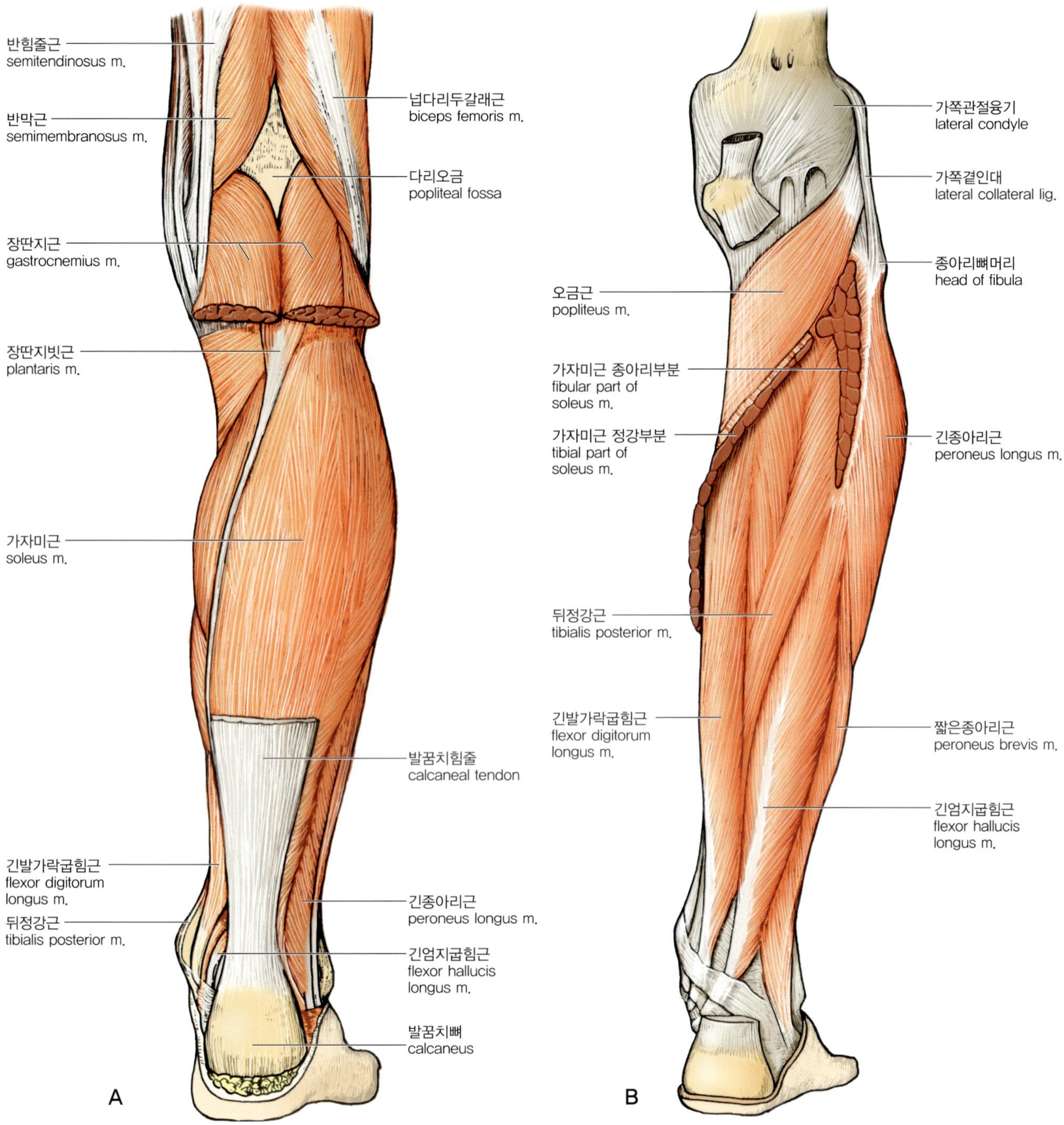

그림 5-43. 뒤종아리근육. A: 얕은근육. B: 깊은근육.

표 5-24. 발바닥근육

근육명	이는곳	닿는곳	작용	신경지배
엄지벌림근 abductor hallucis m.	발꿈치뼈융기	엄지첫마디뼈 바닥의 안쪽	엄지발가락의 벌림	안쪽발바닥신경
짧은엄지굽힘근 flexor hallucis brevis m.	입방뼈, 안쪽쐐기뼈	엄지첫마디뼈 바닥의 안쪽과 가쪽	엄지발가락의 굽힘	안쪽발바닥신경
엄지모음근 adductor hallucis m.	빗갈래 : 2~4째 발허리뼈바닥 가로갈래 : 3~5째 발허리뼈머리	엄지첫마디뼈 바닥의 가쪽	엄지발가락의 모음	가쪽발바닥신경
새끼벌림근 abductor digiti minimi m.	발꿈치뼈융기	새끼첫마디뼈바닥	새끼발가락의 벌림 및 굽힘	가쪽발바닥신경
짧은새끼굽힘근 flexor digiti minimi brevis m.	새끼발허리뼈바닥, 긴종아리근힘줄	새끼첫마디뼈바닥	새끼발가락의 굽힘	가쪽발바닥신경
짧은발가락굽힘근 flexor digitorum brevis m.	발꿈치뼈융기 아래면	2~5째발가락 중간마디뼈바닥	2~5째 발가락의 굽힘	안쪽발바닥신경
발바닥네모근 quadratus plantae m.	발꿈치뼈의 안쪽면 및 아래면	긴발가락굽힘근의 힘줄로 이행	긴발가락굽힘근의 작용을 도움.	가쪽발바닥신경
벌레근 lumbrical mm.	2~5째발가락의 긴발가락굽힘근의 힘줄	2~5째발가락뼈의 첫마디뼈에서 긴발가락폄근의 힘줄로 이행	2~5째발가락 첫마디를 굽힘 중간마디뼈 및 끝마디를 폄	첫째근 : 안쪽 발바닥신경 2~4째근 : 가쪽 발바닥신경
바닥쪽뼈사이근 plantar interossei mm.	3~5째발허리뼈의 안쪽면	3~5째발가락 첫마디 뼈의 안쪽	둘째발가락을 중심으로 하여 3~5째발가락을 모음	가쪽발바닥신경
등쪽뼈사이근 dorsal interossei mm.	1~5째 발허리뼈의 마주하는 면	첫째근육은 2째첫마디뼈 바닥의 안쪽, 나머지근육은 2~4째 첫마디뼈 바닥의 가쪽	2째발가락을 중심으로 벌림	가쪽발바닥신경

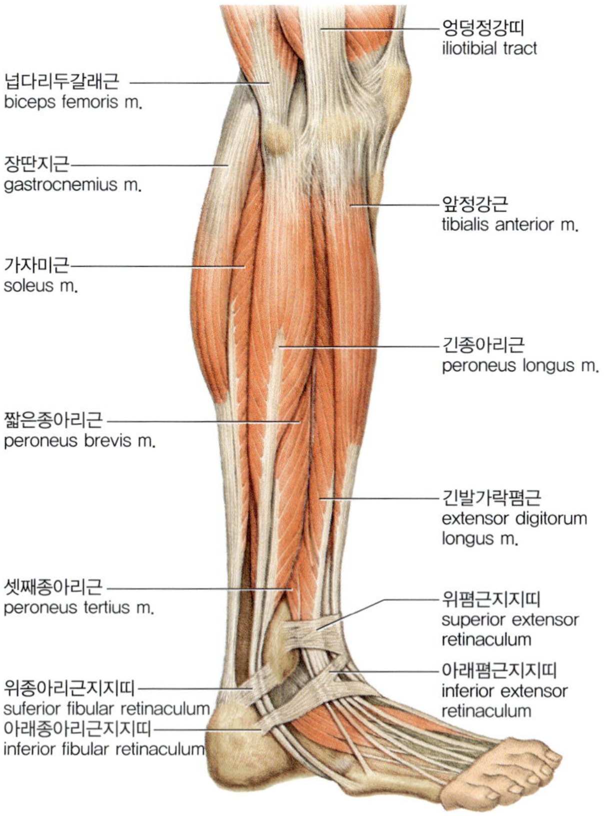

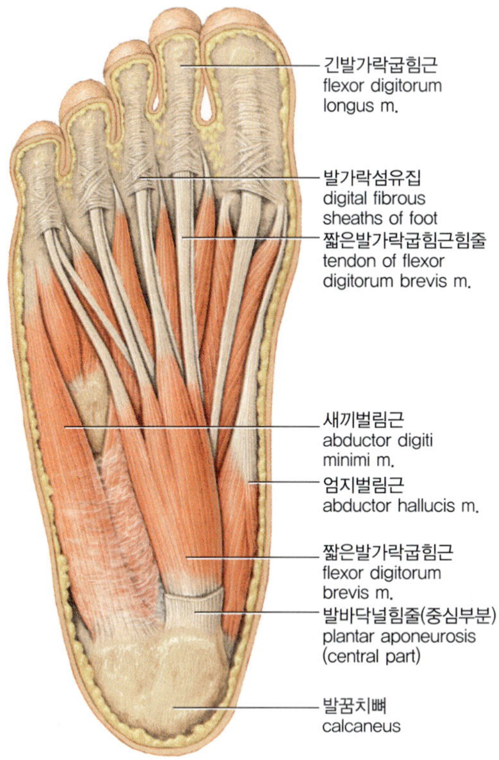

A

그림 5-44. 가쪽에서 본 오른쪽 종아리근육.

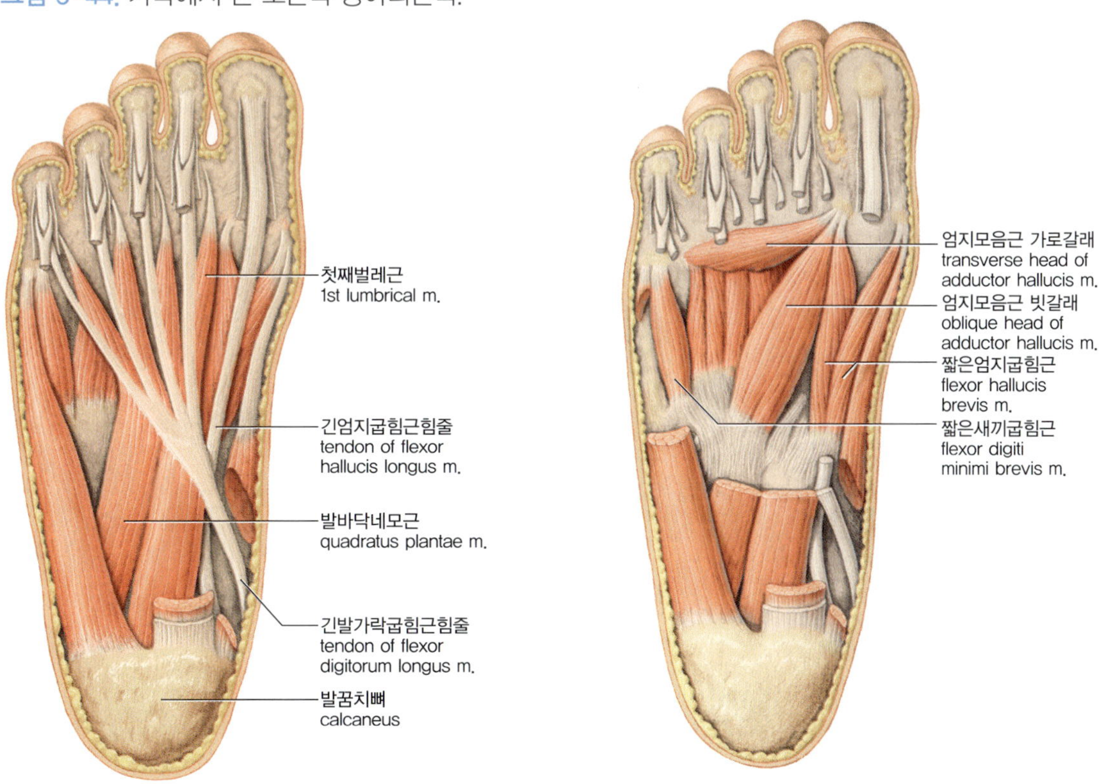

B

C

그림 5-45. 발바닥근육. A: 첫째층. B: 둘째층. C: 셋째층

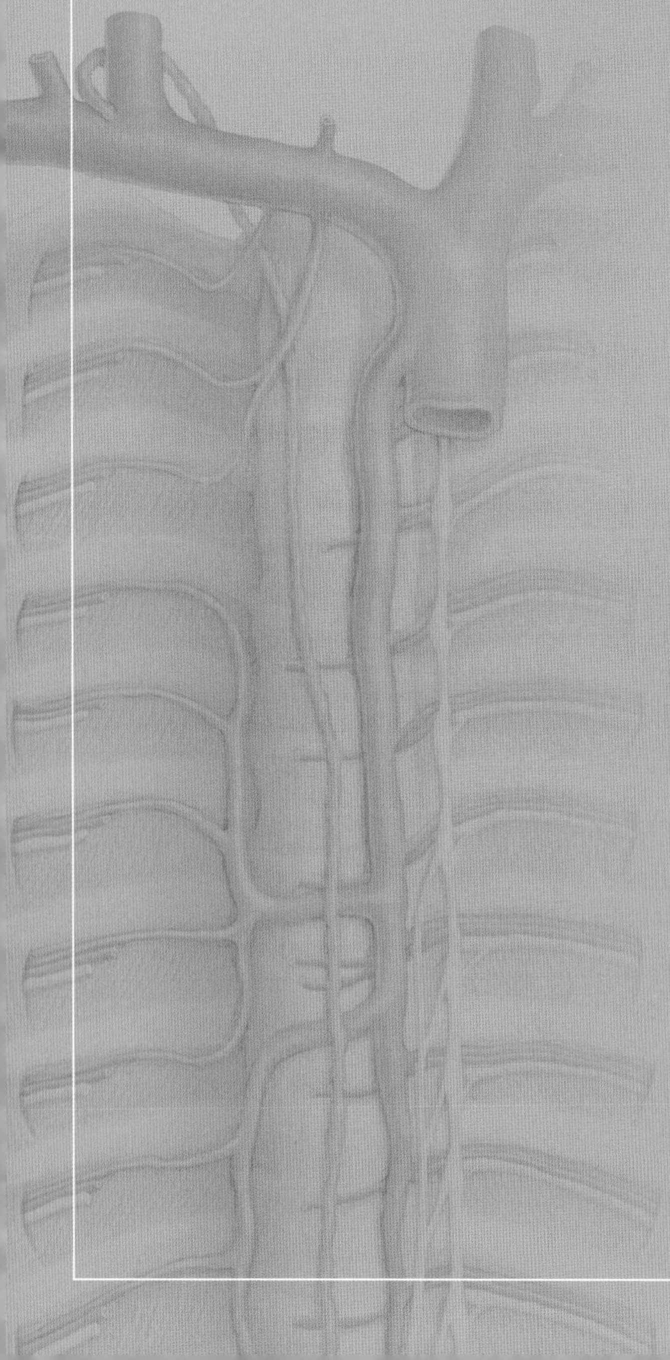

제 6 장

맥관계통

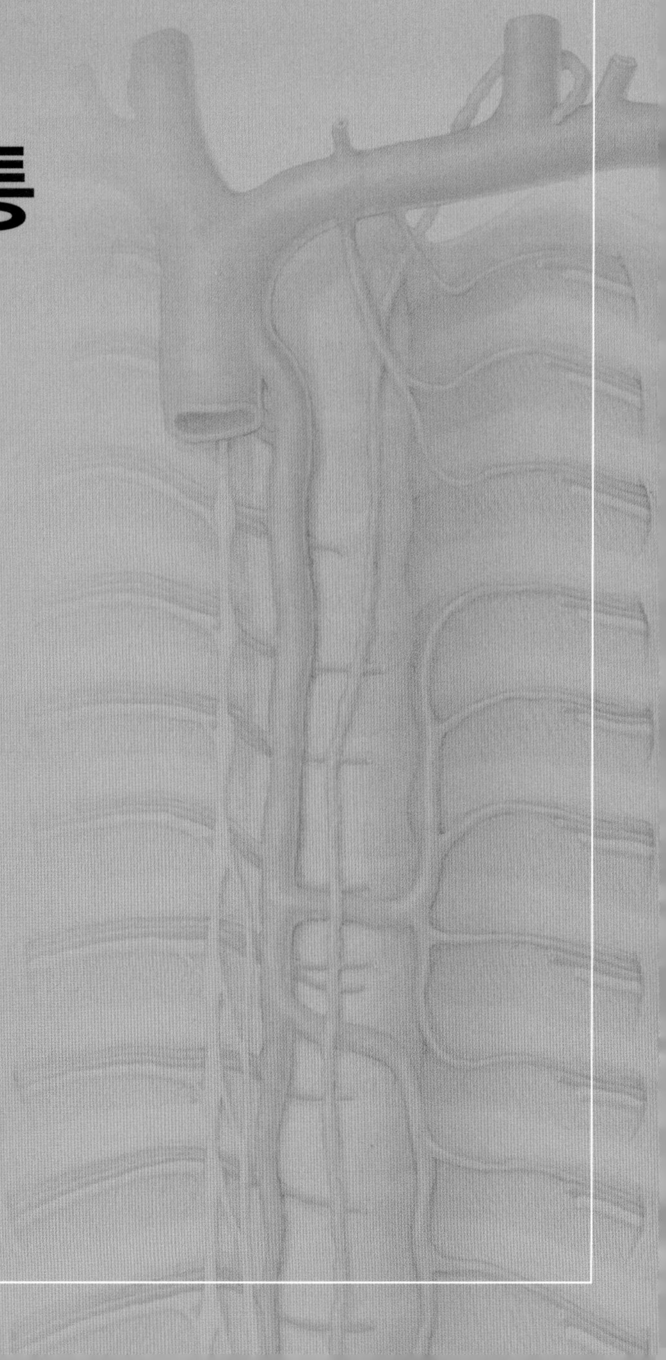

온몸에서 혈액과 림프가 순환하는 일련의 기관계통을 통틀어 순환계통(circulatory system)이라 한다. 이 순환계통은 도관으로 구성된 폐쇄회로이므로 맥관계통(vascular system)이라고도 하며, 혈관계통(blood vascular system)과 림프계통(lymphatic system)으로 구별한다(그림 6-1).

혈액을 순환시키는 혈관계통에는 심장과 동맥, 모세혈관, 정맥이 있고, 림프계통에는 림프관 이외에 림프절, 가슴샘, 지라 등과 같은 림프기관(lymphatic organ)이 포함된다. 림프계통의 모든 기관은 몸안으로 침입된 병원체와 이물질에 대하여 몸을 방어하기 위한 면역반응에 관여하는 중요한 기관이다.

혈액

혈액(blood)의 양은 몸무게의 약 7%이며, 어른의 경우 혈액 용적의 45%가 세포성분인 혈구(blood cells)이고, 나머지 55%가 혈장(blood plasma)이라고 하는 액체성분으로 구성되어 있다.

혈액은 호흡성 가스(산소와 이산화탄소)를 운반하고, 소화관을 통해 들어온 영양분을 온몸에 공급하며, 세포의 노폐물을 콩팥으로 운반하고, 호르몬과 같은 세포의 분비물을 온몸으로 운반한다. 또한 혈액은 조직의 pH를 조절함으로써 항상성(homeostasis)을 유지시키고, 체온조절에 관여하며, 몸안으로 들어온 독성 이물질이나 미생물을 혈액내 포식세포에 의하여 처리하고, 혈액응고를 통한 체액의 과다한 손실을 막는 등 매우 다양하고 중요한 역할을 담당한다. 일정한 양의 혈액을 원심분리하였을 때 모아진 적혈구의 용적을 적혈구용적률(hematocrit)이라 하며, 혈액검사에서 흔히 사용된다. 정상인의 적혈구용적률을 보면 어른 남자에서는 42~45%, 여자에서는 38~42%, 유아에서는 25~40%이다.

혈장 중에는 알부민(albumin), 글로불린(globulin) 등의 단백질 이외에 지질, 탄수화물, 무기 염류

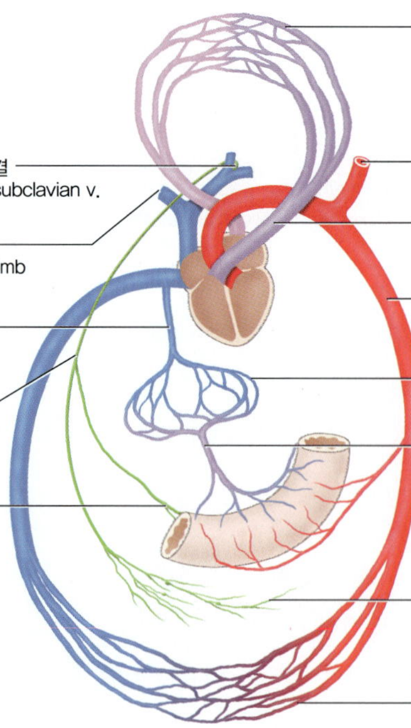

그림 6-1. 순환계통(혈관 및 림프관)의 모형도.

등이 포함되어 있다. 혈액을 몸밖에 방치하게 되면 혈액응고인자로 인해 섬유소원(fibrinogen)이 변화되어 불용성의 섬유소(fibrin)로 되고, 이것이 유형성분과 더불어 혈액응고(blood coagulation)를 일으킨다. 혈장에서 섬유소를 제외한 나머지 액체가 혈청(serum)이며, 투명한 옅은 노란빛(담황색)을 띤다.

혈액세포

혈액의 유형성분(formed elements)인 혈액세포(혈구 blood cells)에는 적혈구, 백혈구, 혈소판이 있다(표 6-1, 그림 6-2).

표 6-1. 혈액(blood)의 구성

혈액(blood)의 구성
혈장(blood plasma)
유형성분(formed elements)
적혈구(erythrocyte)
백혈구(leukocyte)
과립백혈구(granular leukocyte)
호중백혈구(neutrophilic leukocyte)
호산백혈구(acidophilic leukocyte)
호염기백혈구(basophilic leukocyte)
무과립백혈구(agranular leukocyte)
단핵구(monocyte)
림프구(lymphocyte)
혈소판(blood platelet)

적혈구

적혈구(erythrocyte, red blood corpuscle)는 정상 남자의 경우 혈액 1 mm^3당 약 500만 개, 여자의 경우 혈액 1 mm^3당 약 450만 개가 존재한다. 적혈구는 핵을 갖고 있지 않으며, 주변이 볼록하고 중심부가 오목한 원반 모양으로 직경이 7.2 μm이고 두께가 2 μm이다. 혈액이 붉게 보이는 것은 적혈구에 헤모글로빈(hemoglobin)이라고 하는 적색의 철을 함유한 단백질이 다량 존재하고 있기 때문이다. 혈색소는 산소와 이산화탄소를 결합 또는 이탈시켜 호흡작용을 효율적으로 돕고 있다. 적혈구의 수명은 약 120일이고, 수명을 다한 적혈구는 지라, 간, 골수의 큰포식세포에 의해서 처리된다.

백혈구

백혈구(leukocyte, white blood corpuscles)는 혈액 1 mm^3당 6,000~9,000개가 포함되어 있으며, 핵의 형태와 세포질 과립의 유무 및 그 염색성에 따라 몇 종류로 구분되는데, 특히 특수 과립(specific granule)의 유무에 따라 과립백혈구와 무과립백혈구로 크게 구분된다.

과립백혈구

과립백혈구(granular leukocyte)는 세포질 속에 특수과립을 많이 갖고 있는 백혈구로, 염색성의 차이에 의하여 호중백혈구(neutrophilic leukocyte), 호산백혈구(acidophilic leukocyte), 호염기백혈구(basophilic leukocyte)의 세 종류로 구분된다.

호중백혈구(neutrophilic leukocyte) : 직경이 10~12 μm이며, 백혈구 중에서 가장 수가 많아 전체 백혈구의 60~70%를 차지하고 있다. 핵은 보통 3엽으로 나뉘어 있고, 세포질에는 메틸렌블루(methylene blue)와 에오신(eosin)의 혼합액에 연어살색으로 염색되는 미세한 특수과립을 많이 갖고 있다. 미성숙한 호중백혈구는 핵의 분엽화가 완전히 일어나지 않아 말굽모양의 핵을 가지고 있다.

호중백혈구는 포식작용이 활발하며, 조직이 손상을 받게 되면 혈관 밖으로 나가 아메바운동을 하면서 세균, 기타 이물질을 포식하여 소화한다. 말초혈액 속에 호중백혈구의 수가 증가된 경우에는 세균감염을 의심할 수 있다.

호산백혈구(eosinophilic leukocyte) : 전체 백혈구

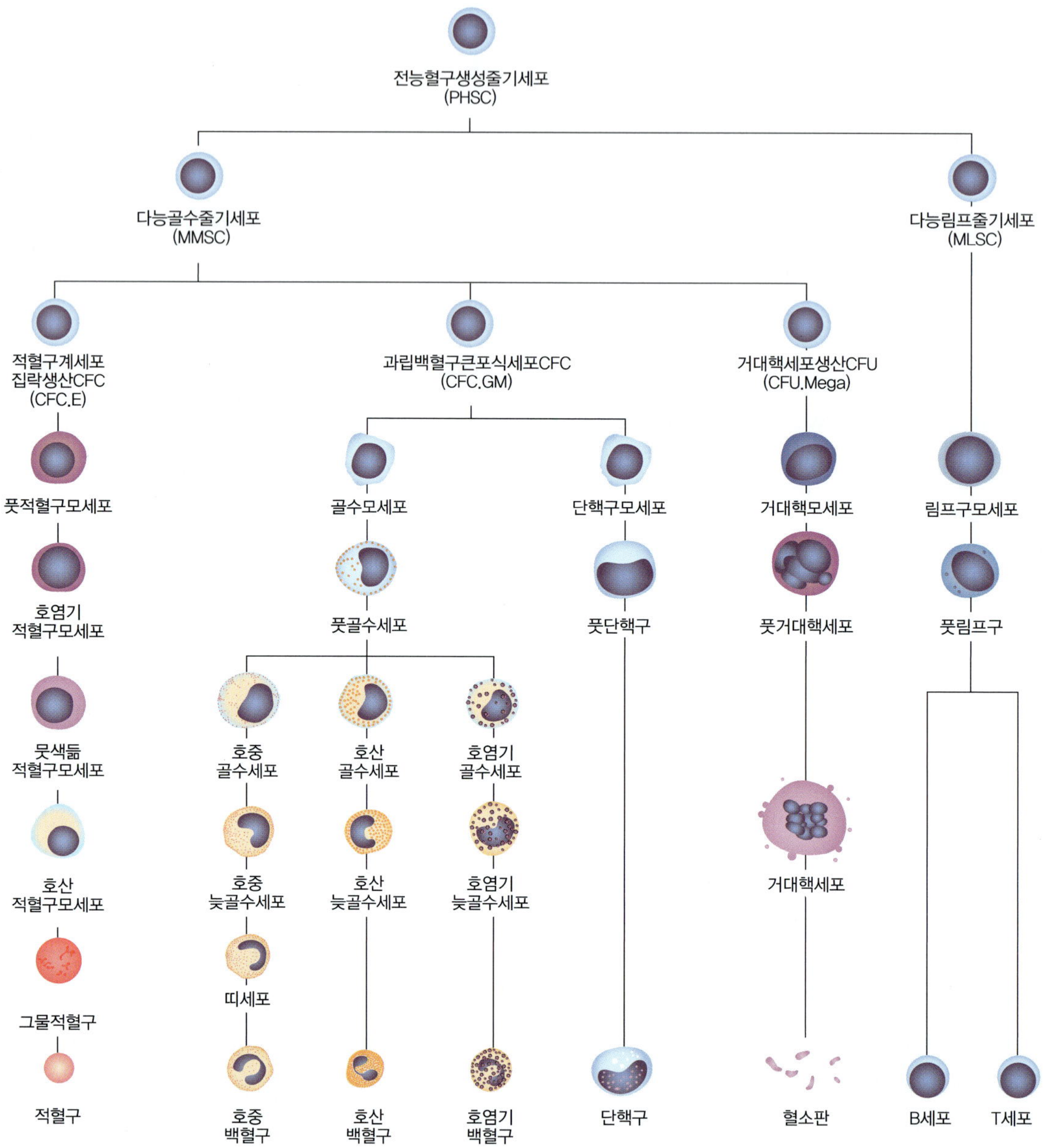

그림 6-2. 혈액세포(blood cell)의 발생과정.

수의 2~4%를 차지하며 크기는 10~12 μm 정도이고, 세포질에는 산성 염료에 붉게 염색되는 비교적 큰 특수과립을 가지고 있으며, 핵은 보통 2엽으로 나뉘어 있다.

호산백혈구는 미약하나마 포식작용이 있어서 이종단백질이나 항원-항체복합체를 포식하여 분해시키는 기능이 있으며, 기관지천식(bronchial asthma)과 같은 알레르기질환(allergic disease)과 기생충에 감염된 환자에서 그 수가 증가한다.

호염기백혈구(basophilic leukocyte) : 전체 백혈구수의 0.5~1.0% 정도이고 세포질은 염기성 염료에 청자색으로 염색되는 굵은 특수과립을 가지며, 핵은 S자 모양이다. 이 염기성 과립에는 헤파린(heparin)과 히스타민(histamine), 세로토닌(serotonin) 등이 포함되어 있으며, 이를 방출시켜 감염과 알레르기반응에 관여한다.

무과립백혈구

무과립백혈구(agranular leukocyte)는 세포질 속에 특수과립이 없는 백혈구로 림프구와 단핵구가 있다.

림프구(lymphocyte) : 전체 백혈구 수의 20~25%를 차지하고 있다. 핵은 둥근모양으로 세포질의 거의 대부분을 점유하고 있다. 림프구는 그 크기에 따라 직경 12 μm 정도인 큰림프구와 8 μm인 작은림프구로 나뉘며, 큰림프구는 성숙중인 세포이다. 림프구는 앞서 결합조직에서 설명한 바와 같이 그 기능에 따라 T림프구와 B림프구로 나뉜다.

T림프구는 기능적으로 세포매개면역에 관여하고, 아울러 B림프구의 항체생산 활동을 촉진시키거나 억제시킨다. B림프구는 항원감작에 의해 형질세포로 분화하며 면역글로불린 M(IgM), G(IgG) 등의 항체를 만들어냄으로써 체액면역에 관여한다.

단핵구(monocyte) : 전체 백혈구 수의 3~8%를 차지하며, 크기는 9~15 μm이다. 세포질은 염기성 염료에 옅은 청색으로 염색되며, 핵은 난원형 또는 콩팥모양이고 비교적 약하게 염색된다. 이 세포의 포식작용은 호중백혈구보다 활발하고, 특히 혈액에서 결합조직으로 빠져나와 큰포식세포로 전환하여 염증과 면역반응에 관여한다. 만성감염증 때 말초혈액 속에 많이 출현한다.

혈소판

혈소판(blood platelet)은 혈전세포(thrombocyte)라고도 한다. 혈액의 도말표본에서 2~3 μm 정도 크기의 작은 구조물로 골수에 있는 거대핵세포(megakaryocyte)의 세포질 일부가 작은 조각으로 떨어져서 혈액 속으로 들어온 것이다. 혈소판은 정상인에게서는 혈액 1 mm^3당 약 20~30만 개가 존재한다. 혈소판은 혈관이 손상되었을 경우 그 곳에 달라붙어 트롬보플라스틴(thromboplastin)과 같은 혈소판 응집 유도물을 분비하고, 이들이 혈장섬유소원과 결합하여 피떡(blood clot)을 형성함으로써 손상부위에서 혈액의 누출을 방지한다.

혈구생성

혈구는 혈구생성기관(hematopoietic organ)인 골수(bone marrow)와 림프조직의 혈구생성줄기세포(hematopoietic stem cell, 혈구모세포 hemocytoblast)로부터 생겨난다(그림 6-2). 출생 전의 혈구생성(hematopoiesis)은 발생 초기(임신 2주쯤)에 난황주머니벽의 혈액섬(blood island)에서 시작하고, 그 후 간과 지라, 골수에서 이루어진다. 그리고 출생 후에는 골수공간에 있는 골수와 림프조직에서 만들어낸다. 골수에서 만들어내는 혈구는 적혈구와 과립백혈구, 혈소판, 단핵구, 림프구이며, 림프조직에서 만들어내는 것은 림프구이다.

적혈구는 줄기세포에서 유래한 적혈구모세포(erythroblast)라고 하는 미성숙한 세포로부터 분화되어 생겨난다. 성숙과정에서 핵은 농축되어 세포 밖으로 나가고, 세포질소기관들이 소실되며, 세포질은 호흡색소인 헤모글로빈(hemoglobin)으로 채워진다.

과립백혈구 생성을 보면 줄기세포에서 기원한 골수모세포(myeloblast)가 분화하면서 그 세포질 속에 특수과립인 호중성, 호산성 또는 호염기성과립이 출현하고, 핵의 분엽화가 이루어져 성숙한 호중백혈구와 호산백혈구, 호염기백혈구가 생겨난다.

단핵구와 림프구의 경우도 줄기세포에서 유래한 단핵모세포(monoblast)와 림프모세포(lymphoblast)로부터 각각 생겨난다.

혈소판생성(thrombocytopoiesis)은 먼저 줄기세포에서 거대핵모세포(megakaryoblast)의 단계를 거쳐 거대핵세포(megakaryocyte)가 생겨나고, 이어서 이 거대핵세포로부터 주변세포질이 작은 조각으로 떨어져 나옴으로써 혈소관이 생겨난다.

혈관계통

혈관계통(blood vascular system)은 혈액을 순환시키기 위한 펌프작용을 하는 심장(heart), 혈액을 심장으로부터 받아 몸의 각종 기관과 조직쪽으로 운반하는 동맥(artery), 동맥에 이어진 가는 관으로 혈액과 조직액의 사이에서 각종 물질의 교환이 일어나고 있는 모세혈관(blood capillary), 그리고 모세혈관으로부터 혈액을 모아서 심장으로 운반하는 정맥(vein)으로 구성되어 있다.

혈액순환은 크게 두 가지로 구분된다. 하나는 혈액이 심장에서 허파를 돌아 다시 심장으로 운반되는 허파순환(pulmonary circulation)이고, 다른 하나는 심장에서 나간 혈액이 허파를 제외한 몸의 말초조직을 돌아 다시 심장으로 들어오는 온몸순환(systemic circulation)이다. 일반적으로 혈액은 심장에서 동맥을 경유하여 모세혈관에 이르고, 모세혈관의 혈액은 정맥을 통하여 다시 심장에 이른다. 그러나 온몸순환의 어느 부위에 있는 정맥 또는 동맥에서는 진행과정에서 두 차례의 모세혈관그물을 형성하고 있는데 이와 같은 순환계통을 문맥계통(portal system)이라 한다.

동맥과 정맥은 그 직경과 구조의 차이에 따라 여러 가지로 구분하고 있다(표 6–2).

동맥은 심장으로부터 모세혈관에 이르는 과정에서 계속 가지하면서 점차적으로 속공간의 직경이 작아지고 혈관벽도 얇아진다. 심장에 이어진 동맥 부분으로 직경이 1 cm 이상인 굵은 동맥을 탄력동맥(elastic artery, 큰동맥 large artery)이라 하며, 직경이 2~10 mm인 것을 근육동맥(muscular artery, 중간동맥 medium-sized artery), 직경이 0.1~2 mm인 것을 작은동맥(small artery), 그리고 동맥의 끝부분(직경 10~100 μm)을 세동맥(arteriole)이라 한다.

표 6–2. 혈관의 종류와 속공간의 직경

탄력동맥(elastic artery)	10 mm 이상
근육동맥(muscular artery)	2~10 mm
작은동맥(small artery)	0.1~2 mm
세동맥(arteriole)	10~100 μm
모세혈관(blood capillary)	4~10 μm
세정맥(venule)	10~200 μm
작은정맥(small vein)	0.2~1 mm
중간정맥(medium-sized vein)	1~10 mm
큰정맥(large vein)	10 mm 이상

정맥은 모세혈관으로부터 혈액을 받아 심장으로 보내며, 그 과정에서 속공간의 직경이 점차 커지고 벽도 두꺼워진다. 정맥도 직경을 위주로 하여 모세혈관에 이어진 첫 정맥부분인 세정맥(venule, 직경 10~200 μm), 직경 0.2~1 mm인 작은정맥(small vein), 직경 1~10 mm인 중간정맥(medium-sized vein), 그리고 직경 1 cm 이상으로 심장에 이어지는 큰정맥(large vein)으로 나눈다.

혈관은 말단으로 가는 과정에서 여러 가지로 나뉘거나 합쳐지며, 모세혈관의 가지양상은 더욱 복잡하다. 그러나 어떤 곳에서는 동맥과 정맥의 사이에 모세혈관이 없이 인접하는 동맥끼리, 정맥끼리 또는 동맥과 정맥이 직접 이어져서 연결(문합 anastomosis)을 형성한다. 이러한 연결은 어떤 한 동맥의 가지가 막혔을 때 이웃의 다른 동맥가지로부터 연결을 통하여 혈액이 공급된다. 그러나 뇌와 허파, 심장, 콩팥, 지라는 이와 같은 연결이 없거나 있어도 혈관이 대단히 가늘어서 충분한 혈액공급이 이루어지지 못한다. 따라서 막힌 동맥의 분포영역에 있는 세포는 산소결핍과 영양장애로 말미암아 괴사(necrosis)를 일으키게 된다. 동맥에서 이런 연결이 이루어져 있

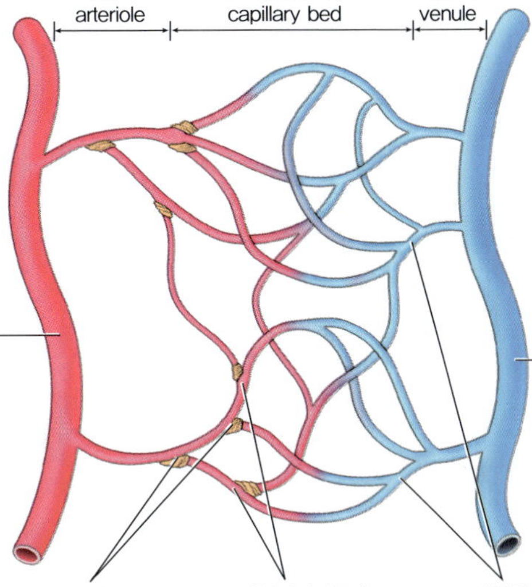

A

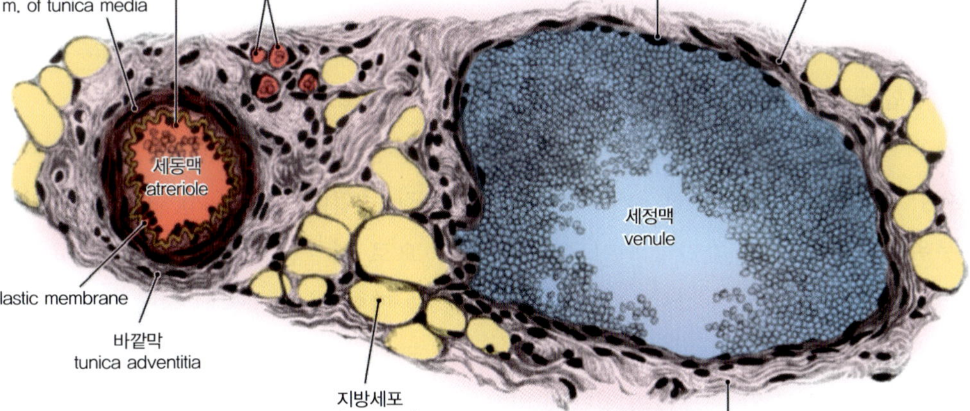

B

그림 6-3. A: 세동맥(arteriole)과 세정맥(venule) 사이의 미세순환(microcirculation)을 나타내는 모형도. B: 조직표본상에서의 세동맥과 세정맥의 구조 비교.

지 않은 동맥을 끝동맥(end artery)이라 한다. 심장 근육에 영양을 공급하는 한 동맥이 막히는 경우 그 동맥과의 연결가지가 있지만 가늘어서 혈액을 공급하는 데 도움이 되지 못하므로 심근경색증(myocardial infarction)이 일어난다. 이와 같은 동맥을 기능적 끝동맥(functional end artery)이라 한다.

혈관의 구조

혈관의 벽은 속막(tunical intima)과 중간막(tunica media), 바깥막(tunica adventitia)의 세 층으로 구성되어 있다. 속막은 혈액과 직접 접하는 층으로 내피(endothelium)와 그 밑에 있는 소량의 결합조직으로 이루어져 있다. 내피는 편평형의 내피세포(endothelial cell)로 이루어진 단층상피이다. 중간막은 민

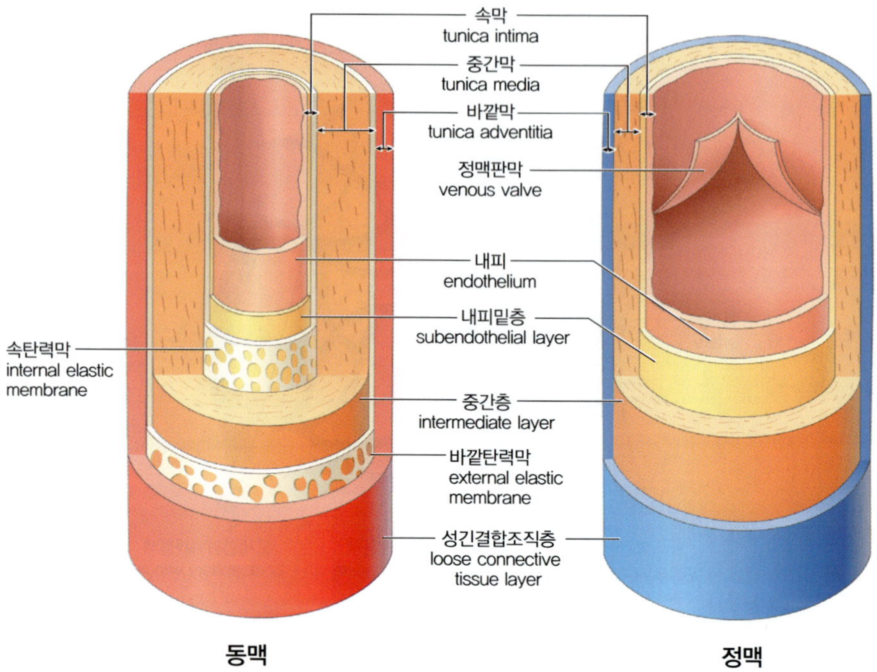

그림 6-4. 동맥(artery)과 정맥(vein)벽의 비교.

무늬근육과 결합조직으로 구성되어 있고, 바깥막은 주로 결합조직으로 되어 있다. 혈관벽의 일반 구조는 동맥과 정맥에서 많이 다르지만 동맥이나 정맥 중에서도 부위에 따라 약간의 차이를 보이고 있다.

동맥의 구조

동맥의 벽은 일반적으로 같은 크기의 정맥에 비하여 더 두껍고, 많은 탄력섬유를 가지고 있어 탄력성이 강하다(그림 6-4). 동맥의 경우 세 층 중에서 중간막이 가장 두껍고, 이 층에 돌림방향으로 배열해 있는 민무늬근육세포가 많다. 이 중간막의 민무늬근육에는 자율신경이 널리 분포해 있으며, 이 신경이 민무늬근육을 수축함으로써 혈압을 조절한다. 직경이 큰 동맥에서 작은 동맥으로 될수록 벽의 두께가 얇아질 뿐만 아니라 중간막에서의 민무늬근육의 양도 점차 감소한다. 벽의 두께가 두꺼운 혈관인 탄력동맥과 근육동맥의 벽에는 혈관벽 자체에 영향을 공급하기 위한 맥관벽혈관(vasa vasorum)이 존재한다.

정맥의 구조

정맥에서는 결합조직으로 이루어진 바깥막이 가장 두껍다(그림 6-4). 정맥의 중간막에도 돌림방향으로 배열한 약간의 민무늬근육세포가 존재하지만 동맥에 비하여 훨씬 적다. 중간정맥 이후의 굵은 정맥에서는 바깥층에 세로로 배열한 민무늬근육세포가 나타나며, 특히 큰정맥의 경우에는 다발을 이루면서 세로로 달리고 있는 많은 민무늬근육이 존재한다. 중간정맥 중에서 직경이 2 mm 이상인 정맥에는 속막이 판상으로 돌출하여 이루어진 정맥판막(venous valve)이 곳곳에 형성되어 있어 혈액의 역류를 방지하고 있으며, 이와 같은 판막은 특히 팔다리의 정맥에 많다(그림 6-5). 중간정맥 이후의 굵은 정맥에는 맥관벽혈관이 존재한다.

모세혈관의 구조

모세혈관은 한 층의 내피세포만으로 이루어진 혈관으로 직경이 4~10 μm이며, 모세혈관과 그 주위조

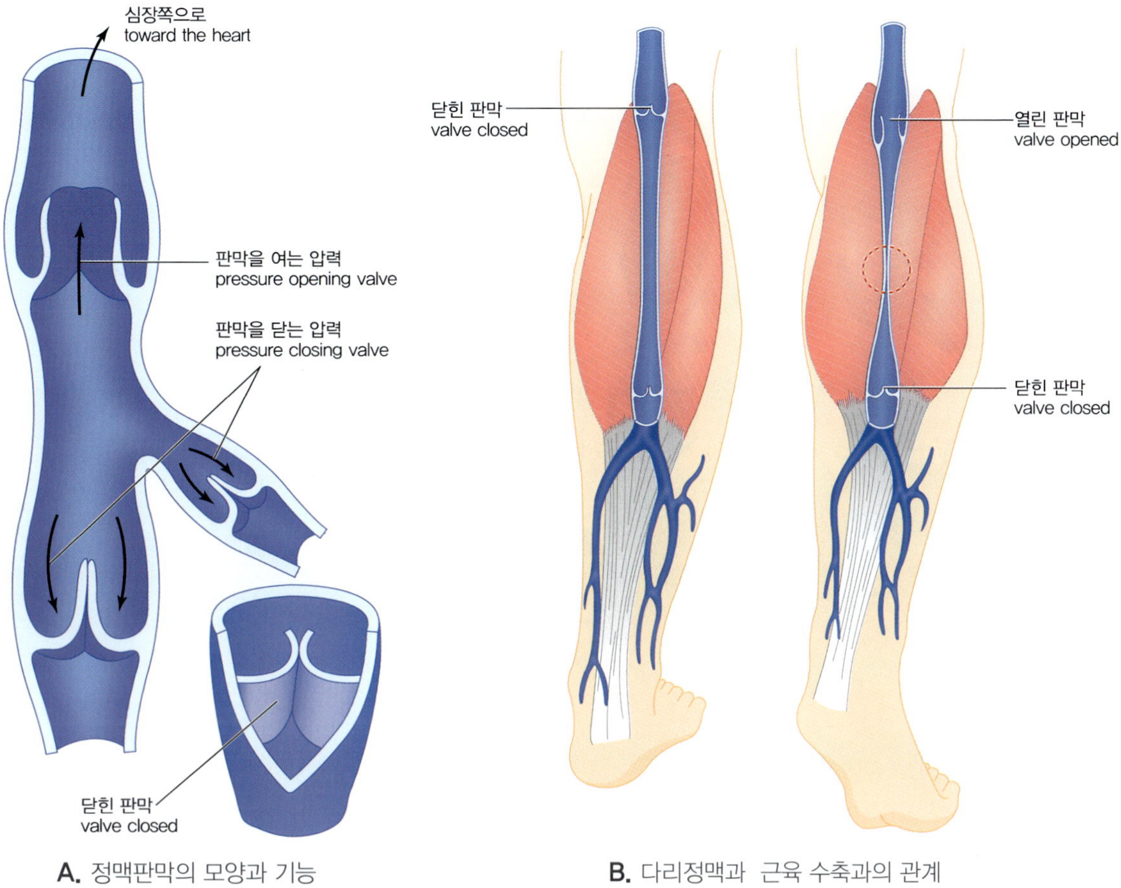

그림 6-5. 정맥판막(valve of vein)의 세로단면.

직의 사이에서 물질교환이 일어난다. 모세혈관은 그 구조가 다른 세 가지 유형, 즉 창모세혈관(fenestrated capillary), 연속모세혈관(continuous capillary) 및 굴모세혈관(sinusoidal capillary)으로 구별한다(그림 6-6). 창모세혈관은 내피에 작은 둥근 구멍(직경 50~80nm)인 내피창(endothelial pore)이 뚫려 있는 모세혈관으로 콩팥, 창자, 일부 내분비샘처럼 신속한 물질교환이 요구되는 부위에 형성되어 있다. 연속모세혈관은 내피창이 형성되어 있지 않은 형태로 허파나 뇌에서 볼 수 있고, 이 경우 물질 이동은 내피세포를 통해서만 가능하다. 그리고 굴모세혈관은 그 직경이 다른 모세혈관에 비하여 굵고, 크기가 다양한 내피창이 나 있되 작은 것은 창모세혈관의 것과 유사하지만 큰 것은 0.5 μm 이상 3 μm에 이르는 것까지 있어 물질의 이동이 매우 용이하게 되어 있으며, 이와 같은 모세혈관은 간, 지라, 여러 내분비샘에서 볼 수 있다.

심장

심장(heart)은 가슴안의 왼허파와 오른허파의 사이에 있는 공간, 즉 중간세로칸(middle mediastinum)에 있으며 가로막의 위쪽에 위치하고 있다(그림 6-7, 10~16). 크기는 자기의 주먹 정도이고, 무게는 250~300 g이다.

혈관이 출입하고 있는 심장바닥(base)은 위뒤쪽을 향하고 있으며 둘째갈비뼈 아래모서리의 높이에

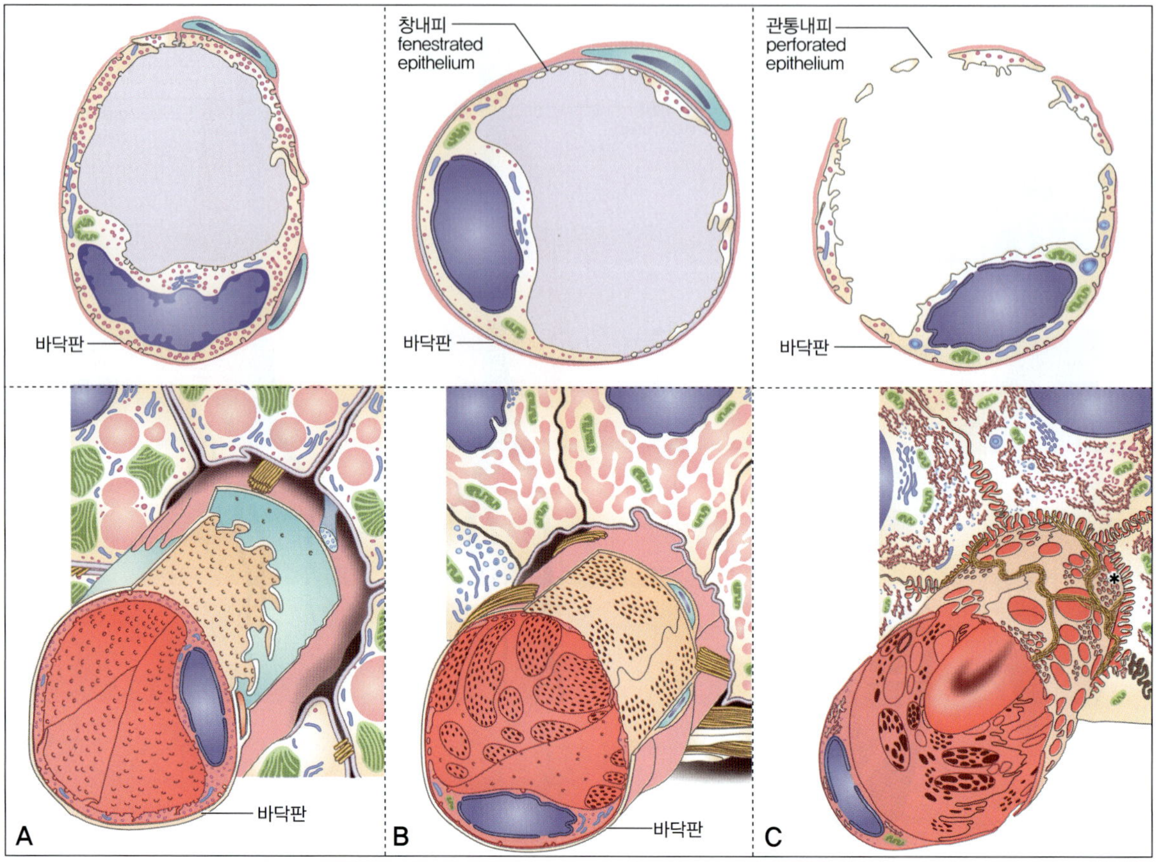

그림 6–6. 미세구조를 기초로 한 연속모세혈관(continuous capillary, (A)과 창모세혈관(fenestrated capillary), (B) 및 굴모세혈관(sinusoidal capillary)의 입체모식도.

있다. 그리고 심장끝(apex)은 왼쪽의 아래앞쪽을 향하고 다섯째 갈비사이공간 높이에 있으며, 이곳에서 심장끝박동을 들을 수 있다.

심장은 혈관과 같이 속공간기관(hollow organ)이지만 심방(atrium)과 심실(ventricle)로 나누어져 있다. 심장의 바닥쪽에 있는 심방은 심방사이막(interatrial septum)에 의하여 오른쪽과 왼쪽으로, 그리고 심장의 끝쪽에 있는 심실은 심실사이막(interventricular septum)에 의하여 오른쪽과 왼쪽으로 분리되어 있으며, 같은 쪽의 심방과 심실 사이에는 방실판막(atrioventricular valve)이 있다. 심방으로는 온몸 각 부위로부터 혈액이 들어오지만 심실은 온몸 각 부위로 혈액을 보내는 펌프작용을 한다. 오른심실은 허파순환(pulmonary circulation)의 시작인 허파동맥(pulmonary trunk)에, 왼심실은 온몸순환(systemic circulation)의 시작인 대동맥(aorta)으로 열려 있다.

심장의 앞면을 보면 그 대부분이 오른심실이다(그림 6–9). 이 면에서 심장바닥쪽을 보면 오른심실에서 혈액이 나가는 허파동맥(pulmonary trunk)이 있고, 허파동맥의 오른쪽 뒤에는 왼심실에서 혈액이 나가는 오름대동맥(ascending aorta)의 시작부위가 보인다. 앞면에서 왼심실은 심장의 왼쪽모서리를 이루며 약간 볼록하지만, 그 대부분은 심장 뒷면에 위치하고 있다. 대동맥의 오른쪽에는 몸 윗부위에서 오는 정맥혈액을 오른심방으로 보내는 위대정맥(superior vena cava)이 있다. 오른쪽과 왼쪽 심방의 대

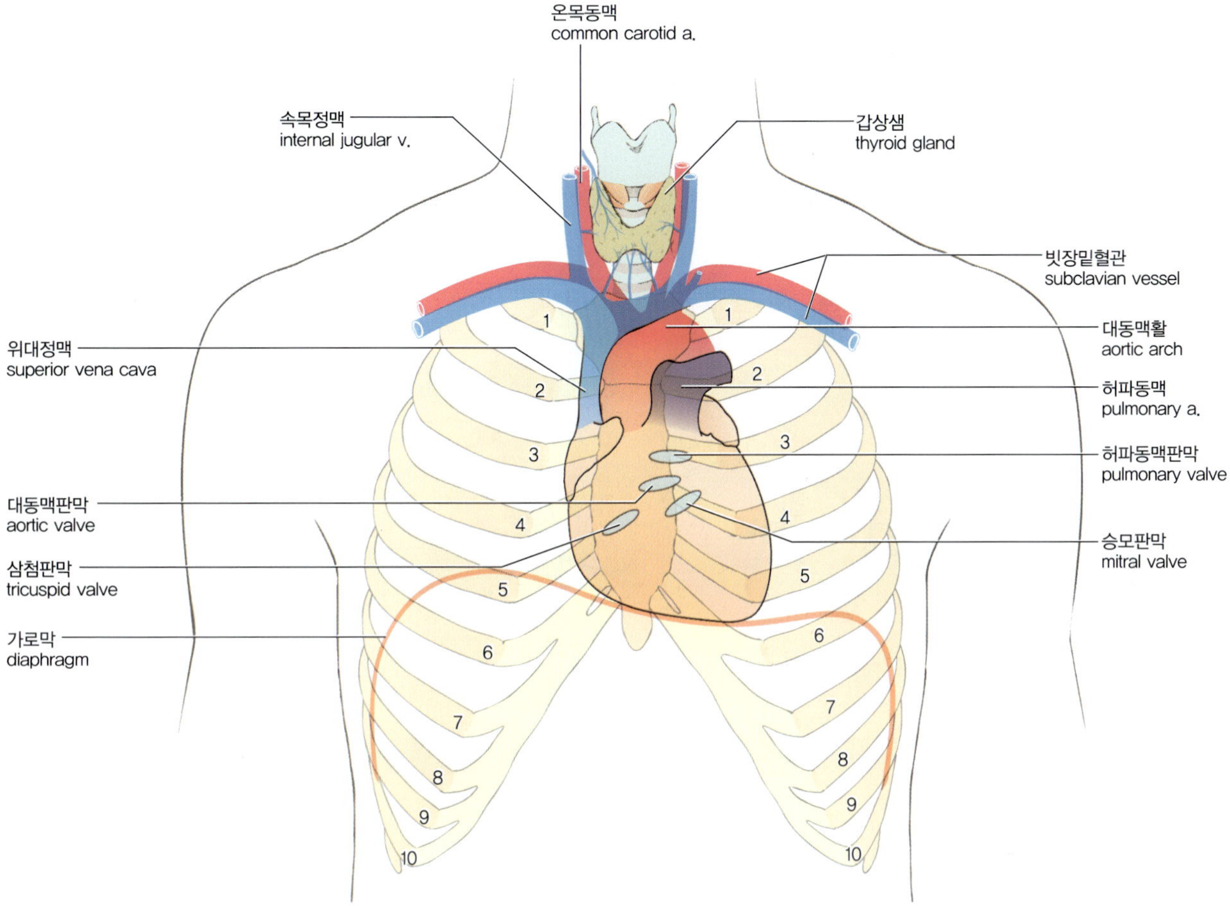

그림 6-7. 가슴의 앞에서 본 심장(heart)의 위치.

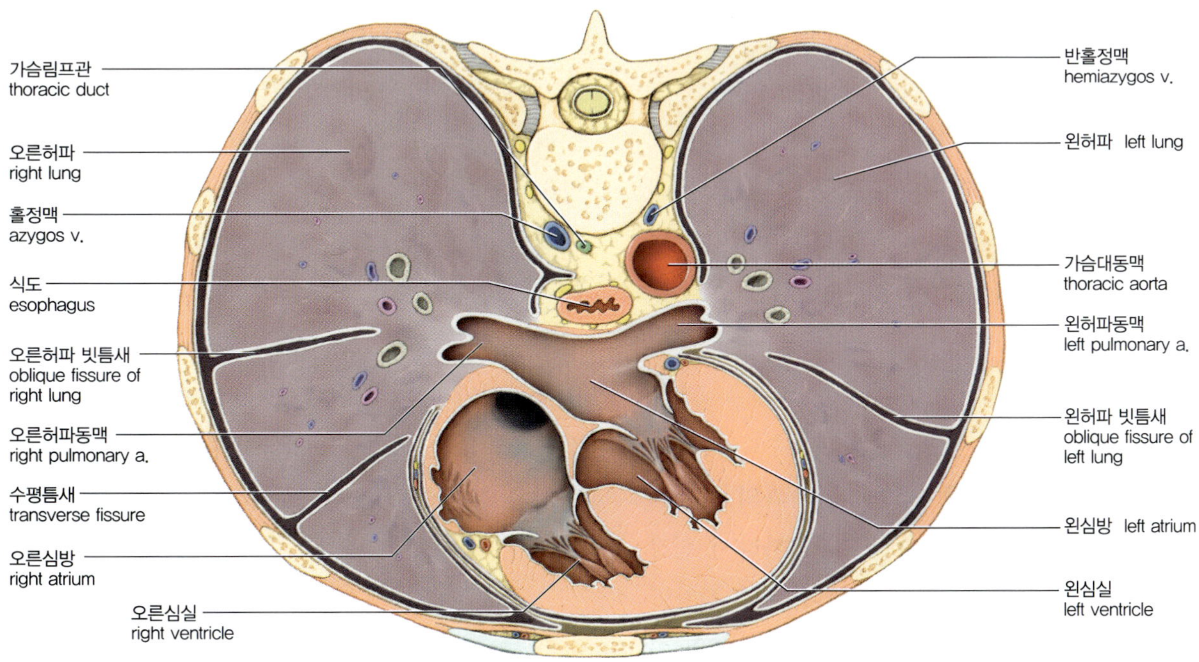

그림 6-8. 가슴의 가로단면.

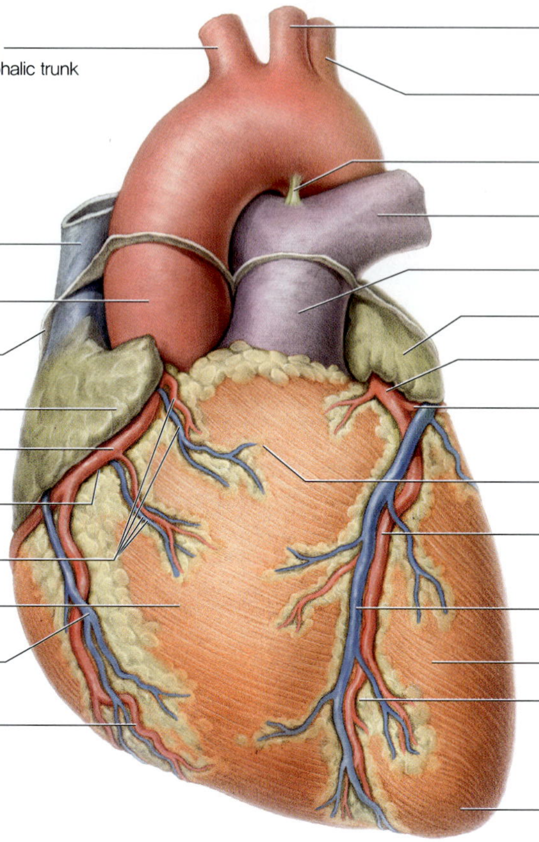

그림 6-9. 심장(heart)의 앞면.

부분은 심장바닥의 뒤쪽에 위치하고 있으며, 앞면에서는 심방의 일부인 심방귀(auricle)가 보인다. 심장의 뒷면에서 오른심방을 보면 위대정맥의 아래쪽에 몸 아랫부위의 정맥혈액을 모아 오른심방으로 보내는 아래대정맥(inferior vena cava)이 보인다. 또 왼심방에서는 허파에서 오는 왼 및 오른허파정맥(left and right pulmonary vein)이 열리는 것을 볼 수 있다(그림 6-10).

심장은 살아 있는 동안 율동적으로 수축 작용을 계속하고 있기 때문에, 주위 다른 기관과의 기계적 마찰을 가능한 감소시킬 필요가 있다. 따라서 심장은 장액이 들어 있는 두 겹의 주머니로 된 심장막(pericardium)으로 둘러싸여 있다(그림 6-11, 12). 이 두 겹의 심장막 중에서 심장의 표면을 직접 둘러싸는 것을 내장쪽심장막(visceral pericardium)이라 하고, 바깥쪽의 막을 벽쪽심장막(parietal pericardium)이라 하는데, 벽쪽심장막은 가슴막(pleura)과 가로막(diaphragm), 복장뼈의 일부에 붙어 있다. 내장쪽심장막은 심장바닥의 큰 혈관시작부위에서 반전되어 벽쪽심장막으로 이행되기 때문에 심장막은 보온병처럼 이중구조로 된 주머니라고 생각할 수 있다. 벽쪽심장막과 내장쪽심장막의 사이에 생긴 공간을 심장막안(pericardial cavity)이라 하며, 이곳에는 소량의 장액이 들어 있어서 윤활액 구실을 하고 있다.

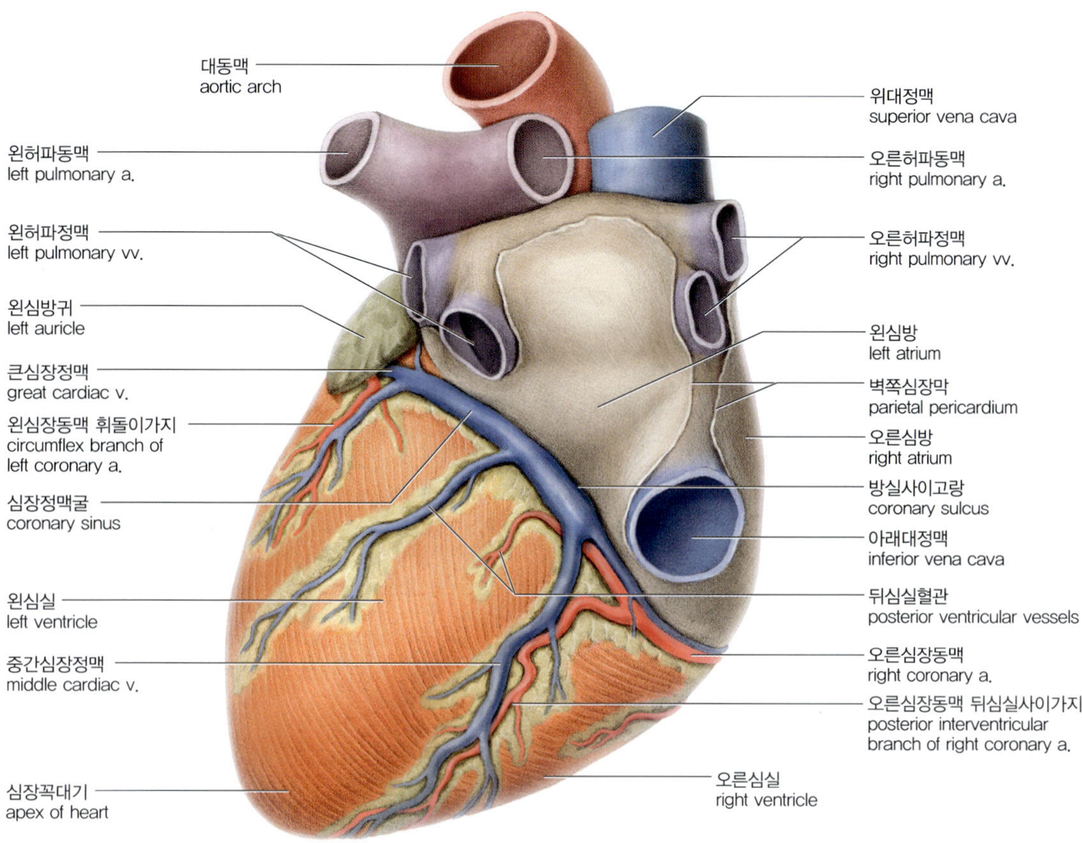

그림 6-10. 심장(heart)의 뒷면.

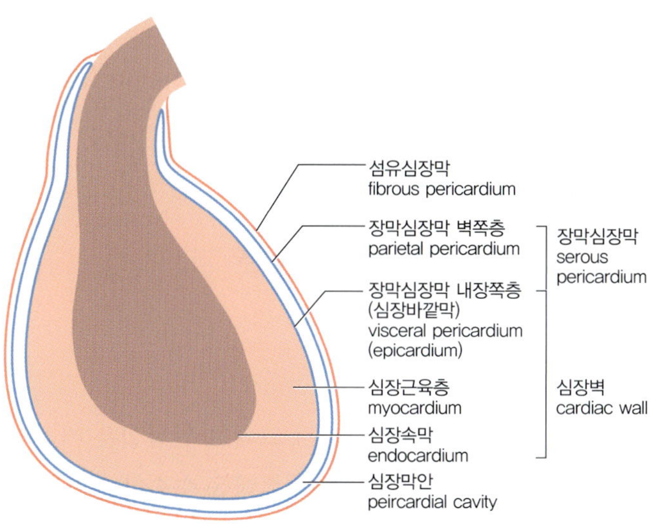

그림 6-11. 심장막(pericardium)의 모형도.

심장벽의 구조

심장벽은 원칙적으로 혈관벽과 같이 3층구조로 되어 있으며 심장속막(endocardium), 심장근육층(myocardium), 심장바깥막(epicardium)으로 구성된다(그림 6-11, 13).

심장속막

심장속막(endocardium)은 혈관속막의 연속으로, 한 층의 편평상피인 내피와 그 밑에 있는 약간의 결합조직으로 이루어졌다. 내피는 판막과 힘줄끈의 표면에도 덮여 있다. 심장속막에는 심장박동을 위한 자극을 생성하여 심장근육세포에 전도하는 자극전도계통(impulse conducting system)이 형성되어 있다.

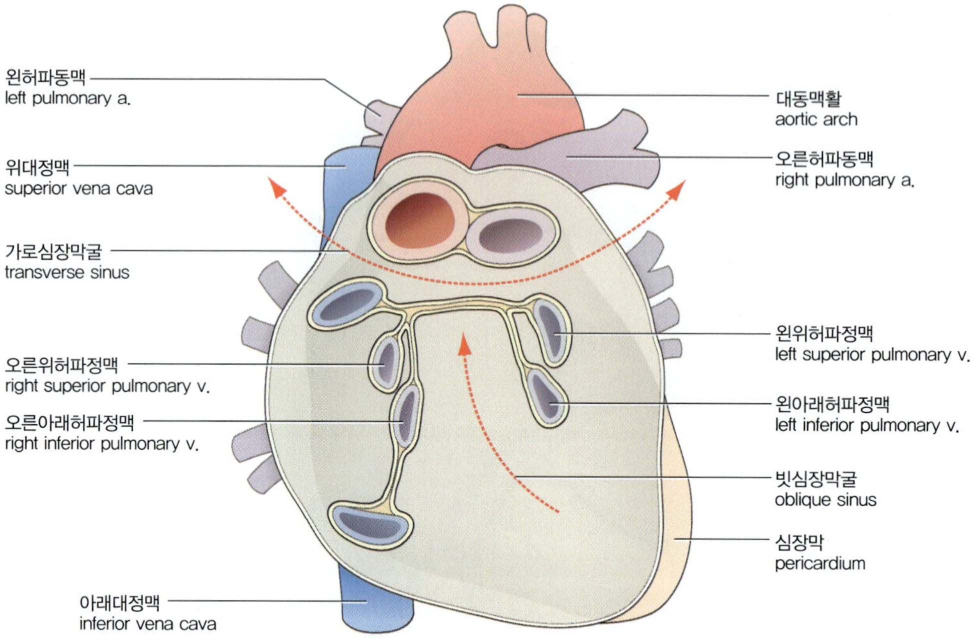

그림 6-12. 심장막 뒷면과 큰 혈관과의 관계를 나타내는 모형도.

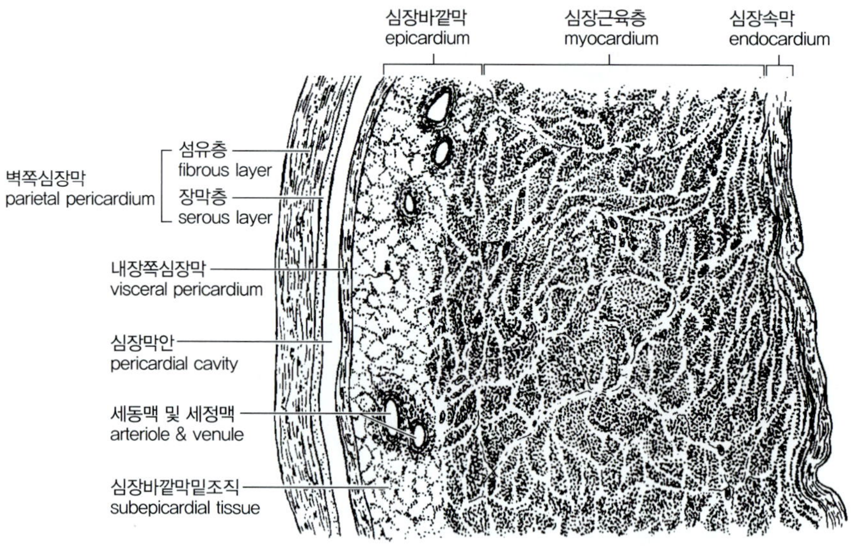

그림 6-13. 심장벽의 구조.

심장근육층

심장근육층(myocardium)은 혈관벽의 중간막에 해당하며, 심장근육으로 이루어졌다. 심장근육층은 심방보다 심실이 더 두껍고, 양쪽의 심실을 비교하면 왼심실벽의 두께가 오른심실보다 세 배 가까이 두껍다. 이런 양상은 심방이 심실로 혈액을 밀어내는데 비하여 오른심실은 허파로 그리고 왼심실은 머리와 손발에 이르기까지 온몸에 혈액을 수송할 필요가 있으므로 그 작업량에 비례하여 심장근육층의 두께도 두꺼워지게 된 결과이다.

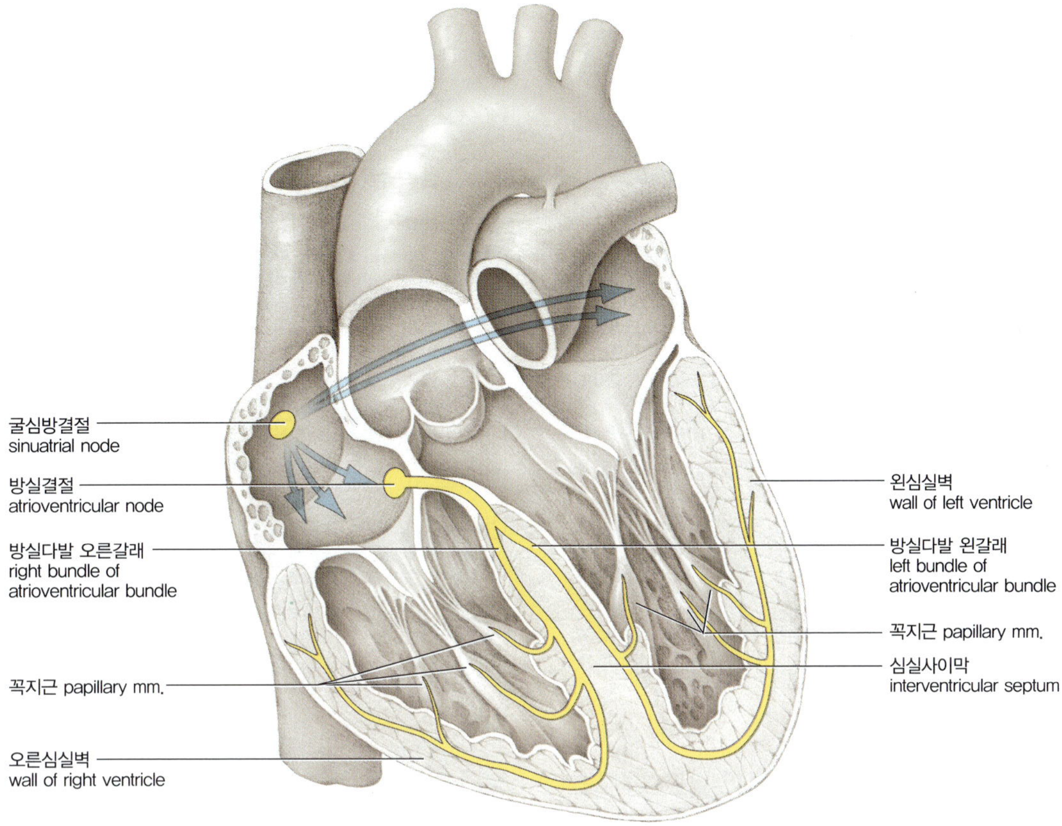

그림 6-14. 심장자극전도계통(impulse conducting system of heart)의 모형도.

심장바깥막

심장바깥막(epicardium)은 바깥쪽 층으로 혈관벽의 바깥막에 해당하며, 심장근육층쪽의 결합조직층과 심장막안에 노출되어 있는 중피로 이루어져 있다. 이 막의 결합조직층에는 부위에 따라 다량의 지방조직이 형성되어 있기도 한다.

심장자극전도계통

심장은 안정 시 1분에 평균 72회 정도 박동하고 있다. 취침 시 또는 걷거나 뛰는 경우와 같이 온몸의 움직임상태에 따라 심장박동도 변화한다. 심장에는 율동적 박동을 위한 자극을 생성하고 이를 심장근육세포로 전달하는 자극전도계통(impulse conducting system)이 있다. 이 자극전도계통은 특수하게 분화된 심장근육세포로 이루어져 있으며, 굴심방결절(sinuatrial node, S-A결절 S-A node), 방실결절(atrioventricular node, A-V결절 A-V node), 방실다발(atrioventricular bundle of His), 심장전도근육섬유(푸르키니에섬유, Purkinje fiber)로 구성되어 있다(그림 6-14).

굴심방결절

위대정맥이 오른심방과 만나는 부분에는 굴심방결절(sinuatrial node, S-A node)이라고 불리는 특수화된 심장근육세포의 덩어리가 있다. 심장박동은 이 굴심방결절의 흥분에 의해 생기므로 심장박동조율기(cardiac pacemaker)의 역할을 수행한다. 이 결절에서 시작된 수축흥분은 심방의 근육을 수축시키면서 방실결절에 도달한다. 이곳에는 심장을 지배하는 교감신경섬유와 미주신경의 부교감신경섬유가 분포하고 있어 온몸의 운동과 감정의 변화에 대응하여 심장박동이 촉진되거나 억제된다. 심장박동의 리듬은 아드레날린, 갑상샘호르몬과 같은 각종 호르몬의 영향을 받아 변화된다.

방실결절과 방실다발

오른심방에서 심장정맥굴(venous sinus)이 열리는 심방사이막 부근에 방실결절(atrio-ventricular node, A-V결절 A-V node)이 있다. 오른심방의 굴심방결절로부터 전도되어 온 흥분을 이곳에서 감수하여 방실다발(atrioventricular bundle of His)에 전달한다.

방실다발은 심방과 심실을 연락하는 자극전도로이며, 심실사이막의 중간부에 도달하면 오른쪽과 왼쪽의 두 가지로 갈라져서 심실사이막을 따라 심장끝쪽으로 내려온다. 이 과정에서 형성된 많은 가지는 심실벽의 속막에 널리 분포하며, 그 끝은 더 가늘어져 심장속막 깊은층의 심장전도근육섬유로 연결되고, 이들 심장전도근육섬유는 심장근육층의 근육세포에 연결된다.

심장의 판막

심장에는 혈액의 역류를 막기 위해 심방과 심실 사이에 방실판막(atrioventricular valve)이, 그리고 심실과 동맥 사이에는 반달판막(semilunar valves)이 있다.

방실판막

방실판막(atrioventricular valve)은 심장의 속막으로 되어 있어서 얇다. 심실 속으로 뻗은 판막의 끝에는 여러 개의 힘줄끈(chorda tendinae)이 붙어 있는데 이 힘줄끈의 다른 쪽 끝은 심실벽으로부터 젖꼭지모양으로 돌출한 꼭지근(papillary muscle)에 붙어 있다. 이러한 판막장치의 표면은 내피세포로 덮여 있다. 힘줄끈과 꼭지근은 심실의 수축에 의해 생기는 심실내압의 증대에 따라 판막이 심방쪽으로 밀려 나가는 것을 막고 있다. 왼쪽의 심방과 심실 사이에 있는 판막을 왼방실판막(left atrioventricular valve)이라 하며, 두 개의 판막으로 이루어져 있어서 이첨판막(bicuspid valve) 또는 고깔처럼 생겨서 승모판막(mitral valve)이라고도 한다. 오른쪽의 심방과 심실 사이에 있는 판막을 오른방실판막(right atrioventricular valve)이라고 하는데 세 개가 한 조를 이루고 있으므로 삼첨판막(tricuspid valve)이라고도 한다(그림 6-7, 15, 16).

반달판막

반달판막(semilunar valve)은 세 개의 반달모양의 판막으로 구성되어 있으며, 동맥쪽으로 열린 주머니 모양을 하고 있다. 심실의 수축기에 동맥속으로 밀려나간 혈액은 심실의 이완기에 어느 정도 역류되는데, 이때 혈액이 반달판막의 주머니와 같은 굴(sinus)로 들어가면 이 부분이 볼록하게 팽대되어 세 개의 판이 Y자형으로 모여 닫히게 된다. 팔다리의 정맥에서 볼 수 있는 정맥판막, 림프관에서 볼 수 있는 판막도 반달판막과 비슷한 구조를 이루고 있다. 허파동맥 출구에 있는 판막을 허파동맥판막(pulmonary valve)이라 하고, 대동맥의 출구에 있는 판막을 대동맥판막(aortic valve)이라 한다(그림 6-15, 16, 17).

심장의 혈관

심장은 평생 동안 쉬지 않고 박동을 계속하고 있으므로 그 에너지의 소비가 크기 때문에 충분한 영양을 공급할 필요가 있다. 이 때문에 심장벽에는 맥관벽혈관인 심장동맥(관상동맥 coronary artery)과 심장정맥(cardiac vein)이 잘 발달되어 있다(그림 6-9, 10). 오른쪽과 왼쪽에 각각 한 개씩의 심장동맥이 있는데 이 동맥들은 오름대동맥의 시작부에서 가지되

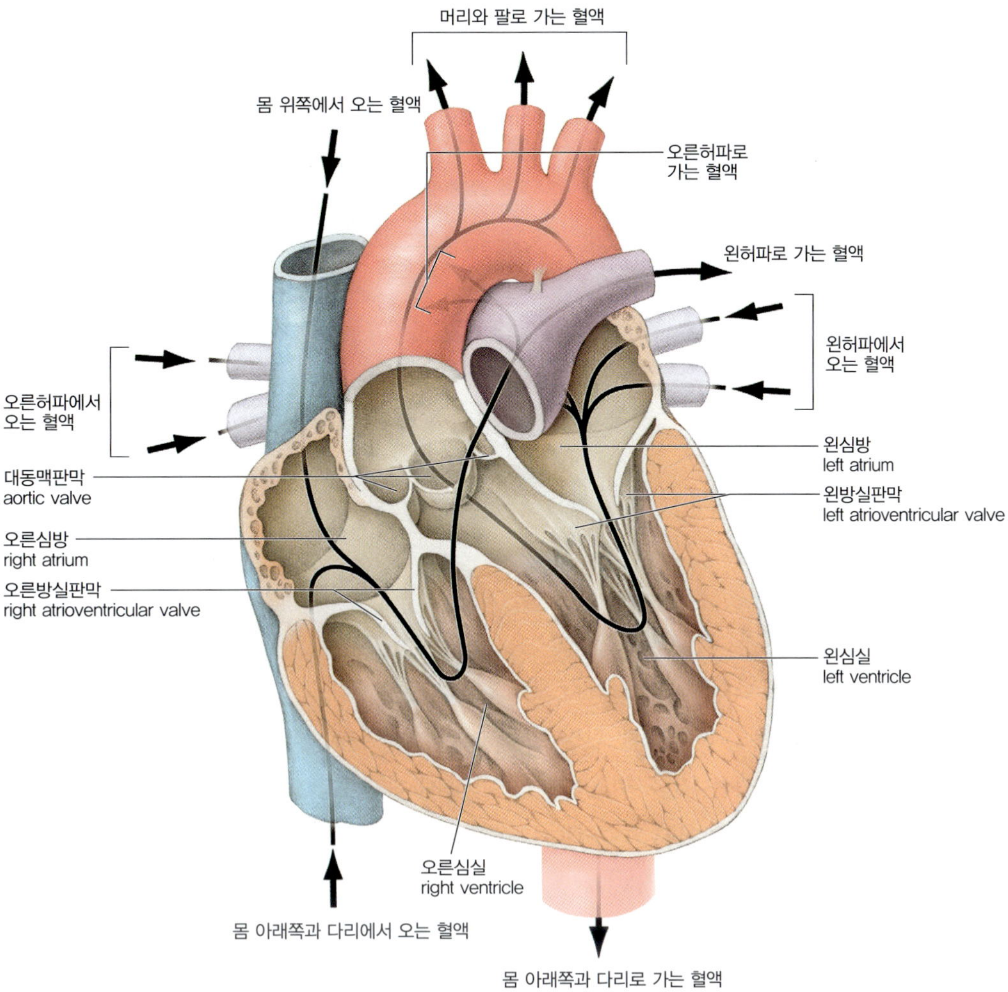

그림 6-15. 심장속에서의 혈액경로.

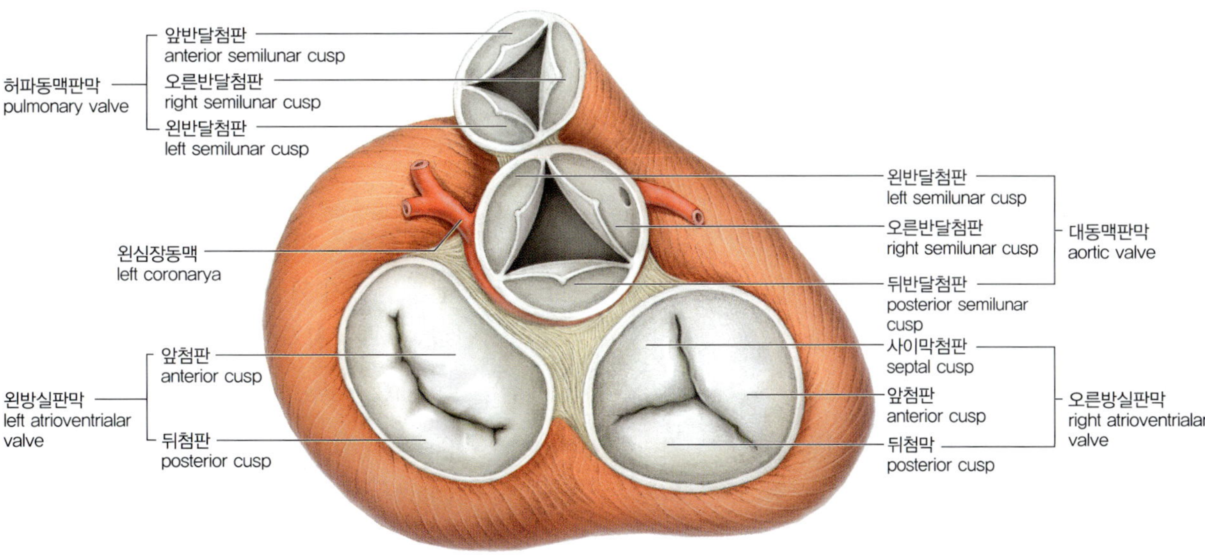

그림 6-16. 심장의 판막(오른 및 왼방실판막, 허파동맥판막 및 대동맥판막).

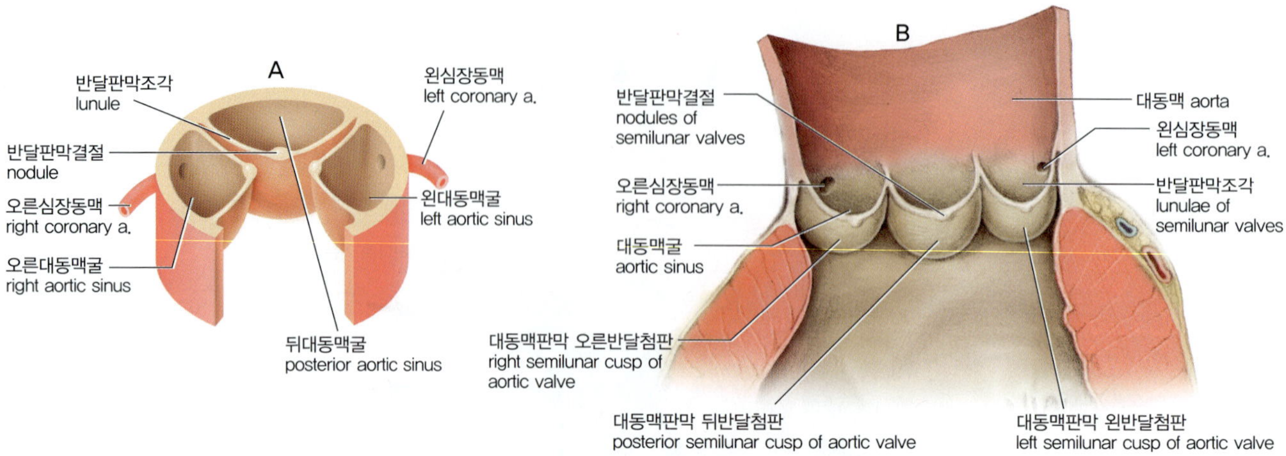

그림 6-17. A: 위에서 본 대동맥판막. B: 길이로 절개한 대동맥판막.

어 심장에 분포하고 있다. 즉 왼심장동맥(left coronary artery)은 허파동맥줄기의 왼쪽 뒤로 돌아가면서 두 개의 큰 가지로 갈라지는데 이 중에서 심방심실사이고랑을 따라 왼쪽으로 달리는 것을 휘돌이가지(circumflex branch)라 하고, 앞심실사이로 내려가는 것은 앞심실사이동맥(anterior interventricular artery)이 되어 심장꼭대기쪽으로 내려가면서 심장의 복장갈비면에 분포한다. 한편 오른심장동맥(right coronary artery)은 심장의 오른쪽으로 돌아 뒤심실사이동맥(posterior interventricular artery)이 되어 오른심실과 왼심실에 분포하며 심장꼭대기에 이른다(표 6-3).

심장정맥은 오른심방으로 직접 열리는데, 다음과 같은 가지로부터 유입된다. 큰심장정맥(great cardiac vein)은 앞심실사이동맥을 따라, 중간심장정맥(middle cardiac vein)은 뒤심실사이동맥을 따라, 그리고 작은심장정맥(small cardiac vein)은 관상고랑을 따라 심장의 뒤로 가며, 이들은 모두 심장정맥굴(coronary sinus)로 유입되어 오른심방으로 열린다. 앞심장정맥(anterior cardiac vein)은 직접 오른심방으로 열린다(표 6-3).

허파순환과 온몸순환

우리 몸에서의 혈액순환은 심장에서 허파를 돌아 다시 심장으로 들어오는 허파순환(pulmonary circulation)과 심장에서 대동맥을 통해 나간 혈액이 허파를 제외한 온몸의 기관과 조직을 돌아 대정맥으로 모여 심장으로 되돌아오는 온몸순환(몸순환 systemic circulation)으로 크게 구분된다.

허파순환

허파순환(pulmonary circulation)은 오른심실과 왼심방의 사이에 형성되어 있는 혈관계통으로 허파동맥(pulmonary trunk)과 모세혈관, 허파정맥(pulmonary vein)으로 이루어져 있다(그림 6-18, 표 6-4). 이 순환의 주된 기능은 허파에서 산소를 받아들이고 이산화탄소를 배출하기 위한 것이다.

오른심실의 혈액은 심실의 수축에 의하여 허파동맥판막(pulmonary valve)을 통하여 허파동맥(pulmonary trunk)으로 유입된다. 이 허파동맥은 곧 오른허파동맥(right pulmonary artery)과 왼허파동맥(left pulmonary artery)으로 나뉜 다음 각각 오른허파와 왼허파의 허파문을 통하여 허파의 속으로 들

표 6-3. 심장의 혈액 순환

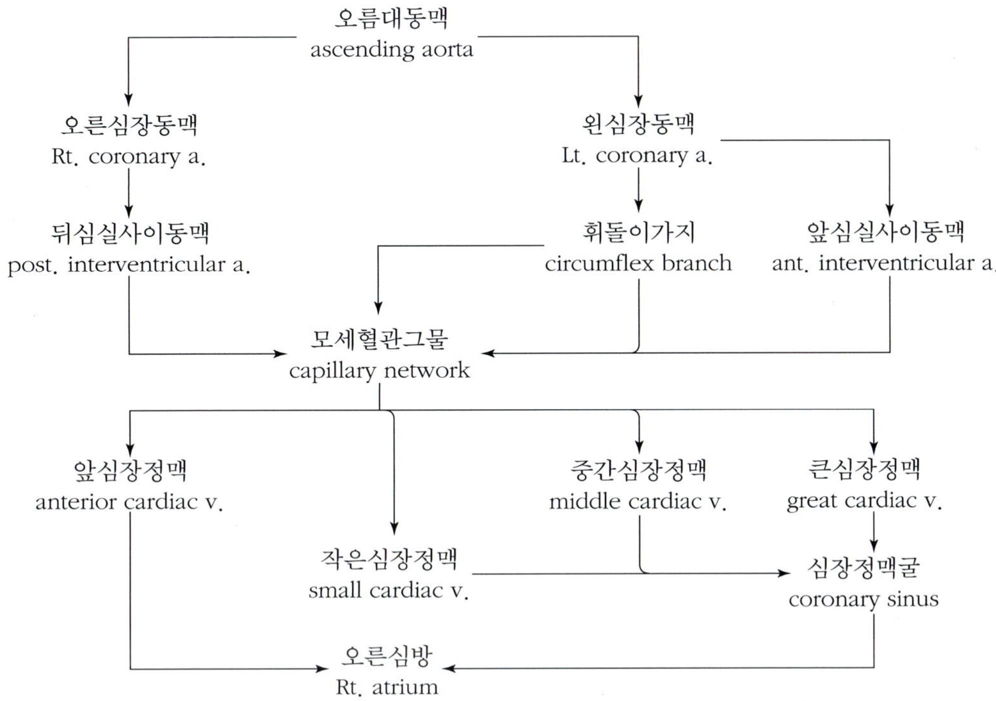

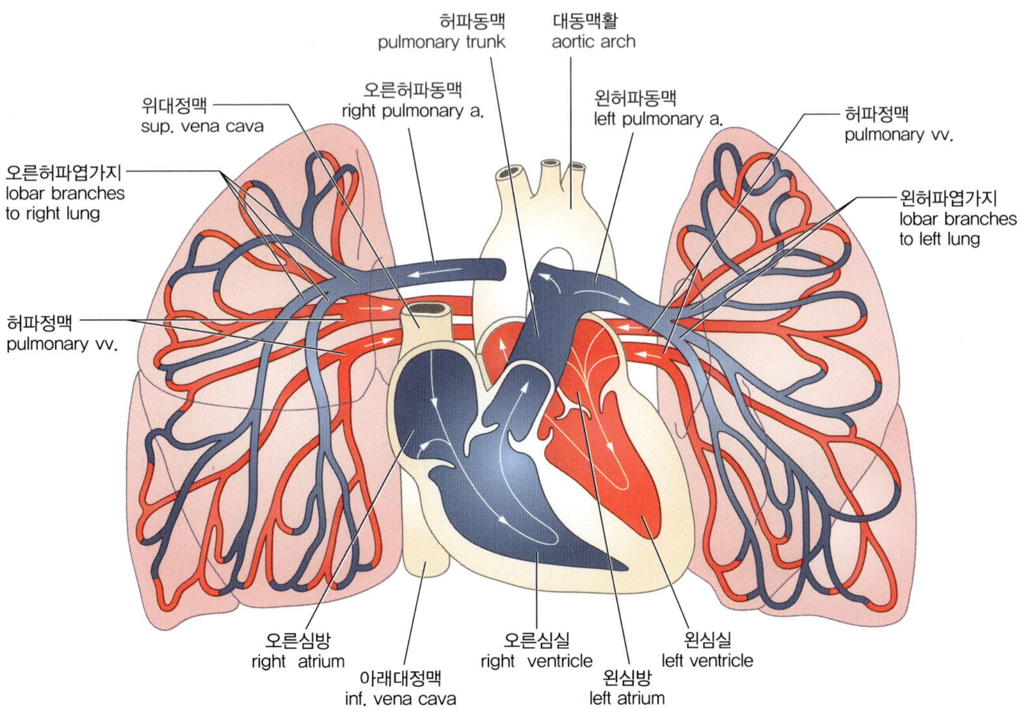

그림 6-18. 허파순환(pulmonary circulation)의 모형도.

표 6-4. 허파의 혈액 순환

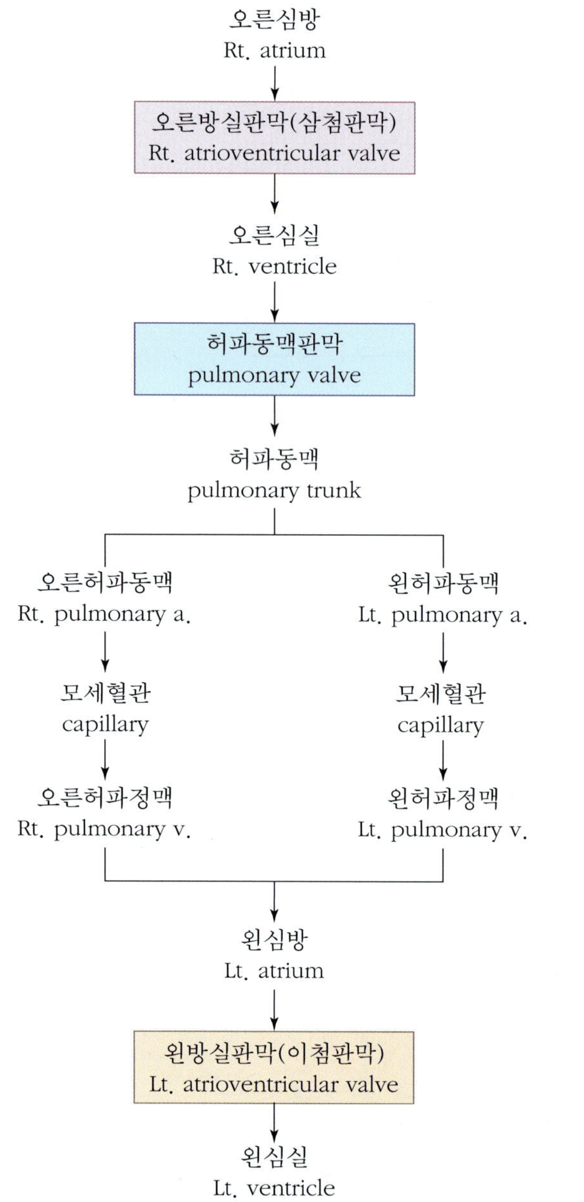

어간다. 허파의 속으로 들어간 허파동맥은 기관지나무를 따라 진행하면서 많은 가지로 나뉘는데, 오른허파동맥에서는 먼저 위, 중간 및 아래엽가지(superior, middle and inferior lobar branches)로, 그리고 왼허파동맥에서는 위 및 아래엽가지(superior and inferior lobar branches)로 나뉜다. 각 엽가지는 다시 허파엽 속의 허파구역으로 들어가서 이차와 삼차가지로 나뉘고, 마지막에는 허파꽈리벽의 모세혈관으로 된다.

허파꽈리에서 가스교환이 이루어진 혈액은 동맥의 가지와 같이 진행하는 허파구역과 엽의 정맥으로 흘러든다. 이 중에서 오른 허파의 위 및 중간엽 정맥들은 위오른허파정맥(right superior pulmonary vein)으로 그리고 아래엽의 것들은 아래오른허파정맥(right inferior pulmonary vein)으로 연결된다. 왼허파의 위엽정맥들은 위왼허파정맥(left superior pulmonary vein)으로 그리고 아래엽의 것들은 아래왼허파정맥(left inferior pulmonary vein)으로 연결된다. 이와 같이 허파를 돌아 나온 혈액은 오른허파와 왼허파에서 각각 나오는 한 쌍의 허파정맥(pulmonary vein)으로 모이고, 이 허파정맥들은 허파문을 통해 나와 왼심방에 연결되고 있다. 허파순환에서는 온몸순환과 달리 동맥에 산소가 적고 이산화탄소가 많은 혈액이, 그리고 정맥에 산소가 풍부한 혈액이 흐르고 있음이 특징적이다.

온몸순환

온몸순환(몸순환 systemic circulation)은 왼심실과 오른심방의 사이에 형성되어 있는 혈관계통으로 허파를 제외한 온몸에 광범위하게 분포한다. 이 혈관계통은 왼심실의 혈액이 심실의 강한 수축력에 의하여 대동맥으로 나가 크고 작은 동맥을 따라 온몸의 기관과 조직의 모세혈관에 도달하는 동맥계통(arterial system), 그리고 모세혈관을 지나는 동안 물질교환이 이루어진 혈액이 정맥을 따라 흐른 다음 대정맥을 통하여 오른심방으로 돌아오는 정맥계통(venous system)으로 구분된다. 온몸순환에서 동맥계통을 흐르는 동맥혈액은 허파순환을 통한 가스교환에 의하여 산소가 풍부한 혈액이며, 정맥계통에는 말초 조직으로부터 들어온 대사산물과 이산화탄소가 많은 정맥혈액이 흐르고 있다. 온몸순환에 대한 자세한 사항은 다음에서 동맥계통과 정맥계통으로 나누어 기술하였다.

동맥계통

대동맥

온몸순환이 시작하는 동맥은 대동맥(aorta)이며 이것의 직경은 2.5~3 cm이다. 대동맥이 왼심실을 나오면 즉시 왼 및 오른심장동맥을 내고, 5 cm 정도의 오름대동맥(ascending aorta)이 된 다음 왼뒤쪽을 향하여 활모양으로 굽어지는데, 이를 대동맥활(aortic arch)이라 한다. 대동맥활에서 팔머리동맥(brachiocephalic trunk), 왼온목동맥(left common carotid artery) 및 왼빗장밑동맥(left subclavian artery)이 가지된 다음 계속하여 척주의 앞을 따라 아래로 내려가는 내림대동맥(discending aorta)이 된다.

내림대동맥에서 가슴안의 뒤벽을 내려가 가로막까지 이르는 부분을 가슴대동맥(thoracic aorta)이라 하며, 가로막을 뚫고 지나서 배안을 내려가는 부분을 배대동맥(abdominal aorta)이라 한다. 배대동맥은 넷째허리뼈 높이에서 왼 및 오른온엉덩동맥(left & right common iliac artery)로 나뉘며, 이 나뉘는 지점에서 정중엉치동맥(median sacral artery)이 가지쳐 나온다(표 6-5, 그림 6-19, 23, 27).

머리와 목의 동맥

왼쪽의 온목동맥은 직접 대동맥에서 가지되지만 오른쪽의 것은 팔머리동맥에서 시작된다. 왼 및 오른온목동맥은 기관과 방패연골의 가쪽을 따라 올라가고, 방패연골 위모서리에서 속목동맥(internal carotid artery)과 바깥목동맥(external carotid artery)으로 갈라지게 된다. 후두융기(laryngeal prominence, Adam's apple)의 높이에서 목빗근의 앞모서리를 손가락으로 눌러보면 온목동맥의 박동을 느낄 수 있다.

속목동맥의 시작부분에는 약간 팽대된 목동맥팽

표 6-5. 대동맥의 주요 가지

대동맥 부위	가지	구분
오름대동맥 ascending aorta	심장동맥 coronary a.	
대동맥활 aortic arch	팔머리동맥 (무명동맥 brachiocephalic trunk)	
	왼온목동맥 left common carotid a.	
	왼빗장밑동맥 left subclavian a.	
가슴대동맥 thoracic aorta	뒤갈비사이동맥 posterior intercostal a.	벽쪽가지
	위가로막동맥 superior phrenic a.	벽쪽가지
	갈비밑동맥 subcostal a.	벽쪽가지
	기관지동맥 bronchial a.	내장쪽가지
	식도동맥 esophageal a.	내장쪽가지
	심장막동맥 pericardial a.	내장쪽가지
	세로칸동맥 mediastinal a.	내장쪽가지
배대동맥 abdominal aorta	아래가로막동맥 inferior phrenic a.	벽쪽가지
	허리동맥 lumbar a.	벽쪽가지
	정중엉치동맥 median sacral a.	벽쪽가지
	복강동맥 celiac trunk	내장쪽가지
	위창자간막동맥 superior mesenteric a.	내장쪽가지
	중간부신동맥 middle suprarenal a.	내장쪽가지
	고환(난소)동맥 testicular or ovarian a.	내장쪽가지
	아래창자간막동맥 inferior mesenteric a.	내장쪽가지
	온엉덩동맥 common iliac a.	내장쪽가지

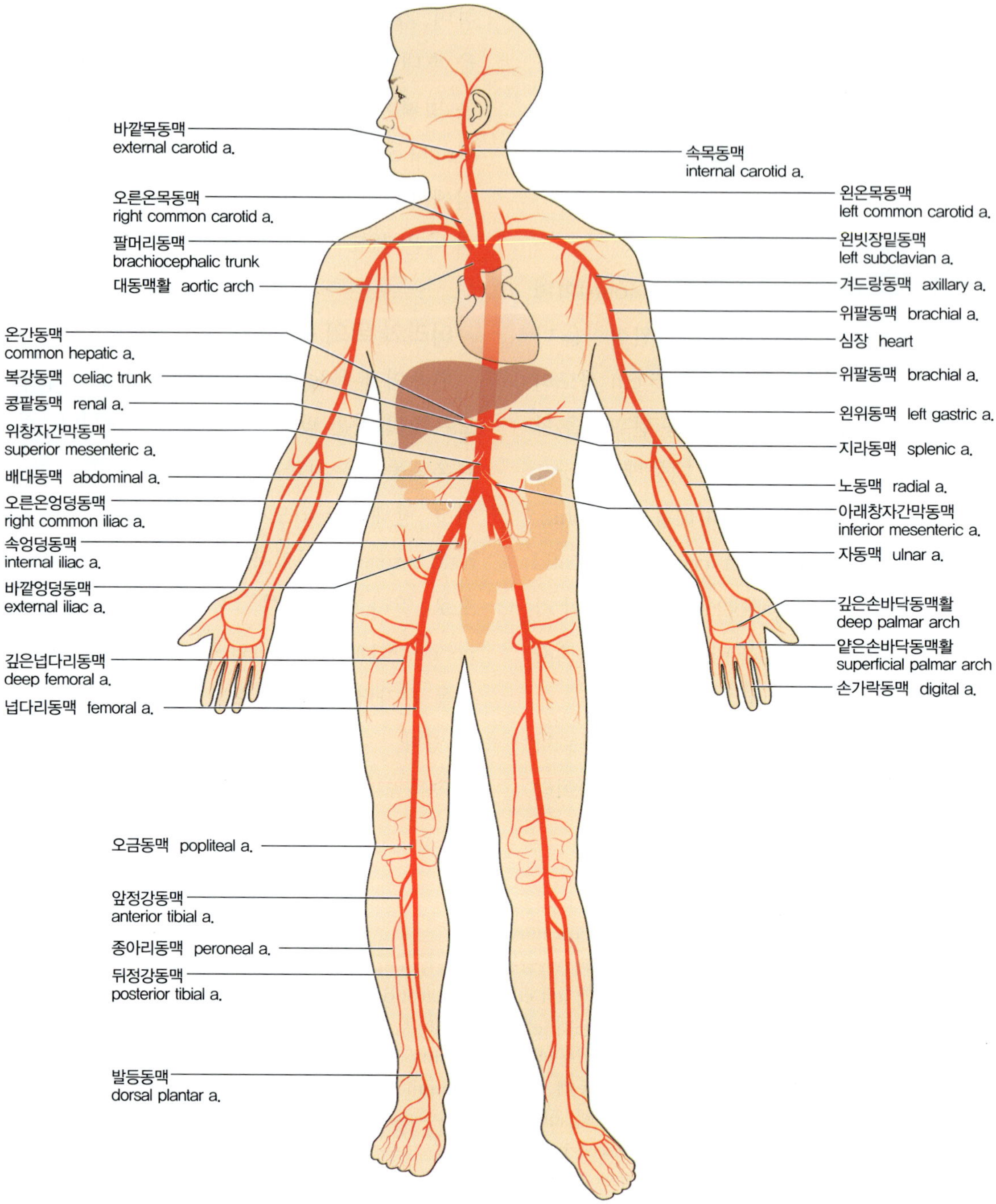

그림 6-19. 동맥계통(arterial system)의 전경.

대(carotid sinus)가 있으며, 이는 혈압의 변동을 감지하는 부위이다. 목동맥팽대를 압박하면 반사적으로 혈압이 상승되며, 혈액이 서서히 흐르게 된다. 또 속 및 바깥목동맥이 갈라지는 부분의 뒷면에는 쌀알 크기만한 목동맥토리(carotid body)가 있는데, 혈액에 포함된 산소와 이산화탄소의 분압을 감지한다. 목동맥팽대와 목동맥토리로부터의 정보는 혀인두신경을 경유하여 숨뇌로 전달되는데, 혈액 중의 이산화탄소 분압이 높아지면 숨뇌의 호흡중추가 자극되어 호흡이 빨라지고 허파에서 가스교환이 촉진된다.

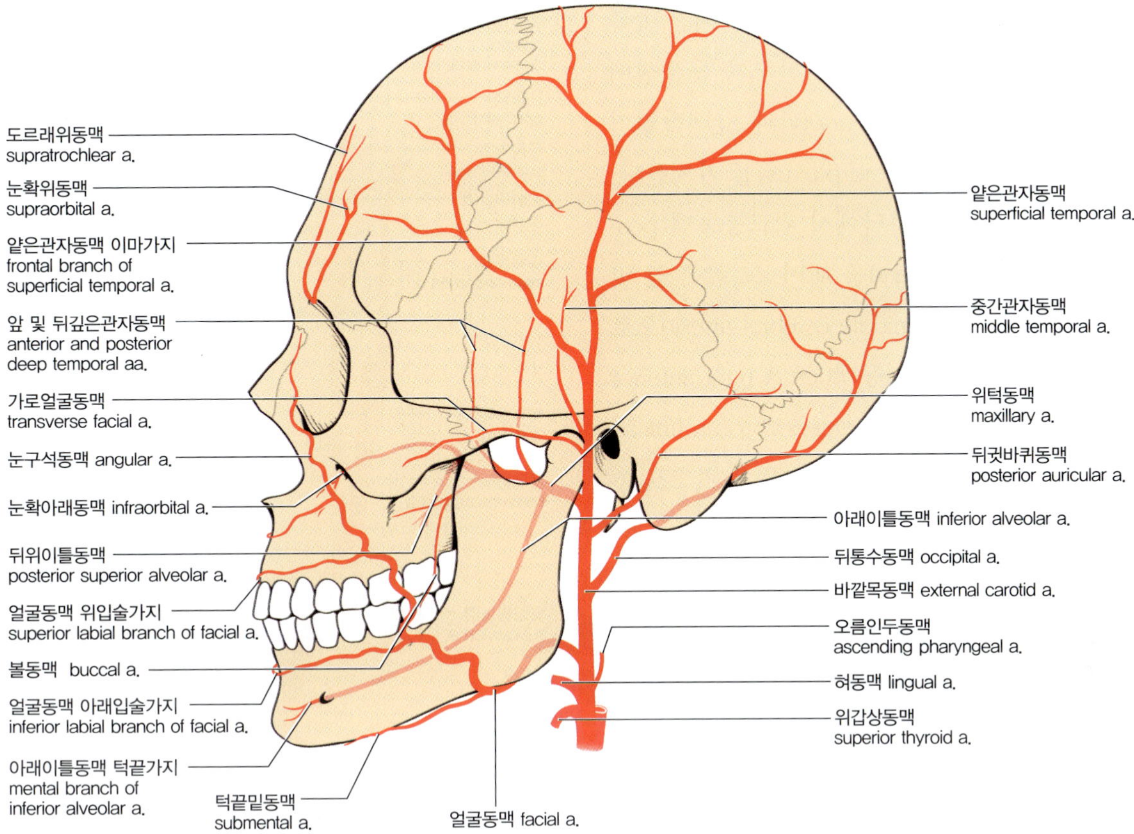

그림 6-20. 왼쪽에서 본 바깥목동맥(external carotid artery)의 가지.

바깥목동맥(external carotid artery) : 이 동맥에서는 목부분에 분포하는 위갑상동맥(superior thyroid artery), 오름인두동맥(ascending pharyngeal artery) 및 혀동맥(lingual artery), 얼굴과 머리에 분포하는 얼굴동맥(facial artery), 뒤통수동맥(occipital artery), 뒤귓바퀴동맥(posterior auricular artery) 등의 동맥가지를 내며, 바깥목동맥의 종말가지 인 얕은관자동맥(superficial temporal artery)과 위턱동맥(maxillary artery)이 아래턱뼈가지의 관절돌기 높이에서 갈라진다(표 6-6, 그림 6-20). 이 중에서 얼굴동맥은 아래턱뼈의 아래모서리를 돌아서 입꼬리의 가쪽을 향하여 위로 올라간 다음 안쪽 눈구석을 향해 달리고 있으며, 아래턱뼈각의 2~3 cm 앞쪽의 아래턱뼈 아래모서리에서 이 동맥의 박동을 느낄 수 있다. 얕은관자동맥은 관자부위의 피부밑층에 있기 때문에 이 동맥의 박동도 쉽게 촉지된다. 위턱동맥은 광대활 안쪽 아래에 있는 관자아래우묵의 속에서 앞안쪽을 향해 달리면서 위턱과 아래턱의 치아, 깨물근, 편도, 뇌경질막에 영양을 공급하고 있다.

표 6-6. 바깥목동맥의 가지

앞가지	1. 위갑상동맥(superior thyroid a.) 2. 혀동맥(lingual a.) 3. 얼굴동맥(facial a.)
뒤가지	4. 뒤통수동맥(occipital a.) 5. 뒤귓바퀴동맥(posterior auricular a.)
안쪽가지	6. 오름인두동맥(ascending pharyngeal a.)
종말가지	7. 얕은관자동맥(superficial temporal a.) 8. 위턱동맥 (maxillary a.)

속목동맥(internal carotid artery) : 이 동맥은 바깥목동맥보다 깊게 인두 가쪽을 따라 위로 올라가 머리뼈바닥에 도달하는 동안 한 개의 가지도 내지 않는

다. 목동맥관을 통과하여 머리뼈속으로 들어간 속목동맥은 S자 모양으로 굽어지면서 안구와 눈물샘에 분포하는 눈동맥(ophthalmic artery)과 앞맥락얼기동맥(artery of anterior choroid plexus)을 가지한다. 그리고 이 속목동맥은 뇌바닥에서 뒤교통동맥(posterior communicating artery)을 내며, 그 끝은 앞 및 중간대뇌동맥(anterior & middle cerebral artery)으로 갈라진다. 왼 및 오른앞대뇌동맥(left & right anterior cerebral artery)은 앞교통동맥(anterior communicating artery)에 의하여 연결되어 있다(그림 6-21, 22).

대뇌동맥고리

뇌는 속목동맥과 척추동맥(vertebral artery)에 의하여 혈액을 공급받는다. 이 중에서 척추동맥은 여섯째목뼈부터 그 위쪽의 목뼈가로구멍을 관통하면서 위로 올라가 머리뼈의 큰구멍(foramen magnum)을 통하여 머리뼈속으로 들어가 뇌줄기(brain stem)의 다리뇌 배쪽면에서 왼쪽과 오른쪽이 합쳐져서 하

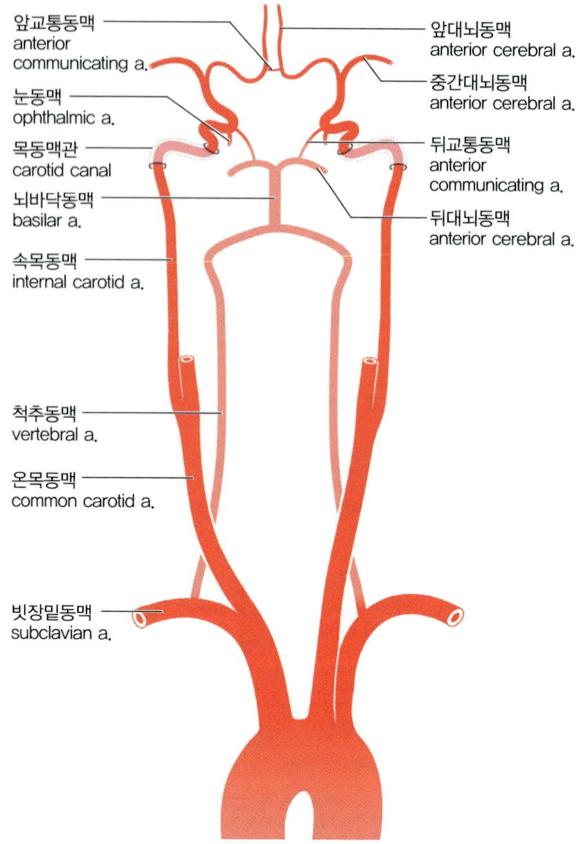

그림 6-21. 속목동맥과 척추동맥에서 형성된 대뇌동맥맥고리(cerebral arterial circle of Willis)의 모형도.

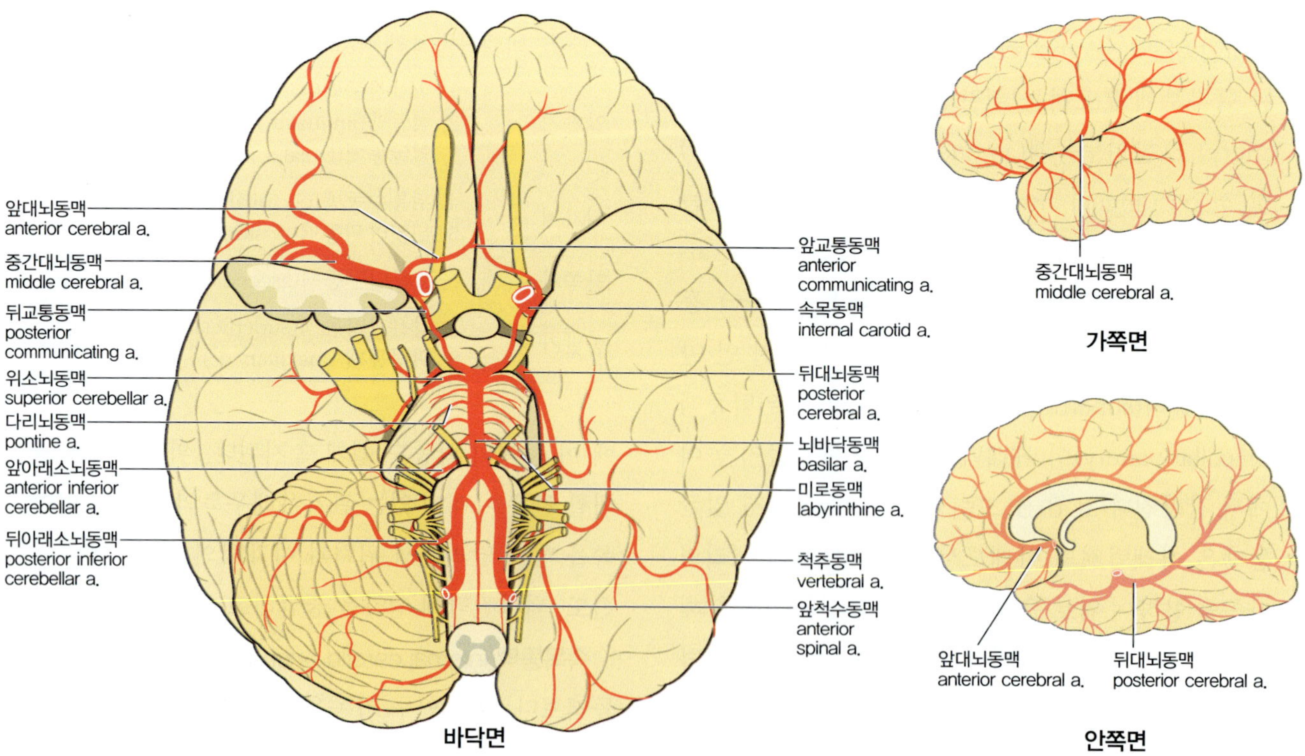

그림 6-22. 뇌바닥의 동맥과 대뇌동맥고리.

표 6-7. 뇌의 혈액공급과 대뇌동맥고리의 형성

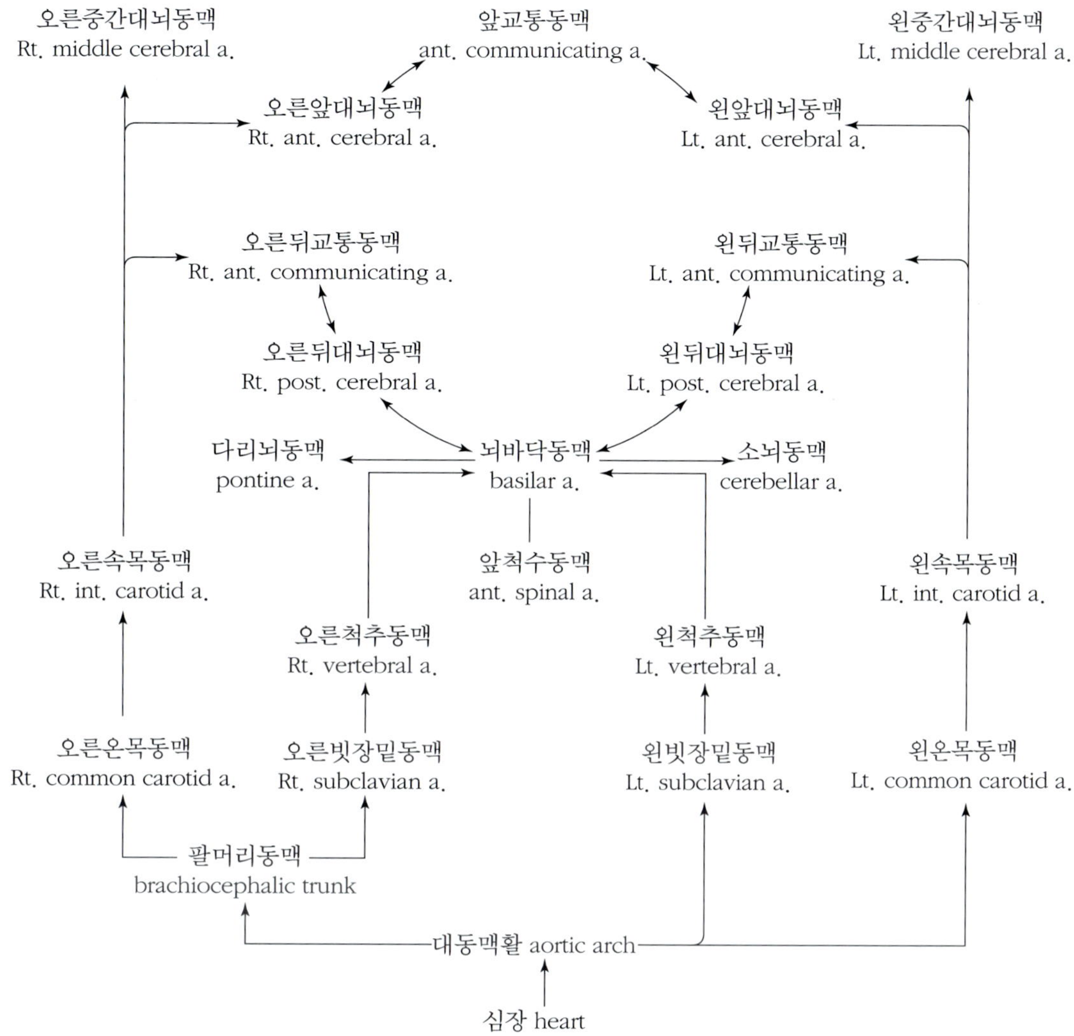

나의 뇌바닥동맥(basilar artery)이 되며, 이 뇌바닥동맥은 다리뇌 위쪽에서 다시 왼쪽과 오른쪽의 뒤대뇌동맥(posterior cerebral artery)으로 갈라진다. 뇌바닥동맥에서는 소뇌와 뇌줄기에 영양을 공급하는 동맥가지인 앞척수동맥(anterior spinal artery), 뒤아래소뇌동맥(posterior inferior cerebellar artery), 앞아래소뇌동맥(anterior inferior cerebellar artery), 위소뇌동맥(superior cerebellar artery), 다리뇌동맥(pontine arteries) 등이 나온다. 이로써 뇌바닥에서 속목동맥의 가지인 좌우의 앞대뇌동맥이 앞교통동맥에 의하여 연결되어 있고, 또한 뒤쪽에서 뇌바닥동맥의 가지인 좌우의 뒤대뇌동맥과 속목동맥이 왼 및 오른뒤교통동맥에 의하여 각각 연결됨으로써 하나의 동맥고리를 형성하고 있는데, 이를 대뇌동맥고리(cerebral arterial circle, circle of Willis)라 한다(표 6-7, 그림 6-21, 22).

대뇌에 분포하는 동맥 중에서 앞대뇌동맥은 주로 대뇌반구의 이마엽과 마루엽의 안쪽 겉질에, 중간대뇌동맥은 대부분의 대뇌가쪽겉질과 속의 렌즈핵에, 그리고 뒤대뇌동맥은 시각영역이 있는 뒤통수엽겉질과 속의 시상 등에 각각 분포하고 있다(그림 6-22).

표 6-8. 팔의 혈액순환

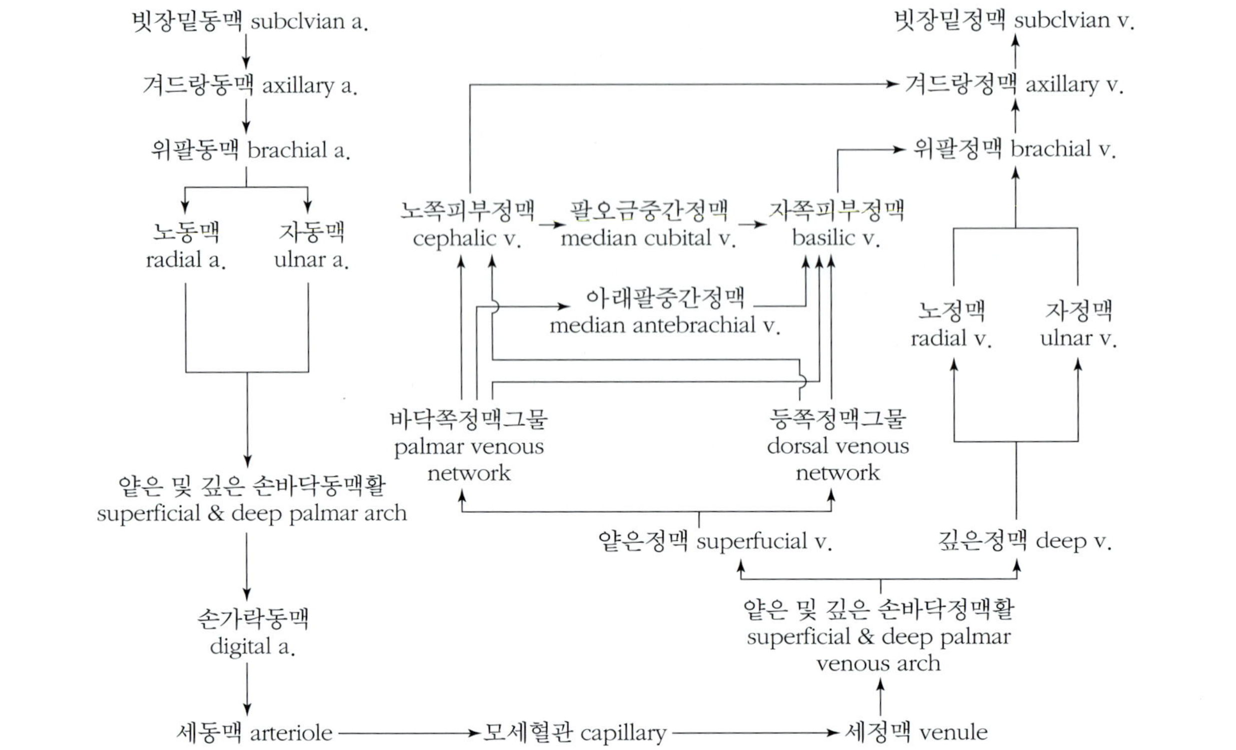

팔의 동맥

팔에 분포하는 동맥의 기본 줄기는 빗장밑동맥(subclavian artery), 겨드랑동맥(axillary artery), 위팔동맥(brachial artery), 노동맥(radial artery)과 자동맥(ulnar artery)이다(표 6-8, 그림 6-24). 오른빗장밑동맥은 팔머리동맥에서, 그리고 왼빗장밑동맥은 대동맥활에서 직접 일어나기 때문에 왼쪽의 것이 훨씬 길다(그림 6-23).

빗장밑동맥과 그 가지

빗장밑동맥(subclavian artery)은 빗장뼈와 첫째 갈비뼈의 사이를 통과하여 겨드랑으로 들어와서 겨드랑동맥(axillary artery)이 되고 계속하여 손을 향해 내려가면서 위팔동맥(brachial artery)으로 된다(표 6-8, 그림 6-24, 27). 빗장밑동맥의 주요 가지는 다음과 같다(그림 6-27).

척추동맥(vertebral artery) : 척추동맥은 빗장밑동맥 기시부 위쪽에서 일어나고 앞목갈비근의 뒤로 올라가며, 여섯째목뼈의 가로돌기구멍으로 들어가 목뼈들의 가로돌기구멍을 경유하여 올라가고, 큰구멍을 거쳐 머리뼈속으로 들어간 다음 뇌줄기 앞면에서 왼 및 오른척추동맥이 합쳐져 뇌바닥동맥이 된다. 이 뇌바닥동맥은 앞쪽 끝에서 좌우의 뒤대뇌동맥으로 나뉜다.

속가슴동맥(internal thoracic artery) : 척추동맥이 갈라지는 맞은편에서 일어나 복장뼈 뒷면의 가쪽모서리를 따라 내려가, 여섯째갈비사이공간에 이르러 근육가로막동맥(musculophrenic artery)과 위배벽동맥(superior epigastric artery)으로 되면서 끝난다. 이 동맥은 복장뼈를 따라 내려가면서 여러 앞갈비사이동맥(anterior intercostal arteries)을 각 갈비사이로 내보낸다.

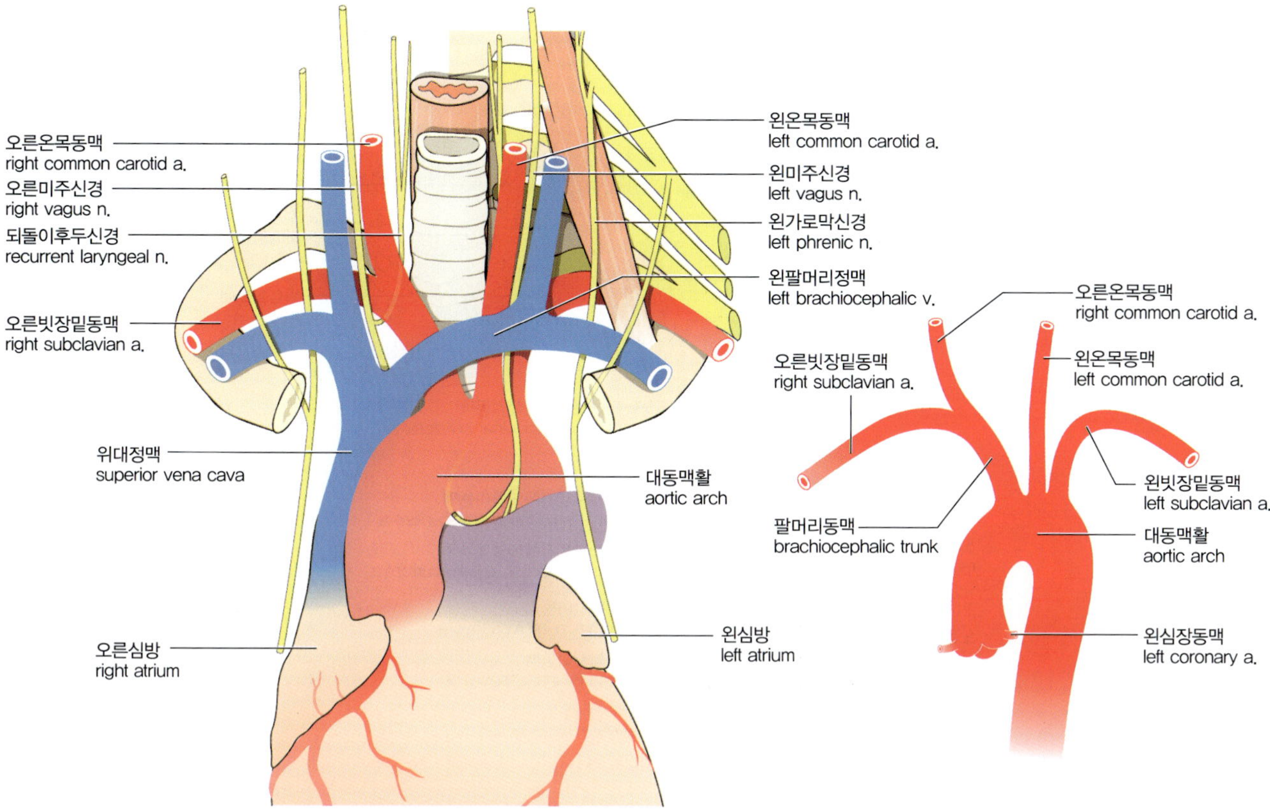

그림 6-23. 대동맥활(aortic arch)의 가지와 구조물

갑상목동맥(thyrocervical trunk) : 앞목갈비근(scalenus anterior muscle)의 안쪽모서리부위에서 빗장밑동맥으로부터 일어나 곧 네 개의 가지, 즉 갑상샘, 인두, 식도, 기관에 분포하는 아래갑상동맥(inferior thyroid artery), 가시위근 및 가시아래근에 분포하는 어깨위동맥(suprascapular artery), 어깨뼈에 부착하고 있는 근육 및 등근육에 분포하는 가로목동맥(transverse cervical artery), 목뼈 앞에 있는 목의 근육과 척수에 분포하는 오름목동맥(ascending cervical artery) 등으로 갈라진다.

목갈비동맥(costocervical trunk) : 앞목갈비근 뒷부위에서 빗장밑동맥으로부터 일어나 목의 뒤를 향해 달리다가 첫째와 둘째갈비사이에 분포하는 뒤갈비사이동맥(posterior intercostal artery)과 목의 뒤쪽 근육에 가서 분포하는 깊은목동맥(deep cervical artery)으로 갈라진다.

겨드랑동맥과 그 가지

겨드랑동맥(axillary artery)은 빗장밑동맥에서 계속되는 동맥으로 첫째 갈비뼈 가쪽모서리에서 시작되며 팔신경얼기에 둘러싸여 겨드랑을 통과하고, 큰원근(teres major muscle) 아래끝을 지나면서 위팔동맥으로 된다(그림 6-24).

가슴봉우리동맥(thoracoacromial artery) : 겨드랑동맥의 작은가슴근 안쪽모서리부위에서 일어나며 앞가슴, 어깨세모근, 어깨뼈 봉우리부위 등에 분포한다.

가쪽가슴동맥(lateral thoracic artery) : 겨드랑동맥의 작은가슴근 가쪽모서리부위에서 일어나서 가슴우리가쪽벽을 따라 내려가면서 분포한다. 여자는 이 동맥이 젖샘으로 가는 바깥 젖샘가지(external mammary branch)로 발달된다.

어깨밑동맥(subscapular artery) : 겨드랑동맥 가지 중 가장 큰 가지로, 어깨뼈의 가쪽모서리를 돌아 어

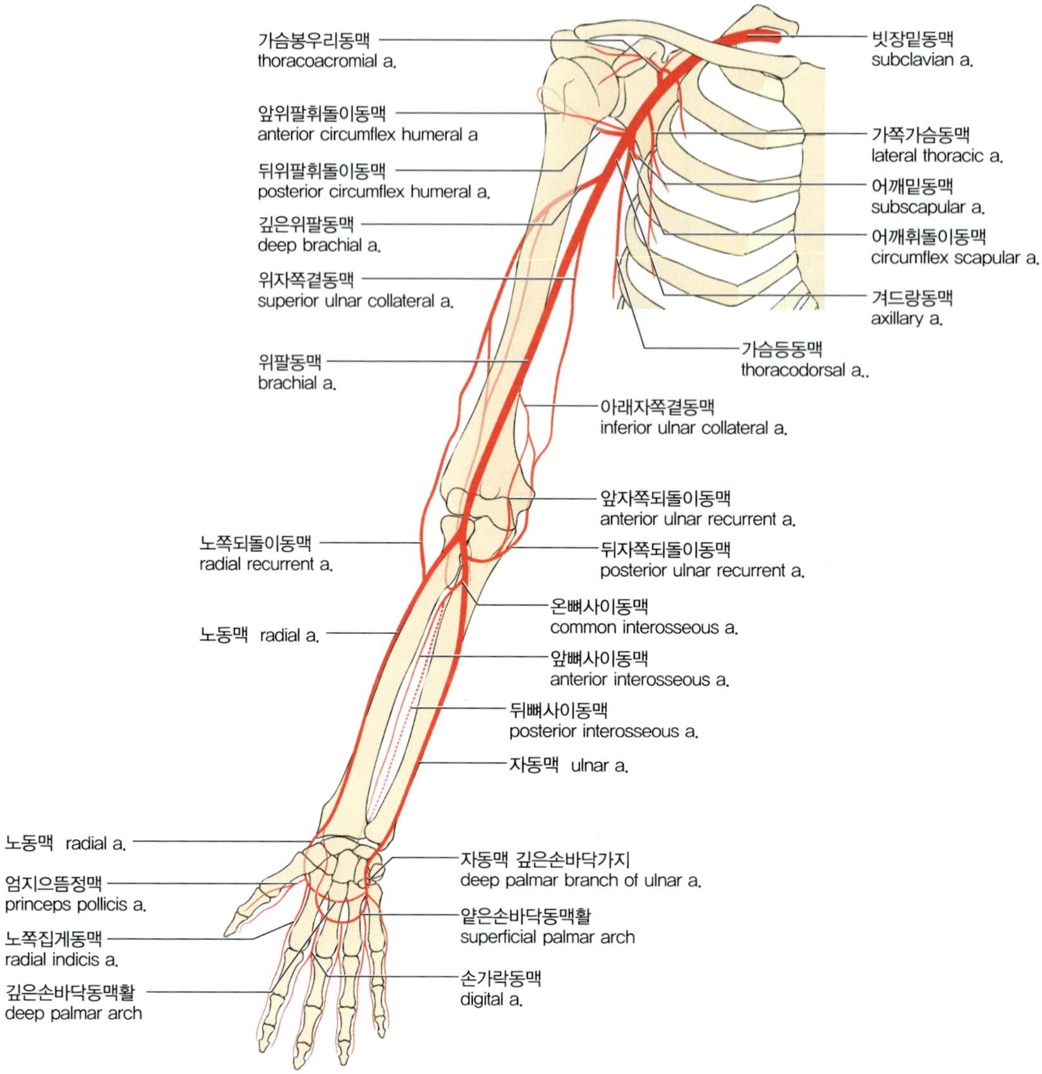

그림 6-24. 팔의 주요 동맥과 가지.

깨관절 및 부근의 근육들에 분포하며 가슴등동맥(thoracodorsal a.)이 되어 끝난다.

앞위팔휘돌이동맥(anterior humeral circumflex artery)과 **뒤위팔휘돌이동맥**(posterior humeral circumflex artery) : 겨드랑동맥에서 나와 위팔뼈의 외과목을 앞뒤로 휘돌아 감는 동맥으로 주위의 근육과 어깨관절 등에 분포한다.

위팔동맥과 그 가지

겨드랑동맥에서 계속되어 큰원근을 지나서 위팔로 내려오면 위팔동맥(brachial artery)으로 이름이 바뀐다. 이 동맥은 위팔세갈래근의 안쪽모서리를 따라 내려가 팔오금에서 노동맥(radial artery)과 자동맥(ulnar artery)으로 나뉘어 아래팔로 내려간다(그림 6-24, 25). 팔꿉관절의 앞면 높이에서 위팔두갈래근 안쪽을 손가락으로 눌러보면 위팔동맥의 박동을 느낄 수 있다.

깊은위팔동맥(deep brachial artery) : 위팔동맥의 가장 큰 가지이다. 노신경과 같이 위팔뼈의 뒤로 가고 노신경고랑을 지나서 위팔세갈래근에 분포하며, 일부는 팔꿉관절 동맥그물을 형성한다.

위자쪽곁동맥(superior ulnar collateral artery) : 깊은위팔동맥이 일어나는 부위의 아래에서 나오고 자신경과 같이 위팔의 안쪽 뒤를 따라 밑으로 내려가 안쪽위관절융기의 뒤를 지난다.

아래자쪽곁동맥(inferior ulnar collateral artery) : 위팔동맥의 팔오금 바로 위에서 갈라지며, 위팔뼈 안쪽부위의 앞을 따라 밑으로 내려간다.

노동맥과 그 가지

위팔동맥에서 갈라진 노동맥(radial artery)은 아래팔의 노쪽을 따라 내려가고, 팔목에 이르면 위팔노근과 노쪽손목굽힘근의 힘줄 사이에서 피부 바로 밑으로 지나므로 맥박을 촉지할 수 있다. 계속해서 이 동맥은 팔목의 손등쪽으로 돌아가서 다시 첫째 손바닥뼈사이공간을 뚫고 손바닥으로 들어가 엄지으뜸동맥(princeps pollicis artery)과 노쪽집게동맥(radial indicis artery)을 낸 다음 깊은손바닥동맥활(deep palmar arch)을 형성한다(그림 6-24, 26).

노쪽되돌이동맥(radial recurrent artery) : 위팔동맥의 팔오금 아래부위에서 일어나 노쪽곁동맥과 연결된다.

엄지으뜸동맥(princeps pollicis artery) : 노동맥이 손바닥으로 들어오면서 내는 가지로 엄지손가락의 양쪽과 집게손가락의 노쪽면에 분포한다.

얕은손바닥가지(superficial palmar branch) : 노동맥의 팔목부위에서 갈라져 나오며, 손바닥으로 가서 자동맥의 끝가지와 연결되어 얕은손바닥동맥활을 형성한다.

깊은손바닥동맥활(deep palmar arch) : 노동맥의 끝부위로, 자동맥의 깊은손바닥가지와 연결되어 동맥활을 이루며, 이 동맥활에서 손바닥과 둘째~다섯째 손가락으로 가는 가지가 나온다.

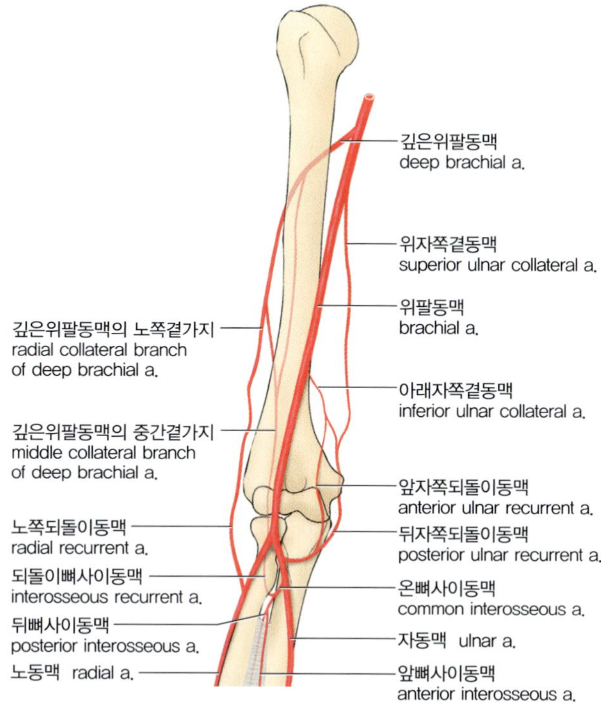

그림 6-25. 팔꿉관절 주위의 동맥 연결.

자동맥과 그 가지

자동맥(ulnar artery)은 팔오금 아래에서 노동맥과 분리되어 자뼈 앞안쪽을 따라 내려가 팔목에 이르면, 굽힘근지지띠 위를 지나고 콩알뼈의 가쪽을 따라 내려가서 손바닥에 이르러 얕은손바닥동맥활(superficial palmar arch)을 만든다(그림 6-24, 25, 26).

자쪽되돌이동맥(ulnar recurrent artery) : 자동맥의 팔오금 바로 아래부위에서 나와 앞뒤가지로 갈라져 위 및 아래자쪽곁동맥과 연결한다.

온뼈사이동맥(common interosseous artery) : 팔오금 아래부위에서 자동맥으로부터 나와서 앞 및 뒤뼈사이동맥(anterior & posterior interosseous arteries)으로 다시 나뉘고, 아래팔 뼈사이막의 앞뒤면을 따라 각각 내려간다.

깊은손바닥가지(deep palmar branch) : 자동맥의 손배뼈 높이에서 나와서 노동맥의 끝가지와 연결하여 깊은손바닥동맥활(deep palmar arch)을 형성한다.

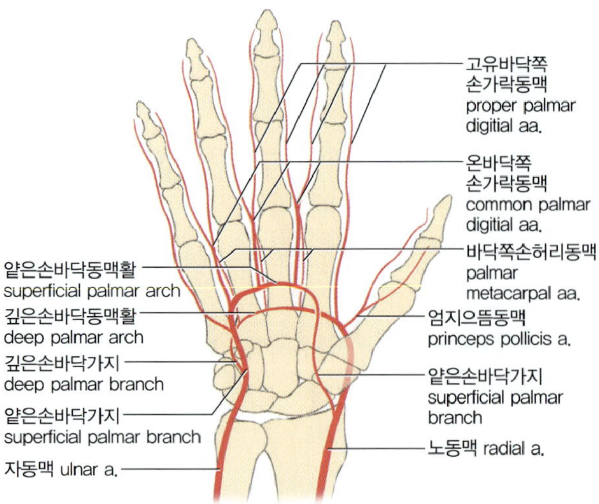

그림 6-26. 손바닥동맥활(palmar arch)과 손가락동맥(digital arteries)의 분포.

얕은손바닥동맥활(superficial palmar arch) : 손목손바닥뼈관절 높이에서 자동맥의 끝가지와 노동맥의 얕은손바닥가지와 합하여 동맥활을 이룬다. 이 동맥활로부터 손바닥으로 가는 온바닥쪽손가락동맥(common palmar digital artery)이 갈라져 나오고, 이 동맥들은 엄지를 제외한 나머지 네 손가락으로 가는 고유바닥쪽손가락동맥(proper palmar digital artery)이 되어 각 손가락의 양쪽에 분포한다(그림 6-26).

가슴의 동맥

가슴대동맥(thoracic aorta)은 넷째등뼈 높이에 있는 대동맥활 끝에서 시작하여 가로막의 대동맥구멍까지 이르는 굵은 혈관이다. 이 혈관은 식도의 왼쪽을 따라 밑으로 내려가면서 가슴벽의 각 갈비사이로 가는 갈비사이동맥(intercostal arteries)을 낸다. 갈비사이동맥은 가슴우리의 가쪽벽에서는 갈비아래모서리에 있는 갈비뼈고랑을 달리고 있지만, 가슴우리의 앞에서는 위아래 두 개의 가지로 나뉜다. 가슴막천자(pleural puncture)시에는 갈비뼈고랑을 달리고 있는 갈비사이동·정맥 및 신경의 손상을 피하기 위하여 흔히 일곱째~아홉째갈비사이의 가쪽 가슴벽에서 갈비뼈위모서리에 침을 찌른다.

가슴대동맥에서는 이밖에도 허파, 식도, 심장막, 가로막 등에 분포하는 왼 및 오른기관지동맥(left & right bronchial arteries), 식도동맥(esophageal arteries), 심장막가지(pericardial branches), 왼 및 오른위가로막동맥(left & right superior phrenic arteries) 등의 가지를 낸다(그림 6-27). 특히 허파로 가는 한두 개의 기관지동맥은 기관지와 동반하여 허파문으로 들어가서 허파에 동맥혈액을 공급한다. 허파순환에서 기술한 허파동맥 및 허파정맥은 가스교환을 위한 허파의 기능혈관이며, 기관지동맥은 허파조직에 영양을 공급하기 위한 영양혈관이다.

배안의 동맥

가슴대동맥은 열두째등뼈 높이에서 가로막을 관통하여 배안으로 들어가면 배대동맥(abdominal aorta)이란 이름으로 바뀌며, 넷째허리뼈 높이까지 가면서 배안에 있는 장기에 분포하는 다음과 같은 몇 개의 가지를 낸다(그림 6-27, 28). 이 가지들 중에서 소화기관에 분포하는 복강동맥과 위 및 아래창자간막동맥은 각기 하나로서 쌍을 이루지 않지만 비뇨생식기관에 분포하는 동맥들은 좌우 쌍으로 가지를 낸다.

복강동맥과 그 가지

복강동맥(celiac trunk)은 가로막 바로 밑의 앞면에서 나온다. 이 복강동맥은 왼위동맥(left gastric artery), 지라동맥(splenic artery) 및 온간동맥(common hepatic artery)으로 나뉘어 위, 샘창자, 이자, 간, 쓸개, 지라 등에 분포한다(그림 6-29, 30).

왼위동맥(left gastric artery) : 복강동맥의 가지 중에서 가장 작은 가지로, 위의 들문부분쪽에 분포한 다음 위의 작은굽이(lesser curvature)쪽에 이르러 오른

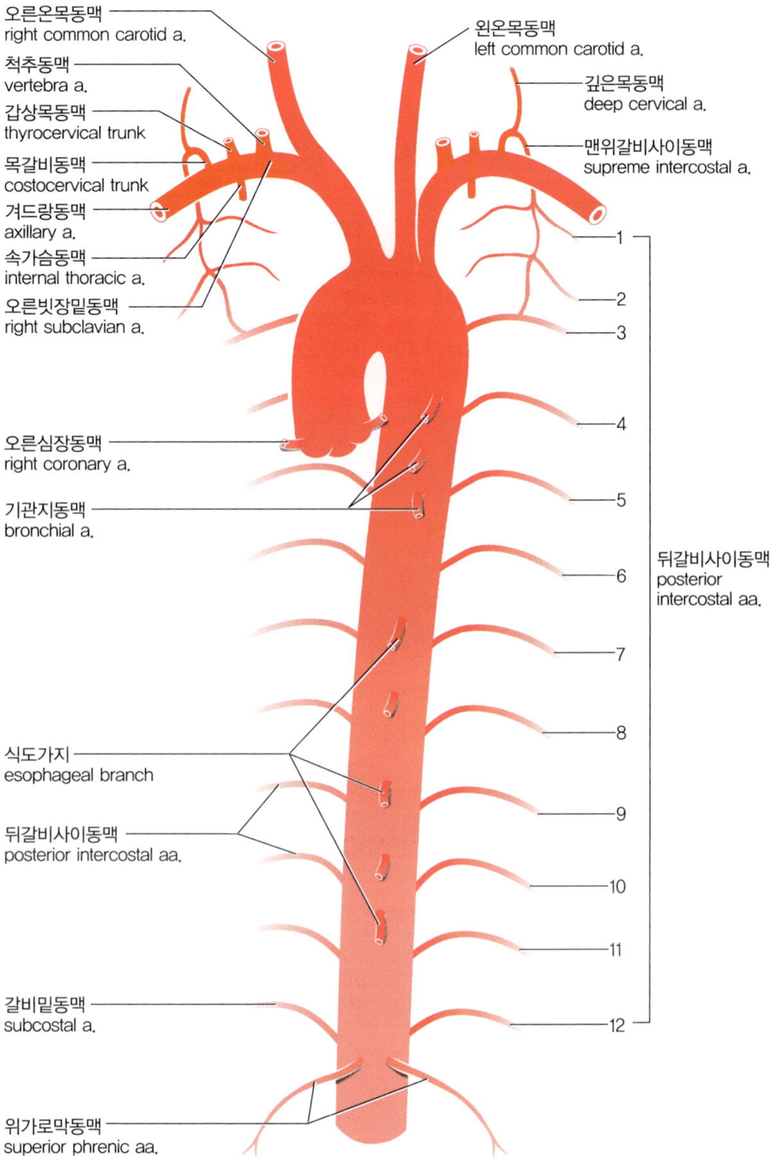

그림 6-27. 대동맥활(aortic arch), 가슴대동맥(thoracic aorta) 및 빗장밑동맥(subclavian a.)의 가지.

위동맥(right gastric artery)과 연결되며 위 및 식도 등에 분포한다.

지라동맥(splenic or lienal artery) : 복강동맥의 가지 중에서 가장 큰 동맥으로서 이자의 위모서리를 지나서 지라로 들어가며, 지라문(hilum of spleen)으로 들어가기 직전에 위의 큰굽이(greater curvature)를 분포하는 왼위그물막동맥(left gastroepiploic artery)과 짧은위동맥(short gastric artery)의 가지를 내는데, 이 중에서 왼위그물막동맥은 온간동맥의 가지인 오른위그물막동맥(right gastroepiploic artery)과 연결된다.

온간동맥(common hepatic artery) : 이 동맥은 곧 세 개의 가지로 나누어지는데, 이 중에서 오른위동맥(right gastric artery)은 위의 날문 근처에서 갈라져 나오며, 위의 작은굽이를 따라 왼위동맥과 연결된다. 고유간동맥(proper hepatic artery)은 간샘창

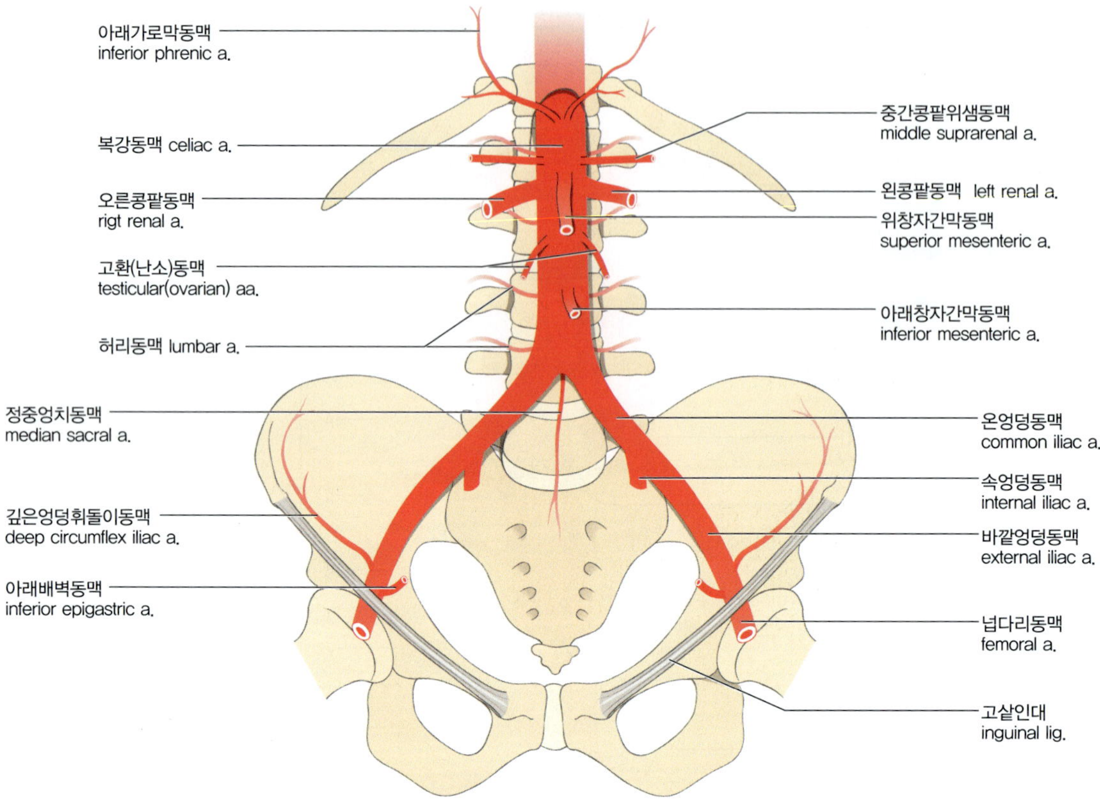

그림 6-28. 배대동맥(abdominal aorta)의 가지.

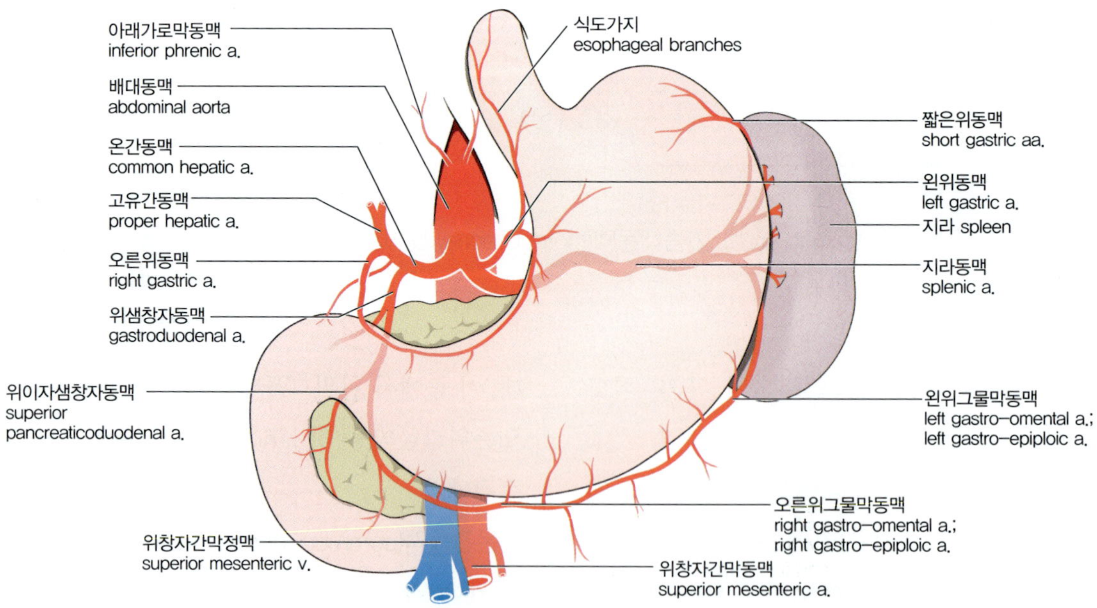

그림 6-29. 복강동맥(celiac trunk)의 가지.

자인대(hepatoduodenal ligament)를 따라 올라가서 간문에 도달하여 왼 및 오른간동맥(left & right hepatic arteries)으로 나누어져서 간 속으로 들어간다. 또 이 동맥에서는 간으로 들어가기 전에 샘창자가 시작되는 근처에서 위샘창자동맥(gastroduodenal artery)과 오른위동맥(right gastric artery)이 가지한다. 위샘창자동맥은 샘창자의 왼쪽을 따라 내려가서 오른위그물막동맥(right gastroepiploic artery)과 위이자샘창자동맥(superior pancreaticoduodenal artery)으로 갈라진다. 오른위그물막동맥은 왼위그물막동맥과 연결하여 위의 큰굽이와 복막구조인 그물막에 분포한다. 위이자샘창자동맥은 이자와 샘창자 사이로 내려가서 위창자간막동맥의 가지인 아래이자샘창자동맥과 연결된다.

위창자간막동맥과 그 가지

위창자간막동맥(superior mesenteric artery)은 복강동맥의 바로 밑에서 배대동맥의 앞쪽면에서 나와 창자간막 속을 달리면서 샘창자(duodenum), 빈창자(jejunum), 돌창자(ileum), 막창자(cecum), 오름 및 가로잘록창자(ascending & transverse colon) 등에 다음과 같은 가지를 내어 분포한다(그림 6-30).

아래이자샘창자동맥(inferior pancreaticoduodenal artery) : 위창자간막동맥이 샘창자를 가로지르는 부위에서 갈라져 나와 샘창자와 이자 사이를 따라 위로 올라가며 위이자샘창자동맥과 연결된다. 그 이후 위창자간막동맥은 아래로 내려감에 따라 급격하게 가늘어지면서 왼쪽모서리에서 빈창자로 가는 빈창자동맥(jejunal arteries)과 돌창자로 분포하는 돌창자동맥(ileal arteries)을 가지한다.

돌잘록창자동맥(ileocolic artery) : 오른엉덩뼈오목을 향하여 내려가서 돌창자 및 막창자에 분포하며, 일부 가지는 막창자꼬리에 분포하는 막창자꼬리동맥(appendicular artery)이 된다.

오른잘록창자동맥(right colic artery) : 위창자간막동맥의 오른쪽에서 갈라져 나와 오름잘록창자에 분포한다.

중간잘록창자동맥(middle colic artery) : 이자의 아래에서 위창자간동맥으로부터 갈라져 나와 가로잘록창자에 분포한다.

아래창자간막동맥과 그 가지

아래창자간막동맥(inferior mesenteric artery)은 배대동맥의 아랫부분에서 일어나서 가로잘록창자의 일부와 내림잘록창자로부터 곧창자 위부분에 걸쳐 분포한다(그림 6-30).

왼잘록창자동맥(left colic artery) : 가로잘록창자의 일부와 내림잘록창자에 분포한다.

구불잘록창자동맥(sigmoid artery) : 두세 개의 가지로 되어 구불잘록창자에 분포한다.

위곧창자동맥(superior rectal arteries) : 곧창자의 윗부분에 분포한다.

콩팥동맥

콩팥동맥(renal artery)은 위창자간막동맥의 바로 밑에서 대동맥의 오른쪽과 왼쪽으로부터 갈라져 나오는 한 쌍의 굵은 동맥이며, 콩팥의 기능혈관이다(그림 6-28).

중간콩팥위샘동맥

중간콩팥위샘동맥(middle suprarenal artery)은 콩팥동맥의 바로 위에서 대동맥의 양쪽으로부터 갈라져 나와 양쪽의 콩팥위샘(부신)에 분포한다. 콩팥위샘은 이 밖에 아래가로막동맥의 가지인 위콩팥위샘동맥(superior suprarenal artery)과 콩팥동맥의 가지인 아래콩팥위샘동맥(inferior suprarenal artery)으로부터도 혈액을 공급받는다(그림 6-28).

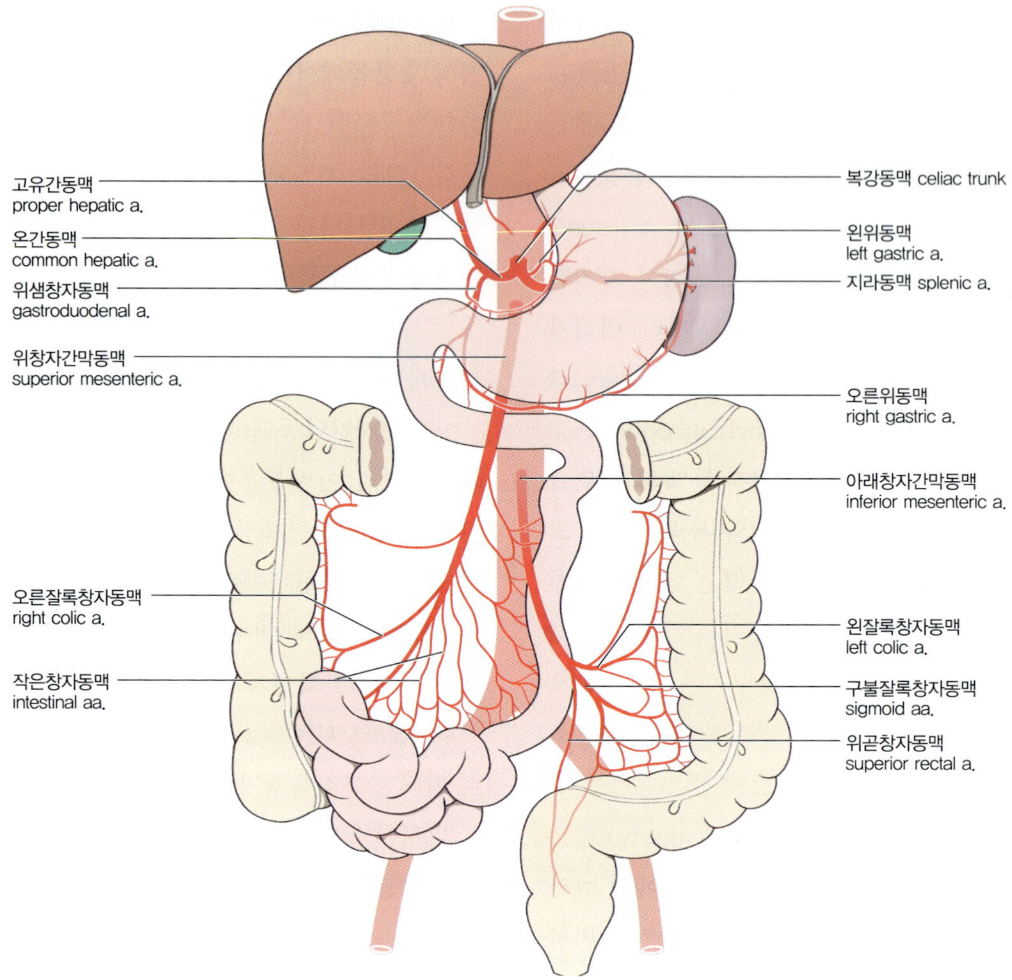

그림 6-30. 복강동맥(celiac trunk)과 위창자간막동맥(superior mesenteric artery), 아래창자간막동맥(inferior mesenteric artery)의 가지.

고환동맥 또는 난소동맥

고환 또는 난소동맥(testicular or ovarian artery)은 콩팥동맥과 거의 같은 높이에서 가지되며, 요관을 따라 골반안을 향해 아래로 내려간 다음 정삭 또는 난소인대를 따라 고환 또는 난소에 들어가 분포하는 동맥이다(그림 6-28).

골반 장기에 분포하는 동맥

넷째허리뼈의 높이에서 배대동맥은 오른쪽과 왼쪽의 온엉덩동맥(common iliac arteries)으로 나뉘어 가쪽아래를 향해 내려가면서 곧 속 및 바깥엉덩동맥(internal & external iliac arteries)으로 갈라지게 된다.

속엉덩동맥과 그 가지

속엉덩동맥(internal iliac artery)은 골반 안쪽벽을 따라 아래로 내려가 골반 속으로 들어가는데, 여자는 자궁, 자궁관 및 질에, 남자는 정낭, 정관 및 전립샘 등의 속생식기와 방광 및 곧창자아래부분에 가서 분포한다. 이 동맥에서는 태아 때에 태반으로 향하는 배꼽동맥(umbilical arteries)이 나가고 있지만, 출생 후에는 폐쇄되어 결합조직성의 끈으로 변하는데 이를 안쪽배꼽인대(medial umbilical ligament)라 한다. 그 밖에 볼기의 근육, 바깥생식기, 항문 주위 및 샅부위에 분포하는 가지를 낸다(그림 6-31). 그 주요 가지는 다음과 같다.

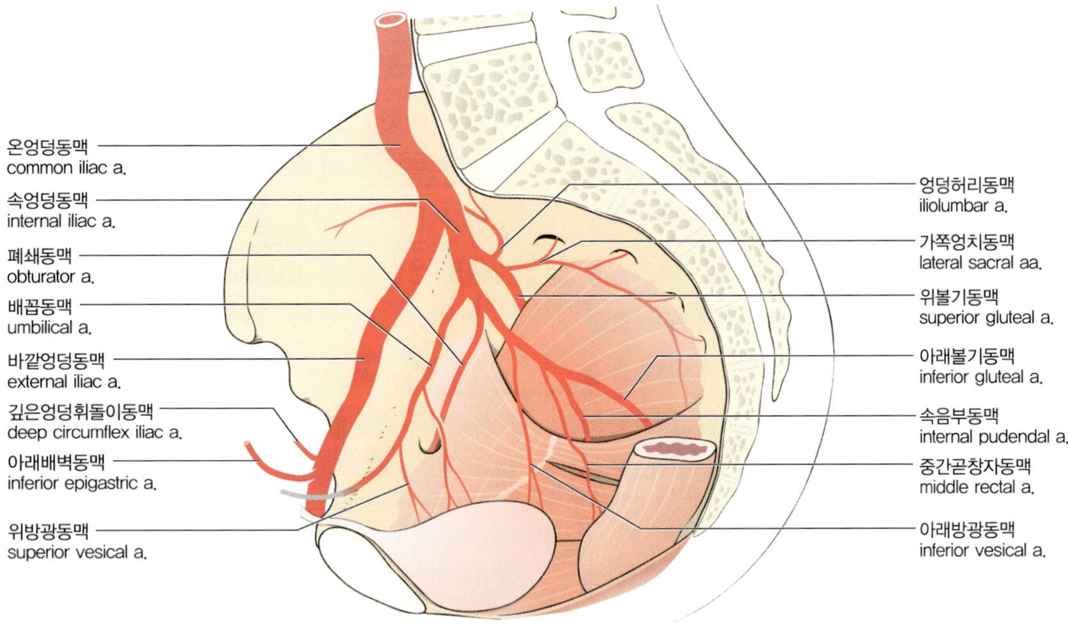

그림 6-31. 속엉덩동맥(internal iliac artery)의 가지.

위 및 아래방광동맥(superior & inferior vesical arteries) : 아래안쪽으로 가서 방광에 주로 분포하며, 남자는 정낭 및 전립샘에, 여자는 질 위쪽부분에 분포한다.

중간곧창자동맥(middle rectal artery) : 골반가로막 위를 지나 곧창자에 분포하며, 위 및 아래곧창자동맥과 연결된다.

자궁동맥(uterine artery) : 자궁넓은인대 속을 지나서 자궁에 이르면 자궁가쪽벽을 따라 위로 올라가 난소동맥과 연결된다. 아래쪽으로 가지되는 것은 질동맥으로 된다.

속음부동맥(internal pudendal artery) : 같은 이름의 정맥 및 신경과 함께 큰궁둥구멍에서 궁둥구멍근의 밑을 지나 밖으로 나왔다가 곧 작은궁둥구멍을 통과하여 샅으로 간다. 샅의 바깥폐쇄근막 밑을 지나서 곧창자 아랫부분 및 항문에 이르면 아래곧창자동맥(inferior rectal artery), 샅동맥(perineal artery), 요도동맥(urethral artery)으로 갈라져서 남자에서는 음낭, 요도해면체, 음경해면체에, 그리고 여자에서는 대음순, 질어귀, 질, 음핵 등에 분포한다.

위볼기동맥(superior gluteal artery) : 속엉덩동맥 중에서 가장 큰 가지이며, 궁둥구멍근의 위모서리로 나와서 볼기의 위쪽에 있는 근육들에 분포한다.

아래볼기동맥(inferior gluteal artery) : 궁둥구멍근의 아래모서리로 나와서 볼기의 아래쪽과 넓적다리 뒤쪽에 분포한다.

바깥엉덩동맥과 그 가지

온엉덩동맥에서 바깥엉덩동맥(external iliac artery)이 갈라진 후 작은골반의 앞가쪽으로 내려와서 고샅인대 중간점 밑을 지나고 넓적다리 앞면에 도달하면 넙다리동맥(femoral artery)으로 된다(그림 6-32).

아래배벽동맥(inferior epigastric artery) : 바깥엉덩동맥이 고샅인대에 이르기 직전에서 갈라져 나오며, 배곧은근의 뒷면을 따라 올라가서 위배벽동맥과 연결된다.

깊은엉덩휘돌이동맥(deep iliac circumflex artery) : 바깥엉덩동맥의 가지로 고샅인대 직전에서 일어나

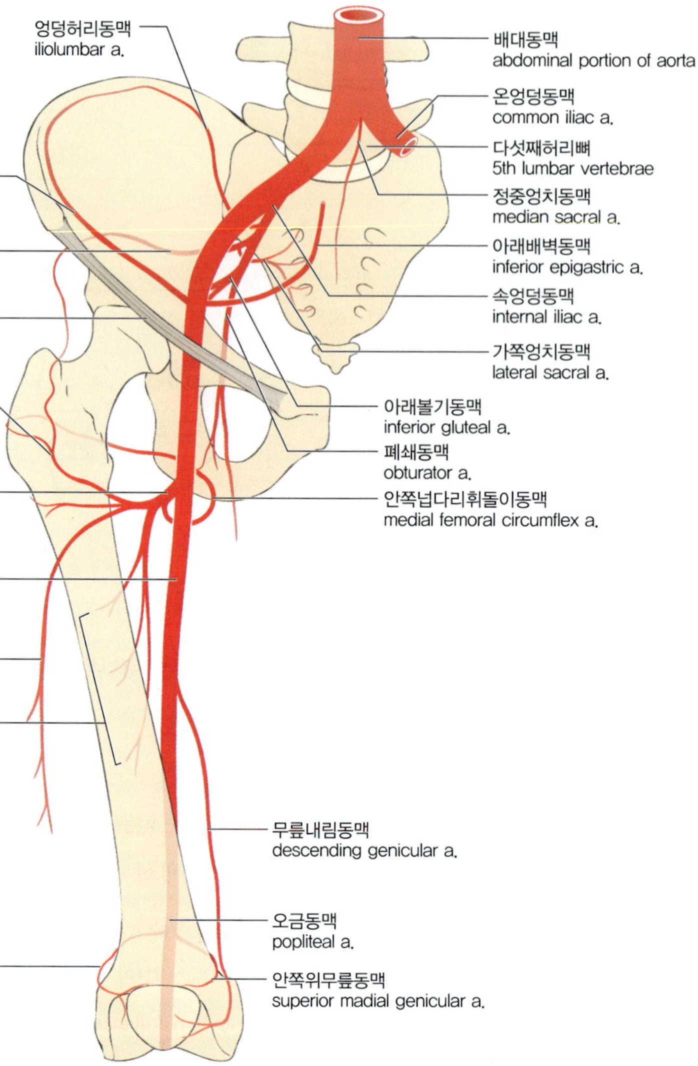

그림 6-32. 엉덩동맥(illac artery)과 넙다리동맥(femoral artery)의 가지.

샅인대 가쪽위로 가서 아래배벽 및 가쪽배벽에 분포한다.

다리의 동맥

고샅인대 중간지점의 밑에서 시작된 넙다리동맥(femoral artery)은 넓적다리의 근육들에 가지를 내며, 넓적다리 안쪽에서 비스듬히 뒤로 돌아 다리오금(popliteal forssa)으로 들어가면 오금동맥(popliteal artery)으로 된다. 오금동맥은 오금의 아래부위에서 앞정강동맥(anterior tibial artery)과 뒤정강동맥(posterior tibial artery)으로 갈라진다. 앞정강동맥은 몸쪽 끝쪽의 정강뼈와 종아리뼈 사이를 통해 종아리 앞면으로 나와 발등으로 내려가서 발등동맥(dorsal pedis artery)으로 된다. 한편 뒤정강동맥은 곧 종아리동맥(peroneal artery)을 내고 종아리 뒷면을 따라 내려가 발바닥에 도달하면 발바닥동맥(plantar artery)으로 된 후 바닥쪽동맥활(plantar arch)을 형성하며, 이 동맥활에서 발가락에 분포하는 가지를 낸다. 다리로 가는 동맥 중에서 넙다리동맥의 박동은 고샅인대의 중앙부 바로 아래를 손가락

표 6-9. 다리 혈액순환의 경로

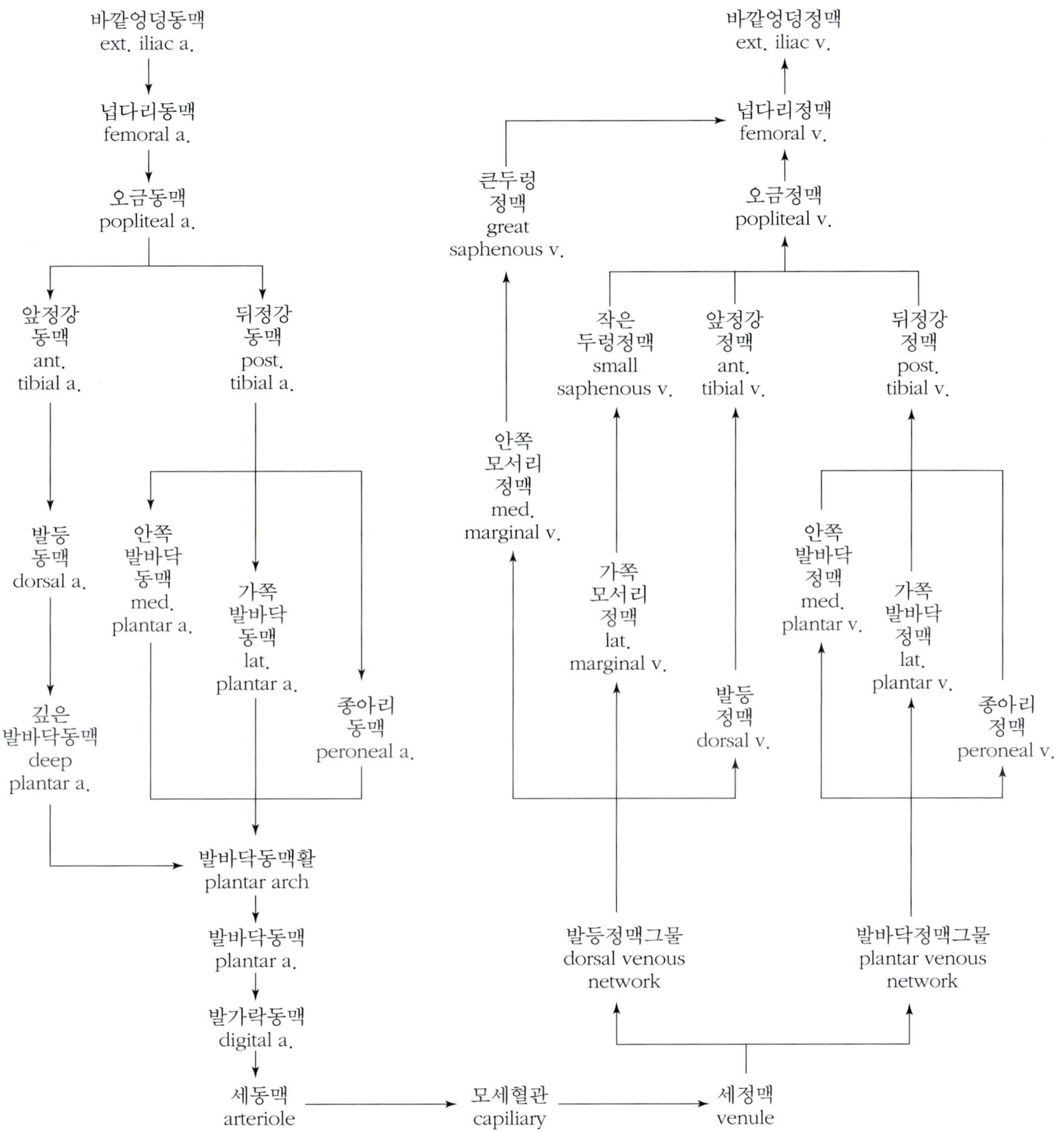

으로 힘주어 눌러 보면 촉지할 수 있다. 또 발등동맥의 박동은 발등부분에서 긴엄지발가락폄근의 힘줄 가쪽부분에서 촉지할 수 있지만, 발등동맥이 너무 가늘어서 박동을 촉지하기 곤란한 경우도 있다(표 6-9, 그림 6-32, 33).

넙다리동맥과 그 가지

넙다리동맥(femoral artery)은 바깥엉덩동맥의 연속으로 고샅인대의 아래에서 시작하여 넙다리뼈의 안쪽으로 내려가 모음근굴(adductor canal)을 지나서 오금에 이르러 오금동맥으로 계속된다(그림 6-32).

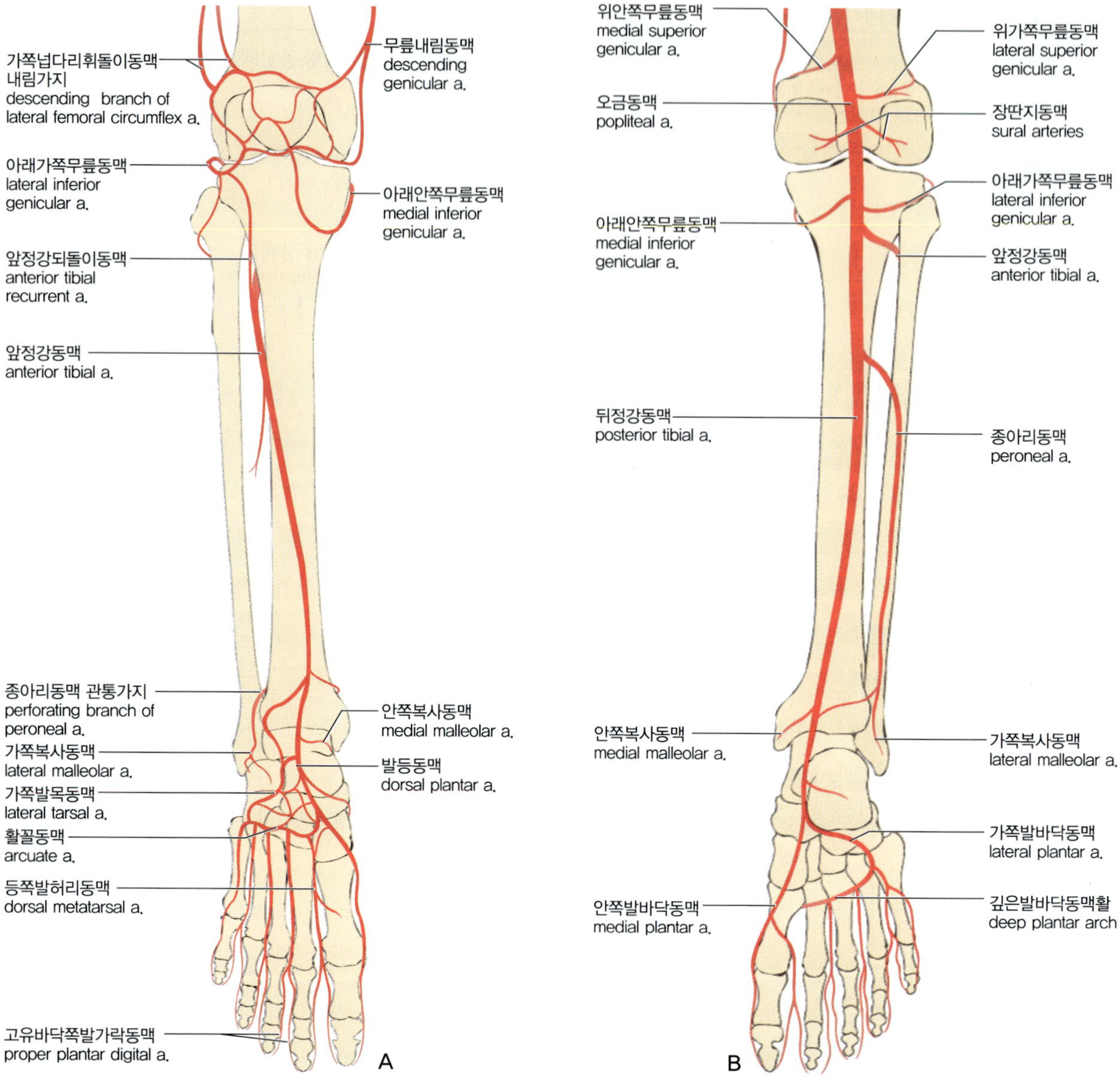

그림 6-33. 종아리와 발의 동맥. A: 앞면. B: 뒷면.

얕은배벽동맥(superficial epigastric artery) : 고샅인대 아래에서 넙다리동맥으로부터 일어나서 고샅인대를 넘어서 올라가 아래배에 분포하는 동맥이다.

얕은엉덩휘돌이동맥(superficial iliac circumflex artery) : 얕은배벽동맥과 같은 곳에서 일어나고, 위앞엉덩뼈가시 부근에 분포한다.

바깥음부동맥(external pudendal artery) : 고샅인대의 아래에서 나와 아래배벽 및 바깥생식기에 분포한다.

깊은넙다리동맥(deep femoral artery) : 넙다리동맥의 가장 큰 가지로 고샅인대로부터 약 4cm 아랫부분에서 갈라져 나오며, 안쪽넓은근과 긴모음근 사이로 들어가고 모음근 앞면에서 몇 개의 가지를 낸다. 그 가지들은 엉덩허리근과 두덩근 사이로 들어가 넙다리뼈목을 돌아서 엉덩관절 부근에 가는 안쪽넙다리휘돌이동맥(medial femoral circumflex artery), 넙다리곧은근 밑을 지나 가쪽으로 지나면 위 및 아래가지로 나뉘어 넓적다리의 가쪽부분에 분포하는 가쪽넙다리휘돌이동맥(lateral femoral circumflex artery), 그리고 끝가지로 모음근을 뚫고 넓적다리 뒤로 나와서 넙다리굽힘근에 분포하는 서너 개의 관통가지(perforating branches)가 된다.

오금동맥

오금동맥(popliteal artery)은 넙다리동맥의 계속으로, 모음근구멍(adductor hiatus)에서 시작하여 오금근 아랫면에서 앞 및 뒤정강동맥(anterior & posterior tibial artery)으로 나뉜다(그림 6-33). 이 동맥의 위, 중간 및 아래에서 여러 무릎동맥들이 나와 서로 연결되면서 무릎 주위의 근육과 무릎관절에 분포한다.

앞정강동맥

앞정강동맥(anterior tibial artery)은 오금동맥의 가지로 종아리뼈사이막의 윗부분에 있는 틈을 통하여 앞으로 나오고 종아리근육사이막의 앞면을 따라서 내려가며 발목의 아래폄근지지띠 밑을 지나서 발등동맥으로 계속된다(그림 6-33).

발등동맥

발등동맥(dorsalis pedis artery)은 앞정강동맥의 연속으로, 발목의 아래폄근지지띠 밑에서 시작하여 발목의 앞을 지나 첫째발바닥뼈사이공간에 도달하면 가쪽으로 활꼴동맥(arcuate artery)이 된다. 이로부터 3~4개의 등쪽발허리동맥(dorsal metatarsal arteries)이 나오며, 다시 등쪽발가락동맥(dorsal digital arteries)이 되어 발가락에 분포한다. 또한 첫째발바닥뼈 사이공간에 도달한 다른 한 가지는 깊은발바닥동맥(deep plantar artery)이 되어 발바닥으로 뚫고 들어가서 발바닥동맥활(plantar arch)을 형성한다.

뒤정강동맥

뒤정강동맥(posterior tibial artery)은 오금근의 아래모서리에서 시작하며, 이 모서리의 약간 밑에서 종아리동맥이 가지 쳐 나온다. 뒤정강동맥의 원줄기는 계속하여 종아리세갈래근을 따라 내려가며, 안쪽복사의 뒤에서 굽힘근지지띠 아래를 지난 다음 발바닥으로 가서 안쪽 및 가쪽발바닥동맥이 된다(그림 6-33).

종아리동맥(peroneal artery) : 종아리뼈의 뒷면을 따라 아래로 내려가며, 발꿈치의 가쪽에 이르러서 동맥그물을 형성하여 이 부근에 분포한다.

안쪽발바닥동맥(medial plantar artery) : 이 동맥은 발바닥 안쪽을 따라가서 주로 엄지발가락에 가서 분포하며, 잔가지들은 바닥쪽발허리동맥과 연결된다.

가쪽발바닥동맥(lateral plantar artery) : 뒤정강동맥이 발바닥에 이르면 둘로 갈라지는데, 이 중에서 가쪽발바닥동맥은 굵은 종말가지로 다섯째발가락쪽을 향하여 발바닥을 비스듬히 주행하며 발등동맥의 가지와 교통하여 발바닥동맥활(plantar arch)을 형성한다. 이 동맥활에서 네 개의 발허리동맥(metatarsal arteries)이 나오며, 다시 안쪽 및 가쪽으로 갈라져서 발가락동맥(digital arteries)으로 되어 각각의 발가락에 분포한다.

정맥계통

온몸 각 부위의 조직에 영양분과 산소를 공급한 후 노폐물과 이산화탄소를 회수한 혈액은 정맥계통(venous system)을 통하여 심장으로 되돌아오는데, 정맥의 대부분은 동맥과 동반하고 있어서 이를 동반정맥(accompanying vein)이라 한다. 보통 하나의 동맥 양쪽에 두 개의 정맥이 달리고 있고, 또 명칭도 동맥과 같은 경우가 많다. 정맥계통에서 뇌와 목부분

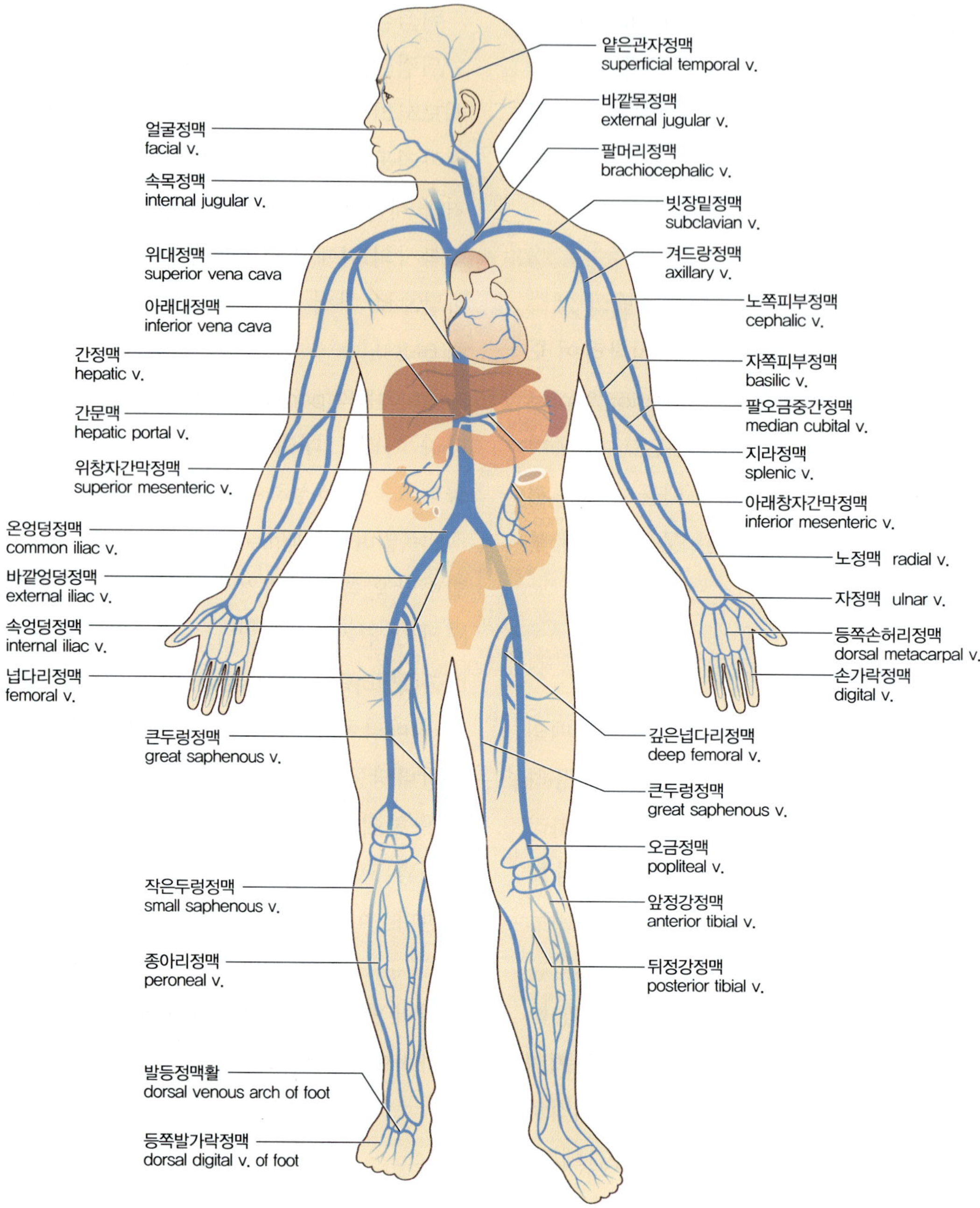

그림 6-34. 정맥계통(venous system)의 전경.

의 정맥, 홀정맥(azygos vein), 간문맥(portal vein) 및 피부정맥(cutaneous vein)은 예외로 동맥과 동반하지 않고 정맥만이 독립적으로 주행하고 있다. 피부정맥은 피부 밑에 있는 비교적 굵은 혈관으로 체온 조절에 관여하며, 피부표면에서 쉽게 찾아보고 촉지할 수 있기에 정맥주사에 이용된다.

머리와 목의 정맥

머리와 목부위의 얕은정맥에는 얕은관자정맥(superficial temporal vein), 얼굴정맥(facial vein) 및 뒤귓바퀴정맥(posterior auricular vein) 등이 있으며, 이들은 바깥목정맥(external jugular vein)으로 합류되어 빗장밑정맥(subclavian vein)으로 유입된다(그림 6-35).

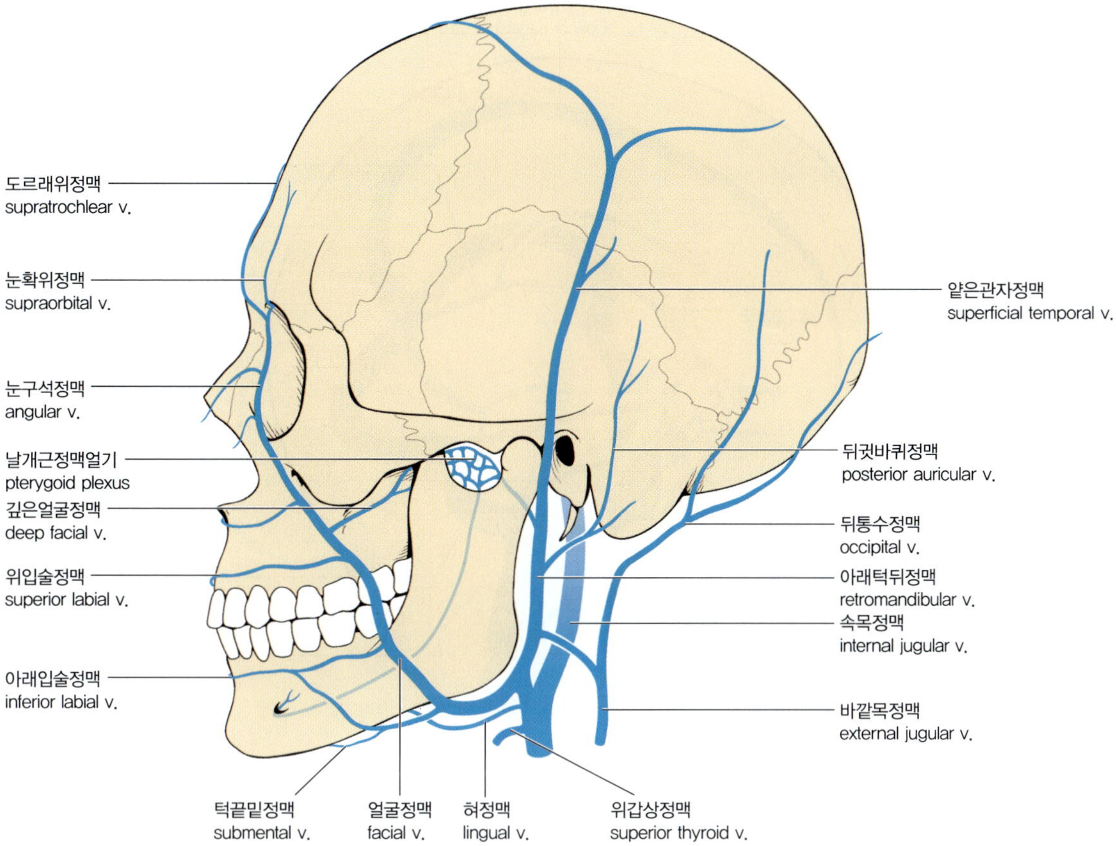

그림 6-35. 머리와 목의 정맥.

깊은정맥은 주로 뇌의 실질로부터 시작되는데, 뇌 실질의 모세혈관을 통과한 혈액은 다시 합류하여 정맥으로 되어 뇌표면으로 나와서 뇌경질막 속을 주행하는 경질막정맥굴(sinus of dura mater)로 유입된다. 이 정맥굴들 중에서 위시상정맥굴(superior sagittal sinus)은 머리뼈공간의 이마부위에서 뒤통수부위에까지 시상봉합(sagittal suture)의 바로 밑을 주행하고 있으며, 가로정맥굴(transverse sinus), 구불정맥굴(sigmoid sinus)로 이어져 있다. 구불정맥굴은 목정맥구멍으로 나가서 속목정맥(internal jugular vein)으로 이어지고, 이 속목정맥은 얼굴, 혀, 갑상샘 등으로부터 오는 정맥혈액을 모으면서 속목동맥과 온목동맥의 가쪽을 따라 밑으로 내려가 빗장밑정맥(subclavian vein)에 합류한다(그림 6-36).

머리뼈공간 내의 정맥혈액은 대부분이 속목정맥으로 유출되지만 일부는 머리뼈를 뚫고 머리 피부밑으로 나가는 이끌정맥(emissary vein)과 머리덮개뼈의 판사이층에 형성되어 있는 판사이정맥(diploic vein)을 통하여 머리뼈의 밖에 있는 정맥이나 머리뼈 속의 경질막정맥굴로 유입한다. 이러한 경로는 뇌 속에서 정맥혈액이 정체되는 것을 방지하기 위한 측부로이다.

왼쪽 및 오른쪽의 빗장밑정맥과 속목정맥은 좌우의 팔머리정맥(brachiocephalic veins)으로 합류하고, 다시 양쪽의 팔머리정맥은 하나의 위대정맥(superior vena cava)으로 이어져 오른심방으로 열린다.

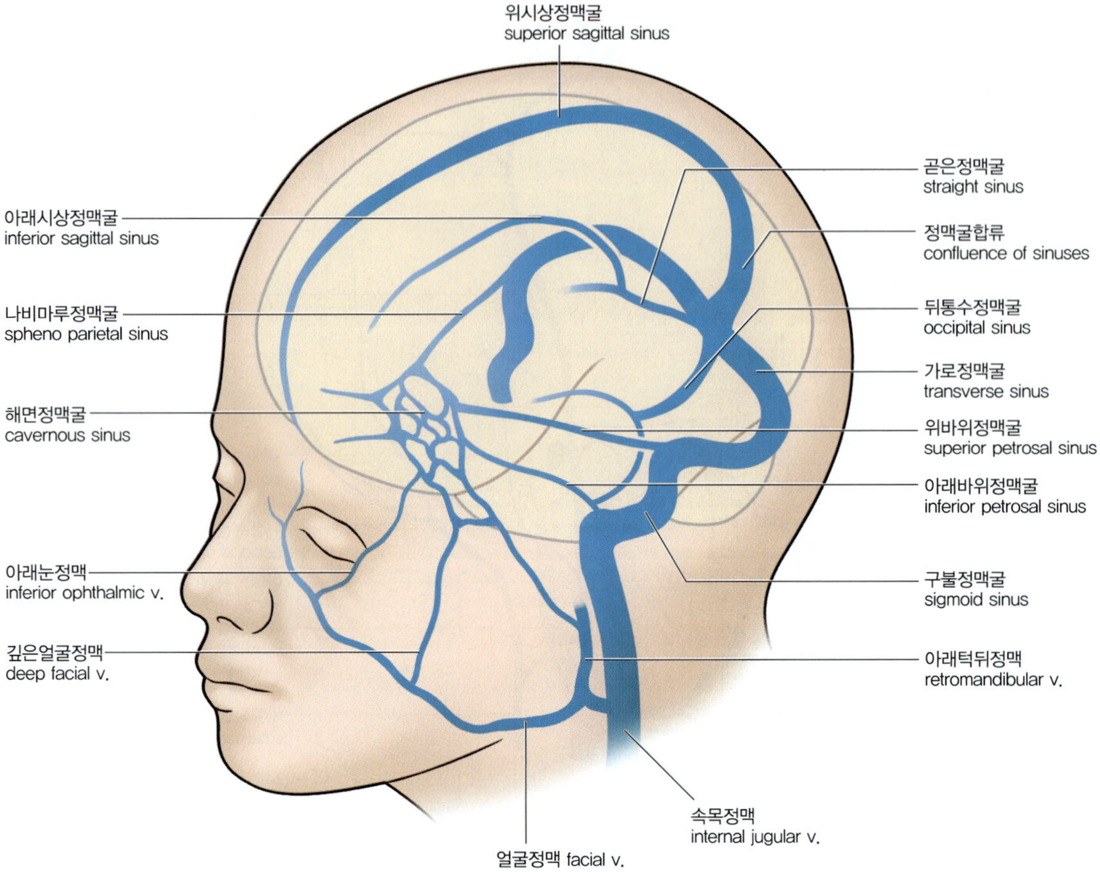

그림 6-36. 머리뼈 경질막의 정맥굴(venous sinus).

팔의 정맥

팔의 정맥은 깊은정맥과 얕은정맥으로 구별된다. 깊은정맥은 동맥과 같이 지나는 동반정맥이며, 그 기본 줄기는 노정맥(radial vein), 자정맥(ulnar vein), 위팔정맥(brachial vein), 겨드랑정맥(axillary vein)으로 되어 있다. 그리고 얕은정맥은 피부정맥으로, 동반하는 동맥이 없으며 중요한 것으로는 노쪽피부정맥(cephalic vein), 자쪽피부정맥(basilic vein), 아래팔중간정맥(median antebrachial vein)이 있다(표 6-8, 그림 6-37).

노쪽피부정맥은 엄지손가락쪽을 따라서 올라가며, 위팔의 어깨세모근과 큰가슴근의 사이를 주행한 후 겨드랑정맥(axillary vein)에 이어진다. 자쪽피부정맥은 새끼손가락쪽을 따라서 올라가며, 위팔에서는 위팔두갈래근 안쪽모서리를 지나서 위팔정맥(brachial vein)으로 연결된다. 아래팔중간정맥은 아래팔 앞면의 정중선을 따라 올라가며, 팔꿉관절 앞의 팔오금에서 노쪽피부정맥 또는 자쪽피부정맥과 연결되거나, 팔오금부위에서 노쪽피부정맥과 자쪽피부정맥을 비스듬히 연결하는 팔오금중간정맥(median cubital vein)에 연결된다. 이 피부정맥들은 진행하는 과정에서 많은 크고 작은 가지에 의하여 서로 연결되고 있어 복잡한 정맥그물을 이루고 있으며, 그 연결상은 개인에 따라 변이가 심하다. 정맥 주사나 채혈할 때에 흔히 선택하는 정맥은 노쪽 및 자쪽피부정맥, 아래팔중간정맥 또는 팔오금중간정맥이다.

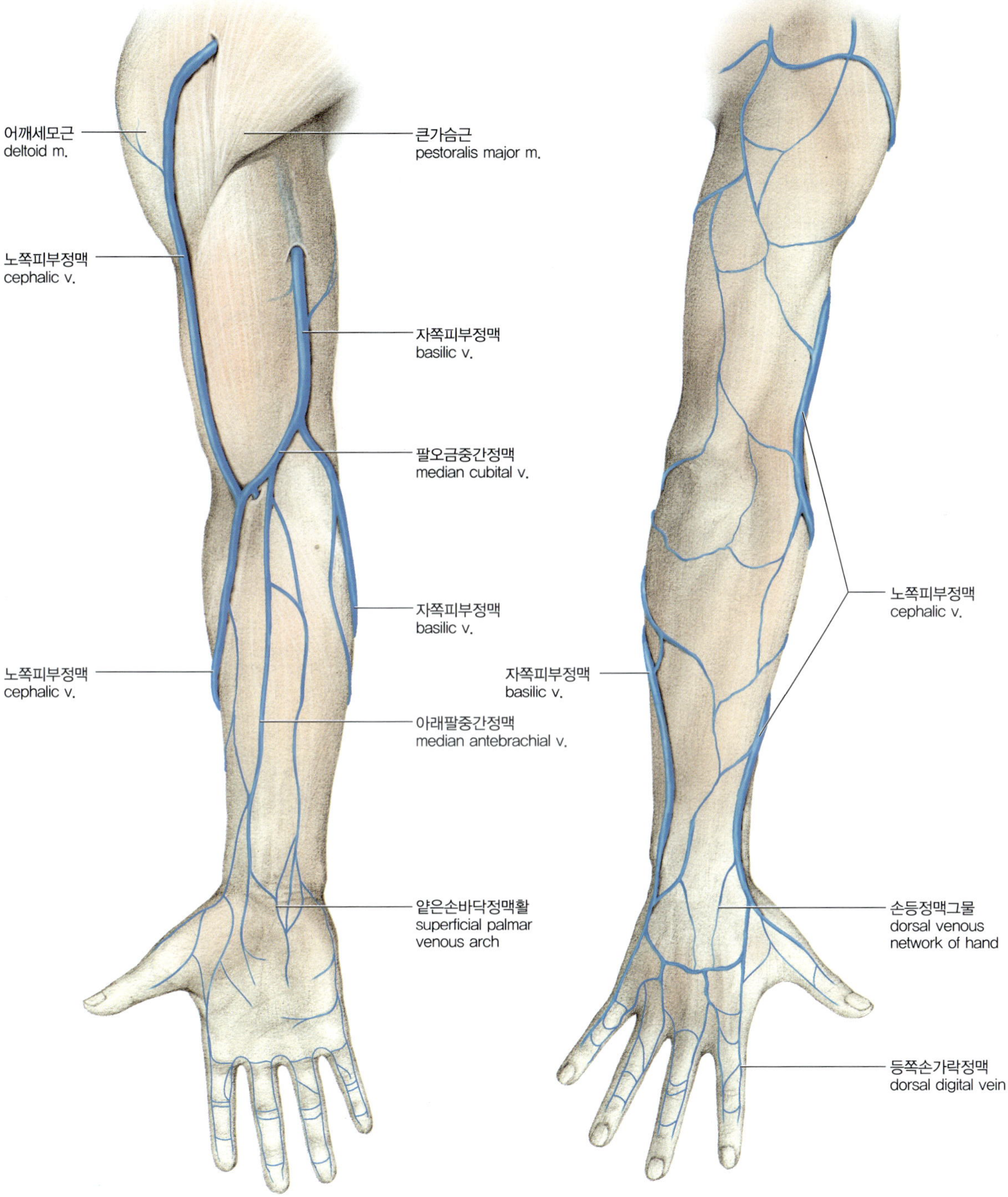

그림 6-37. 팔의 얕은정맥(superficial vein).

다리의 정맥

다리의 정맥계통도 팔과 같이 깊은정맥과 얕은정맥으로 구별된다.

깊은정맥은 동반정맥으로 동맥과 같은 이름이 붙여져 있다. 깊은정맥의 기본 줄기는 앞정강정맥(anterior tibial vein), 뒤정강정맥(posterior tibial vein),

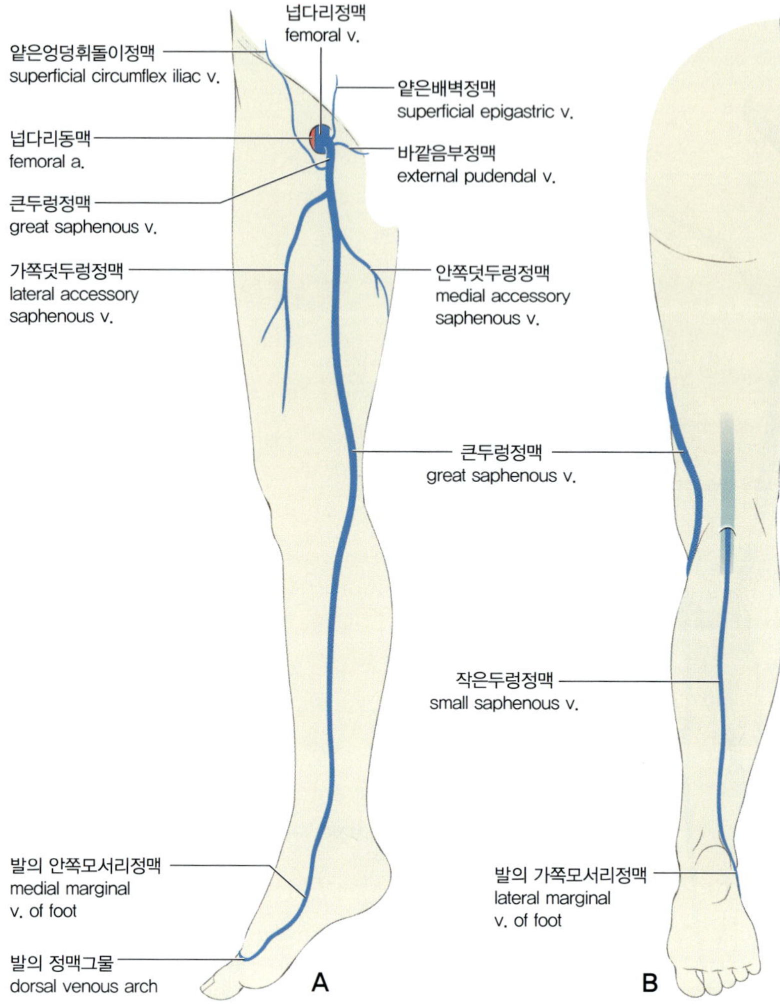

그림 6-38. 다리의 얕은정맥(superficial vein). A: 큰두렁정맥(great saphenous vein)의 가지. B: 작은두렁정맥(small saphenous vein)의 가지.

오금정맥(popliteal vein) 및 넙다리정맥(femoral vein)이며, 넙다리정맥은 넓적다리의 고샅인대 바로 밑에서 바깥엉덩정맥(external iliac vein)으로 연결된다(표 6-9).

다리의 얕은정맥인 피부정맥은 팔과 마찬가지로 동반 동맥이 없으며, 큰 및 작은두렁정맥(great & small saphenous veins)이 있다. 큰두렁정맥은 우리 몸에서 가장 긴 피부정맥으로, 안쪽복사 앞쪽에서 종아리의 안쪽을 따라 올라가며 고샅인대 가까이에서 넙다리정맥에 합쳐진다. 작은두렁정맥은 가쪽복사 뒤쪽에서 종아리 뒷면을 따라 올라가며 오금정맥으로 연결된다(표 6-9, 그림 6-38).

골반안의 정맥

골반 속에 있는 곧창자, 방광, 전립샘, 자궁 및 질과 항문의 주위에서는 정맥이 그물처럼 서로 연결하여 이루어진 정맥얼기(venous plexus)가 있다. 골반안에서 정맥혈액은 이들 정맥얼기에 모인 다음 속엉덩정맥(internal iliac vein)으로 유입된다. 곧창자정맥얼기(rectal venous plexus)의 일부는 위창자간막정맥(superior mesenteric vein)을 거쳐서 문맥(portal vein)에 연결되고 있다.

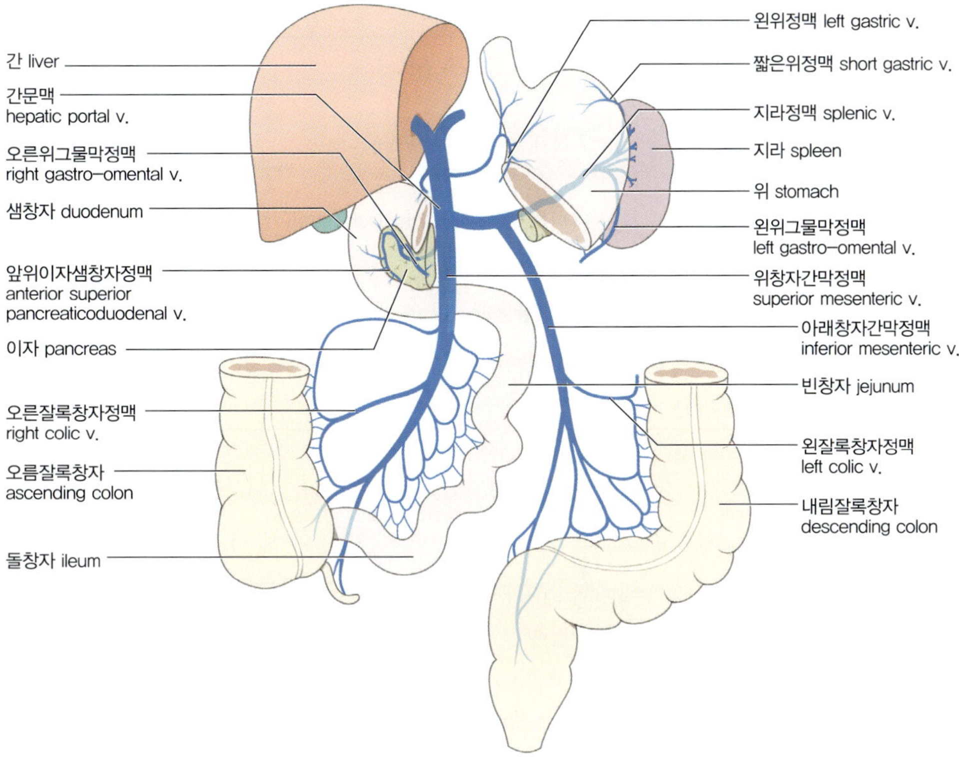

그림 6-39. 문맥순환(portal circulation).

몸통의 정맥

바깥 및 속엉덩정맥(external & internal iliac veins)은 합류하여 온엉덩정맥(common iliac vein)으로 되고, 다시 넷째 또는 다섯째허리뼈 높이에서 좌우의 것이 합쳐져서 굵은 아래대정맥(inferior vena cava)에 연결된다. 이 아래대정맥은 대동맥의 오른쪽에서 척주를 따라 올라가면서 고환정맥(testicular vein) 또는 난소정맥(ovarian vein), 콩팥정맥(renal vein), 간정맥(hepatic vein) 등에서 오는 혈액을 받고, 가로막을 뚫고 가슴안으로 들어가 즉시 오른심방으로 유입된다(그림 6-34).

간문맥계통과 간정맥

위, 샘창자, 빈창자, 돌창자, 큰창자, 이자, 지라 등에서 오는 정맥혈액은 위창자간막정맥(superior mesenteric vein), 지라정맥(splenic vein) 및 아래창자간막정맥(inferior mesenteric vein)을 통하여 문맥(portal vein)이라는 하나의 정맥으로 합류하여 간으로 들어가는데 이를 문맥계통(portal system)이라 한다. 이 정맥은 간에서 다시 모세혈관으로 된 후 다시 합류하여 간정맥(hepatic vein)으로 연결되며, 간정맥은 아래대정맥으로 유입된다(표 6-10, 그림 6-39, 40). 소화관벽의 모세혈관에서 흡수된 영양분과 이자샘의 이자섬(Langerhans islets)에서 혈액으로 방출된 호르몬은 문맥을 통하여 간에 이르고 계속하여 전선순환의 흐름을 타게 된다. 작은창자에서 흡수한 물질 중에서 당분은 글리코겐(glycogen)으로 전환되어 간세포에 저장되며, 알코올과 같은 유해물질은 간의 해독작용에 의하여 분해된다.

홀정맥과 반홀정맥

홀정맥(azygos vein)과 반홀정맥(hemiazygos vein)은 갈비사이정맥이 합류하여 형성된 정맥으로, 오른쪽 것을 홀정맥이라 하고, 왼쪽 것을 반홀정맥이라

표 6-10. 문맥순환(portal circulation)

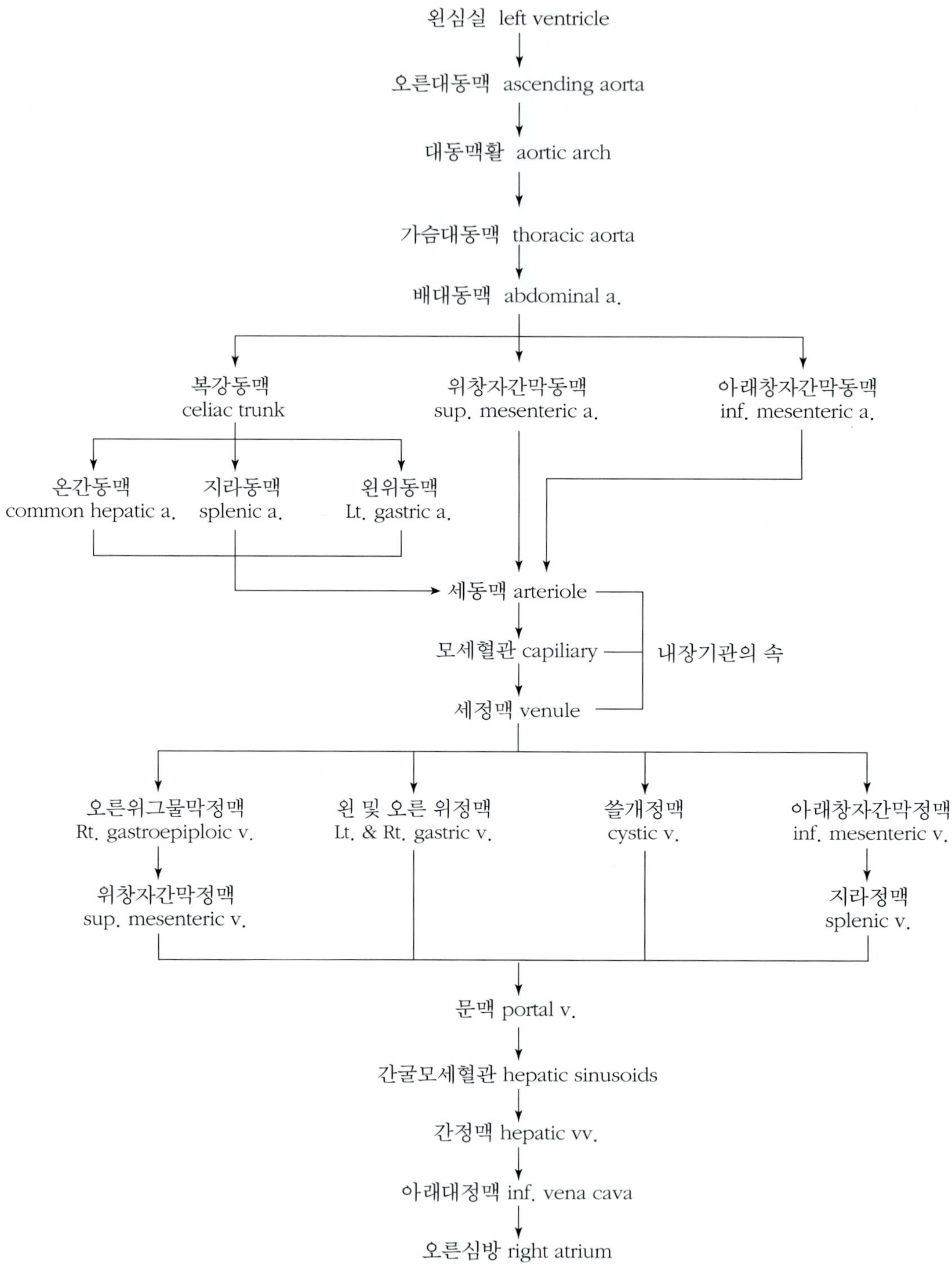

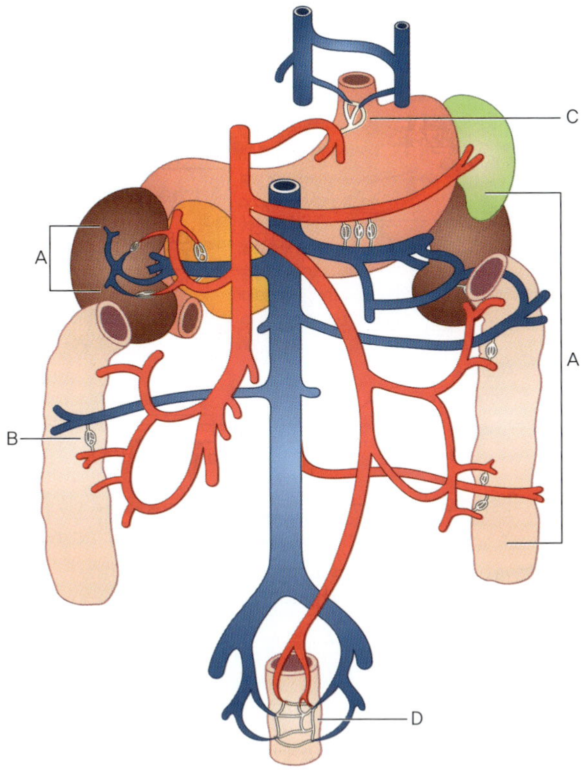

그림 6-40. 문맥과 대정맥의 연결. A: 잘록창자정맥 및 지라정맥가지와 콩팥정맥 또는 몸벽정맥가지와의 연결(간의 무장막구역 포함). B: 배꼽옆 정맥가지와 아래배벽정맥의 연결. C: 왼위정맥의 식도가지와 홀정맥 식도가지의 연결. D: 위 곧창자정맥과 중간 및 아래곧창자정맥의 연결.

하는데, 이들의 주행경로는 서로 다르다(그림 6-41). 홀정맥에는 오른쪽 갈비사이정맥들이 차례로 합류하고 있으며, 그 끝은 셋째 또는 넷째등척추뼈 높이에서 위대정맥으로 연결된다. 이에 비하여 반홀정맥에는 위 및 아래의 왼쪽 갈비사이정맥들이 합류하며, 그 끝은 가슴벽의 중간높이에서 홀정맥으로 연결된다.

태아의 혈액순환

태생기에 모체의 혈액과 태아의 혈액 사이에서 일어나는 산소-이산화탄소교환 및 물질교환은 태반에

표 6-11. 위 및 아래대정맥으로 유입하는 주요 정맥

위대정맥(superior vena cava)
· 팔머리정맥(brachiocephalic v.)
· 홀정맥(azygos v.) ◀── 반홀정맥(hemiazygos v.)
· 척주의 정맥(v. of vertebral column)
아래대정맥(inferior vena cava)
· 아래가로막정맥(inf. phrenic v.)
· 간정맥 ◀── 간 ◀── 문맥 (hepatic v.) (liver) (portal v.)
· 오른부신(콩팥위샘)정맥(Rt. suprarenal v.)
· 오른콩팥정맥(Rt. renal a.)
· 왼콩팥정맥 ◀─ 왼부신(콩팥위샘)정맥(Lt. suprarenal v.) / 왼고환 또는 난소정맥(Lt. testicular or ovarian v.) (Lt. renal v.)
· 오른고환 또는 난소정맥(Rt. testicular or ovarian v.)
· 허리정맥(lumbar v.)
· 온엉덩정맥(common iliac v.)

서 수행되고 있기 때문에 태아의 허파 및 소화계통은 활동을 하지 않는다. 태아에서는 허파순환이 잘 발달되어 있지 않고, 태반이 가스교환과 물질교환을 담당하고 있기 때문에 혈액순환도 어른과 다르다(그림 6-42).

허파순환의 미발달에 의한 변화

태아에서는 왼 및 오른심방 사이의 심방사이막에 타원구멍(foramen ovale)이 뚫려 있다. 오른 심방으로 들어온 혈액의 일부는 이 구멍을 통하여 직접 왼심방으로 들어가고 왼심실을 통하여 대동맥으로 나간다. 또 태아의 대동맥활과 허파동맥 사이에는 동맥관(ductus arteriosus)이라는 혈관통로가 있어서, 오른심실로부터 허파동맥으로 흘러가는 혈액의 대부분은 허파로 들어가지 않고 이 동맥관을 통하여 대동맥으로 들어가게 된다. 타원구멍과 동맥관은 출생 후 폐쇄되며, 타원구멍은 타원오목(fossa ovalis)으

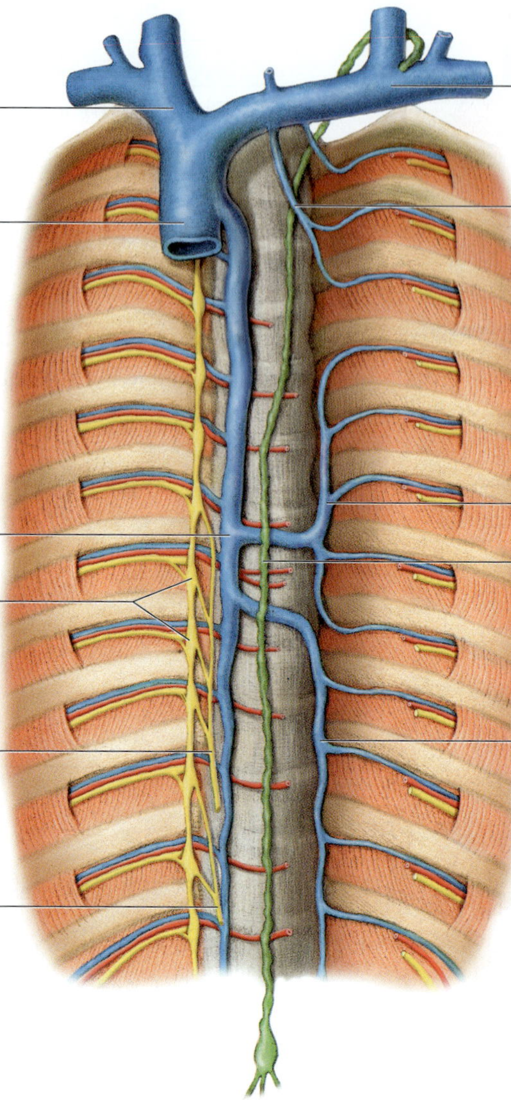

그림 6-41. 홀정맥(azygos vein) 및 반홀정맥(hemiazygos vein)과 갈비사이정맥(intercostal veins)의 관계.

로 그리고 동맥관은 결합조직성분으로 된 동맥관인대(ligamentum arteriosum)로 된다(그림 6-42, 43).

태반을 통한 혈액순환

왼 및 오른속엉덩동맥에서 한 개씩의 배꼽동맥(umbilical arteries)이 갈라져 나와, 탯줄을 통하여 태반에 분포한다. 그리고 태반에서는 하나의 배꼽정맥(umbilical vein)이 탯줄을 통하여 태아의 배안에 도달하게 된다. 태아의 각 기관에서 이산화탄소 및 노폐물을 회수한 정맥혈액은 배꼽동맥을 통하여 태반에 이르게 된다. 태반에서 태아쪽 혈액과 모체쪽 혈액의 사이에서 가스교환과 물질교환이 일어나 산소 및 영양분을 함유한 혈액이 배꼽정맥을 통하여 태아쪽으로 흘러간다. 배꼽정맥은 간의 아랫면에 있는 정맥관(ductus venosus)을 거쳐서 아래대정맥으로 연결되는 경로, 그리고 문맥과 합류하여 간을 통과한 다음 간정맥을 거쳐 아래대정맥으로 연결되는 경로가 있는데, 대부분의 혈액은 정맥관을 통하여 흘러간다. 영양분은 오직 모체로부터 공급받고 있어 간에 저장할 필요도 없고 또 해독해야 할 유해물질

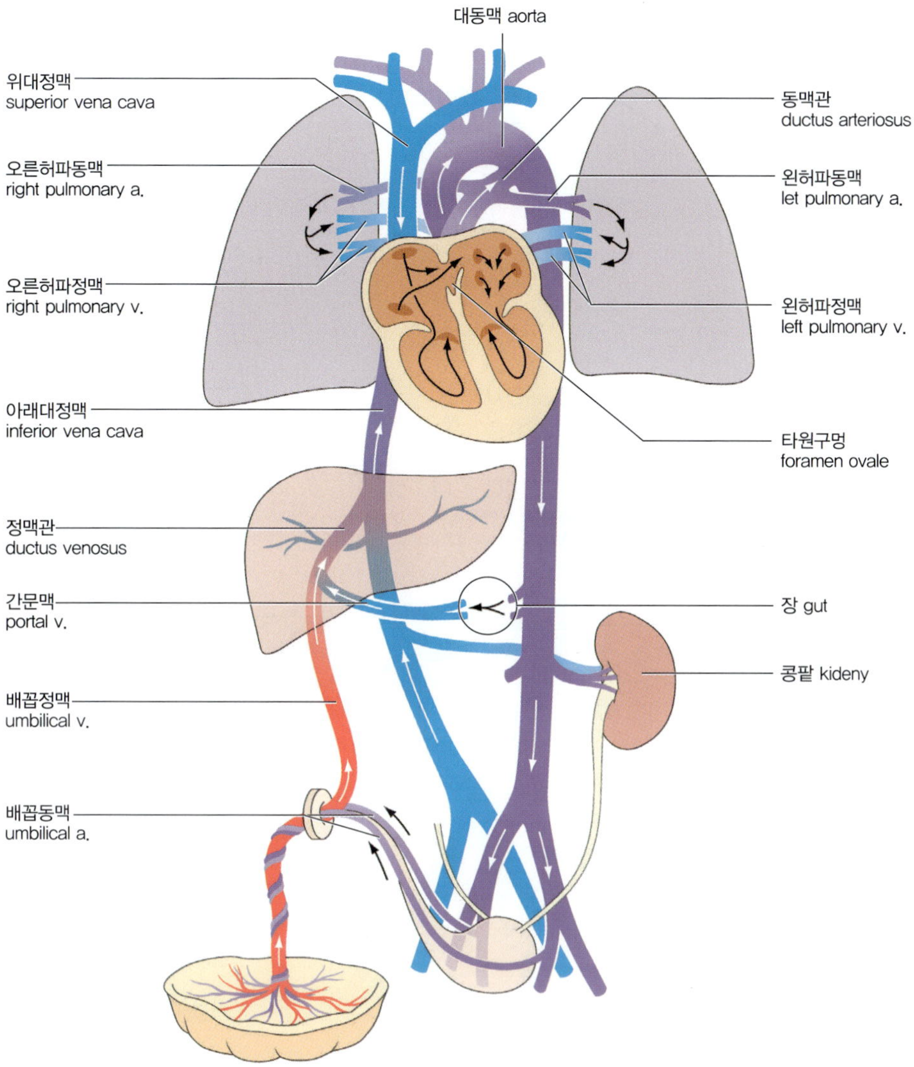

그림 6-42. 태아 혈액순환(fetal blood circulation)의 모형도.

도 없기 때문에 간으로 흘러가는 혈류량이 적더라도 이상이 생기지 않는다.

정맥관으로 흐르는 동맥혈액은 아래대정맥으로 들어가면 즉시 정맥혈액과 혼합되기 때문에 태아의 조직에는 동맥혈액과 정맥혈액이 섞인 혼합혈액이 공급된다. 그림 6-42에서 보는 바와 같이 위대정맥의 정맥혈액은 오른심방 내에서 아래대정맥으로부터 오는 혼합혈액과 합쳐져서 오른심실로 가고, 이 정맥혈액 성분이 많은 혼합혈액은 허파동맥과 동맥관을 거쳐서 대동맥을 통하여 하반신에 공급된다. 한편 오른심방에서 타원구멍을 거쳐 왼심방 및 왼심실을 통과한 동맥혈액성분이 많은 혼합혈액은 주로 팔머리동맥, 온목동맥 및 왼빗장밑동맥으로 흘러가서 몸의 윗부분에 혈액을 공급하며, 나머지는 대동맥으로 간다. 이러한 동맥혈액과 정맥혈액의 혼합비의 차이에 의해서 태아의 상반신은 하반신보다 크게 발육하게 되고, 이는 뇌의 발육에 더욱 중요하다.

태아혈관 중에서 일부는 출생 후 폐쇄되어 인대로 되는데, 배꼽동맥은 안쪽배꼽인대(medial umbilical ligament)로, 배꼽정맥은 간원인대(round ligament

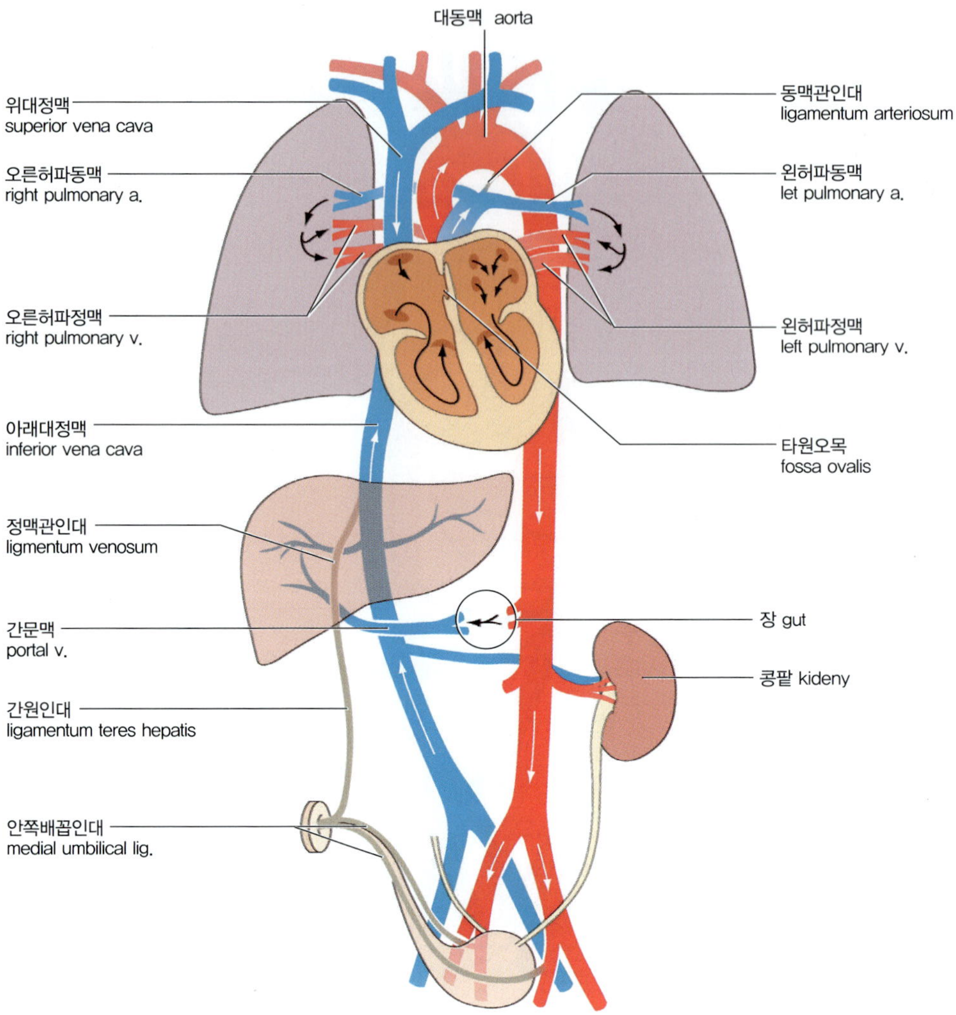

그림 6-43. 출생 후 혈액순환의 모형도.

of liver)로, 정맥관은 정맥관인대(ligamentum venosum)로 된다(그림 6-43).

림프계통

결합조직의 무형질인 조직액(tissue fluid) 성분 중에서 일부는 모세혈관을 통하여 혈액으로 흡수되지만 나머지는 림프계통(lymphatic system)이라고 하는 또 다른 맥관계통으로 흘러들어 간다. 림프계통은 모세림프관(lymphatic capillary)에서 시작하며, 이들은 차차 합류하여 굵은 림프관(lymphatic vessel)으로 되고, 이 림프관들은 최종적으로 오른림프관(right lymphatic duct)과 가슴림프관(thoracic duct)이라고 부르는 두 개의 큰 림프관으로 연결되며, 이 두 림프관은 정맥과 합친다. 림프관 속을 흐르는 액체를 림프(lymph)라 하고, 림프관에는 관문의 역할을 하는 림프절(lymph node)이 곳곳에 존재하며 림프와 같이 들어오는 세균 및 이물질을 제거하고 면역반응에 관여한다.

림프관벽의 구조는 정맥의 것과 유사하지만 일반적으로 정맥벽보다 얇고, 중간막에서는 민무늬근육

표 6-12. 림프줄기(lymphatic trunk)의 연결

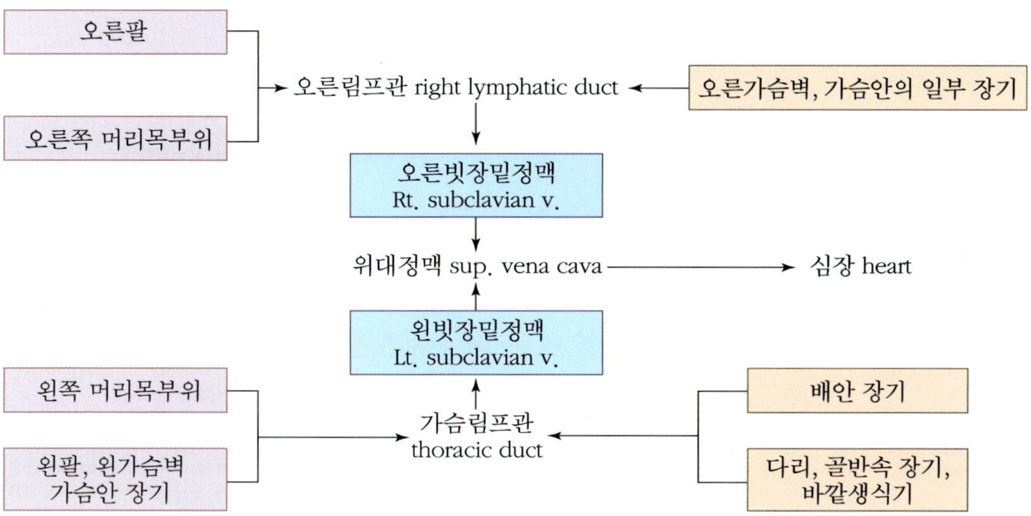

을 거의 볼 수 없다. 림프관에는 림프의 역류를 막기 위해 판막장치가 정맥보다도 많이 있기 때문에 판막이 있는 부위가 팽대되어 염주처럼 보이는 경우도 있다.

소화관, 호흡관, 비뇨생식관의 점막 및 점막밑조직에는 림프구가 밀집하여 작은 공모양의 구조물인 림프소절(lymphatic nodule)을 형성한다. 이 중에서 낱개로 곳곳에 산재하는 것을 홑림프소절(solitary lymphatic nodule)이라 하고, 여러 개가 무리지어 있는 것을 무리림프소절(aggregated lymphatic nodule)이라 한다. 그리고 림프소절들이 모여서 독립된 기관을 이루고 있는 경우를 림프기관(lymphatic organ)이라 하며, 림프절(lymph node), 가슴샘(thymus), 지라(spleen), 편도(tonsil), 파이어판(Peyer's patch) 등이 그것이다. 이 중에서 편도와 파이어판에 대하여는 제11장 소화계통에서 설명하였다.

림프관과 국소림프절

얼굴과 머리에 있는 림프관은 목빗근을 따라 흩어져 있는 얕은목림프절(superficial cervical lymph node) 및 깊은목림프절(deep cervical lymph nodes)을 거쳐 목림프줄기(jugular lymphatic trunk)로 연결된다(표 6-12, 그림 6-44, 45).

팔의 림프관은 팔오금에 있는 팔오금림프절(cubital lymph nodes)을 거친 후 겨드랑림프절(axillary lymph nodes)에 모인다. 또 가슴벽에서의 림프관도 겨드랑림프절로 들어오고, 이것들은 합류하여 빗장밑림프줄기(subclavian lymphatic trunk)가 된다(표 6-12, 그림 6-44, 45). 유방암 수술 시에는 이러한 림프절을 제거하게 된다.

다리의 림프관은 오금림프관(popliteal lymphatic vessel)을 거쳐서 고샅림프절(inguinal lymph nodes)에 유입되며, 배벽, 바깥생식기, 샅, 항문부에서의 림프관도 고샅림프절에 유입된다. 그 후 배대동맥 부근에 있는 허리림프절(lumbar lymph nodes)을 경유하여 허리림프줄기(lumbar lymphatic trunk)로 들어가며, 그 끝은 가슴림프관에 유입된다(표 6-12, 그림 6-44, 45). 매독환자의 경우 남자에서는 매독균이 고샅림프절을 거쳐 오지만, 여자에서는 질의 림프관이 직접 골반림프절(pelvic lymph nodes)에 유입되기

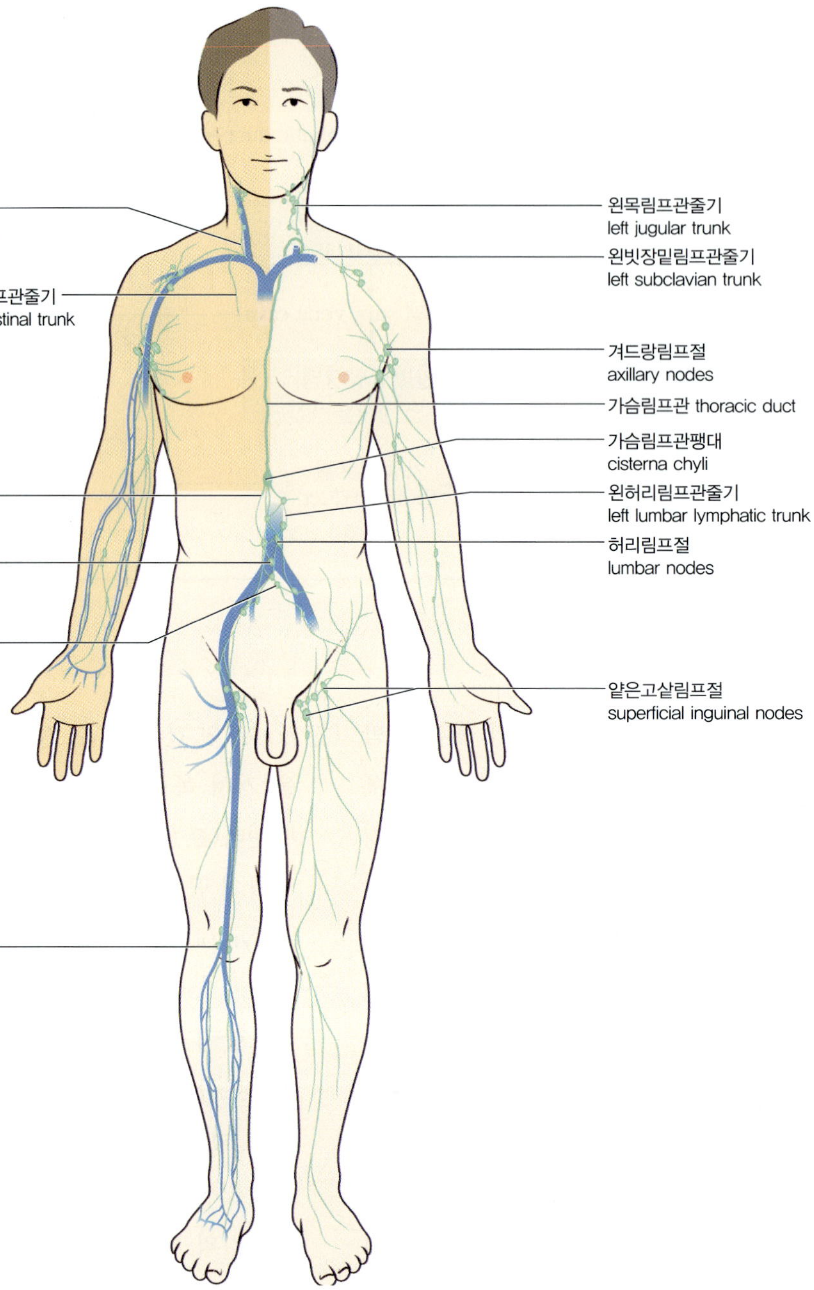

그림 6-44. 림프계통(lymphatic system)의 전경.

때문에 고샅림프절을 통과하지 않는다.

배안의 내장 중에서 작은창자, 큰창자 등의 림프는 창자간막림프절(mesenteric lymph nodes)에 모이고, 위, 간, 샘창자, 지라에서의 림프는 각각 그 소속림프절을 경유하여 복강림프절(celiac lymph nodes)로 집합한 다음 창자림프줄기(intestinal lymphatic trunk)로 들어가서 가슴림프관에 유입된다. 허리와 창자림프줄기가 유입되는 가슴림프관의 시작부위는 팽대된 주머니모양의 가슴림프관팽대(cisterna chyli)로 이루어져 있다. 림프는 무색투명하지만 창자림프줄기의 림프는 소화관에서 흡수된 지방이 섞인 백색의 혼탁액인데 이것을 암죽(유미 chyle)

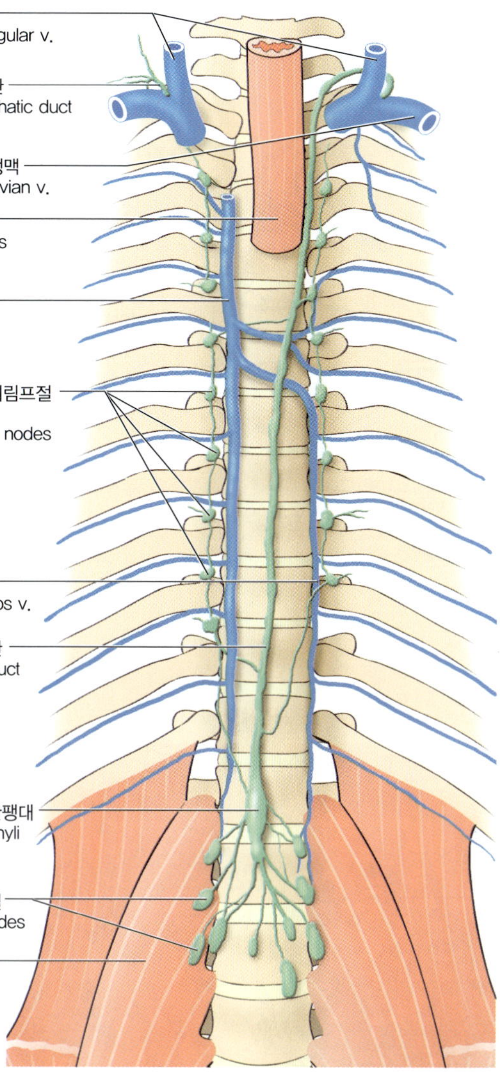

그림 6-45. 림프줄기(lymphatic trunk)의 연결 모형도.

이라고 한다. 가슴림프관팽대의 원어명칭도 이곳에 암죽이 유입하고 있다는 뜻에서 사용되고 있는 것이다. 골반장기의 림프는 속엉덩림프절(internal iliac lymph nodes)을 거쳐 전술한 허리창자림프줄기에 유입된다(표 6-12, 그림 6-44, 45).

허파의 림프관은 기관지를 따라서 달리고 있고, 허파내부에 있는 기관지허파림프절(bronchopulmonary lymph nodes)로 들어간다. 이곳은 폐결핵(pulmonary tuberculosis)의 초기에 결핵성 림프절염을 일으켜 방사선상에서 쉽게 인지되며, 임상적으로 허파문림프절(lymph node of pulmonary hilum)로 잘 알려져 있다. 왼쪽의 가슴우리와 그 주위의 장기에서 오는 림프관은 모여서 기관지세로칸림프줄기(bronchomediastinal lymphatic trunk)가 되어 가슴림프관으로 연결되며, 오른쪽 가슴의 배꼽위부분에서 오는 림프관은 오른림프관으로 연결된다.

가슴림프관(thoracic duct)은 최종 림프관 중에서 가장 굵고 긴 림프관으로 둘째허리척추뼈의 앞에 있는 가슴림프관팽대에서 시작하여 배대동맥의 뒤를 따라 올라가며, 계속하여 가로막의 대동맥구멍을 지나 가슴대동맥을 따라 목쪽으로 올라간 다음 왼목정맥과 왼빗장밑정맥이 합치는 곳 또는 그 근처의 왼빗장밑정맥에 연결되고 있다. 이에 비하여 오른림프관(right lymphatic duct)은 오른목림프줄기, 오른빗장밑림프줄기 및 오른기관지세로칸림프줄기가 합쳐져 형성된 짧은 림프관이며, 그 끝은 오른속목정맥과 오른빗장밑정맥이 합치는 곳 또는 그 근처의 오른빗장밑정맥에 연결되고 있다.

종합해보면, 오른쪽의 머리목부위와 팔, 오른쪽 가슴의 위부위에서 오는 림프는 오른림프관을 통해 오른빗장밑정맥으로, 그리고 온몸의 나머지 부위에서 오는 림프는 가슴림프관으로 모인 다음 왼빗장밑정맥으로 유입함으로써 혈류와 합쳐지게 된다(표 6-12, 그림 6-45).

림프절

림프절(lymph node)은 쌀알 정도의 작은 것에서부터 완두콩 정도의 크기까지 그 크기가 다양하지만 구조는 비슷하다. 림프절의 한 쪽에 문(hilum)이라고 부르는 오목한 곳이 있는데 이곳에는 혈관이 출입하고 있으며, 한두 개의 날림프관(efferent vessels)이 나가고 있다. 림프절의 표면은 결합조직성 피막(capsule)으로 덮여 있고, 들림프관(afferent vessels)이 여러 곳에서 피막을 뚫고 들어오고 있다. 또 이 피

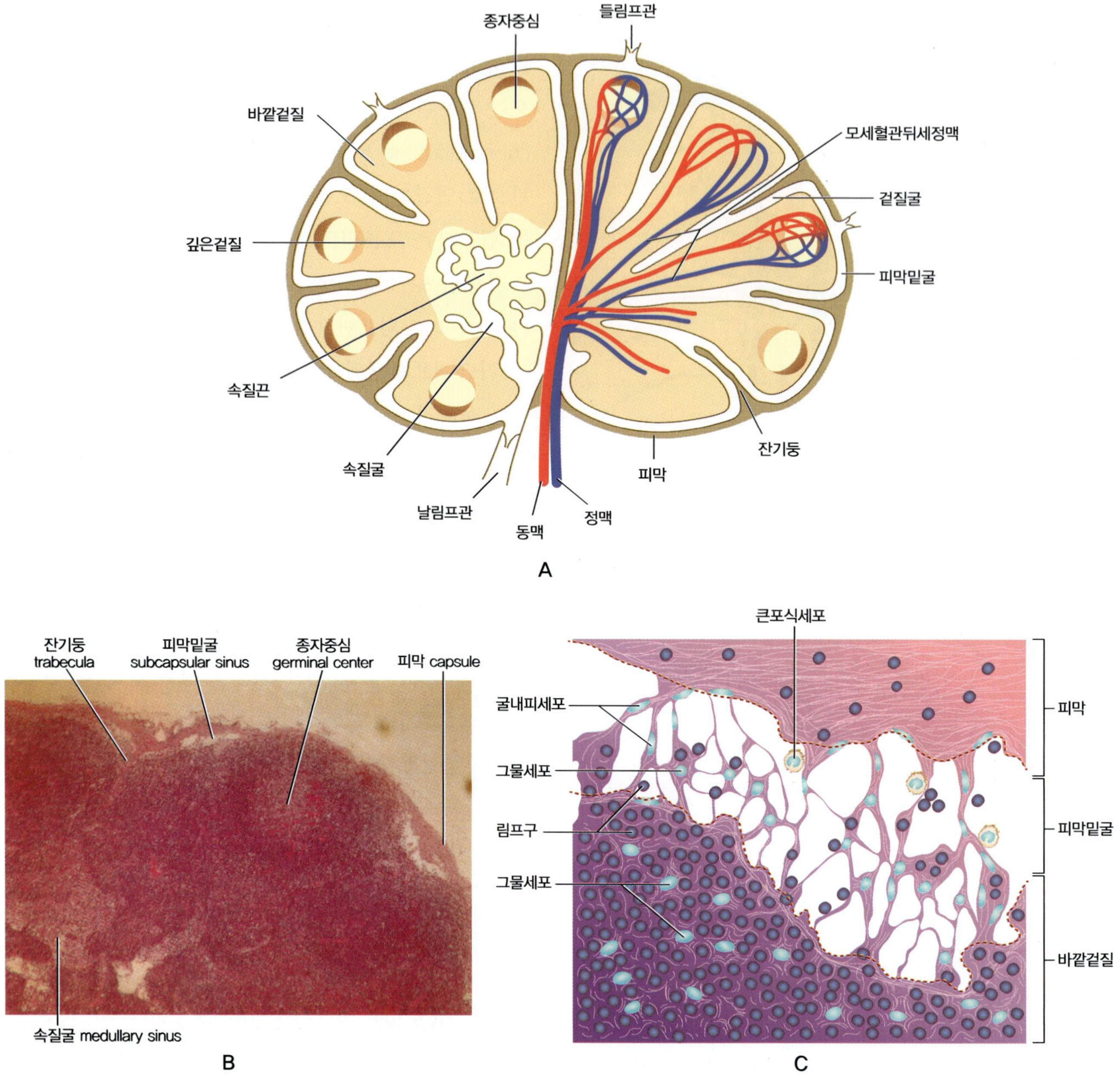

그림 6-46. 림프절의 구조를 나타내는 모식도. A: 림프절의 모형도(그림의 오른쪽 부분에는 혈관의 분포양상을 나타내었다.). B,C: 피막 및 겉질부위.

막에서 연속된 잔기둥(trabeculae)이 림프절 속으로 뻗고 있어서 림프절을 불완전하게 여러 구역으로 나누고 있다. 림프구가 밀집하고 있어 어둡게 보이는 림프절의 주변부를 겉질(cortex)이라고 하고, 겉질에서 계속된 림프조직이 불규칙하게 끈(cord)을 이루고 있는 림프절의 가운데 부위를 속질(medulla)이라고 부른다. 잔기둥에 의하여 나뉜 겉질의 작은 구역에는 림프소절(lymphatic nodule)이 있으며, 이 림프소절의 주변에는 림프구가 밀집해 있고, 특히 림프소절의 중앙부에는 여러 분화 단계의 림프구가 있어 보다 밝게 보이는 부위가 구별되는데 이를 종자중심(germinal center)이라고 하며, 이곳에서 체액면

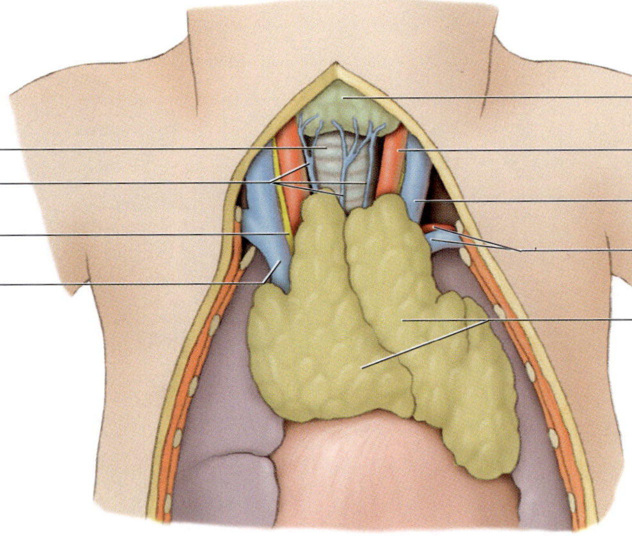

그림 6-47. 가슴샘(thymus)의 위치.

역반응(humoral immune response)에 관여하는 B림프구(B lymphocyte)가 생겨난다. 피막과 잔기둥을 따라 그리고 속질끈(medullary cord)의 림프조직 사이에는 림프굴(lymphatic sinus)이 형성되어 있으며, 이 림프굴은 들 및 날림프관과 통하고 있어 림프가 림프굴을 흐르는 동안 성숙된 림프구가 림프관으로 들어와 림프의 흐름을 타게 된다(그림 6-46).

림프관을 통하여 림프와 함께 림프절로 들어온 세균과 이물질은 림프굴의 그물세포에 포식되어 처리된다. 감염이 심하게 되면 한 곳의 림프절만으로는 처리할 수 없으므로 차례로 그 다음의 림프절로 세균이 흘러가게 되어 염증반응을 일으킨다. 또 림프절에서 림프가 림프굴을 흐르는 동안 림프조직으로부터 성숙한 림프구(B림프구)를 받으며, 이를 혈액으로 보내어 병원균 및 이물질에 대한 온몸의 면역반응을 높인다. 신체의 어떤 기관에서 발생한 암세포는 림프를 타고 림프절에 이르고, 그 속의 림프굴에서 증식하며, 증식된 암세포는 다시 그 다음 경로에 있는 림프절로 흘러 들어가 전이(metastasis)된다.

가슴샘

가슴샘(thymus)은 가슴안 윗부분의 복장뼈 바로 뒤쪽에 위치하며 심장막의 앞과 접하고 있다(그림 6-47). 태아기에서 생후 2년까지는 몸의 크기에 비해서 비교적 큰 용적을 갖고 있으며, 사춘기 이후가 되면 그 크기가 점점 감소되기 시작하며 지방조직으로 대치된다.

가슴샘의 구조를 보면 겉은 결합조직성 피막(capsule)으로 싸여 있고, 속은 피막에서 계속된 사이막(septum)에 의하여 다양한 크기의 소엽(lobule)으로 나뉘어 있다. 가슴샘 소엽의 실질은 상피그물세포(epithelial reticular cell)에 의하여 이루어진 그물의 사이에 림프구들이 존재하되 림프구가 밀집하여 있는 주변부인 겉질(cortex)과 림프구가 적은 중심부인 속질(medulla)로 구분된다. 가슴샘 속질의 곳곳에는 상피그물세포가 동심원상으로 배열된 가슴샘소체(thymic corpuscle, 핫살소체 Hassall' s bodies)가 나타나는데 이들은 상피그물세포들이 퇴화 변성되는 곳이다(그림 6-48, 49).

가슴샘은 세포매개면역반응(cell mediated immune response)에 관여하는 T림프구(T lympho-

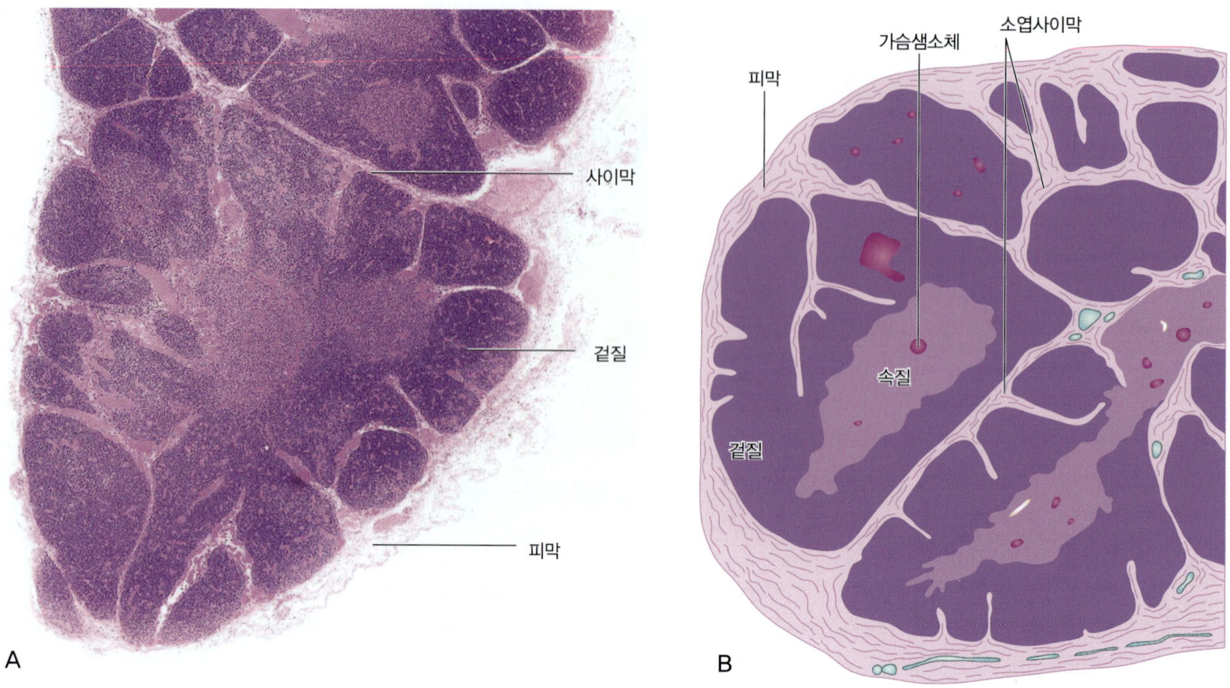

그림 6-48. 가슴샘(thymus)의 구조.

cyte)가 생겨나는 장소이며, 이 T림프구는 골수에서 생겨난 미숙한 림프구가 혈류를 타고 이곳에 도달하여 기능적으로 성숙한 세포이다. 이 T림프구는 겉질과 속질의 경계부에 있는 모세혈관뒤세정맥(post-capillary venule)을 통하여 혈액으로 들어간다.

지라

지라(spleen)는 배안에서 위의 왼뒤쪽에 있으며 가로막과 넓게 접하고 있다. 우리 몸에서는 혈액을 다량 함유하고 있기 때문에 암적색을 띠고 있으며, 그 크기는 혈액의 함유량에 따라 변동되지만 대체로 길이가 10cm, 폭이 6cm, 두께가 3cm 정도이며 무게는 약 170g이다. 지라의 안쪽면(내장쪽면)은 위, 콩팥 및 잘록창자와 접하여 있고, 내장쪽면의 가운데에 혈관 및 신경이 출입하고 있는 문(hilus)이 있다(그림 6-50). 지라에서 문을 제외한 대부분의 표면은 배막으로 덮여 있다.

지라는 섬유결합조직성 피막(capsule)으로 둘러싸여 있고, 이 피막에서 잔기둥(trabeculae)이 뻗어 들어가 지라실질을 불완전하게 여러 구역으로 나누고 있다. 지라의 실질을 지라속질(splenic pulp)이라 하며, 백색속질(white pulp)과 적색속질(red pulp)로 구분된다. 지라를 신선한 상태에서 잘라보면 백색속질은 림프구가 모여 있어서 작은 흰 부분으로, 그리고 적색속질은 혈액이 들어 있어서 붉게 보인다(그림 6-51).

백색속질은 많은 림프구들이 밀집해 있는 림프조직으로 이루어진 부분으로 그 속에 림프소절들이 곳곳에 존재한다. 이 림프소절로부터 B림프구가 생겨나며, 림프소절 주위의 림프조직에는 가슴샘에서 생겨나 이주한 T림프구들이 분포해 있다.

적색속질은 굴모세혈관인 지라굴(splenic sinus)과 그 사이의 그물결합조직인 지라끈(splenic cord)으로 이루어져 있다. 특히 지라끈에는 많은 큰포식세포들이 다수 분포해 있어 혈관을 통해 들어온 세균이나 이물질 그리고 수명을 다 한 적혈구 등을 포

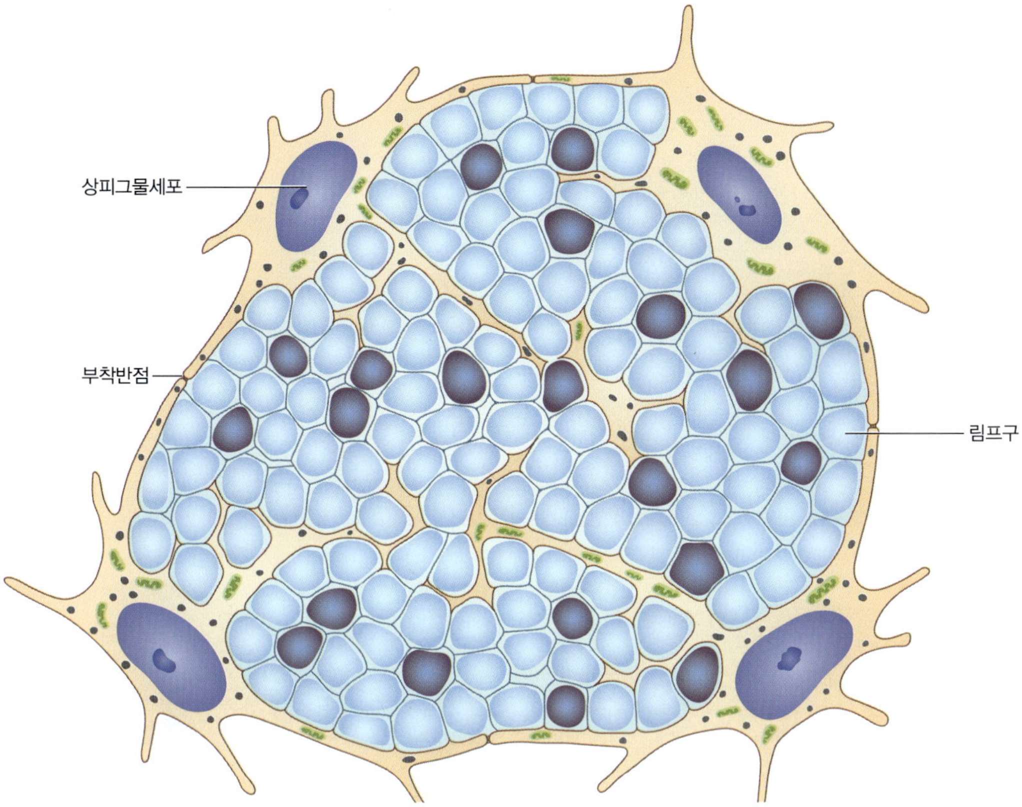

그림 6-49. 가슴샘겉질(cortex of thymus)의 구조.

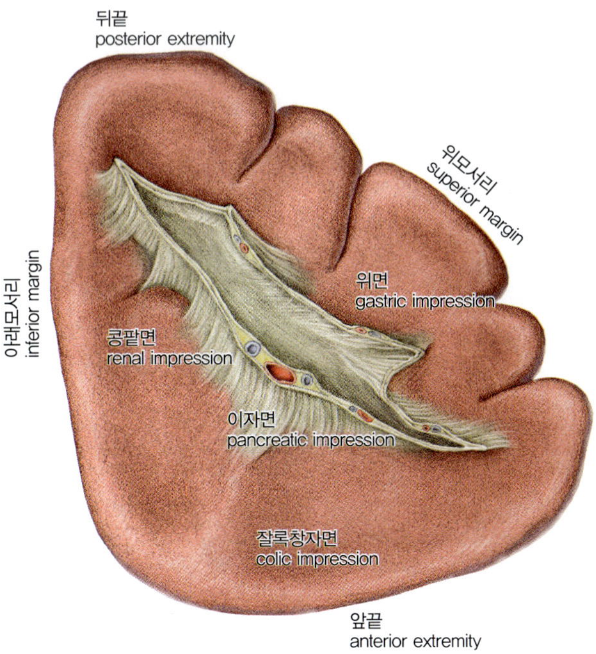

그림 6-50. 지라(spleen)의 내장면.

식 처리한다.

지라의 혈액순환을 보면 지라문으로 들어간 지라동맥(splenic artery)은 지라잔기둥 속에서 잔기둥동맥(trabecular artery)으로 되고, 이들은 갈라지면서 먼저 백색속질을 지나는 중심동맥(central artery)으로 이어진다. 중심동맥은 적색속질로 나오면서 몇 가닥으로 다시 나뉘어 붓털세동맥(penicillar artery)으로 되고, 이 세동맥의 끝은 모세혈관으로 이어진다. 혈액은 모세혈관에서 지라굴로 유입되는데 이 과정에는 두 가지 순환방식이 있다. 하나는 열린순환(open circulation)으로 모세혈관이 지라끈에 열린 다음 그 혈액이 지라끈을 돌아 지라굴로 흘러드는 방식이고, 다른 하나는 닫힌순환(closed circulation)으로 모세혈관의 끝이 직접 지라굴에 연결되는 방식이다(그림 6-52). 지라굴의 혈액은 짧은 속질정맥(pulp vein)으로 모아지고, 계속하여 잔기둥정

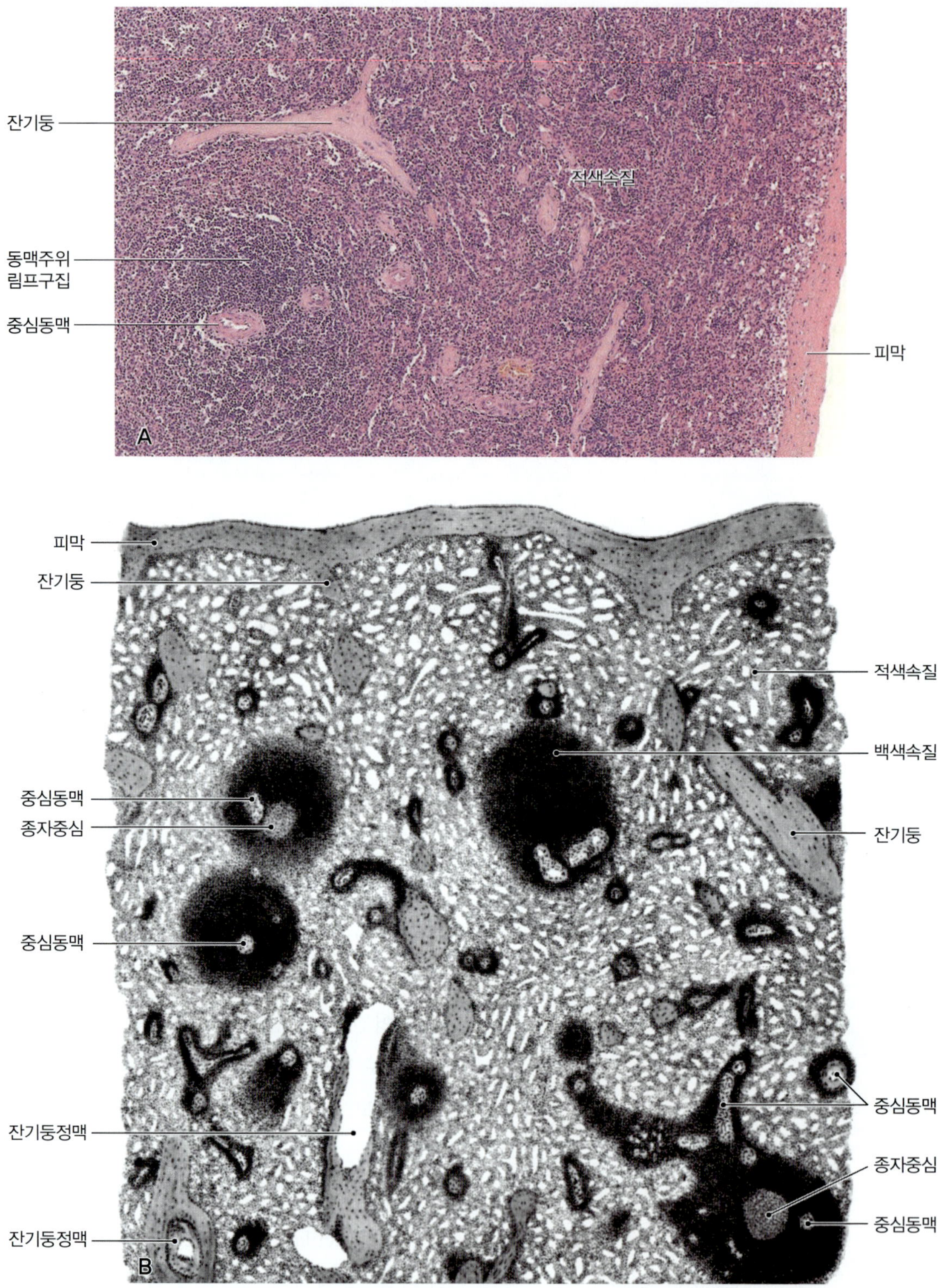

그림 6-51. 절편표본에서 관찰한 지라(spleen)의 구조.

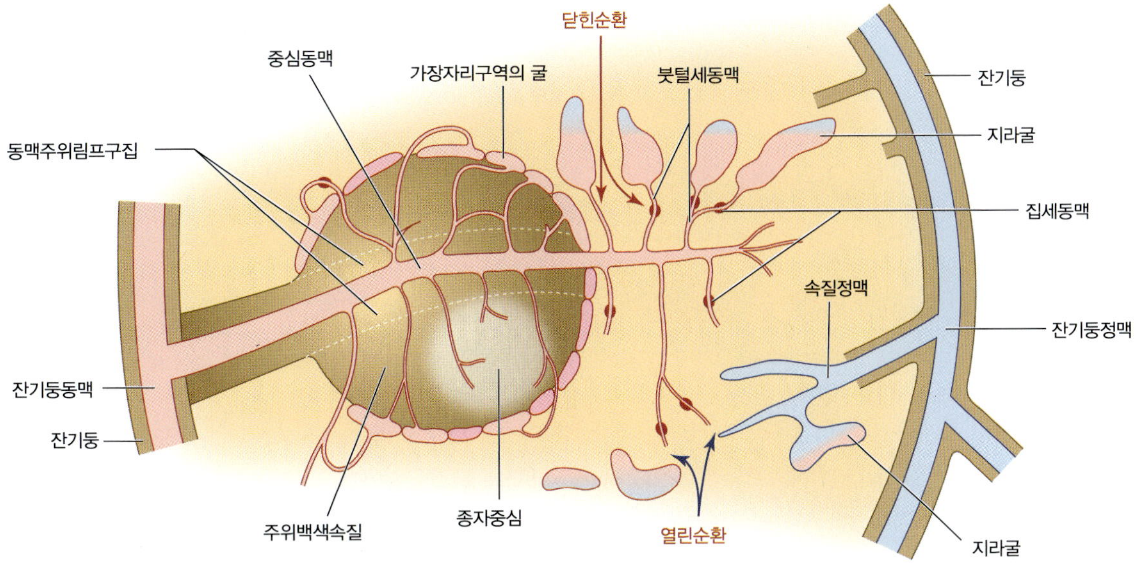

그림 6-52. 지라(spleen)의 혈액순환을 나타내는 모형도로서 열린순환과 닫힌순환을 함께 표시하였음.

맥(trabecular vein)으로 이어지며, 그 후 지라정맥(splenic vein)이 되어 지라문을 통하여 나간다.

지라의 기능은 매우 다양하다. 지라끈의 큰포식세포는 활발한 포식작용에 의해서 세균 및 이물질을 섭취하고, 또 수명이 다 된 적혈구를 파괴시켜 헤모글로빈으로부터 철분(iron)과 빌리루빈(bilirubin)으로 분해하여 혈액으로 방출한다. 지라는 다량의 혈액을 보유할 수 있는 구조를 갖추고 있으며, 따라서 순환혈류량을 조정할 수 있다. 또 지라는 림프조직을 갖고 있기 때문에 면역반응에 중요한 구실을 한다고 알려져 있다. 그러나 지라를 제거할 경우 다른 부위에 있는 림프조직이 대상성 역할을 하기 때문에 면역반응에 큰 장애를 일으키지 않는다. 그리고 태생기에 지라는 골수와 같이 조혈기능도 수행한다.

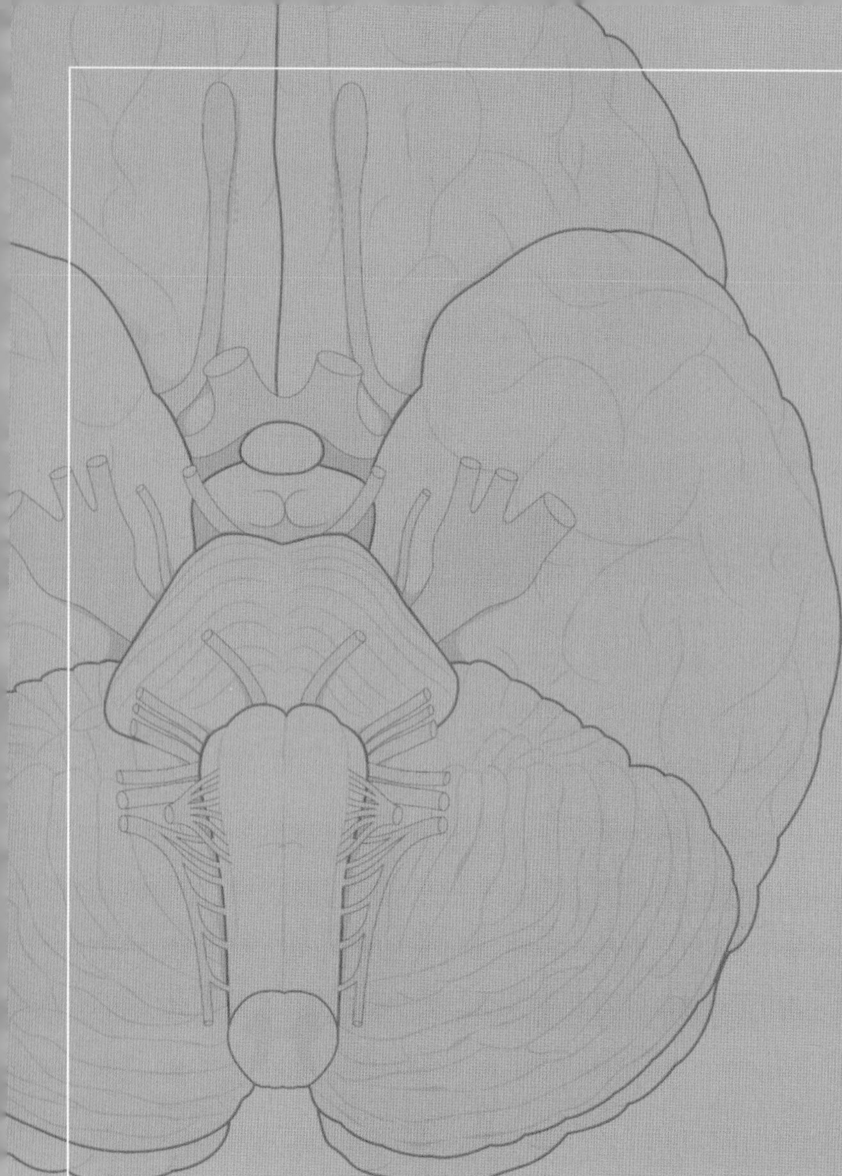

제 7 장

신경계통

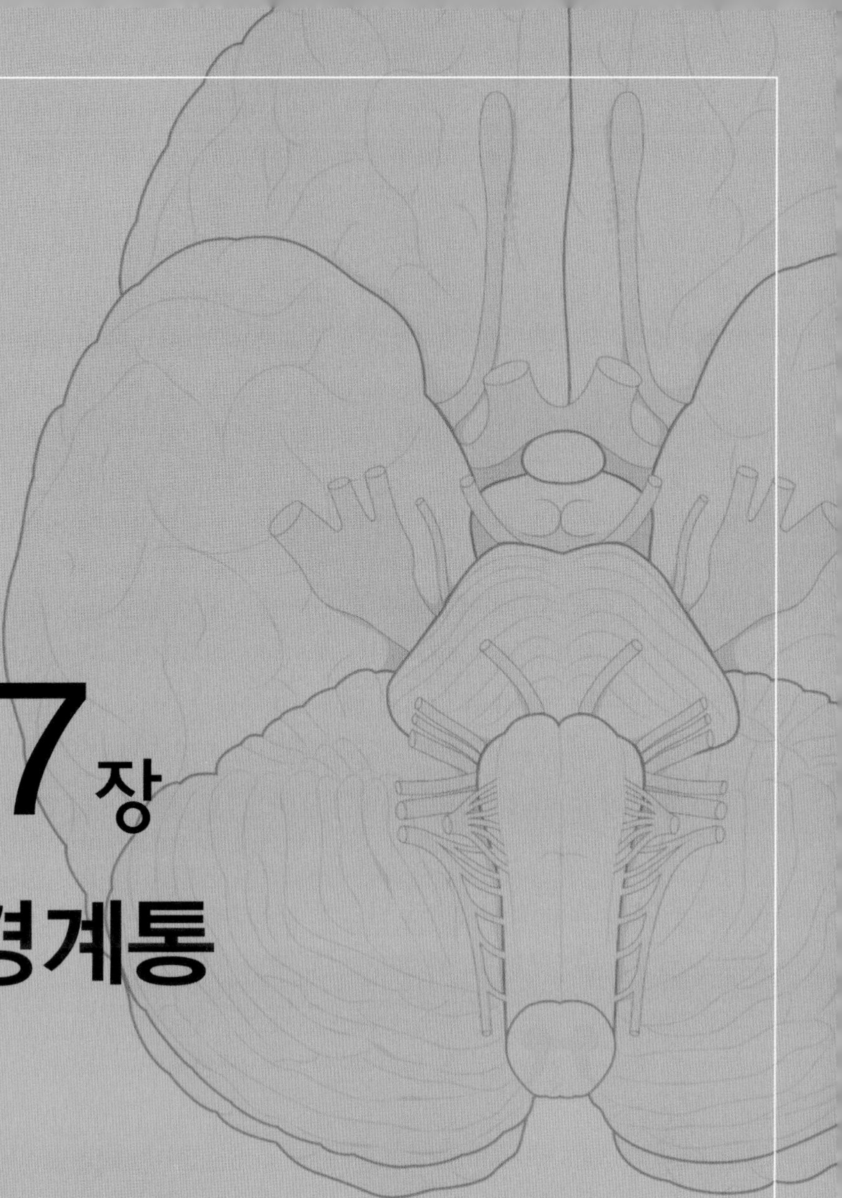

신경계통(nervous system)은 신경의 활동에 의하여 신체의 기능을 통제 내지 조정하는 역할을 한다. 신경성 통제는 크게 두 종류로 구분할 수 있다. 하나는 생명의 유지를 위하여 민무늬근육이나 심장근육의 운동기능과 각종 샘(gland)의 분비활동을 조절하는 것으로 보통 우리의 의식에 관계없이 자율적으로 행해지고 있기 때문에 자율작용이라 한다. 다른 종류는 환경의 변화에 대응하기 위하여 신체의 활동을 적응시키는 작용으로, 이러한 경우에는 자극을 받아들이는 감각작용과 그것에 대응하여 신체를 반응시키는 운동작용이 있다. 신경계통에서 감각을 받아들이기 위해서는 감각기관이 필요하고, 운동을 행하기 위해서는 뼈대근육 등의 운동기관이 필요하다. 이러한 기능을 수행하는 과정에서 자극을 받아들이는 장치를 수용기(receptor) 또는 감각기관(sensory organ)이라 하고, 반응을 일으키는 장치를 효과기(effector) 또는 운동기관(motor organ)이라 하며, 이 양자의 사이를 구조적 및 기능적으로 연결하는 것이 신경계통이다. 신경계통은 그 작용의 중추적 역할을 감당하는 중추신경계통(central nervous system), 그리고 중추신경계통과 말초기관을 연결하는 말초신경계통(peripheral nervous system)으로 구분한다(표 7-1).

표 7-1. 신경계통의 구성

중추신경계통(CNS)
뇌(brain)
척수(spinal cord)
말초신경계통(PNS)
들신경(afferent nerve, 감각신경 sensory nerve)
날신경(efferent nerve, 운동신경 motor nerve)
몸신경계통(somatic nervous system)
자율신경계통(autonomic nervous system)
교감신경(sympathetic nerve)
부교감신경(parasympathetic nerve)

신경조직

신경조직(nervous tissue)은 신경계통을 구성하는 조직이며, 신경세포(nerve cell)와 이들을 지지하는 신경아교세포(neuroglial cell)로 이루어져 있고, 여기에 약간의 결합조직이 첨가되어 있다.

신경세포

신경세포(nerve cell)는 신경계통의 구조 및 기능의 단위가 되며 흔히 신경원(neuron)이라고도 부른다. 신경세포는 세포체와 이것으로부터 뻗어난 한 개 내지 다수의 세포질돌기를 갖고 있는데, 신경세포는 세포질돌기의 수에 따라 홑극신경세포(unipolar neuron), 거짓홑극신경세포(pseudounipolar neuron), 두극신경세포(bipolar neuron) 및 뭇극신경세포(multipolar neuron) 등으로 구별된다(그림 7-1, 2). 또 신경세포는 기능에 따라 운동신경세포(motor neuron), 감각신경세포(sensory neuron) 및 사이신경세포(internuncial neuron)로 나눈다.

세포체

신경세포체의 모양은 구형, 난원형, 방추형 또는 별모양 등 다양하다. 크기는 작은 것(지름 4 μm)으로부터 큰 것(지름 100 μm)까지 다양하지만, 20~50 μm의 것이 가장 많다. 세포체(cell body)는 보통 한 개의 핵과 이것을 둘러싸는 세포질로 구성된다. 핵은 핵막에 둘러싸여 있고 한 개의 핵소체를 갖고 있다. 세포질에는 사립체, 골지복합체, 세포질그물, 리보소체, 신경미세관, 신경잔섬유가 있고, 또 많은 신경세포에서는 리포푸신과립(lipofuscin granule)을 볼 수 있다. 특히 세포질 곳곳에 과립세포질그물이 조밀하게 모여 덩어리를 이루고 있는데 이와 같은 구조를 닛슬소체(Nissl body)라고 부른다. 또 세포체에서 축삭이 시작되는 부위의 세포질에 축삭으로 뻗고 있는 많은 신경미세관과 신경잔섬유가 있을 뿐

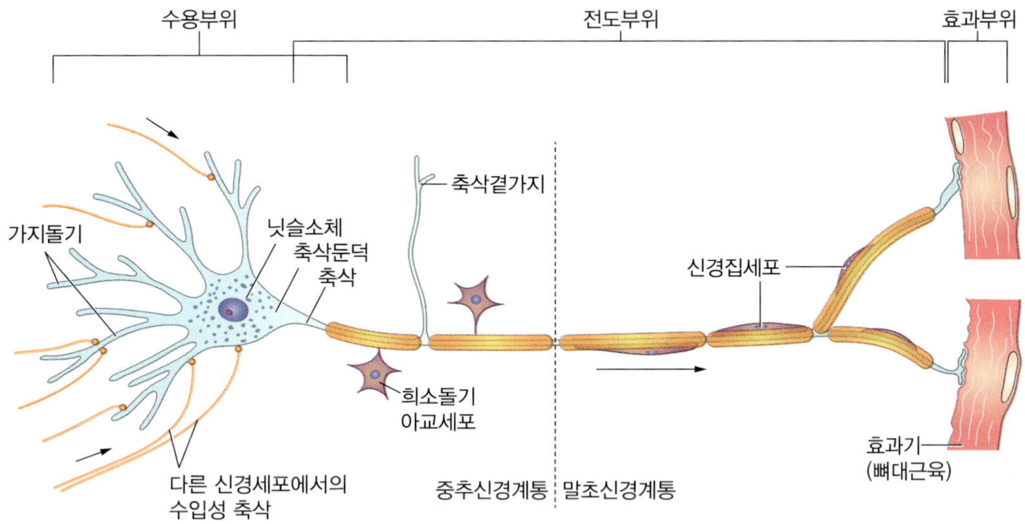

그림 7–1. 전형적인 운동신경세포에서 수용부위, 전도부위 및 효과부위를 나타내는 모형도. 화살표는 자극의 전도방향을 가리킴.

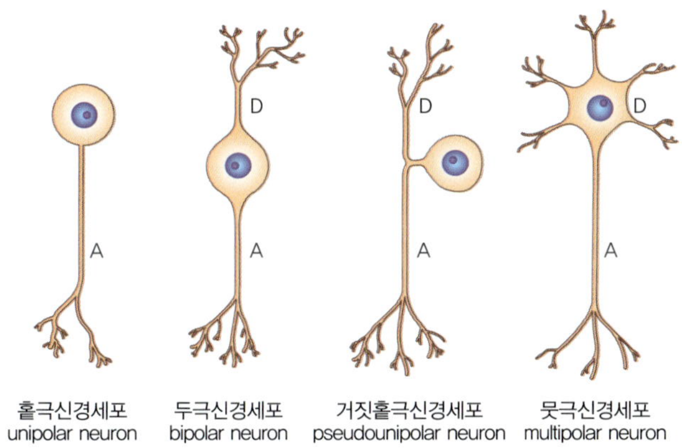

그림 7–2. 돌기의 수에 따른 신경원의 구분. A, 축삭(axon); D, 가지돌기(dendrite).

다른 소기관들이 없는 부위가 있어 이를 축삭둔덕(axon hillock)이라고 한다. 이들 세포체는 신경계통에서 크고 작은 무리를 이루고 있는데 중추신경계통에서의 세포 집단을 핵(nucleus)이라 하고, 말초신경계통의 것을 신경절(ganglion)이라고 한다.

돌기

신경세포의 돌기(process)는 가지돌기(dendrite)와 축삭(axon)으로 구별된다.

가지돌기(dendrite) : 대다수의 신경세포는 여러 개의 가지돌기를 뻗고 있으나 드물게 한 개를 갖는 경우도 있다. 세포체에서 뻗어난 가지돌기의 시작부분은 굵고, 나뭇가지처럼 되풀이되어 여러 가닥으로 나뉘면서 점차 가늘어지고 있다. 이와 같은 가지돌기는 축삭과 달리 세포체에서 볼 수 있는 리보소체, 닛슬소체가 있으며 다수의 신경미세관, 신경잔섬유 및 사립체가 있다. 어떤 신경세포의 가지돌기 표면에는 가시모양의 작은 돌기, 즉 가지돌기가시(dendritic spine)가 많이 있는 것도 있다. 가지돌기는 신경세포의 표면적을 현저하게 증가시키고, 또 가지돌기의 표면에는 다른 신경세포의 축삭종말이 독특하게 접촉하여 있는 이른바 신경연접(neuronal synapse)이 형성되어 있다(그림 7–4).

축삭(axon) : 축삭은 신경자극을 전도하는 가늘고 긴 민듯한 돌기로서 흔히 신경섬유(nerve fiber)라고도 부른다. 축삭은 세포체의 축삭둔덕으로부터 하나가 뻗어나며, 진행하는 과정에서 몇 개의 축삭곁가지(axon collateral)를 내고 있다. 축삭의 길이는 세포에 따라 1 mm 이하의 짧은 것으로부터 1 m가 넘는 긴 것까지 다양하다. 축삭의 속에는 다량의 신경미세관과 신경잔섬유, 약간의 무과립세포질그물과 사립체가 있을 뿐 다른 소기관들은 없다. 이와 같은 신경섬유(축삭)는 말이집(미엘린집 myelin sheath)이라고 하는 싸개로 둘러싸여 있는 말이집(미엘린집)신경섬유(myelinated nerve fiber)와 미엘린집(말이집)이 없는 민말이집(무미엘린집)신경섬유(unmyelinated nerve fiber)로 크게 구별된다. 이런 신경섬유의 구조는 중추 및 말초신경계통에서 다르다. 즉 중추신경계통의 신경섬유 중에서 말이집신경섬유의 경우는 단지 말이집으로 싸여 있고, 민말이집섬유는 어떤 구조로도 싸여 있지 않은 나체신경섬유(naked nerve fiber)이다. 이에 비하여 말초신경계통의 말이집신경섬유는 축삭을 싸고 있는 말이집의 겉에 신경집세포(neurilemmocyte, 슈반세포 Schwann cell)로 된 신경집(neurilemma, 슈반집 Schwann sheath)이 더 싸고 있으며, 말이집섬유의 경우도 신경집으로 싸여 있다(그림 7-3). 말초신경계통에는 중추신경계통의 나체신경섬유와 같은 신경섬유는 존재하지 않는다.

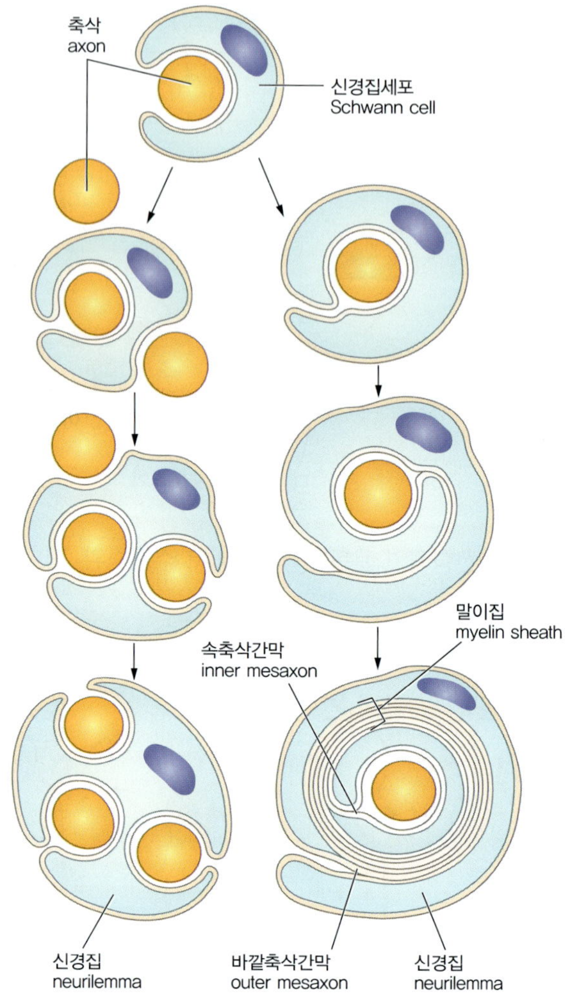

그림 7-3. 말초신경계통의 민말이집신경섬유와 말이집신경섬유의 형성과정을 설명하는 모식도.

신경연접

신경연접(neuronal synapse)은 신경자극(nerve impulse)이 한 신경세포에서 다른 신경세포, 효과기 또는 수용기로 전파되는 부위이며, 그 구조는 좁은 연접틈새(synaptic cleft)를 사이에 두고 연접앞부위와 연접뒤부위로 구분된다(그림 7-5). 연접앞부위에 해당하는 축삭의 끝부분인 축삭종말(axon terminal)은 다소 부풀어 있으며, 그 안에 다수의 연접소포(synaptic vesicle)가 포함되어 있다. 연접소포에는 신경전달물질(neurotransmitter)이 들어 있으며, 신경세포에 따라서 아세틸콜린(acetylcholine), 에피네프린(epinephrine), 도파민(dopamine), 세로토닌(serotonin), 글루타메이트(glutamate), 또는 감마아미노부티르산(γ-aminobutyric acid) 등 각기 다른 신경전달물질을 갖고 있다.

중추신경계통에서 축삭종말은 다른 신경세포의 세포체, 가지돌기 또는 축삭과 신경연접을 형성한다(그림 7-4). 이에 비하여 말초신경계통의 축삭종말 중에서 감각신경종말(sensory nerve ending)은 독특한 형태를 이루어 일반 및 특수감각기관에 분포하며, 운동신경종말(motor nerve ending)은 갖가지 근육세포(뼈대근육, 민무늬근육 및 심장근육)와 독특한 모습으로 연접을 이루고 있다.

말초신경의 구축

말초신경(peripheral nerve)은 중추신경계통과 말

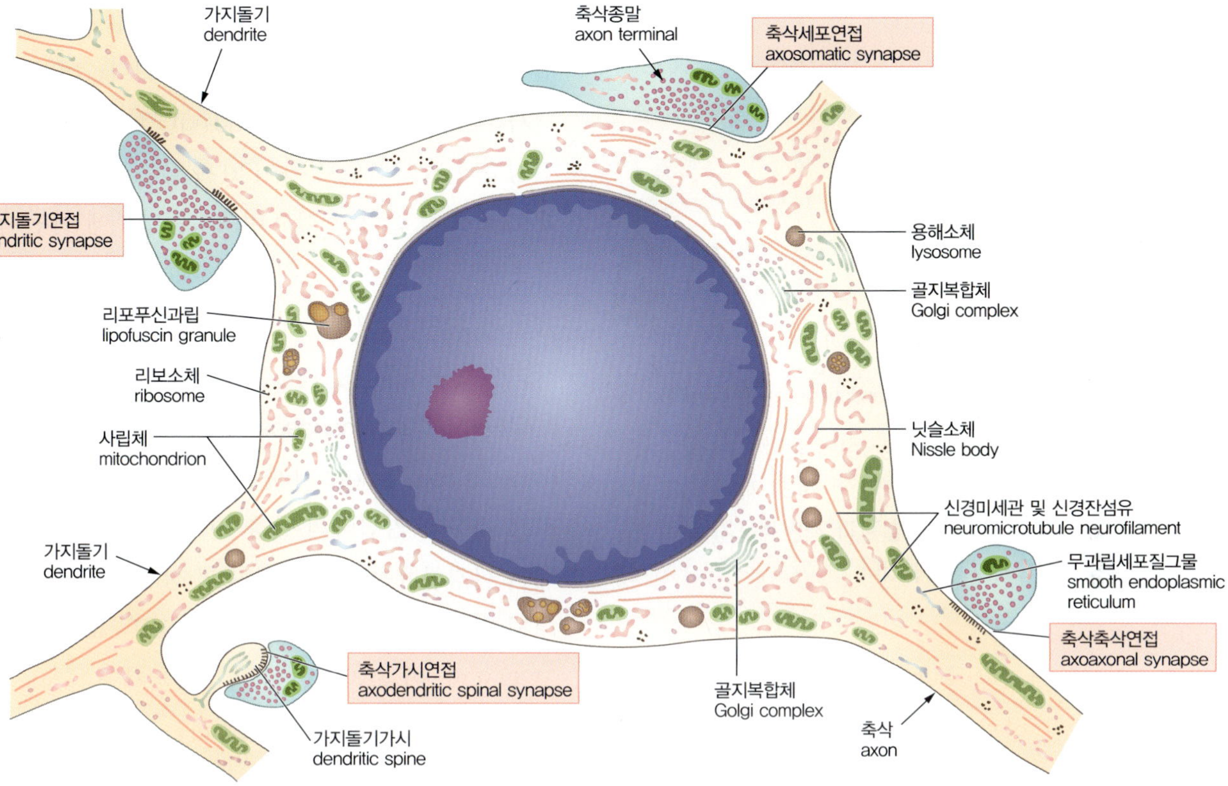

그림 7-4. 신경세포의 미세구조와 신경세포의 여러 부위에 이루어져 있는 갖가지 신경연접(neuronal synapse)의 모식도(TL Lentz 것의 개조).

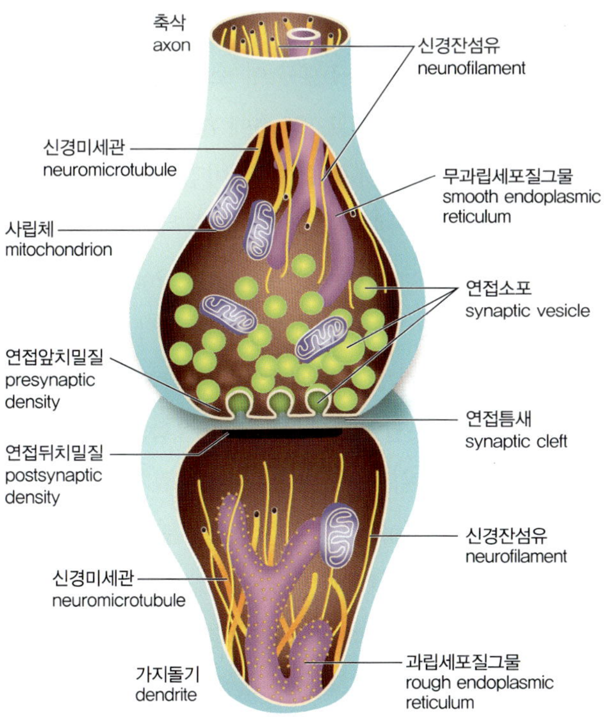

그림 7-5. 신경세포의 사이에서 연접을 이루고 있는 축삭종말의 구조를 나타내는 입체모식도.

초의 감각기관 또는 운동기관과의 사이에 자극을 전도하는 신경섬유들로 이루어져 있으며, 이들은 크고 작은 다발(fascicle, bundle)을 이루면서 진행하고 있다. 신경섬유다발은 신경다발막(perineurium)이라고 하는 얇은 치밀결합조직층으로 묶여 있고, 이들 신경다발은 신경바깥막(epineurium)이라고 하는 두꺼운 치밀결합조직층에 의하여 전체가 싸여 있다. 그리고 각 신경다발의 속에서 신경섬유의 사이를 메우고 있는 소량의 성긴결합조직을 신경속막(endoneurium)이라 한다(그림 7-6). 이와 같은 말초신경의 결합조직을 통하여 혈관과 림프관이 드나들고 있다.

말초신경종말

중추신경계통의 모든 신경종말은 신경원사이연접(interneuronal synapse)을 이루고 있는데 비하여

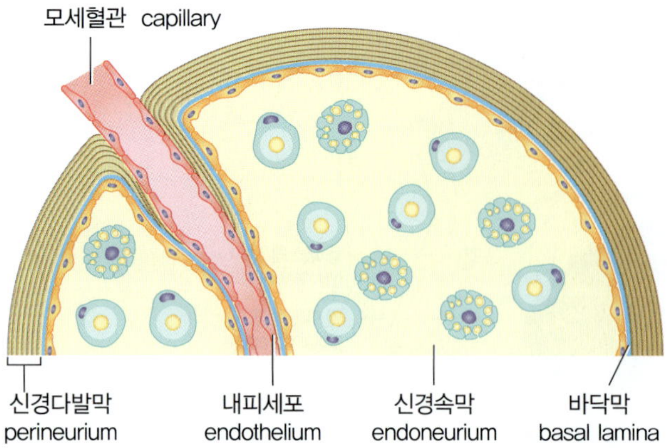

그림 7-6. 사람 자신경(ulnar nerve)의 횡단면 모식도. 신경다발막(perineurium)으로 둘러싸인 여러 개의 크고 작은 신경섬유다발의 사이에는 혈관과 지방세포가 들어 있는 성긴결합조직으로 채워져 있다.

말초신경계통의 신경종말은 신경세포와 연접을 이루기도 하지만 상피세포, 결합조직 및 근육조직의 특별한 세포와 연접하거나 그 조직 속에 존재한다. 말초신경종말은 기능에 따라 감각성 종말(sensory ending, 구심성 종말 afferent ending)과 운동성 종말(motor ending, 원심성 종말 efferent ending)로 크게 구별된다. 그리고 감각성 신경종말은 촉각, 압각, 온도각, 통각, 고유감각과 같은 일반감각(general sense)에 관여하는 것과 시각, 청각, 평형각, 미각, 후각과 같은 특수감각(special sense)을 감지하는 신경종말로 구별하며, 이 중에서 특수감각의 신경종말은 눈, 귀, 혀 및 코에서 독특한 구조인 특수감각기관(special sense organ)을 형성하고 있다. 여기서는 일반감각에 관여하는 감각성 종말에 대하여 기술할 것이며, 특수감각기관에 대하여는 제15장 특수감각기관에서 설명하고자 한다.

감각성 신경종말

일반감각에 관여하는 말초신경종말은 특별한 구조를 이루지 않고 단순한 형태로 끝나는 것도 있지만 대다수의 경우는 신경섬유의 끝이 결합조직과 더불어 복잡한 구조를 이루고 있다. 일반감각을 느끼는 신경종말에는 다음과 같은 것들이 있다(그림 7-7).

자유신경종말(free nerve ending) : 신경섬유의 끝이 신경집과 말이집으로 싸여 있지 않은 나체섬유의 형태로 단순히 끝나고 있으며, 그 종말부에 어떤 부수구조물도 형성되어 있지 않다. 이 신경종말은 상피세포의 사이와 결합조직에 널리 분포해 있으며, 촉각, 통각, 온도각 및 고유감각을 수용한다.

무피막감각소체(noncapsulated sensory ending, Merkel's corpuscle) : 기계수용기(mechanoreceptor)로서 피부와 입점막의 중층 편평상피에 있다. 이 소체의 신경섬유는 말이집을 벗고 상피로 들어가서 팽대되어 촉각원반(tactile disc, Merkel's disc)을 이루고 있으며, 이 촉각원반이 촉각상피세포(tactile epithelial cell, Merkel's cell)라고 하는 일종의 신경내분비세포와 접촉하고 있다.

촉각소체(tactile corpuscle, Meissner's corpuscle) : 피부에 널리 있는 난원형의 촉각수용기로서 진피유두(dermal papilla)에 위치하며, 특히 손바닥, 입술, 젖꼭지, 외음부 피부에 많다. 이 소체의 겉은 결합조직성 피막으로 싸여 있고, 그 속에 많은 촉각세포(tactile cell)들이 중첩되어 있으며, 말이집을 벗은 신경섬유가 촉각세포의 사이로 들어와 있다.

층판소체(lamellar corpuscle, Vater-Pacinian corpuscle) : 압각을 느끼는 기계수용기로서 피부의 진피, 피부밑조직, 관절주머니 등에 있다. 이 소체는 난원형으로 다른 종말보다 훨씬 크고 결합조직성 피막으로 싸여 있으며, 속은 마치 양파껍질처럼 동심원상으로 배열한 섬유세포로 차 있고, 말이집을 벗은 신경섬유가 그 가운데에 있다.

크라우제소체(Krause's corpuscle) : 냉각수용기 또는 기계수용기로 알려져 있는 작은 난원형의 종말로서 결막, 혀, 외부생식기의 결합조직 속에 있다. 이 소체는 피막으로 싸여 있으며, 그 속에 말이집을 벗은 신경섬유

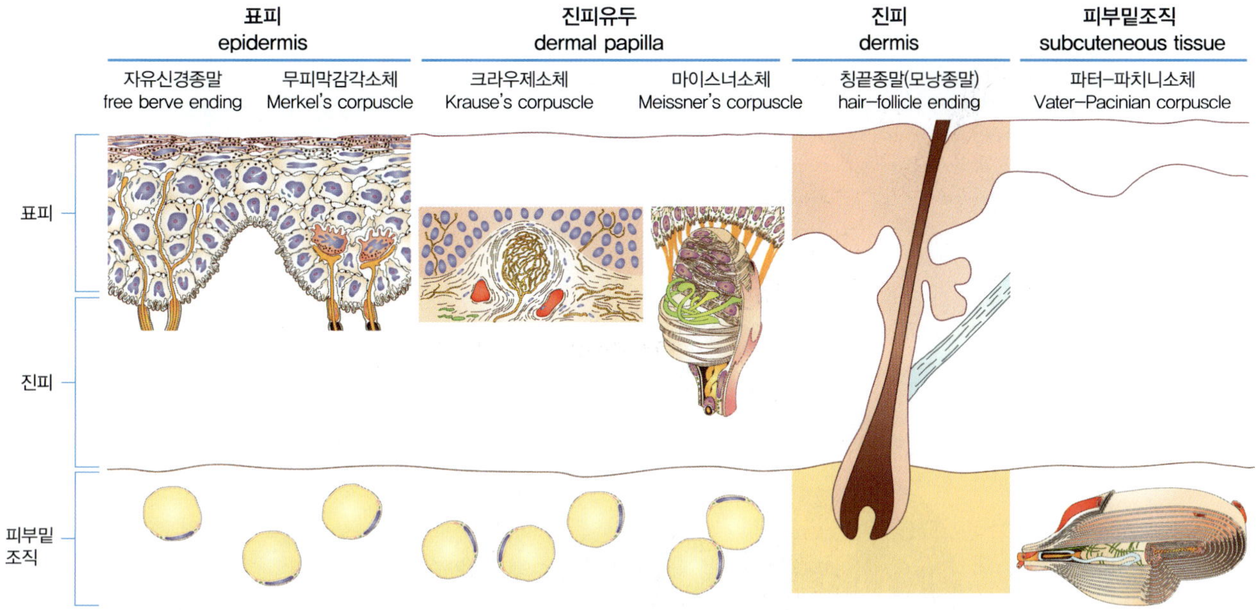

그림 7-7. 여러 가지 형태의 감각성 신경종말(sensory nerve endings).

가 여러 개의 가지로 나뉘어 끝나고 있다.

루피니소체(Ruffini's corpuscle) : 피부의 진피와 피부밑조직, 관절주머니 등에 존재하는 기계수용기 또는 고유감각수용기이다. 이 소체는 긴 난원형이고 피막으로 싸여 있으며, 피막을 뚫고 들어온 몇 개의 말이집을 벗은 신경섬유가 여러 개의 가지로 나뉘어 속의 아교섬유다발 사이에서 그물을 이루고 있다.

힘줄기관(tendon organ, Golgi tendon organ) : 힘줄을 이루고 있는 힘줄섬유다발의 사이에 있으며, 힘줄의 긴장을 느끼는 고유감각수용기이다. 이 방추는 긴 방추형이며 피막으로 싸여 있고, 속은 가는 힘줄원섬유다발로 차 있으며, 몇 개의 말이집을 벗은 신경섬유가 피막을 뚫고 들어와 여러 가닥으로 나뉘어서 원섬유다발을 나선상으로 둘러감고 있다.

근육방추(muscle spindle) : 뼈대근육에서 수축의 정도를 감지하는 고유감각수용기로 근육섬유다발의 사이에 있다. 이 종말은 방추형이고 겉은 피막으로 싸여 있으며, 속에 있는 몇 개의 방추속근육섬유(intrafusal muscle fiber)는 일반 구조가 뼈대근육세포와 비슷하지만 가늘고 길이가 짧다. 이 방추에 분포하는 감각신경섬유는 몇 가닥으로서 피막을 뚫고 들어와 가지 치면서 방추속근육섬유를 나선상으로 둘러 감고 있다. 이 근육방추에는 감각신경섬유 이외에 방추속근육섬유의 수축에 관여하는 운동신경섬유가 함께 들어와 있는데, 이는 척수에서 기원한 방추운동섬유(fusimotor fiber, 감마운동섬유 γ-motor fiber)이다.

운동성 신경종말

운동성 종말(motor ending, 원심성 종말 efferent ending)에는 뼈대근육에 분포하는 몸운동성인 것과 각종 샘기관, 맥관, 민무늬근육, 심장근육 등에 분포하는 자율성인 것이 있다. 몸운동성 신경종말은 뼈대근육세포에 연접을 이루어 운동을 지배하는 것으로서 운동종말판(motor end plate)을 형성한다.

운동종말판(motor end plate) : 뼈대근육세포의 수축에 관여하는 운동신경의 신경종말로서 근육세포와 독특한 형태의 신경근육연접(neuromuscular junction)을 이루고 있다(그림 7-8). 신경섬유는 근육세포의 표면에 도달하면 말이집을 벗고, 손가락을

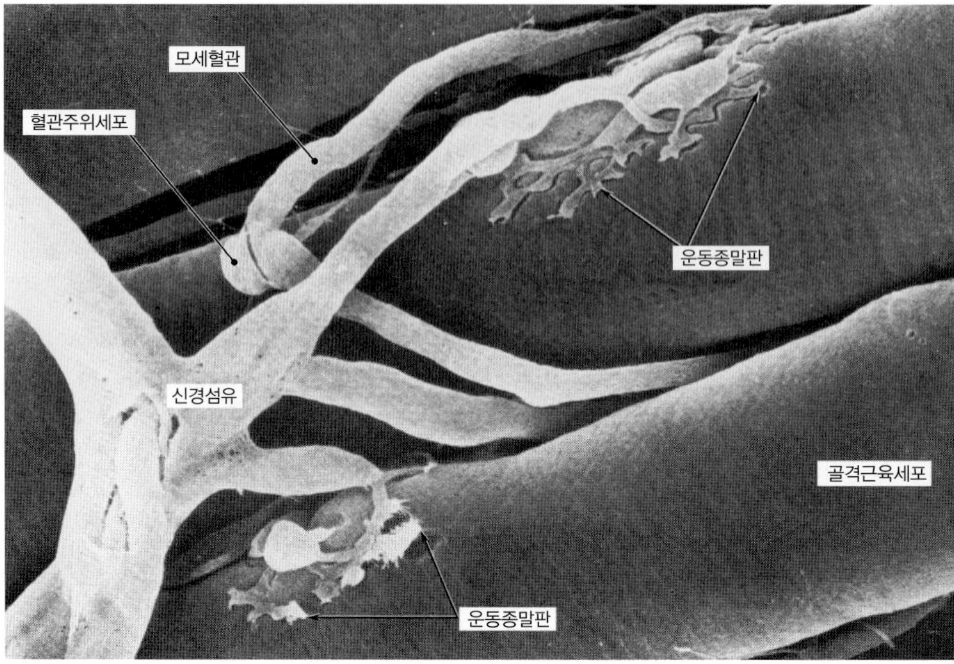

그림 7-8. 뼈대근육세포에 연접하는 운동종말판(motor end plate).

편 손모양으로 여러 짧은 가닥으로 나뉘어 근육세포와 연접을 이루고 있다. 연접부위에서 신경섬유종말에는 아세틸콜린(acetylcholine)이 포함되어 있는 많은 연접소포가 존재하며, 연접소포 속의 아세틸콜린은 수축성 자극에 의하여 연접틈새로 방출된다. 그리고 연접이후부위인 근육세포의 세포막에는 많은 잔주름이 이루어져 있고, 이 막에 아세틸콜린수용기(acetylcholine receptor)가 있어서 자극이 근육세포로 전도된다.

자율신경종말(autonomic nerve ending) : 여러 내장기관의 민무늬근육, 샘기관, 맥관, 심장근육 등에 분포하면서 내장운동, 샘분비, 맥관의 수축을 주관한다. 자율신경섬유는 신경집만으로 싸인 무말이집섬유로, 그 종말은 마치 감각신경종말 중에서 자유신경종말과 같이 특별한 구조나 장치를 이루고 있지 않고, 단순한 모습으로 표적세포에 근접하여 있거나 조직에 그치고 있으며, 신경종말의 속에는 신경전달물질이 들어 있는 연접소포가 포함되어 있다.

신경아교세포

신경아교세포(neuroglial cell)는 신경조직에서 신경세포를 지지하면서 대사기능을 원활하게 하는 세포이며 그 수는 신경세포보다 훨씬 많다. 이 세포는 중추신경계통에 있는 중추성 아교세포(central glial cell)와 말초신경계통에 존재하는 말초성 아교세포(peripheral glial cell)로 크게 구분한다. 중추성 아교세포에는 별아교세포(astrocyte), 희소돌기아교세포(oligodendrocyte), 미세아교세포(microglia) 및 뇌실막세포(ependymal cell)가 있으며(그림 7-9), 말초성 아교세포에는 신경집세포(슈반세포, neurolemmocyte, Schwann cell)와 위성세포(satellite cell)가 있다.

별아교세포(astrocyte) : 세포체로부터 다수의 돌기가 방사상으로 뻗어 있어 별모양이다. 세포의 모양에 따라서 두 종류로 구분되는데 비교적 짧고 복잡하게 가지 친 돌기를 가진 것을 원형질별아교세포(protoplasmic astrocyte)라고 하며, 소수의 가늘고

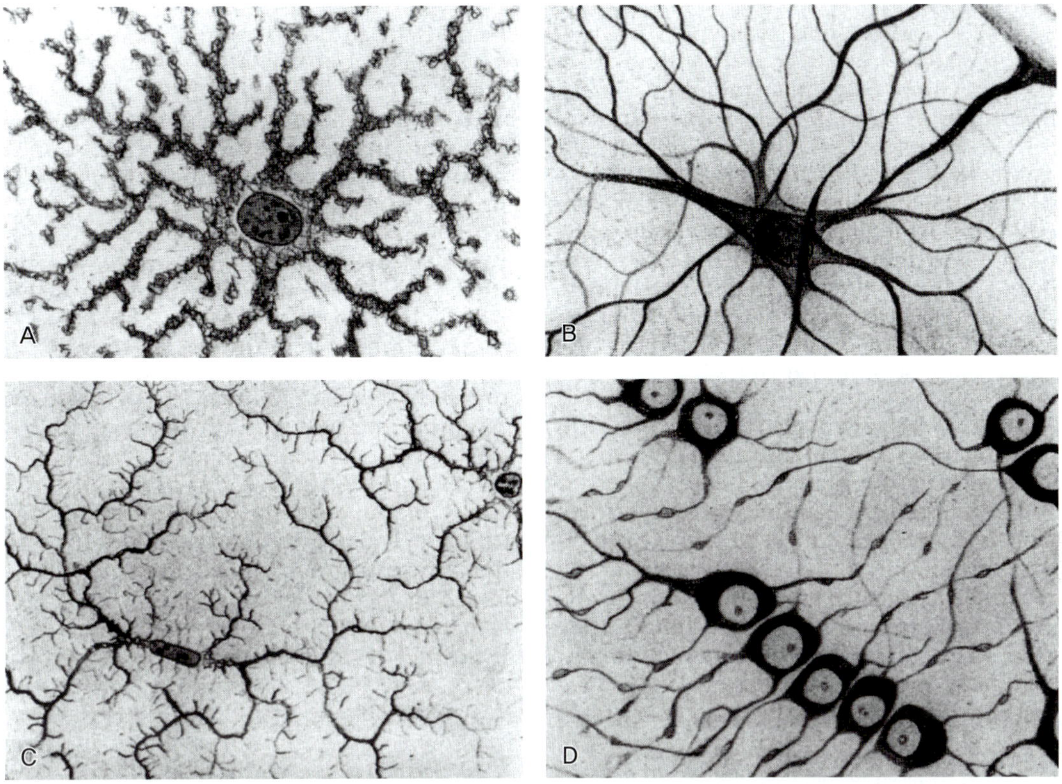

그림 7-9. 중추신경계통에 있는 신경아교세포의 모식도. A: 원형질별아교세포. B: 섬유별아교세포. C: 미세아교세포. D: 희소돌기아교세포(P del Rio Hortega).

간 돌기를 가진 세포를 섬유별아교세포(fibrous astrocyte)라고 부른다. 이 세포들은 신경세포 사이의 세포사이공간을 채우고 있을 뿐만 아니라 모세혈관의 주위를 거의 완벽하게 둘러싸고 있어 혈액-뇌관문(blood-brain barrier)의 형성에 관여한다. 중추신경계통에는 모세혈관을 흐르는 혈액 성분이 직접 신경세포에 영향을 미치지 못하도록 하는 일종의 장벽이 형성되어 있고, 이를 혈액-뇌관문이라 하며, 이 관문의 구조는 민모세혈관의 내피와 바닥판, 그리고 그 겉을 싸고 있는 별아교세포의 혈관주위돌기로 이루어져 있다.

희소돌기아교세포(oligodendrocyte) : 소수의 가느다란 돌기를 갖고 있으며, 세포질에는 과립세포질그물과 미세관이 특히 많다. 이들은 신경세포의 세포체에 이웃하여 분포하거나 신경섬유를 따라서 배열되어 있다. 희소돌기아교세포는 그 세포체에서 뻗어난 세포질돌기로 인접하고 있는 축삭을 동심원상으로 둘러 감아 말이집을 형성한다. 이런 점에서 이 세포는 말초신경의 신경집세포와 유사하다.

미세아교세포(microglia) : 세포체는 작고, 뇌 및 척수의 혈관 근처에 많다. 이 세포는 이물질 또는 변성된 구조물을 포식하는 작용이 있고, 따라서 신경조직이 괴사된 부위에 밀집된 것을 볼 수 있다. 신경세포 및 다른 아교세포가 발생학적으로 외배엽에서 기원하는 데 비하여 미세아교세포만은 중배엽에서 기원한 세포이다.

뇌실막세포(ependymal cell) : 중추신경계통에서 뇌척수액(cerebrospinal fluid)이 차 있는 뇌실, 뇌실을 서로 연결하고 있는 도관, 그리고 척수중심관의 속면을 덮고 있는 한 층의 원주형 내지 입방형의 세포를 말한다.

신경집세포(neurolemmocyte, 슈반세포 Schwann

cell) : 말초신경계통의 말이집신경섬유와 민말이집 신경섬유를 둘러싸고 있는 세포로서 긴 축삭의 일부분씩을 맡아 둘러싸고 있다. 특히 말이집신경섬유의 경우 이 세포의 세포질돌기가 축삭을 두루마리 형태로 감아 말이집을 형성한다.

위성세포(satellite cell) : 말초신경계통의 신경절, 즉 뇌척수신경절(craniospinal ganglion, 감각신경절 sensory ganglion)과 자율신경절(autonomic ganglion)에 있는 신경절세포의 세포체를 싸고 있는 납작한 세포이다.

신경계통의 발생

신경계통은 한 개의 수정란이 세포분열을 계속하여 형성하는 세 가지 배엽 중에서 외배엽으로부터 발생한다. 즉 외배엽의 등쪽 부분의 일부는 증식하여 신경판(neural plate)이 되고, 신경판은 등쪽으로 말려서 신경주름(neural fold)이 되어 중배엽쪽으로 밀려가며, 뒤이어 가늘고 긴 관을 만들고, 이렇게 형성된 관은 표면외배엽으로부터 분리된다. 이 관을 신경관(neural tube)이라고 부른다. 신경관을 구성하는 세포들은 크기가 증가하며, 또 유사분열에 의하여 수가 증가하고, 다시 형태가 변하여 신경세포와 신경아교세포로 분화한다. 신경관은 후에 뇌와 척수로 분화하고, 중심부의 공간은 뇌실(brain ventricle) 및 척수의 중심관(central canal)으로 된다. 신경관이 외배엽으로부터 분리될 무렵 등가쪽(dorsolateral)에서 증식한 세포무리를 신경능선(neural crest)이라고 하고, 이들은 신경관에서 분리되어 척수신경절, 자율신경절 및 콩팥위샘의 속질 등으로 분화한다(그림 7-10).

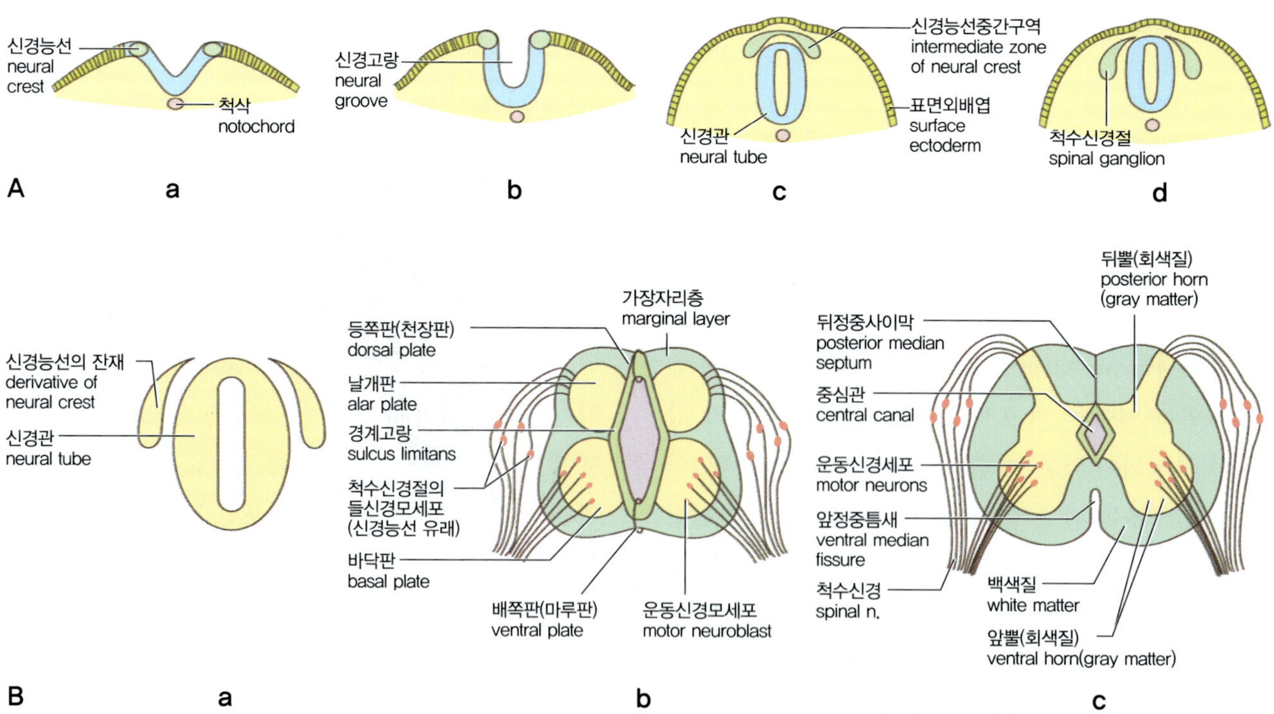

그림 7-10. A: 신경고랑, 신경관, 신경능선, 척수신경절 등의 발생단계(배아의 가로절단면). 신경능선의 세포는 처음에는 신경관과 표면외배엽의 사이에 위치하며(c), 척수신경 및 뇌신경의 감각신경절을 형성한다(d). B: 척수발생의 모식도. (a) 배아나이 23일 째 배아신경관의 가로절단면; (b) 배아나이 6주 째 배아신경관의 가로절단면; (c) 배아나이 9주 째 배아신경관의 가로절단면.

뇌 및 척수의 형성

중추신경계통이 처음으로 생길 때 신경관은 앞부분에 세 개의 팽대부, 그리고 뒷부분에 두 개의 팽대부가 형성된다. 앞부분의 일차뇌소포(primary brain vesicle)인 앞, 중간 및 뒤팽대부에서 앞뇌(전뇌 prosencephalon), 중간뇌(중뇌 mesencephalon) 및 마름뇌(능형뇌 rhombencephalon)가 각각 발생한다(그림 7-11). 그리고 뒷부분은 척수의 목팽대와 허리엉치팽대로 발생되는데, 척수의 두 팽대에는 팔과 다리를 지배하는 다수의 신경세포와 신경섬유가 모여 있다.

그 이후 앞뇌소포에서 발생하는 앞뇌는 끝뇌(종뇌 telencephalon)와 사이뇌(간뇌 diencephalon)의 두 부위로 나뉘며, 끝뇌는 다시 대뇌반구(cerebral hemisphere)로 바뀌고, 사이뇌에서는 눈소포(망막과 시각신경)가 발생한다. 사람의 대뇌반구는 사이뇌를 뒤쪽 및 가쪽에서 둘러싸는 대뇌겉질(cerebral cortex)과 그 속에 있는 바닥핵 및 비교적 적은 부위인 후각뇌(rhinencephalon)의 세 부분으로 구분된다.

중간뇌소포는 별로 변화하지 않고 중간뇌(midbrain)로 된다. 마름뇌는 뒤뇌(후뇌 metencephalon)와 숨뇌(연수 myelencephalon)로 구분된다. 뒤뇌는 다시 다리뇌(교뇌 pons)와 소뇌(cerebellum)로 구분되고, 수뇌는 숨뇌(medulla oblongata)로 된다(표 7-2, 그림 7-12).

말초신경계통의 형성

말초신경계통은 뇌신경(cranial nerves), 척수신경(spinal nerves), 내장신경(visceral nerves) 등과 뇌신경절(cranial ganglia), 척수신경절(spinal ganglia), 자율신경절(autonomic ganglia) 등으로 이루어지며, 이들의 발생기원은 다양하다. 모든 몸감각신경세포와 내장감각신경세포들은 신경능선세포에서 발생하고, 이들의 세포체는 뇌와 척수의 밖에 위치한다. 감각신경세포의 돌기는 중추가지와 말초가지로 나뉘어서 말초가지는 감각신경종말로 가고, 중추가지는 척수나 뇌에 연결된다.

신경능선세포에서 유래한 아교세포의 일부는 신경절을 둘러싸는 위성세포로 되고, 다른 아교세포들

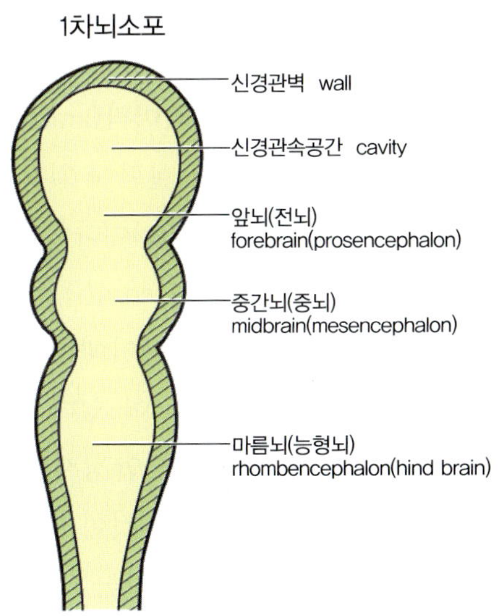

그림 7-11. 뇌소포에서 뇌의 각 부분과 뇌실계통으로 발생이 진행되는 모식도.

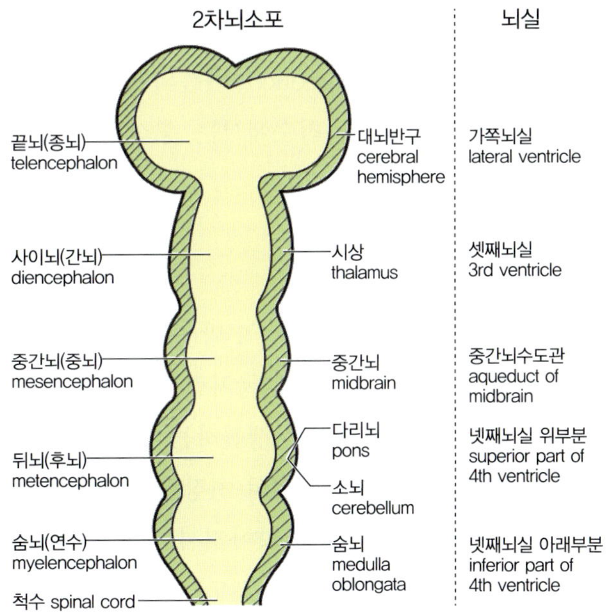

그림 7-12. 셋째뇌실의 대부분은 사이뇌의 뇌실공간에서 생기지만 앞부분의 일부는 끝뇌의 뇌실공간에서 생긴다.

표 7-2. 신경관(neural tube)의 분화와 뇌(brain) 및 척수(spinal cord) 형성과의 관계

뇌소포 및 척수		구성부위	신경관
앞 뇌 (prosencephalon)	끝 뇌 (telencephalon)	대뇌반구(cerebral hemisphere) : 대뇌겉질(cerebral cortex) 줄무늬체(corpus striatum) 후각계통(olfactory system) 속질중심부(medullary center)	가쪽뇌실 (lateral ventricle)
	사이뇌 (diencephalon)	시상(thalamus) 시상상부(epithalamus) 시상하부(hypothalamus) 시상밑부(subthalamus)	셋째뇌실 (3rd ventricle)
중간뇌 (mesencephalon)	중간뇌 (mesencephalon)	중간뇌(midbrain)	중간뇌수도관 (cerebral aqueduct)
마름뇌 (rhombencephalon)	뒤 뇌 (metencephalon)	소뇌(cerebellum) 다리뇌(pons)	넷째뇌실 (4th ventricle)
	숨 뇌 (myelencephalon)	숨뇌 (medulla oblongata)	넷째뇌실 (4th ventricle)
척 수 (spinal cord)	척 수 (spinal cord)	척수 (spinal cord)	중심관 (central canal)

은 축삭을 둘러싸고 있는 슈반세포로 된다.

뇌실계통

뇌 및 척수의 속에 있는 속공간은 뇌 및 척수의 형태 변화에 상응하여 각기 모양과 크기가 바뀌는데, 대뇌반구에서는 가쪽뇌실(lateral ventricle), 사이뇌에서는 셋째뇌실(third ventricle), 중간뇌에서는 중간뇌수도관(cerebral aqueduct), 마름뇌에서는 넷째뇌실(fourth ventricle), 척수에서는 중심관(central canal)으로 된다(그림 7-13).

맥락얼기

맥락얼기(choroid plexus)는 연막(연질막 pia mater)으로부터 뇌실의 속으로 덩굴처럼 불규칙하게 돌출한 구조물로서 뇌척수액을 생산하는 기관이다. 이 얼기는 넷째뇌실과 셋째뇌실의 천장과 가쪽뇌실의 사이뇌쪽에서 뇌의 실질이 얇아져서 연막(연질막)과 뇌실막이 이어져 있다(그림 7-15). 맥락얼기의 겉은 뇌실막에 이어져 있는 맥락상피(choroid epithelium)로 덮여 있고, 속은 연막(연질막)에 이어져 있는 성긴결합조직성 맥락조직(choroid layer)으로 되어 있다. 맥락상피는 뇌척수액 분비에 관여하는 세포로 이루어진 단층 입방형이며, 맥락조직 속에는 모세혈관이 잘 발달되어 있다.

뇌척수막

뇌척수막(meninges)은 뇌와 척수의 표면을 둘러싸고 있는 결합조직으로 구성된 세 겹의 막이다. 가장 바깥쪽의 두꺼운 층이 경막(경질막 dura mater)이고, 중간의 얇고 엉성한 층이 거미막(arachnoid)이며, 가장 안쪽에서 뇌와 척수의 실질에 밀착되어 있는 얇은 층이 연막(연질막 pia mater)이다(그림 7-14).

뇌경막(cerebral dura mater)의 바깥쪽은 뼈막에 부착되어 있고, 두 겹의 뇌경막 사이에는 경막정맥굴(dural venous sinus)이 형성되어 있다. 또 경막은 곳곳에서 주름을 만들어 뇌를 안정시키고 있는데, 좌우 대뇌반구의 사이에 있는 것이 대뇌낫(falx cerebri)이고, 소뇌반구의 사이에 있는 것이 소뇌낫(falx cerebelli)이며, 다시 대뇌반구와 소뇌반구 사이에 있는 것이 소뇌천막(tentorium cerebelli)이다.

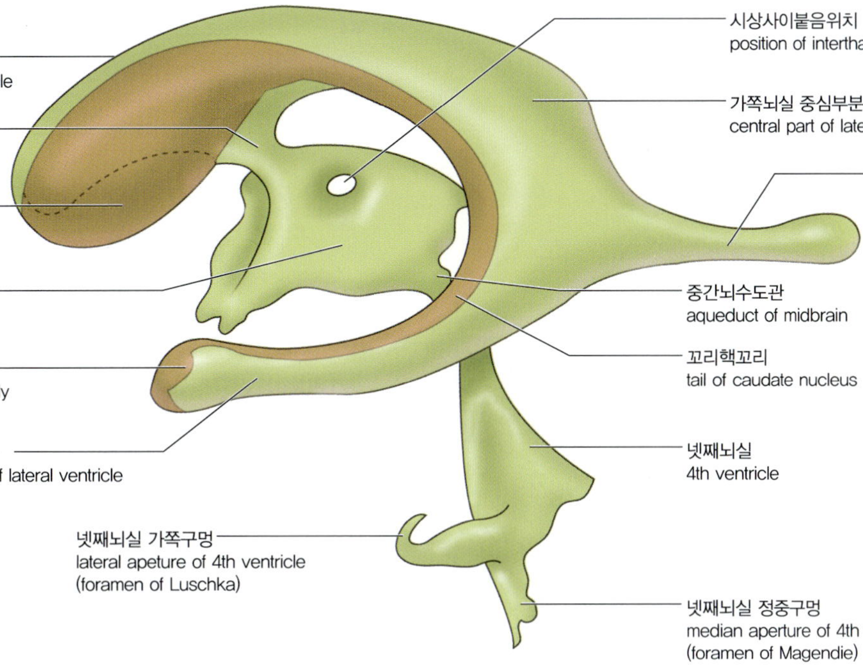

그림 7-13. 옆에서 본 뇌실계통(ventricular system of brain)의 투시도.

척수경막(spinal dura mater)은 뼈막과 밀착되어 있지 않으므로, 양자의 사이에는 성긴결합조직으로 차 있는 넓은 경막바깥공간(epidural space)이 형성되어 있다.

뇌척수막의 경막과 거미막의 사이에는 소량의 조직액이 들어 있는 좁은 공간인 경막밑공간(subdural space)이 있다. 거미막과 연막(연질막)의 사이를 거미막밑공간(subarachnoid space)이라고 하며, 뇌척수액이 이곳을 흐른다. 척수연막(연질막)에서는 좌우 모서리의 연막(연질막)이 끈모양으로 변형된 치아인대(denticulate ligament)가 경막에 가로로 붙어 있어서 척수의 위치를 안정시켜 준다.

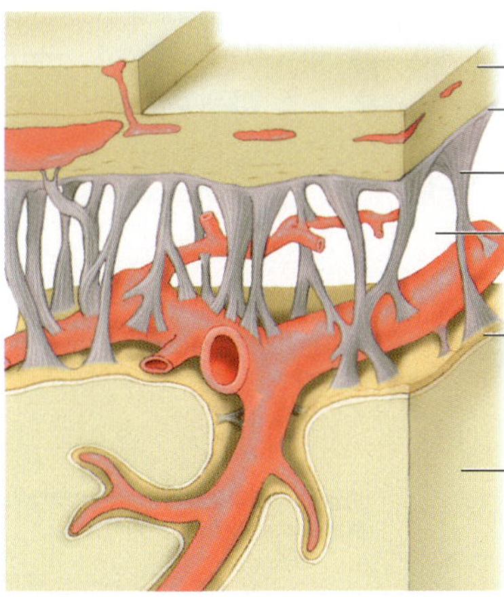

그림 7-14. 뇌척수막(meninges)의 구조.

뇌척수액과 순환

뇌척수액(cerebrospinal fluid)은 맥락얼기에서 분비되어 뇌실과 중심관을 채우고 있다. 전체의 양은 120~150 ml이며, 1일에 3~4회 정도 전량이 교체된다. 뇌척수액의 비중은 눈의 안구 방수와 비슷하여 1.004~1.008이며, 다량의 칼륨 및 염분을 함유하고 있다. 정상상태에서 뇌척수액 1 mm^3에 1~8개 정도의 림프구가 나타나고 있으며, 10개 이상이 출현할 경우는 질병을 의심하게 된다.

가쪽뇌실의 맥락얼기에서 생산된 뇌척수액은 뇌실사이구멍(interventricular foramen)을 통하여 셋째뇌실로 흘러가고, 셋째뇌실 맥락얼기에서 분비된

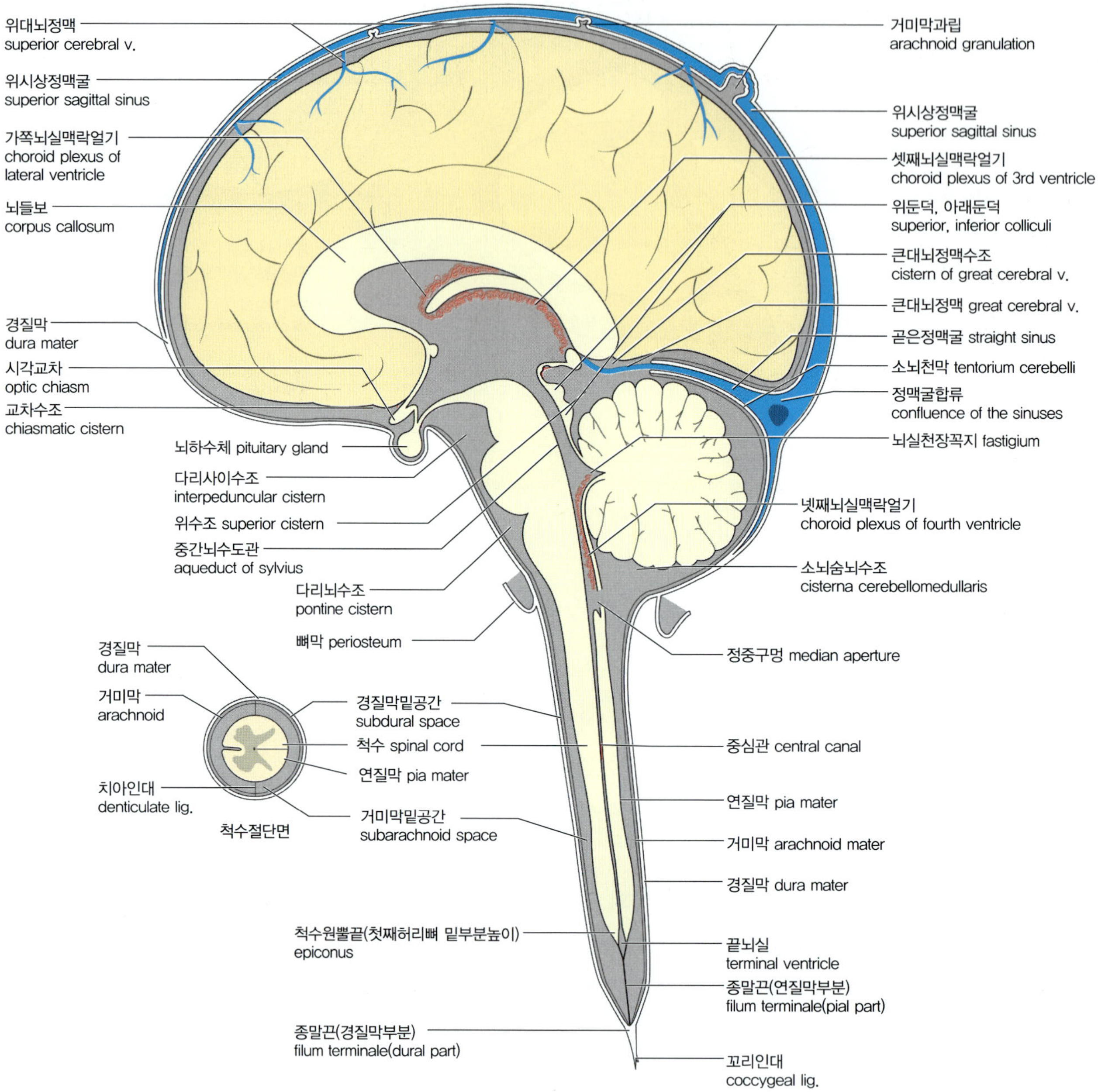

그림 7-15. 사람뇌와 척수의 정중시상절단면. 거미막밑공간, 거미막밑수조, 뇌실, 뇌막과 신경조직의 관계 등을 볼 수 있다.

것과 함께 좁은 중간뇌수도관(cerebral aqueduct)을 통해서 넷째뇌실에 모이며, 넷째뇌실의 맥락얼기에서 분비된 것과 더불어 이 뇌실에 뚫려 있는 정중구멍(median aperture, 마젠디구멍 Magendie's foramen)과 좌우의 가쪽구멍(lateral aperture, 루쉬카구멍 Luschka's foramen)을 지나서 거미막밑공간으로 흐른 다음, 뇌막(cerebral meninges)에 형성되어 있는 거미막과립(arachnoid granulation)을 통하여 정맥굴로 흡수되어 혈액과 섞인다(그림 7-15).

뇌 및 척수와 혈관

뇌의 동맥

뇌는 좌우의 척추동맥(vertebral artery)과 속목동맥(internal carotid artery)에 의하여 혈액을 공급받는다. 이들 혈관 중에서 척추동맥의 가지는 소뇌, 다리뇌, 중간뇌 및 사이뇌의 뒷부분에 혈액을 공급하고, 속목동맥의 가지는 사이뇌의 대부분과 대뇌반구에 혈액을 공급한다(표 6-7, 그림 6-21, 22). 이 두 동맥계통은 앞교통동맥(anterior communicating artery)과 뒤교통동맥(posterior communicating artery)에 의하여 대뇌동맥고리(cerebral arterial circle, circle of Willis)를 형성하고 있어 서로 혈류를 보충할 수 있다. 뇌출혈을 일으키기 쉬운 동맥의 가지는 줄무늬체의 동맥과 다리뇌로 분지한 작은 혈관들이다.

뇌의 정맥

대뇌 중심부의 정맥혈액은 큰 대뇌정맥으로 모이고, 뇌 표층의 정맥혈액은 연막(연질막)의 정맥 얼기를 지나 굵은 정맥을 거친 후 경막에 형성되어 있는 여러 정맥굴(venous sinus)로 흘러 들어간다. 이들 정맥굴은 합쳐져서 결국 좌우의 가로정맥굴(transverse sinus)로 이어지고, 그 혈액은 구불정맥굴(sigmoid sinus)을 거쳐 속목정맥으로 흘러 들어간다(그림 6-36). 정맥굴의 곳곳에는 판사이정맥(diploic vein)과 이끌정맥(emissary vein)의 가지가 있어서 머리뼈 겉의 정맥에 연결된다.

척수의 동맥과 정맥

척수의 목분절 상부는 척추동맥(vertebral artery)에서 분지되는 앞 및 뒤척수동맥(anterior and posterior spinal artery)에 의해 공급되고, 그 이하의 대부분은 오름목동맥(ascending cervical artery), 갈비사이동맥(intercostal artery), 허리동맥(lumbar artery) 및 기타 혈관으로부터 분지되어 척수신경의 앞 및 뒤뿌리를 따라 척주관으로 들어간 뿌리동맥(radicular artery)에 의하여 공급된다(그림 7-16). 척수의 정맥혈액은 앞 및 뒤뿌리정맥(radicular vein)을 통해서 척주관 밖으로 나간다.

척수

척수의 외형

척수(spinal cord)는 뒤통수뼈 큰구멍 아래에서부터 첫째허리뼈 몸통 아래 끝까지의 척주관 안에 자리 잡고 있으며, 그 길이는 남자의 경우는 약 45 cm, 여자에서는 약 43 cm이고, 무게는 30 g 정도이다. 척수의 아래끝은 태생 4개월에는 엉치뼈아래끝, 태생 6개월에는 엉치뼈위끝, 신생아에서는 셋째허리뼈 높이에 자리 잡고 있다. 일반적으로 여자는 남자에 비하여 약간 아래쪽에 위치하지만, 어른에서 셋째허리뼈보다 낮은 경우는 없다. 허리천자(요추천자 lumbar puncture)를 시행할 경우 어른은 셋째와 넷째허리뼈의 사이(그림 7-20), 소아는 넷째와 다섯째 허리뼈의 사이를 선택하는 이유의 하나는 배뇨, 배변의 1차중추가 있는 척수말단부의 손상을 방지하기 위한 것이다.

척수의 굵기는 보통 손가락 정도인데, 전체 길이를 통하여 민듯한 모양이 아니라 목팽대(cervical enlargement)와 허리엉치팽대(lumbosacral enlargement)라는 두 개의 부푼 부분이 있다. 목팽대는 여섯째목뼈 높이의 부분으로 가장 굵다. 허리엉치팽대의 아랫부분은 갑자기 가늘어져서 척수원뿔(conus medullaris)로 되며, 그 아래 부분은 끈모양의 종말끈(filum terminale)이 된다. 척수의 표면에는 앞정중틈새(anterior median fissure), 좌우 양쪽의 앞가쪽

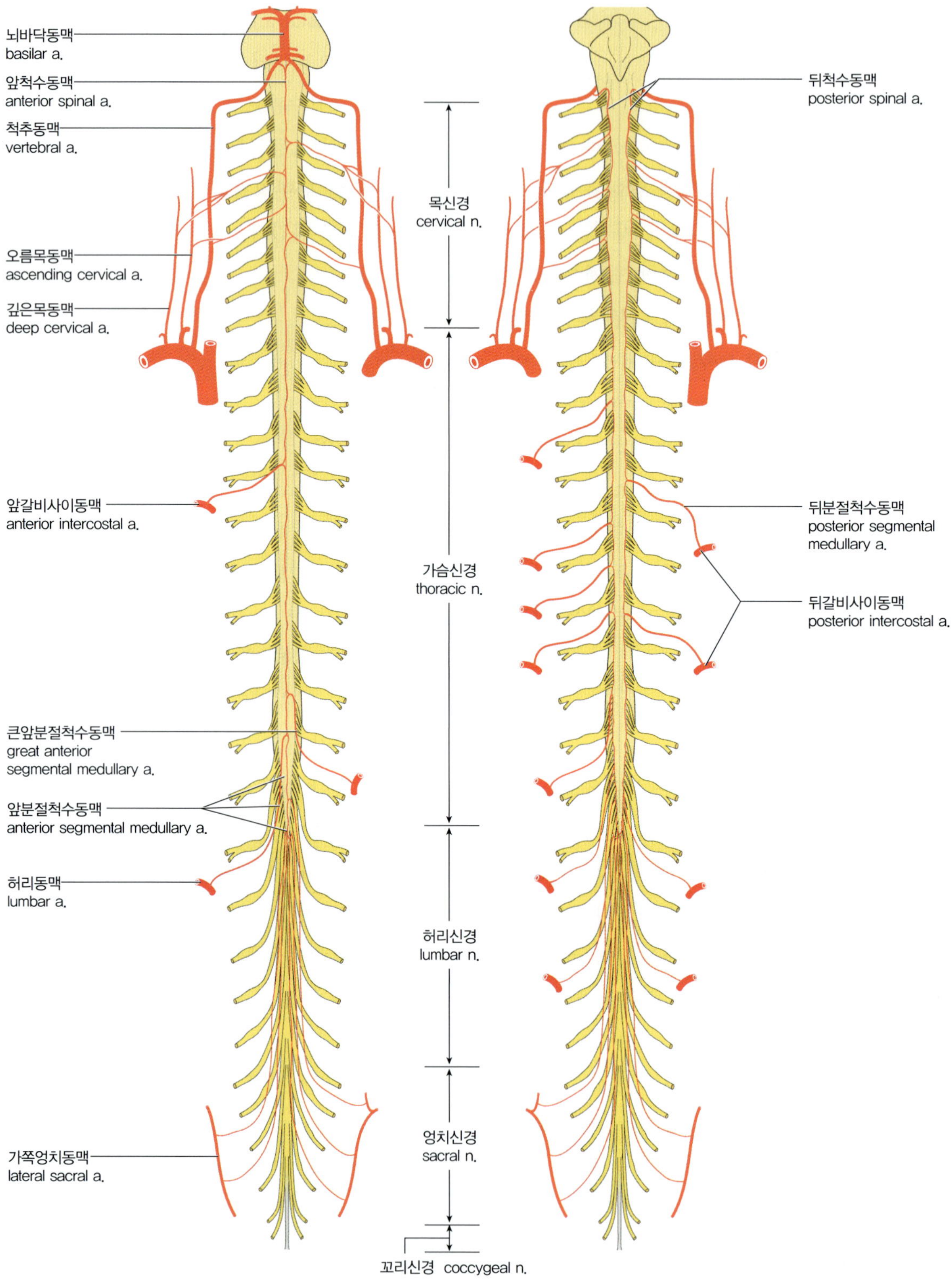

그림 7-16. 척수의 혈액공급.

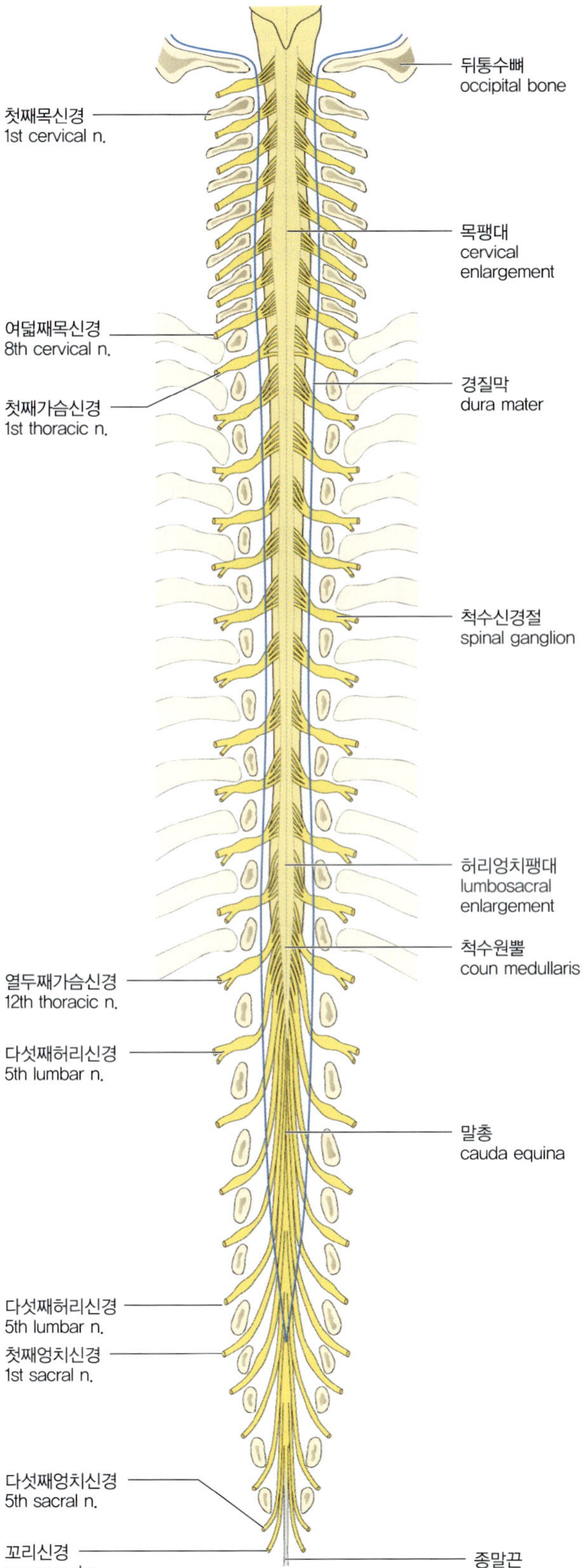

그림 7-17. 척수의 전체모습.

및 뒤가쪽고랑(anterolateral and posterolateral sulcus) 그리고 뒤정중고랑(posterior median sulcus)이 있어 모두 여섯 개의 홈을 볼 수 있다(그림 7-17, 18).

척수에는 31쌍의 척수신경 뿌리(root)가 붙어 있다. 척수신경의 뒤뿌리(posterior root)는 뒤가쪽고랑에서 척수로 들어가는 감각뿌리(sensory root)이고, 앞뿌리(anterior root)는 앞가쪽고랑에서 나오는 운동뿌리(motor root)이다. 척수와 척주관의 길이가 다르기 때문에 아래쪽의 척수신경은 기다란 뿌리를 갖게 된다. 종말끈을 둘러싸고 있는 아래쪽 신경뿌리는 그 모습이 말꼬리를 닮아 말총(cauda equina)이라 부른다. 척수는 출입하는 척수신경을 기준으로 분절(segment)을 구분하는데, 부위에 따라 목분절은 8, 가슴분절은 12, 허리분절은 5, 엉치분절은 5 및 꼬리분절은 1분절이 있다(그림 7-19).

척수의 단면

척수는 어느 높이의 단면이든지 가운데에 H자 모양의 회색질(gray matter)이 있고, 그 주위를 백색질(white matter)이 둘러싸고 있다. 회색질에는 주로 신경세포가 분포하고, 백색질에는 신경세포가 없이 말이집신경섬유로 이루어져 있다.

회색질의 중심에는 중심관(central canal)이 있는데, 육안으로는 구분할 수 없다. H자 모양의 회색질에서 앞뒤로 돌출한 부분을 각각 앞뿔(anterior horn), 뒤뿔(posterior horn)이라 하고, 두 뿔을 연결하는 부분의 가쪽부분을 가쪽중간회색질(lateral intermediate substance)이라고 한다.

단면상에서는 앞뿔 및 뒤뿔이지만 척수를 입체적으로 보면 상하로 계속되므로 앞기둥 및 뒤기둥(anterior & posterior column)이라고 한다. 또 가쪽중간회색질이 가쪽백색질쪽으로 작게 돌출한 것을 가쪽뿔(lateral horn) 또는 가쪽기둥(lateral column)이라고 부른다(그림 7-21).

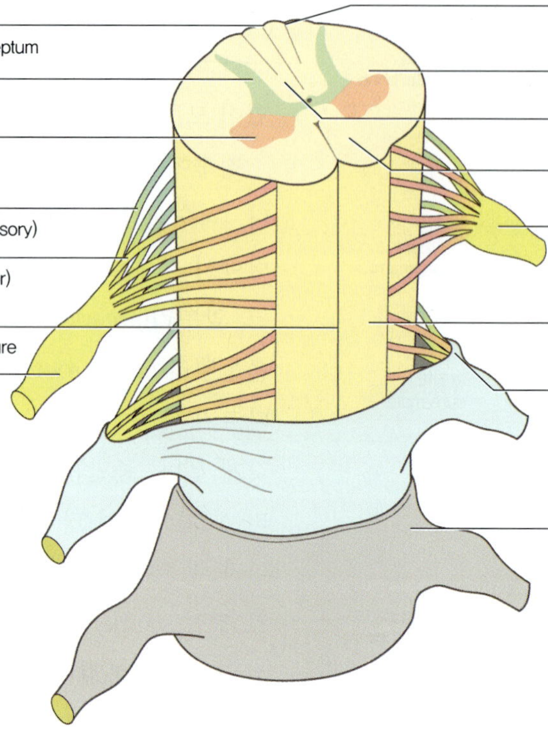

그림 7-18. 척수(spinal cord)의 일반구조.

뒤뿔에는 주로 신체의 감각에 관계하는 여러 종류의 신경세포가 모여 층구조를 이루고 있다. 가쪽중간회색질에는 자율신경계통 기능에 관여하는 세포들이 분포해 있으며, 특히 가쪽은 교감신경계통이다. 앞뿔에는 뼈대근육을 수축시켜 신체의 운동을 유발하는 데에 관여하는 큰 알파운동신경세포(alpha motor neuron), 근육방추에 분포하는 작은 감마운동신경세포(gamma motor neuron), 그리고 앞뿔에 있는 여러 신경세포들을 연결하는 사이신경세포(interneuron)가 있다.

척수의 주변부를 이루고 있는 백색질은 뒤섬유단, 가쪽섬유단 및 앞섬유단 등 세 부분으로 구분된다. 백색질은 신경섬유의 다발인 신경로(tract)로 이루어져 있는데, 척수의 상하로 달리는 투사섬유(projection fibers)에는 감각성의 오름신경로(ascending tract)와 운동성의 내림신경로(descending tract)가 있고, 척수의 좌우부위를 연결하는 맞교차섬유(commissural fibers), 그리고 동측의 상하를 연결하는 연합섬유(association fibers)로 구성된다(그림 7-22).

척수의 신경로

오름신경로(ascending tract) : 척수의 오름신경로는 말초의 수용기로부터 감각을 뇌의 여러 중추로 전도한다. 이들 신경로는 일반적으로 3개의 중계신경세포, 즉 1차, 2차 및 3차신경세포로 구성되어 있다. 일차신경세포의 세포체는 척수신경절에 있고, 그의 돌기는 감각기에서 받은 자극을 척수로 전달한다. 이차신경세포의 세포체는 척수 또는 숨뇌에 있으며, 이들은 일차신경세포에서 받은 충동을 시상에 자리잡고 있는 삼차신경세포에 전달한다. 삼차신경세포는 이차신경세포에서 받은 감각의 정보를 대뇌겉질에 전달하며, 대뇌겉질은 정보를 인식하게 된다. 척수에 있는 모든 오름전도로는 척수나 숨뇌에서 반대

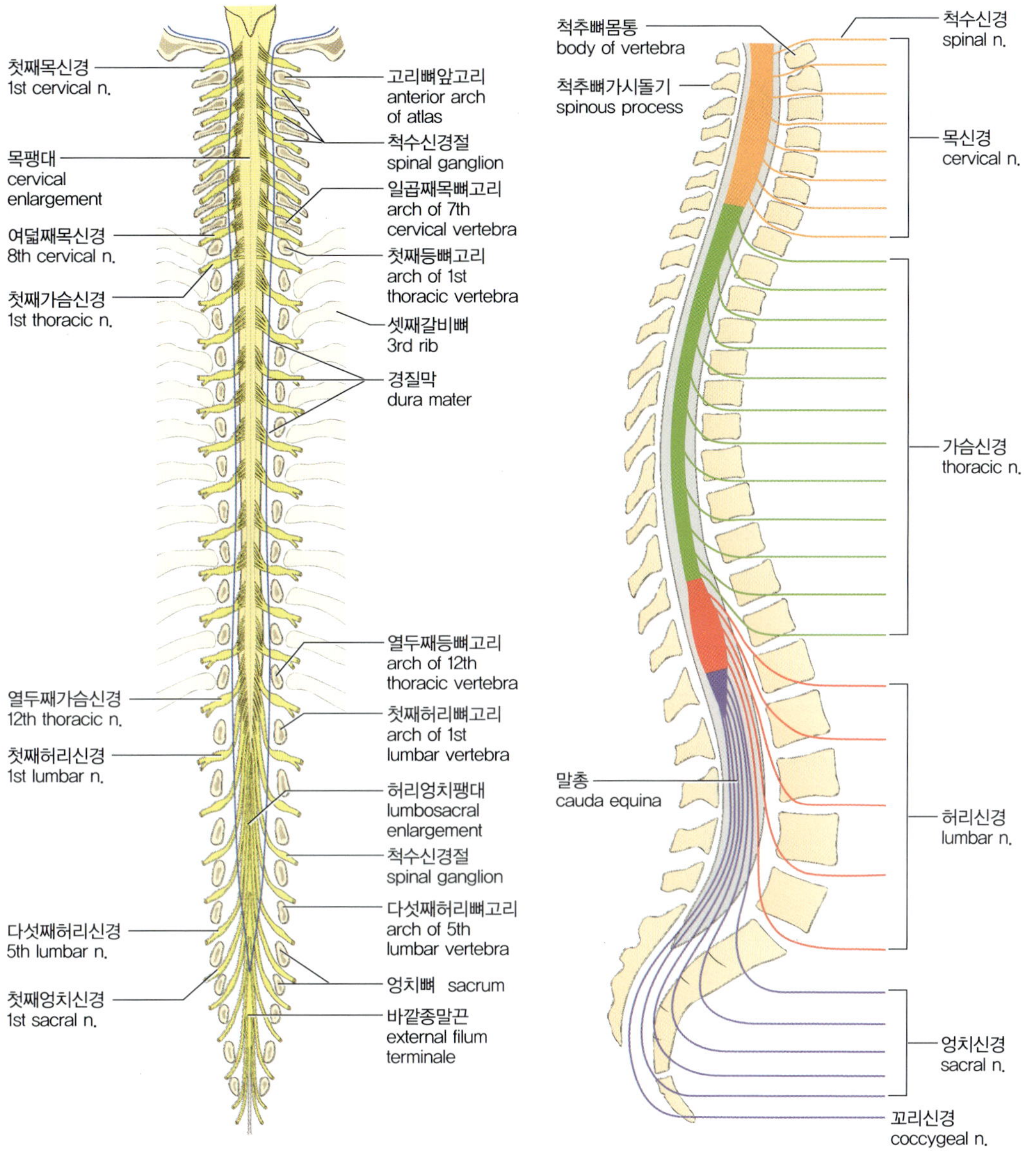

그림 7-19. 척수분절 및 척수신경.

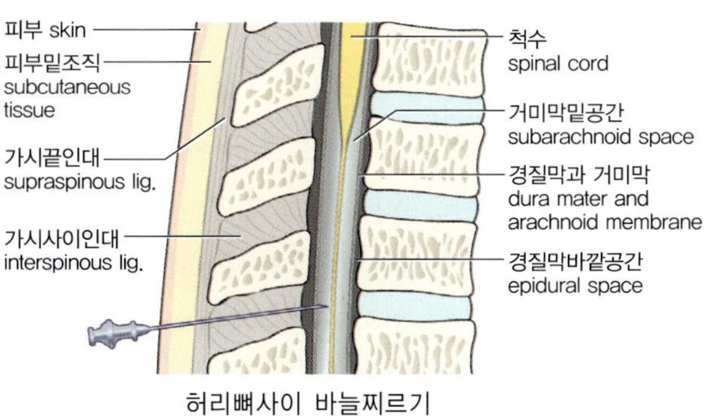

그림 7-20. 허리천자.

쪽으로 교차하여 진행한다. 그러므로 신체의 오른쪽에 있는 수용기에서 받은 감각은 왼쪽 대뇌겉질에서 인식하고, 신체의 왼쪽에서 받은 감각은 오른쪽 대뇌겉질에서 인식한다. 주요한 신경로는 쐐기다발과 널판다발, 척수시상로 및 척수소뇌로 등이 있다.

쐐기다발(fasciculus cuneatus)과 널판다발(fasciculus gracilis)은 척수 백색질의 뒤쪽에 있는 신경로이다. 쐐기다발 및 널판다발은 근육이나 관절에 있는 고유감각수용기에 의하여, 그리고 피부에 있

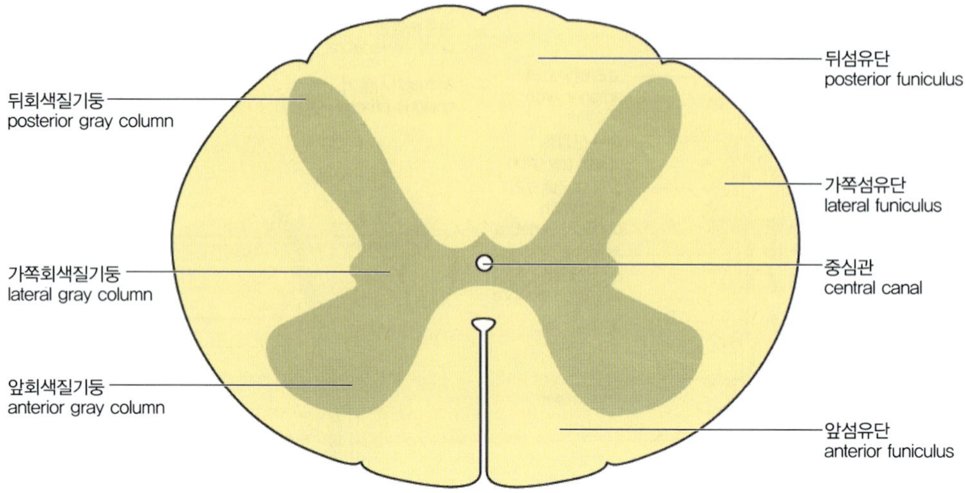

그림 7-21. 척수 가로절단면, 회색질과 백색질을 구분하였다.

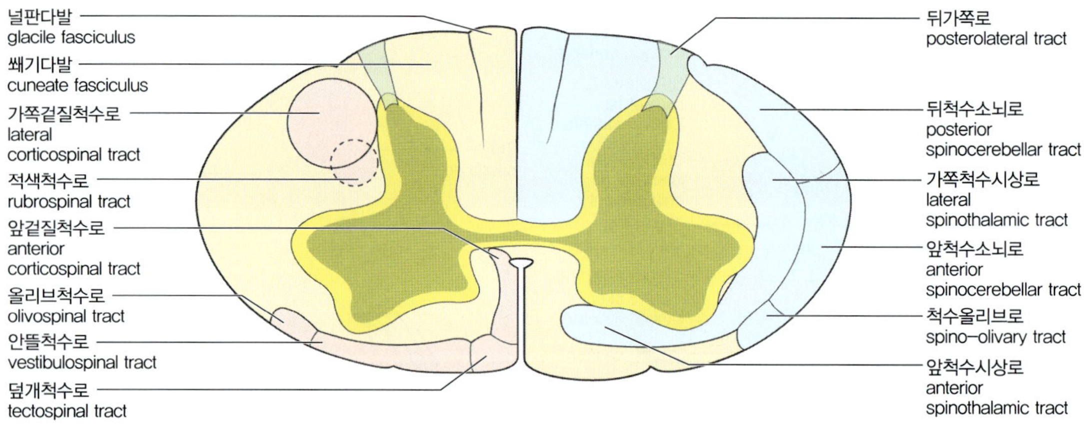

그림 7-22. 척수의 신경로. 왼쪽은 내림신경로를 그렸고, 오른쪽은 오름신경로를 그린 것이다.

는 압각 또는 촉각 수용기에서 오는 감각을 전도한다. 쐐기다발은 널판다발의 가쪽에 있고, 팔, 몸통의 윗부분 및 목 부위의 감각을 전도하며, 널판다발은 다리와 몸통 아랫부분의 감각을 전도한다. 쐐기다발 및 널판다발은 각각 숨뇌에 있는 쐐기핵(cuneate nucleus) 및 널판핵(gracile nucleus)에서 이차신경세포와 연접을 형성한다. 쐐기핵 및 널판핵의 이차신경세포 신경섬유는 숨뇌에서 반대쪽으로 교차하여 안쪽섬유띠(medial lemniscus)라는 신경로를 형성하며, 시상(thalamus)으로 상행한다. 안쪽섬유띠의 신경섬유도 시상에서 삼차신경세포와 연접을 형성하며, 삼차신경세포의 신경섬유는 대뇌겉질의 중심뒤이랑(postcentral gyrus)에 투사한다(그림 7-23).

척수시상로(spinothalamic tract)에서 일차신경세포와 연접한 이차신경세포의 신경섬유는 척수 내에서 반대쪽으로 교차한 다음 앞 및 가쪽척수시상로를 형성하여 올라간다. 척수시상로는 시상에서 삼차신경세포와 연접을 형성하며, 삼차신경세포의 신경섬유는 대뇌겉질의 중심뒤이랑에 투사한다(그림 7-23). 가쪽척수시상로는 통각 및 온도각을 전도하고 앞척수시상로는 가벼운 촉각 및 압각을 전도한다.

척수소뇌로(spinocerebellar tract)에는 앞 및 뒤척

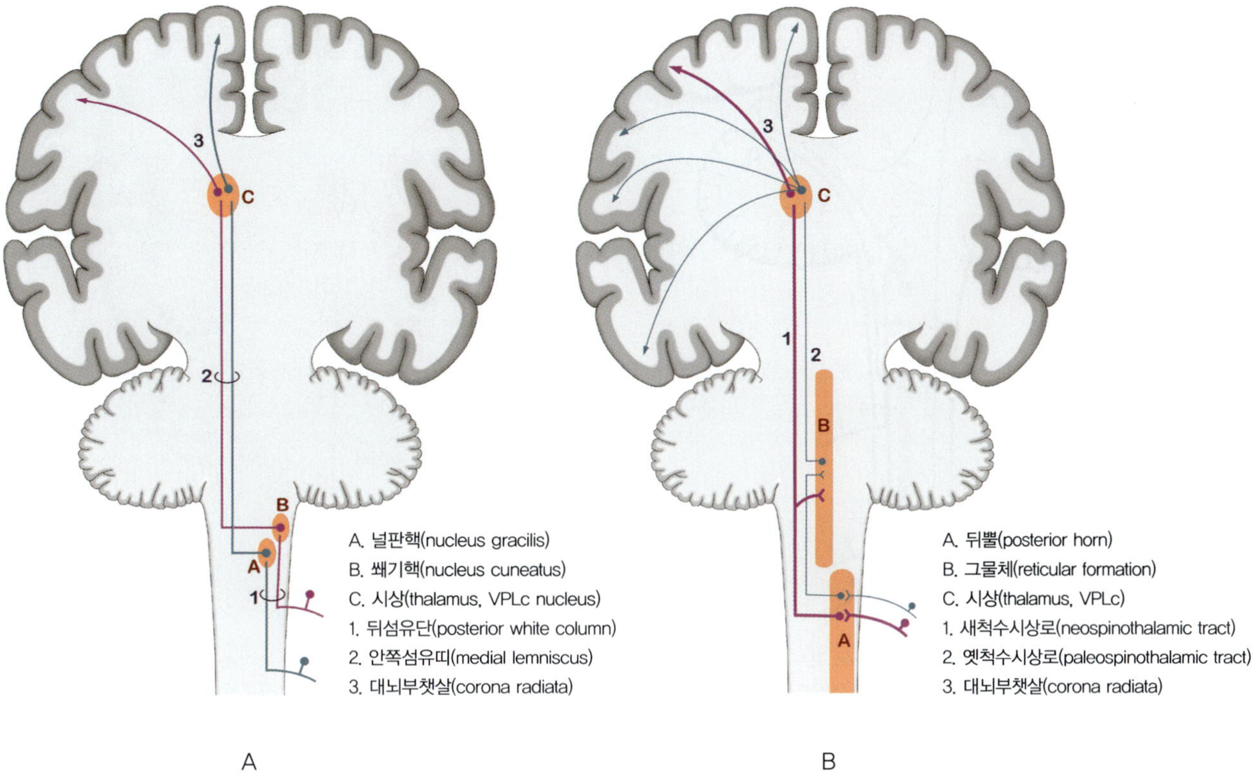

그림 7-23. A: 뒤섬유단-안쪽섬유띠로(posterior white column-medial lemniscal pathway)의 경로. B: 척수시상로(spinothalamic tract)의 경로.

수소뇌로가 있으며 뼈대근육 수용기인 근육방추로부터 무의식 고유감각을 전도한다. 척수소뇌로 신경섬유는 척수와 숨뇌를 통과하며, 아래소뇌다리를 통하여 직접 소뇌로 들어간다(그림 7-24).

내림신경로(descending tract) : 척수의 내림신경로는 뇌로부터 뼈대근육의 기능을 조절하는 운동신경세포에 충동을 전도한다. 이들 전도로는 모두 뇌에서 내려오면서 반대쪽으로 교차한다. 내림전도로에는 피라밋로와 피라밋밖로가 있다.

피라밋로(pyramidal tract)는 대뇌겉질 중심앞이랑(precentral gyrus)에서 시작하여 중간뇌의 대뇌다리(cerebral peduncle)와 숨뇌의 피라밋(pyramid)을 지나간다. 피라밋로는 대뇌겉질에서 척수로 연결되므로 겉질척수로(corticospinal tract)라고도 한다. 피라밋로 섬유는 속섬유막, 중간뇌, 다리뇌, 숨뇌의 피라밋을 경유하여 내려가며 척수 앞뿔의 운동신경세포와 연접하고, 일부는 뇌신경의 운동신경세포와 연접한다. 피라밋로 신경섬유의 대부분은 숨뇌의 피라밋에서 반대쪽으로 교차하여 가쪽겉질척수로(lateral corticospinal tract)를 형성하고, 교차하지 않은 나머지 섬유들은 앞겉질척수로(anterior corticospinal tract)를 형성한다. 앞겉질척수로 섬유는 각각의 해당 척수 높이에서 반대쪽으로 교차한 다음 앞뿔운동신경세포에 연접한다. 가쪽 및 앞겉질척수로는 모두 뼈대근육의 수의운동을 조절한다(그림 7-24).

피라밋밖로(extrapyramidal tract)는 피라밋로 이외의 운동신경로이며, 대뇌겉질과 겉질밑구역(subcortical area)의 여러 부위에서 시작된다. 이 신경로는 뇌줄기(brainstem)의 여러 신경핵에서 내려가며, 근육의 작용, 협동, 조화, 시각 및 청각 등 여러 기능에 관여한다. 피라밋밖로에는 적색척수로(rubrospinal tract), 안뜰척수로(vestibulospinal tract), 덮개

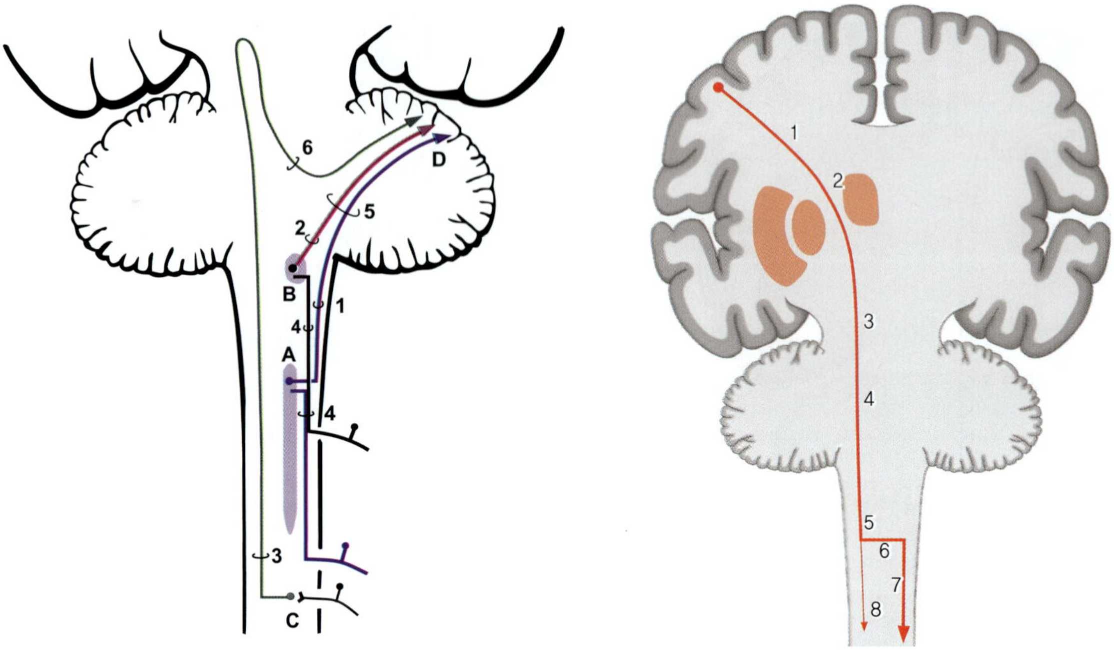

A. 클라크세포기둥 (Clarke's column, 흉수핵, 배핵)
B. 부쐐기핵 (accessory cuneate nucleus, 외측쐐기핵 lateral accessory nucleus, 덧쐐기다발핵)
C. 뒤뿔 (posterior horn)
D. 소뇌겉질 (cerebellar cortex)
1. 뒤척수소뇌로 (posterior spinocerebellar tract)
2. 쐐기소뇌로 (cuneocerebellar tract)
3. 앞척수소뇌로 (anterior spinocerebellar tract)
4. 뒤섬유단 (posterior white column)
5. 아래소뇌다리 (inferior cerebellar peduncle)
6. 위소뇌다리 (superior cerebellar peduncle)

A

1. 대뇌부챗살(corona radiata)
2. 속섬유막(internal capsule)
3. 대뇌다리기저부(crus cerebri)
4. 교뇌세로섬유(pontine longitudinal fiber)
5. 피라밋(pyramid)
6. 피라밋교차(pyramidal decussation)
7. 가쪽겉질척수로(lateral corticospinal tract)
8. 앞겉질척수로(anterior corticospinal tract)

B

그림 7-24. A: 척수소뇌로(spinocerebellar tract)의 경로. B: 겉질척수로(corticospinal tract)의 경로.

척수로(tectospinal tract), 올리브척수로(olivospinal tract) 등이 있다.

피라밋로와 피라밋밖로는 서로 상당히 중복되어 작용하므로 각각을 명확하게 구별하기는 곤란하지만 대체적으로 피라밋로는 몸의 정확한 운동에 관여하도록 근육을 조절하며, 피라밋밖로는 몸의 자세와 균형을 위한 근육의 조절에 관여한다.

뇌

뇌(brain)는 뇌줄기, 소뇌 및 대뇌 등 크게 세 부분으로 구분할 수 있다. 어른 남자의 뇌 무게는 1,350~1,400 g이고, 여자는 1,200~1,250 g이다. 1,500 g 이상은 거대뇌증(megaencephaly)이라고 하며, 900 g 이하는 소뇌증(microencephaly)이라고 한다. 신생아의 뇌 무게는 370~400 g이며 남녀의 차이는 없다. 생후 6개월에는 뇌의 무게가 두 배로 되며, 7~8세에는 어른의 약 90%에 도달한다. 이후에 서서히 증가하여 남자는 20세, 여자는 18~19세 정도에서 완전히 성장한다. 50세 이후부터는 서서히 감소하기 시작하여 90세에서는 10% 정도 감소하게 된다.

뇌줄기

척수의 위쪽에 계속된 부분이 뇌줄기(brainstem)이며, 뇌줄기의 윗부분에는 뒤쪽으로부터 가쪽에 걸

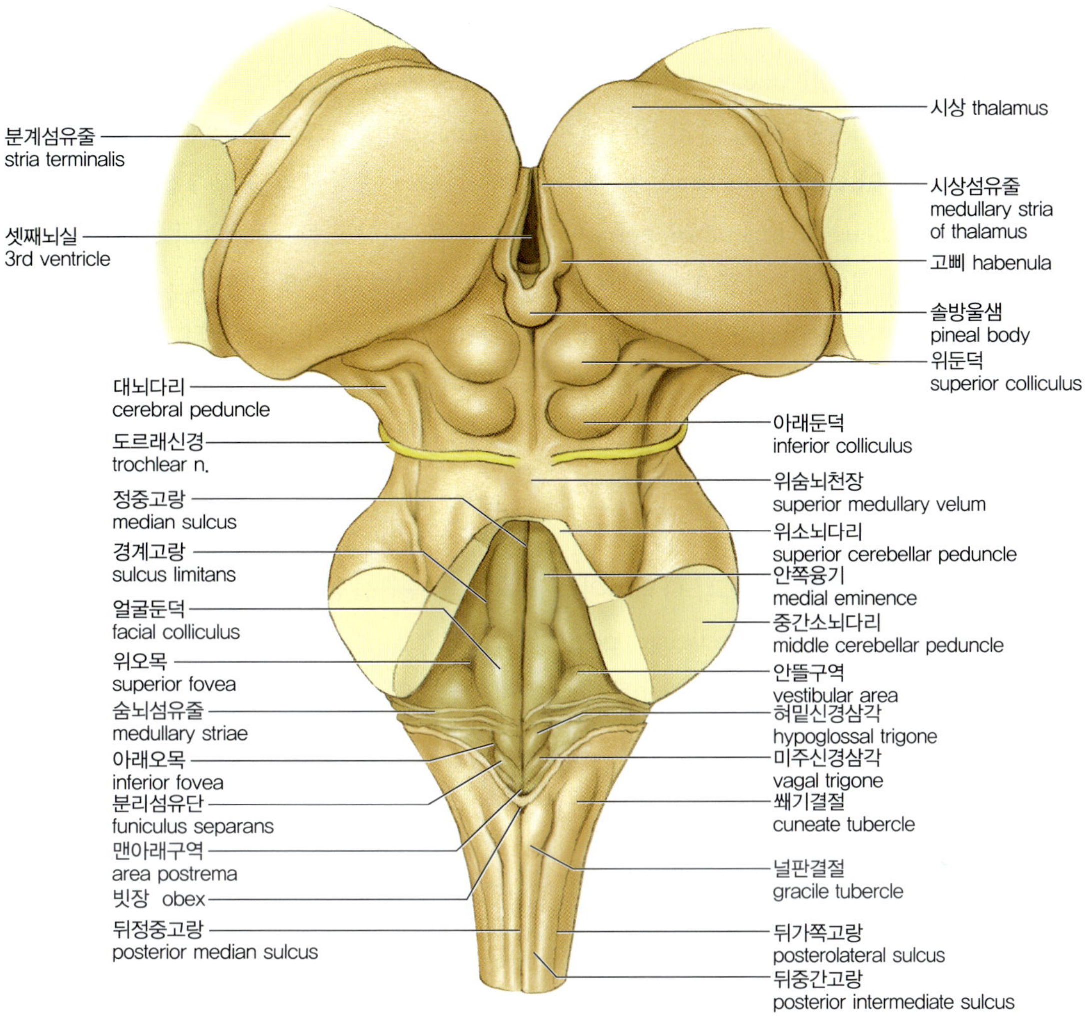

그림 7-25. 뇌줄기의 등쪽모양. 넷째뇌실 천장과 소뇌를 제거하여 넷째뇌실의 바닥이 보인다.

쳐 대뇌반구로 크게 덮여 있고, 아랫부분의 뒤쪽에는 소뇌반구가 놓여 있다. 뇌줄기는 아래에서 위로 향하여 숨뇌(medulla oblongata), 다리뇌(pons), 중간뇌(midbrain)로 구분된다. 소뇌와 뇌줄기를 연결하는 위, 중간 및 아래 소뇌다리를 절단한 후 소뇌를 제거하면 넷째뇌실이 나타나는데, 그 모양을 따라 마름오목(rhomboid fossa)이라고 부른다. 마름오목의 중앙에 정중고랑(median groove)이 있고, 그 가쪽에 경계고랑(sulcus limitans)이 있으며, 두 고랑의 중간구역이 안쪽융기(medial eminence)이고, 약간 융기된 얼굴둔덕(facial colliculus)이 있다. 이것의 깊은 곳에 갓돌림신경핵(nucleus of abducent nerve)이 있고, 이 핵의 뒤쪽을 얼굴신경이 지나가기 때문에 얼굴둔덕이 형성된 것이다. 이 얼굴둔덕은 뒤쪽에서 볼 수 있는 숨뇌와 다리뇌의 경계가 된다. 안쪽융기의 아래 부분이 혀밑신경삼각(hypoglossal trigone)이며 혀밑신경핵을 포함하고 있다. 경계고랑의 가쪽구역을 안뜰구역이라 하고, 여기에는 안뜰핵(vestibular nuclei)이 있으며, 다시 뇌줄기의 가쪽 주변부로 돌아가는 곳에는 달팽이핵(cochlear nuclei)이 있다. 경계고랑의 아래쪽에 약간 폭넓은 곳이 미주신경삼각(vagal trigone)이며, 미주신경뒤핵(posterior nucleus of vagus nerve; dorsal nucleus of vagus nerve)이 있다(그림 7-25).

마름오목의 아래가쪽에는 밖으로 향하여 널판결절(gracile tubercle), 쐐기결절(cuneate tubercle), 삼차결절(trigeminal tubercle)이 있고, 각기 널판핵(gracile nucleus), 쐐기핵(cuneate nucleus) 및 삼차신경척수핵(spinal nucleus of trigeminal nerve)이 파묻혀 있다. 첫째목신경(Cl)의 뒤뿌리는 쐐기다발결절과 삼차결절의 사이로 들어간다. 마름오목의 위쪽에서는 아래둔덕(inferior colliculus) 및 위둔덕(superior colliculus)이 돌출한 것을 볼 수 있으며, 아래둔덕의 아래끝은 다리뇌와 중간뇌, 또 위둔덕의 위끝은 중간뇌와 사이뇌의 경계가 된다.

뇌줄기를 앞에서 보면 다리뇌가 있고, 다리뇌의 가쪽부위는 중간소뇌다리(middle cerebellar peduncle)로 되어 소뇌와 연결된다. 숨뇌의 가운데에 있는 정중고랑은 아래쪽으로 가면서 소실되며, 척수에 가면 다시 앞정중고랑이 나타난다. 정중고랑이 도중에 소실된 곳이 피라밋교차(decussation of pyramids)이며, 그 아래끝이 숨뇌와 척수의 경계가 된다. 숨뇌 중앙부의 좌우부분을 피라밋(pyramid)라 하며, 피라밋로(pyramidal tract)를 포함하고 있다. 피라밋의 가쪽에 타원형으로 돌출한 부분을 올리브(olive)라 한다. 피라밋과 올리브 사이의 경계고랑에서 갓돌림신경, 혀밑신경 및 첫째목신경의 앞뿌리가 나온다. 숨뇌와 척수의 앞가쪽부위에 걸쳐 나오는 것이 더부신경이며, 그 위쪽에서 미주신경, 혀인두신경 및 얼굴신경을 볼 수 있다. 얼굴신경의 가쪽에는 속귀신경이 있고, 다리뇌의 앞가쪽부에서는 삼차신경을 볼 수 있다(그림 7-26). 중간뇌의 앞쪽 대부분을 차지하는 것이 대뇌다리(cerebral peduncle)이고, 대뇌다리 사이에 움푹 들어간 곳이 뒤관통

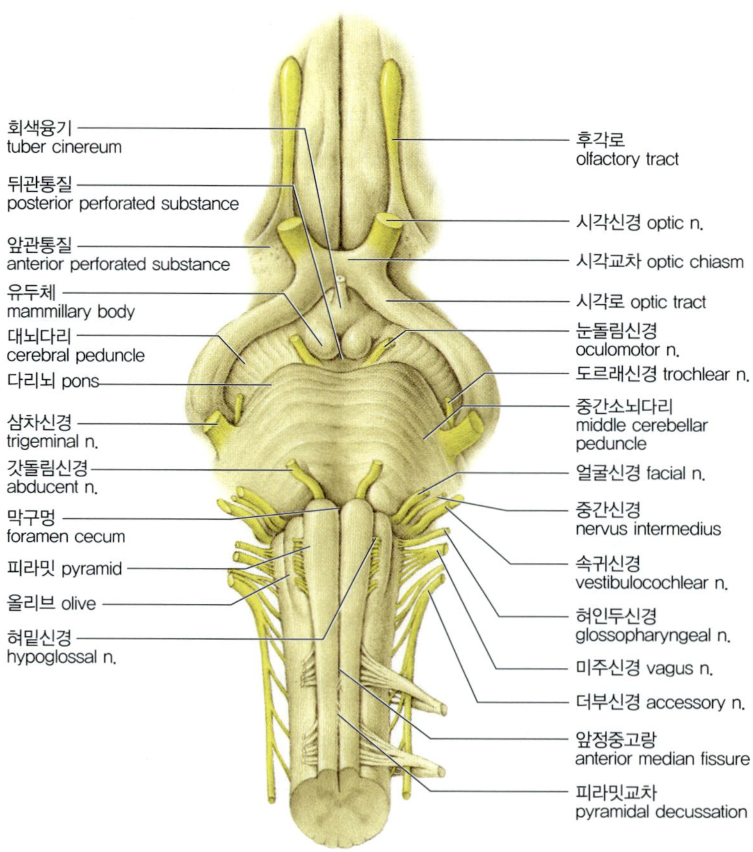

그림 7-26. 뇌줄기의 앞면에서 뇌신경(cranial nerves)의 위치를 나타내는 모형도.

질(posterior perforated substance)로서 세동맥이 통과하는 다수의 작은 구멍을 볼 수 있다.

숨뇌 및 다리뇌

숨뇌(medulla oblongata)와 다리뇌(pons)의 내부 구조는 매우 복잡하며, 다수의 뇌신경핵과 그 밖의 핵 그리고 여러 종류의 신경 다발이 교차하고 있다. 뇌줄기에 있는 감각신경핵으로는 속귀신경핵, 삼차신경감각핵, 얼굴신경감각핵이 있고, 운동신경핵에는 혀밑신경핵, 갓돌림신경핵, 도르래신경핵, 얼굴신경운동핵 및 삼차신경운동핵 등이 있다(그림 7-27, 28).

또 자율신경핵으로 미주신경 및 혀인두신경의 핵이 있으며, 특히 미주신경은 심장의 박동 및 호흡작용을 지배하므로 이 신경핵이 있는 숨뇌는 생명을 유지하는 데 매우 중요한 부위이다. 뇌신경핵 이외에 덧쐐기핵, 올리브핵 및 다리뇌핵 등 운동조절에 관여하는 것과 감각성의 널판핵 및 쐐기핵 등도 볼 수 있다.

소뇌

소뇌(cerebellum)는 여러 감각수용기와 대뇌겉질로부터 운동에 관련된 정보를 받아 몸의 평형과 운동을 조절하는 데 관여하는 기관으로, 가운데의 소뇌벌레(vermis)와 그 가쪽에 발달한 소뇌반구(cerebellar hemisphere)로 구분된다. 사람의 소뇌가 다른 동물에 비하여 큰 것은 소뇌반구의 발달이 현저하기 때문이다.

소뇌는 그 표면에 가로로 깊게 패인 틈새(fissure)에 의하여 앞엽(anterior lobe), 뒤엽(posterior lobe) 및 타래결절엽(flocculonodular lobe)으로 크게 나뉘며, 각 엽은 다시 얕은 틈새에 의하여 여러 소엽(lobule)으로 나뉜다. 그리고 소엽의 표면에는 매우 많은 소뇌이랑(cerebellar folia)이 형성되어 있다(그림 7-29).

소뇌이랑의 얕은층은 회색질이고 깊은층은 백색

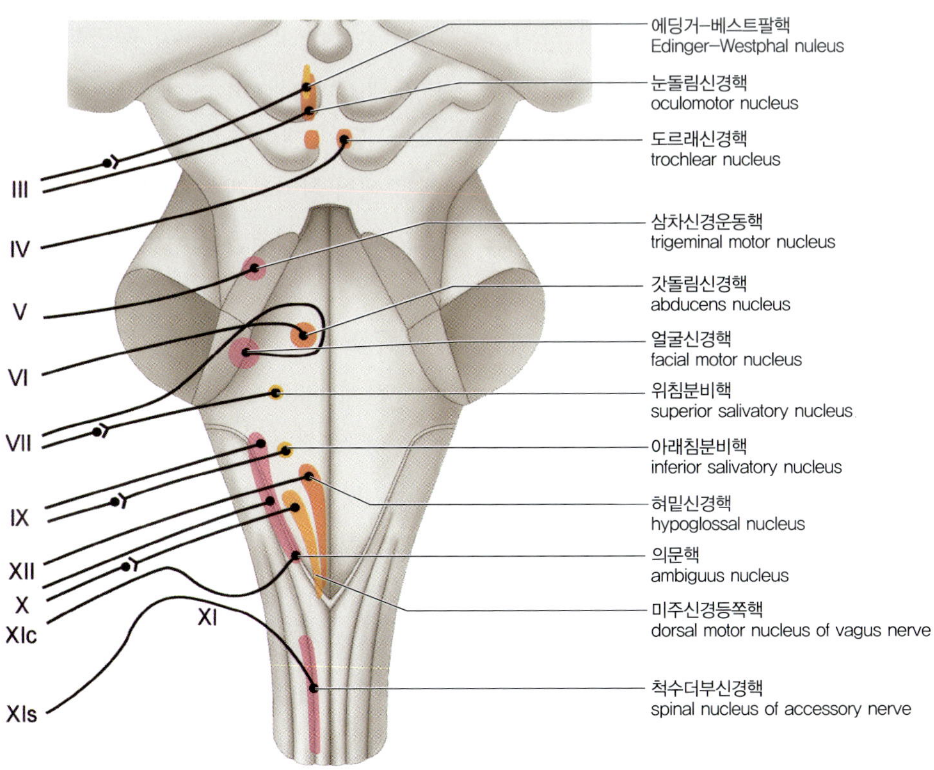

그림 7-27. 뇌줄기의 원심성핵(efferent nuclei)과 뇌신경(cranial nerve)의 비교.

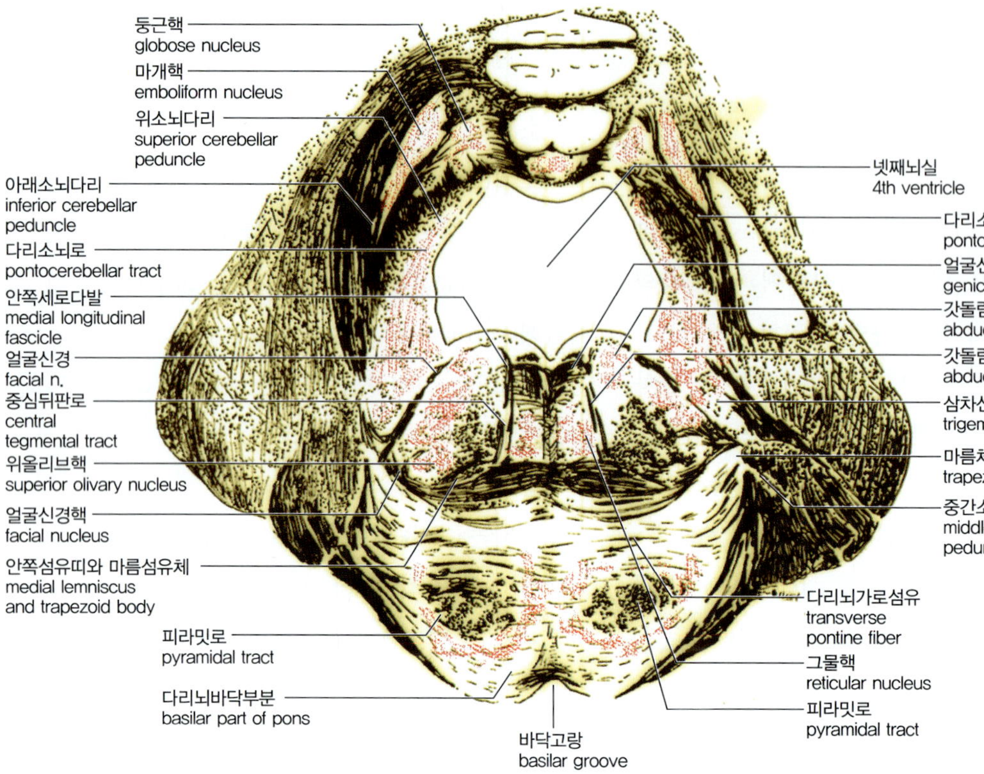

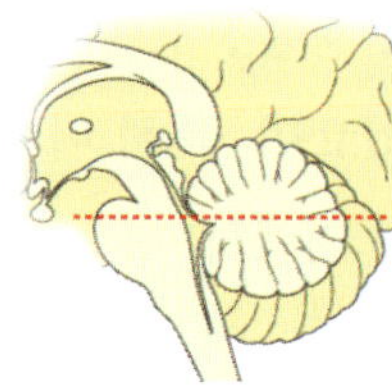

그림 7-28. 다리뇌와 소뇌의 가로절단면. 얼굴신경 높이이며 신경핵은 붉은점으로 표시하였다.

질이다. 표층의 회색질층을 겉질(cortex)이라 하며, 각종 신경세포들이 독특하게 배열하여 이루어진 세 층이 구별된다. 겉질의 표면쪽 층이 분자층(molecular layer)이며, 작은 신경세포들이 성글게 분포해 있다. 겉질의 속층으로 백색질에 접하고 있는 두꺼운 층이 과립층(granular layer)이며, 작은 신경세포들이 매우 조밀하게 분포해 있다. 그리고 분자층과 과립층의 사이에 조롱박세포(Purkinje cell)들이 한 층으로 배열해 있는 조롱박세포층(Purkinje cell layer)이 있다. 이와 같은 소뇌겉질로 둘러싸인 속의 백색질을 속질(medulla)이라 한다. 소뇌속질을 이루는 신경섬유들은 소뇌겉질의 신경세포들과 연접하기 위하여 들어오는 들신경섬유(afferent nerve fiber)와 조롱박세포의 축삭인 날신경섬유(efferent nerve fiber)로 이루어져 있다.

양쪽 소뇌반구의 가운데에 있는 넓은 백색질에는 꼭지핵(fastigial nucleus), 둥근핵(globose nucleus), 마개핵(emboliform nucleus) 및 치아핵(dentate nucleus) 등 네 개의 소뇌핵이 자리 잡고 있다. 이들 소뇌핵 중에서 현저하게 큰 치아핵은 주로 소뇌반구와, 다음으로 큰 꼭지핵은 소뇌벌레와 각각 연결되어 있다.

중간뇌

중간뇌(midbrain)는 구조적으로 중간뇌덮개(tectum of midbrain), 중간뇌뒤판(tegmentum of midbrain) 및 대뇌다리(cerebral peduncle)로 구분된다. 중간뇌덮개에 형성되어 있는 두 쌍의 돌출부 중에서 아래둔덕(inferior colliculus)은 청각전도의 중간중추에 해당하는 신경핵이며, 위둔덕(superior colliculus)은 시각자극이 있는 쪽으로 머리와 눈을 향하게 조절하는 시각반사중추 부위이다. 중간뇌뒤판에는 도르래신경핵, 눈돌림신경핵 그리고 피라밋밖계통

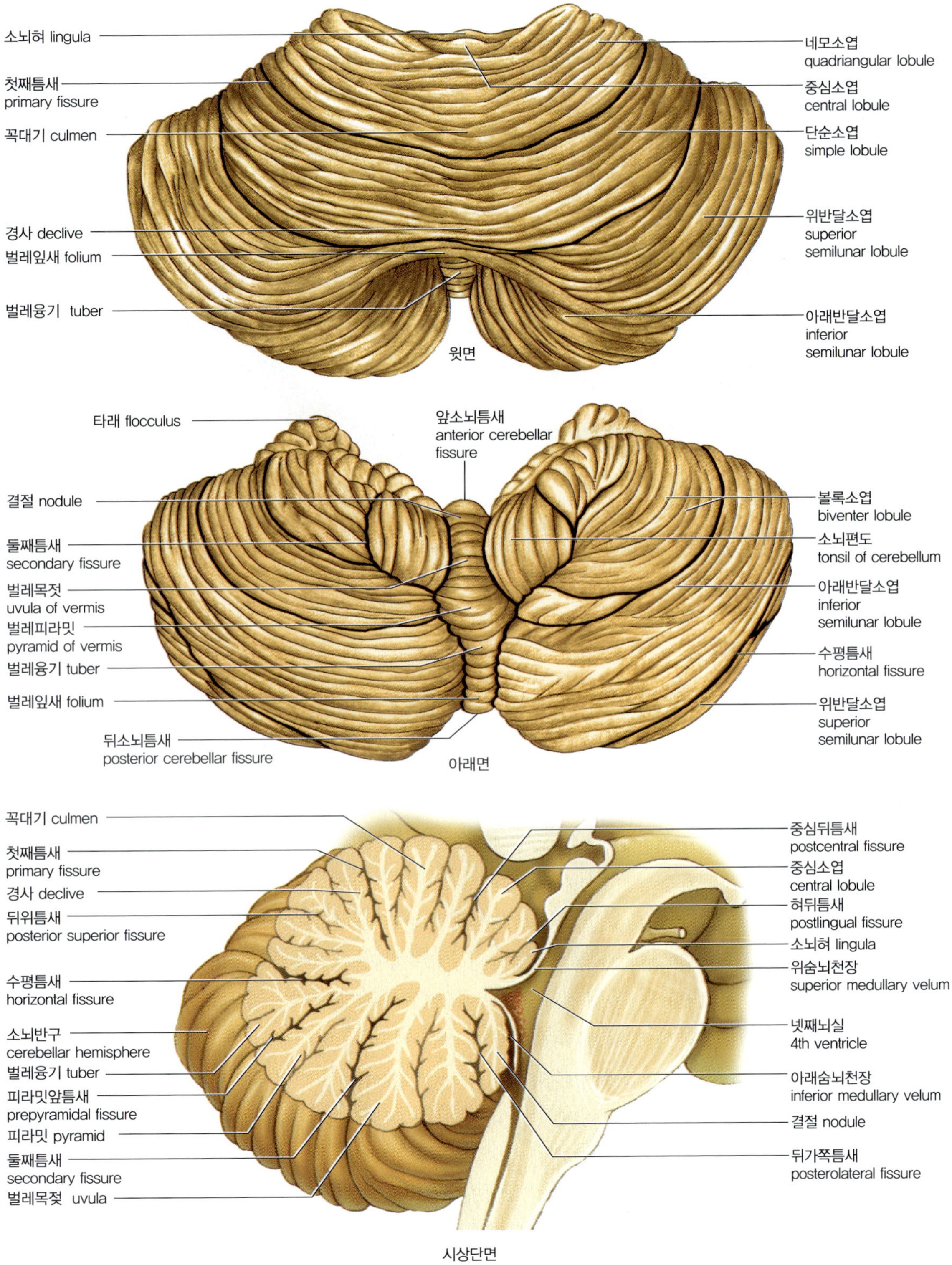

그림 7-29. 소뇌(cerebellum)의 구조.

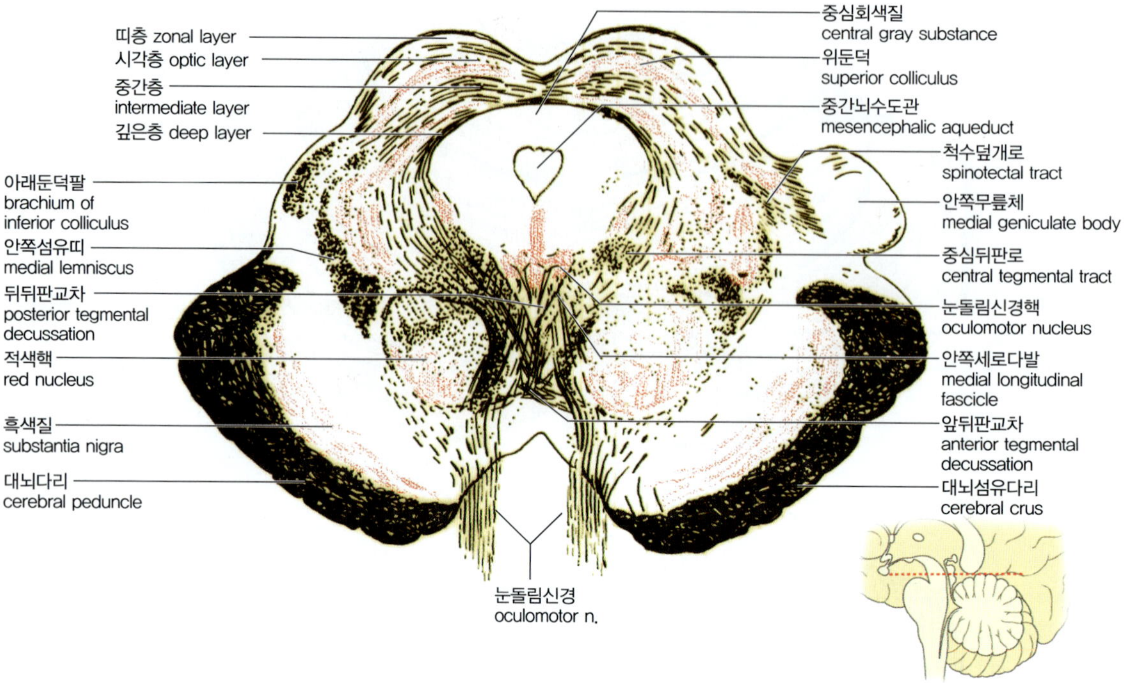

그림 7-30. 중간뇌 위둔덕(superior colliculus) 높이의 가로단면.

의 운동에 관여하는 적색핵(red nucleus), 흑색질(substantia nigra) 등이 있다. 대뇌다리는 중간뇌의 앞쪽에 있는 넓은 부위로서 대뇌겉질에서 다리뇌와 척수로 내려가는 신경섬유로 이루어져 있다(그림 7-30).

사이뇌

사이뇌(diencephalon)는 앞쪽을 제외한 대부분이 대뇌반구에 덮여 있다. 이 부위의 중앙에는 셋째뇌실이 있고, 전후로 달리는 얕은 고랑에 의하여 감각성의 시상(thalamus)과 자율신경성의 시상하부(hypothalamus)가 나누어진다. 시상의 뒤안쪽 주변에 있는 시상상부(epithalamus)는 둘레계통(limbic system)에 연결되어 있다. 시상의 배쪽에 있는 시상밑핵(subthalamic nucleus)은 피라밋밖계통의 운동에 관여한다. 또 시상의 뒤등쪽에 안쪽무릎체(medial geniculate body)와 가쪽무릎체(lateral geniculate body)가 붙어 있다. 시상은 크게 앞핵군, 가쪽핵군, 안쪽핵군, 중심핵군, 뒤핵군, 시상후부핵군 등으로 구별되며, 특히 시상후부핵군에는 청각과 시각의 중계핵인 안쪽무릎핵(medial geniculate nucleus)과 가쪽무릎핵(lateral geniculate nucleus)이 들어 있다. 이들 각 핵군은 다시 다수의 핵으로 세분되는데, 그 대부분은 각기 대뇌겉질과 밀접한 연결을 갖는다. 감각에 관여하는 것은 여러 종류의 감각이 시상에 모이고 시상은 대뇌겉질의 각 감각영역에 대응하여 연결되어 있다.

대뇌반구

대뇌는 끝뇌가 발달한 것으로, 대뇌의 표면에는 다수의 대뇌고랑(cerebral sulci)이 있어 이마엽 (frontal lobe), 마루엽(parietal lobe), 뒤통수엽(occipital lobe), 관자엽(temporal lobe), 섬엽(insula lobe) 등으로 구분되며, 각 엽의 겉에는 다양한 형태의 대뇌이랑(cerebral gyri)이 이루어져 있다(그림 7-31). 대뇌이랑과 대뇌고랑의 벽을 덮고 있는 회색질이 대뇌겉질(cortex)이며, 그 깊은 곳의 백색질이 대뇌속질

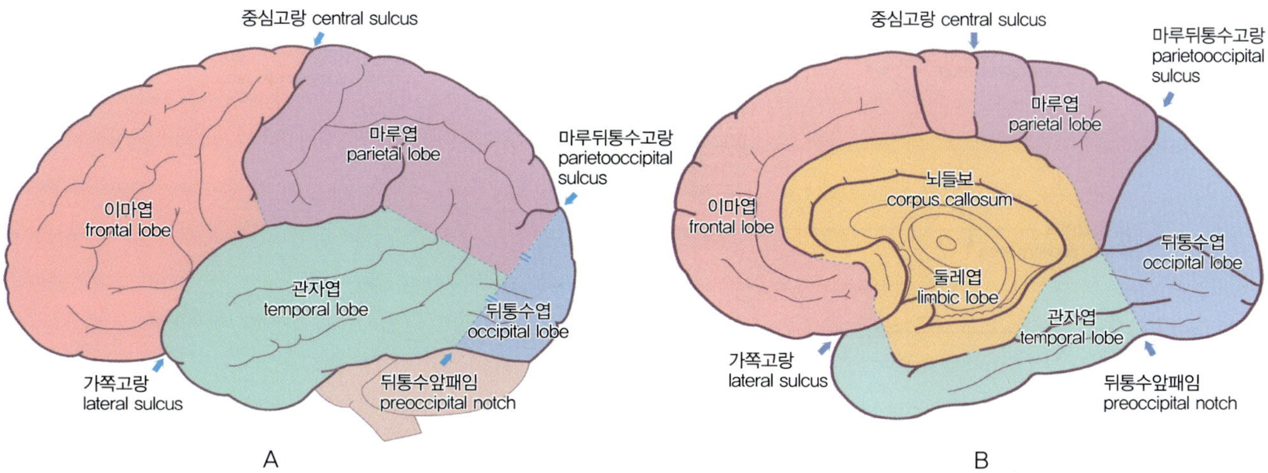

그림 7-31. A: 대뇌 외측표면에서 관찰되는 대뇌엽(cerebral lobe)의 경계구조. B: 대뇌 내측표면에서 관찰되는 대뇌엽(cerebral lobes)의 경계구조.

(medulla)이다. 대뇌반구(cerebral hemisphere)의 중심부에는 가쪽뇌실(lateral ventricle)이 있다.

대뇌겉질(cerebral cortex) : 대뇌반구의 표면적은 약 2,200 cm^2에 이르며, 그 중에서 1/3은 대뇌이랑을, 그리고 2/3는 대뇌고랑벽을 이루고 있다. 대뇌겉질은 다양한 형태의 신경세포들이 독특하게 분포하여 이루어진 6층으로 되어 있으며, 표면쪽으로부터 분자층(molecular layer), 바깥과립층(external granular layer), 바깥피라밋층(external pyramidal layer), 속과립층(internal granular layer), 속피라밋층(internal pyramidal layer), 뭇모양층(fusiform layer)이 차례로 구별된다(그림 7-33). 대뇌겉질의 두께는 운동영역에서 가장 두꺼워 4.5 mm이고, 가장 얇은 부분은 시각영역으로 1.5 mm이며, 평균두께는 약 2.5 mm이다. 대뇌겉질에서 세포층의 수 및 각 층에서의 세포배열은 부위에 따라 다르며, 이러한 부위별 구조적 차이는 기능적 차이와도 관련되어 있어 브로드만(K. Brodmann)은 대뇌겉질을 47개의 기능영역(functional area)으로 구분하였다. 이 중에서 중요한 것들을 보면 다음과 같다(그림 7-32, 34).

감각영역(sensory area)

몸감각영역(somesthetic area) : 3, 1 및 2영역 — 피부감각, 고유감각.

시각영역(visual area) : 17영역 — 시각.

청각영역(auditory area) : 41 및 42영역 — 청각.

미각영역(gustatory area) : 43영역 — 미각.

운동영역(motor area)

일차운동영역(primary motor area) : 4영역 — 피라밋로를 통하는 수의운동.

운동앞영역(premotor area) : 6영역 — 피라밋밖로를 통하는 운동.

이마눈영역(frontal eye field) : 8영역 — 수의성 변화운동(움직이는 물체를 따라 눈을 움직임).

대뇌속질(cerebral medulla) : 대뇌반구의 겉질 밑에 있는 말이집신경섬유로 구성된 부분이며, 속질의 신경섬유는 맞교차연결, 연합 및 투사 등 세 부류의 섬유로 구별된다. 대뇌속질의 속에는 바닥핵(basal ganglia)이 파묻혀 있다.

맞교차섬유(commissural fibers)는 좌우의 대뇌반구를 연결하는 뇌들보(corpus callosum), 후각뇌(rhinencephalon)의 여러 구조물을 연결하는 앞 및 뒤맞교차(anterior and posterior commissure) 등이 있으며, 사람에서는 뇌들보가 앞맞교차에 비하여 매우 크다.

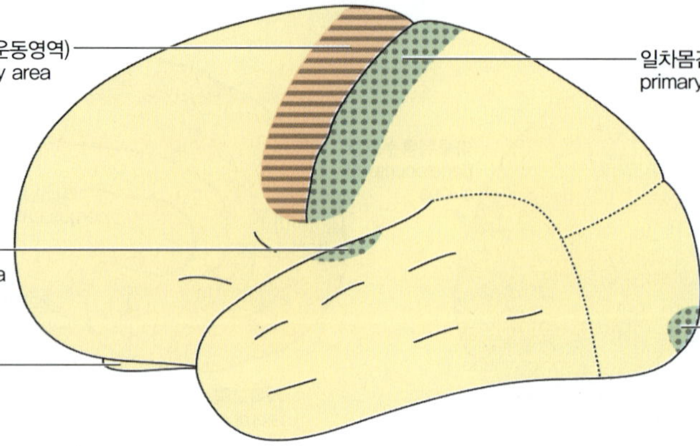

그림 7-32. 대뇌겉질의 주요 기능영역. 일차감각영역은 점상무늬로 표시했고, 일차운동영역은 줄무늬로 표시했다.

연합섬유(association fibers)는 같은쪽 대뇌겉질에서 각 부위를 연락하는 섬유군으로, 이웃 뇌이랑을 연결하는 짧은 섬유로부터 먼 곳의 뇌이랑을 연결하는 긴 섬유까지 있다.

투사섬유(projection fibers)는 대뇌겉질과 뇌줄기, 척수의 여러 핵을 연락하는 섬유군이다. 시상에서 시작하여 올라가는 섬유군은 속섬유막(internal capsule)을 통하여 대뇌겉질의 여러 감각영역에 투사한다.

또 대뇌겉질의 운동영역에서 시작하는 섬유는 소위 피라밋로(pyramidal tract)로, 척수까지 내려가서 수의운동에 관여한다.

그리고 대뇌겉질에서는 줄무늬체, 시상밑핵, 적색핵 및 다리뇌핵 등으로 섬유를 보내고 있는데, 이들이 피라밋밖로계통(extrapyramidal system)으로 무의식적 운동에 관여한다.

둘레계통(limbic system) : 둘레계통은 계통발생학적으로 뇌의 원시적인 부분으로 띠이랑(cingulate gyrus), 해마(hippocampus), 편도핵(amygdaloid nucleus), 시상하부(hypothalamus) 등을 비롯한 여러 부위로 구성된 복합체이다(그림 7-35). 기능적으로는 후각, 기억, 감정의 표현 및 내장기능의 조절 등에 관여한다.

바닥핵(basal ganglia, basal nuclei) : 대뇌반구의

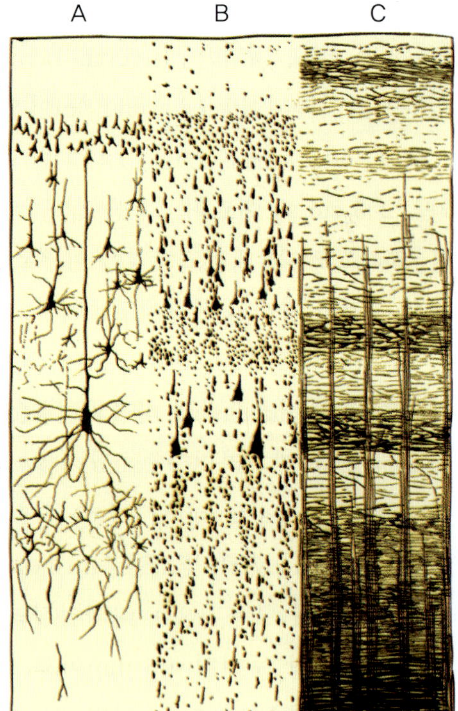

그림 7-33. 사람 대뇌겉질의 세포층과 섬유층. A: 골지염색; B. 닛슬염색; C. 바이게르트염색.

속질 속에 있는 회색질을 바닥핵이라고 한다. 바닥핵에는 꼬리핵(caudate nucleus)과 조가비핵(putamen)으로 된 줄무늬체(striatum), 그리고 창백핵(globus pallidus), 담장(claustrum) 및 편도핵(amygdaloid nucleus)으로 이루어져 있다. 이들 핵 중에서

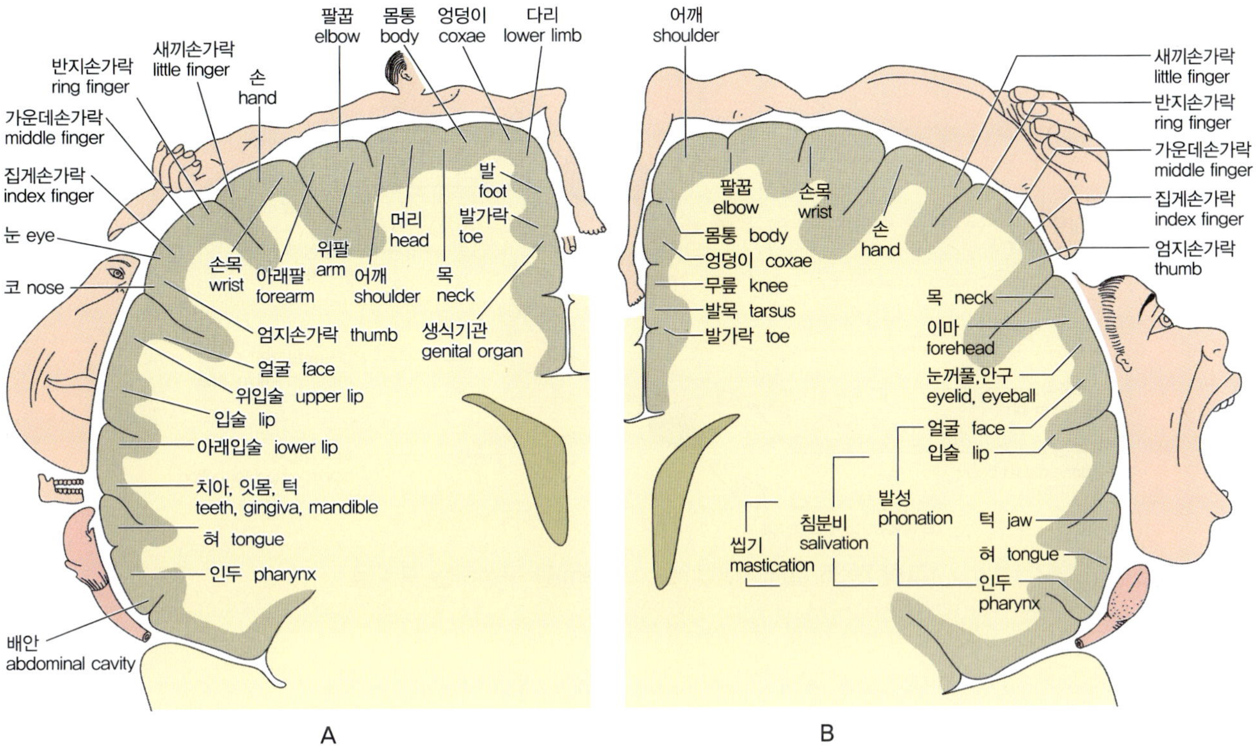

그림 7-34. A: 감각소인도. 사람 대뇌겉질의 일차몸감각영역에서 몸의 각 부분별 해당 대뇌겉질의 분포 그림. 전기자극법으로 각 부분을 확인한 것임(Penfield와 Rasmussen, 1950). B: 운동소인도. 뇌의 제4구역에서 몸의 각 부분을 담당하는 운동세포의 분포영역을 표현한 것으로, 몸의 각 부분의 크기에 비례하지 않고 운동기능과 관련 있는 세포수에 비례하는 특징이 있다(Penfield).

줄무늬체와 창백핵은 피라밋밖로계통의 핵이 되며, 담장은 대뇌섬(insula) 겉질의 일부가 변형된 것이며, 편도핵은 둘레계통의 핵이다(그림 7-35).

말초신경계통

말초신경은 신체 각 부위의 감각수용기에서 받아들인 자극을 뇌와 척수에 전달하고, 또한 뇌와 척수에서 통제 또는 조절하는 흥분을 신체의 뼈대근육, 내장근육 및 각종 샘에 전달하는 신경이다. 말초신경은 크게 뇌척수신경(craniospinal nerves)과 자율신경(autonomic nerves)으로 구분된다. 그리고 뇌척수신경은 다시 뇌신경(cranial nerves) 및 척수신경(spinal nerves)으로, 자율신경은 교감신경(sympathetic nerves)과 부교감신경(parasympathetic nerves)으로 구분된다.

뇌신경

뇌신경(cranial nerves)은 뇌에서 직접 출입하는 12쌍의 신경을 말한다(그림 7-26, 36). 신경섬유는 기능적으로 감각, 운동 및 자율신경섬유가 있으며, 신경에 따라서 한 가지 기능의 신경섬유로 이루어져 있는 경우와 기능적으로 다른 신경섬유가 섞여 있는 혼합신경(mixed nerve)의 경우도 있다(표 7-3).

후각신경(olfactory nerve) : 후각을 전달하는 감각신경으로서 코안의 후각점막에 있는 후각신경세포에서 시작되며, 20개 정도의 작은 신경다발이 벌집뼈의 벌집체판을 통과하여 후각망울(olfactory bulb)에 이른다(그림 7-37).

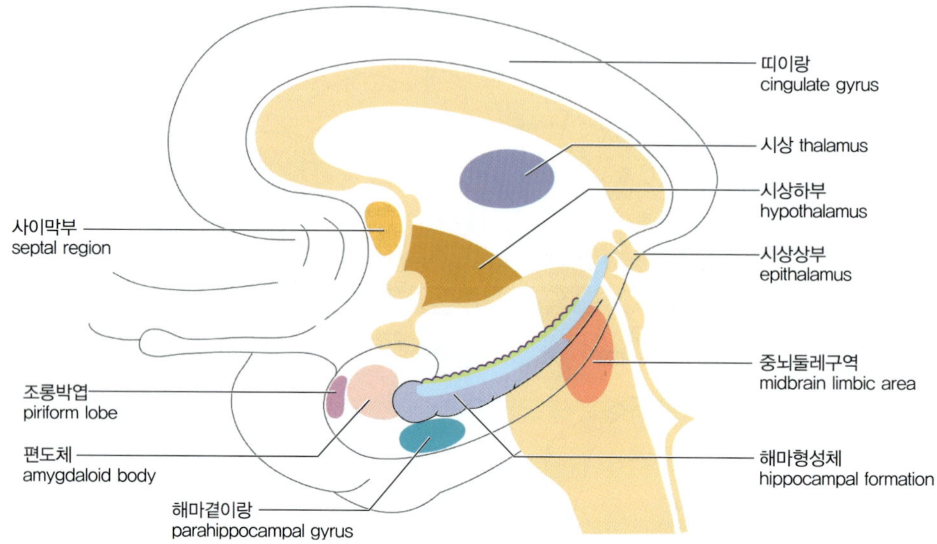

그림 7-35. 둘레계통(limbic system)을 구성하는 구조물.

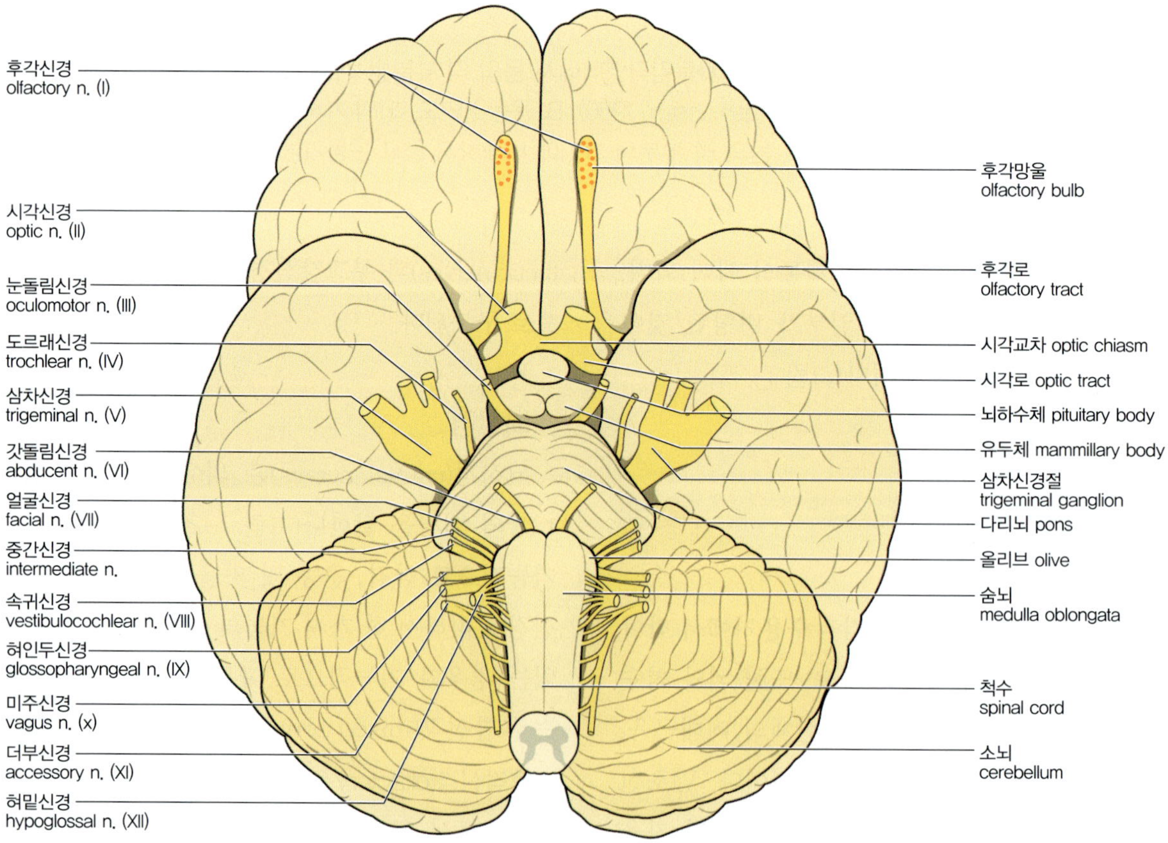

그림 7-36. 뇌신경(cranial nerves)의 연결을 보여주는 뇌의 바닥면.

표 7-3. 뇌신경의 개요

신경	뇌의 부착부	머리뼈 출입통로	신경세포의 기원	주요기능
I. 후각신경	후각망울	벌집체판	후각점막(후각세포)	후각
II. 시각신경	시각교차	시각신경관	망막(신경절세포)	시각
III. 눈돌림신경	중간뇌	위눈확틈새	중간뇌	안구의 운동
				동공조절
IV. 도르래신경	중간뇌	위눈확틈새	중간뇌	안구의 운동
V. 삼차신경	다리뇌	위눈확틈새 원형구멍 타원구멍	다리뇌	씹기근육운동
			삼차신경절	얼굴피부, 치아 및 코점막의 감각
VI. 갓돌림신경	다리뇌	위눈확틈새	다리뇌	안구의 운동
VII. 얼굴신경	다리뇌	붓꼭지구멍 속귀길 붓꼭지구멍	다리뇌	얼굴근육운동
			다리뇌	눈물샘, 침샘분비
			무릎신경절	미각
VIII. 속귀신경	다리뇌	속귀길	안뜰신경절	평형
			달팽이신경절	청각
IX. 혀인두신경	숨뇌	목정맥구멍	숨뇌(의문핵)	붓인두근 운동
			숨뇌(등쪽핵)	귀밑샘 분비
			아래신경절	혀, 인두, 가운데귀의 감각
			아래신경절	미각
X. 미주신경	숨뇌	목정맥구멍	숨뇌(의문핵)	후두, 물렁입천장 및 인두근육의 운동
			숨뇌(등쪽핵)	가슴안, 배안 내장의 운동 및 샘의 분비
			아래신경절	인두, 후두와 가슴안 및 배안 내장의 감각
			아래신경절	미각
			위신경절	바깥귀의 감각
XI. 더부신경	숨뇌 및 척수	목정맥구멍	숨뇌	인두 및 후두(근육)의 운동
			척수	목빗근과 등세모근의 운동
XII. 혀밑신경	숨뇌	혀밑신경관	숨뇌	혀근육의 운동

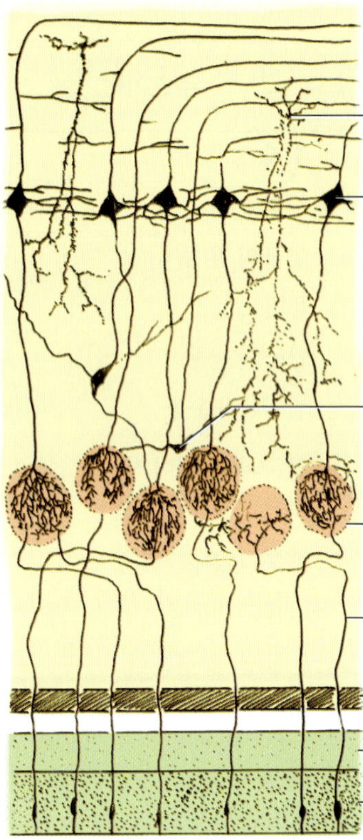

그림 7-37. 후각점막(olfactory mucosa) 및 후각망울(olfactory bulb)의 구조와 연결.

시각신경(optic nerve) : 시각을 전달하는 감각신경으로, 안구의 속층인 망막의 신경절세포에서 시작한다. 시각신경은 뇌로 들어가기 전에 신경섬유의 약 반수 정도가 좌우로 교차하는 부위가 있는데 그 부위를 시각교차(optic chiasm)라고 한다. 시각교차 이후의 신경다발을 시각로(optic tract)라 부르며, 사이뇌의 가쪽무릎체(lateral geniculate body) 및 중간뇌의 위둔덕(superior colliculus)에 연결된다(그림 7-38). 발생학적으로 망막은 사이뇌의 일부가 팽대되어 형성된 것이므로 시각신경은 신경다발의 구조를 이루고 있지만 뇌 속에 있는 전도로의 하나라고 할 수 있다.

눈돌림신경(oculomotor nerve) : 중간뇌에서 나오는 혼합신경이며, 운동신경과 자율신경으로 구성된다. 운동신경은 여섯 개의 안구근육 중에서 위곧은근, 아래곧은근, 안쪽곧은근 및 아래빗근 등 네 개의 근육과 눈꺼풀올림근에 분포한다(그림 7-39). 부교감신경은 섬모체신경절(ciliary ganglion)에서 중

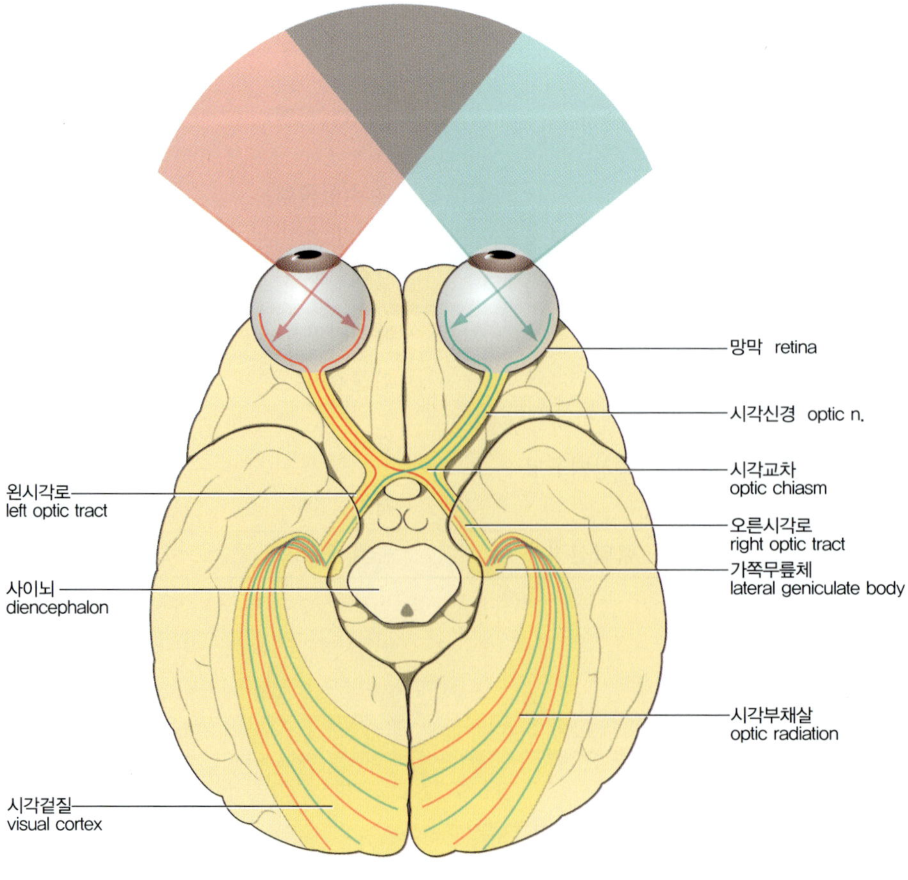

그림 7-38. 시각신경(optic nerve)의 연결.

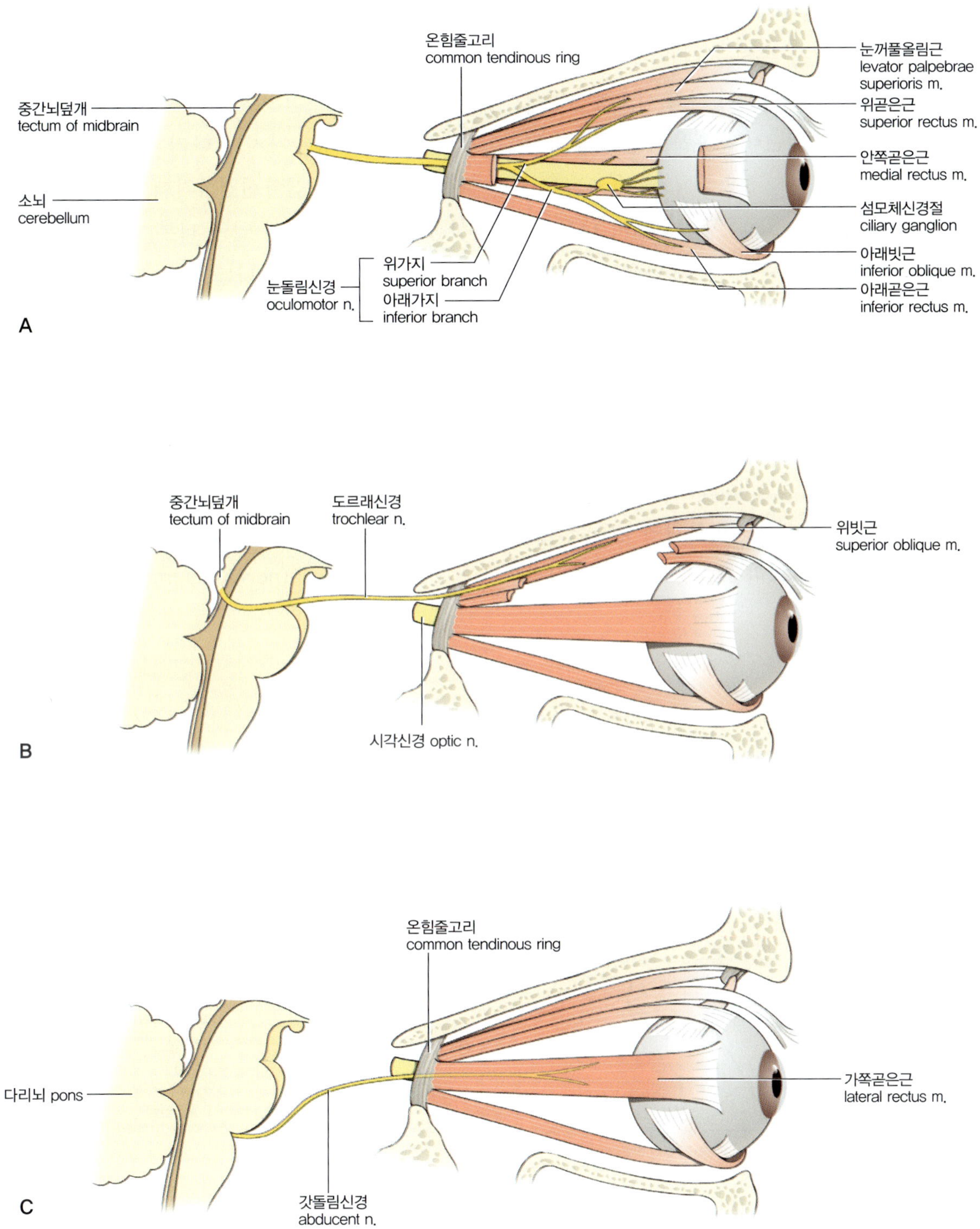

그림 7-39. A: 눈돌림신경(oculomotor nerve). B: 도르래신경(trochlear nerve). C: 갓돌림신경(abducent nerve)의 분포.

계되고, 이 섬유는 안구 홍채의 동공조임근과 섬모체근에 분포하여 동공을 좁히는 데에 관여한다. 반면, 교감신경은 위목신경절에서 나와 섬모체신경절을 통과한 다음 동공확대근에 분포하여 동공의 확장을 담당한다.

도르래신경(trochlear nerve) : 중간뇌에서 나와 안구를 움직이는 안구근육 중에서 위빗근을 지배하는 운동신경이다(그림 7-39).

삼차신경(trigeminal nerve) : 뇌신경 중에서 가장 큰 신경으로 다리뇌에서 나와 관자뼈 바위부분의 위에서 눈신경(ophthalmic nerve), 위턱신경(maxillary nerve) 및 아래턱신경(mandibular nerve)의 세 가지로 나누어지며, 나뉘기 직전의 부위에 삼차신경절(trigeminal ganglion)이 있다(그림 7-40). 삼차신경 섬유의 대부분은 감각성이며, 아래턱신경의 일부는 운동성이다. 감각성 섬유의 신경세포체는 삼차신경절에 모여 있고, 그의 말초가지는 얼굴과 머리부분에 분포하며, 중추가지는 다리뇌, 숨뇌 및 척수 상부에 퍼져 있는 삼차신경감각핵에 연결된다. 감각신경섬유는 대부분의 얼굴 피부, 코와 입점막 그리고 치아속질에 분포한다(그림 7-41). 운동섬유는 다리 뇌에 있는 삼차신경운동핵에서 시작하여 씹기근육을 지배한다.

갓돌림신경(abducent nerve) : 다리뇌에서 나와 안구를 가쪽으로 당기는 가쪽곧은근을 지배하는 운동신경이다(그림 7-39).

얼굴신경(facial nerve) : 얼굴신경은 작은 의미의 얼굴신경과 중간신경(nervus intermedius)으로 구성되

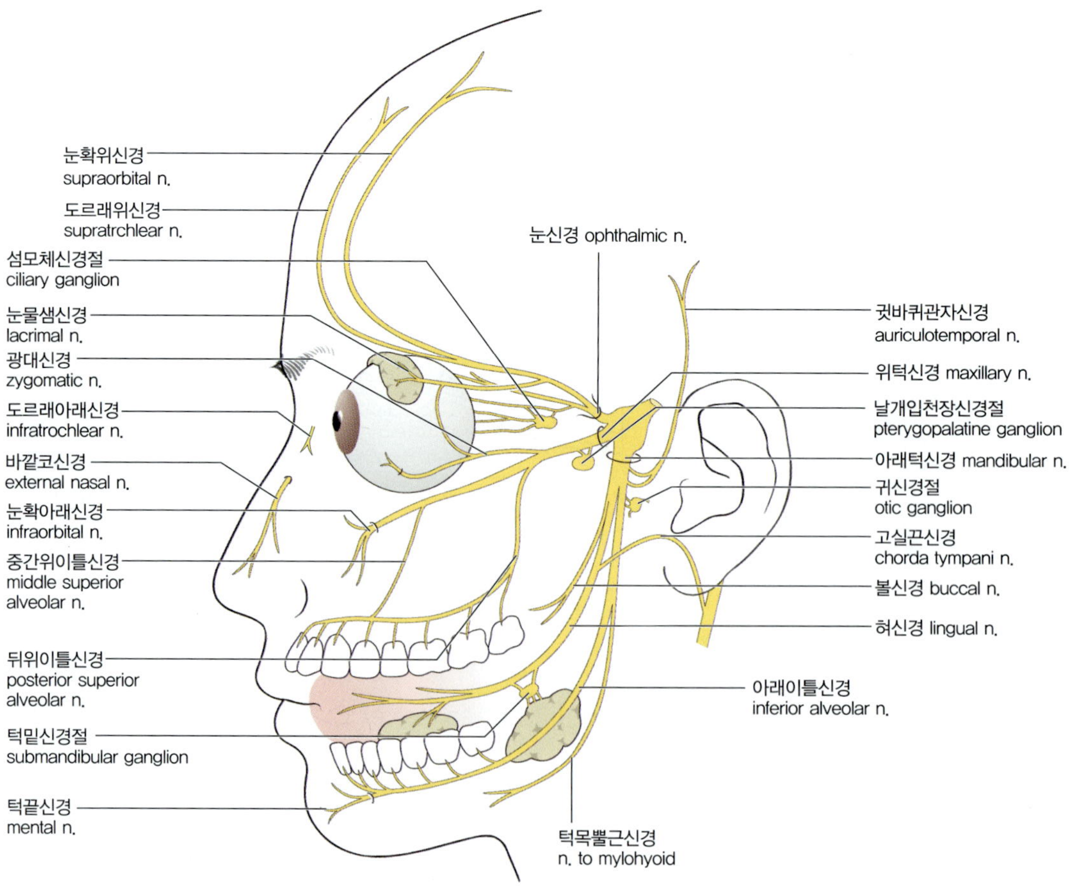

그림 7-40. 삼차신경(trigeminal nerve)의 분포.

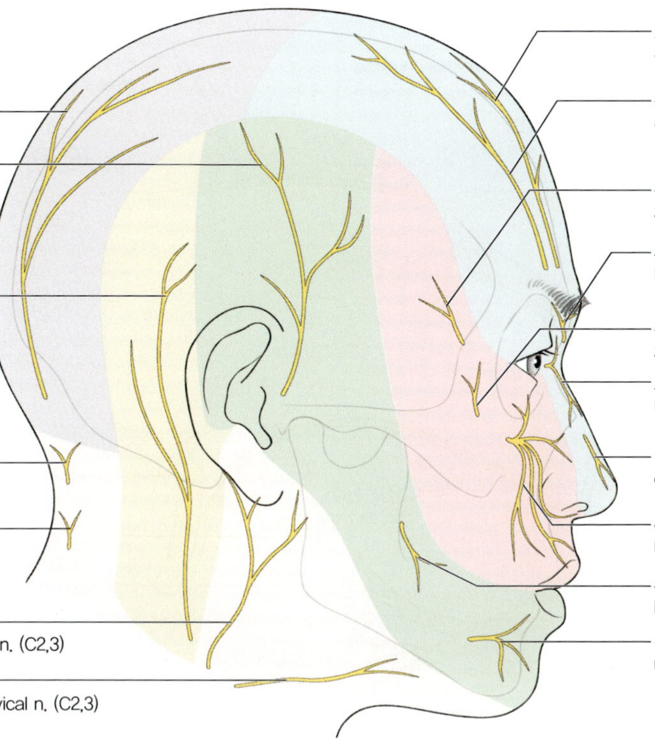

그림 7-41. 삼차신경(trigeminal nerve) 및 척수신경(spinal nerves)의 머리분포.

어 있다. 작은 의미의 얼굴신경은 얼굴근육에 분포하는 운동신경이다. 이에 비하여 중간신경은 무릎신경절(geniculate ganglion)에 있는 감각신경세포의 중추가지로 숨뇌와 다리뇌에 연결되고, 그 말초가지는 감각신경섬유와 자율신경섬유로 된 혼합신경으로 고실끈신경(chorda tympani nerve)과 큰바위신경(greater petrosal nerve)으로 나뉜다. 고실끈신경은 혀의 앞쪽 2/3 부위에 있는 맛봉우리에 분포하여 미각에 관여한다. 큰바위신경은 눈물샘과 코 및 입천장점막의 점액샘, 그리고 턱밑샘과 혀밑샘에 분포한다(그림 7-42).

속귀신경(vestibulocochlear nerve) : 속귀에 분포하는 감각신경으로 평형각을 전도하는 안뜰신경(vestibular nerve)과 청각을 전도하는 달팽이신경(cochlear nerve)으로 구별된다(그림 7-43). 안뜰신경은 속귀길에 있는 안뜰신경절(vestibular ganglion)의 신경절세포의 중추가지로 숨뇌와 다리뇌 경계에 연결되어 있고, 말초가지는 안뜰(둥근주머니와 타원주머니)과 팽대능선의 감각상피에 분포하고 있다. 달팽이신경은 달팽이축에 있는 나선신경절(spiral ganglion)의 신경절세포의 중추가지로 숨뇌에 연결되어 있고, 그 말초가지는 나선기관(spiral organ of Corti)의 털세포에 연접하고 있다.

혀인두신경(glossopharyngeal nerve) : 숨뇌에서 나와 혀뿌리부위에서 인두까지의 일반감각, 혀의 뒤쪽 1/3부분의 맛감각, 붓인두근의 운동 및 귀밑샘의 분비조절에 관여하는 혼합신경이다(그림 7-44).

미주신경(vagus nerve) : 숨뇌에서 나와 목, 가슴 및 배부위에 있는 여러 내장기관에 광범위하게 분포하는 혼합신경이다(그림 7-45). 이 신경의 운동신경은 후두, 물렁입천장 및 인두의 근육을 지배한다. 일반감각신경은 인두, 후두, 기관과 기관지, 허파, 심장, 식도, 위, 창자, 콩팥 등에 분포한다. 특수감각신경은 혀 뒷부위인 후두덮개부위에 분포하여 미각을 감지

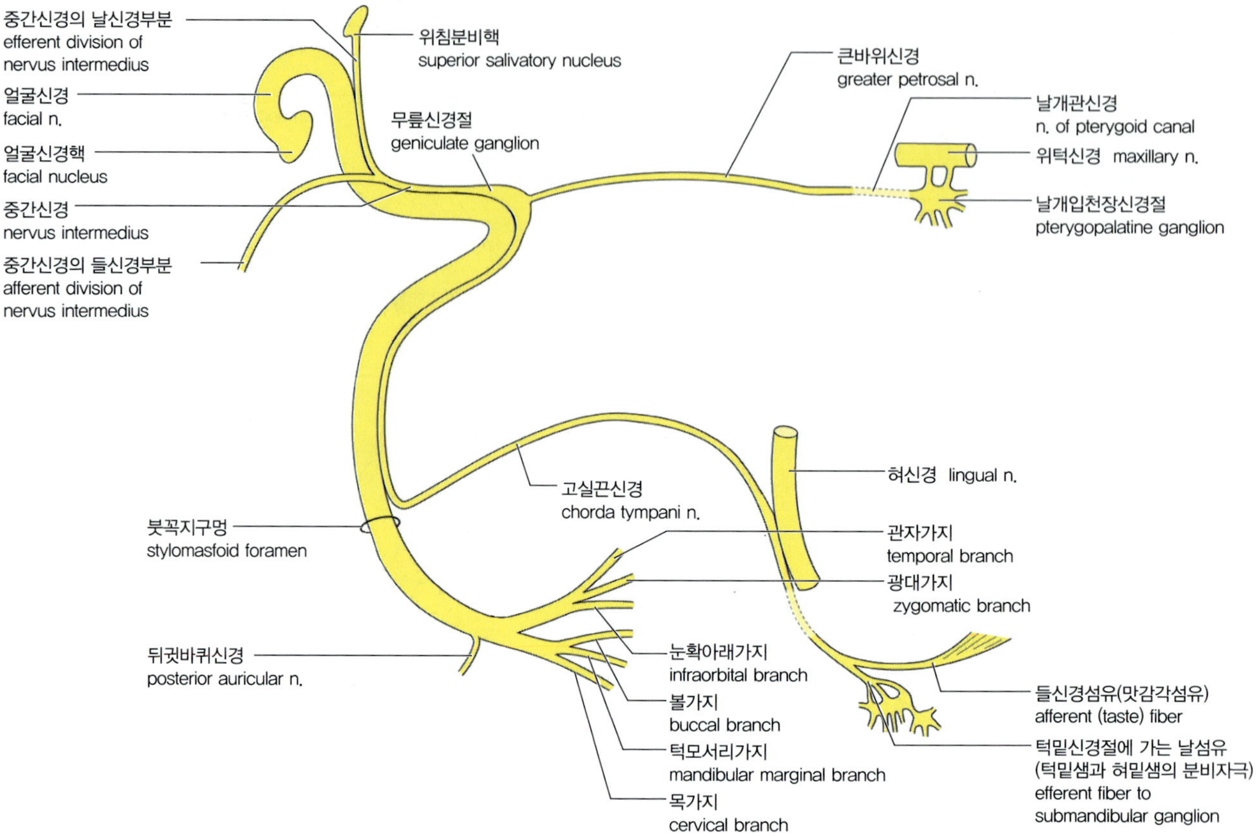

그림 7-42. 얼굴신경(facial nerve)의 분포.

한다. 부교감신경은 가슴 및 배안 장기의 민무늬근육과 심장근육에 분포하면서 근육운동에 관여하고, 또한 소화 및 호흡계통에 있는 각종 샘에 분포하여 분비활동에 관여한다.

더부신경(accessory nerve) : 숨뇌에서 나오는 숨뇌뿌리와 척수에서 나오는 척수뿌리로 이루어진 운동신경이다. 숨뇌뿌리의 신경섬유는 미주신경에 합쳐져서 내려오면서 인두근육과 후두근육에 분포하고, 척수뿌리의 신경섬유는 머리의 회전운동에 중요한 역할을 하는 목빗근과 등세모근을 지배한다(그림 7-46).

혀밑신경(hypoglossal nerve) : 숨뇌에서 시작하여 다수의 고유 및 외래혀근육에 분포하는 운동신경이다(그림 7-47).

척수신경

척수신경(spinal nerves)은 척수에서 출입하는 말초신경이며, 다음과 같은 31쌍이 있다(그림 7-19).

목신경(cervical nerves)	8쌍 (C1~C8)
가슴신경(thoracic nerves)	12쌍 (T1~T12)
허리신경(lumbar nerves)	5쌍 (L1~L5)
엉치신경(sacral nerves)	5쌍 (S1~S5)
꼬리신경(coccygeal nerves)	1쌍 (Co)
	31쌍

각 척수신경은 뇌신경과 달라서 앞뿌리(anterior root, 운동성)와 뒤뿌리(posterior root, 감각성)에 의하여 척수와 연결되어 있으며, 앞뿌리는 운동성 신경섬유로 되어 있고, 뒤뿌리는 감각성으로 뒤뿌리의

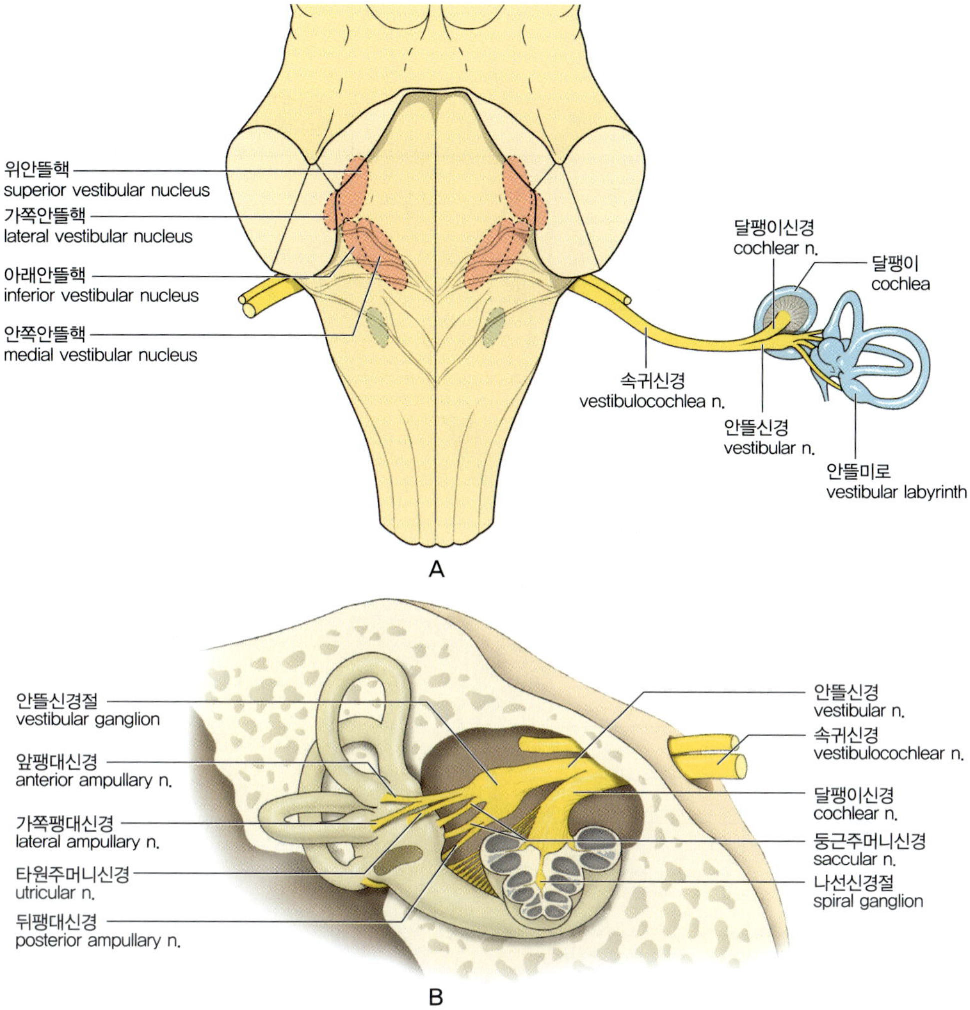

그림 7-43. 속귀신경(vestibulocochlear nerve)의 분포.

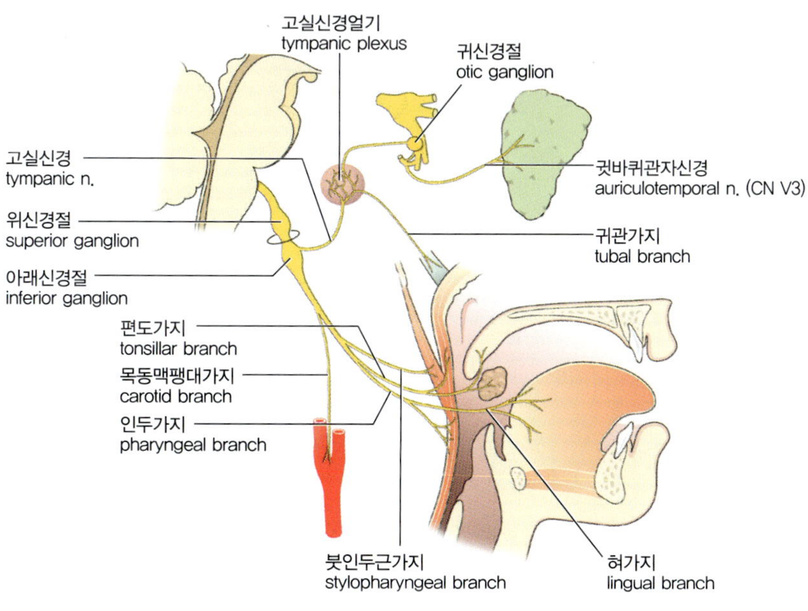

그림 7-44. 혀인두신경(glossopharyngeal nerve)의 분포.

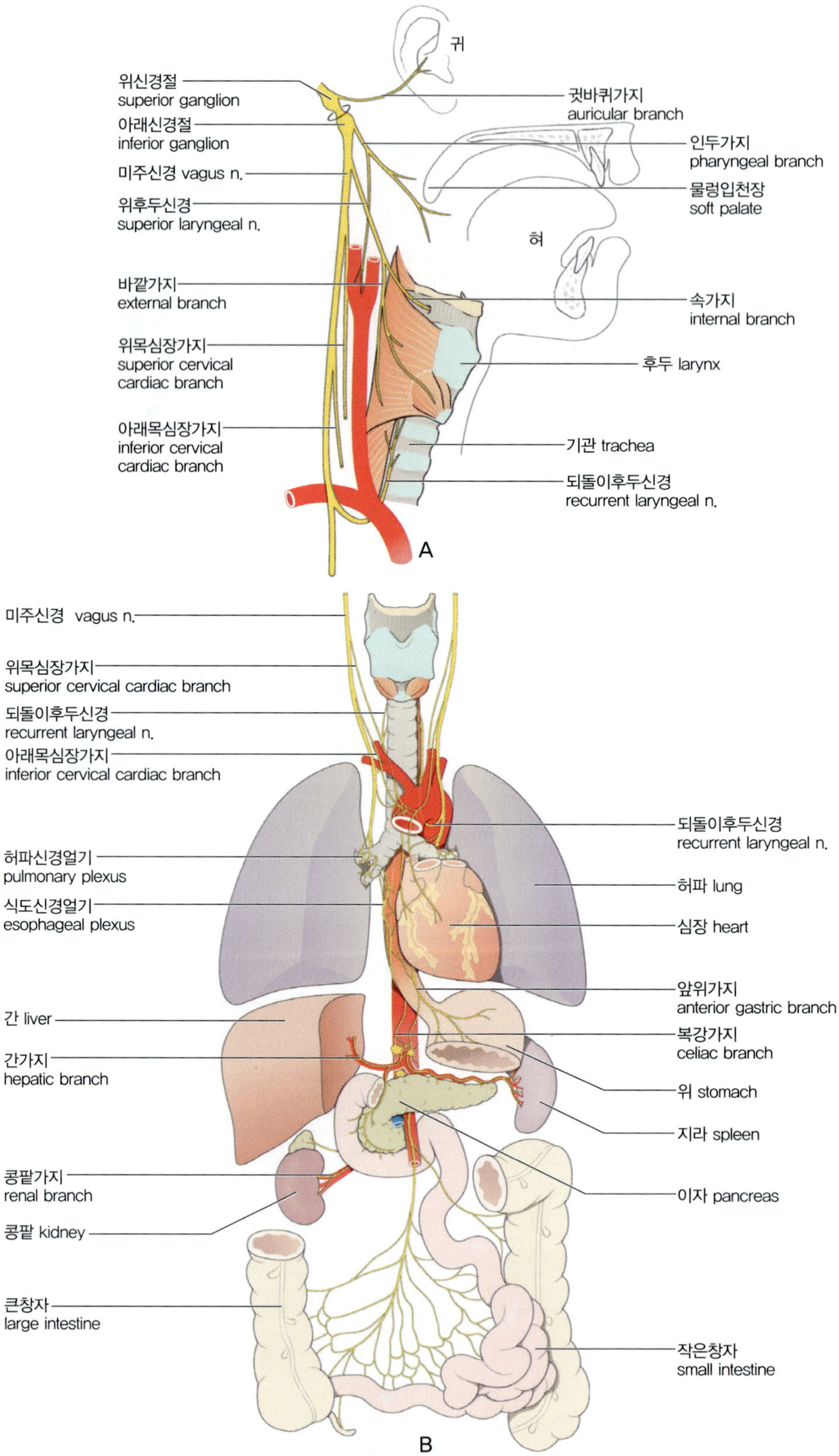

그림 7-45. 미주신경(vagus nerve)의 분포. A: 머리목 부위. B: 가슴배 부위.

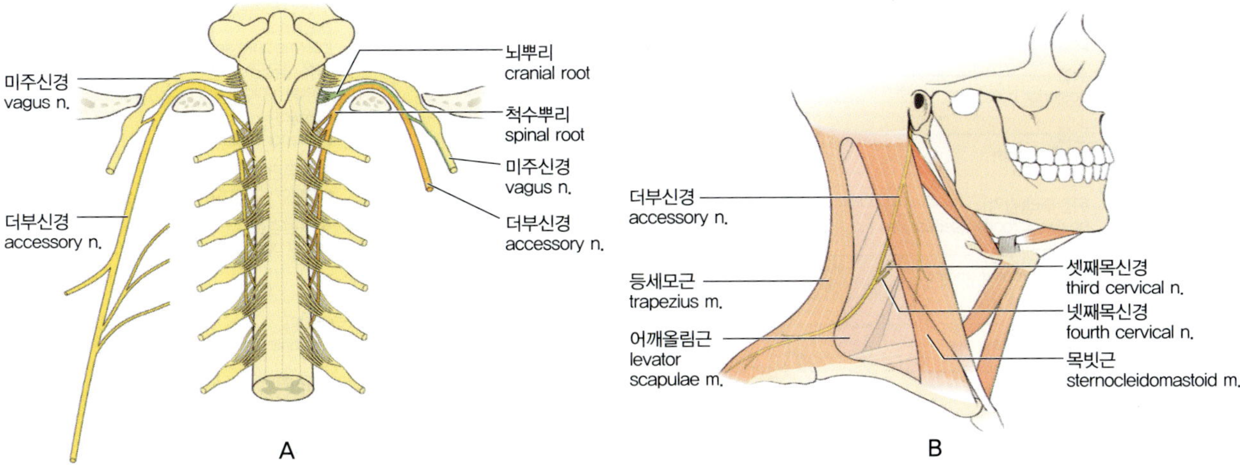

그림 7-46. 더부신경(accessory nerve)의 분포.

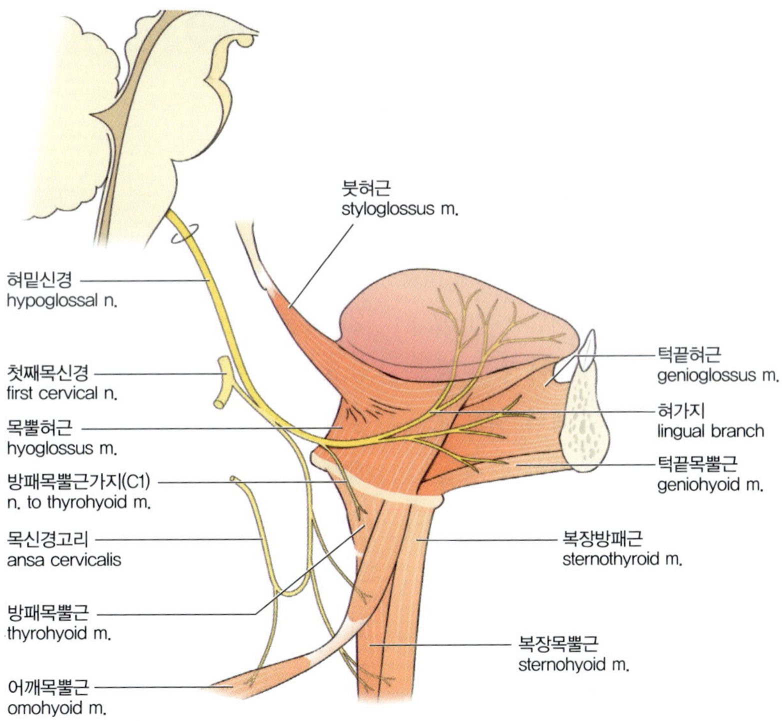

그림 7-47. 혀밑신경(hypoglossal nerve)의 분포.

끝부분에 척수신경절이 형성되어 있다(그림 7-48).

척수신경절(spinal ganglion)은 각 척수신경의 뒤뿌리에 위치한 신경세포의 집단을 말하며, 크기가 다른 거짓홑극신경세포들로 이루어져 있다. 일반적으로 큰 세포는 촉각, 압각 등에 관여하고, 작은 신경세포는 온도 및 통각에 관여하는 것으로 알려져 있다. 이들 신경절세포의 중추섬유는 척수로 들어가고, 말초섬유는 척수신경다발을 이루어 피부 및 근육에 독특한 형태의 감각수용기 또는 자유신경종말의 형태로 분포한다.

척수에 연결되고 있는 척수신경의 앞뿌리와 뒤뿌리는 척추사이구멍을 나오면서 합쳐진 다음 곧

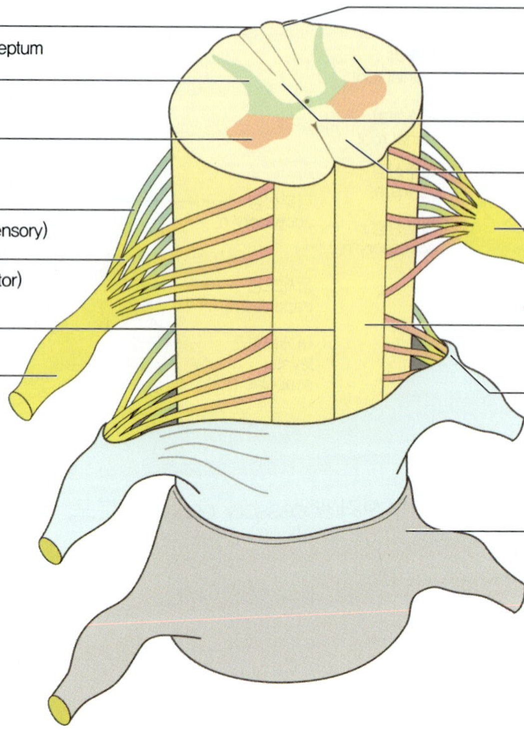

그림 7-48. 척수와 척수신경(spinal nerve).

이어 앞가지(anterior branch)와 뒤가지(posterior branch)로 나뉜다. 이 중에서 특히 목, 팔, 허리 및 엉치부위에서 나온 가지들은 그 위 및 아래의 것들과 부분적으로 합쳐지고 다시 나뉘면서 복잡한 신경얼기(plexus)를 형성한다. 척수신경과 신경얼기에서 형성되는 신경가지는 다음과 같다.

목신경얼기와 신경가지

목신경얼기(cervical plexus)는 1-4째 목신경(Cl~C4)의 앞가지로 형성된 신경얼기이며, 이 얼기에서 분지하는 주요 신경들은 표 7-4와 같다(그림 7-49).

팔신경얼기와 신경가지

팔신경얼기(brachial plexus)는 5-8째 목신경(C5~8)과 첫째 가슴신경(T1)들로 이루어진 얼기이며, 표 7-5와 같은 주요 신경가지들이 있다(그림 7-50~54).

이 신경들 중에서 특히 겨드랑신경, 근육피부신경, 정중신경, 자신경, 노신경 등은 임상적으로 매우 중요한 의미를 갖는다. 겨드랑신경이 단독으로 손상되면 위팔을 수평높이로 벌리기 어렵게 되며, 어깨세모근 근처의 피부감각의 상실이 온다. 근육피부신경의 손상은 아래팔의 굽힘운동을 불가능케 하고, 아래팔의 앞가쪽 피부의 감각상실을 가져온다. 정중신경의 손상은 손의 굽힘근육과 엎침근의 마비를 일으키고, 엄지두덩의 위축이 와서 원숭이손(ape hand)이 되며, 손바닥 가쪽 피부의 감각상실이 온다. 자신경이 손상되면 뼈사이근육의 마비로 인하여 갈퀴손(claw hand)이 되며, 새끼손가락의 감각상실이 온다. 그리고 노신경의 손상은 팔의 폄근육마비를 유발하며, 특히 손의 폄운동이 불가능해지므로 손목처짐(wrist drop)이 오고, 노뼈쪽 반의 손등 피부에 감각마비가 온다.

표 7-4. 목신경얼기의 가지 및 분포

신경	분포	
	뼈대근육(운동)	피부(감각)
작은뒤통수신경 (lesser occipital n.)	—	뒤통수부위의 피부
큰귓바퀴신경 (great auricular n.)	—	귀밑샘과 꼭지돌기의 겉피부, 귀의 뒤피부
가로목신경 (transverse cervical n.)	—	목의 가쪽 및 앞의 피부
빗장위신경(supraclavicular n.)	—	빗장뼈와 어깨 부근의 피부
목신경고리(ansa cervicals)	목뿔아래근육	—
가로막신경(phrenic n.)	가로막근	—
근육가지(muscular branch)	목빗근, 등세모근, 어깨올림근, 앞 및 중간목갈비근	—

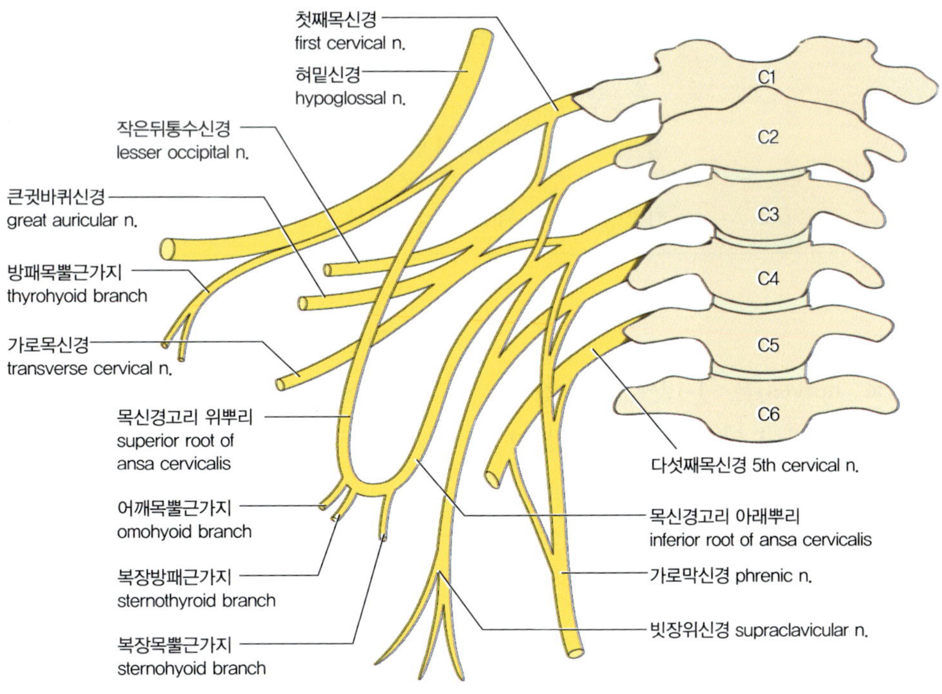

그림 7-49. 목신경얼기(cervical plexus)의 주요 가지를 나타내는 모식도.

표 7-5. 팔신경얼기의 가지 및 분포

신경	분포	
	뼈대근육(운동)	피부(감각)
등쪽어깨신경(dorsal scapular n.)	어깨올림근, 마름근	—
긴가슴신경(long thoracic n.)	앞톱니근	—
어깨위신경(suprascapular n.)	가시위근, 가시아래근	—
가슴근신경(pectoral n.)	큰가슴근, 작은가슴근	—
어깨밑신경(subscapular n.)	어깨밑근, 큰원근	—
가슴등신경(thoracodorsal n.)	넓은등근	—
안쪽위팔피부신경 (medial brachial cutaneous n.)	—	위팔의 안쪽 피부
안쪽아래팔피부신경 (medial brachial cutaneous n.)	—	아래팔의 안쪽 피부
겨드랑신경(axillary n.)	작은원근, 어깨세모근	어깨세모근 아래의 피부
근육피부신경 (musculocutaneous n.)	부리위팔근, 위팔두갈래근, 위팔근	아래팔의 안쪽 피부
정중신경(median n.)	아래팔의 굽힘근육(자쪽손목 굽힘근, 깊은 손가락굽힘근의 자뼈쪽 절반은 제외), 엄지두덩 근육, 1-2째 벌레근	손바닥의 가쪽 절반 피부
자신경(ulnar n.)	자쪽손목굽힘근, 깊은손가락굽힘근의 자뼈쪽 절반, 뼈사이근육, 3-4째 벌레근, 새끼두덩근육	새끼손가락과 반지손가락 안쪽 절반의 피부
노신경(radial n.)	위팔세갈래근, 위팔의 모든 폄근	위팔과 아래팔의 등쪽 피부, 손등의 노뼈쪽 피부

가슴신경

가슴신경(thoracic nerves)은 1-12째 가슴신경(T1~T12)의 앞가지로 12쌍이 있다. 이들은 신경얼기를 이루지 않고 갈비사이신경(intercostal nerves)으로 가슴과 배벽의 근육과 피부에 분포하되 위쪽의 6개 신경은 가슴우리의 벽에 분포하며, 그 아래의 신경들은 배벽에 분포한다(그림 7-19). 이 신경의 근육가지는 갈비사이근육, 가슴근육, 배근육, 허리근육 등을 지배하고, 피부가지는 가슴과 배벽의 피부에 분포하며 뚜렷한 피부분절(dermatome)을 나타낸다(그림 7-61).

허리신경얼기와 신경가지

허리신경얼기(lumbar plexus)는 1-4째 허리신경(L1~L4)의 앞가지로 구성되며, 주요 신경가지는 표 7-6과 같다(그림 7-55, 56, 57).

엉치신경얼기와 신경가지

엉치신경얼기(sacral plexus)는 4-5째 허리신경과 1-4째 엉치신경들에 의해 형성된 얼기이며, 주요 신경가지는 표 7-7과 같다(그림 7-55, 58, 59). 이 신경들 중에서 궁둥신경(sciatic n.)은 우리 몸에서 가장 굵은 신경으로 4-5째 허리신경과 1-2째 엉치신경의 뒤가지로 된 온종아리신경(common peroneal n.), 그리고 4-5째 허리신경과 1-3째 엉치신경의 앞가지

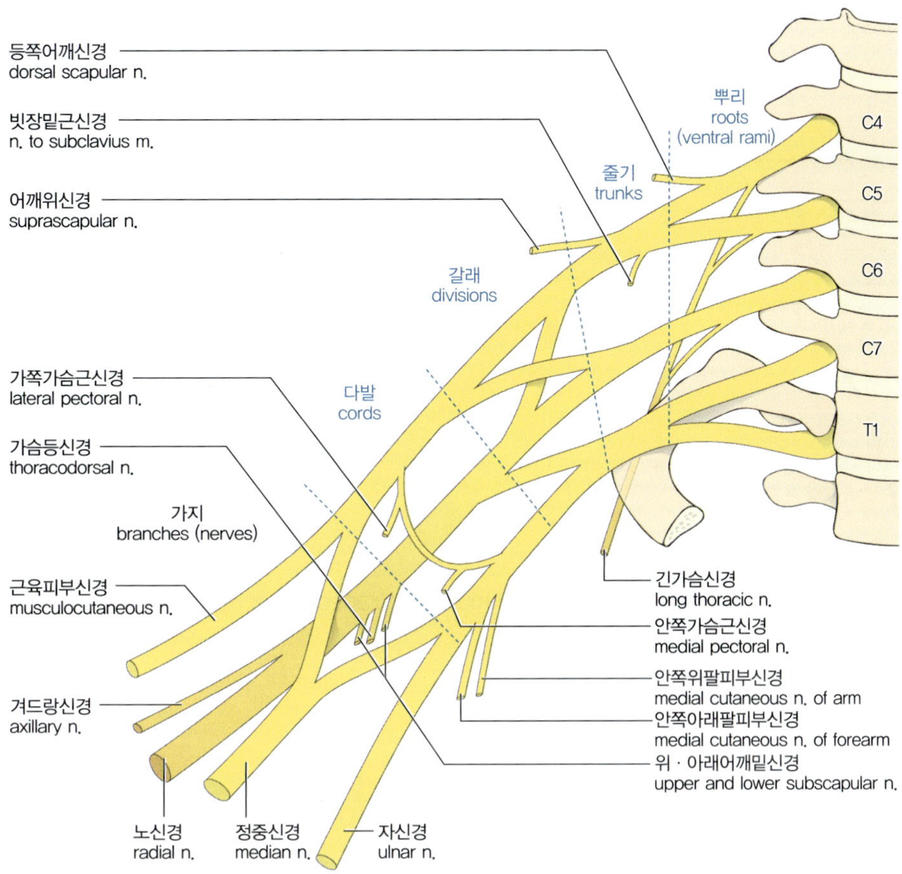

그림 7-50. 팔신경얼기(brachial plexus)의 주요 가지를 나타내는 모식도.

로 된 정강신경(tibial n.)이 합쳐져서 이루어진 것이다. 이 신경은 합쳐진 채로 넓적다리의 뒤쪽 가운데를 따라 내려오다가 다리오금의 약간 위에서 온종아리신경과 정강신경으로 각기 나뉜다. 이 신경이 넓적다리를 내려오는 과정에서 정강신경 부분에서 근육가지를 내어 반힘줄모양근, 반막모양근, 넙다리두갈래근의 긴갈래를 지배하고, 온종아리신경 부분에서 넙다리두갈래근의 짧은갈래를 지배하는 근육가지를 낸다.

꼬리신경얼기와 신경가지

꼬리신경얼기(cocctygeal plexus)는 4-5째 엉치신경과 꼬리신경(S4~Co)으로 이루어진 얼기이다. 사람에서는 꼬리가 퇴화되어 있으므로 이 얼기에서 형성된 꼬리신경(coccygeal n.)도 꼬리뼈 부근의 피부에 분포할 뿐이다.

척수반사활

몸의 말초부위에 있는 갖가지 수용기에서 받은 자극은 감각신경을 통하여 척수의 뒤뿔로 전달된다. 이렇게 전도된 자극의 일부는 척수에서 오름전도로를 따라 뇌로 전달되지만, 다른 일부는 직접 또는 사이신경세포를 경유하여 척수 앞뿔의 운동신경세포에 전달된다. 수용기로부터의 자극이 뇌를 거치지 않고 척수의 운동신경세포로 전도되어 효과기에 이르는 신경회로가 척수반사활(spinal reflex arc)이다(그림 7-60). 그러므로 척수반사활은 어떤 자극에 대하여 뇌의 인식이 없는 상태에서 반사가 가능하도록 하며, 무릎반사(knee jerk)가 좋은 예이다.

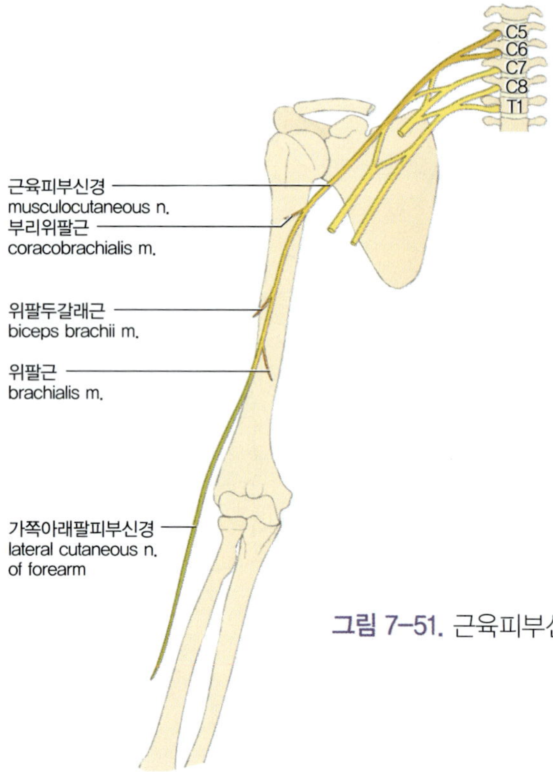

그림 7-51. 근육피부신경(musculocutaneous nerve)의 분포.

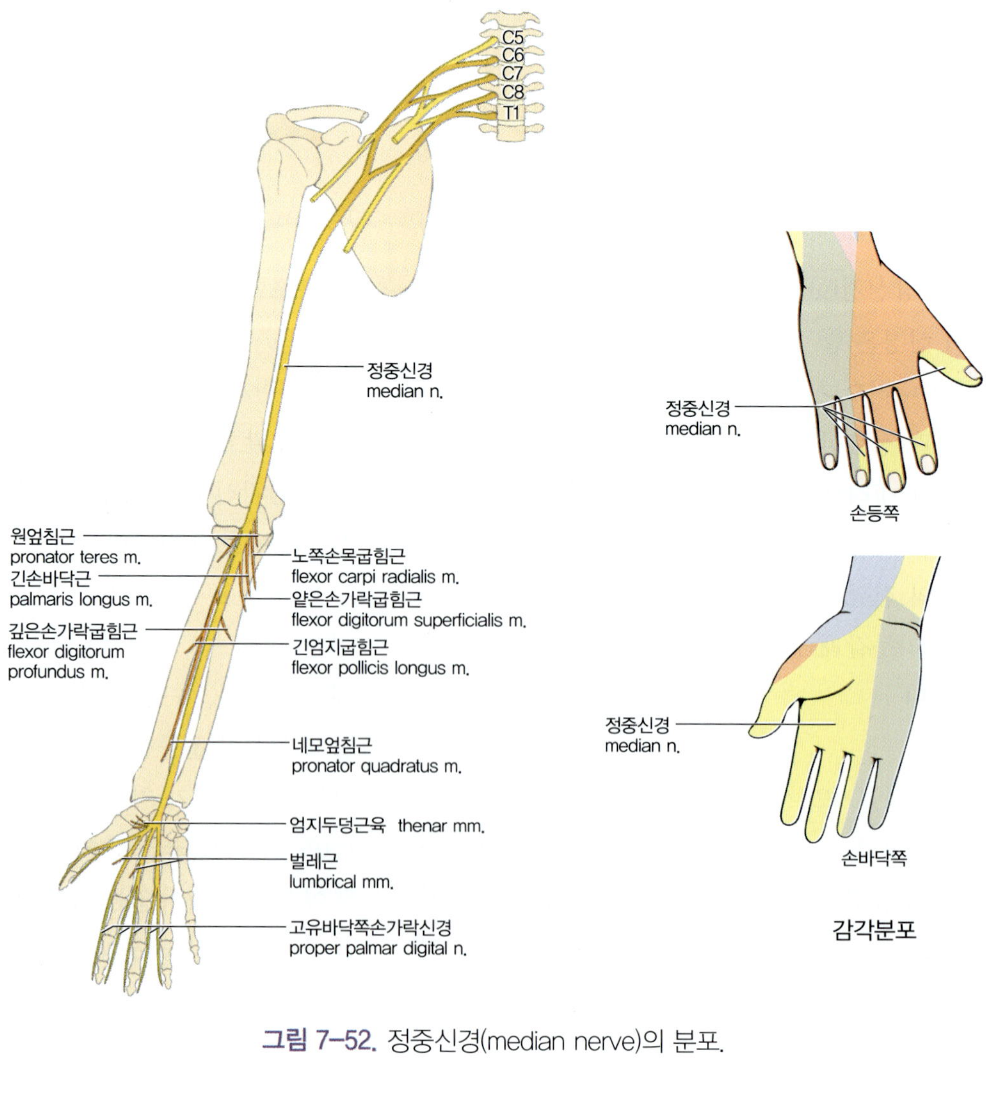

그림 7-52. 정중신경(median nerve)의 분포.

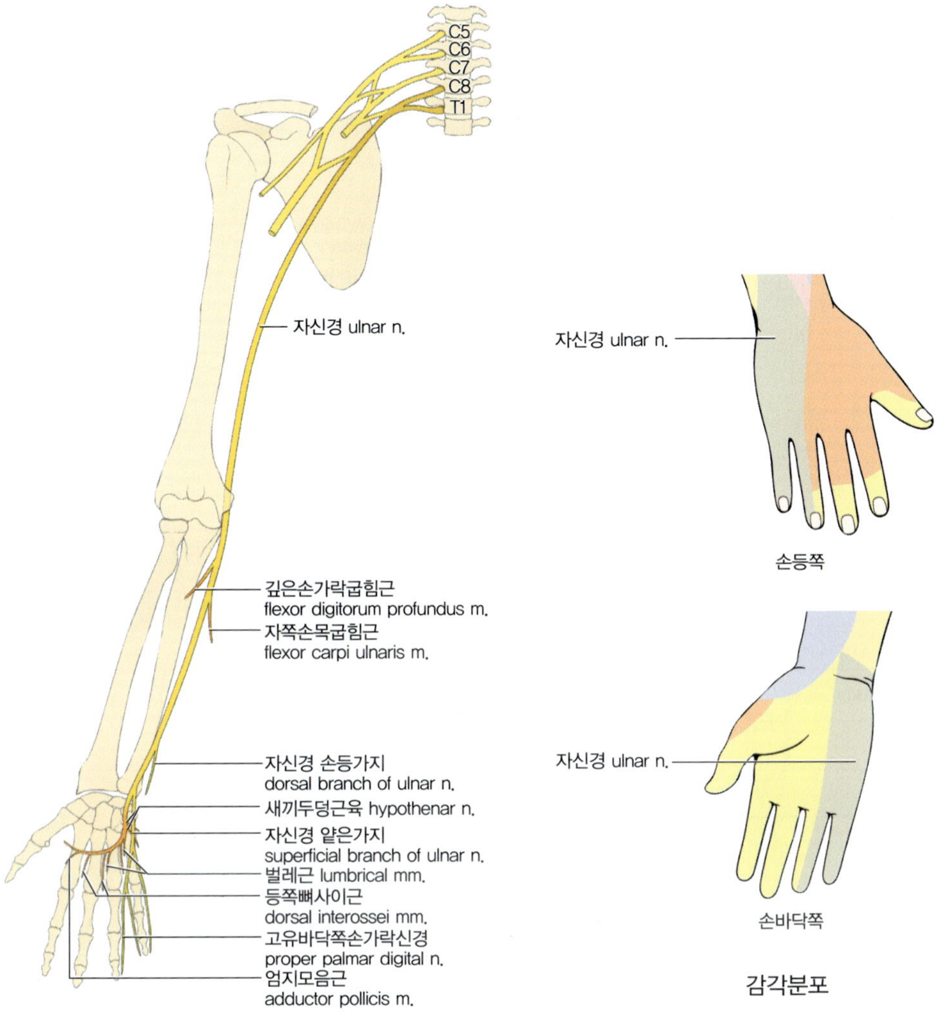

그림 7–53. 자신경(ulnar nerve)의 분포.

피부분절

척수신경의 분포구역에 상응하여 피부감각영역이 신체의 위로부터 아래로 순차적으로 배열한 띠모양으로 구분된다. 이와 같은 피부감각영역의 배열을 피부분절(dermatome)이라 하며, 이러한 배열로 말미암아 피부 감각장애의 부위별 척수질환의 병소를 진단할 수 있다(그림 7–61).

연관통

갖가지 내장기관으로부터 감각을 받아들이는 내장들섬유(visceral afferent fiber)는 뇌척수신경의 감각신경절을 경유하여 척수신경의 뒤뿌리 또는 뇌신경의 감각섬유를 통해 척수 또는 뇌줄기로 연결되며, 이후의 전도로는 시상하부에 이른다. 감각성 내장들섬유를 통한 자극은 우리가 거의 인식하지 못하며, 인식한다 하더라도 정확한 위치를 파악하지 못한다. 복통 시에 위(stomach)가 아픈지 또는 간(liver)이 아픈지 정확히 알 수 없다. 이는 일반 몸감각에서 손바닥, 손가락, 손톱밑 등으로 자세히 아픈 곳을 구별하는 것과 뚜렷이 다르다. 어떤 내장기관에 통증의 원인이 있으면 뇌는 이 통증이 다른 부위 특히 몸의 표면에서 생긴 것처럼 잘못 인식하며, 이런 현상은 특정한 부위의 피부와 특정 기관의 사이에 연관되어 나타나는데 이를 연관통(referred pain)

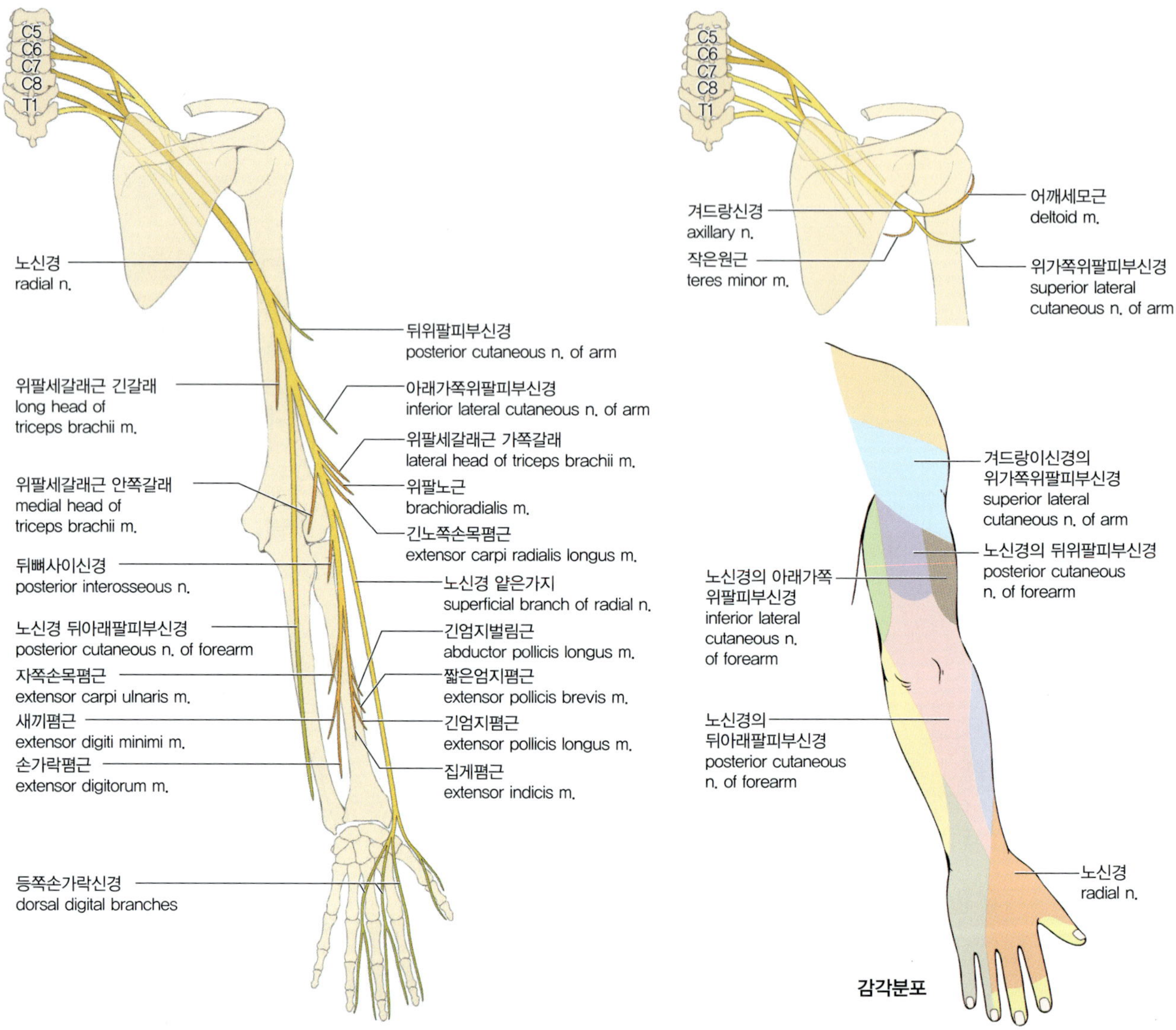

그림 7-54. 노신경(radial nerve)과 겨드랑신경(axillary nerve)의 분포.

이라 한다. 그림 7-62에 표시한 바와 같이 몇 가지 내장기관의 연관통 구역이 밝혀졌으며, 이는 임상적으로 중요한 의미를 갖는다. 연관통이 일어나는 이유는 연관통을 느끼는 피부부위로부터 몸감각을 받는 척수의 신경세포가 내장들섬유를 함께 받아 연접하고 있거나 또는 중추부에서 혼돈분석을 하기 때문일 것으로 추측하고 있다.

자율신경계통

자율신경계통(autonomic nervous system)은 갖가지 내장기관, 혈관, 피부 등에 분포하는 민무늬근육의 운동과 샘의 분비를 지배하는 신경계통으로 호흡, 소화, 순환, 흡수, 분비, 생식 등 생명유지에 필요한 기능을 무의식적으로 또는 반사적으로 조절한다. 자율신경계통은 서로 길항적으로 작용하는 교감신경계통(sympathetic nervous system)과 부교감신경계통(parasympathetic nervous system)으로 구

표 7-6. 허리신경얼기의 가지 및 분포

신경	분포	
	뼈대근육(운동)	피부(감각)
엉덩아랫배신경(iliohypogastric n.)	배가로근, 배속빗근	아랫배와 볼기의 피부
엉덩고샅신경(illioinguinal n.)	배속빗근	음낭(여자 대음순)의 피부
음부넙다리신경(genitofemoral n.)	음낭의 고환올림근	음부 가쪽 넓적다리 안쪽의 피부
가쪽넙다리피부신경(lateral femoral cutaneors n.)	-	넓다리의 가쪽피부
폐쇄신경(obturator n.)	넓적다리의 모음근육	넓적다리의 안쪽 피부
넙다리신경(femoral n.)	넓적다리의 폄근육	넓적다리의 앞쪽 및 종아리의 안쪽 피부

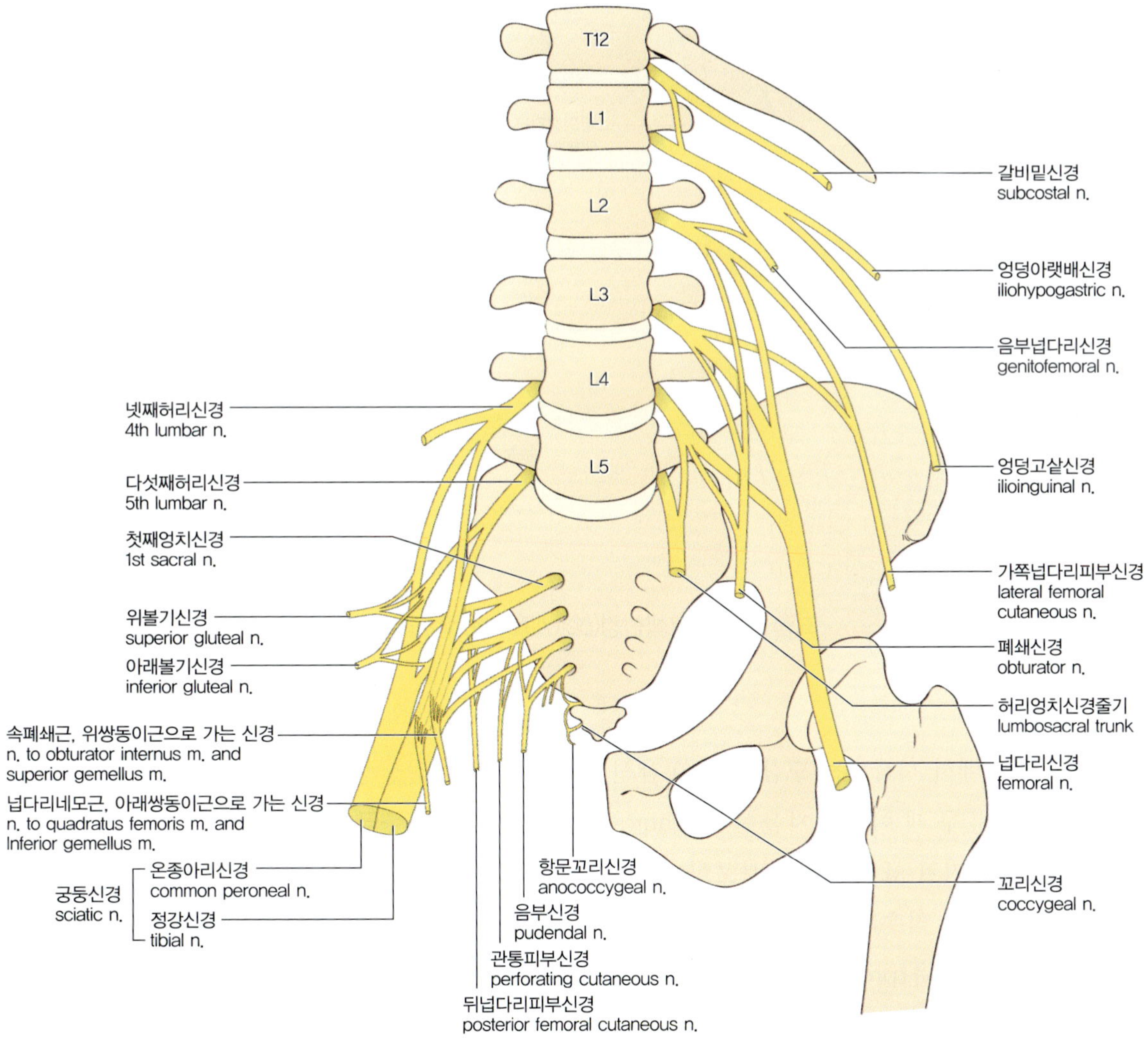

그림 7-55. 허리엉치신경얼기(lumbosacral plexus)의 주요 가지를 나타내는 모식도.

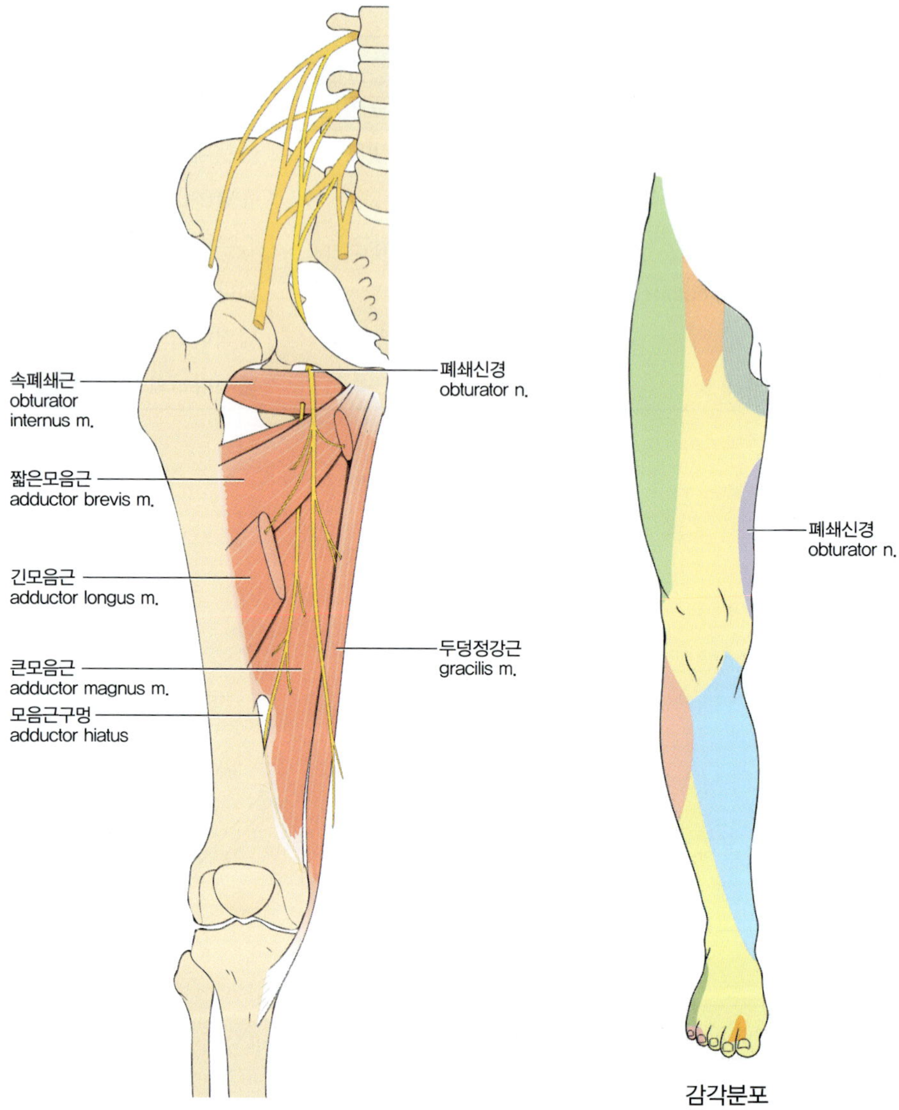

그림 7-56. 폐쇄신경(obturator nerve)의 분포.

별된다. 뇌 및 척수에서 시작되는 교감 및 부교감신경섬유는 한 개 내지 두 개 이상의 자율신경절(autonomic ganglion)을 거쳐 표적부위에 분포한다. 이때 중추신경계통(뇌와 척수)에서 신경절까지의 신경섬유를 신경절이전섬유(preganglionic fiber)라 하고 신경절에서 나와 효과기에 이르는 신경섬유를 신경절이후섬유(postganglionic fiber)라 한다. 교감 및 부교감신경은 기능적으로는 서로 길항적이지만 구조면에서는 같아서 신경절에 이르는 신경절이전섬유는 말이집신경섬유로 되어 있다. 그리고 자율신경절세포는 뭇극신경세포로 그 세포체에 신경절이전섬유가 연접을 이루고 있으며, 이 세포체에서 말초로 뻗어난 신경절이후섬유는 민말이집신경섬유로 되어 있다.

교감신경계통

교감신경계통(sympathetic nervous system)에서 신경절이전섬유를 내고 있는 신경세포체는 척수의 첫

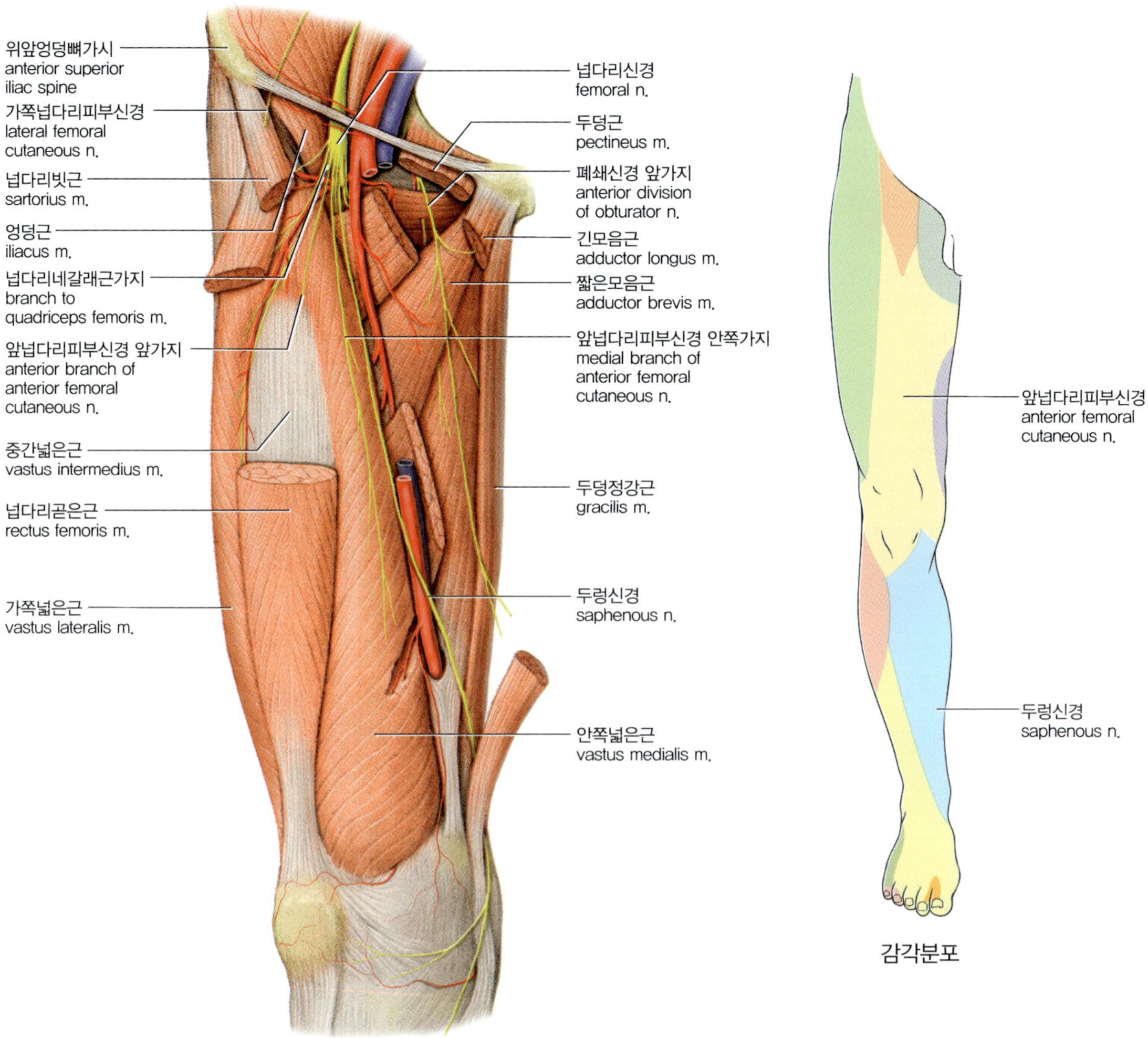

그림 7-57. 넙다리신경(femoral nerve)의 분포.

째가슴부분절부터(T1)부터 둘째허리분절(L2)의 가쪽뿔에 자리 잡고 있다. 그러므로 교감신경부분을 자율신경계통의 가슴허리신경부분이라고도 한다. 교감신경계통에는 척주의 양쪽 옆을 따라 한쪽에 20~25개의 교감신경절(sympathetic ganglion)이 있고, 이들은 염주처럼 상행 및 하행 신경섬유들로 서로 연결되어 있는데 이를 교감신경줄기(sympathetic trunk) 한다(그림 7-63, 64).

머리목부분 : 이 부분에는 위목신경절(superior cervical ganglion), 중간목신경절(middle cervical ganglion), 아래목신경절(inferior cervical ganglion)의 3개의 신경절이 있으며, 이들 신경절에서 나오는 주요 신경을 보면 다음과 같다.

속목신경(internal carotid n.) : 위목신경절의 신경절이후섬유로 속목동맥에 및 그 가지를 통해 머리뼈 속의 민무늬근육과 샘에 분포한다.

바깥목신경(external carotid n.) : 위목신경절에서 나와 바깥목동맥의 모든 가지들을 따라 잔신경가지를

표 7-7. 엉치신경얼기의 가지 및 분포

<table>
<tr><th colspan="3" rowspan="2">신경</th><th colspan="2">분포</th></tr>
<tr><th>뼈대근육(운동)</th><th>피부(감각)</th></tr>
<tr><td colspan="3">위볼기신경(superior gluteal n.)</td><td>중간 및 작은볼기근, 넙다리근막긴장근</td><td>—</td></tr>
<tr><td colspan="3">아래볼기신경(inferior gluteal n.)</td><td>큰볼기근</td><td>—</td></tr>
<tr><td colspan="3">뒤넙다리피부신경
(posterior femoral cutaneous n.)</td><td>—</td><td>넓적다리 뒷면의 피부</td></tr>
<tr><td colspan="3">음부신경(pudendal n.)</td><td>바깥항문조임근, 샅근육</td><td>항문 주위의 피부, 샅 및 바깥생식기관의 피부</td></tr>
<tr><td rowspan="8">궁둥신경
(sciatic n.)</td><td rowspan="5">정강신경
(tibial n.)</td><td></td><td>반힘줄모양근, 반막모양근, 넙다리두갈래의 긴갈래</td><td>—</td></tr>
<tr><td>근육가지
(muscular branch)</td><td>종아리의 뒤에 있는 장딴지근을 비롯한 모든 굽힘 근육</td><td>—</td></tr>
<tr><td>장딴지신경
(sural n.)</td><td>—</td><td>종아리의 뒷면과 발등의 피부</td></tr>
<tr><td>안쪽발바닥신경
(medial plantar n.)</td><td>엄지벌림근,
짧은엄지굽힘근,
짧은발가락굽힘근,
첫째 벌레근</td><td>발바닥의 안쪽 피부</td></tr>
<tr><td>가쪽발바닥신경
(lateral plantar n.)</td><td>발바닥 근육 중에서 안쪽발바닥신경이 지배하는 근육을 제외한 모든 근육</td><td>발바닥의 가쪽 피부</td></tr>
<tr><td rowspan="3">온종아리신경
(common peroneal n.)</td><td></td><td>넙다리두갈래근의 짧은 갈래</td><td>—</td></tr>
<tr><td>얕은종아리신경
(superficial peroneal n.)</td><td>짧은종아리근, 긴종아리근</td><td>종아리 앞가쪽과 발등의 피부</td></tr>
<tr><td>깊은종아리신경
(deep peroneal n.)</td><td>앞정강근을 비롯한 종아리 폄근육, 발등의 폄근육</td><td>엄지발가락과 둘째발가락이 마주보는 면의 피부</td></tr>
</table>

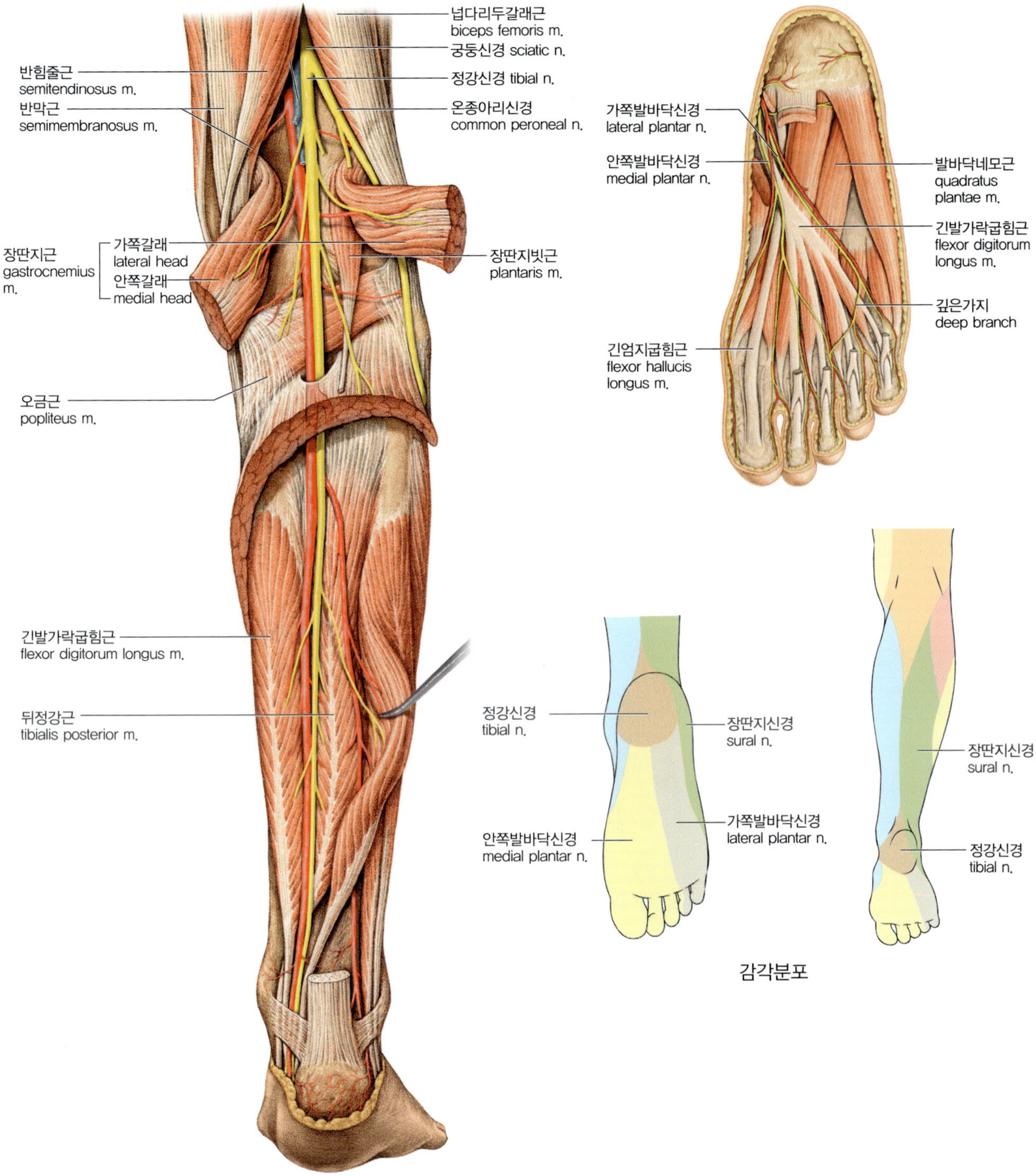

그림 7-58. 정강신경(tibial nerve)의 분포.

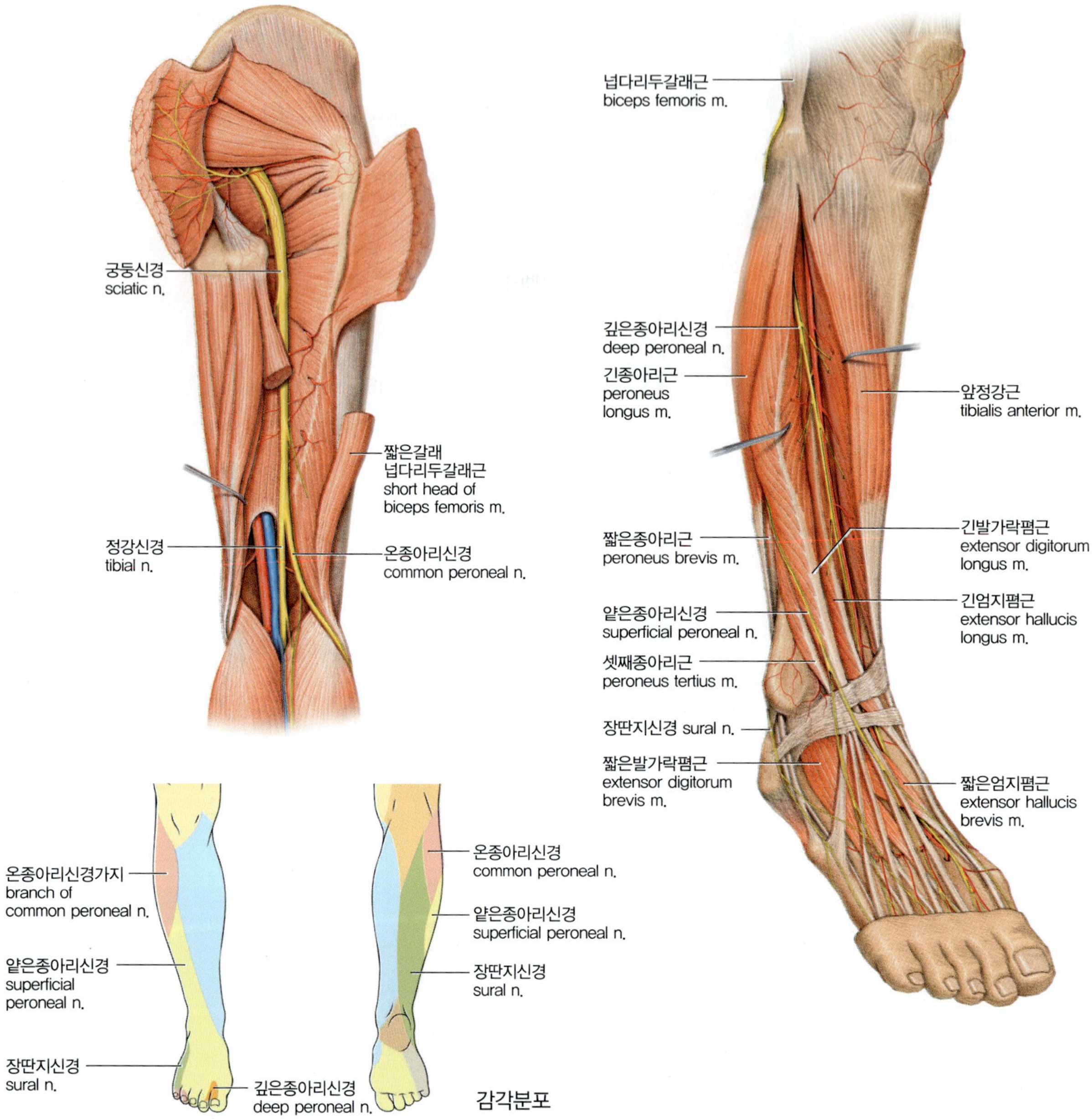

그림 7-59. 종아리신경(peroneal nerve)의 분포.

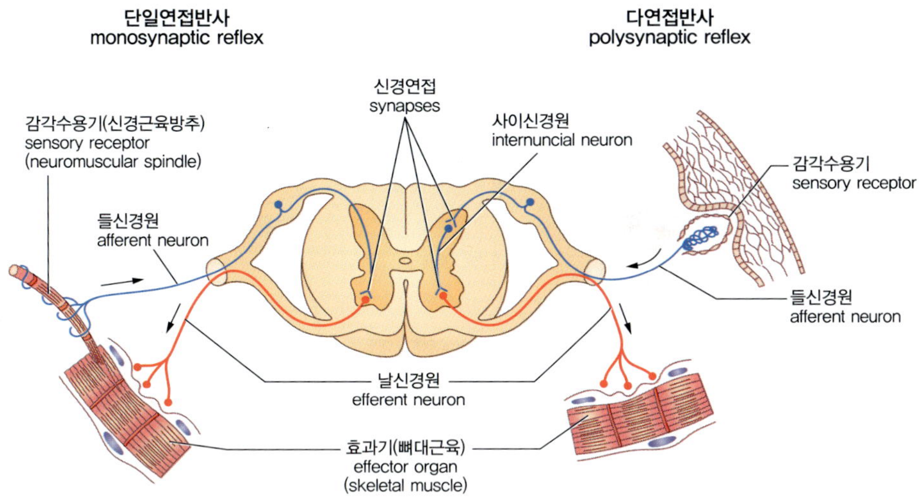

그림 7-60. 척수반사활(spinal reflex arc)의 모식도. 그림의 왼쪽에 단일연접반사(monosynaptic reflex)를, 그리고 오른쪽에 다연접반사(polysynaptic reflex)를 나타내었음.

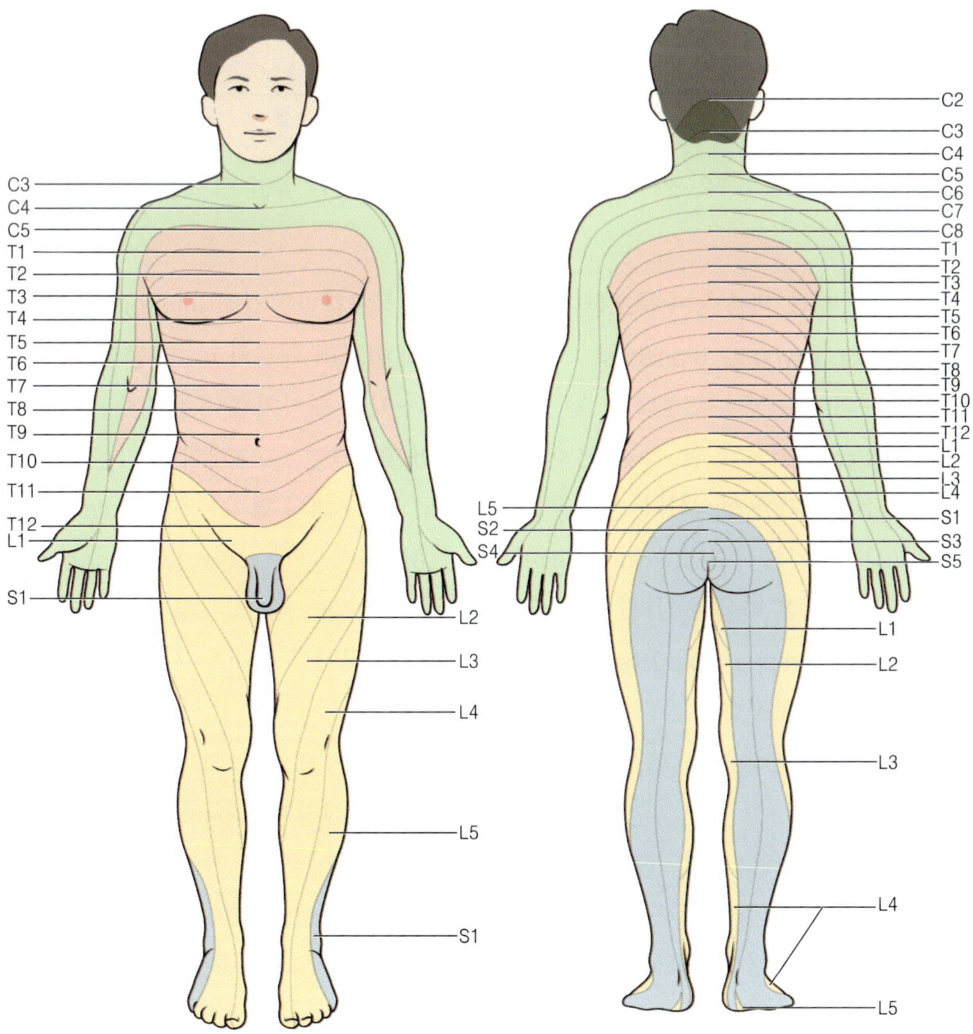

그림 7-61. 척수신경의 피부분포(피부분절). C: 목신경. T: 가슴신경. L: 허리신경. S: 엉치신경.

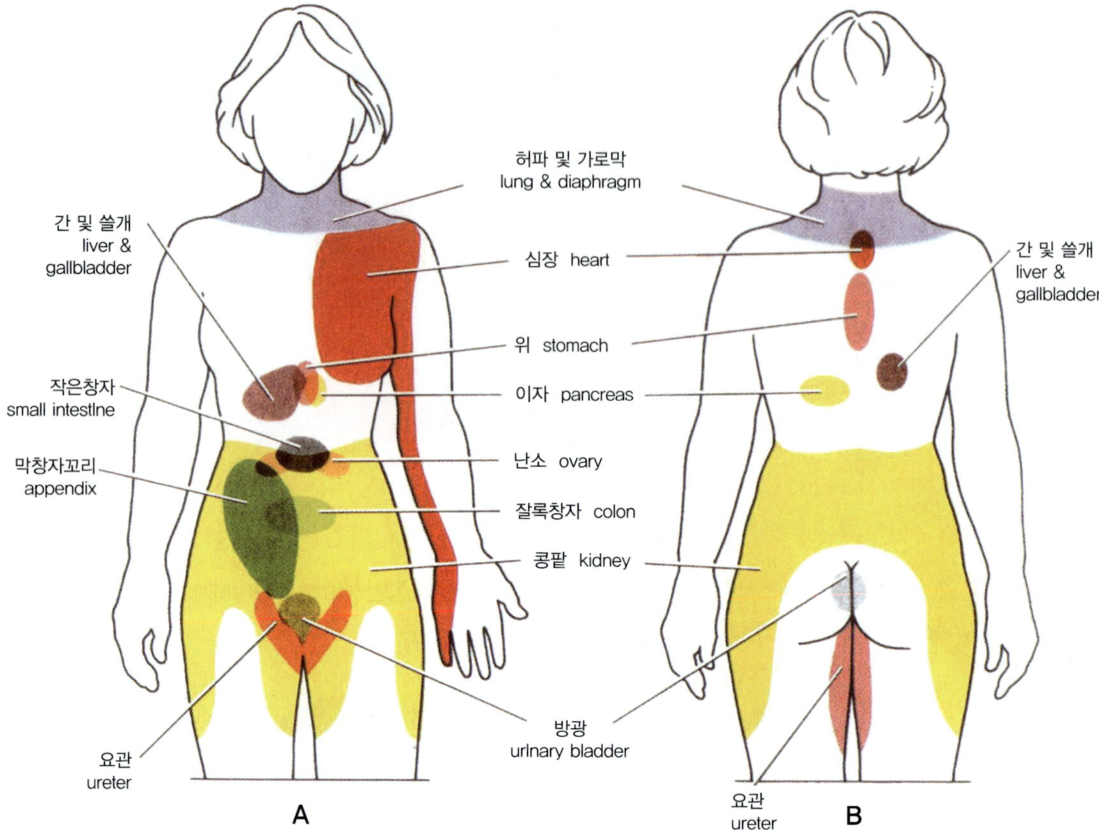

그림 7-62. 연관통(referred pain)의 피부구역. A: 앞면. B: 뒷면.

내어 털밑샘, 혀밑샘, 귀밑샘, 피부 등에 분포한다.

후두인두가지(laryngopharyngeal branches) : 위목신경절에서 나와 후두와 인두에 분포한다.

목심장신경(cervical cardiac n.) : 위, 중간 및 아래목신경절에서 나와 심장얼기를 형성한다.

가슴부분 : 10~12개의 가슴신경절(thoracic ganglion)이 있으며, 주요 신경은 다음과 같다.

가슴허파가지(thoracic pulmonary branches) : 허파신경얼기를 이루어 허파에 분포한다.

식도가지(esophageal branches) : 식도신경얼기를 이루어 식도에 분포한다.

큰내장신경(greater splanchnic n.), 작은내장신경(lesser splanchnic n.) : 이들 신경을 이루는 신경섬유는 신경절이전섬유로 복강신경절(celiac ganglion), 위창자간막신경절(superior mesenteric ganglion), 아래창자간막신경절(inferior mesenteric ganglion) 등에 이르러 연접하고, 그 신경절이후섬유가 배안에 있는 각종 내장기관에 분포하면서 운동을 담당한다.

배골반부분 : 4~5개의 허리신경절(lumbar ganglion)과 4~5개의 엉치신경절(sacral ganglion)이 있다.

허리내장신경(lumbar splanchnic n.), 엉치내장신경(sacral splancnic n.) : 골반신경얼기를 이루면서 아랫배와 골반안의 내장기관들에 분포한다.

부교감신경계통

부교감신경계통(parasympathetic nervous system)에서 신경절이전섬유를 내고 있는 신경세포체는 뇌줄기(brainstem)의 특정 핵에 그리고 척수의 엉치분절(S2~4)의 가쪽뿔에 자리 잡고 있다. 뇌줄기의 핵에서 일어나는 신경섬유는 뇌신경에 포함되어 있

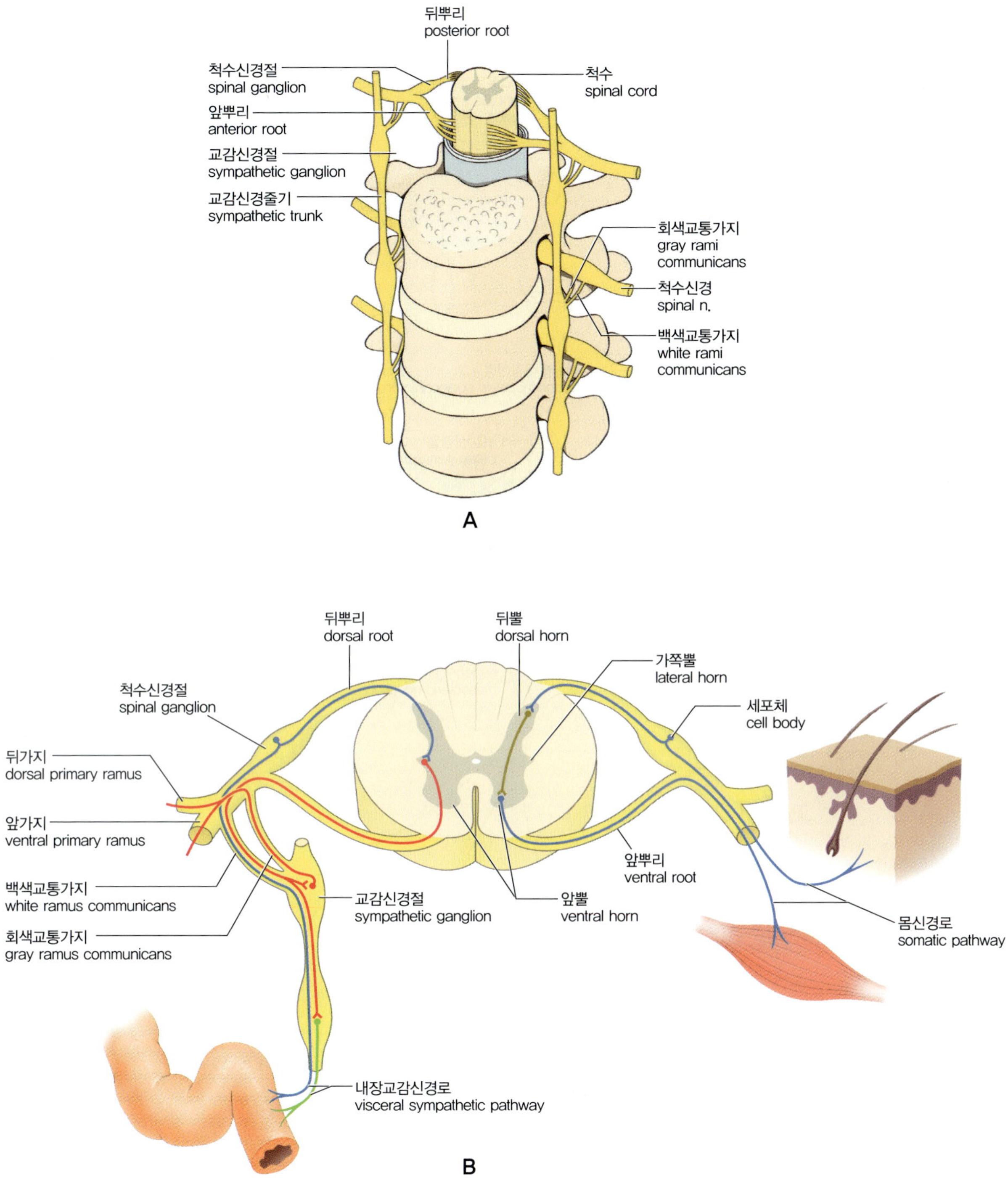

그림 7-63. 교감신경줄기(sympathetic trunk)의 구성(A)과 섬유연결(B)을 나타내는 모식도.

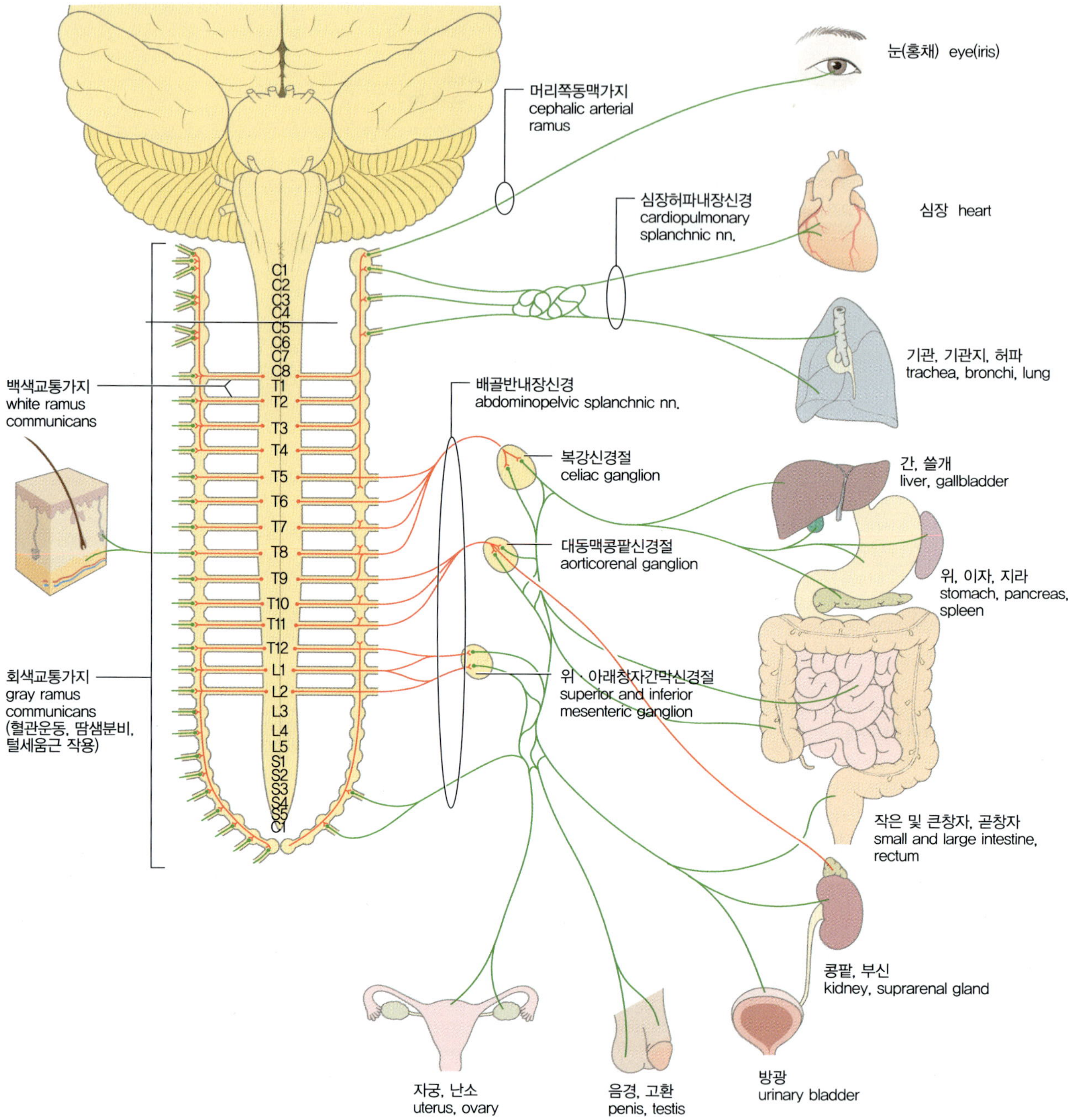

그림 7-64. 교감신경의 분포를 나타내는 모식도.

고 엉치분절의 가쪽뿔에서 일어나는 신경섬유는 척수신경에 포함되어 있다. 그러므로 부교감신경계통을 자율신경계통의 뇌엉치신경부분이라고도 한다(그림 7-65).

뇌신경부분 : 이 부분에서 나오는 부교감신경섬유는 눈돌림신경, 얼굴신경, 혀인두신경 및 미주신경에 포함되어 있다.

눈돌림신경(III) : 중간뇌에서 나와 섬모체신경절(ciliary ganglion)에서 연접하고, 신경절이후섬유는 동공조임근과 섬모체근을 지배한다.

얼굴신경(VII) : 숨뇌에서 나와 일부는 턱밑신경절(submandibular ganglion)에서 연접하고, 그 신경절

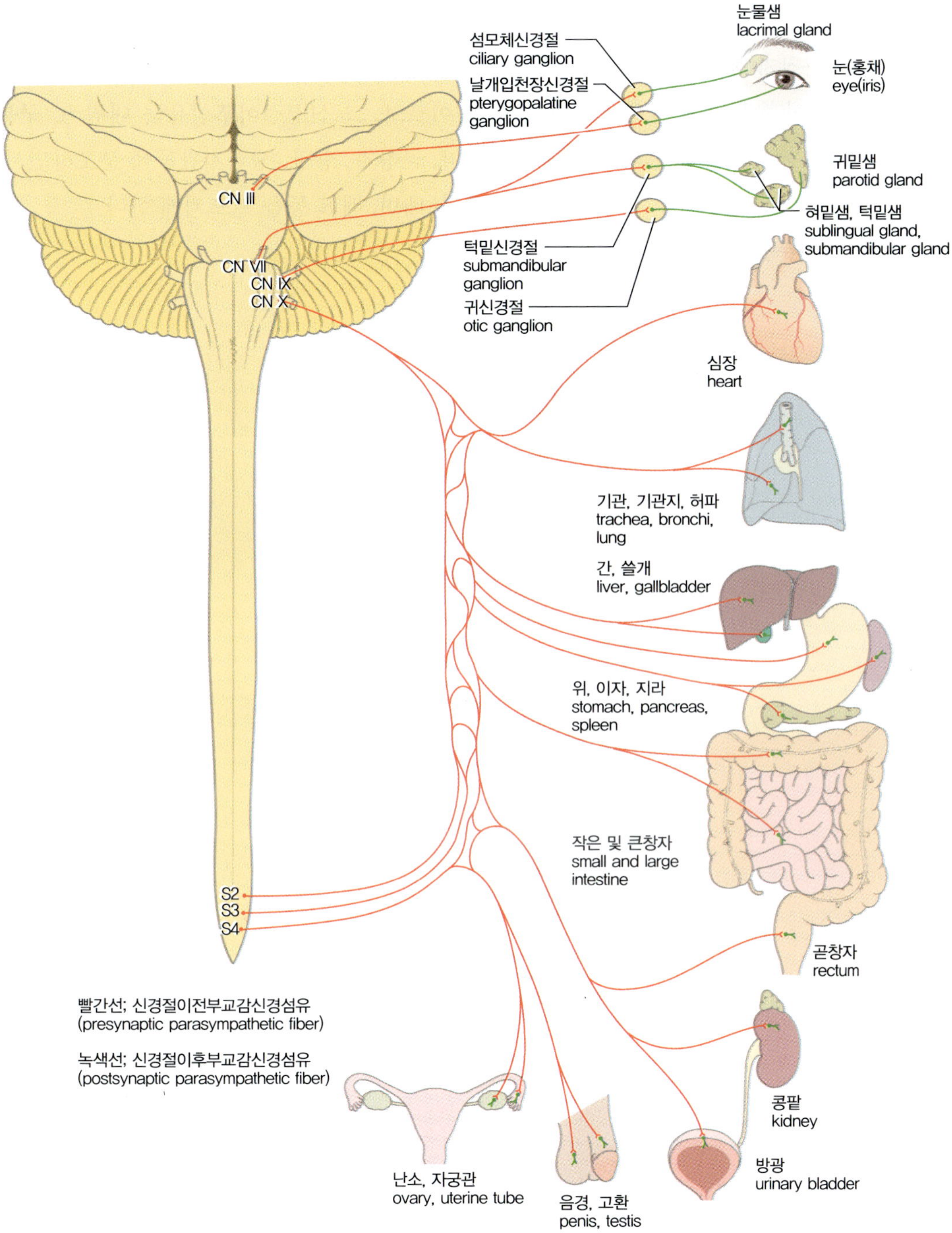

그림 7–65. 부교감신경의 분포를 나타내는 모식도.

이후섬유는 턱밑샘과 혀밑샘의 분비를 촉진한다. 그리고 다른 일부는 날개입천장신경절(pterygopalatine ganglion)에 이르고, 그 신경절이후섬유는 눈물샘과 코점막, 입천장, 인두점막 등의 각종 샘에 분포하면서 분비를 촉진한다.

혀인두신경(IX) : 숨뇌에서 나와 귀신경절(otic ganglion)에 이르고, 그 신경절이후섬유는 귀밑샘에 분포하여 분비를 촉진한다.

미주신경(X) : 숨뇌에서 나와 분포하는 장기의 조직 속에서 종말신경절(terminal ganglion)을 형성하고, 신경절이후섬유는 심장, 허파, 위, 간, 이자, 콩팥, 콩팥위샘, 작은창자, 큰창자 등 여러 내장기관에 분포한다. 이 신경은 심장의 운동과 콩팥위샘의 내분비에는 억제적이나 다른 기관에는 촉진적으로 작용한다.

엉치신경부분 : 척수 엉치분절의 가쪽뿔 세포에서 나온 신경절이전섬유는 골반 속에 있는 여러 장기의 벽이나 근처에 있는 골반신경절(pelvic ganglion)에 이르고, 그 신경절이후섬유는 내림 및 구불주름창자, 곧창자, 방광, 생식기관등에 분포하면서 음경발기, 배변, 배뇨 등을 일으키게 한다.

제 8 장

외피

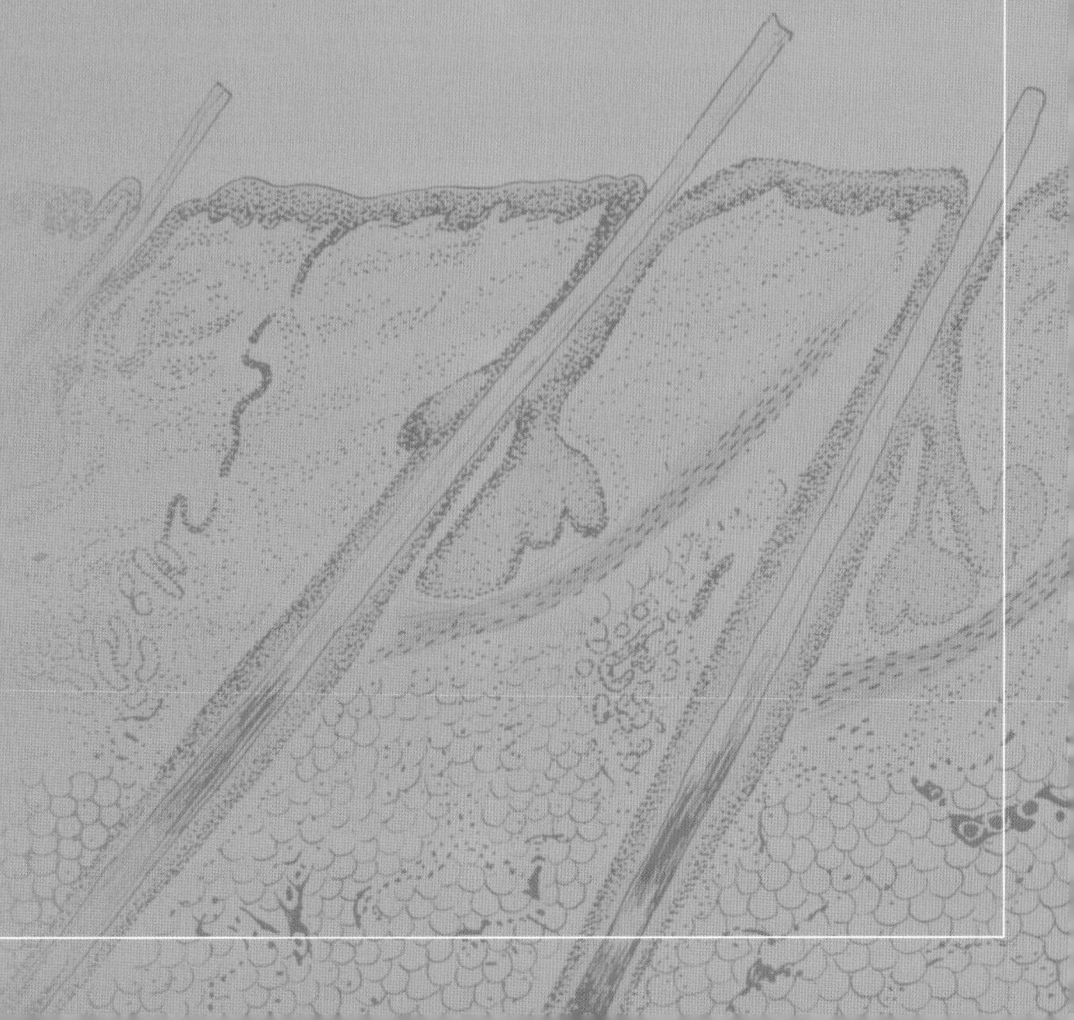

외피(common integument)는 몸의 겉을 덮고 있는 피부(skin)와 피부부속기관(skin appendage)으로 구성되며, 부속기관에는 털, 손발톱, 피부샘 등이 있다.

피부

피부(skin)의 표면적은 어른에서 약 1.8 m^2이고, 두께는 다양하여 손바닥과 발바닥에서 가장 두껍고(약 6 mm), 고막과 눈꺼풀에서 얇으며(0.5 mm), 평균두께는 약 1.2 mm이다. 피부의 밑에는 얕은근막(superficial fascia)이라고도 불리는 피부밑조직(subcutaneous tissue)이 있어서 몸속의 다른 구조물과 연결되어 있다.

피부의 표면에는 피부능선(cutaneous ridge)과 피부고랑(cutaneous groove)이 교대로 이루어져 있으며, 손바닥과 발바닥에 있는 것은 개인별로 모양이 일정한 피문(dermatoglyphics)을 형성하고 있으며, 특히 손가락에서 이를 지문(fingerprint)이라고 하여 개인을 식별하는 데 이용된다. 손에서 피부능선은 물건을 잡았을 때 미끄러짐을 막기 때문에 마찰능선(friction ridges)이라고도 한다.

피부의 색깔은 표피에 있는 갈색의 멜라닌색소, 음식물을 통해 들어와 축적된 카로틴(carotene)에 의한 황색, 그리고 진피에 있는 혈관의 순환혈액에서 투영된 적색에 의해 결정되며, 개인과 인구집단의 피부색은 멜라닌색소의 농도에 따라 다르게 나타난다.

피부의 기능은 매우 다양하다. 피부에 있는 감각수용기를 통하여 외부 환경으로부터 갖가지 자극을 받아들이며, 체액의 건조를 방지해 준다. 피부의 멜라닌색소는 해로운 자외선으로부터 몸을 보호하며, 피부는 전염성 병균에 대한 방어의 첫 관문이 된다. 또 피부는 중요한 체온조절기관의 역할을 하는데 이 기능은 신경, 혈관, 땀샘의 공동 작용을 통해 수행된다. 피부는 제한된 흡수능력이 있어서 적당한 매개물에 포함되어 있는 호르몬, 비타민, 약물과 같은 물질을 피부에 바르면 흡수되며, 또 피부에서는 햇볕을 이용하여 비타민 D를 합성하기도 한다.

피부에는 땀을 내는 땀샘(sweat gland), 기름기를 분비하는 기름샘(sebaceous gland)이 있다. 땀이 많이 날 때에는 시간당 1 g 정도의 비단백질성 질소가 분비된다. 염분은 땀의 중요한 성분이고, 몸에서 염분의 배설은 몸속의 삼투압 균형에 영향을 미친다.

피부의 구조

피부는 상피성인 표피(epidermis)와 결합조직성인 진피(dermis)로 이루어져 있다(그림 8–1).

표피

표피는 외부에 노출되어 있는 피부의 바깥층으로 그 두께는 보통 0.07~0.12 mm이고, 손바닥에서는 0.8 mm이며, 발바닥에서는 1.4 mm로 가장 두껍다. 표피는 각질화현상이 일어나는 중층편평상피로서, 겉에서부터 각질층, 투명층, 과립층, 가시층, 바닥층으로 구분된다(그림 8–2). 얇은 피부에서는 투명층이 나타나지 않는다.

바닥층(stratum basale)은 바닥막 위에 놓여 있는 한 세포층으로서 왕성히 세포분열을 함으로써 각질층에서 떨어져 나가는 세포를 보충해 준다.

가시층(stratum spinosum)은 여러 세포층으로 되어 있고, 세포의 모습은 다각형이나 과립층에 가까울수록 점점 납작해진다.

과립층(stratum granulosum)은 세포질에 많은 각질유리과립(keratohyaline granules)을 함유하는 납작한 세포들이 1~4층으로 중첩되어 있는 층이며, 세포질에 과립이 축적되면 핵과 세포소기관들이 점차

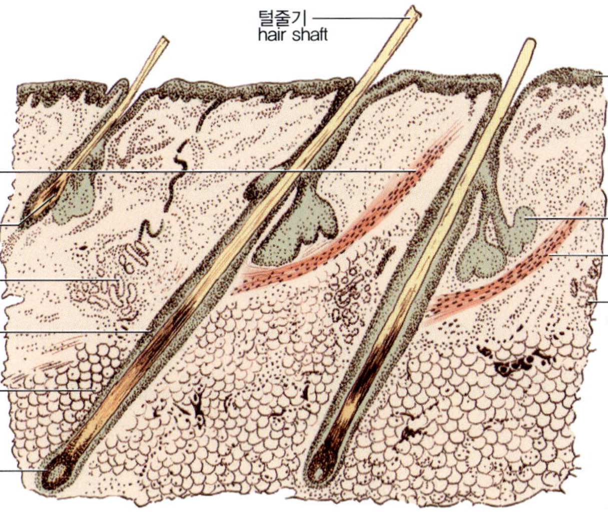

그림 8-1. 피부(skin)와 피부밑조직(subcutaneous tissue)의 구조.

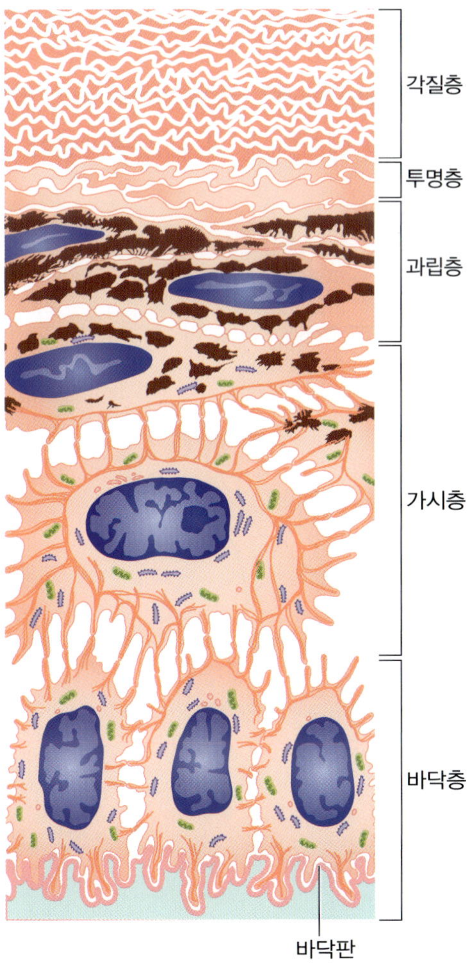

그림 8-2. 두꺼운피부의 수직단면 모식도. 표피에서 표면쪽으로부터 각질층, 투명층, 과립층, 가시층, 바닥층이 뚜렷이 구별된다.

퇴화하여 없어진다.

투명층(stratum lucidum)은 두꺼운 피부에만 있는 맑고 투명한 얇은 층으로서 핵을 비롯한 세포질의 소기관들이 거의 소실되어 있는 매우 납작한 세포들로 이루어져 있다. 세포질 속에는 각질유리과립이 액화한 연각질(soft keratin)로 차 있다.

각질층(stratum corneum)은 비늘 같고 각질화된 생명력이 없는 세포로 구성되어 있다.

이와 같은 표피의 각 층을 이루는 세포는 대부분 각질세포(keratinocyte)이며, 소수의 멜라닌세포(melanocyte), 랑게르한스세포(Langerhans' cell), 메르켈세포(Merkel's cell)가 각질세포의 사이에 산재해 있다. 그 중에서 멜라닌세포는 멜라닌색소를 합성하는 능력을 가졌고, 합성된 멜라닌과립은 세포분비 방법을 통하여 각질세포에 넘겨진다. 이로써 갈색 또는 흑색의 피부색이 나타나게 된다. 랑게르한스세포는 면역반응에 관계하고, 메르켈세포는 감각신경종말의 일종인 메르켈소체(Merkel's corpuscle)를 구성하는 데에 관계한다.

진피

진피(dermis, corium)는 표피 바로 밑의 유두층(papillary layer)과 깊은층의 그물층(reticular layer)으로 구별된다. 두 층은 서로 이어져 있어 경계가 뚜렷하지 않고, 그물층은 밑에 있는 피부밑조직으로 이어진다(그림 8–1).

유두층은 표피 바로 밑에 있는 비교적 얇은 성긴결합조직층으로, 표피쪽으로 향한 진피유두(dermal papilla)가 있다. 이 층은 그물층보다 부드럽고 탄력이 있으며 그물섬유가 많다. 진피유두에는 모세혈관고리가 있거나, 촉각에 관여하는 마이스너소체(Meissner's corpuscle)와 같은 감각신경종말이 분포되어 있다.

그물층에는 불규칙치밀결합조직층으로서 많은 아교섬유의 다발이 배열되어 있다. 이 섬유는 신체의 각 부위마다 일정한 방향으로 달리고 있어서, 이를 랑게르선(Langer's line)이라 하며(그림 8–3), 외과적 수술 시에 이 선을 고려하여 피부를 절개한다.

피부의 부속기관

털

털(hair)은 손바닥, 발바닥, 입술, 유방의 젖꼭지, 남자와 여자의 성기 일부 등을 제외하고는 몸 전체에 있다. 털은 신체의 부위, 어린이와 어른, 종족에 따라 다양하다. 태아에서 나타나는 털을 일차털(primary hair) 또는 배냇솜털(lanugo hair)이라 하며, 이 털은 출생 전후에 다 빠지고 새로운 이차털(secondary hair) 또는 솜털(vellus hair)로 대치된다. 그리고 솜털 중에서 몸의 특정한 부위에 있는 것은 굵고 멜라닌색소가 침착된 종말털(terminal hair)로 대치되는데 머리털(scalp hairs), 눈썹(eyebrows), 속눈썹(eyelashes)이 그 예이다. 이와 같은 종말털이 나 있

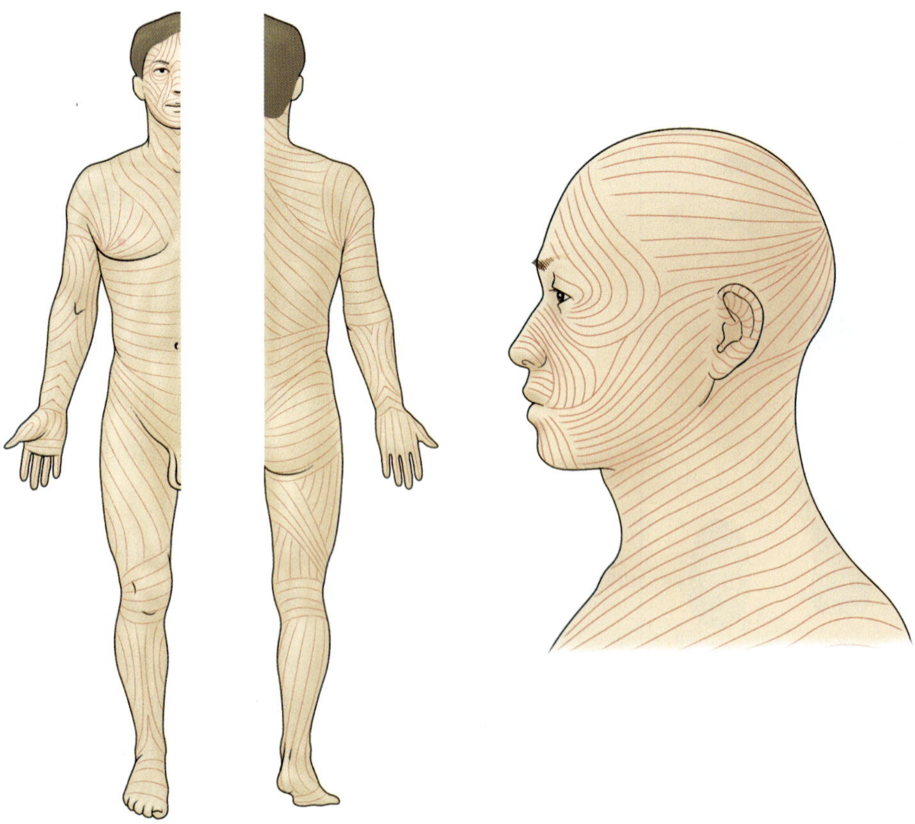

그림 8–3. 신체 부위별 피부의 랑게르선(Langer's line).

는 부위를 제외한 나머지 부위의 이차털은 솜털로 남아 있다가 사춘기가 되면서 몇 군데의 것이 굵은 종말털로 바뀌는데, 남자의 수염(beard, barba), 겨드랑털(axillary hairs, hirci), 바깥귀길의 귀털(tragi), 두덩털(거웃 pubic hairs, pubes), 코털(vibrissae) 등이 그것이다. 머리털의 수명은 3~5년이고, 눈썹의 경우는 3~5개월이다.

털은 피부의 표면으로 돋아난 털줄기(hair shaft)와 피부의 속에 묻혀 있는 털뿌리(hair root)로 이루어져 있다. 그리고 털뿌리는 표피가 진피 및 피부밑조직으로 깊게 함입해 들어가서 형성된 원통형 털주머니(hair follicle), 털주머니의 끝에 팽대되어 있는 털망울(hair bulb), 그리고 털망울의 가운데에 혈관과 신경이 분포하는 성긴결합조직으로 된 털유두(hair papilla)로 구성된다(그림 8-1). 대다수 털의 뿌리는 피부밑조직까지 깊숙이 박혀 있되 피부의 표면에 대하여 수직으로 위치하지 않고 한쪽으로 다소 기울어 있다.

털줄기는 털주머니의 중심부로부터 표피의 표면으로 돋아난 부분이며, 가운데의 속질(medulla)과 그 주위의 두꺼운 겉질(cortex), 그리고 표면에 있는 얇은 큐티클(cuticle)로 이루어져 있다(그림 8-4). 이들을 이루는 세포는 다 같이 각질화하여 핵과 대다수 세포소기관들이 소실되어 있고, 털유리과립(tricho-hyaline granule)들이 융합하여 형성된 경각질(hard keratin)로 차 있지만 털망울의 멜라닌세포로부터 넘겨받은 멜라닌과립들은 잔존한다.

털주머니는 상피로 된 원통형의 상피뿌리집(epithelial root sheath)으로 이루어져 있고, 그 겉에 진피로 된 진피뿌리집(dermal root sheath)이 둘러싸고 있다(그림 8-4). 털망울은 털줄기와 털주머니를 형성하는 기간세포인 바탕질세포(matrix cell)로 이루어져 있고, 이 세포들의 분열 및 성숙에 의하여 털줄기와 털주머니가 각각 만들어진다. 털망울의 바탕질세포 사이에는 몇 개의 멜라닌세포가 존재하며, 이 세포가 합성하여 방출한 멜라닌과립을 털줄기의 겉질세포들이 섭취하여 간직함으로써 털줄기의 색깔이 검게 나타난다. 털주머니 중간높이의 진피뿌리집에는 창끝종말(lanceolate ending)이라고 하는 감각신경종말이 있어 털에 가해지는 촉각을 감지한다.

대다수 털에는 털세움근(arrector pili muscle)이 있다. 이 근육은 민무늬근육다발로 한 끝은 기울어진 쪽의 털주머니에 붙고, 다른 쪽 끝은 기운 쪽 피부의 진피 표층에 비스듬히 붙어 있다. 털주머니와 털세움근의 사이에는 기름샘(sebaceous gland)이 자리 잡고 있으며, 이 샘의 도관은 털주머니의 표피쪽 끝에 열려 있다. 털세움근은 외부의 온도가 낮거나

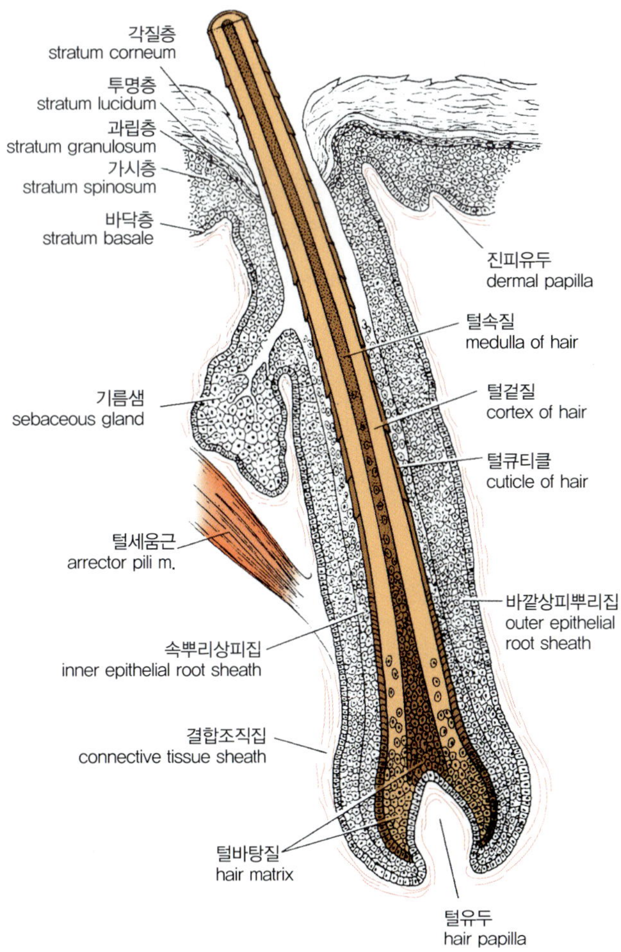

그림 8-4. 털주머니(hair follicle)와 관련 구조물

공포, 분노와 같은 자극이 가해지면 교감신경에 의하여 수축하고, 이로써 털이 곧게 선다. 털세움근이 수축한 상태에서는 이 근육이 붙어 있는 부위의 피부가 함몰하면서 털주위의 피부가 솟아오르게 되어 이른바 닭살(cutis anserina) 또는 소름(goose flesh)과 같은 현상이 나타난다. 그리고 동시에 털세움근의 수축에 의하여 기름샘이 압박을 받음으로써 이 샘의 분비물인 피부기름(sebum)이 털주머니와 털줄기 사이의 공간을 통하여 피부의 표면으로 방출된다. 몸에 나 있는 털 중에서 눈썹과 속눈썹, 귀털, 코털에는 털세움근이 없다.

손발톱

손발톱(nail)은 피부에서 생겨난 파생물의 하나로서 손발톱판(nail plate), 손발톱바닥(nail bed), 손발톱바탕질(nail matrix)로 이루어져 있다(그림 8-5).

손발톱판은 손가락(발가락) 끝마디의 등쪽에 형성되어 있는 두꺼운 각질판으로 표피의 각질층에 해당하며, 손발톱판의 몸쪽 끝은 피부의 속으로 들어가 몸쪽손발톱성곽(proximal nail fold)이라고 하는 피부주름의 아래에 묻혀 있다. 손발톱판에서 겉에 노출되어 있는 부분을 손발톱몸통(nail body)이라 하고, 피부 속으로 묻혀 있는 부분을 손발톱뿌리(nail root)라 한다. 손발톱판의 가쪽에는 가쪽손발톱성곽이라고 하는 피부 주름이 형성되어 있고, 손발톱판과 손발톱성곽의 사이에 이루어진 고랑을 가쪽손발톱고랑(lateral nail groove)이라 한다. 몸쪽손발톱성곽의 가장자리에서 각질화한 얇은 표피층이 0.5~1 mm 정도 연장되어 손발톱판의 표면을 따라 붙어 있는데 이를 위손발톱허물(eponychium)이라 한다. 그리고 손발톱판의 먼쪽 끝은 손가락끝보다 더 길게 자라나되 손발톱판의 밑에서 표피와 붙어 있으며, 이 부위에서도 표피의 각질층이 손발톱판의 밑면을 따라 연장되어 붙어 있는데 이를 아래손발톱허물(hyponychium)이라 한다.

손발톱바닥은 손발톱판의 밑에 있는 표피층으로서 표피의 바닥층과 가시층을 합친 층에 해당한다. 손발톱바닥은 위쪽에서 손발톱판과 이어져 있을 뿐 손발톱판형성에는 직접 관여하지 않으며, 아랫면에서는 진피와 이어져 있다.

손발톱바탕질은 손발톱뿌리의 밑에 있는 상피층이며, 이 층은 손발톱바닥에 이어져 있다. 손발톱바탕질 상피의 바닥층 세포들은 끊임없이 분열하여 새로운 세포를 형성하며, 이들이 각질화하면서 손발톱뿌리에 첨가되어 손발톱판을 형성하고, 이렇게 형성된 손발톱판이 손발톱바닥의 표면을 따라 천천히 밀려나감으로써 손발톱이 자라게 된다. 손발톱은 1주일에 대략 0.5 mm 정도씩 자라는데 손톱은 발톱에

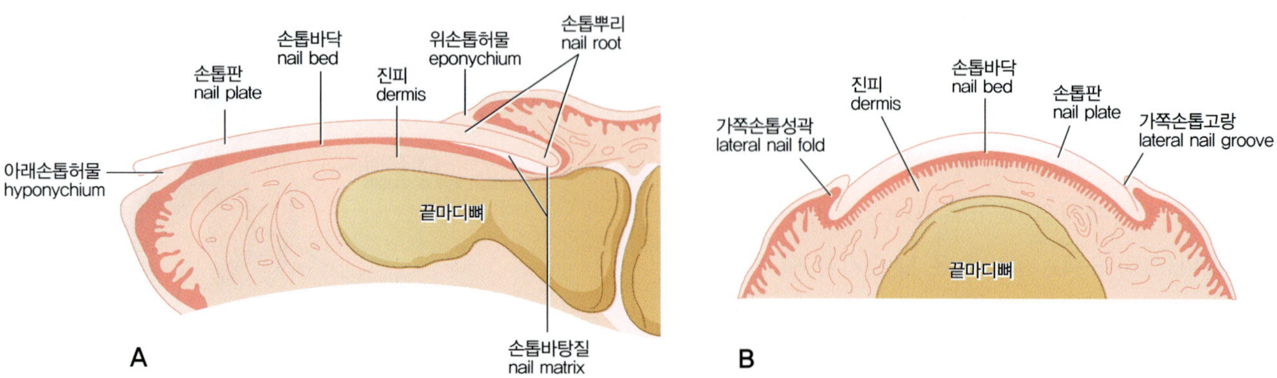

그림 8-5. 손톱(finger nail)의 가로절단면(A)과 세로절단면(B).

비하여 4배 빠르게 자라는 것으로 알려져 있다.

피부의 샘

피부샘(skin gland)은 피부를 이루는 상피가 피부의 진피와 피부밑조직으로 자라 들어가 형성된 외분비샘이다. 피부의 샘에는 기름샘, 샘분비땀샘(eccrine sweat gland), 부분분비땀샘(apocrine sweat gland)이 있다.

기름샘(sebaceous gland) : 분비물인 피부기름을 온분비 방식으로 분비하는 단순가지꽈리샘이다. 이 샘은 대부분의 피부에 널리 분포해 있으며, 대다수 샘의 도관이 털주머니의 끝에 열리고 있다. 따라서 털세움근이 수축할 때 이 샘이 눌려서 피부기름이 털주머니관을 통해 피부의 표면으로 배출된다(그림 8-1). 젖꽃판, 음경꺼풀, 소음순과 같은 털이 나 있지 않은 피부에 있는 기름샘의 도관은 표피의 표면으로 직접 열려 있으며, 손바닥, 발바닥, 손가락 끝마디의 등쪽 피부에는 기름샘이 없다.

기름샘에서 분비되는 피부기름에는 지방질이 풍부하여 피부와 털을 매끄럽게 하고, 피부를 부드럽게 유지하는 데에 관여한다. 기름샘의 분비활동은 사춘기 이전까지는 비교적 미약하나, 사춘기 이후에는 성호르몬의 영향을 받아 활발해진다. 사춘기의 소년, 소녀들이 여드름(acne)을 경험하는데 이는 기름샘의 염증으로 얼굴, 가슴, 등의 윗부분에서 흔히 발생한다.

샘분비땀샘(eccrine sweat gland) : 땀(sweat)을 샘분비 방식으로 분비하는 단순나선대롱샘으로 흔히 땀샘(sweat gland)이라고 부른다(그림 8-1). 샘분비땀샘은 고막, 음경꺼풀, 귀두, 음핵, 소음순 등을 제외한 대부분의 피부에 널리 분포해 있으며, 특히 손바닥과 발바닥에 많다. 이 샘의 분비부위는 진피의 깊은 곳 및 피부밑조직에 있으며, 그 주위에는 땀분비에 관여하는 근육상피세포들이 둘러싸고 있다. 분비부에서 시작된 샘관은 진피와 표피를 뚫고 올라와 피부 표면의 땀구멍(sweat pore)으로 열린다.

샘분비땀샘의 중요한 기능은 분비된 땀의 증발에 의하여 체온이 조절되며, 또한 땀을 통한 대사산물의 배설과 체내의 전해질 조절에도 관여하는 것이다. 땀의 주성분은 수분이며, 여기에 염화나트륨(NaCl), 요소(urea), 암모니아(ammonia), 요산(uric acid) 등이 포함되어 있다. 정상적으로 우리 몸에서 하루에 분비되는 땀의 양은 대략 500 ml이지만 운동을 하거나 더운 환경에 있게 되면 하루에 2,000~3,000 ml 또는 그 이상도 분비된다.

부분분비땀샘(apocrine sweat gland) : 부분분비 방식으로 분비물을 배출하는 대롱꽈리샘이며, 샘분비땀샘과 구별하여 큰땀샘(large sweat gland)이라고도 한다. 이 샘은 우리 몸에서 특정한 부위에 국한하여 존재하는데, 겨드랑의 겨드랑샘(axillary gland), 항문부위의 항문주위샘(circumanal gland), 젖꽃판의 젖꽃판샘(areolar gland), 눈꺼풀의 속눈썹샘(ciliary gland), 바깥귀길의 귀지샘(ceruminous gland) 등이 이에 속하며, 젖샘(mammary gland)도 변형된 부분분비땀샘이다.

부분분비땀샘의 분비부위는 진피의 깊은 부분과 피부밑조직에 위치하며, 분비부위의 둘레에는 근육상피세포들이 둘러싸고 있어 분비물의 방출을 유도한다. 샘관은 주로 털주머니의 끝에 열리지만 샘에 따라 표피의 표면에 직접 열려 있는 경우도 있다. 이 샘의 분비물은 샘분비땀샘의 것에 비하여 다소 점성이 높고, 단백질, 탄수화물, 암모니아, 지방질 등이 포함되어 있다. 부분분비땀샘은 샘분비땀샘과 달리 사춘기 이후에 분비활동을 시작한다. 특히 여자에서 겨드랑샘과 젖꽃판샘은 월경주기에 따라 분비활동의 변화를 나타내는데, 월경전기에 분비물의 합성이 활발해지고 월경기에는 다시 위축된다.

젖샘의 경우 남자에서는 흔적기관으로 남아 있을

뿐이다. 그러나 여자에서 젖샘은 크게 발달할 뿐만 아니라 기능적으로 생식계통과 밀접하게 연관되어 있으므로, 이에 대한 내용은 제13장 생식계통에서 기술하였다.

피부의 혈관과 림프관

피부에 분포하는 동맥은 피부밑조직에 있는 동맥의 가지로서 진피와 피부밑조직의 사이에서 일차로 피부그물(rete cutanea)을 형성한다. 이 피부그물의 아래쪽 가지는 피부밑조직에 분포하고, 윗가지는 진피의 그물층에 이른다. 그물층의 동맥가지는 그물층과 유두층의 사이에서 이차로 유두밑그물(rete subpapillare)을 형성하며, 이 그물에서 뻗어난 잔가지는 진피유두로 들어가 모세혈관그물을 이룬다.

진피유두의 모세혈관그물에서 시작되는 정맥도 동맥과 함께 지나면서 비슷한 얼기를 이루어 피부밑정맥으로 이어지고 있으나 동맥과 동반하지 않는 큰 피부정맥도 있다. 그리고 진피의 곳곳에서는 동맥과 정맥이 그 사이에 모세혈관그물이 없이 직접 서로 만나서 동정맥연결(arteriovenous anastomosis)을 이루고 있는데, 이와 같은 연결은 피부의 표층으로 흐르는 혈액을 조절함으로써 체온조절에 중요한 역할을 한다.

피부에는 림프관이 풍부하다. 끝이 막힌 모세림프관은 진피유두에서 시작하여 유두층과 그물층에서 서로 연결되어 복잡한 그물을 이루고, 다시 혈관 피부그물의 주위에서 림프관얼기를 이룬 다음 큰 림프관으로 되어 피부밑조직으로 들어간다.

피부의 신경

피부에는 많은 말이집신경섬유(myelinated nerve fiber)와 민말이집신경섬유(unmyelinated nerve fiber)가 널리 분포하는데, 이 중에서 말이집섬유는 모두 감각신경섬유이고, 민말이집섬유는 감각성인 것과 혈관벽, 털세움근 및 각종 샘에 분포하는 운동성인 것이 있다.

피부와 피부밑조직에는 갖가지 감각신경종말(sensory nerve ending)들이 있다. 즉 표피, 진피 및 피부밑조직에서 통각, 온도감각 및 기계적 자극을 수용하는 자유신경종말(free nerve ending), 표피에서 기계적 자극을 감수하는 메르켈소체(Merkel's corpuscle), 진피유두에 있으면서 기계수용기인 마이스너소체(Meissner's corpuscle), 진피의 깊은 곳과 피부밑조직에서 압각에 관여하는 파터-파치니소체(Vater-Pacinian corpuscle), 진피에서 기계적 자극 또는 냉각에 관여하는 크라우제소체(Krause's corpuscle), 진피와 피부밑조직에서 냉각 또는 기계적 자극에 관여하는 루피니소체(Ruffini's corpuscle), 털주머니의 진피뿌리집에서 털의 위치이동을 감지하는 창끝종말(lanceolate ending) 등이 그것이다(제7장 신경계통 참조).

피부밑조직

피부밑조직(subcutaneous tissue, hypodermis)은 피부에 속하지 않지만 피부와 밀접하게 붙어 있다. 이 층은 성긴결합조직으로 이루어져 있으며, 육안해부학에서는 얕은근막(superficial fascia)이라고 부른다(그림 8-1). 피부밑조직에는 지방조직이 풍부한데, 여기에 있는 지방 덩어리를 특히 피부밑지방(subcutaneous fat)이라 한다. 또한 얼굴과 머리피부에서는 수의근육인 얼굴근육이 이 층에 위치하며, 음낭의 음낭근(dartos muscle), 젖꽃판과 젖꼭지의 근육과 같은 불수의근육(민무늬근육)도 이 층에 위치한다. 피부밑조직은 모든 부위의 피부 밑에 반드시 있는 것은 아니며, 눈꺼풀, 음경, 귓바퀴 등에는 매우 적거나 없다.

제 9 장
내장기관의 일반구조

내장기관(visceral organ, 내장 viscera)이란 가슴안(흉강 thoracic cavity)과 배안(복강 abdominal cavity)에 있는 기관들을 총칭하는 말로서 호흡계통(respiratory system), 소화계통(digestive system), 비뇨계통(urinary system), 생식계통(reproductive system), 내분비계통(endocrine system) 등과 같은 기관계통(organ system)을 이루고 있다.

기관계통을 형성하는 모든 내장기관은 우리 몸을 이루는 네 가지 기본조직, 즉 상피조직, 결합조직, 근육조직, 신경조직으로 구성되어 있으며, 이 기본조직의 배치상태에 따라 그 구조가 판이하게 다른 실질기관(parenchymal organ)과 속공간기관(hollow organ)으로 구별된다.

실질기관

실질기관(parenchymal organ)은 육안으로 볼 때 속이 충실하게 차 있는 기관으로서 치밀기관(compact organ)이라고도 부르며, 큰침샘, 간, 이자, 허파, 콩팥, 지라, 고환, 난소, 콩팥위샘, 가슴샘, 림프절 등이 그 예이다. 실질기관의 표면에는 어느 한 곳이 오목하게 들어가 있는데 이 부위를 문(hilus, hilum)이라 하며, 이 문을 통하여 혈관, 림프관, 신경이 드나든다.

실질기관의 겉은 치밀결합조직으로 된 피막(capsule)으로 둘러싸여 있으며, 그 속에 구조나 기능상으로 중요한 세포성분인 실질(parenchyme)이 차 있고, 실질성 구조물의 사이에 뼈대역할을 하는 성긴결합조직성 지지성분인 버팀질(stroma)이 있다. 기관에 따라서는 피막으로부터 결합조직섬유다발이 속으로 연장되어 들어가 버팀질의 주요 구조를 형성하고 있는데 이를 중격(septum) 또는 잔기둥(trabecula)이라 한다. 이 중격에 의하여 기관의 속이 크고 작은 구역으로 나뉘어 있는데 중격에 의하여 크게 나뉜 구역을 엽(lobe)이라 하고, 엽 속에서 다시 더 작게 나뉜 구역을 소엽(lobule)이라 한다.

실질을 구성하는 세포들은 엽 또는 소엽 속에서 낱개로 흩어져 있거나 다양한 형태로 모여 있으며, 실질성 세포 또는 세포집단의 사이에는 피막과 중격에 이어져 있는 성긴결합조직으로 차 있는데 이곳에 혈관, 림프관, 신경이 분포한다. 어떤 실질기관에서는 실질세포들이 고르게 퍼져 있기도 한다. 그러나 림프절, 콩팥위샘과 같은 일부 기관에서는 겉과 속부위에 따라 구조와 기능이 다른 세포들이 다른 모양으로 분포해 있는데, 이 경우 겉쪽 부위를 겉질(cortex)이라 하고, 속의 중심부위를 속질(medulla)이라 한다.

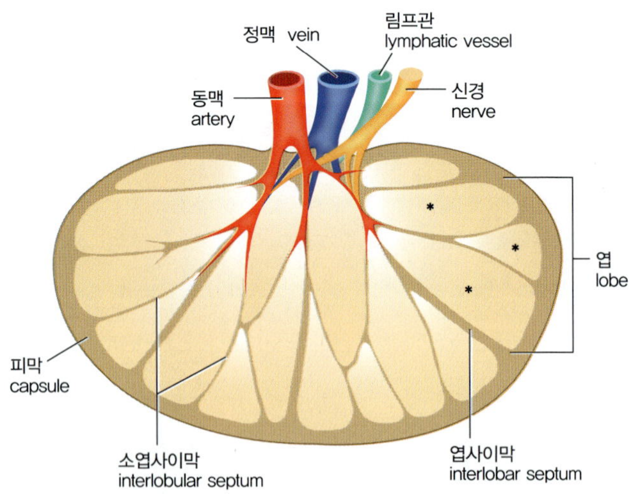

그림 9-1. 실질기관(parenchymal organ)의 뼈대를 나타내는 모식도. 기관의 문(hilus)을 통하여 혈관, 림프관 및 신경이 드나들고 있으며, 이들은 엽사이막(interlobar septum)과 소엽사이막(interlobular septum)을 통하여 엽(lobe)의 속에 이른다. 각 엽(lobe)을 이루는 소엽(별표)의 속에는 구조 및 기능상의 주성분인 실질(parenchyma)이 들어 있고, 실질성분의 사이는 엽사이 및 소엽사이막과 이어져 있는 성긴결합조직성 버팀질(stroma)로 채워져 있다.

속공간기관

속공간기관(hollow organ)은 관 또는 주머니모양의 기관으로 속에 큰 공간인 속공간(lumen)이 마련되어 있다. 속공간기관의 벽은 다음과 같은 기본적인 네 층, 즉 점막(mucous membrane), 점막밑조직(submucous layer), 근육층(muscle layer), 그리고 장막(serous layer) 또는 바깥막(tunica adventitia)이 차례로 배열해 있다(그림 9–2).

점막

점막(mucous membrane, tunica mucosa)은 속공간에 접하고 있는 가장 속에 있는 조직층으로 속공간쪽으로 다양한 주름(fold)을 이루고 있으며, 작은 창자에서는 손가락모양으로 돌출하여 융모(villus)를 형성하고 있다. 점막은 다시 세 층으로 나뉜다.

상피(epithelium) : 속공간에 노출되고 있는 표면상피(surface epithelium) 층이다.

고유판(lamina propria) : 상피 밑의 성긴결합조직 층으로, 이 층에는 표면상피 표면으로 열려 있는 작은 샘(gland)이 위치해 있기도 하며, 가끔 림프소절(lymphatic nodule)도 나타난다.

점막근육판(lamina muscularis mucosae) : 얇은 민무늬근육층이며, 기관에 따라 없는 경우도 있다.

점막밑조직

점막밑조직(submucous layer, tela submucosa)은 점막고유판과 같이 성긴결합조직으로 된 층이

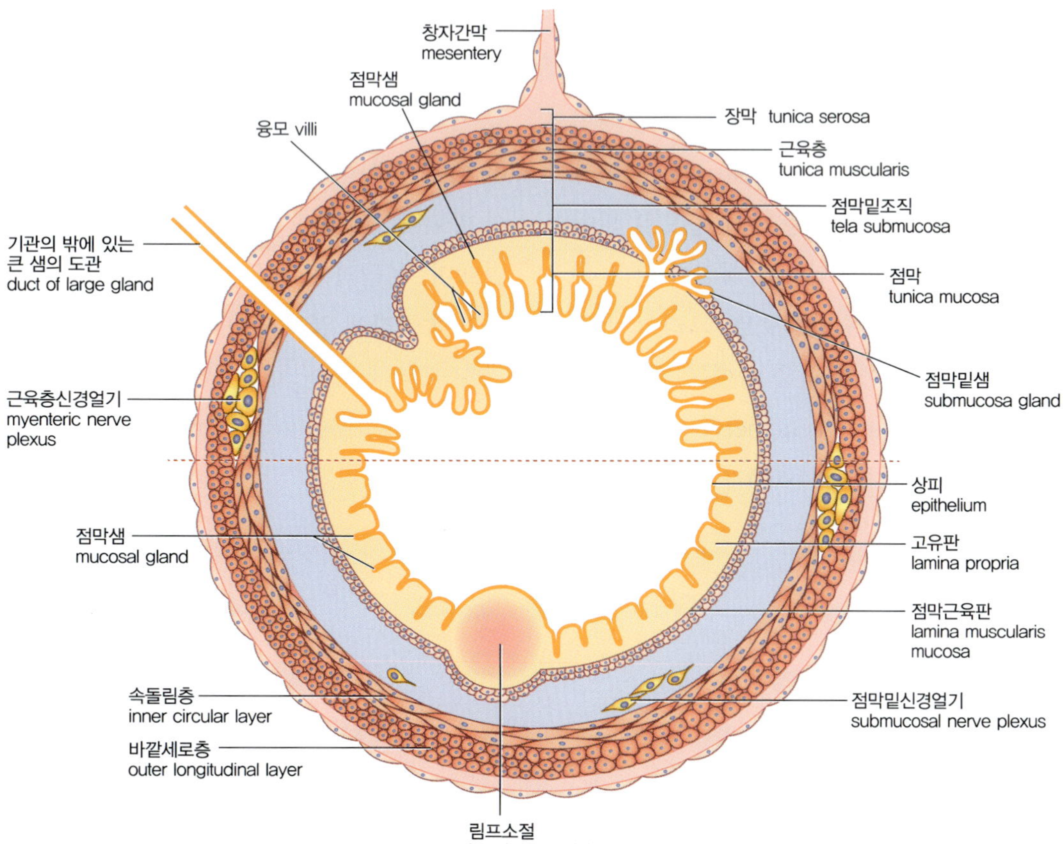

그림 9–2. 속공간기관(hollow organ)의 일반 구조를 나타내는 모식도. 그림의 윗부분은 작은창자를 그리고 아랫부분은 큰창자를 예로하여 모식화하였다.

다. 이 층에는 작은 샘과 림프소절들이 있으며, 근육층 가까운 곳에 자율신경얼기인 점막밑신경얼기(submucous nerve plexus, 마이스너얼기 Meissner's plexus)가 있다. 이 층에 있는 샘의 도관은 점막근육판을 뚫고 점막으로 들어가 표면상피 또는 점막샘에 열리고 있다. 림프소절 중에서 소절이 낱개로 있는 홑림프소절(solitary lymphatic nodule)이 곳곳에 나타나며, 어떤 부위에는 림프소절들이 집단을 이루어 무리림프소절(aggregated lymphatic nodule)을 이루기도 한다. 점막에서 점막근육판이 없는 기관의 경우 고유판과 점막밑조직이 직접 이어지고 있다.

근육층

근육층(muscle layer, tunica muscularis)은 두꺼운 민무늬근육층으로 보통 안팎의 두 층으로 이루어져 있다. 안쪽의 근육층은 돌림방향으로 배열해 있어서 이것을 속돌림층(inner circular layer)이라 하고, 바깥의 근육층은 기관의 장축을 따라 길게 배열해 있어서 바깥세로층(outer longitudinal layer)이라 한다. 어떤 기관에서는 이 근육층이 세 층으로 되어 있기도 하는데, 이 경우 근육섬유의 배열이 달라 속층은 세로로, 중간층은 돌림방향으로, 그리고 바깥층은 세로로 되어 있다. 이 근육층 속에는 자율신경얼기인 근육층신경얼기(myenteric nerve plexus, 아우에르바하얼기 Auerbach's plexus)가 곳곳에 이루어져 있다.

장막 또는 바깥막

속공간기관 벽의 가장 바깥층으로 기관에 따라 그 구조에 차이가 있어 장막(serous layer, tunica serosa) 또는 바깥막(tunica adventitia)으로 덮여 있다. 창자와 같은 일부 기관에서는 겉을 덮고 있는 단층편평형 상피인 중피(mesothelium)가 얇은 성긴결합조직에 의하여 근육층에 붙어 있는데, 이 경우 결합조직층과 중피를 합하여 장막이라 한다. 장막은 장액(serous fluid)이라고 하는 조직액과 유사한 액체로 젖어 있어 윤택이 나고 매끄럽다. 이에 비하여 식도, 질과 같은 일부 기관에서는 근육층의 겉에 단지 성긴결합조직층으로 덮여 있는데, 이 층은 바깥막이라고 하며, 이 바깥막은 인접한 다른 기관 또는 조직과 바로 이어지고 있다.

속공간기관에 속하는 기관은 소화계통의 인두, 식도, 위, 창자, 호흡계통의 후두, 기관, 기관지, 비뇨계통의 요관, 방광, 요도, 생식계통의 정관, 자궁관, 자궁, 질 등이며, 이들의 기본 구조는 같되 기관에 따라 다소의 차이를 보인다. 속공간기관에는 그 기관의 바깥에 간, 이자, 큰침샘과 같은 관련 부속샘들이 있으며, 이들의 도관은 속공간기관의 벽을 뚫고 들어와 속공간에 열려 있다.

제 10 장

호흡계통

호흡계통(respiratory system)은 코(nose), 인두(pharynx), 후두(larynx), 기관(trachea), 기관지(bronchus), 허파(lung)로 이루어져 있으며, 이 중에서 허파는 가스 교환이 일어나는 호흡 작용을 하는 기관이고, 나머지 부위는 기도(respiratory tract)로서의 역할을 한다(그림 10-1). 그리고 코의 코점막에는 냄새를 맡을 수 있는 후각부위가 형성되어 있으며, 후두는 공기의 통로인 동시에 발성기관이다.

코

코(nose)는 바깥코(external nose)와 코안(nasal cavity)으로 구분된다.

바깥코

바깥코(external nose)는 코뿌리(root of nose), 콧등(dorsum nasi), 코끝(apex of nose), 양쪽 콧방울(ala nasi)로 구별되며, 아랫면에는 콧구멍(nares)이 뚫려 있어 코안과 통한다. 바깥코에는 코뼈와 각종 코연골(nasal cartilage)이 있어서 코의 뼈대를 이루고 있으며, 여기에 코근육(muscles of nose)들이 붙어 있고, 겉은 피부로 덮여 있다. 코연골은 유리연골로 되어 있는 크고 작은 연골판으로 코중격연골(septal cartilage), 가쪽코연골(lateral nasal cartilage), 큰콧방울연골(greater alar cartilage), 작은콧방울연골(lesser alar cartilage) 등이 있다(그림 10-2).

코안

코안(비강 nasal cavity)은 콧구멍에 의하여 외부와, 그리고 뒤콧구멍(choanae)에 의하여 인두와 통

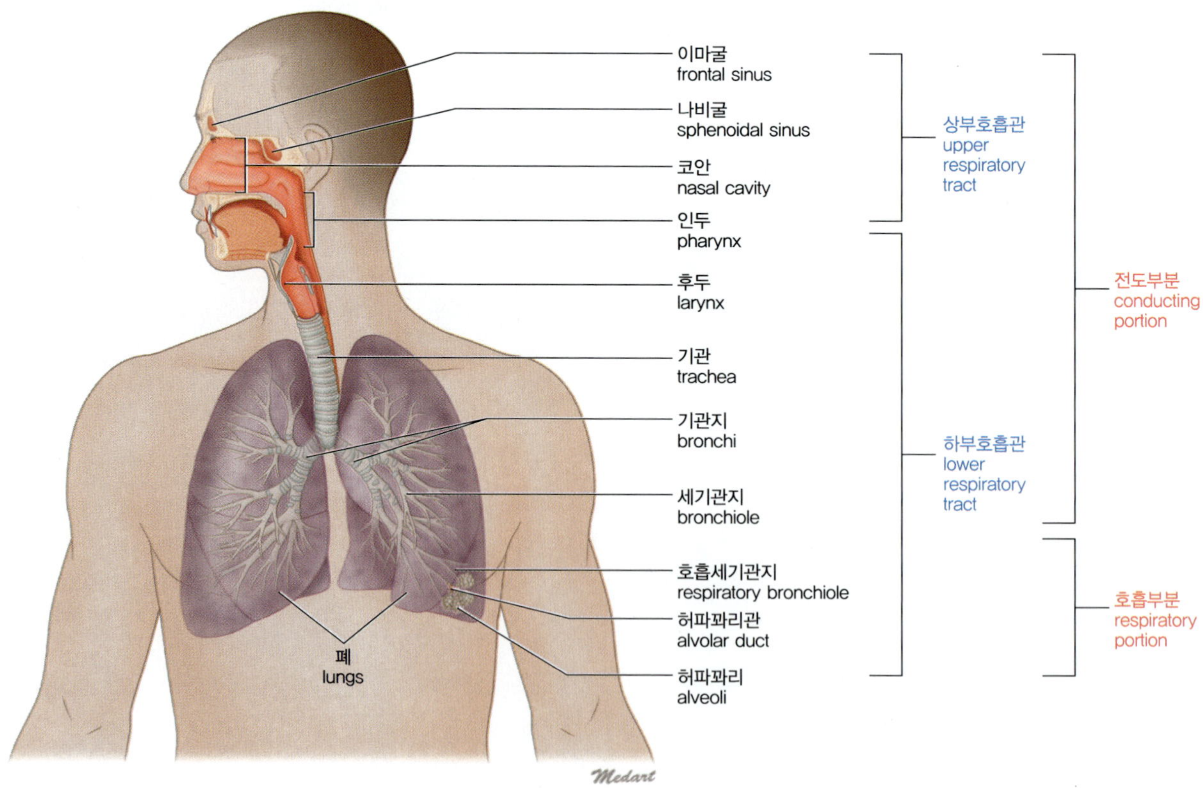

그림 10-1. 호흡계통(respiratory system)의 모습

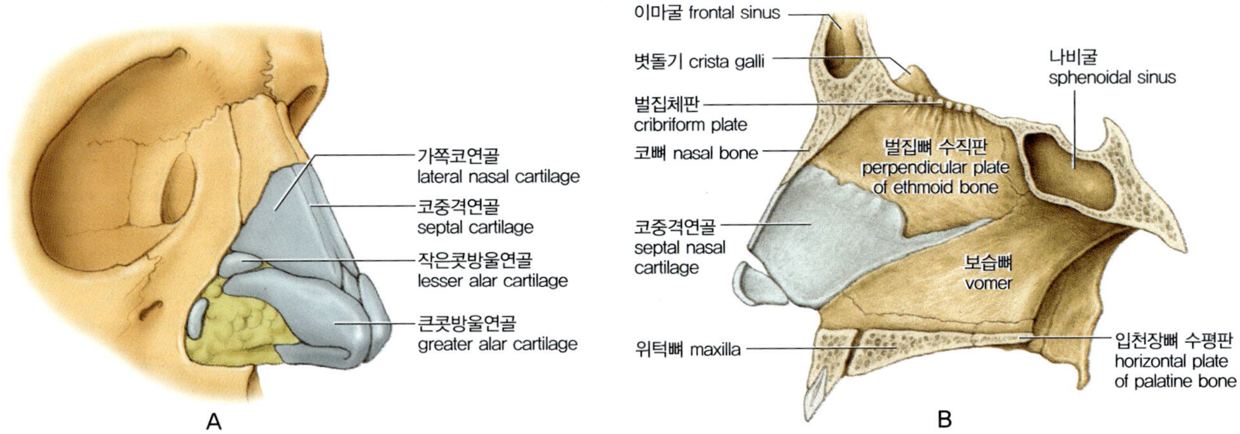

그림 10-2. 각종 코연골(nasal cartilages)의 위치. A: 겉모습. B: 시상단면에서의 코중격.

하고 있는 복잡하게 생긴 공간이다. 코안은 코중격(nasal septum)에 의하여 오른쪽과 왼쪽 것으로 나뉜다. 코중격은 보습뼈, 벌집뼈의 수직판 및 중격연골로 이루어져 있다. 코안은 안뜰(vestibule)과 고유코안(nasal cavity proper)으로 구분된다.

안뜰은 콧방울의 속공간으로 바깥코에서 연속된 피부로 덮여 있고, 빳빳한 코털(vibrissae)과 기름샘이 있다.

고유코안은 그 속벽이 점막으로 덮여 있는 넓은 공간으로, 안쪽면은 평활하나 가쪽면에는 세 개의 선반과 같은 돌출부인 위코선반(superior nasal concha), 중간코선반(middle nasal concha), 아래코선반(inferior nasal concha)이 있으며, 각 코선반의 아랫면에는 도랑 형태의 위콧길(superior nasal meatus), 중간콧길(middle nasal meatus), 아래콧길(inferior nasal meatus)이 형성되어 있다. 그리고 아래콧길의 앞쪽에는 코눈물관(nasolacrimal duct)이 열려 있다(그림 10-3).

코안의 벽을 덮고 있는 코점막은 코안의 천장을 이루며, 벌집체판(cribriform plate)의 아래에 위치하는 후각부위(olfactory region)와 나머지 대부분인 호흡부위(respiratory region)로 구분된다. 호흡부위의 점막상피는 거짓중층섬모원주상피로 많은 술잔세포(goblet cell)가 분포해 있고, 고유판 안에는 혼합샘인 코샘(nasal gland)과 정맥얼기가 잘 발달되어 있다. 후각부위의 점막은 거짓 중층원주상피로 덮여 있고, 그 속에 신경상피세포인 후각세포(olfactory cell)들이 분포되어 있어 냄새 맡는 데 관여한다. 후각세포는 특수하게 변형된 두극신경원으로 코안쪽으로 섬모상 구조인 10여 개의 후각털(olfactory hair)이 나 있으며, 축삭은 후각신경으로 되어 고유판과 벌집체판의 구멍을 지나 후각망울(olfactory bulb)에 이른다. 고유판에는 장액샘인 후각샘(olfactory gland)이 발달되어 있고, 이 샘의 분비물은 점막의 표면을 적시는 동시에 후각털을 보호하며, 냄새나는 물질이 스며드는 용제가 된다(특수감각기관 참조).

코곁굴(paranasal sinuses) : 코안의 벽을 형성하고 있는 위턱뼈, 이마뼈, 나비뼈, 벌집뼈의 속에 공기가 들어 있는 공간으로 이들은 코안과 통해 있으며(그림 10-3, 4), 코곁굴의 속벽은 얇은 점막으로 덮여 있다. 그 상피는 호흡부위와 비슷하나 술잔세포의 수가 적다.

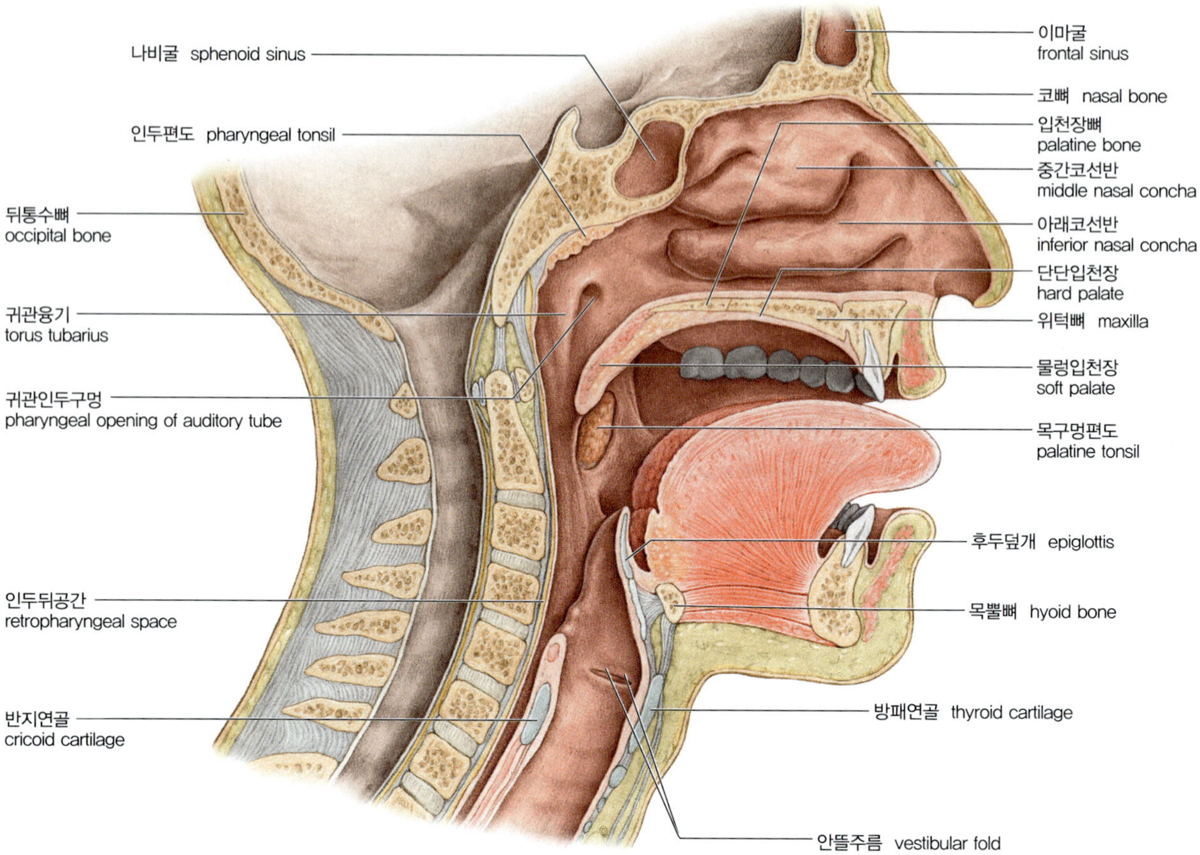

그림 10-3. 시상단면에서 본 코안(nasal cavity)과 코인두(nasopharynx)의 가쪽 벽.

인두

인두(pharynx)는 세부분, 즉 코안의 뒤콧구멍에서 계속된 코인두(nasopharynx), 입안과 통해 있는 입인두(oropharynx), 그리고 후두와 식도에 연결되는 후두인두(laryngopharynx)로 나뉜다. 인두는 공기의 통로인 동시에 음식물이 지나는 관이다. 인두의 구조는 제11장 소화계통에서 기술하였다.

후두

후두(larynx)는 허파로 들어가고 나오는 공기의 통로인 동시에 발성기로서의 역할도 한다. 후두는 넷째~여섯째목척추뼈의 높이에서 목뿔뼈의 아래에, 그리고 인두아래부분의 앞쪽에 있으며, 여러 가지 모양의 연골이 뼈대를 이루어 구조를 유지하고 있다(그림 10-5, 6, 8).

후두연골

후두연골(laryngeal cartilage)의 종류에는 한 개씩인 방패연골, 반지연골, 후두덮개연골, 그리고 쌍을 이루고 있는 세 가지 연골인 모뿔연골, 잔뿔연골, 쐐기연골이 있다(그림 10-5).

방패연골(갑상연골 thyroid cartilage) : 후두연골 중 유리연골로 된 가장 큰 연골이며, 좌우의 판(lamina)으로 이루어져 있고, 이 판은 정중선에서 서로 붙어 있다. 어른 남자에서는 좌우판이 붙은 윗부분이 유난히 튀어나와 있어 후두융기(laryngeal promi-

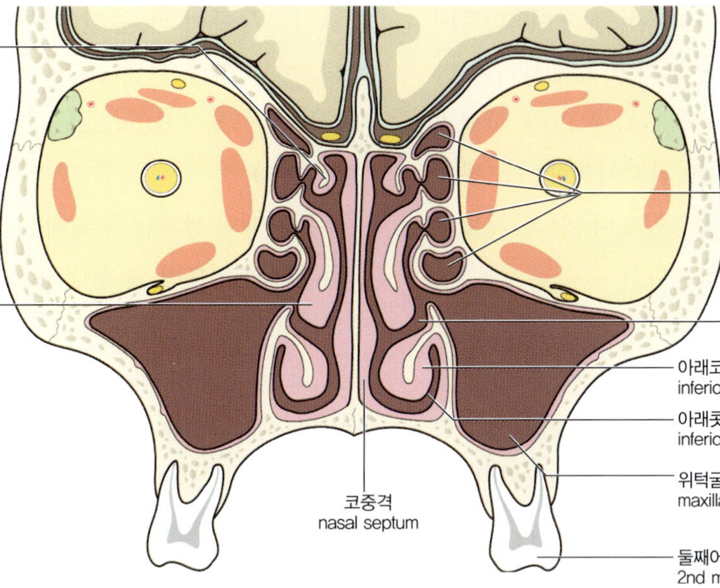

그림 10-4. 코안(nasal cavity)과 위턱굴(maxillary sinus)의 가운데를 지나는 머리뼈의 관상단면.

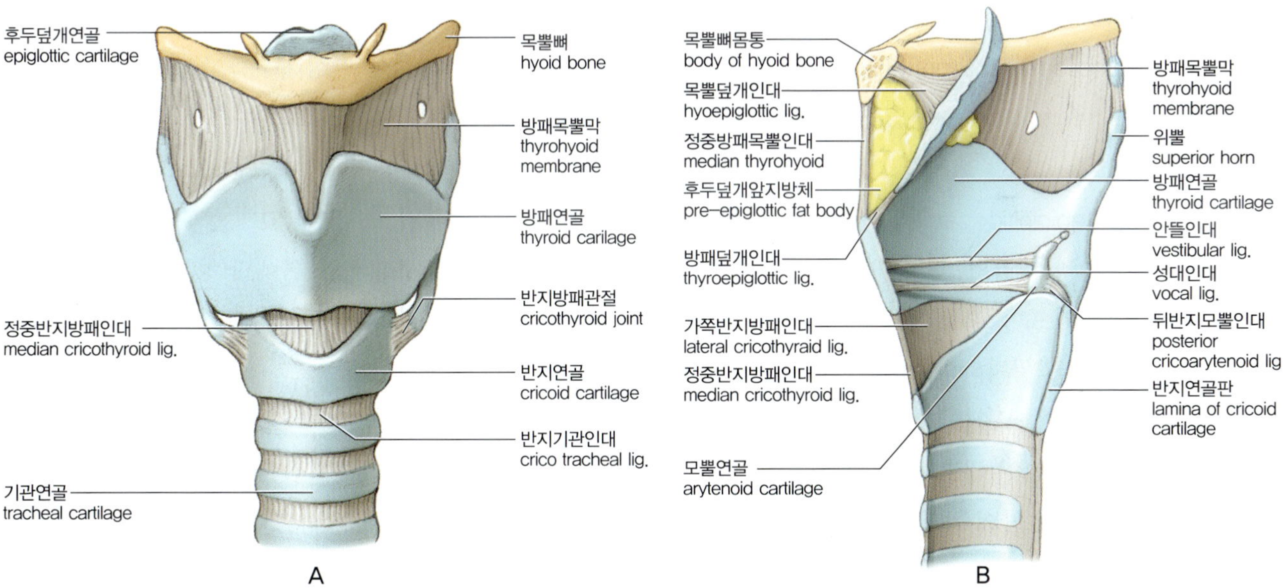

그림 10-5. 후두(larynx)의 앞면(A)과 시상단면(B).

nence, Adam's apple)를 이룬다. 위모서리의 중앙에는 좌우판 사이에 오목하게 들어간 위방패패임(superior thyroid notch)이 있으며, 오른쪽과 왼쪽 판의 뒤모서리 위와 아래에는 위뿔(superior horn)과 아래뿔(inferior horn)이 각각 돌출해 있다. 연골판의 위모서리에는 섬유결합조직으로 된 방패목뿔막(thyrohyoid membrane)이 붙어 있다. 방패연골의 양쪽 아래뿔은 윤활관절에 의하여 반지연골의 관절면과 관절을 이루고 있다. 연골판의 아래모서리에서는 반지방패인대(cricothyroid ligament)가 방패연골과 반지연골을 연결하고 있다.

반지연골(cricoid cartilage) : 유리연골로 된 반지모

양의 연골로 앞쪽이 좁고 뒷부분이 넓으며, 뒤쪽에는 식도가 붙어 있다. 반지연골의 아래모서리는 반지기관인대(cricotracheal ligament)에 의해 첫째기관연골과 연결되어 있고, 뒤쪽 위모서리에는 모뿔연골과 관절하기 위한 관절면이 있으며, 앞쪽 위모서리에는 반지방패인대가 부착한다.

모뿔연골(arytenoid cartilage) : 피라미드모양의 작은 유리연골이며, 반지연골의 뒤쪽 위모서리에 관절하고 있고, 좌우연골의 꼭대기에는 잔뿔연골이 있다. 모뿔연골의 앞쪽에는 성대(vocal cord)가 붙는 성대돌기(vocal process)가 있고, 가쪽에는 성대를 움직이는 근육들이 부착하고 있는 근육돌기(muscular process)가 형성되어 있다.

잔뿔연골(corniculate cartilage) : 모뿔연골의 꼭대기에 있는 작은 원뿔모양의 탄력 연골이다.

쐐기연골(cuneiform cartilage) : 양쪽 모뿔후두덮개주름(aryepiglottic fold)의 속에 있는 한 쌍의 작고 긴 탄력연골이다.

후두덮개연골(epiglottic cartilage) : 나뭇잎모양의 탄력연골로 위방패패임의 바로 아래에서 방패연골의 속벽에 붙어 있으며, 후두 입구의 앞쪽에서 위뒤방향으로 비스듬히 위치하여 혀뿌리의 뒤쪽까지 이르고 있다. 후두덮개의 가쪽모서리와 모뿔연골 사이에는 결합조직섬유막인 네모막(quadrangular membrane)이 있으며, 이 막의 가장자리를 모뿔후두덮개주름(aryepiglottic fold) 이라고 한다.

후두안

인두후두부분에서 후두안(laryngeal cavity)으로 들어가는 입구는 삼각형모양이며, 후두어귀(aditus laryngis)라 한다. 후두안은 점막으로 덮여 있고, 좌우의 가쪽벽에서 수평으로 속공간을 향하여 뚜렷한 위주름인 안뜰주름(vestibular fold)과 아래주름인 성대주름(vocal fold)이 형성되어 있다. 이 두 주름에 의하여 후두안이 위, 중간, 아래의 세 부분으로 나뉘는데, 이를 각각 안뜰(vestibule), 후두실(ventricle) 및 성대문아래공간(infraglottic cavity)이라고 한다(그림 10-6).

후두점막의 상피는 부위에 따라 달라서 후두덮개, 안뜰부분의 네모막 및 성대주름을 덮는 상피는 중층편평상피이며, 그 밖의 부분은 거짓중층섬모원주상피로 많은 잔세포가 있다.

안뜰주름은 거짓성대(false vocal cord)라고도 부르며, 후두덮개가 방패연골에 붙어있는 자리의 바로 아래에서 수평으로 이루어져 있고, 그 고유판 속에서는 혼합샘인 후두샘(laryngeal gland)이 잘 발달되어 있다.

성대주름은 일명 참성대(true vocal cord)라고 부르며, 그 속에는 성대근(vocalis muscle)과 탄력섬유가 풍부한 치밀결합조직으로 된 성대인대(vocal ligament)가 있다. 좌우 성대주름의 사이를 성대틈새(rima glottidis)라 한다(그림 10-6, 7, 8C).

발성장치는 바로 이 성대주름으로서 호기(expired gas)가 성대틈새를 힘 있게 통과할 때 다양한 소리를 내게 되며, 그 바로 위에 형성되어 있는 후두실은 소리의 일차공명을 일으키게 한다.

후두의 근육

후두의 근육들은 바깥기원근육(extrinsic muscles)과 자체기원근육(intrinsic muscles)으로 나뉜다. 바깥기원근육은 후두의 인접부에 있는 복장방패근(sternothyroid muscle), 방패목뿔근(thyrohyoid muscle), 아래인두수축근(inferior pharyngeal constrictor muscle), 입천장인두근(palatopharyngeus muscle) 등이 이에 속한다.

자체기원근육에는 성대를 긴장시키는 반지방패근(cricothyroid muscle), 성대문을 닫는 모뿔근(arytenoid muscle), 성대를 이완시키는 방패모뿔근(thyroarytenoid muscle)과 성대근(vocalis muscle), 성대

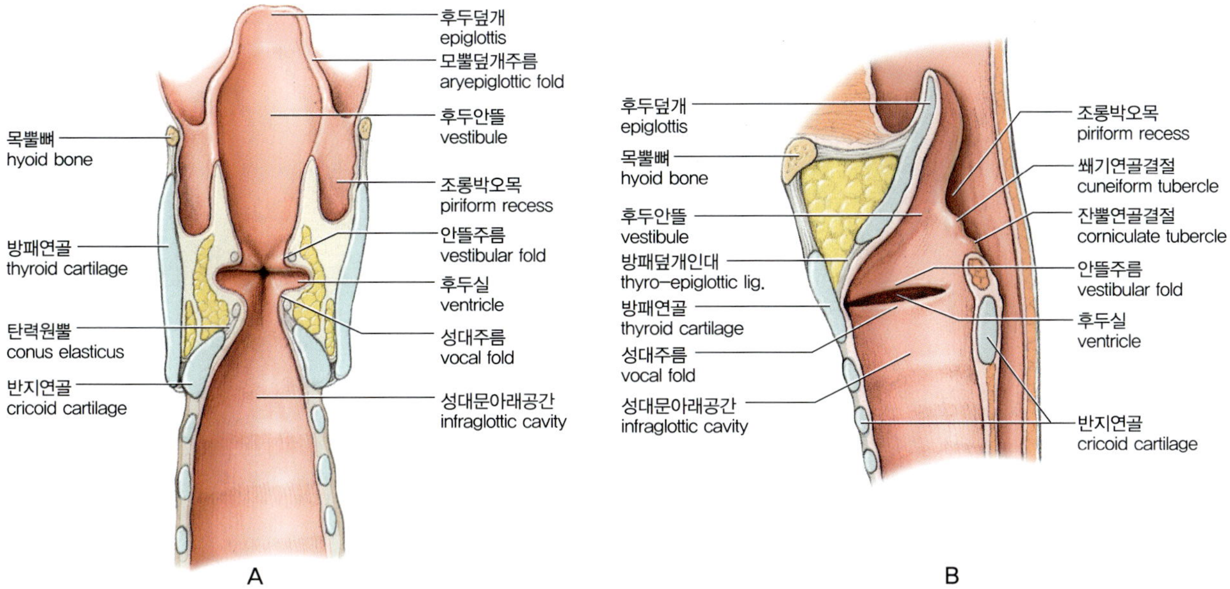

그림 10-6. A: 시상단면에서 본 후두(larynx)의 가쪽 벽. B: 관상단면에서 본 후두의 앞쪽 벽.

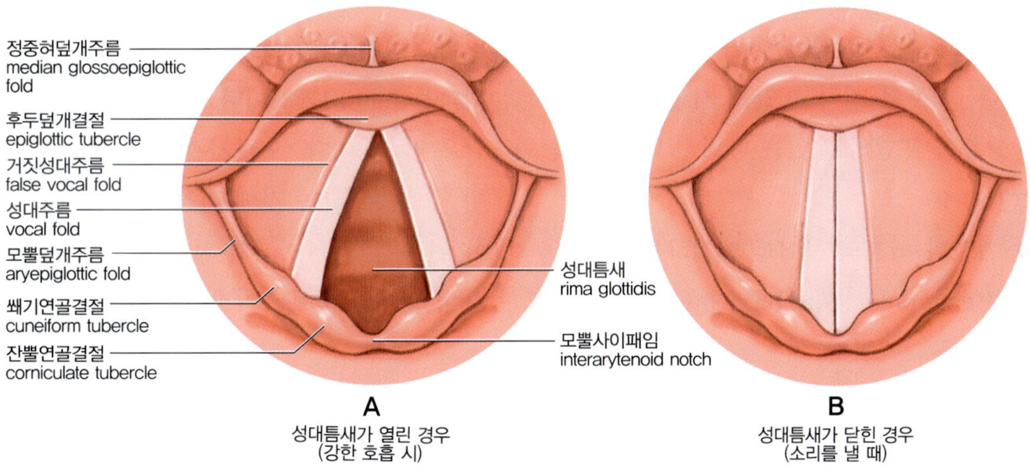

그림 10-7. 성대틈새(rima glottidis) 개폐시의 후두 윗면. A: 닫힌 상태. B: 열린 상태.

문을 좁히는 가쪽반지모뿔근(lateral cricoarytenoid muscle), 성대문을 여는 뒤반지 모뿔근(posterior cricoarytenoid muscle), 후두입구를 닫는 모뿔후두덮개근(aryepiglottic muscle), 후두입구를 여는 방패후두덮개근(thyroepiglottic muscle)이 있다(그림 10-8).

기관과 기관지

기관(trachea)은 여섯째목뼈 높이에서 다섯째등뼈 높이에 이르는 길이 약 10 cm인 관으로 식도의 앞을 따라 수직으로 내려가 복장뼈각 높이에서 좌우의 기관지(bronchus)로 나뉜다.

기관의 벽은 16~20개의 C자 모양의 기관연골(tra-

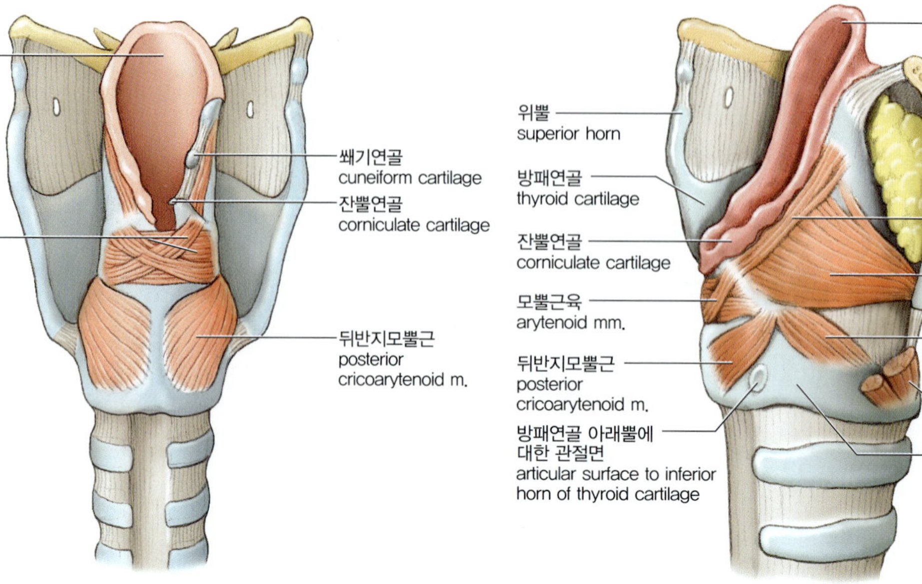

그림 10-8. 후두근육(laryngeal muscles). A: 가쪽면. B: 뒷면. C: 성대근을 지나는 가로단면.

cheal cartilages)들이 아래위로 놓이되 터진 곳이 뒤쪽을 향해 있고, 기관연골의 사이는 결합조직으로 연결되어 있다. 식도와 접하고 있는 기관의 뒷벽은 민무늬근육섬유를 포함하고 있는 탄력성 막으로 되어 있다(그림 10-9).

기관지는 기관과 허파의 사이를 연결하는 관으로 허파밖기관지(extrapulmonary bronchus)와 허파속기관지(intrapulmonary bronchus)로 구분된다. 허파밖기관지는 왼, 오른기관지로 갈라지는 부위에서 허파문(hilum)까지이다. 왼, 오른기관지가 이루는 각은 약 70°이다. 오른기관지는 정중선과 이루는 각이 약 24°로 왼쪽 것에 비하여 각이 작고, 길이는 짧아 왼쪽 것(약 5 cm)의 절반 정도이다. 허파문을 통하여 들어간 허파속기관지는 허파로 들어가면서 갈

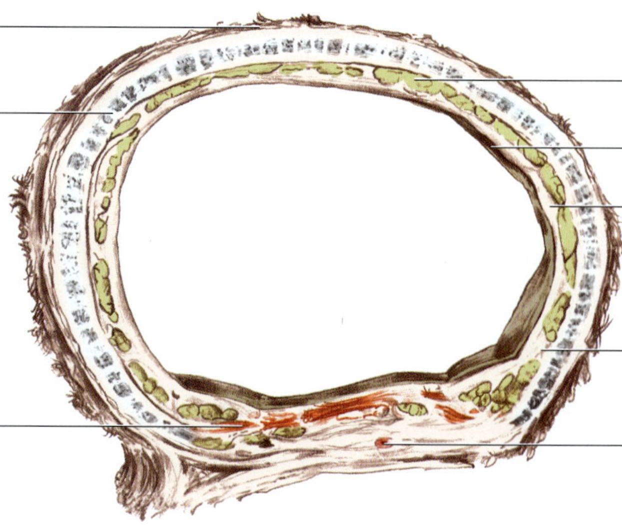

그림 10-9. 기관(trachea)의 가로단면.

라지는데, 오른쪽 것은 세 개로, 왼쪽 것은 두 개로 갈라져 각 허파엽(lobe)의 속으로 들어가는 엽기관지(lobar bronchus)로 되고, 이들은 엽 속에서 다시 갈라져서 구역기관지(segmental bronchus)로 된다(그림 10-10, 13).

기관과 허파밖기관지의 구조는 거의 같아서, 점막은 잔세포가 많은 거짓중층섬모원주상피와 얇은 고유판으로 되어 있고, 점막밑조직에는 혼합샘인 기관샘(tracheal gland) 또는 기관지샘(bronchial gland)이 있으며, C자 모양의 연골도 다 같이 유리연골로 되어 있다. 그러나 허파속기관지의 구조는 허파밖기관지와 달라서 점막은 높게 주름져 있고, 고유판과 점막밑조직의 사이에는 나선모양으로 배열된 민무늬근육층이 있으며, 근육층의 겉에 초승달 모양의 작은 연골판들이 고리모양으로 배열해 있다(그림 10-15A).

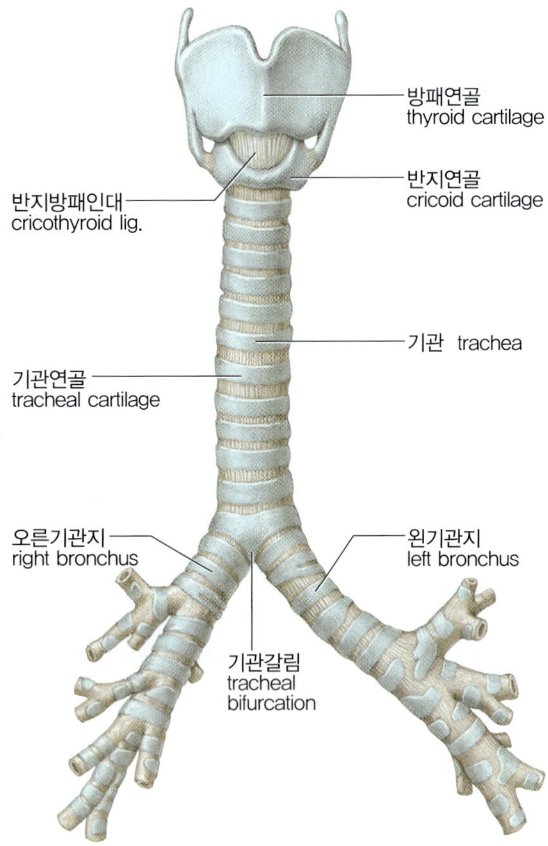

그림 10-10. 기관(trachea)과 기관지(bronchus)의 모습

허파

허파(폐 lung)는 원뿔모양으로 가슴안 속에 위치하는 가장 큰 한 쌍의 실질기관이며, 허파문을 제외하고는 장막인 가슴막(pleura)으로 싸여 있다.

허파에서는 꼭대기(apex), 바닥(base), 갈비면(costal surface), 안쪽면(medial surface)을 구분할 수 있다(그림 10-12).

허파꼭대기는 끝이 둥글며, 빗장뼈의 복장끝보다 위로 2~4 cm까지 솟아 있고, 허파바닥은 가로막과 접하는 가로막면(diaphragmatic surface)으로 오목하게 들어가 있으며, 갈비면은 가슴우리쪽으로 불룩한 가쪽면이다. 안쪽면은 척주의 앞쪽과 접하는 부분과 왼, 오른허파 사이에 있는 가슴세로칸(mediastinum)과 접해 있는 면으로 가슴세로칸면(mediastinal surface)이라고도 한다.

왼, 오른허파의 가슴세로칸면쪽 가운데에는 가슴막으로 덮여 있지 않은 부분인 허파문(hilum)이 있고, 이곳으로 기관지, 혈관, 림프관, 신경 등이 드나들며, 또 이 부위에서 허파를 싼 허파쪽가슴막이 벽쪽가슴막으로 이행되어 가는데, 이 부위를 허파뿌리(root of lung)라고 한다(그림 10-12).

오른허파

오른허파(right lung)의 꼭대기 앞면에는 오른빗장밑동맥과 오른팔머리정맥이 지나는 자국이 있으며, 가슴세로칸면의 허파문 주위에는 위 및 아래대정맥, 홀정맥, 식도 등이 지나는 자국이 있다.

오른허파는 오른쪽 위에서 왼쪽 아랫방향으로 비스듬히 깊게 파인 빗틈새(oblique fissure)와 빗틈새의 중간에서 앞쪽을 향해 수평으로 패인 수평틈새

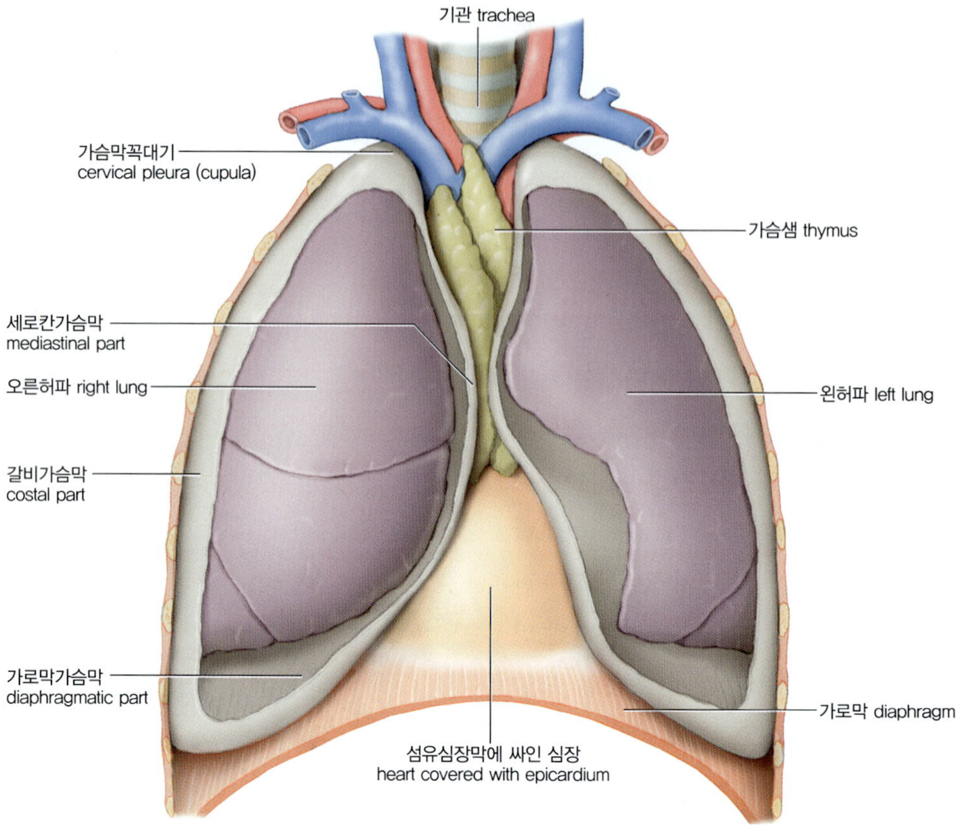

그림 10-11. 가슴안(thoracic cavity)의 허파(lung)와 다른 구조물.

(horizontal fissure)에 의하여 위엽(superior lobe), 중간엽(middle lobe), 아래엽(inferior lobe)으로 나뉜다(그림 10-12).

허파문을 통하여 들어온 기관지는 세 갈래로 갈라져 각 허파엽 속으로 들어가고, 엽속에 들어간 엽기관지는 허파구역으로 가기 위하여 다시 위엽에서 세 가지, 중간엽에서 두 가지, 그리고 아래엽에서 다섯 가지로 나누어져 구역기관지로 된다. 엽은 기관지, 허파동맥 및 허파정맥의 분포에 따라 다시 허파구역(pulmonary segmentation)으로 나누어지는데, 자세한 사항은 그림 10-13에 표시하였다.

왼허파

왼허파(left lung)의 꼭대기 앞면에도 오른허파에서처럼 왼빗장밑동맥과 왼팔머리정맥이 지나는 자국이 있고, 또 왼허파의 가슴세로칸면에도 대동맥활, 가슴대동맥, 식도 등이 지나는 패임이 있으며, 특히 가슴세로칸 아래쪽에는 심장이 위치함으로써 함입된 심장패임(cardiac notch)이 형성되어 있다.

왼허파는 왼쪽 위방향에서 오른쪽 아래방향으로 이루어진 빗틈새에 의하여 위엽 (superior lobe)과 아래엽(inferior lobe)으로 나누어져 있다. 특히 위엽의 앞아래 부분은 심장패임에 의하여 혀모양으로 길어져 있어 그 부분을 허파혀(lingula of lung)라 한다(그림 10-12).

왼허파의 기관지는 둘로 나뉘어 위 및 아래엽 속으로 들어가고, 각 엽기관지는 위 및 아래엽에서 각각 4개의 가지로 나뉘어 허파구역으로 들어가는 구역기관지로 된다(그림 10-13).

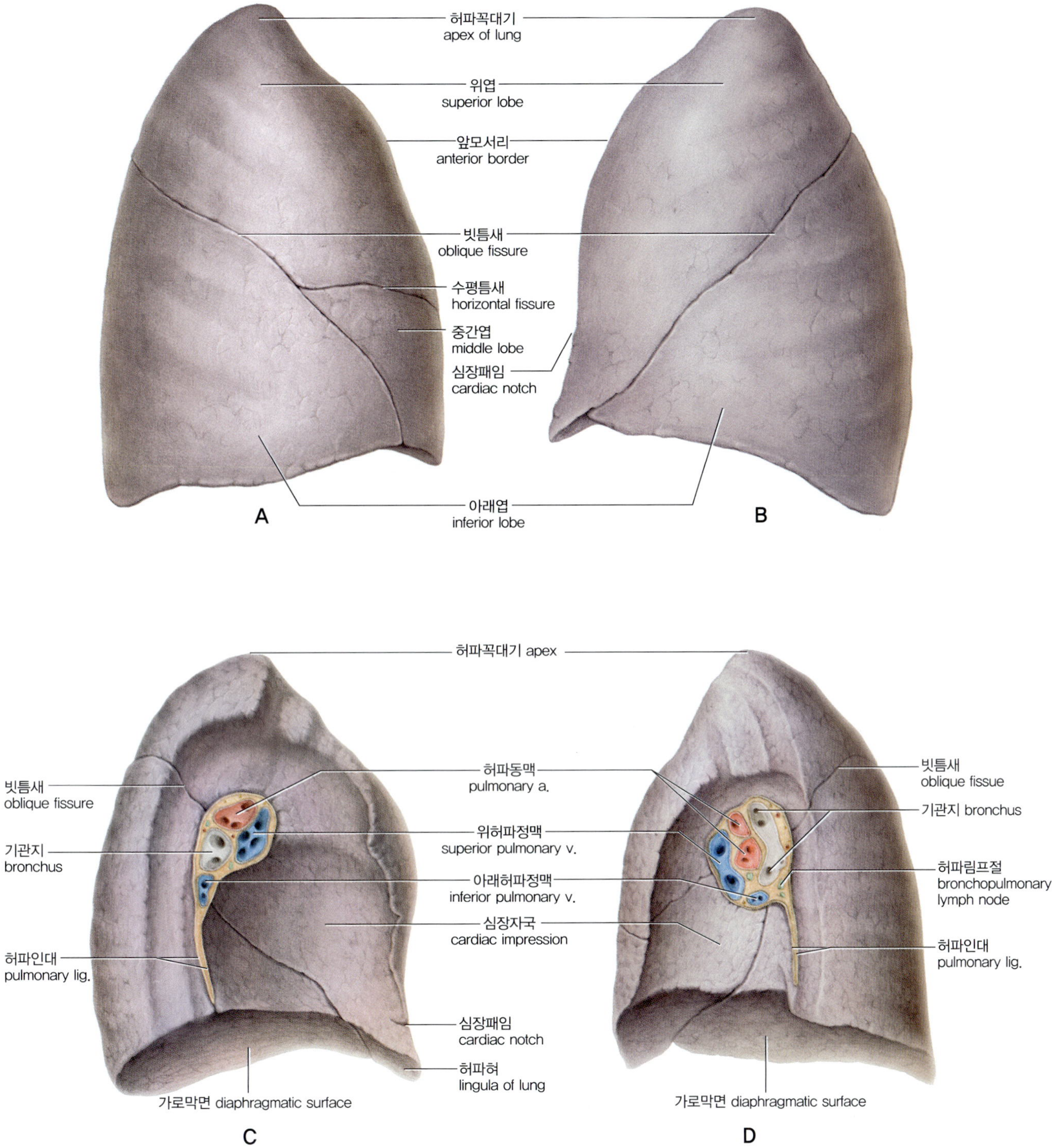

그림 10-12. 허파(lung)의 겉모습. 윗그림: 오른허파의 가쪽면(A)과 왼허파의 가쪽면(B). 아래그림: 왼허파의 안쪽면(C)과 오른허파의 안쪽면(D).

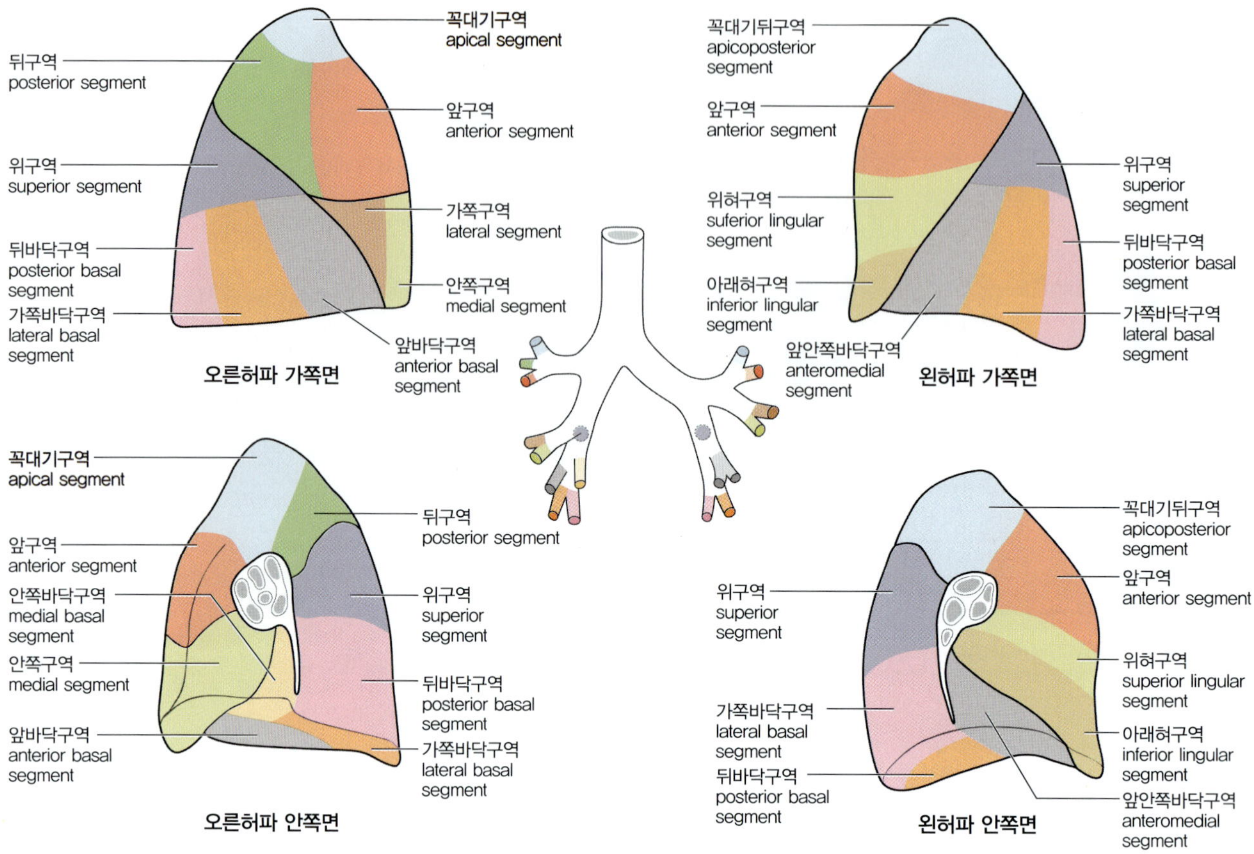

오른허파	위 엽	꼭대기구역(apical segment) 뒤구역(posterior segment) 앞구역(anterior segment)
	중간엽	가쪽구역(lateral segment) 안쪽구역(medial segment)
	아래엽	위구역(superior segment) 안쪽바닥구역(medial basal segment) 앞바닥구역(anterior basal segment) 가쪽바닥구역(lateral basal segment) 뒤바닥구역(posterior basal segment)

왼허파	위 엽	꼭대기뒤구역(apicoposterior segment) 앞구역(anterior segment) 위혀구역(superior lingular segment) 아래혀구역(inferior lingular segment)
	아래엽	위구역(superior segment) 앞안쪽바닥구역(anteromedial basal segment) 가쪽바닥구역(lateral basal segment) 뒤바닥구역(posterior basal segment)

그림 10-13. 허파구역(bronchopulmonary segment)과 관련된 기관지(bronchus)의 분지상태.

허파의 내부구조

허파 속의 기도는 마치 가지가 많은 나무처럼 갈라져 있다. 각 허파구역까지 이른 기관지는 다시 나뉘고 또 나뉘어 세기관지(bronchiole)로 된다. 이 세기관지의 구조는 허파속기관지의 것과 유사하나 속지름이 작고, 연골이 없는 것이 다르다. 세기관지의 끝은 두 개 또는 그 이상의 호흡세기관지(respiratory bronchiole)로 계속되고, 각 호흡세기관지의 끝에는 여러 개의 허파꽈리(폐포 pulmonary alveolus)로 이루어진 허파꽈리관(alveolar duct)과 허파꽈리주머니(alveolar sac)가 형성되어 있다(표 10-1, 그림 10-14).

한 개의 마지막 세기관지에서 갈라진 호흡세기관지, 허파꽈리관, 허파꽈리주머니, 허파꽈리는 허파에

표 10-1. 호흡관(respiratory passage)의 구분

전도부분(conducting portion)
기관(trachea)
기관지(bronchus)
허파밖기관지(extrapulmonary bronchus)
허파속기관지(intrapulmonary bronchus)
세기관지(bronchiole)
호흡부분(respiratory portion)
호흡세기관지(respiratory bronchiole)
허파꽈리관(alveolar duct)
허파꽈리(pulmonary alveolus)

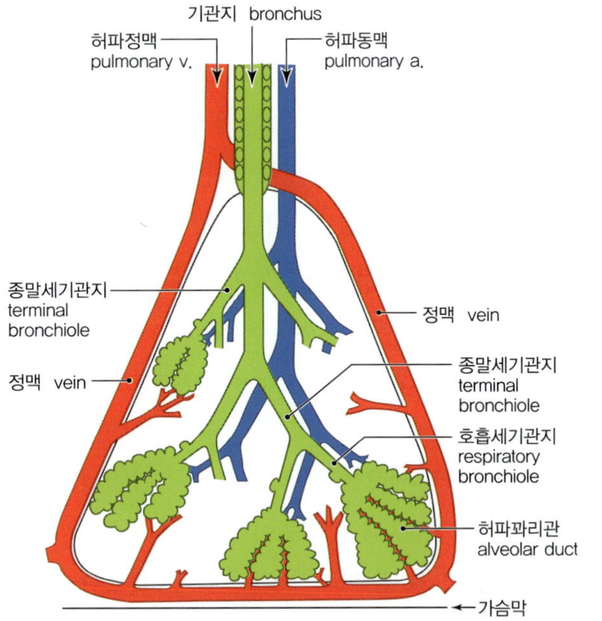

그림 10-14. 허파소엽에서 기도의 분지상과 혈관분포를 나타내는 모식도.

서 일정한 범위를 차지하게 되고, 그 주위는 결합조직성 중격(septum)으로 경계지어지며, 또 기능적으로 가스교환이 일어날 수 있는 단위구조의 집합체로서 이를 허파소엽(lung lobule)이라 한다(그림 10-14).

세기관지의 벽은 소수의 잔세포가 있는 단층섬모원주 또는 입방상피와 얇은 고유판으로 된 점막과 나선모양으로 배열된 민무늬근육섬유로 된 얇은 근육층으로 이루어져 있다(그림 10-15B).

호흡세기관지의 벽은 단층섬모입방상피와 고유판으로 이루어져 있으며, 군데군데에 허파꽈리가 달려 있다. 허파꽈리관과 허파꽈리주머니의 벽에는 허파꽈리가 촘촘히 인접하여 배열되어 있으며, 단층입방 또는 편평상피로 덮여 있고, 그 아래에 소량의 결합조직이 있다(그림 10-15B).

허파속기관지 및 세기관지의 주위에는 상당한 양의 결합조직인 바깥막이 있으며, 허파꽈리의 바깥쪽에도 풍부한 모세혈관그물이 있는 결합조직이 있다.

좌우 허파에 있는 허파꽈리의 수는 약 3억 개이고, 가스교환이 일어날 수 있는 표면적은 약 140 m^2나 된다. 이웃하는 허파꽈리 사이에 있는 벽을 허파꽈

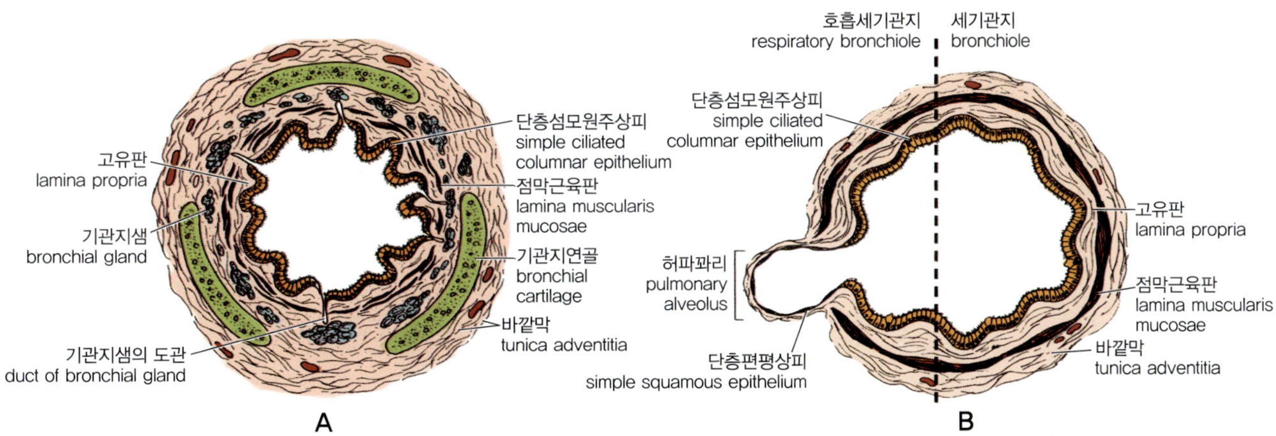

그림 10-15. A: 이차기관지(secondary bronchus)의 가로단면. B: 세기관지(bronchiole, 오른쪽 부분)와 호흡세기관지(respiratory bronchiole, 왼쪽 부분)의 가로단면.

리중격(alveolar septum)이라고 하며, 곳곳에 허파꽈리구멍(alveolar pores)이 뚫려 있다(그림 10-16).

허파꽈리의 속벽은 모세혈관과의 사이에 가스교환이 일어날 수 있는 단층편평상피인 허파 꽈리상피(alveolar epithelium)로 덮여 있고, 그 아래에 연속된 바닥막이 있다. 허파꽈리상피는 호흡허파꽈리세포(respiratory alveolar cell, pneumocyte type I)와 과립허파꽈리세포(granular alveolar cell, pneumocyte type II)로 이루어져 있다(그림 10-16).

호흡허파꽈리세포는 가스의 확산이 일어날 수 있는 매우 납작한 편평형 세포이며, 이 세포들이 전체 허파꽈리 표면의 대부분(약 95%)을 덮고 있다. 과립허파꽈리세포는 구형으로 호흡허파꽈리세포 사이의 곳곳에 끼어 있으며, 표면장력을 감소시키는 표면활성물질(surfactant)을 표면으로 분비한다.

허파꽈리중격에서 양쪽 허파꽈리상피의 사이에는 소량의 아교섬유와 탄력섬유, 그리고 소수의 섬유모세포가 있는 사이질조직(interstitial tissue)으로 차 있으며, 그 속에는 포식작용이 있는 허파꽈리큰포식세포(alveolar macrophage), 비만세포, 백혈구가 곳곳에 나타난다. 허파꽈리큰포식세포는 운동성이 커서 상피를 뚫고 허파꽈리의 속공간으로 유리되어 나와 있기도 하는데, 이 유리된 세포를 먼지세포(dust cell)라고 부른다. 그리고 허파꽈리중격의 사이질조직에는 모세혈관그물이 매우 잘 발달되어 있으며, 이 모세혈관은 연속모세혈관이다. 허파꽈리의 공기와 허파꽈리중격에 있는 모세혈관의 혈액 사이에서의 가스교환은 허파꽈리상피와 모세혈관이 근접해 있는 곳, 즉 허파꽈리상피의 호흡허파꽈리세포와 모세혈관 내피세포의 사이에 사이질 조직이 없이 두 상피의 바닥판만이 끼어 있는 부위에서 수동적 확산에 의하여 일어난다. 이와 같이 가스교환이 일어날 수 있도록 허파꽈리중격에 이루어져 있는 공기와 혈액 사이의 장벽성 구조, 즉 허파꽈리상피와 모

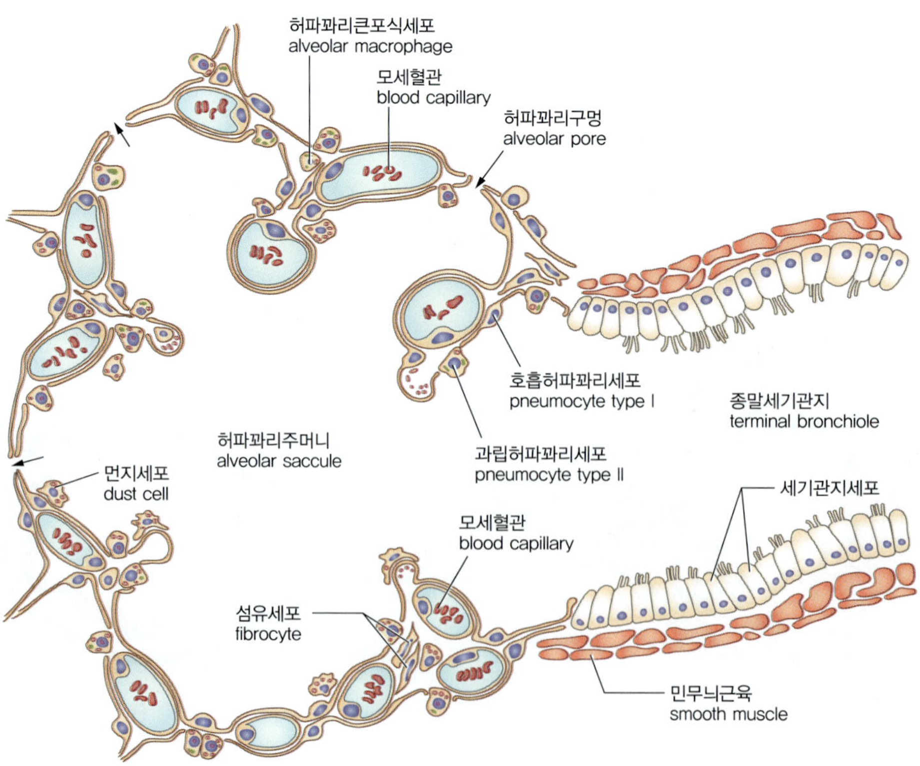

그림 10-16. 왼쪽 부분은 꽈리구멍(화살표)이 있는 꽈리주머니, 오른쪽은 종말세기관지의 길이 절단면의 모식도이다.

세혈관의 내피, 그리고 그 사이의 바닥판을 합쳐서 혈액-공기 장벽(blood-air barrier)이라고 한다.

허파 주위에 있는 가슴막안은 밀폐되어 있으며, 반면에 허파 속은 외부 대기와 자유롭게 통하고 있어서 허파의 압력을 유지하고 있다. 가슴막안이 가로막, 갈비사이근육, 다른 근육들의 수축에 의해서 확장되면 내압이 떨어지게 되어 허파가 확장되고, 따라서 외부공기가 안으로 빨려 들어오는데, 이런 현상을 흡기작용(inspiration)이라고 한다. 반대로 호흡근육들이 이완될 때는 가슴막안이 작아지게 되고, 허파의 탄력조직이 오므라들면 공기가 밖으로 나가게 되는데, 이를 호기작용(expiration)이라 한다. 사람이 편안한 상태에서 교환되는 공기의 양은 약 500 ml로 이것을 호흡용적(tidal volume)이라 하며, 심호흡 때 교환되는 양은 약 3,700 ml 또는 그 이상이 되는데 이를 폐활량(vital lung volume)이라고 한다. 최대호기작용 후에도 약 1,200 ml의 공기가 여전히 허파에 남아 있게 되는데, 이를 잔류용적(residual capacity)이라고 한다. 어른의 편안한 상태에서의 정상 호흡횟수는 1분에 12~20회이며, 어린이는 1분에 20~25회이다.

가슴막

가슴막(흉막 pleura)은 장막(serosa)으로서 허파를 싸는 허파쪽가슴막(visceral pleura)과 가슴우리의 속벽을 덮는 벽쪽가슴막(parietal pleura)으로 구분되며, 그 사이에 있는 좁은 공간을 가슴막안(늑막강 pleural cavity)이라고 한다. 가슴막안 속에는 소량의 장액이 있어서 표면을 윤활하게 하여 허파운동 시 마찰을 적게 한다. 허파쪽 및 벽쪽가슴막은 허파뿌리에서 서로 이어지고 있다.

벽쪽가슴막은 위치하고 있는 부위에 따라 세로칸가슴막(mediastinal pleura), 갈비가슴막(costal pleura), 가로막가슴막(diaphragmatic pleura)으로 구분되며, 또 허파꼭대기가 위치하는 벽쪽가슴막을 목가슴막(cervical pleura)이라고 한다. 목가슴막은 일명 가슴막꼭대기(pleura cupula)라고도 하며 첫째 갈비뼈보다 3~4 cm 위쪽에서 일곱째목뼈의 높이에까지 위치한다(그림 10-17, 18).

가슴막안에는 호흡할 때 허파가 벽쪽가슴막에 닿지 않는 오목부위가 있는데, 이를 가슴막오목(pleural recess)이라고 한다. 그중에서 갈비가슴막에서 가로막가슴막으로 이행되는 곳에 형성된 것을 갈비가로막오목(costodiaphragmatic recess)이라고 한다. 가슴막안에서 허파의 아래쪽 끝은 겨드랑선상에서 여덟째갈비뼈의 높이에 이르고, 갈비가슴막과 가로막가슴막의 이행부는 열째갈비뼈의 높이에 위치하고 있으며, 이로써 허파의 아래쪽에 비어 있는 비교적 넓은 공간이 이루어져 있는데 이곳이 가슴천자(흉강천자 thoracentesis)의 장소로 흔히 선택된다. 또 다른 오목부분은 가슴우리의 앞모서리에 있는 갈비가슴막이 세로칸가슴막으로 이행되는 곳에 형성된 갈비세로칸오목(costomediastinal recess)이다(그림 10-18).

가슴세로칸

가슴세로칸(종격 mediastinum)은 왼, 오른 허파의 세로칸가슴막 사이에 있는 가슴안의 가운데 부위로서, 위로는 가슴우리 꼭대기, 밑으로는 가로막, 좌우로는 세로칸면, 앞으로는 복장뼈, 뒤로는 척주로 둘러싸여 있다.

가슴세로칸은 네 부분으로 나뉜다. 즉 복장뼈각에서 넷째등척추뼈의 아래 끝에 이르는 가로단면에 의하여 그 윗부분을 위세로칸(superior mediastinum)이라 하고, 그 아래쪽 부분을 아래세로칸(inferior mediastinum)이라 한다. 아래세로칸은 다시 심장

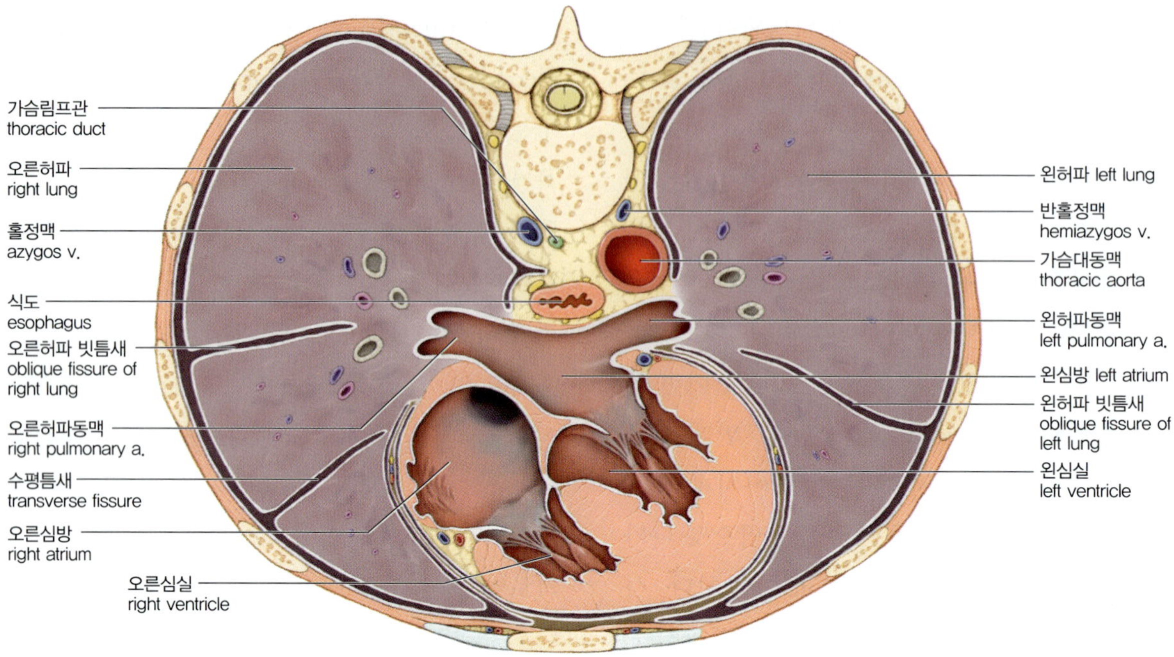

그림 10-17. 가슴의 가로단면에서 본 가슴막(pleura).

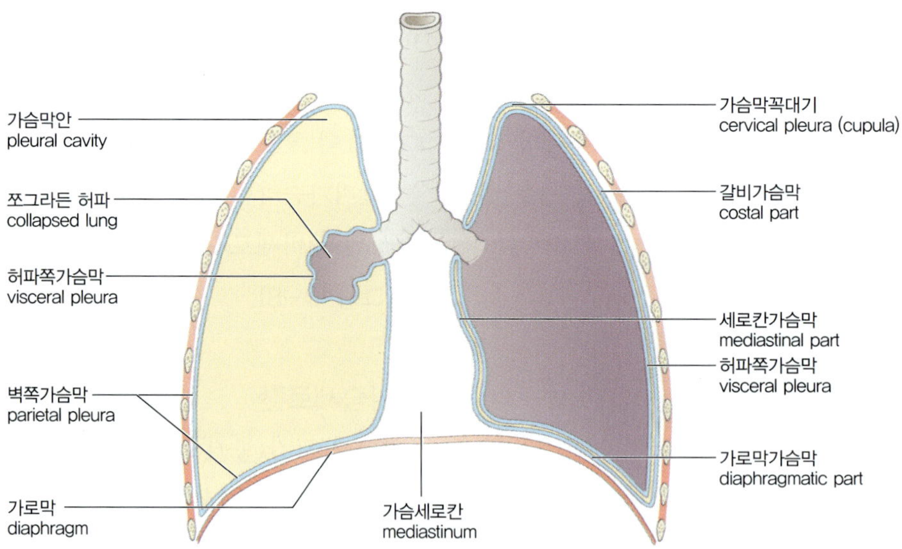

그림 10-18. 가슴의 관상단면에서 가슴막안(pleural cavity)과 가슴막(pleura)을 나타내는 모형도.

의 앞 및 뒷면에 의하여 앞세로칸(anterior mediastinum), 중간세로칸(middle mediastinum), 뒤세로칸(posterior mediastinum)으로 구분된다(그림 1-9, 10-19).

가슴세로칸의 각 부분에 있는 장기들을 보면 다음과 같다. 중간세로칸에는 심장을 비롯하여 오름대동맥, 아래대정맥, 홀정맥, 허파동·정맥이 있다. 대동맥활과 그 일차가지 및 팔머리정맥은 위세로칸에 있으며, 심장막복장뼈인대는 앞세로칸에 있다. 가로막신경과 위대정맥은 위세로칸과 중간세로칸을 지나며, 기관, 식도, 가슴림프관, 미주신경, 가슴대동맥, 아래대정맥 등은 위세로칸과 아래세로칸을 지난다. 그밖에 가슴샘은 위세로칸과 앞세로칸에 걸쳐 있으며, 림프절들도 이 두 부위에 많다.

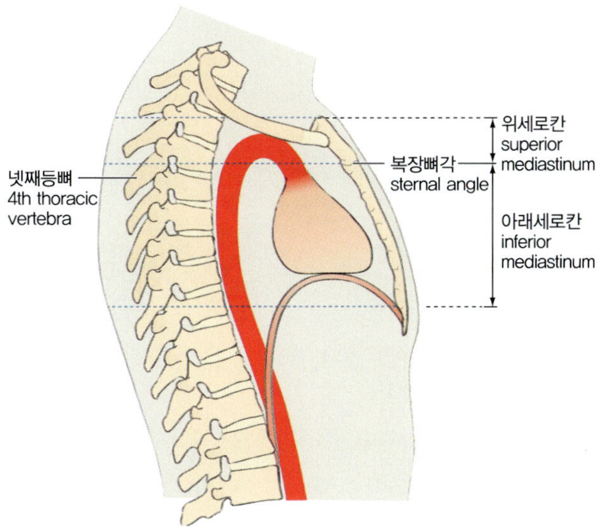

그림 10-19. 가슴세로칸(mediastinum)의 구분.

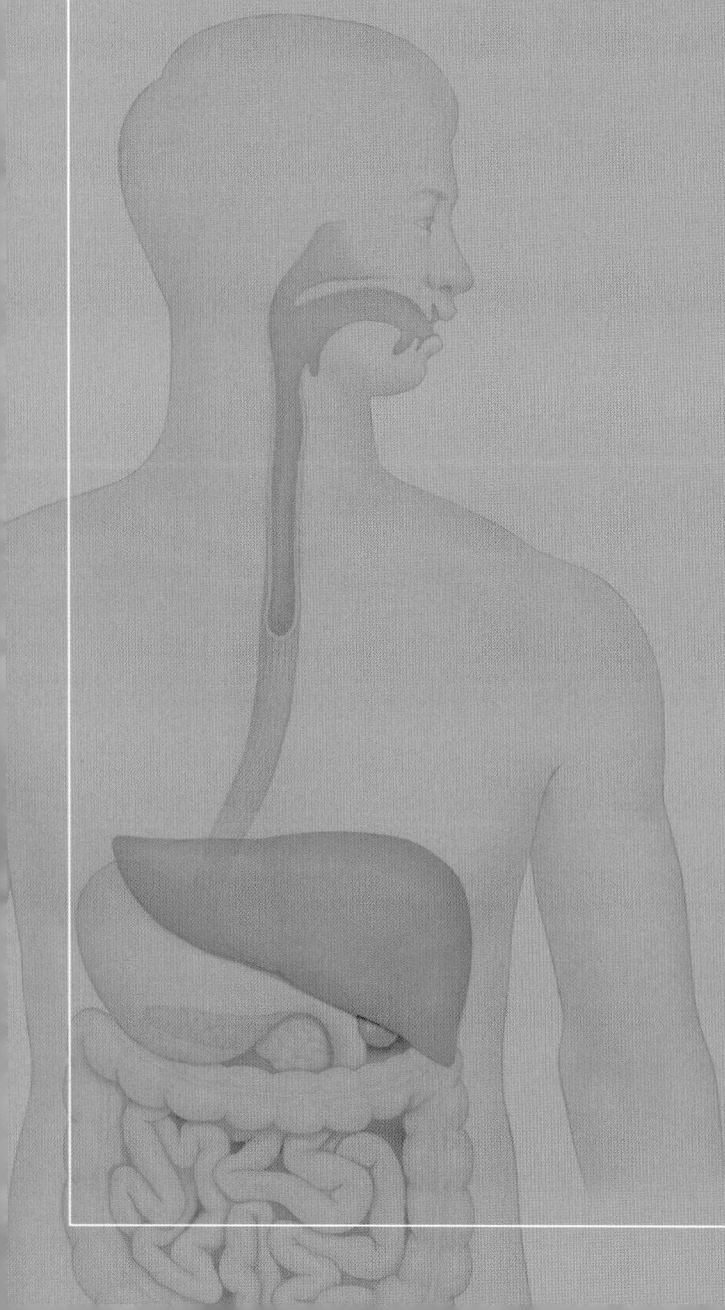

제 11 장

소화계통

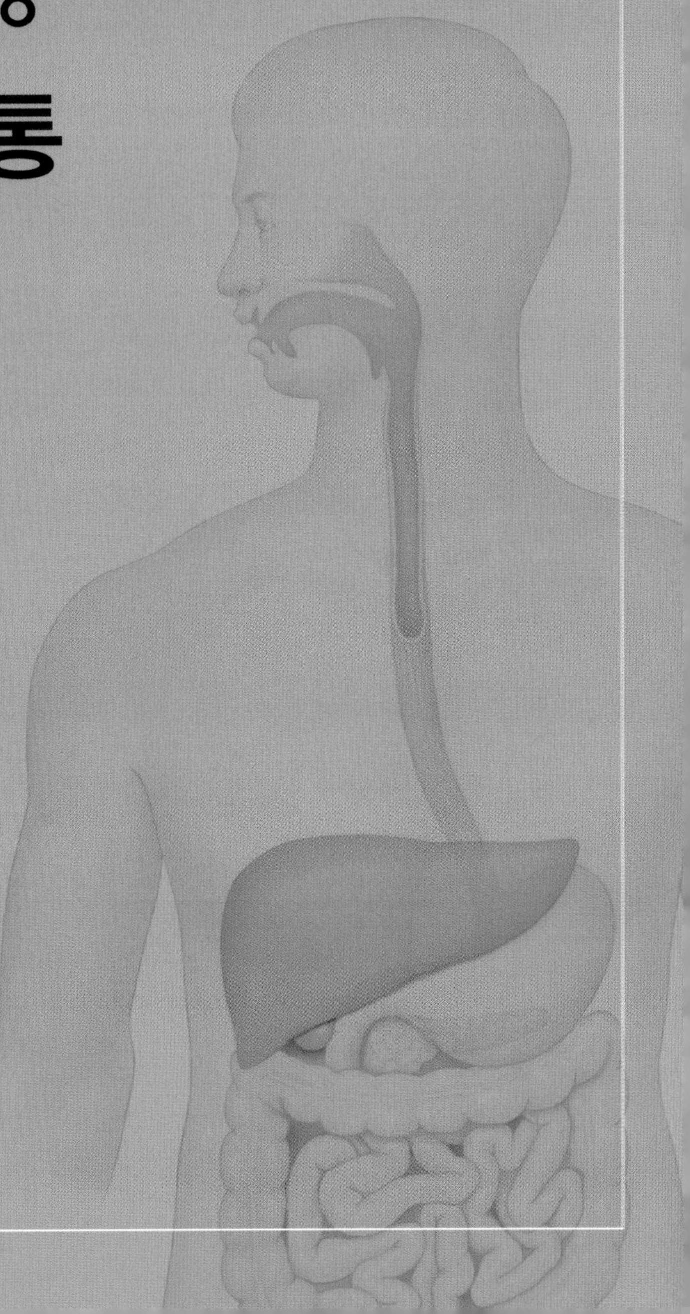

소화계통(digestive system)은 소화관(alimentary canal)과 그에 붙어 있는 부속기관(accessory organ)들로 이루어져 있다. 소화관은 입(mouth), 인두(pharynx), 식도(esophagus), 위(stomach), 작은창자(small intestine), 큰창자(large intestine)로 구별되며, 부속기관에는 큰침샘(large salivary gland), 간(liver), 쓸개(gallbladder), 이자(pancreas) 등이 있다(그림 11-1).

소화관에서는 입을 통하여 섭취한 음식물을 소화하고, 소화된 물질 중에서 우리 몸에 필요한 물질을 흡수한 다음 혈액과 림프를 통하여 온몸에 분배한다. 그러나 음식물 중에서 소화되지 못한 물질은 분변(feces)으로 되어 항문(anus)을 통해 배출된다.

입

입(mouth)은 소화관의 첫 부위로, 음식물을 씹어서 잘게 부수고(씹기 mastication), 부서진 음식물에 침(saliva)을 섞고(침섞이 insalivation), 침이 섞인 음식물을 삼키고(삼키기 deglutition), 또 말하기(speech)에 관여한다.

입은 입안뜰(oral vestibule)과 고유입안(oral cavity proper)의 두 부분으로 나누어진다. 안뜰은 바깥쪽의 입술(lips)과 볼(cheek), 그리고 안쪽의 잇몸(gingiva)과 치아(teeth)의 사이에 있는 좁은 공간이다. 고유입안은 앞가쪽의 치아와 잇몸, 위로는 단단

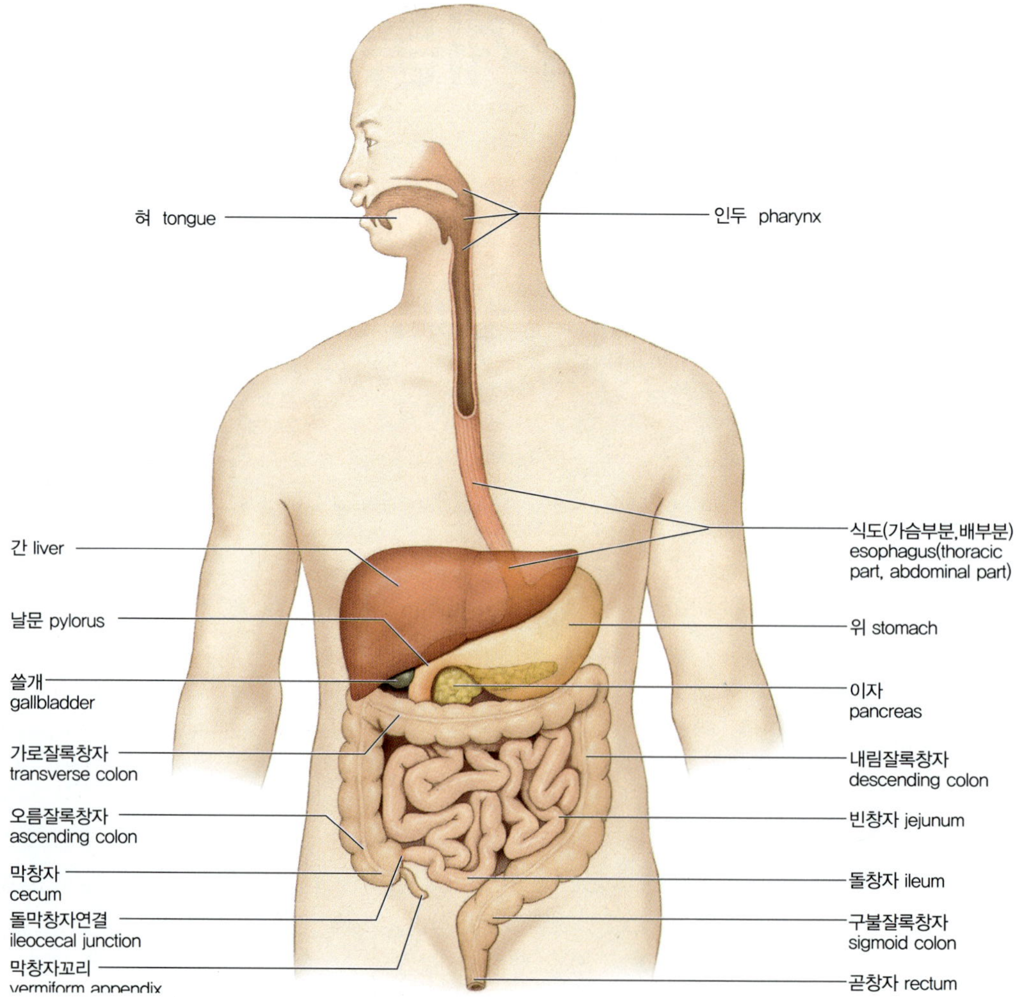

그림 11-1. 소화계통(digestive system)의 모습.

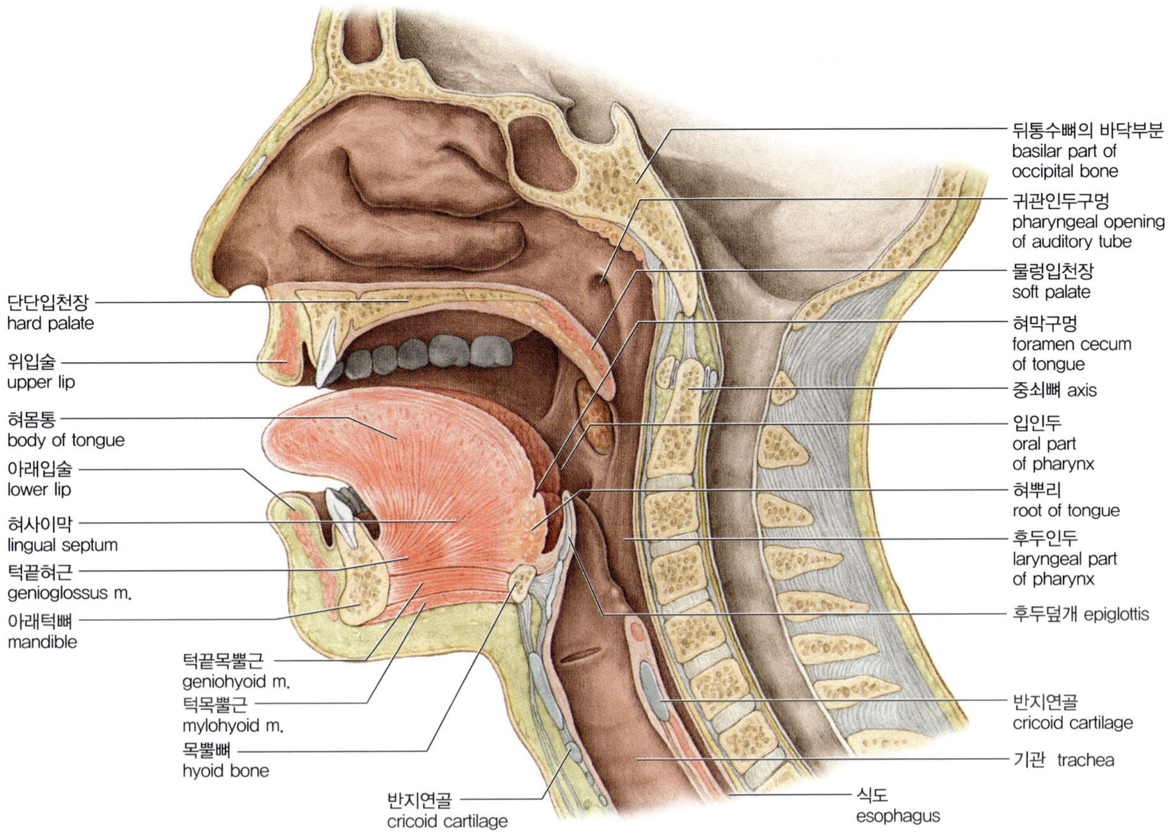

그림 11–2. 머리와 목의 정중시상단면에서 본 소화계통의 구조물.

입천장(hard palate)과 물렁입천장(soft palate), 아래쪽으로는 혀(tongue), 뒤쪽으로는 인두와 통하고 있는 목구멍(fauces)까지의 넓은 공간이다(그림 11–2, 3).

입술과 볼

입술(lip)은 입틈새(oral fissure)의 위 및 아래에 있으며, 잘 움직이는 두 개의 두터운 점막피부주름(mucocutaneous fold)이다. 입술의 바깥쪽은 피부(skin)에 의해, 안쪽은 부드러운 점막(mucous membrane)으로 덮여 있는데, 피부와 점막의 이행부분을 중간부위(intermediate zone, 적색부위 red zone)라 한다. 중간부위에는 샘이 없어 표면이 건조하며, 털도 나 있지 않고, 상피 가까이에 모세혈관그물이 잘 발달되어 있어 붉게 보인다. 피부와 점막 사이의 깊숙한 곳에는 입둘레근(orbicularis oris muscle)이 넓게 자리하고 있다.

입술의 점막에는 작은침샘인 입술샘(labial gland)이 잘 발달되어 있다. 위 및 아래 입술 속 벽의 정중선에는 이틀돌기(alveolar process)쪽으로 위입술주름띠(frenulum of upper lip)와 아래입술주름띠(frenulum of lower lip)라 부르는 얇은 점막주름(mucosal fold)이 각각 형성되어 있다.

볼(cheek)은 피부, 피부밑조직 및 점막으로 이루어져 있고, 피부밑조직과 점막 사이에는 볼근(buccinator muscle)이 넓게 자리하고 있다. 점막은 입술의 것과 비슷하며, 피부밑조직은 아주 느슨하고 그 속에 지방세포가 많으며, 작은 침샘인 볼샘(buccal gland)이 곳곳에 있다. 그리고 위둘째큰어금니 높이의 점막에는 귀밑샘의 샘관이 열려 있다.

입술과 볼은 음식물을 섭취하여 씹는 가운데 안뜰

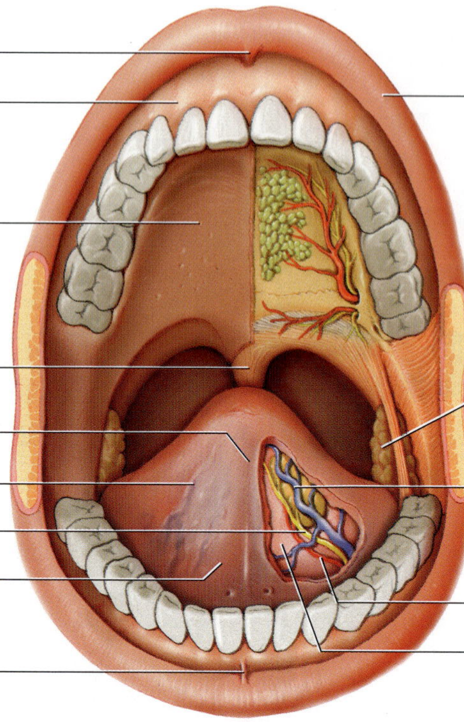

그림 11-3. 입안(oral cavity)의 구조.

과 입안 사이로 음식물을 이동시킬 때와 말하고 표정지을 때에 중요한 역할을 한다.

잇몸과 치아

잇몸(gingiva, gum)은 치아가 뿌리박고 있는 이틀부분(alveolar part)의 뼈바깥막에 붙어 있는 점막으로서, 입술과 볼의 점막에 이어져 간다. 상피는 각질중층편평형으로 되어 있어 칫솔질과 같은 물리적 힘에 잘 견디며, 고유판은 치밀한 섬유결합조직으로 뼈바깥막에 단단히 붙어 있다.

치아(teeth)는 씹기기관이며, 말하는 데에도 영향을 미친다. 치아는 위턱뼈와 아래턱뼈의 위치아활(maxillary dental arcade)과 아래치아활(mandibulary dental arcade)에 고정되어 있다. 각 치아는 입안에 노출되어 있는 부분인 치아머리(crown)와 이틀부분(alveolar part) 속에 묻혀 있는 치아뿌리(dental root), 그리고 그 사이의 경계부분인 치아목(dental neck)으로 구분되며, 치아뿌리의 끝을 치아뿌리끝(root apex)이라 한다. 치아뿌리는 치아곁질(parodontium)에 의하여 이틀부분에 단단히 붙어 있다. 치아의 중심부분에는 치아속질(endodontium)로 차 있는 치아속질공간(pulp cavity)이 있으며, 이 치아속질공간은 치아뿌리 끝에 뚫려 있는 치아뿌리끝구멍(apical foramen)을 통하여 바깥과 연결되어 있다.

치아는 치아속질공간에 접하여 형성되어 있는 상아질(dentin), 치아머리쪽의 상아질을 덮고 있는 사기질(enamel), 치아뿌리쪽 상아질의 겉에 형성되어 있는 얇은 시멘트질(cement, cementum)로 구성되어 있다. 사기질은 상피에서 유래한 매우 단단한 석회화조직이며, 상아질과 시멘트질은 특수하게 석회화된 결합조직이다. 치아속질공간을 채우고 있는 치아속질은 성긴결합조직으로서 혈관과 신경이 치아뿌리끝구멍을 통해 들어와 분포하며, 상아질과 접해 있는 치아속질의 주변에는 상아질 형성에 관여하는

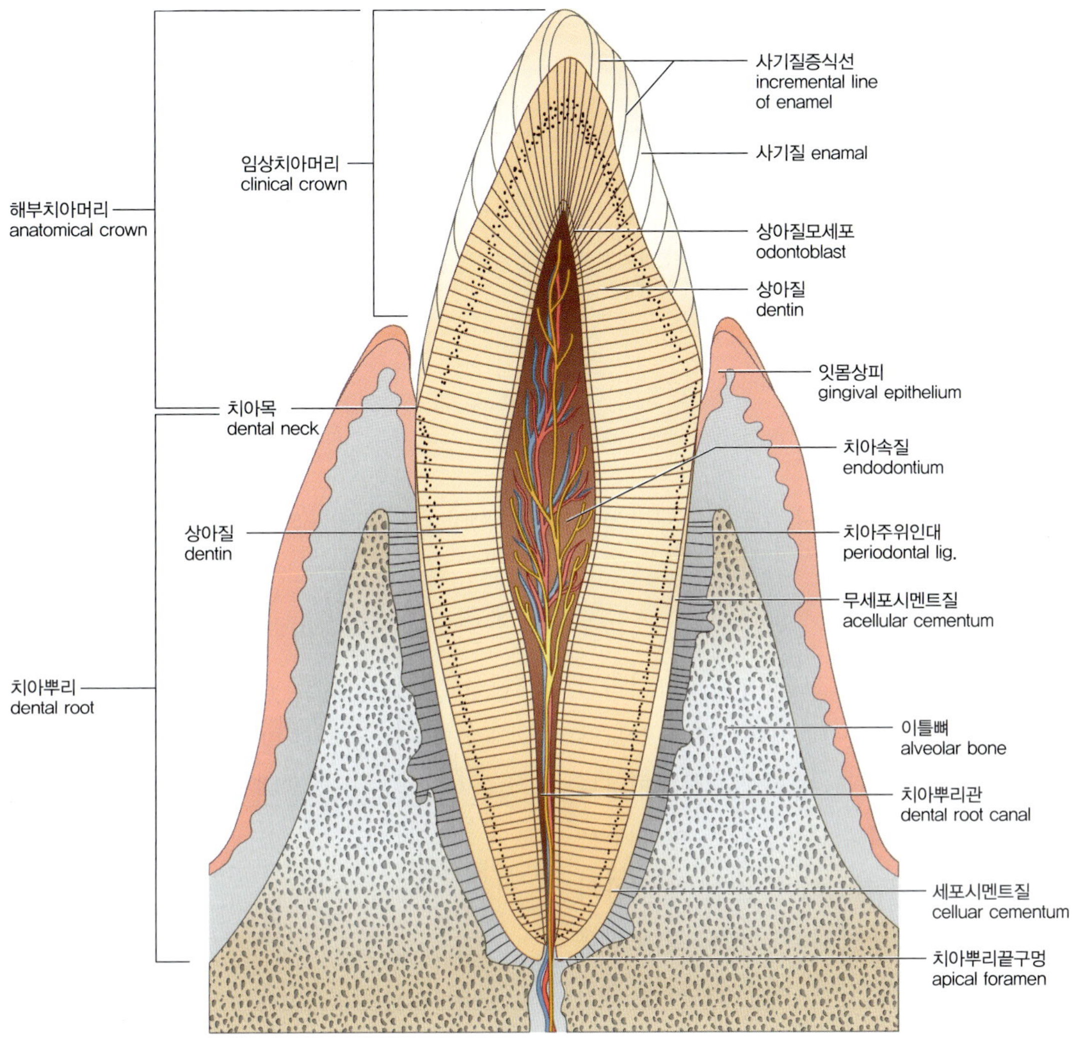

그림 11–4. 앞니(incisor)와 그 주위의 잇몸(gingiva)의 수직 단면을 보여주는 모식도. 치아머리, 치아목, 치아뿌리로 구분한다. 치아의 조성은 치아속질과 이를 둘러싸는 상아질, 사기질, 시멘트질이 있다. 잇몸은 치아목 주위를 덮고 있는 씹기점막(masticatory mucosa)으로 치아와 접하는 부위에 잇몸상피가 있다.

상아질모세포(odontoblast)가 마치 상피처럼 한 층으로 배열되어 있다(그림 11–4).

사람의 치아는 일생 동안 두 번 발생하는데, 출생 후 6개월부터 24개월 사이에 나는 치아를 탈락치아(deciduous tooth, milk tooth)라 하고, 6세부터 먼저 생겨난 탈락치아가 빠지고 다시 새 이가 나서 일생 동안 남아 있는 치아를 영구치아(permanent tooth)라 한다. 탈락치아에는 8개의 앞니(incisor tooth, incisors), 4개의 송곳니(canine tooth), 8개의 큰어금니(molar tooth)가 있고, 영구치아에는 8개의 앞니, 4개의 송곳니, 8개의 작은어금니(premolar tooth) 및 12개의 큰어금니가 있다(표 11–1, 그림 11–5).

표 11–1. 영구치와 탈락치아

	영구치아	탈락치아
앞니(incisor tooth)	8	8
송곳니(canine tooth)	4	4
작은어금니(premolar tooth)	8	0
큰어금니(molar tooth)	12	8
계	32	20

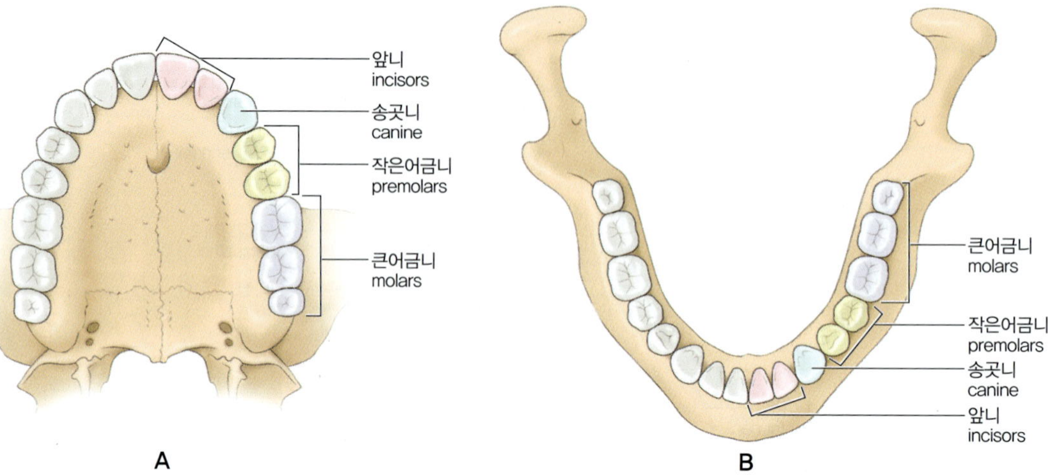

그림 11-5. 위턱뼈와 아래턱뼈에 나 있는 영구치아(permanent tooth). A: 위치아활(superior dental arch). B: 아래치아활(inferior dental arch).

치아는 종류에 따라 다양한 모습이다. 치아머리의 형태를 보면, 앞니는 자르는 데 이용되도록 끌모양을 하고 있고, 송곳니는 뾰족하여 찢는데 편리하도록 되어 있다. 작은어금니와 큰어금니는 연마에 쓰이도록 결절(tubercle)이 형성되어 있다. 각 치아의 치아뿌리를 보면 앞니와 송곳니의 것은 다 같이 원뿔모양이나 송곳니 것이 더 길며, 작은어금니의 경우 위턱의 것은 두 개의 치아뿌리로 나뉘어 있는데 비하여 아래턱의 것은 하나이며, 큰어금니 중에서 위턱의 것은 세 개의 치아뿌리로, 그리고 아래턱의 것은 두 개의 치아뿌리로 나뉘어 있다.

탈락치아와 영구치아가 나는 시기를 표 11-2에 제시하였다. 치아 중에서 셋째큰어금니는 나는 시기가 사람에 따라 달라서 25세가 되어서야 나오기도 하며, 나지 않는 사람도 있다.

표 11-2. 치아가 나는 시기

치아의 종류	탈락치아(월)		영구치아(년)	
	아래턱	위턱	아래턱	위턱
안쪽앞니	6	8	6~7	7~8
가쪽앞니	7	9	8	8~9
송곳니	16	19	10	11
첫째작은어금니	–	–	9	10
둘째작은어금니	–	–	10	11
첫째큰어금니	12~14	13~14	6	6~7
둘째큰어금니	20~24	20~24	11~17	12~13
셋째큰어금니	–	–	17~21	17~21

혀

혀(tongue)는 입 속의 음식물을 섞고 말하고 감정을 나타내는 데 관여하는 활발한 운동성 기관일 뿐만 아니라 맛을 느끼는 기관이기도 하다.

혀는 점막으로 덮인 근육성 기관으로 넓은 가운데 부위에는 각종 혀근육이 자리하고 있다. 혀근육(muscles of tongue)은 뼈대근육이며, 크게 바깥기원근육(extrinsic muscle)과 자체기원근육(intrinsic muscle)으로 구분된다. 바깥기원근육에는 아래턱뼈에서 이는 턱끝혀근(genioglossus muscle), 관자뼈에서 이는 붓혀근(styloglossus muscle), 목뿔뼈에서 이는 목뿔혀근(hyoglossus muscle) 등이 있으며, 혀를 각기 다른 방향으로 움직인다(그림 11-8). 이는곳과 닿는곳이 혀속에 있는 자체기원근육에는 혀위세로근(superior longitudinal muscle)과 혀아래세로근

(inferior longitudinal muscle), 혀가로근(transverse muscle), 혀수직근(vertical muscle)이 있으며, 이 근육들에서 일어나는 다양한 운동의 조합에 의하여 혀의 형태를 자유롭게 변화시킬 수 있다.

혀에서 뒤쪽은 후두덮개(epiglottis)에, 가쪽은 입천장혀활(palatoglossal arch)에 의해 물렁입천장(soft palate)에 연결되고 있다. 그리고 혀의 배쪽 점막은 입의 바닥에 연결되고 있으며, 정중선상에 혀주름띠(frenulum of tongue)라는 점막주름이 형성되어 있다. 말하는 데 있어서 이 혀주름띠가 혀의 운동을 장애할 만큼 짧은 상태를 혀유착증(ankyloglossia, tonguetie)이라 한다.

혀의 등쪽 면에는 V자 모양의 얕은 도랑인 분계고랑(terminal sulcus of tongue)이 있어 혀를 몸통(body)과 뿌리(root)로 나눈다. 몸통은 혀의 앞쪽 2/3, 뿌리는 뒤쪽 1/3에 해당한다. 혀몸통(body of tongue)의 점막에는 독특한 모습으로 돌출하여 이루어진 혀유두(lingual papillae)가 조밀하게 형성되어 있다. 혀뿌리의 점막은 두껍고, 그 고유판 속에는 많은 림프소절(lymphoid nodules)이 모여서 형성된 혀편도(lingual tonsil)가 있다(그림 11–6, 7).

혀유두에는 그 형태와 구조가 다른 실유두(filiform papilla), 버섯유두(fungiform papilla), 성곽유두(vallate papillae)와 잎새유두(foliate papilla)가 있다. 실유두는 작은 원뿔모양으로 혀몸통에 골고루 분포되어 있으며, 맛감수기인 맛봉오리(taste bud)가 없다. 버섯유두는 버섯모양이며 실유두보다 훨씬 적은 수가 산재해 있되 혀의 끝과 양 옆에 다소 많고 유두의 상피에는 소수의 맛봉오리가 형성되어 있다. 성곽유두는 둥글게 돌출한 큰 유두로 그 둘레를 따라

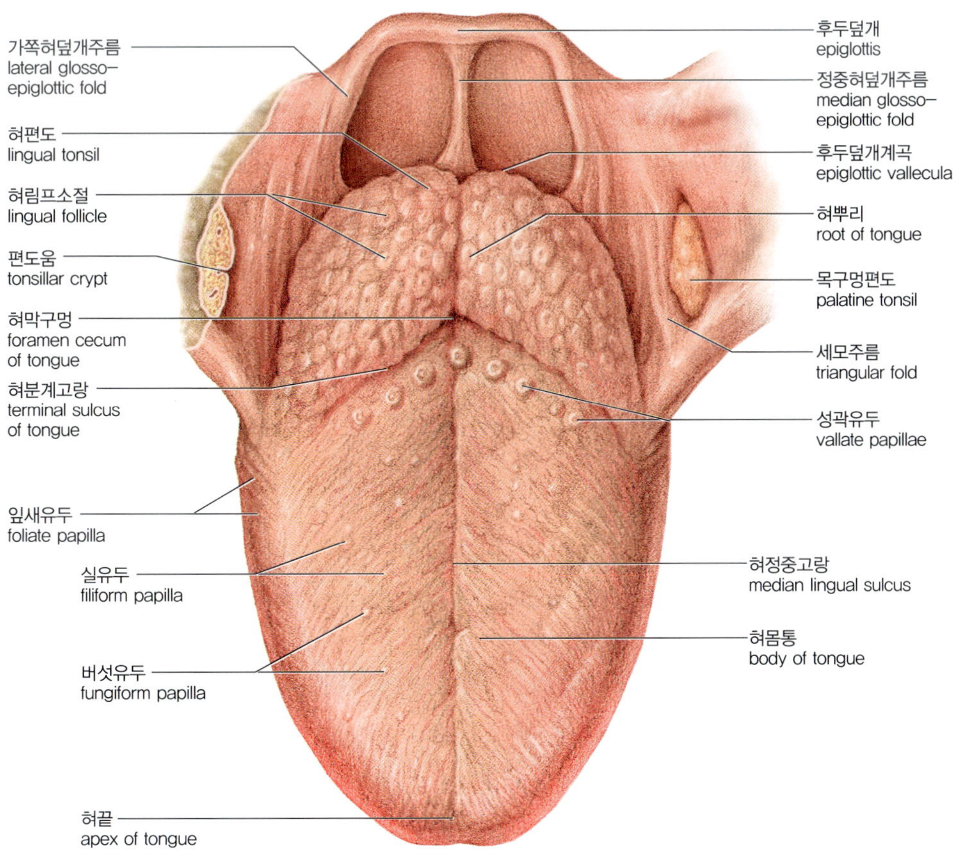

그림 11–6. 혀(tongue)의 등쪽면.

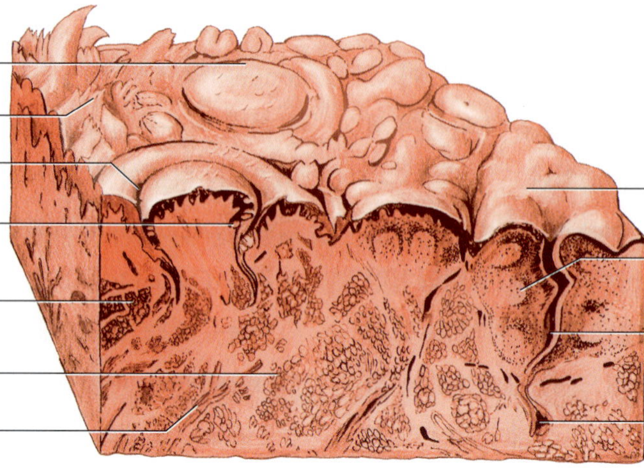

그림 11–7. 혀뿌리쪽 부분의 표층으로서 혀유두(lingual papilla)와 혀편도(lingual tonsil)가 보임.

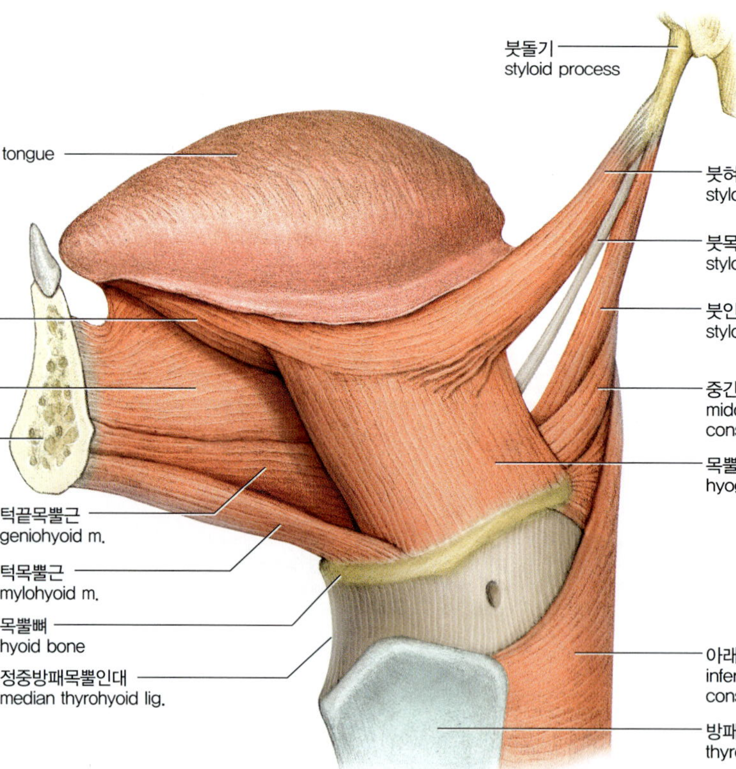

그림 11–8. 혀의 바깥기원근육(extrinsic muscles).

깊은 유두고랑(groove of papilla)이 형성되어 있다. 이 유두는 분계고랑의 바로 앞을 따라 10~12개가 일렬로 배열해 있으며, 유두고랑의 양쪽벽 상피에 많은 맛봉오리가 분포해 있다. 잎새유두는 혀뿌리에 가까운 가쪽부위에 형성되어 있는 잎새모양의 주름으로 몇 개가 평행하게 배열해 있다. 이 유두의 가쪽벽에도 많은 맛봉오리가 존재한다. 잎새유두는 사람의 경우 영아시절까지 발달하고, 그 이후는 점차 퇴화하여 어른에서는 흔적으로 남아 있을 뿐이다.

혀의 점막에는 작은 침샘인 혀샘(lingual gland)들

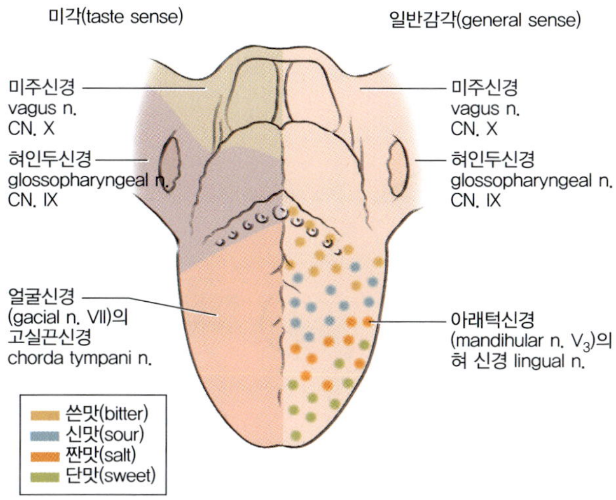

그림 11-9. 혀의 감각신경 분포.

이 많이 있다. 성곽유두 근처에 있는 장액샘인 미각샘(gustatory gland, 에브너샘 Ebner's gland), 혀뿌리의 근처에 있는 점액샘, 혀끝의 아랫면에 있는 혼합침샘(mixed salivary gland)들이 그것이다.

입천장

입천장(palate)은 위턱뼈와 입천장뼈의 수평돌기에 붙어 있는 앞쪽의 단단입천장(hard plate)과 단단입천장의 뒤쪽으로 이어져 있는 물렁입천장(soft palate)으로 구분된다.

단단입천장의 점막은 뼈바깥막에 단단히 붙어 있으며, 이 점막에는 여러 개의 가로주름이 이루어져 있고, 정중선에는 입천장솔기(palatine raphe)라 부르는 능선이 형성되어 있다. 점막의 고유판에는 작은 침샘인 입천장샘(palatine gland)이 발달되어 있다.

물렁입천장은 단단입천장의 뒤로 이어진 근육성 주름으로 중심부에 뼈대근육으로 된 갖가지 입천장근육이 넓게 존재한다. 물렁입천장의 자유모서리 중앙에는 목젖(uvula)이라 부르는 원뿔모양의 돌기가 있다. 물렁입천장에서 목구멍의 가쪽을 따라 혀뿌리 쪽으로 두 개의 점막주름인 입천장혀활(palatoglossal arch)과 입천장인두활(palatopharyngeal arch; anterior pillar of fauces)이 형성되어 있고, 두 주름의 사이에 목구멍편도(palatine tonsil; posterior pillar of fauces)가 있다(그림 11-6).

침샘

침(saliva)을 분비하는 침샘(salivary gland)은 입점막에 있는 입술샘(labial gland), 볼샘(buccal gland), 입천장샘(palatine gland), 혀샘(lingual gland), 어금니샘(molar gland) 등과 같은 작은침샘(minor salivary gland)과 입점막 밖에 위치해 있는 샘기관인 귀밑샘(parotid gland), 턱밑샘(submandibular gland), 혀밑샘(sublingual gland) 등의 큰침샘(major salivary gland)으로 구별된다(그림 11-10).

귀밑샘은 바깥귀길의 아래에서 목근막(cervical fascia) 속에 위치해 있다. 귀밑샘관(parotid duct)은 깨물근의 앞모서리를 가로질러 볼근을 통과한 다음 위둘째어금니 높이의 볼점막에 열려 있다.

턱밑샘은 아래턱뼈의 몸통부분과 목뿔근의 아래에 위치하며, 그 관은 혀뿌리의 배쪽에 있는 혀밑주름(sublingual fold) 속을 지나 혀밑언덕(sublingual caruncle)에 열려 있다.

혀밑샘은 혀의 배쪽 점막 아래에 위치하며, 도관 중에서 작은 배출관은 혀밑주름에, 주도관은 혀밑언덕에 열려 있다.

큰침샘은 다 같이 복합대롱꽈리샘(compound tubuloacinar gland)이며, 큰침샘 중에서 귀밑샘은 순수한 장액샘(serous gland)이고, 턱밑샘과 혀밑샘은 혼합침샘(mixed salivary gland)이다(그림 11-11).

침은 입점막을 적시고, 맛을 느낄 수 있도록 음식물을 용해하며, 음식물 덩어리를 삼킬 수 있도록 부드럽게 하는 데 도움을 준다. 또 침 속에는 프티알린(ptyalin)이라는 효소가 있어 탄수화물 소화에 관여하며, 항박테리아효소인 라이소자임(lysozyme), 면역글로불린(immunoglobulin) 등도 포함되어 있다.

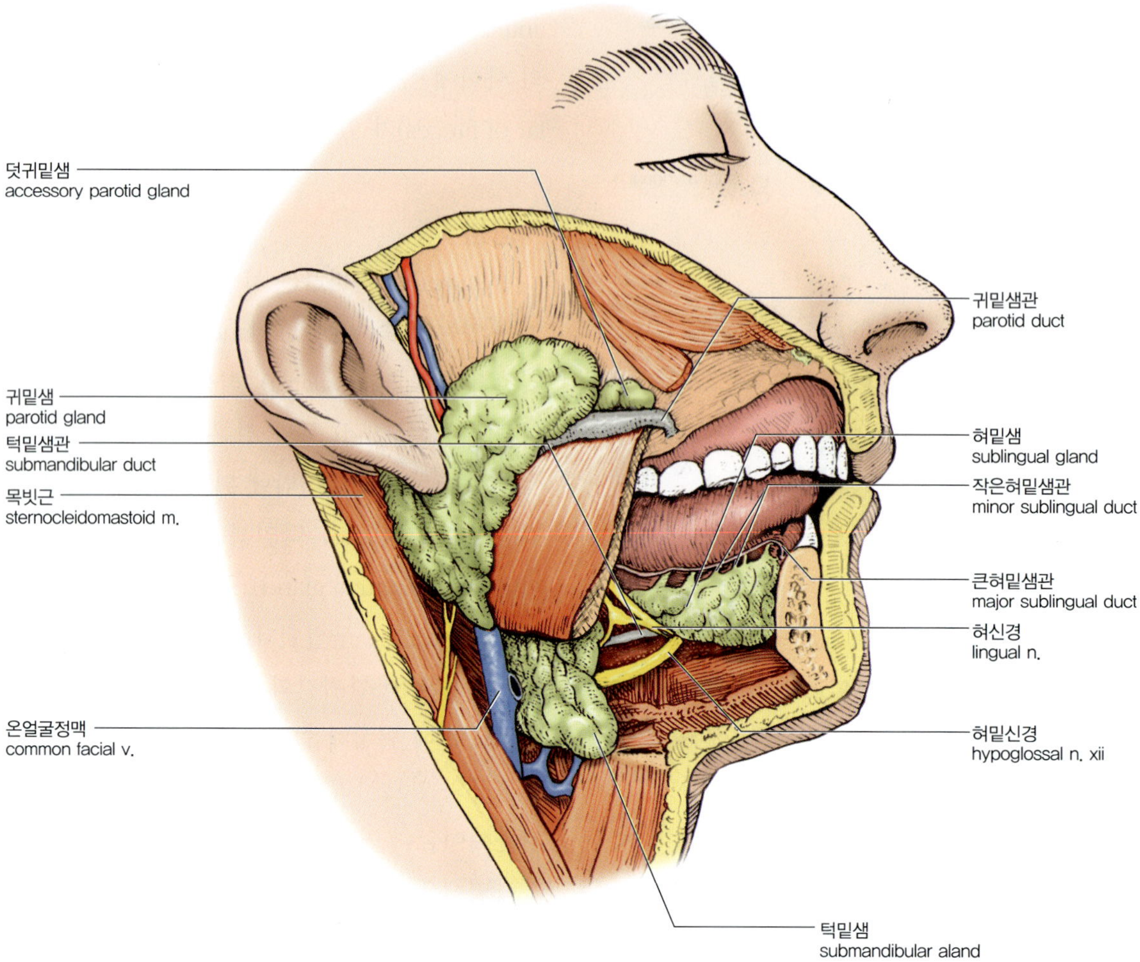

그림 11-10. 세 개의 큰침샘(major salivary gland) 위치를 나타내는 그림. 턱밑샘과 혀밑샘을 노출시키기 위하여 오른쪽 아래턱뼈의 일부분을 제거하였음.

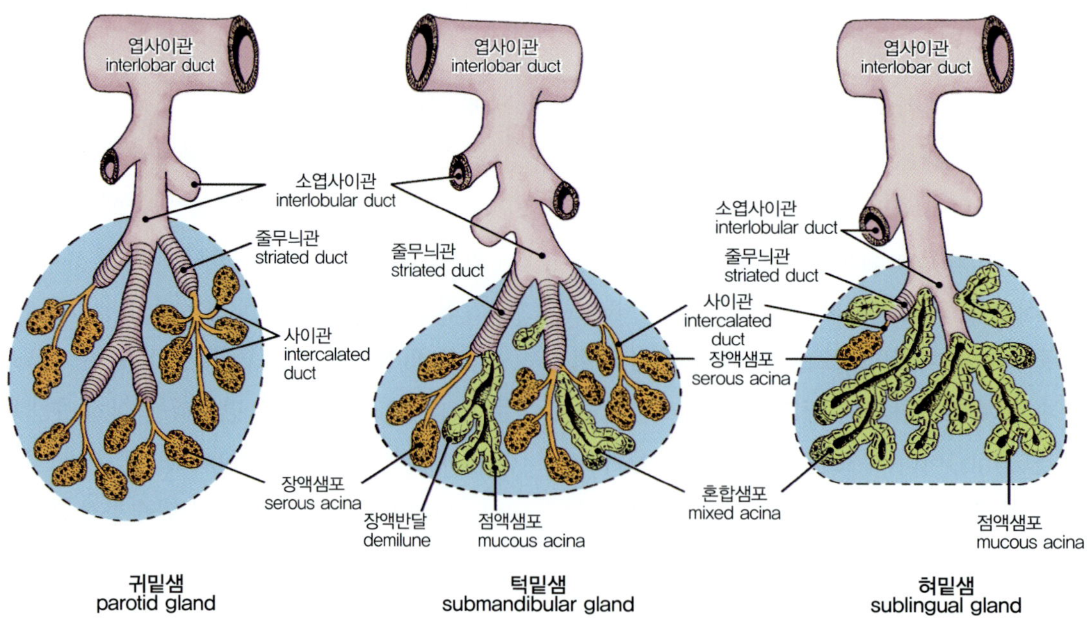

그림 11-11. 큰침샘(major salivary gland)에서 분비부위(secretory portion)와 도관부위(duct portion)의 구조를 나타내는 모형도.

인두

인두(pharynx)는 소화계통과 호흡계통에 공동으로 관여하는 관모양의 부위로, 위쪽으로는 코안, 앞쪽으로는 입안, 밑쪽으로는 식도 및 후두와 통해 있다. 인두는 세 부분으로 구분하는데 코안, 입안, 후두의 뒤에 위치하는 부분을 각각 코인두(nasopharynx), 입인두(oropharynx), 후두인두(laryngopharynx)라 한다(그림 11-2). 코인두의 위가쪽에는 가운데귀의 고실(tympanic cavity)과 통하는 귀관(auditory tube, pharyngotympanic tube; eustachian tube)이 열려 있다.

인두의 벽은 점막, 근육층, 바깥막으로 이루어져 있다. 입인두와 후두인두의 점막은 중층편평상피로, 코인두는 거짓중층섬모원주상피로 덮여 있으며, 코인두 뒤벽의 고유판에는 림프조직으로 된 인두편도(pharyngeal tonsil)가 있다. 근육층을 이루는 근육은 모두 가로무늬근육이며, 근육은 음식물을 삼키거나 호흡할 때 인두를 수축하는 인두수축근(constrictor pharyngeus muscles)과 들어올리는 인두올림근(levator pharyngeus muscle)들로 이루어져 있다.

편도

편도(tonsil)는 림프소절의 집합체인 무리림프소절(aggregated lymphoid nodules; Peyer's patch)의 한 형태로서, 목구멍의 양쪽 벽에 있는 목구멍편도(palatine tonsil), 혀의 뿌리에 있는 혀편도(lingual tonsil), 코인두의 뒷벽에 있는 인두편도(pharyngeal tonsil), 귀인두관의 인두쪽 구멍 주위에 있는 귀인두관편도(tubal tonsil)가 있다. 이들은 인두의 속공간을 중심으로 고리모양으로 배치되어 있어서 인두편도고리(pharyngeal lymphoid ring; 발다이어고리 Waldeyer's ring)라고도 한다.

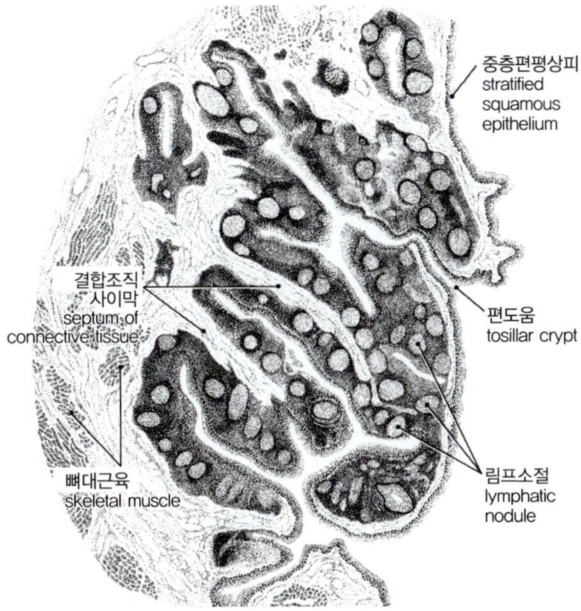

그림 11-12. 목구멍편도(palatine tonsil)의 구조.

편도는 고유판 속에서 얇은 섬유성 결합조직 편도피막(tonsillar capsule)에 의하여 싸여 있고, 그 속에 여러 림프소절들이 형성되어 있으며, 림프소절 속에는 림프구의 생산부위인 종자중심(germinal center)이 있다(그림 11-12).

편도에는 특정적으로 인두의 상피가 근접하여 덮고 있으며, 이 상피가 림프조직으로 함입되어 편도움(tonsillar crypt)을 이루거나 또는 고유판과 함께 돌출하여 주름을 이루고 있다. 편도에는 림프절과 달리 들림프관(afferent lymphatic vessel)과 림프가 흐르는 림프굴(lymphatic sinus)이 없다. 편도의 주된 기능은 림프구를 생산하는 것이며, 박테리아나 바이러스 감염에 대하여 방어적인 역할을 수행한다.

식도

식도(esophagus)는 후두인두부분과 위(stomach)를 연결하는 길이 약 23 cm의 관상 기관이다. 식도는 여섯째목척추뼈 높이(반지연골 아래면 높이)에서 시작하여 척주의 앞과 기관(trachea)의 뒤를 따라 가슴세로칸(종격 mediastinum) 속을 지나 내려가 가로막(횡격막 diaphragm)을 뚫고 배안(복강)에 이르자마자 곧 위에 연결된다. 식도는 목부분(cervical part), 가슴부분(thoracic part), 배부분(abdominal part)으로 구분된다(그림 11-1).

식도의 점막은 비각질중층편평상피로 덮여 있고, 식도 먼쪽 끝의 고유판에는 식도들문샘(esophageal cardiac gland)이 있다. 점막근육판은 뚜렷하며, 아래로 갈수록 두꺼워진다. 점막밑 조직 속에는 고유식도샘(esophageal gland proper)들이 곳곳에 존재한다. 근육층은 부위에 따라 다른데 식도의 윗부분에서는 아래인두수축근(inferior constrictor muscle)에서 연장된 불수의 근육인 뼈대근육으로 되어 있고, 아래쪽에서는 민무늬근육으로 되어 있으며, 중간부위에서는 뼈대근육과 민무늬근육이 섞여 있다. 식도의 겉층은 섬유조직인 바깥막으로 되어 있다.

식도는 음식물의 덩어리(bolus)가 지나는 길로 소화에는 관여하지 않으며, 다만 음식물이 쉽게 통과할 수 있도록 식도샘에서 점액질을 분비하여 점막의 표면을 윤활하게 해준다.

위

위(stomach)는 J자 모양으로 배안의 정중선에서 왼쪽으로 치우쳐 있으며, 소화관 중에서 가장 확장된 부분이다. 위는 열한째등(척추)뼈의 왼쪽에서 식도와 연결되어 있고, 첫째허리(척추)뼈의 오른쪽에서 샘창자로 이어지며, 이 두 끝부분은 배의 뒷벽에 고정되어 있고, 그 사이의 부위는 사람의 자세나 내용물의 양에 따라 모습, 크기, 위치가 다양하게 변한다.

위에는 식도에 연결된 구멍인 들문(cardia)과 샘창자와 통해 있는 구멍인 날문(pylorus)이 있다. 이 들문과 날문의 사이에 왼쪽으로 불룩한 가장자리가 있는데 이것을 큰굽이(greater curvature), 그리고 오른쪽의 오목한 가장자리를 작은굽이(lesser curvature)라 하며, 이 두 굽이에 배막주름인 큰그물막(greater omentum)과 작은그물막(lesser omentum)이 각각 붙어 있다.

위는 식도에 이어진 들문부분(cardiac part), 몸통부분의 위쪽에서 가로막을 향해 불룩한 위바닥(fundus of stomach), 들문부분과 바닥부분의 아래에서 날문부분과의 사이에 있는 위몸통(body of stomach), 몸통부분과 날문 사이의 관상부분인 날문부분(pyloric part) 등 네 부분으로 구분된다. 날문부분에서 몸통부분에 이어진 부분이 다소 팽대되어 있는데 이를 날문방(pyloric antrum)이라고 부른다(그림 11-13).

위의 조직학적 구조

위의 벽은 속공간기관으로서의 기본적인 네 층으로 되어 있다.

점막은 불규칙하게 주름져 있는데 이를 위주름(gastric fold)이라고 하며, 주름의 표면에는 오목하게 들어간 위오목(gastric pits)이 형성되어 있다. 상피는 단층원주형으로 중층편평상피로 덮인 식도와의 이행부에서 갑자기 바뀐다. 표면상피는 점액질을 분비하는 표면점액세포(surface mucous cell)들로 이루어져 있다. 점막의 고유판 내에는 많은 위샘(gastric glands)이 조밀하게 형성되어 있으며, 이들은 각기 위오목에 열려 있다. 위샘은 부위에 따라 들문부분에 있는 위들문샘(cardial gastric gland), 바닥부분과 몸통부분에 있는 고유위샘(gastric gland proper) 그리고 위날문부위의 날문샘(pyloric gland)으로 구별된다. 위샘 중에서 고유위샘과 위날문샘은 단순가지대롱샘이며, 위들문샘은 복합대롱샘이다. 들문샘은 많은 점액세포(mucous cell)와 소수

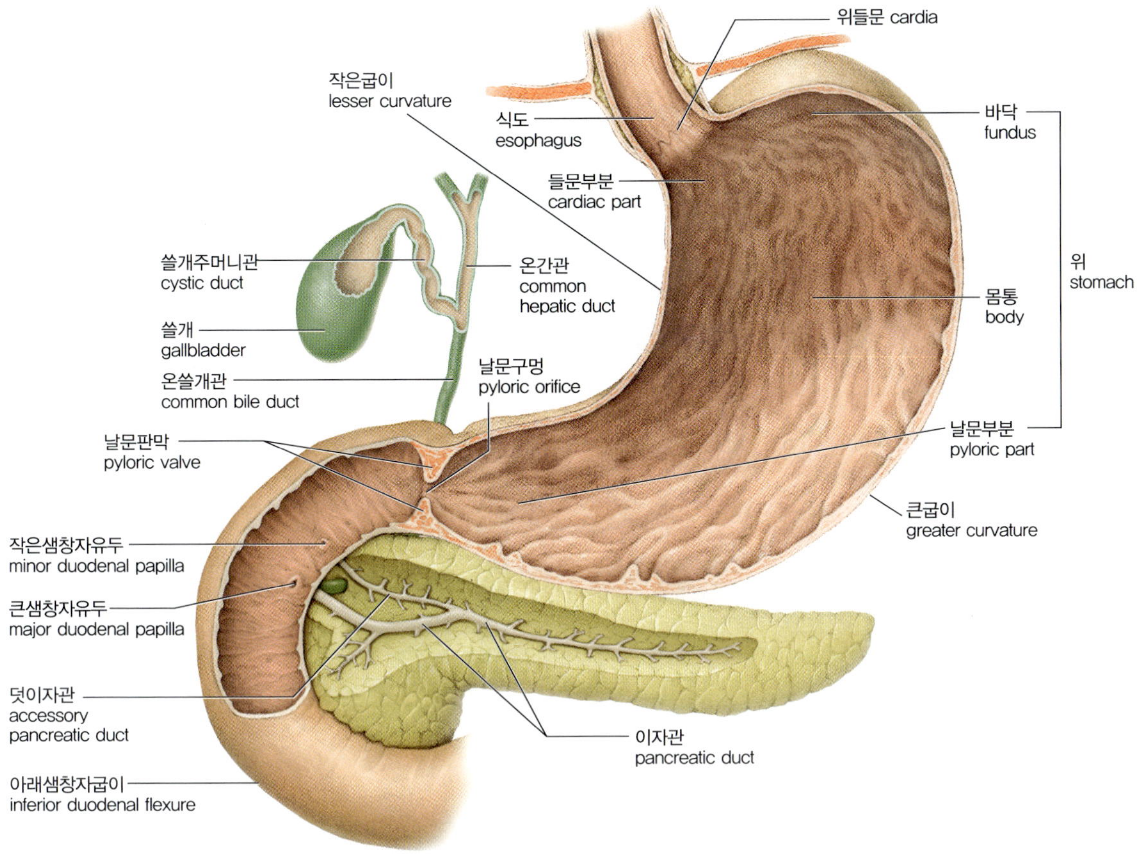

그림 11–13. 위 및 샘창자 내면의 구조와 이자관 및 쓸개관의 주행을 나타내는 모형도.

의 벽세포(parietal cell)로 이루어져 있다. 고유위샘을 구성하는 세포를 보면 샘의 목(neck)에 국한하여 분포하면서 점액질을 분비하는 목점액세포(neck mucous cell), 샘의 몸통(body)에 분포되어 있으면서 염산(HCl)을 분비하는 벽세포(parietal cell), 주로 샘의 바닥(base)에 위치하면서 일종의 소화효소인 펩신(pepsin)을 생산하는 으뜸세포(chief cell)들로 구성되어 있다. 날문샘은 주로 점액세포로 이루어져 있다. 그밖에 위샘에는 미분화세포(undifferentiated cell)와 내분비 기능이 있는 창자내분비세포(enteroendocrine cell)가 있다. 미분화세포는 샘의 목에 있는 줄기세포(stem cell)이며, 이 세포의 분열 및 분화에 의하여 표면점액세포와 위샘을 구성하는 각종 세포들이 생겨난다. 장내분비세포로서는 세로토닌(serotonin)을 분비하는 창자친크롬세포(enterochromaffin cell), 가스트린(gastrin)을 생산하는 가스트린세포(gastrin cell, G세포 G cell) 소마토스타틴(somatostatin)을 분비하는 소마토스타틴세포(somatostatin cell, D세포 D cell) 등도 산재해 있다. 고유판의 아래에는 얇은 점막근육판이 있고, 그 아래에는 비교적 넓은 점막 밑조직이 있다(그림 11–14).

근육층은 민무늬근육으로 된 층으로 속은 빗섬유(oblique fibers), 중간은 돌림층(circular layer), 바깥은 세로층(longitudinal layer)으로 이루어져 있다. 날문부위의 끝에서 중간근육층은 특히 두꺼워져서 이른바 날문조임근(pyloric sphincter muscle)을 이루고 있다.

가장 바깥은 장막으로 싸여 있으며, 이 층은 배안을 덮고 있는 배막(복막 peritoneum)과 연결되어 있다.

위는 음식물을 일시적으로 저장하여 소화하는 기

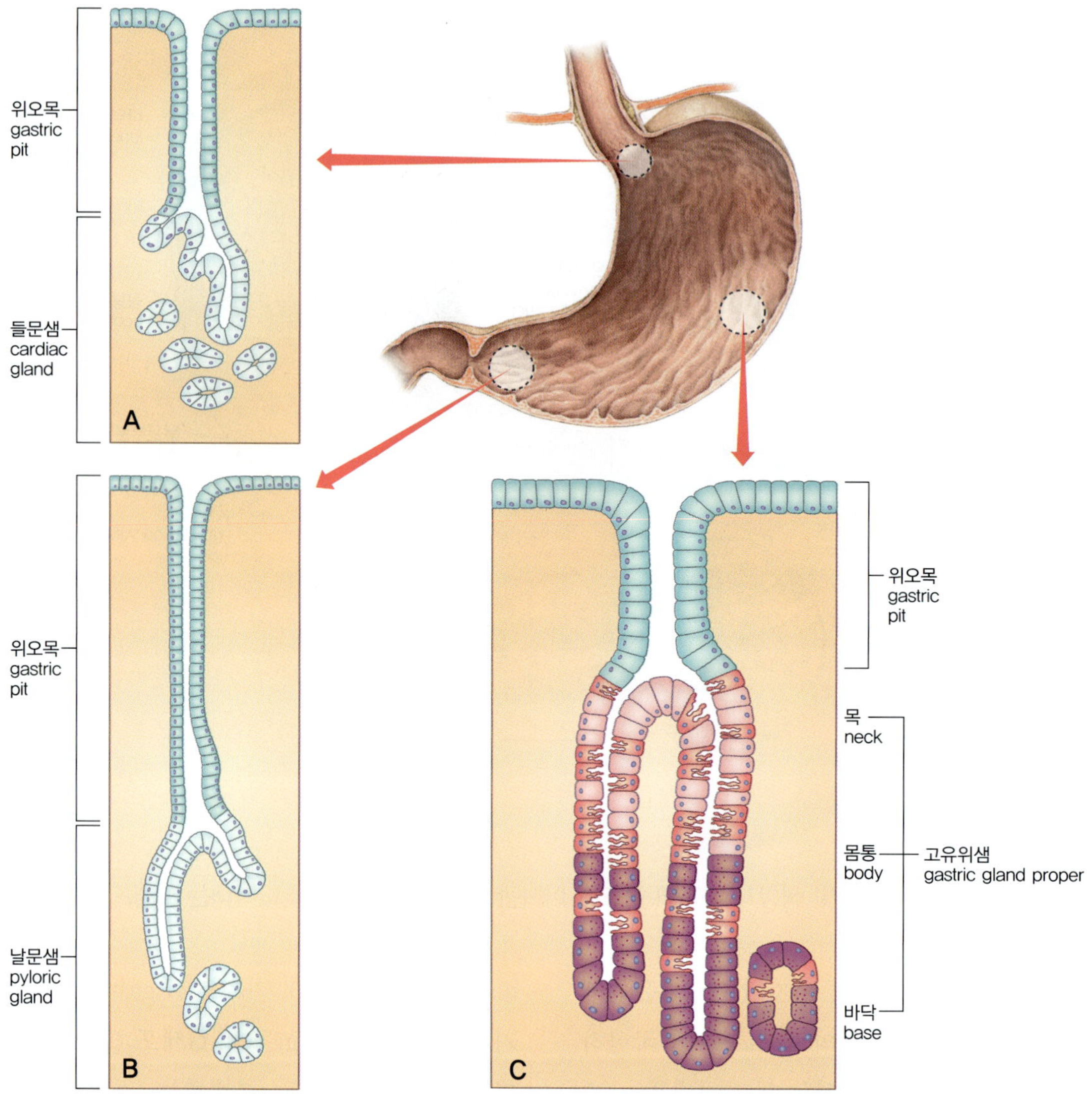

그림 11-14. 부위별 위점막(gastric mucosa)의 구조. A: 들문부분(cardial part). B: 날문부분(pyloric part). C: 위몸통(body of stomach).

능을 가졌지만, 이곳에서 영양분의 흡수는 일어나지 않으나 알코올(alcohol)은 잘 흡수된다. 위 속의 음식물은 위액(gastric juice)과 잘 섞여 반유동체로 되는데 이를 미즙(chyme)이라고 하며, 이 미즙은 위의 연동운동(peristaltic movement)에 의하여 조금씩 샘창자로 보내진다.

작은창자

작은창자(소장 small intestine)는 위의 날문에서 이어진 길이가 약 6.5~7.5 m 되는 긴 관모양의 기관으로서, 위에서 넘어온 미즙은 간에서 생산된 쓸개즙(bile juice)과 이자에서 분비된 이자액(pancreatic juice)이 첨가되어 소화되며, 연동운동에 의하여 창자 속을 지나는 동안 영양분이 흡수된다.

작은창자는 샘창자(duodenum), 빈창자(jejunum)

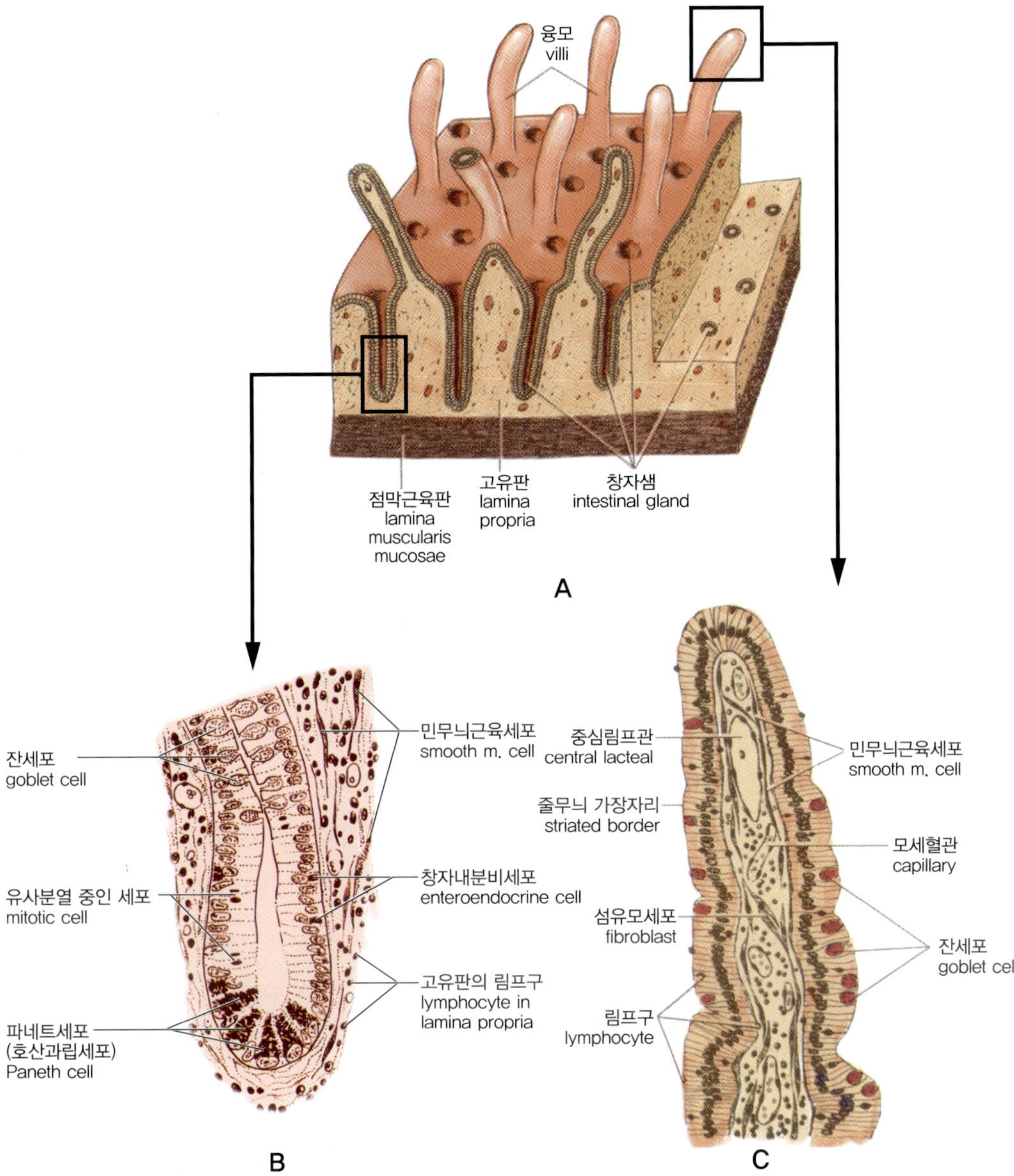

그림 11-15. 작은창자 점막의 구조. A: 점막의 모형도. B: 창자샘(intestinal gland). C: 융모(villus).

및 돌창자(ileum)로 구분된다. 이 중에서 샘창자는 뒤배벽에 붙어 있고, 빈창자와 돌창자는 부채모양으로 넓은 배막주름인 창자간막(mesentery)에 의하여 배벽에 매달려 있다.

샘창자

샘창자(십이지장 duodenum)는 작은창자의 첫부위로 길이는 약 25 cm이며, C자 모양으로 굽어 있다. 창자의 속면에는 점막과 점막밑조직으로 된 높은 주름인 돌림주름(circular folds)이 촘촘하게 형성되어 있다. 위날문에서 약 10 cm 떨어진 곳에는 샘창자유두(duodenal papilla)가 있는데, 이것의 끝에는 온쓸개관(common bile duct)과 이자관(pancreatic duct)이 합쳐져 열려 있다(그림 11-15).

빈창자와 돌창자

빈창자(공장 jejunum)와 돌창자(회장 ileum)는 창자간막에 붙어 있는 부위로 매우 꾸불꾸불하다. 빈창자와 돌창자의 사이에는 뚜렷한 경계가 없으나, 대략 전체 길이의 위쪽 2/5 부위가 빈창자이고 나머지 먼쪽 3/5 부위가 돌창자이다. 빈창자는 돌창자보다 약간 더 굵으며 혈관이 더 많이 분포한다. 점막과 점막밑조직으로 된 돌림주름은 샘창자의 것보다 높지는 않으나 역시 촘촘히 형성되어 있고, 돌창자의 주름은 낮고 불규칙한 모습이다. 특히 돌창자에는 무리림프소절(aggregated lymphoid nodules)인 파이어판(Peyer's patch)이 창자간막이 붙어 있는 맞은편의 벽에 형성되어 있다.

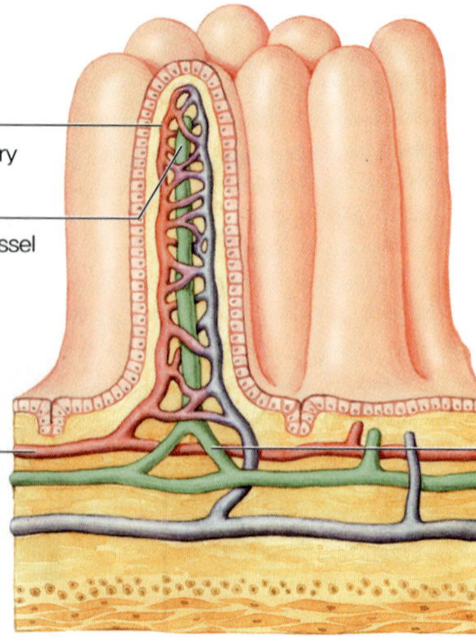

그림 11–16. 작은창자의 점막과 점막밑조직 속의 혈관 및 림프관 분포.

작은창자의 조직학적 구조

작은창자의 벽은 기본적인 네 층으로 되어 있다.

점막 표면에는 상피와 고유판으로 된 손가락모양의 돌출 구조물인 융모(villus)가 촘촘히 형성되어 있다. 고유판에는 대롱샘인 창자샘(intestinal gland, 리베르퀸움 Lieberkuhn's crypt)이 있으며, 이 샘은 융모의 사이에 열려 있다(그림 11–15). 융모 및 창자샘을 이루는 상피는 단층원주형이며, 고유판에는 모세혈관과 모세림프관들이 잘 발달되어 있다. 특히 모세림프관은 속공간이 넓고 융모의 끝에서 시작하여 가운데를 따라 내려오고 있는데 이를 중심림프관(central lymphatic vessel, 기름죽관 lacteal)이라 하며, 흡수한 지방질 운반에 관여한다(그림 11–16).

작은창자의 표면 및 샘상피를 이루는 대다수 세포는 흡수세포(absorptive cell)이며, 단백질, 탄수화물, 지방질 등 영양분 흡수에 관여한다. 특히 이 세포의 꼭대기면에는 흡수면적을 넓히기 위한 구조로서 미세융모(microvillus)들이 규칙적으로 잘 발달되어 있다. 표면상피와 창자샘상피의 곳곳에는 점액질을 분비하는 잔세포(goblet cell)들이 산재해 있으며, 창자샘 바닥에는 라이소자임(lysozyme)이라고 하는 분해효소를 분비하는 파네트세포(호산과립세포 paneth cell)들이 존재한다. 그밖에 세로토닌을 분비하는 위창자내분비세포(gastrointestinal endocrine cell)를 비롯하여 세크레틴(secretin)을 분비하는 세크레틴세포(secretin cell, S세포 S cell), 콜레시스토키닌(cholecystokinin)을 생산하는 콜레시스토키닌세포(cholecystokinin cell, I세포 I cell) 등 이른바 장내분비세포(enteroendocrine cell)들이 산재하여 나타난다. 점막의 아래에는 점막밑조직이 있으며, 근육층은 속돌림층과 바깥세로층으로 되어 있고, 맨 겉은 장막으로 싸여 있다.

작은창자 중에서 샘창자의 점막밑조직에는 점액어른 샘창자샘(duodenal gland, 브루너샘 Brunner's gland)이 형성되어 있는 것이 특징이며, 이 샘의 도관은 점막근육판을 뚫고 고유판에 있는 창자샘의 바닥에 열려 있다. 돌창자의 곳곳에 있는 파이어판은 창자의 면역기능에 관여하는 중요한 림프기관이며, 파이어판을 이루는 림프소절들은 고유판과 점막밑조직에 걸쳐 있으며, 이들 림프소절의 종자중심에서 B림프구들이 생겨난다. 각 림프소절을 덮고 있는 표

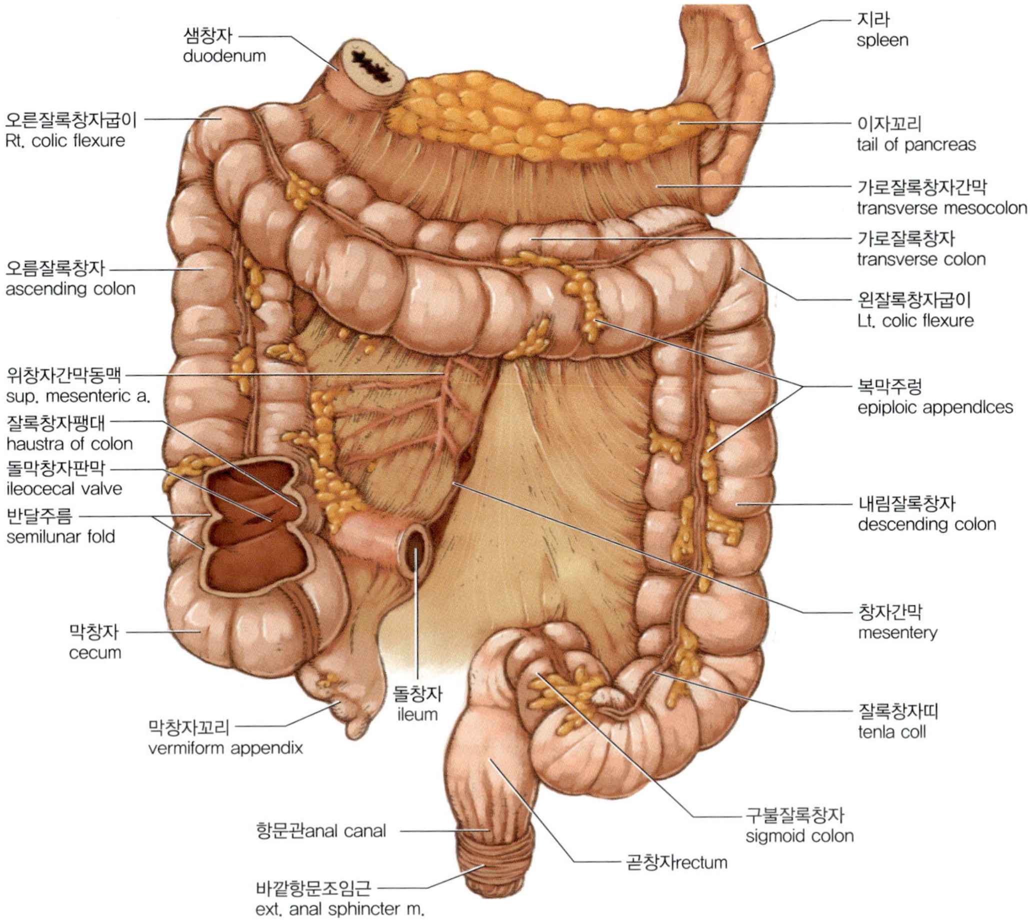

그림 11-17. 큰창자(large intestine) 각 부위의 위치와 구조.

면상피에는 항원성 거대분자를 섭취하여 림프소절에서 생겨난 B림프구에 전달하는 독특한 모양의 미세주름세포(microfold cell, M세포 M cell)들이 있다.

큰창자

큰창자(대장 large intestine)는 돌창자의 끝에서 계속되는 막창자로부터 항문까지 이어지는 관상기관으로서 길이는 1.5~1.7 m이며, 그 굵기는 작은창자보다 더 굵다.

큰창자는 막창자(cecum), 막창자꼬리(vermiform appendix), 잘록창자(colon), 곧창자(rectum), 항문관(anal canal)으로 구분된다(그림 11-17).

막창자

막창자(cecum)는 큰창자의 첫부위로 돌창자보다 훨씬 굵으나 길이는 5~6 cm에 불과하다. 돌창자와의 경계 부위에는 점막주름인 돌창자구멍(ileal orifice)이 있어 창자 내용물의 역류를 막고 있다. 막창자의 막힌 쪽에는 길이가 약 6.5 cm이고 굵기가 0.5~1 cm 되는 막창자꼬리(appendix, vermiform appendix)가 붙어 있다(그림 11-18).

잘록창자

잘록창자(colon)는 막창자에서 계속되어 작은창

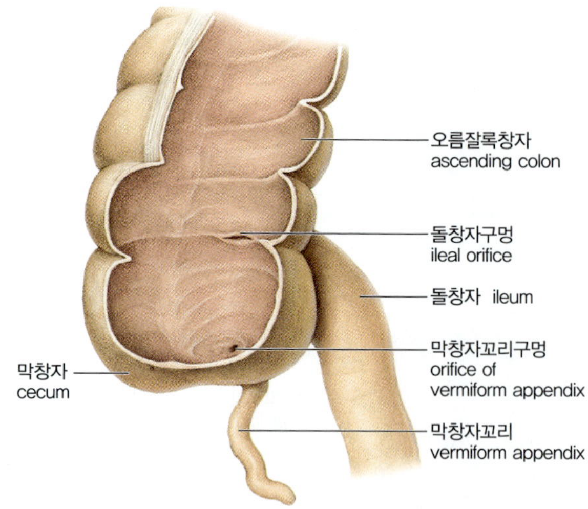

그림 11-18. 돌막창자연결부분(ileocecal junction)의 구조.

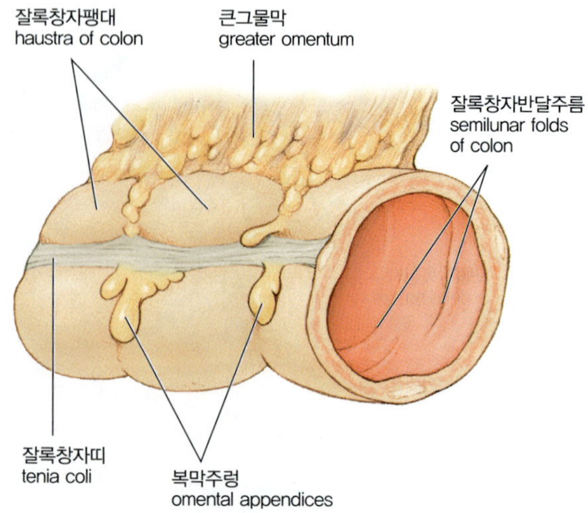

그림 11-19. 잘록창자(colon)의 구조.

자의 주위를 휘돌아 골반 속에 있는 곧창자에 이어지는 부분이며, 길이는 약 1.4 m이다. 잘록창자는 오름잘록창자(ascending colon), 가로잘록창자(transverse colon), 내림잘록창자(descending colon), 구불잘록창자(sigmoid colon) 등 네 부분으로 나누어진다.

오름잘록창자는 오른엉덩뼈오목(right illac fossa)에 있는 막창자에서 시작하여 위쪽으로 올라가 오른갈비아래부위(right hypochondriac region)까지 이어지며, 간의 아래에서 갑자기 왼쪽으로 꺾여 오른잘록창자굽이(right colic flexure)를 형성하고 있다. 오름잘록창자는 배뒷벽에 붙어 있어서 창자간막이 없다.

가로잘록창자는 오른잘록창자굽이에서부터 이어지는데, 이 가로잘록창자는 배의 뒷벽을 따라 가로질러 왼갈비아래부위(left hypochondriac region)에 이르면 다시 아래쪽으로 구부러지는데 이 부위를 왼잘록창자굽이(left colic flexure)라 한다. 가로잘록창자는 이것의 뒤모서리에 붙어 있는 배막주름인 가로잘록창자간막(transverse mesocolon)에 의하여 배뒷벽에 붙어 있고, 앞모서리에는 위의 큰굽이에서 앞치마처럼 이루어진 큰그물막(greater omentum)이 붙어 있다.

내림잘록창자는 왼잘록창자굽이에서 왼쪽 골반모서리까지 배뒷벽에 붙어 내려가서 구불창자에 이어지며, 배뒷벽에 붙어 있어 역시 창자간막이 없다. 구불창자는 S자 모양으로 굽어져 있으며, 짧은 배막주름인 구불잘록창자간막(sigmoid mesocolon)에 의해 지지되고, 밑에 있는 곧창자에 이어진다(그림 11-17).

잘록창자는 특히 굵으며, 그 벽의 바깥세로근육층이 길이를 따라 3개의 긴 띠처럼 배열되어 있는데 이 띠를 잘록창자띠(tenia coli)라 한다. 잘록창자띠는 창자벽의 길이보다 짧기 때문에 점막은 속공간쪽으로 주름져 들어가 잘록창자반달주름(semilunar fold of colon)을 형성하고 있다. 이 반달주름은 적당한 간격을 두고 형성되어 있으며, 이 주름 사이의 창자벽은 바깥쪽으로 불룩하게 팽대되어 이른바 잘록창자팽대(haustra of colon)를 이루고 있다. 그리고 창자벽 겉층을 이루고 있는 장막의 곳곳에는 장막이 작은 주머니모양으로 늘어져 있고 그 안에 지방조직이 차 있는데 이것을 복막주렁(omental appendices)이라 한다(그림 11-19).

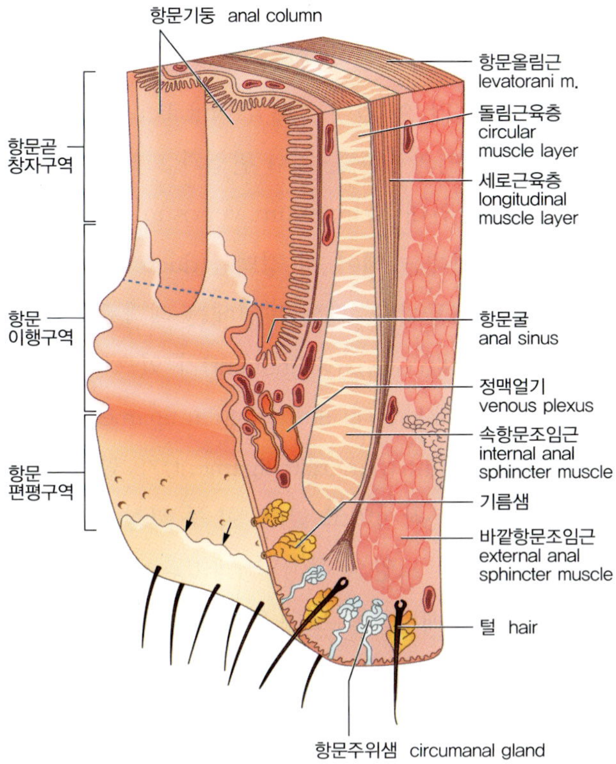

그림 11-20. 항문관(anal canal) 벽의 구조를 나타내는 모식도. 점선은 빗살선(pectinate line)을, 그리고 화살표는 항문피부선(anocutaneous line)을 가리킨다.

곧창자와 항문관

잘록창자는 셋째엉치뼈 높이에서 곧창자(rectum)로 계속된다. 곧창자는 길이가 약 20 cm이며, 엉치뼈와 꼬리뼈의 안쪽을 따라 골반 속으로 들어가 항문관(anal canal)에 이어진다. 항문관은 길이가 약 2 cm 되는 짧은 관이며, 항문(anus)을 통하여 바깥으로 열린다. 항문관의 바깥에는 뼈대근육으로 된 바깥항문조임근(external anal sphincter muscle)이 있어서 수의적인 항문수축에 관여 한다(그림 11-20).

큰창자의 조직학적 구조

큰창자의 벽은 기본적인 네 층으로 이루어져 있다. 점막의 표면에는 몇 개의 밋밋한 간 주름이 낮게 이루어져 있을 뿐, 작은창자의 융모와 같은 돌기는 없다. 고유판에는 속공간으로 열려있는 곧대롱샘 형태의 창자샘이 잘 발달되어 있다. 상피는 단층원 주형이며, 많은 흡수세포와 잔세포로 이루어져 있고, 위창자내분비세포를 비롯한 몇몇 내분비세포들도 산재해 있다. 점막의 바깥쪽에는 점막밑조직, 근육층, 그리고 장막(또는 바깥막)이 있다.

막창자꼬리의 고유판과 점막밑조직에는 마치 편도에서와 같이 림프소절이 풍부하게 발달되어 있어 배편도(abdominal tonsil)라는 별명이 있다. 막창자와 잘록창자의 근육층 중에서 바깥세로층은 너비 1 cm 정도의 띠처럼 길이를 따라 세 부분에 나누어져 잘록창자띠를 이루고 있으나 돌림층인 속층은 작은창자에서와 같이 한 층을 이루고 있다. 곧창자와 항문관 벽의 겉은 바깥막으로 싸여 있고, 그 외 다른 부위는 장막으로 덮여 있으며, 특히 잘록창자의 장막에는 많은 복막주렁이 형성되어 있다.

곧창자에서 이어진 항문관 첫 부위의 점막은 길이로 주름져 있어 항문기둥(anal column)을 이루고 있으며, 항문기둥의 상피는 단층원주형이나 끝에서 중층편평상피로 갑자기 바뀌고 있다. 항문관의 가운데 부위에는 돌림방향의 점막주름이 이루어져 있고, 그 고유판 및 점막밑조직에는 정맥얼기(venous plexus)가 특히 잘 발달되어 있어 치질(hemorrhoid, 치루 hemorrhoidal fistula)이 호발하는 부위이다. 항문관의 점막은 항문에서 피부로 이어지고 있으며, 항문 주위의 피부에는 부분분비땀샘의 일종인 항문샘(anal gland)이 있다. 항문관의 근육층 중에서 속돌림층은 민무늬근육섬유로 이루어져 있되 다른 부위보다 훨씬 두꺼운 층을 이루고 있어 속항문조임근(internal anal sphincter muscle)이라 한다. 이에 비하여 곧창자에서 계속되는 바깥세로근육층은 항문관에서 없어지고, 그 겉에 뼈대근육으로 된 바깥항문조임근(external anal sphincter muscle)이 있다. 바깥항문조임근은 항문을 중심으로 돌림방향으로 배열해 있으며, 이 근육에 의하여 배변이 수의적으로 조절된다(그림 11–20).

큰창자의 기능은 돌창자로부터 넘어온 음식물 찌꺼기에서 수분을 흡수하여 반고체형인 분변(feces)을 만들고, 일정한 시간 동안 축적하였다가 배변시키는 것이다. 분변은 음식물 찌꺼기, 탈락된 상피세포, 백혈구, 세균, 위와 창자샘 및 간과 이자의 분비물 등으로 이루어져 있다. 큰창자의 많은 잔세포에서 분비되는 점액질은 분변과 함께 뒤섞여 분변이 흩어지지 않도록 하면서 배변을 도와준다. 분변은 분절운동(segmentation), 혼합운동(mixing movement)과 연동운동(peristaltic movement)에 의하여 구불창자에 모이며, 분변이 계속적으로 이동되어 차면 곧창자를 통하여 배출된다. 곧창자는 배변 직전까지 흔히 비어 있다. 배변은 일차적으로 곧창자근육의 강력한 수축과 항문조임근의 이완에 의해 일어나며, 가로막과 배근육들의 수축도 배변에 도움을 준다.

간

간의 해부학

간(liver)은 몸에서 가장 큰 샘기관(무게 약 1.5 kg)이며, 가로막 바로 아래의 배안에서 오른쪽으로 치우쳐서 자리 잡고 있다. 간의 윗면인 가로막면(diaphragmatic surface)은 불룩하며 가로막과 접해 있고, 아랫면인 내장면(visceral surface)은 오목하며 위, 창자의 일부, 콩팥 등과 접해 있다.

간은 오른엽(right lobe)과 왼엽(left lobe), 그리고 왼 및 오른엽의 사이에서 앞쪽으로 위치한 네모엽(quadrate lobe)과 뒤쪽에 위치한 꼬리엽(caudate lobe) 등 네 엽으로 나누어져 있다. 왼 및 오른엽은 낫인대(falciform ligament)에 의해 분리되며, 이 인대는 앞쪽 배벽과 가로막에 간을 부착시키고 있다. 낫인대의 자유모서리에는 태아의 배꼽정맥(umbilical vein)의 잔유물인 간원인대(round ligament of liver)가 있으며, 이 인대는 배꼽(umbilicus)으로부터 왼엽과 네모엽의 사이를 지나 왼엽과 꼬리엽 사이에 있는 정맥관인대(ligamentum venosum)에 이어진다. 정맥관인대는 태아 시 정맥관(ductus venosus)의 변형 구조물이다. 간의 뒷면에는 배막주름인 두 개의 관상인대(coronary ligament)가 있으며, 그 양쪽 끝에는 왼세모인대(left triangular ligament)와 오른세모인대(right triangular ligament)가 있어서 간을 가로막에 부착시키고 있다. 이 두 관상인대의 사이에는 삼각형 모양의 무장막구역(bare area)이 있는데, 이곳은 배막으로 덮여 있지 않은 간 표면부위로서 직접 가로막과 접해 있는 부위이다. 네모엽과 꼬리엽 사이에는 간문(porta hepatis)이 있어서 간으로 들어가는 간문맥, 간동맥과 신경, 간에서 나오는 간관(hepatic duct)과 림프관 등이 통과하는 곳이다. 이와 같은 구조물들은 배막주름인 작은그물막(lesser omentum) 속을 지나 간으로 드나든다. 그리고 간의 내장면에서 오른엽과 네모엽 사이에는 쓸개(gallbladder)가 접하고 있으며, 오른엽과 꼬리엽 사이의 뒤쪽에는 위아래로 도랑이 져 있는데 이 도랑으로 아래대정맥이 지나고 있다(그림 11–21).

간의구조

간은 섬유조직 피막인 섬유막(fibrous capsule, 글리슨피막 Glisson's capsule)에 의하여 싸여 있고, 이 결합조직은 속으로 들어가 간 실질을 소엽(lobule)으로 나누는 소엽사이막이 된다. 소엽은 육각형의 기둥모양으로 직경이 약 1 mm, 높이가 약 2 mm 정도의 크기이다.

소엽 속에서 간세포(hepatocyte)들은 서로 근접하여 판상으로 배열되어 있는 이른바 간세포판(hepatocyte lamina)을 이루고 있다. 이 세포판들은 소엽

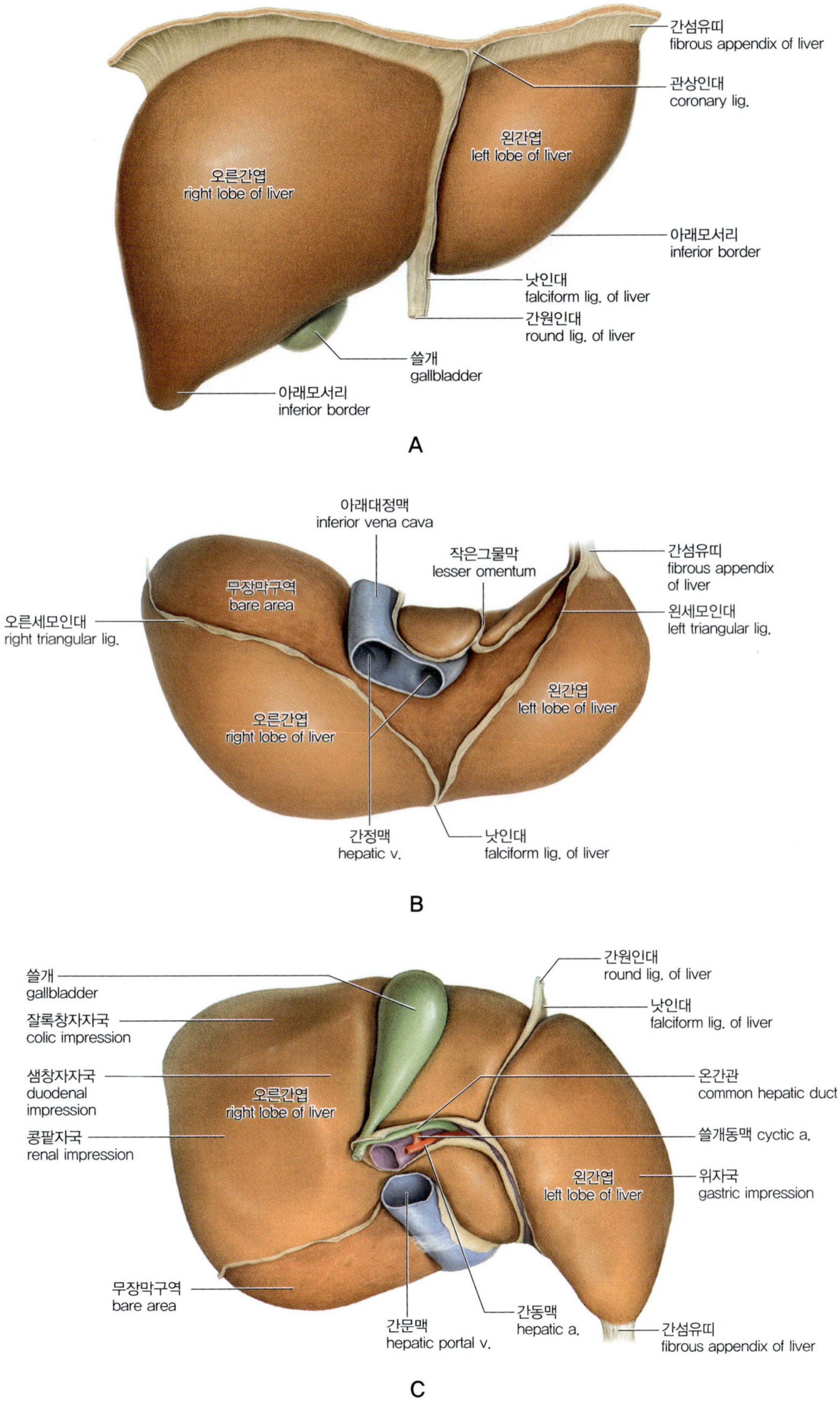

그림 11-21. 간(liver)의 외형과 지지하는 인대. A: 앞면. B: 위면. C: 아래면.

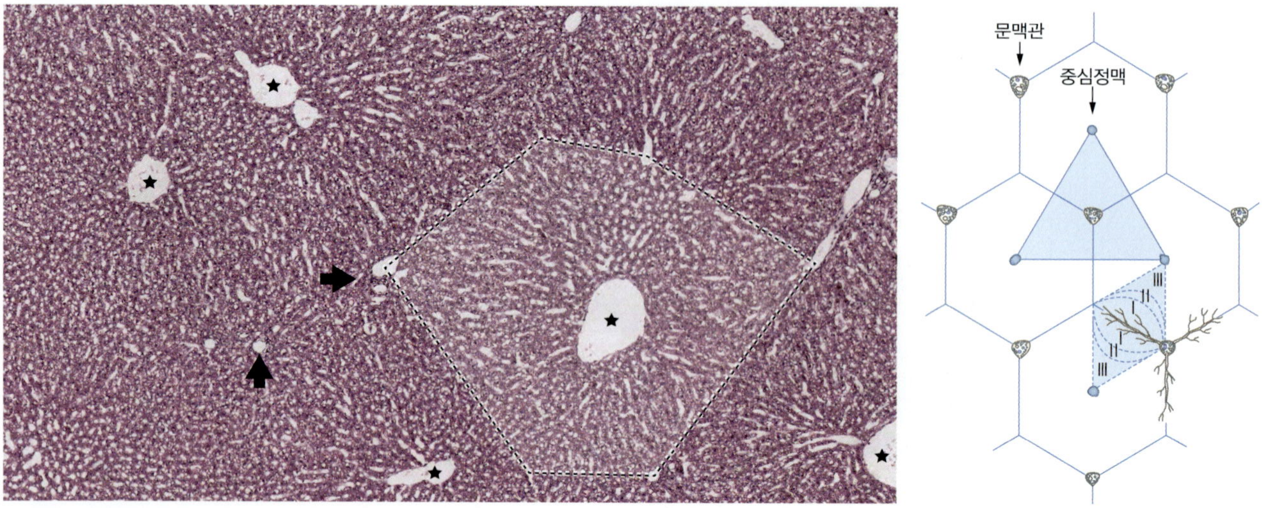

그림 11-22. A: 간(liver)의 절편표본에서 관찰한 고전적간소엽(classic hepatic lobule) 사진. 중심부에는 중심정맥(별표)이, 주변에는 소엽사이동맥과 정맥 그리고 쓸개관이 들어 있는 문맥관(portal canal, 화살표)이 이루어져 있다. H-E염색. B: 간에서의 소엽형성. 6각형을 이루고 있는 고전적간소엽(classical hepatic lobule)에서 중심정맥은 소엽의 중심부에 있고, 문맥관은 세 꼭지에 형성되어 있다. 문맥소엽(portal lobule)은 인접한 3개의 고전적간소엽에서 세 중심정맥을 잇는 3각형 부위로서 그 중심에 문맥관이 위치한다. 간꽈리(liver acinus)는 인접한 두 고전적간소엽에서 소엽사이막의 양쪽 끝과 중심정맥을 연결하는 다이아몬드형 부위이며, 이 간꽈리의 실질은 소엽사이막 쪽에서 중심정맥을 향하여 I, II 및 III구역으로 구분한다.

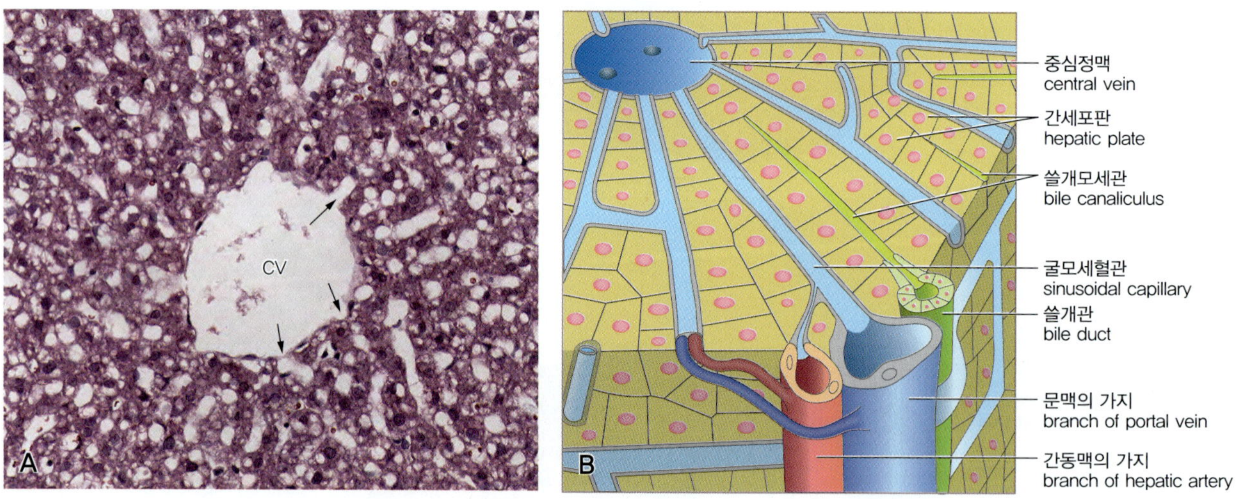

그림 11-23. A: 고전적간소엽의 일부를 보여주는 광학현미경사진. H-E염색. 간굴모세관이 중심정맥(CV)으로 열려 있고(화살표), 간세포판들이 중심정맥에서 방사상으로 뻗어 있다. B: 고전적간소엽에서 혈액과 쓸개즙의 흐름을 나타내는 모식도. 간동맥(hepatic artery)과 문맥(portal vein)의 가지에서 나온 혈액은 굴모세혈관을 통하여 중심정맥(central vein)으로 흘러든다. 이에 비하여 쓸개즙은 간세포판(hepatic plate)에 형성되어 있는 쓸개모세관(bile canaliculus)을 통하여 소엽사이의 쓸개관(bile duct)으로 흘러나간다.

의 한가운데에 있는 중심정맥(central veins)을 중심으로 하여 방사상으로 배열되어 있으며, 세포판 사이에는 모세혈관의 특수형태인 굴모세혈관(sinusoid)이 형성되어 있다. 소엽의 중심축에 있는 중심정맥은 굴모세혈관과 통해 있다. 굴모세혈관은 내피로 이루어져 있고, 내피세포에는 다양한 크기의 구멍이 뚫려 있으며, 내피세포 사이의 곳곳에는 큰포식세포의 일종인 별큰포식세포(stellate macrophage)가 있

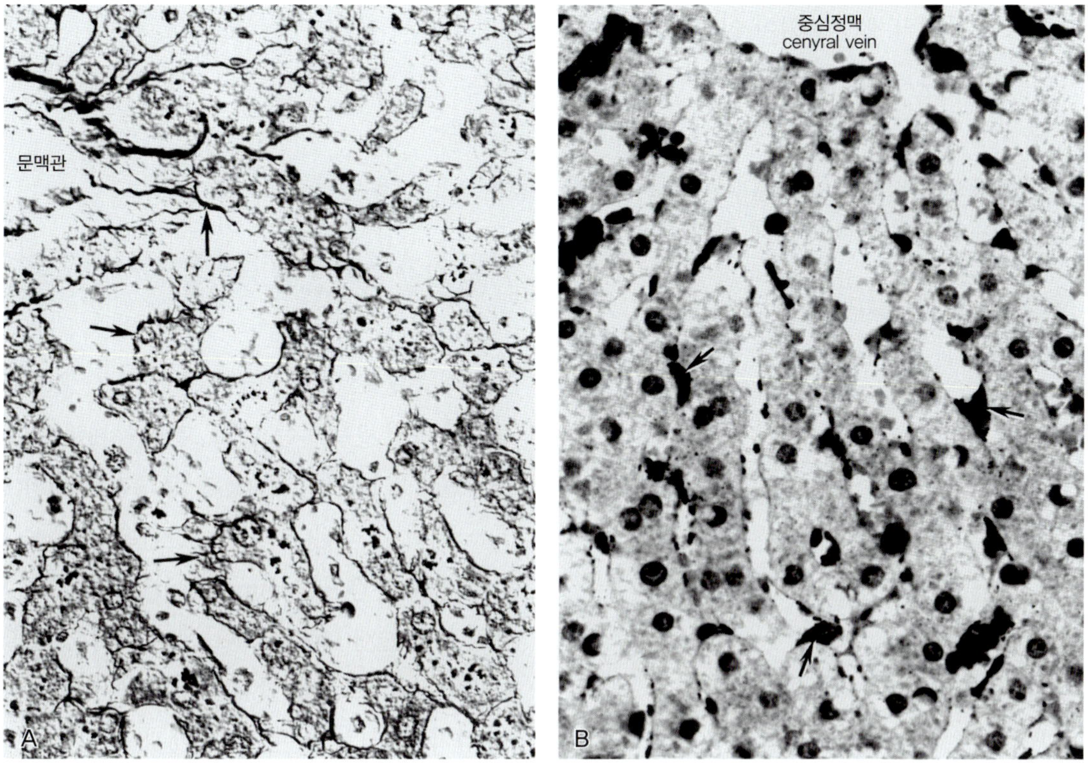

그림 11-24. 간세포판(hepatocyte plate)과 굴모세혈관(sinusoid).

다. 내피와 간세포 사이에는 굴주위공간(perisinusoidal space)이라는 좁은 공간이 있다. 간세포와 굴모세혈관 속의 혈액 사이에 일어나는 크고 작은 화학분자의 물질교환은 이 굴주위공간과 내피세포의 구멍을 통하여 일어난다(그림 11-22, 23, 24).

간의 중요한 기능은 혈당농도 유지, 지방대사, 비타민 A, B 및 heparin의 저장, 쓸개즙과 섬유소원(fibrinogen)의 생산, 혈장단백질의 분비, 해독작용 등 매우 다양하며, 또 태아나 신생아 시절에는 혈구형성(조혈)작용도 한다.

간 속의 쓸개즙 통로

간세포판을 형성하는 간세포의 사이에는 쓸개모세관(bile canaliculi)이 형성되어 있는데, 이 모세관은 소엽사이막쪽을 향해 진행하고 있으며, 간세포에서 생산하는 쓸개즙(bile juice)을 일차로 모으는 관이다. 이 쓸개모세관은 짧은 쓸개세관(bile ductule)

표 11-3. 간(liver)의 혈액순환

간동맥 (hepatic a.) → 소엽사이동맥 (interlobular a.)

문맥 (portal v.) → 소엽사이정맥 (interlobular v.)

→ 간굴모세혈관(hepatic sinusoid)
↓
중심정맥(central v.)
↓
집합정맥(collecting v.)
↓
간정맥(hepatic v.)
↓
아래대정맥(inf. vena cava)

을 경유하여 소엽사이막에 형성되어 있는 소엽사이쓸개관(interlobular bile duct)에 이어지며, 사이막 속의 여러 작은 쓸개관들이 서로 합쳐져서 마지막에는 왼간관(left hepatic duct)과 오른간관(right hepatic duct)으로 모아져 간을 빠져나오게 된다(표 11-4).

표 11-4. 쓸개즙 통로(bile passage)의 구분

1. 간속쓸개관(intrahepatic bile duct)
1) 쓸개모세관(bile canaliculus)
2) 쓸개세관(bile ductule)
3) 소엽사이쓸개관(interlobular bile duct)
2. 간밖쓸개관(extrahepatic bile duct)
1) 왼 및 오른간관(right & left hepatic ducts)
2) 온간관(common hepatic duct)
3) 쓸개주머니관(cystic duct)
4) 온쓸개관(common bile duct)

간의 혈관

간은 간동맥(hepatic artery)과 문맥(portal vein)으로부터 혈액을 받고, 간정맥(hepatic vein)을 통하여 아래대정맥(inferior vena cava)으로 혈액을 보낸다(표 11-3, 그림 11-23).

간동맥은 간의 영양혈관으로 간문을 통하여 간으로 들어가며, 이 동맥에서 갈라진 가지들은 간엽사이로 들어가 엽사이동맥(interlobar artery)으로 된 다음 더 작은 가지로 갈라져 소엽 사이로 들어가 소엽사이동맥(interlobular artery)으로 되고, 다시 소엽내에서 굴모세혈관으로 연결된다.

문맥은 간의 기능혈관으로 위, 창자, 지라, 이자 등에서 정맥혈액을 받아 간문을 통하여 간 속으로 들어와 엽사이정맥(interlobar vein), 소엽사이정맥(interlobular vein)으로 나누어져 굴모세혈관으로 이어진다.

간의 굴모세혈관으로 들어간 혈액은 중심정맥을 거친 다음 집합정맥(collecting vein)과 간정맥(hepatic vein)을 통하여 간을 나와 아래대정맥으로 유입된다.

쓸개즙 통로와 쓸개

쓸개즙 통로(biliary tract)는 간에서 생산된 담즙을 샘창자까지 운반하는 길로, 간밖쓸개관의 첫부분인 왼간관(left hepatic duct)과 오른간관(right hepatic duct)에서 시작된다. 이 두 간관은 간문을 통해 나와 합쳐져 온간관(common hepatic duct)이 되고, 이 온간관은 쓸개(gallbladder)에 이어져 있는 쓸개주머니관(cystic duct)과 합쳐져 온쓸개관(common bile duct)이 된다(표 11-4). 온쓸개관의 길이는 약 7 cm이며, 작은그물막 속을 지나 샘창자에 이르면 이자관과 합쳐져 샘창자유두(duodenal papilla)에 열린다(그림 11-25).

온쓸개관의 끝부분에는 특히 민무늬근육섬유가 돌림방향으로 배열해 있는 온쓸개관조임근(sphincter muscle of common bile duct)이 있고, 또 온쓸개관이 이자관과 합쳐 샘창자에 열리기 직전의 부위인 쓸개이자관팽대(hepatopancreatic ampulla)에는 돌림민무늬근육다발인 쓸개이자관팽대조임근(sphincter muscle of ampulla, 오디조임근 sphincter muscle of Oddi)이 있다. 이 두 조임근은 쓸개즙과 이자액의 유출을 조절하는 장치이다.

쓸개(gallbladder)는 쓸개즙을 모아 농축시키며 일시적으로 저장하는 장소로서, 길이가 7~10 cm, 용적이 30~35 ml인 조롱박 모양의 주머니이며, 간의 내장쪽 면에서 오른엽과 네모엽의 사이에 붙어 있다. 쓸개는 막힌 쪽의 불룩한 부분인 쓸개바닥(fundus of gallbladder), 주머니관에 연결되어 있는 좁아진 쓸개목(neck of gallbladder), 그리고 그 사이의 원

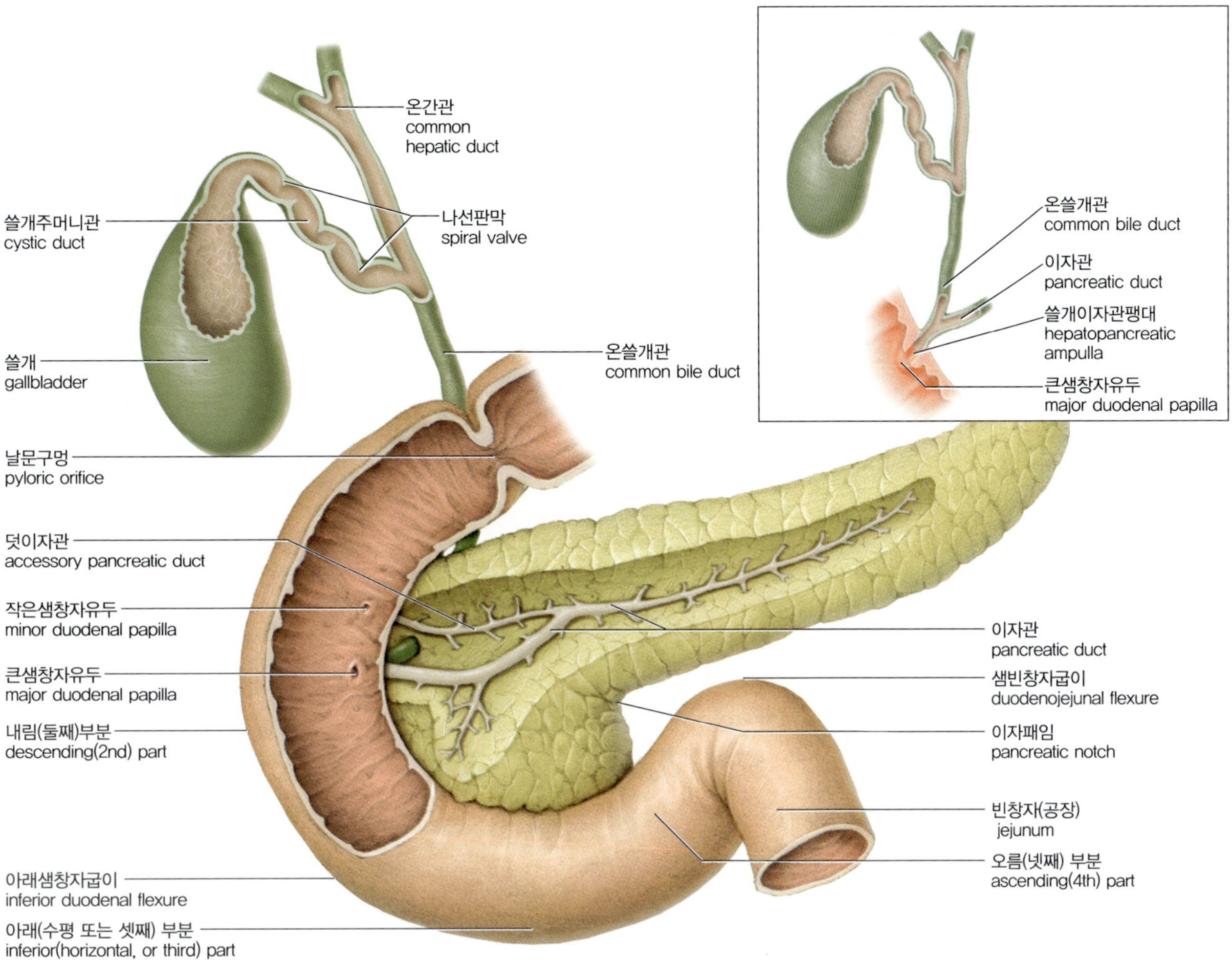

그림 11-25. 쓸개관(bile duct)과 이자관(pancreatic duct)의 진행을 나타내는 모형도.

통형 부위인 쓸개몸통(body of gallbladder)으로 구별된다.

쓸개의 벽은 점막, 근육층 및 장막(또는 바깥막) 등 세 층으로 이루어져 있다. 몸통부분과 바닥부분의 점막은 불규칙한 주름을 이루고 있으나, 목부분에서는 주름이 높고 나선상으로 배열되어 있다. 상피는 단층원주형이며 잔세포가 없다. 근육층은 두껍고, 나선상 및 길이로 배열된 민무늬근육다발로 이루어져 있다. 바깥막은 부위에 따라 다른데 간에 접해 있는 면은 섬유막으로, 그리고 배안에 노출된 부위는 장막으로 덮여 있다.

이자

이자(췌장 pancreas)는 길이가 13~16 cm, 폭이 3~5 cm인 복막뒤기관(retroperitoneal organ)으로 이자머리(head of pancreas), 이자몸통(body of pancreas) 및 이자꼬리(tail of pancreas)으로 나누어지는데, 머리부분은 샘창자에 의해 둘러싸여 있고, 꼬리부분은 지라(spleen)에 닿아 있다(그림 11-13). 이자는 이자액(pancreatic juice)을 분비하는 외분비부위와 그 속에 몇 가지 호르몬을 분비하는 내분비부위로 이루어진 일종의 양분비샘(amphicrine gland)이다.

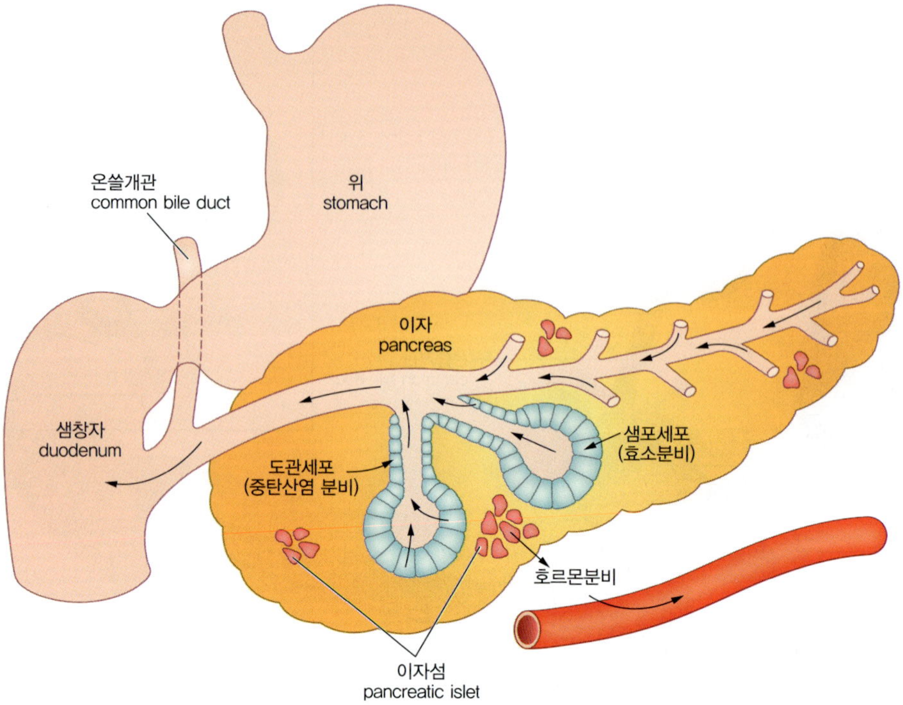

그림 11-26. 외분비성 이자 exocrine pancreas.

이자관(pancreatic duct, 비르숭관 duct of Wirsung)은 꼬리부분에서 머리부분쪽으로 길게 달리고 있으며, 이 관에 여러 소엽에서 나온 작은 도관들이 연결되어 있다. 이자관은 샘창자유두에 열리기 직전에 온쓸개관과 합쳐진다. 사람에 따라 이자관과 온쓸개관이 분리되어 열리기도 하며, 또 이자관 외에 덧이자관(accessory pancreatic duct, 산토리니관 Santorini's duct)이 있어 샘창자유두의 위쪽 약 2.5 cm 되는 곳에 따로 열려 있는 경우도 있다.

이자의 외분비부위(이자외분비부분 exocrine component of pancreas)는 복합대롱꽈리샘 형태의 순수한 장액샘이다. 겉은 얇은 결합조직성 피막에 의해 싸여 있고, 피막으로부터 연장된 사이막에 의하여 많은 소엽들로 나누어진다. 소엽 속은 트립신(trypsin), 키모트립신(chymotrypsin), 카르복시펩티다제(carboxypeptidase), 아밀라제(amylase), 리파제(lipase) 등 소화효소를 분비하는 샘꽈리(acinus)들로 채워져 있다. 분비물은 샘포에 이어진 사이관(intercalated duct), 소엽속관(intralobular duct), 소엽사이관(interlobular duct), 이자관(pancreatic duct)을 차례로 통하여 유출된다(그림 11-26).

이자의 내분비부위(이자내분비부분 endocrine component of pancreas)인 이자섬(pancreatic islet, 랑거한스섬 Langerhans' islet)은 몇 종류의 내분비세포들이 모여 있는 둥근 구조물(직경 0.1~0.2 mm)로서 소엽 속에 산재해 있다. 이 이자섬을 이루는 세포들은 글루카곤(glucagon)을 분비하는 글루카곤세포(glucagon cell, A세포 A cell), 인슐린(insulin)을 생산하는 인슐린세포(insulin cell, B세포 B cell), 소마토스타틴(somatostatin)을 내는 소마토스타틴세포(somatostatin cell, D세포 D cell)와 특정한 세포로 분화되지 않은 예비세포인 C세포(C cell)들이다. 이 세포들 중에서 B세포(60~80%)와 A세포(약 20%)가 대부분이며, 다른 세포들은 소수이다(그림 11-27). 이 세포들 사이에는 모세혈관그물이 잘 발달되어 있어 내분비에 적합한 구조를 이루고 있으며, 또한 자

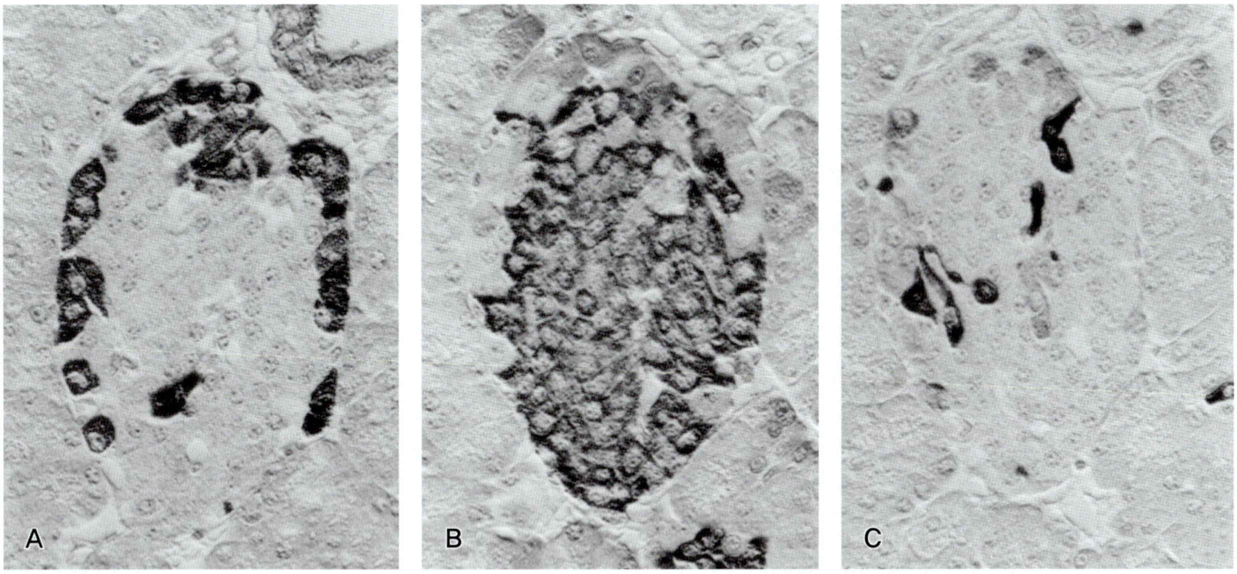

그림 11-27. 기니피그(guinea pig) 이자섬에 분포하는 각종 내분비세포들을 면역세포화학법으로 검출하기 위하여 이자섬의 연속절편에 글루카곤(glucagon), 인슐린(insulin), 소마토스타틴(somatostatin) 항체를 각각 적용하여 면역염색을 시행하였다. A: A세포는 소수로서 주로 이자섬의 주변부에 분포하고 있다. B: B세포들은 이자섬의 대부분을 차지할 정도로 많다. C: 소수의 D세포가 이자섬 속에 산재해 있다.

율신경종말들도 많이 분포한다.

배의 부위 구분

배(abdomen)는 가로막으로부터 골반의 바닥에 이르는 부위로서 고유배(abdomen proper)와 작은골반(lesser pelvis; true pelvis)으로 구분한다. 고유배와 작은골반의 경계는 엉치뼈곶(promontory)에서 활꼴선(arcuate line)과 두덩뼈빗(pecten pubis) 그리고 두덩결합(pubic symphysis)의 윗모서리로 이어진 분계선(linea terminalis)을 지나는 면이다. 배안에는 소화, 비뇨, 생식계통의 각종 내장기관과 일부 림프기관 및 내분비기관들이 존재하며, 작은골반에는 구불주름창자, 곧창자, 방광, 각종 속생식기관들이 있다.

배안에 있는 각종 내장기관들의 위치를 배벽(abdominal wall)의 표면에서 표현하기 위하여 몇 가지 가상적인 선과 면을 설정하고 있다. 가장 단순한 것은 정중선을 지나는 정중면(median plane)과 가로로 배꼽을 지나는 배꼽가로면(transumbilical plane)에 의하여 나뉘는 네 부위이며, 각 부위의 명칭은 각각 오른 및 왼위사각부위(upper quadrant)와 오른 및 왼아래사각부위(lower quadrant)로 불린다(그림 11-28B).

배벽은 다음과 같은 두 수직선과 두 가로면에 의하여 아홉 부위로 세분하기도 한다(그림 11-28A). 수직선은 위앞엉덩뼈가시와 두덩결합을 잇는 고샅중간점(midinguinal point)과 빗장뼈의 가운데인 빗장중간점(midclavicular point)을 잇는 선이며. 그리고 가로면은 복장뼈의 목아래패임과 두덩결합을 잇는 선의 중간점(또는 배꼽과 복장뼈 몸통의 끝을 잇는 선의 중간점)을 지나는 수평면인 날문가로면(transpyloric plane), 그리고 좌우의 엉덩뼈결절(iliac tubercle)을 지나는 수평면인 결절가로면(transtubercular plane)이다. 이들에 의하여 배 부위는 위쪽 가운데에 있는 명치부위(epigastric region), 명치부위의 오른쪽과 왼쪽에 있는 갈비아래부위(hypochondriac region), 가운데의 배꼽이 있는 배꼽부위(umbilical region), 배꼽부위의 오른쪽과 왼쪽에 있는 옆구리부위(lumbar region), 아래쪽 가운데의 두덩부위(pubic region, hypogastric region), 두덩부위의 오른쪽과 왼쪽에 있는 샅굴부위(inguinal region, iliac region)로 구분된다.

배막

배막(복막 peritoneum)은 얇은 장막(serosa)으로 배안(복강 abdominal cavity)의 내벽을 덮는 벽배막(parietal peritoneum)과 배안에 들어 있는 내장을 덮는 내장배막(visceral peritoneum)으로 구별된다. 배속에는 소량의 배막액(peritoneal fluid)이 있어서 마찰을 적게 한다.

벽배막은 몇 부위에서 공간으로 돌출하여 배안 기관들의 겉을 덮고 있다. 가로막의 아랫면을 덮은 배막은 간을 싸는 내장쪽 배막으로 계속되고, 이것은 간문에서 서로 만나 두 겹으로 되어 작은그물막(lesser omentum)을 이루며, 이 주름은 다시 분리되어 위를 싼다. 위의 큰 굽이에서 앞뒤 배막이 서로 만나 겹으로 되어 앞치마처럼 늘어뜨려진 다음, 다시 뒤로 되올라가 가로잘록창자에 이르게 되는데, 이 아래로 내려왔다가 위로 올라가는 막이 곧 큰그물막(greater omentum)이다. 큰그물막 중 뒤막은 앞뒤로 갈라져 가로잘록창자를 싼 다음 앞뒤 배막이 다시 붙어 가로잘록창자간막(transverse mesocolon)을 형성하여 배뒷벽의 벽배막에 이어져 간다.

이와 같은 배막주름에 의하여 간, 작은그물막, 위, 큰그물막, 가로잘록창자, 가로잘록창자간막, 배뒷벽으로 둘러싸인 배막주머니가 형성되어 있는데, 이를 그물막주머니(omental bursa)라고 부른다. 이 그물막주머니는 간, 작은그물막의 뒤 및 샘창자 사이에 뚫려 있는 작은 구멍인 그물막구멍(epiploic foramen)에 의하여 배안과 통하고 있다(그림 11-28).

배안의 기관들 중에서 작은창자의 대부분인 빈창자와 돌창자는 창자간막(장간막 mesentery)이라고 하는 넓은 배막주름의 가장자리에 매달려 있다. 이 창자간막은 둘째허리척추뼈 근처에서 오른엉덩뼈오목에 이르는 뒤배벽에 비스듬히 붙어 있는데 이

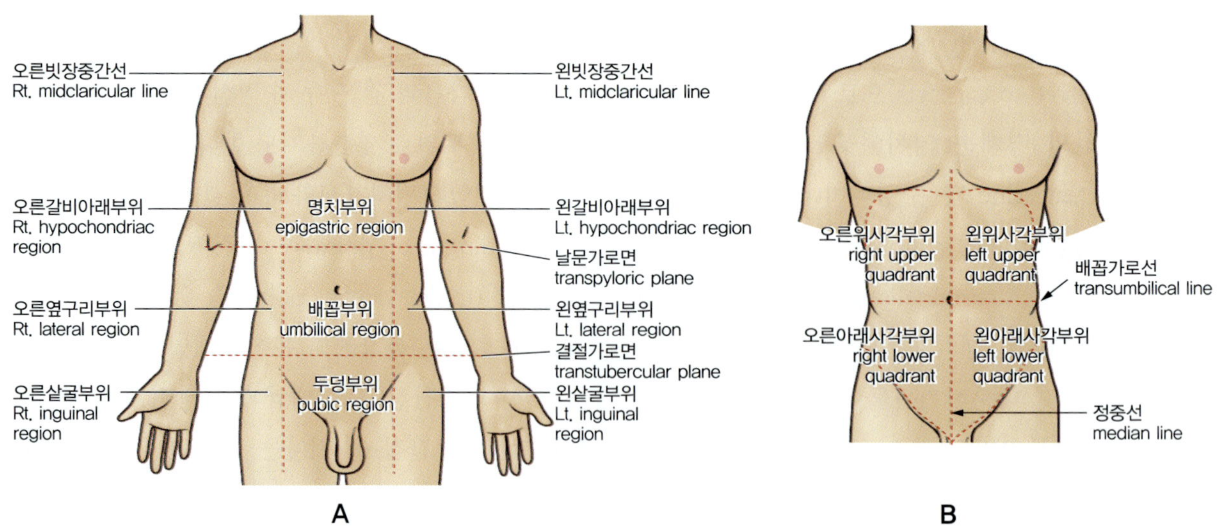

그림 11-28. 배 앞면의 국소해부학적 구분. A: 날문가로면, 결절가로면 그리고 오른 및 왼가쪽선에 의하여 아홉 부위로 나누는 경우. B: 정중선과 배꼽가로선에 의하여 네 부위로 나누는 경우.

붙은 자리를 창자간막뿌리(root of mesentery)라 한다. 이 뿌리에서 창자간막이 펼친 부채모양으로 넓게 퍼져 있고, 그 가장자리에 작은창자가 달려 있다. 창자간막뿌리에서 창자까지의 거리는 약 20 cm이다. 그리고 막창자꼬리, 잘록창자 및 곧창자의 윗부분도 뒤배벽에서 배안으로 접혀들어간 짧은 배막주름 끝에 달려 있는데, 이 주름을 각각 막창자꼬리간막(mesoappendix), 잘록창자간막(mesocolon), 곧창자간막(mesorectum)이라 한다.

뒤배벽을 덮어내려온 배막은 남자에서는 곧창자의 앞면과 방광의 윗면을 덮은 다음 앞배벽으로 이어져 가고, 여자의 경우는 곧창자의 앞면, 자궁 및 방광의 윗면을 덮은 다음 앞배벽의 배쪽배막에 이어져 간다. 배안의 바닥에는 움푹 들어간 곳이 있는데, 남자에는 곧창자방광오목(rectovesical pouch)이, 여자에서는 곧창자자궁오목(rectouterine pouch) 및 방광자궁오목(vesicouterine pouch)이 있다(그림 13-12).

배에 있는 기관 중에는 위, 빈창자, 돌창자, 막창자꼬리, 가로잘록창자, 구불잘록창자, 지라, 난소, 자궁관 등은 내장쪽배막으로 완전히 싸여 있어 복막속기관(intraperitoneal organ)이라 부르고, 막창자, 가로 및 내림잘록창자, 곧창자, 간, 자궁, 방광 등에서는 표면의 일부가 배막으로 덮여 있지 않고 직접 배벽에 붙어 있어 이들을 반복막기관(half intraperitoneal organs)이라고 한다. 그리고 이자, 콩팥과 요관, 콩팥위샘, 샘창자, 배대동맥, 아래대정맥, 가슴림프관 등은 뒤배벽에서 배막의 뒤쪽에 있는 결합조직 속에 묻혀 있어, 이들을 복막뒤기관(retroperitoneal organs)이라고 한다(그림 11-29).

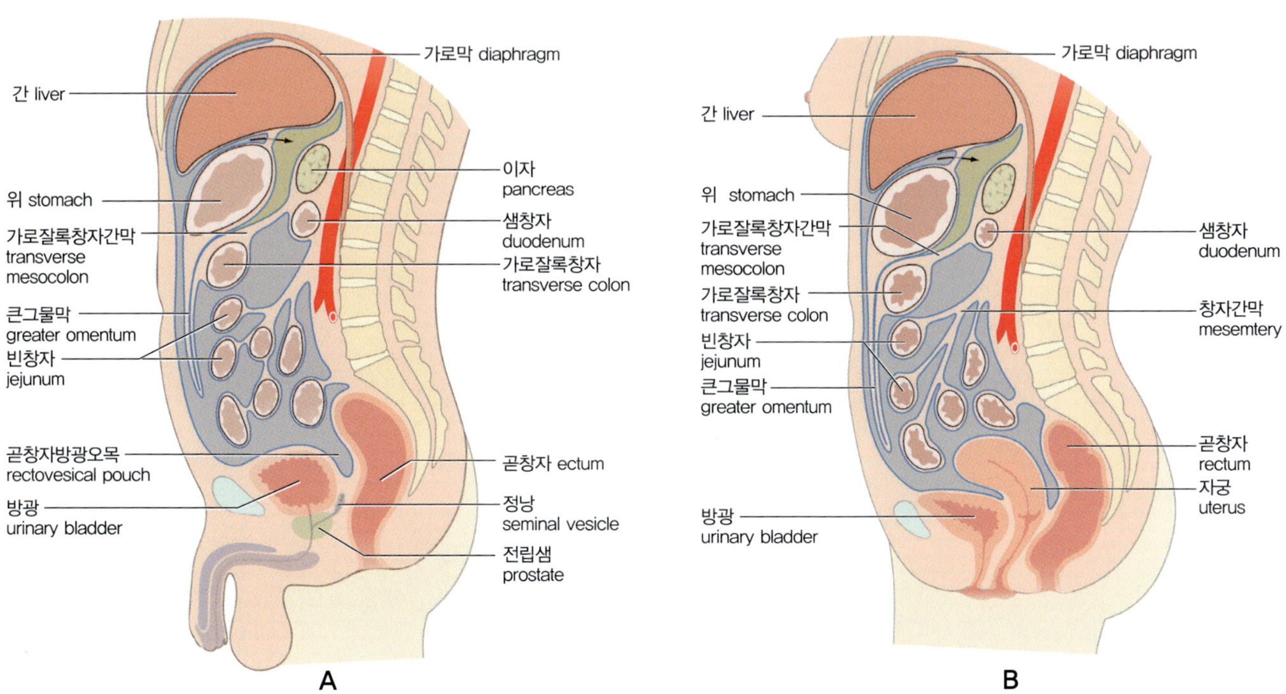

그림 11-29. 남자(A)와 여자(B)의 배와 골반의 정중시상단면에서 본 배막(peritoneum)의 모형도.

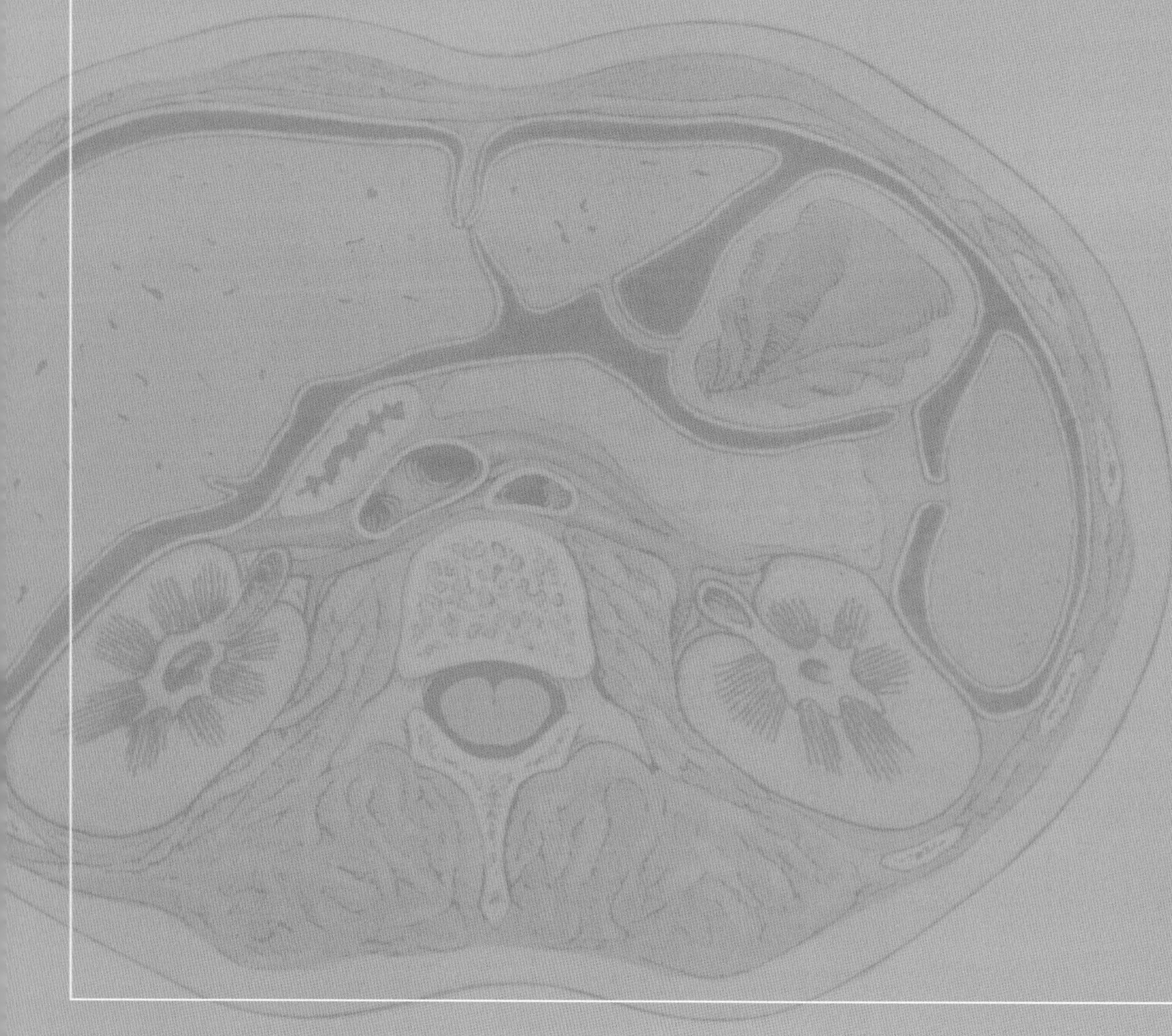

제 12 장

비뇨계통

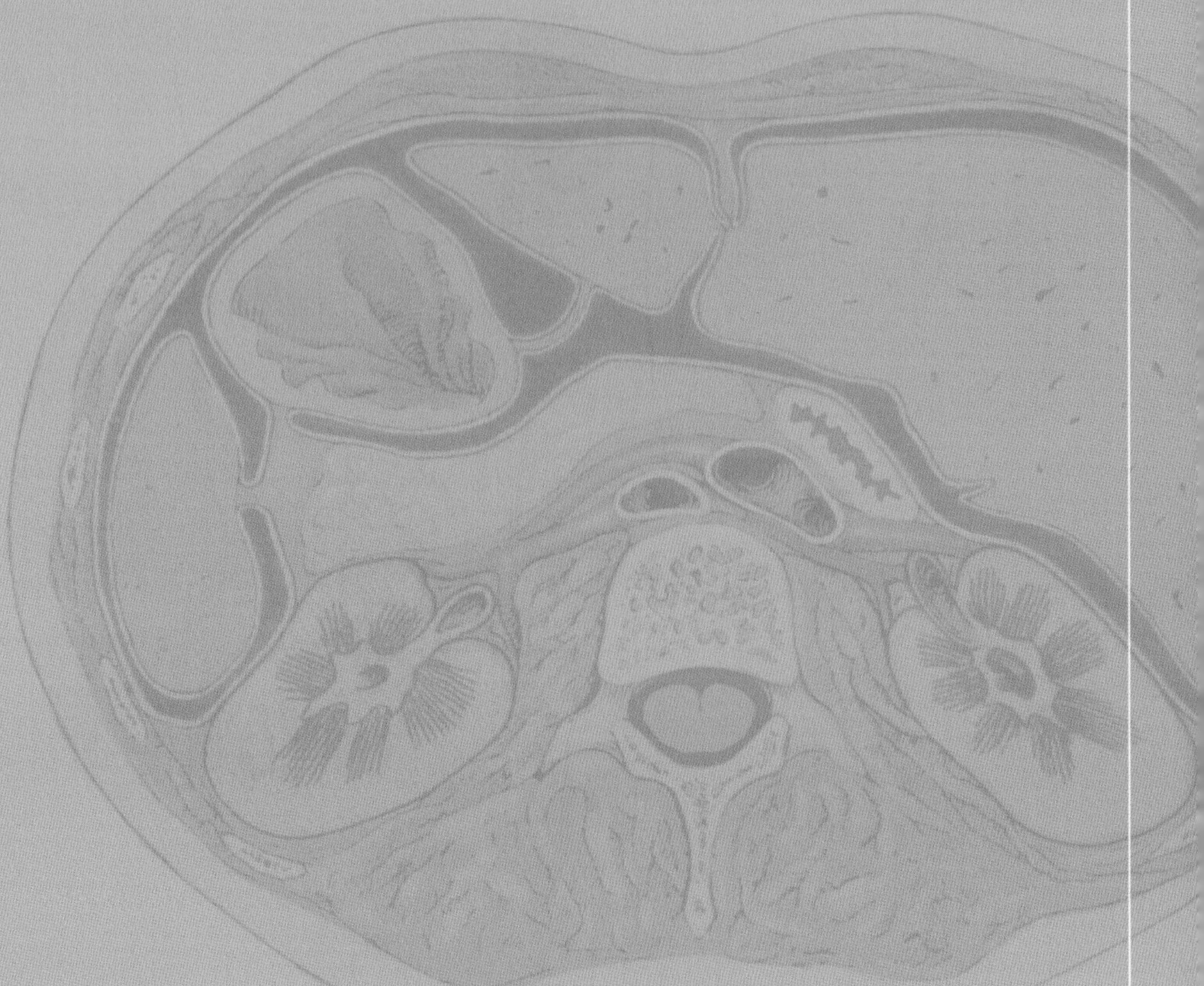

비뇨계통(urinary system)을 이루는 기관들은 혈액에 의해 운반되어 온 대사산물로부터 유독성 물질(요소, 요산 등)과 비독성 물질(수분, 염분 등)이 복합된 노폐물인 소변(urine)을 생성하고 배설하는 역할을 한다.

비뇨계통은 콩팥(kidney), 요관(ureter), 방광(urinary bladder), 요도(urethra)로 구성되어 있다. 이 중에서 콩팥은 소변의 배설기능과 함께 수분함량, 삼투관계, 산염기평형과 같은 내적 환경의 조성을 조절하며, 그 밖의 기관들은 단순히 소변의 운반 저장과 배출의 통로에 불과하다(그림 12-1). 비뇨기관들은 발생학적으로 생식기관들과 밀접한 관계가 있으므로, 이 두 기관계통을 상호 관련시켜 이해하는 것이 필요하다.

콩팥

콩팥(신장 kidney)은 좌우에 한 개씩으로 배벽의 뒤에서 척주의 양쪽에 붙어 있는 배막뒤기관이며, 열한째등(척추)뼈에서 셋째허리(척추)뼈의 높이에 있는데 왼쪽 콩팥이 오른쪽 콩팥보다 척추뼈의 반만큼 높게 위치해 있다. 콩팥은 콩팥주위지방(perirenal fat, 지방피막 adipose capsule)이라 불리는 조직 속에 묻혀 있고, 그 겉에 장막밑조직층인 콩팥근막(renal fascia)에 의하여 느슨하게 고정되어 있다(그림 12-2).

콩팥은 강낭콩모양으로 가쪽모서리는 불룩하고 안쪽모서리는 오목하며, 크기는 길이가 약 10 cm, 폭이 5 cm, 두께가 2.5 cm 정도이다. 안쪽모서리의 가운데 오목한 곳을 문(hilum)이라 하고, 그 내부의

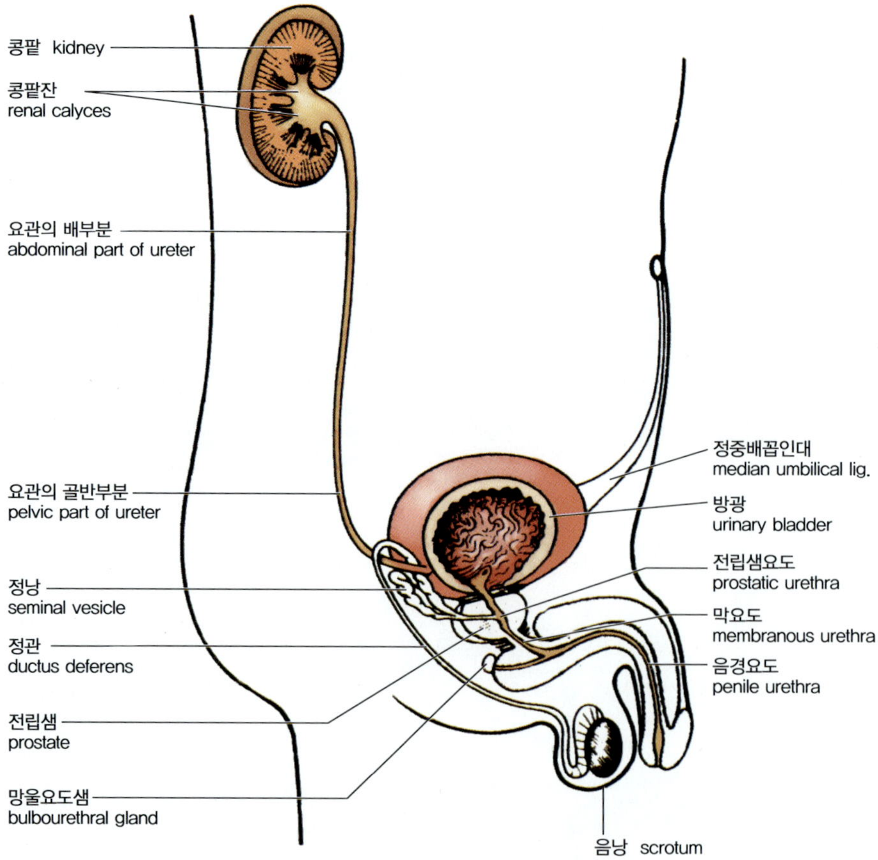

그림 12-1. 남자 비뇨계통(urinary system)의 모습.

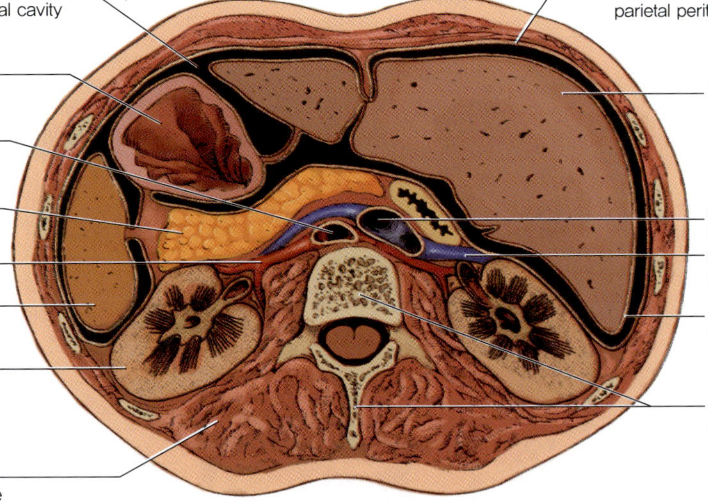

그림 12-2. 둘째허리뼈를 지나는 배의 가로단면에서 배막뒤부위에 있는 콩팥과 배안에 있는 다른 기관들의 위치를 나타냄.

공간을 콩팥굴(renal sinus)이라 하며, 이곳으로 콩팥동맥(renal artery)과 콩팥정맥(renal vein), 신경이 출입하고, 또 콩팥깔때기(renal pelvis)라고 부르는 깔때기모양의 구조물이 위치해 있다. 콩팥깔때기는 콩팥의 실질부분을 향하여 2~3개로 나뉘어 큰잔(major calyx)을 이루고 있다. 그리고 큰잔은 다시 실질 바로 밑에서 나뉘어 더 작은 깔때기모양을 이루는데, 이를 작은잔(minor calyx)이라 하며, 그 수는 한쪽 콩팥에 7~20개 정도 있다.

콩팥은 섬유성 피막(capsule)으로 싸여 있고, 실질은 겉질(cortex)과 속질(medulla)로 구분된다. 콩팥겉질은 섬유성 피막 바로 아래에서 일정한 두께를 이룬 콩팥의 가장자리층으로 속질을 활모양으로 둘러싸고 있다. 콩팥속질은 겉질과 잔 사이에 있는 실질부위로서, 콩팥피라밋(renal pyramid)과 콩팥기둥(renal column)으로 구분된다. 콩팥피라밋은 한쪽 콩팥에 8~18개 정도 있으며, 원뿔모양으로 넓은 바닥은 겉질과 접하고 있고, 꼭대기는 작은잔 속으로 돌출된 콩팥유두(renal papilla)를 이룬다. 콩팥피라밋과 피라밋 사이의 부분을 콩팥기둥이라 하며, 콩팥피라밋과 이에 접하고 있는 겉질 부위를 합쳐서 콩팥엽(renal lobe)이라고 한다(그림 12-3). 콩팥실질에는 상피성 구조물로 된 요세관이 있으며, 피막으로부터 계속된 소량의 결합조직이 있고 혈관, 림프관 및 신경들이 이곳에 분포하고 있다.

요세관

콩팥의 실질에는 소변을 걸러내어 배출하는 복합대롱샘 형태의 요세관(uriniferous tubule)이 이루어져 있으며, 이 요세관은 분비부위에 해당하는 콩팥단위(nephron)와 도관부위인 집합관(collecting duct)으로 구성된다(표 12-1, 그림 12-6).

콩팥단위(nephron) : 소변을 생산해 내는 구조와 기능상의 단위로 한쪽 콩팥에 100~300만 개가 있으며, 콩팥소체(renal corpuscle), 토리쪽세관(proximal tubule), 헨레고리(Henle's loop), 먼쪽세관(distal tubule)으로 이루어져 있다. 이 가운데 콩팥소체와 토리쪽세관, 먼쪽세관은 겉질에 있고, 헨레고리는 속질에 위치해 있다.

콩팥소체는 단층편평상피로 된 토리주머니(glomerular capsule, 보우만주머니 Bowman's capsule)와 그 속에 있는 모세혈관 덩어리인 토리(glomeru-

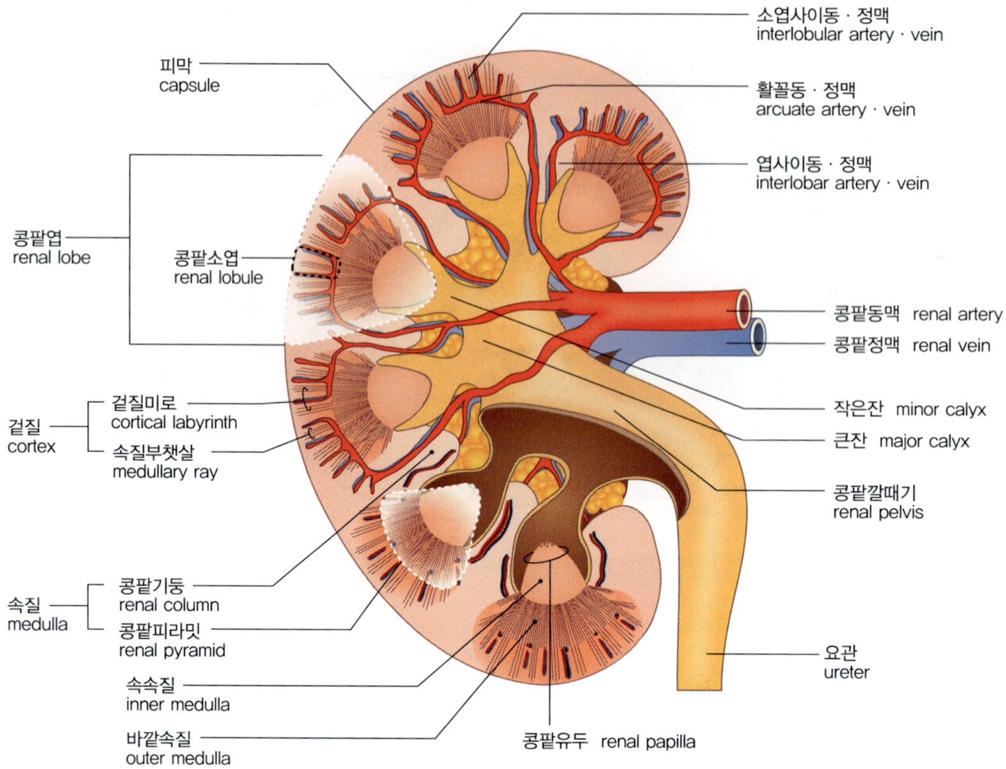

그림 12-3. 콩팥(kidney)의 구조.

표 12-1. 요세관(uriniferous tubule)의 구성

- 요세관
  - 콩팥단위(신원)
    - 콩팥소체
      - 콩팥토리(사구체)
      - 토리주머니(보우만주머니)
    - 콩팥세관
      - 토리쪽세관
        - 토리쪽곱슬세관
        - 토리쪽곧은세관(굵은내림부분)
      - 헨레고리
        - 토리쪽곧은세관(굵은내림부분)
        - 내림가는다리 — 중간세관
        - 오름가는다리 — 중간세관
        - 굵은오름다리(먼쪽곧은세관)
      - 먼쪽세관
        - 굵은오름다리(먼쪽곧은세관)
        - 치밀반점
        - 먼쪽곱슬세관
      - 연결세관
  - 집합관
    - 겉질집합관
    - 바깥속질집합관
    - 속속질집합관

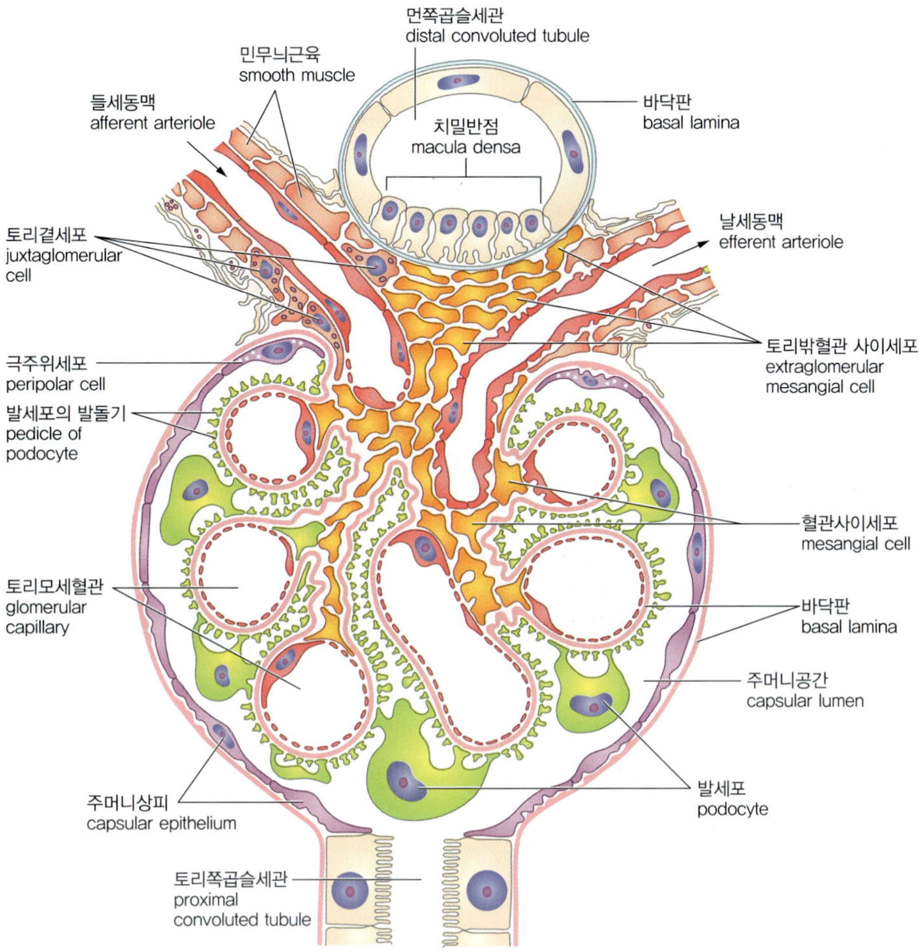

그림 12-4. 콩팥소체의 구조를 나타내는 모식도. 콩팥소체의 혈관극에 치밀반점이 이루어져 있는 먼쪽곱슬세관(distal convoluted tubule)이 위치하고, 콩팥토리(renal glomerulus)의 중심부와 혈관극에 혈관사이세포(mesangial cell)들이 분포하며, 콩팥토리로 들어가는 들세동맥(afferent arteriole)의 벽에 토리곁세포(juxtaglomerular cell)들이 존재한다. 주머니상피(capsular epithelium)는 요세관극에서 토리쪽곱슬세관(proximal convoluted tubule) 상피로 이어간다.

lus)로 이루어져 있다. 토리주머니는 토리를 싸는 내장층(visceral layer)과 벽층(parietal layer)으로 구분되며, 그 사이의 공간을 주머니공간(capsular lumen, 보우만공간 Bowman's space)이라고 한다(그림 12-4). 콩팥토리는 들세동맥(afferent arteriole)과 날세동맥(efferent arteriole)의 사이에 이루어진 모세혈관그물로, 콩팥소체 속에서 토리주머니의 내장층에 의해 싸여 있다. 토리의 모세혈관은 유창모세혈관이며, 내피 바깥쪽에는 바닥판이 잘 형성되어 있다. 모세혈관을 싸는 내장층의 상피세포는 많은 일차 및 이차 세포질돌기를 내고 있는 매우 불규칙한 모양의 세포로 이를 발세포(podocyte)라고 부른다. 발세포의 이차돌기들은 이웃 발세포의 것과 함께 모세혈관을 둘러싸고 있는데, 이차돌기 사이에는 좁은 여과틈새(filtration slit)가 형성되어 있다(그림 12-5). 모세혈관 속에 있는 혈액에서 소변으로 될 물질은 모세혈관 내피세포의 구멍, 바닥판 및 여과틈새를 지나서 토리주머니 안으로 나가게 되는데, 이 여과된 물질을 토리여과액(glomerular filtrate, 잠정뇨 provisional urine)이라고 한다. 토리여과액이 통과하는 구조 즉

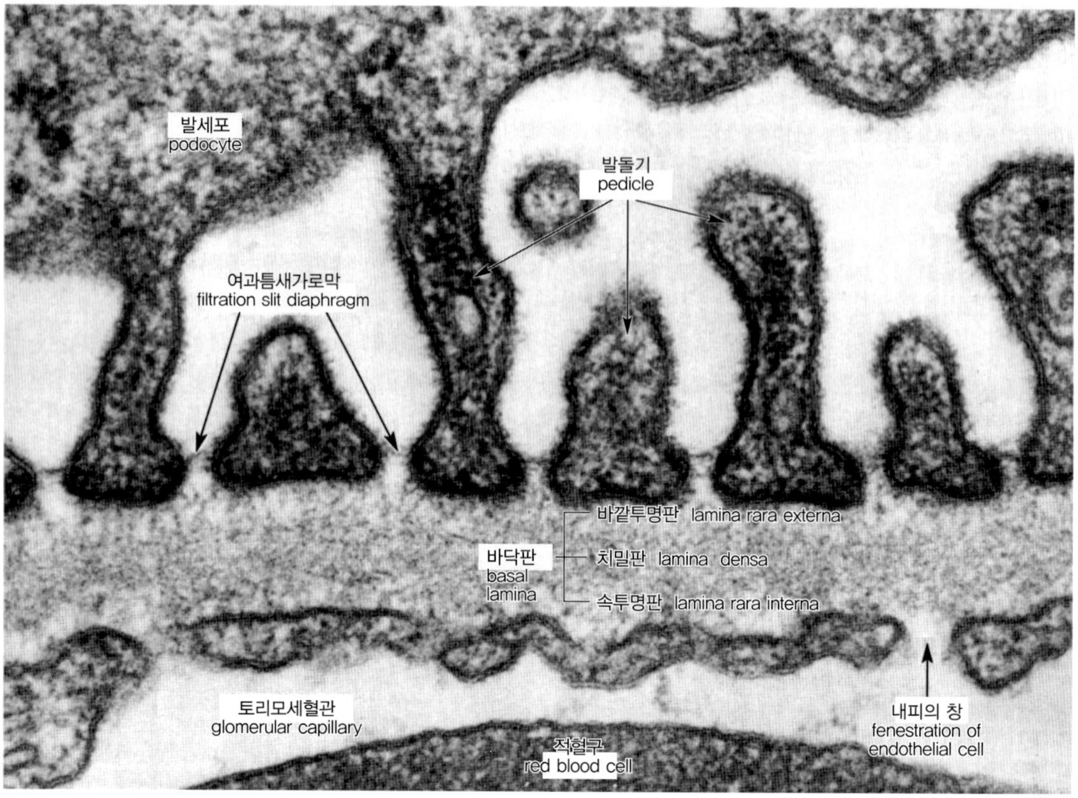

그림 12-5. 토리모세혈관과 발세포 사이의 여과장벽(filtration barrier)의 구조를 나타내는 전자현미경 사진. 내피와 그 바닥판, 그리고 발돌기의 사이에 형성되어 있는 여과틈새(filtration slit)를 볼 수 있다(D Friend).

내피세포, 바닥판, 여과틈새를 여과관문(filtration barrier)이라고 한다.

콩팥소체에서 혈관이 출입하는 쪽을 혈관극(vascular pole)이라 하고, 그 반대쪽에서 토리주머니의 벽쪽층이 토리쪽세관으로 이어지는 부위를 요세관극(urinary pole)이라고 한다.

콩팥소체의 요세관극에서 시작하는 첫 부분의 관이 토리쪽세관(proximal tubule)이다. 토리쪽세관은 콩팥의 겉질 속에서 매우 꼬불꼬불하게 꼬여 있고, 상피는 단층입방형으로 꼭대기면에 미세융모가 잘 발달되어 있다. 토리쪽세관의 끝은 겉질과 속질의 경계부에서 좁아지고 상피도 단층편평형으로 바뀌어 헨레고리(Henle's loop)를 이룬다. 헨레고리는 수직으로 콩팥피라밋의 깊숙한 곳까지 뻗어 내려가는 내림부분(descending limb)과 다시 올라가는 오름부분(ascending limb)으로 되어 있다. 먼쪽세관(distal tubule)은 헨레고리의 오름부분에서 계속된 관으로 콩팥소체의 혈관극에 접근하였다가 겉질 속에서 계속하여 꼬불꼬불 진행하다가 집합관에 이어진다. 먼쪽세관의 상피는 단층입방형이며, 바닥쪽세포막은 안주름이 잘 이루어져 있다. 콩팥소체혈관극에 접한 먼쪽세관 부위의 상피는 다른 부위와 달리 세포가 원주형이고 촘촘히 배열되어 있어 치밀반점(macula densa)이라고 부른다. 또 콩팥소체로 들어가는 들세동맥이 콩팥소체 근처에 이르면 그 동맥벽의 민무늬근육세포가 변형되어 토리곁세포(juxtaglomerular cell)로 분화되어 있는데, 이 세포에서는 혈압 상승에 간접적으로 영향을 미치는 물질인 레닌(renin)을 분비한다. 또한 토리와 치밀반점 사이의 결합조직에는 혈관사이세포(mesangial cell)들이 분

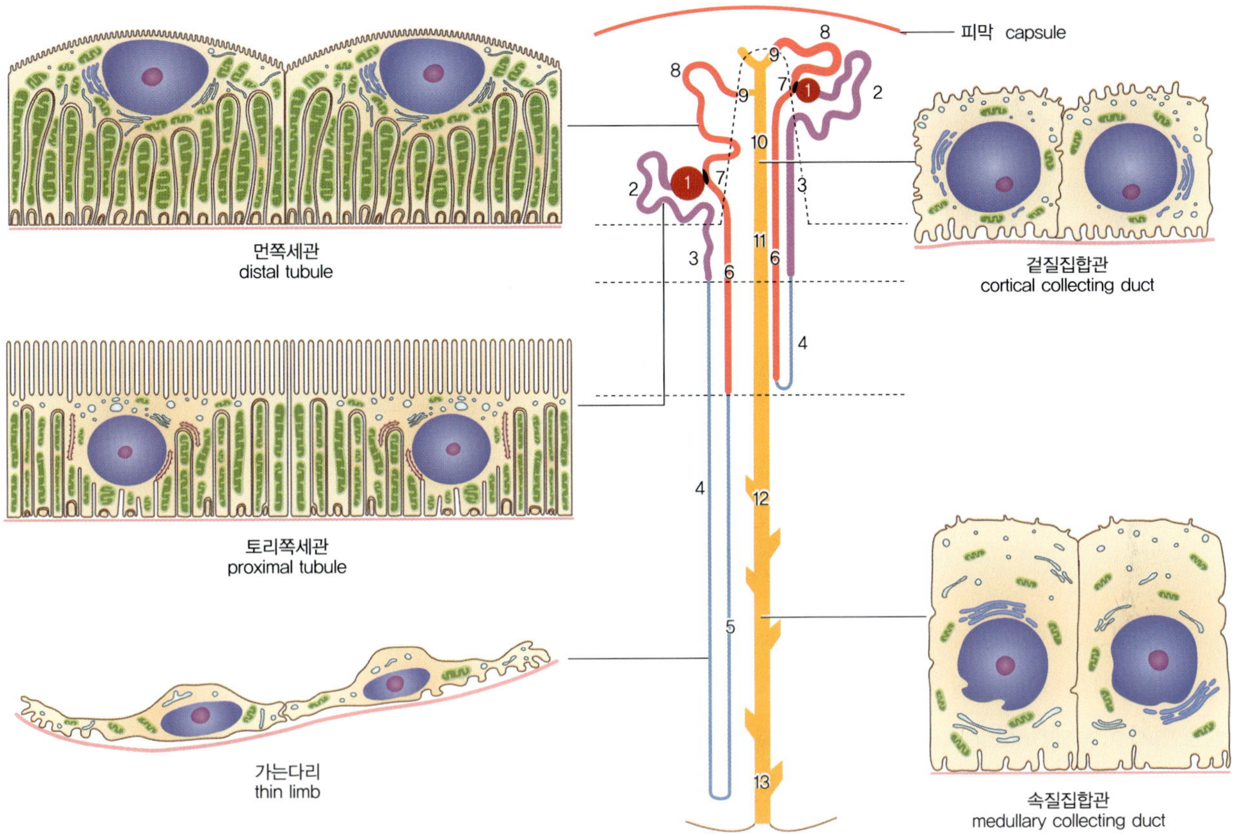

그림 12-6. 콩팥의 겉질 및 속질에서 요세관(uriniferous tubule)을 형성하는 각 분절의 위치와 요세관의 각 부위를 이루는 상피세포의 모식도. 왼쪽 그림에서 긴고리콩팥단위(long-looped nephron)와 짧은고리콩팥단위(short-looped nephron)를 별도로 표시하였다. 1: 콩팥소체. 2: 토리쪽곱슬세관. 3: 토리쪽곧은세관. 4: 내림가는다리. 5: 오름가는다리. 6: 굵은오름다리. 7: 치밀반점. 8: 먼쪽곱슬세관. 9: 연결세관. 10: 겉질집합관. 11: 바깥속질집합관. 12: 속속질집합관. 13: 유두관.

포되어 있다. 토리곁세포, 치밀반점과 혈관사이세포들은 협동하여 혈압 및 전해질 조절에 관여하며, 이들을 총칭하여 토리곁복합체(juxtaglomerular complex)라고 한다(그림 12-4).

집합관(collecting duct) : 먼쪽세관의 끝에 이어진 관으로 몇 개의 먼쪽세관이 집합관의 곳곳에서 연결되고 있다. 집합관은 겉질에서 시작하여 수직으로 속질로 들어가 콩팥피라밋의 꼭대기부분 근처에서 다른 집합관들과 합쳐져 더 큰 관인 유두관(papillary duct)으로 되어 콩팥유두의 끝에서 작은술잔에 열린다(그림 12-6). 집합관의 상피는 단층입방형이며, 콩팥술잔쪽에 가까워지면서 원주형으로 된다.

콩팥술잔과 콩팥깔때기의 벽은 점막, 민무늬근육층 및 바깥막으로 이루어져 있고, 점막은 이행상피로 덮여 있으며, 점막밑조직층이 없다.

콩팥의 혈관

콩팥으로 유입되는 동맥은 배대동맥의 가지인 콩팥동맥(renal artery)으로서, 콩팥문을 통해 들어와 가지를 쳐서 콩팥피라밋 사이의 실질로 들어가면서 엽사이동맥(interlobar artery)으로 된다. 엽사이동맥은 콩팥겉질과 속질의 사이에 이르면 그 경계를 따

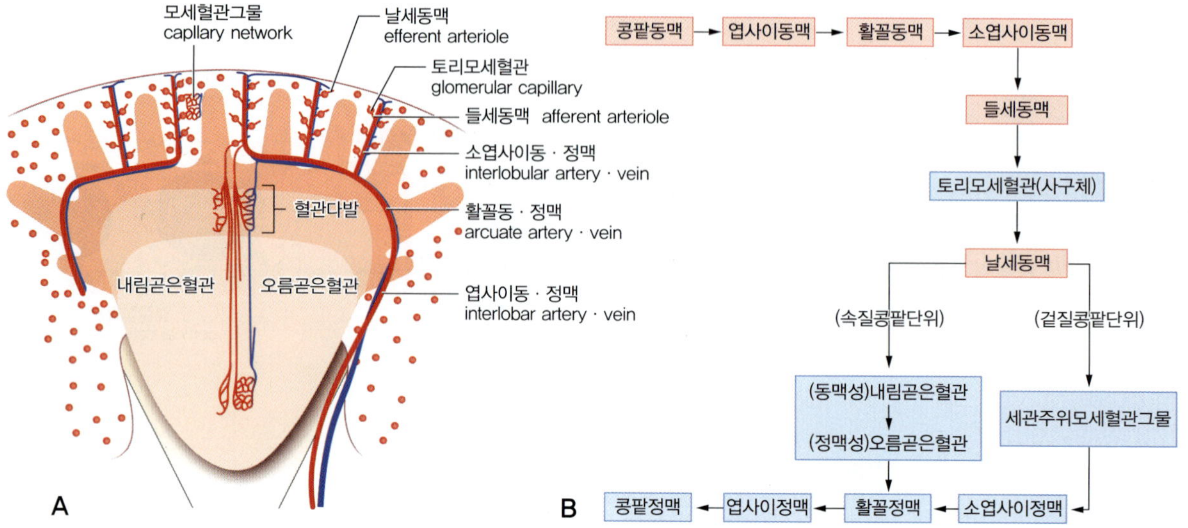

그림 12-7. 콩팥의 혈관분포 모식도(A)와 혈액순환을 나타내는 도표(B).

라 활모양으로 휘어져 활꼴동맥(arcuate artery)이 된다. 활꼴동맥에서는 겉질을 향해 수직으로 올라가는 소엽사이동맥(interlobular artery)을 내고, 겉질 속에서 다시 여러 가지로 갈라져 들세동맥(afferent arteriole)이 된다. 들세동맥은 콩팥소체에서 토리를 이룬 다음 날세동맥(efferent arteriole)이 되어 토리를 떠나고, 그 후는 복잡한 모세혈관그물을 이루어 토리쪽 및 먼쪽세관, 헨레고리의 주위에 분포함으로써, 요세관을 흐르는 토리여과액으로부터 수분을 비롯한 전해질, 포도당, 기타 몸에 유용한 물질을 재흡수하는 기능을 수행한다.

모세혈관으로부터 모아지는 정맥혈액은 동맥과 같은 명칭의 정맥, 즉 소엽사이정맥(interlobular vein), 활꼴정맥(arcuate vein), 엽사이정맥(interlobar vein)을 차례로 거쳐 콩팥정맥(renal vein)으로 나오게 된다(그림 12-7).

요관

요관(ureter)은 콩팥깔때기로부터 방광에 이르는 길이 약 30 cm의 관이며, 배막의 뒤에 위치해 있다. 요관은 큰허리근(psoas major muscle)의 앞안쪽을 따라 곧게 내려와 작은골반(lesser pelvis)으로 들어가고, 계속하여 온엉덩동맥(common iliac artery) 끝부분의 위를 지나 골반안으로 더 깊이 들어가 방광의 양쪽 뒤각(posterior angle)에서 방광에 연결된다. 남자에서는 정관이 방광에 도달하기 직전의 요관을 가쪽에서 안쪽으로 돌아서 교차하여 방광의 뒷면을 따라 내려간다(그림 12-8).

요관의 벽은 점막, 근육층, 바깥막으로 이루어져 있으며, 점막밑조직층이 없다. 상피는 이행형이고, 고유판은 탄력섬유가 많은 결합조직으로 샘이 없다. 근육층은 비교적 두껍고 윗부분에서는 속세로 및 바깥돌림층의 두 층으로 되어 있으나, 방광에 가까워지면 바깥쪽으로 세로근육층이 더 형성되어 있다. 요관속의 소변은 근육층의 연동운동에 의하여 방광쪽으로 내려가게 된다. 바깥층은 섬유결합조직으로서 위로는 콩팥의 피막과, 그리고 아래쪽에서는 방광의 바깥막에 이어가고 있다.

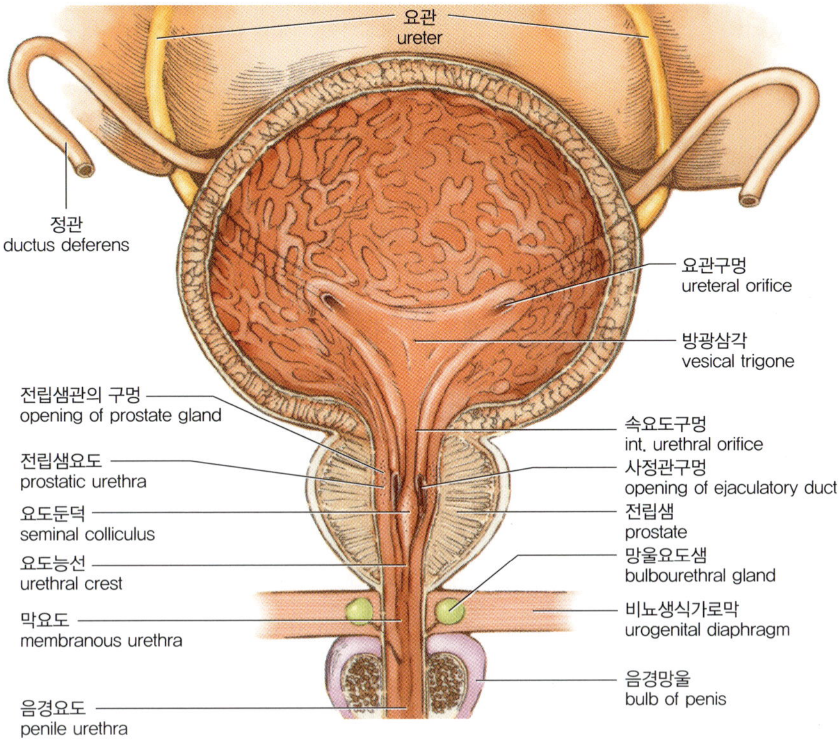

그림 12-8. 방광과 전립샘, 요도의 관련 구조물.

방광

방광(urinary bladder)은 소변을 일시적으로 저장하는 삼각뿔모양의 큰 속공간기관으로 두덩결합의 뒤쪽 작은골반 속에 위치해 있다. 방광의 최대용량은 약 500 ml인데, 여자의 것은 남자의 약 5/6 정도이다.

방광에는 네 면(surface)과 네 각(angle)이 있다. 즉 배안에 노출된 면으로 배막으로 덮인 위면(superior surface), 두덩결합의 뒤부분과 접하는 두 개의 아래가쪽면(inferolateral surface), 그리고 남자에서는 곧창자, 정낭, 정관이 있고 여자에서는 자궁과 질이 접해 있는 바닥면(base, 아래뒤면 inferoposterior surface)이 있다. 그리고 각 면에 의하여 생긴 뿔로는 배꼽과 방광을 고정시켜 주는 정중배꼽인대(median umbilical ligament)가 붙는 꼭대기(apex, vertex), 양쪽 위가쪽에 요관이 연결되어 있는 뒤각(posterior angle), 그리고 아래쪽에서 요도에 이어지는 아래각(inferior angle)이 그것이다. 정중배꼽인대는 태생기의 요막관(urachus)의 유물이다. 방광이 비어 있는 상태의 속벽은 대체로 많은 점막주름이 잡혀 있으나 바닥면, 즉 양쪽 요관의 요관구멍(ureteral orifice)과 요도가 시작되는 속요도구멍(internal urethral orifice) 사이의 삼각형 부위는 항상 편평하여 이 부위를 방광삼각(vesical trigone)이라고 한다(그림 12-8).

방광의 벽은 점막, 점막밑조직, 근육층 및 장막 또는 바깥막으로 이루어져 있다. 점막은 이행상피로 덮여 있고, 소변이 채워져 있는 상태에 따라 두께가 다르며, 요관과 요도의 구멍 근처의 고유판에는 작은 점액샘들이 있다. 점막밑조직은 많은 탄력섬유를 가진 두꺼운 성긴결합조직이다. 근육층은 세 층으로서 속세로, 중간돌림 및 바깥세로층이 구별된다. 방광의 윗면은 장막인 배막으로 덮여 있고, 그밖의 부분은 바깥막으로 싸여 있다.

요도

요도(urethra)는 소변을 방광으로부터 몸밖으로 배설하는 관으로, 그 구조가 남자와 여자에서 크게 다르다.

여성요도

여성요도(female urethra)의 길이는 약 4 cm이고, 질의 앞벽에 밀착되어 있으며, 질입구(vaginal orifice)의 바로 앞쪽에 열려 있다. 요도의 벽은 점막, 근육층, 바깥막으로 되어 있다.

점막은 부위에 따라 달라 방광 가까이에서는 이행상피로, 중간 부위에서는 거짓중층원주상피로, 그리고 바깥요도구멍 근처에서는 중층편평상피로 덮여 있다. 고유판은 많은 탄력섬유를 가진 성긴결합조직으로 구성되어 있으며, 그 속에 요도샘(urethral gland)이 있고, 또 정맥굴(venous sinuses)이 특히 잘 발달되어 있어 해면조직(cavernous tissue)을 이루고 있다. 요도샘은 점액샘으로 요도의 속공간으로 열려 있으며 그 수는 남자에 비하여 적다.

근육층은 방광의 근육층과 연결되어 있는 민무늬근육층으로 속세로 및 바깥돌림층으로 되어 있으며, 특히 비뇨생식가로막(urogenital diaphragm) 속의 요도부위에는 돌림방향으로 배열되어 있는 수의근육인 요도조임근(urethral sphincter muscle)이 있다.

남성요도

남성요도(male urethra)의 길이는 17~20 cm이며, 방광의 아래각으로부터 아래쪽으로 나와 전립샘(prostate)의 중앙을 수직으로 통과한 후 비뇨생식가로막을 뚫고 음경(penis)의 요도해면체(corpus spongiosum penis) 속을 지나 외부로 열린다. 이에 따라 요도는 전립샘요도 (prostatic urethra), 막요도 (membranous urethra), 음경요도 (penile urethra)의 세 부위로 나누어지며(그림 12-8), 길이는 각각 약 3 cm, 1 cm, 15 cm이다.

요도 전립샘부분의 뒤벽에는 위아래로 길게 융기된 요도능선(urethral crest)이 있는데, 특히 그 중앙부분에 방추상으로 돌출된 구조를 요도둔덕(seminal colliculus)이라고 한다. 요도둔덕의 중앙에는 뒤쪽으로 오목하게 들어간 곳이 있는데 이를 전립샘소실(prostatic utricle)이라고 하며, 그 양옆에 좌우의 사정관(ejaculatory duct)이 열려 있다. 전립샘소실은 여자의 자궁과 상동기관이다. 요도 전립샘부분의 점막에는 요도 주위에 형성되어 있는 전립샘의 도관들이 열려 있다.

요도 가로막부분의 주위에는 수의근육인 요도조임근이 돌림방향으로 배열되어 있고, 이 요도의 뒤쪽 좌우에는 망울요도샘(bulbourethral gland)의 샘몸통이 위치하고 있다(그림 12-8).

요도의 해면체부분은 음경 속에 있는 부분으로 요도해면체의 중앙을 지나 외부로 열려 있다. 음경귀두(glans penis) 속에 있는 요도의 끝부분은 그 속공간이 넓어져 있는데 이 부분을 요도배오목(navicular fossa)이라고 한다. 요도해면체의 몸쪽끝에는 오른쪽과 왼쪽 망울요도샘의 샘관이 각각 열려 있다.

요도의 상피는 부위에 따라 다른데, 전립샘요도는 방광과 같은 이행상피로, 막요도와 대부분의 음경요도는 중층 또는 거짓중층원주상피로 덮여 있고, 요도배오목에서는 중층편평상피로 되어 있다. 고유판의 구조는 요도의 각 부위에 따라 다른데 전립샘부분의 고유판은 전립샘의 버팀질과 이어져 있고, 가로막부분에서는 주위의 결합조직과 연결되어 있다. 해면체부분의 고유판은 요도해면체에 이어가고 있고, 해면체 속에는 정맥얼기가 잘 발달되어 있어 해면조직을 이루고 있다. 음경요도의 고유판에는 점액샘인 요도샘(urethral gland, 리트르샘 Littre's gland)들이 곳곳에 있으며, 또 상피 속에는 몇몇 점액세포들로 이루어진 작은 상피속샘(endoepithelial gland)들이 있다.

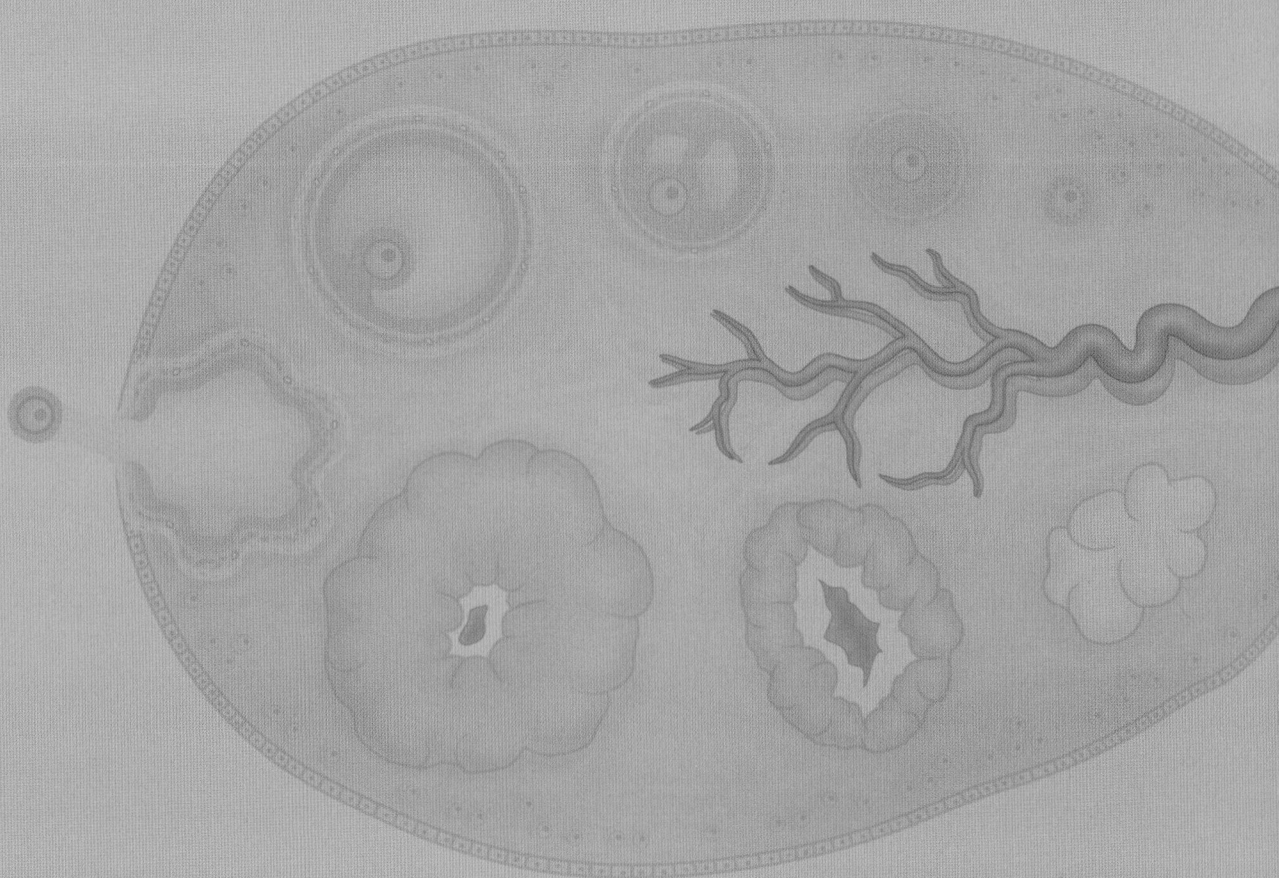

제 13 장

생식계통

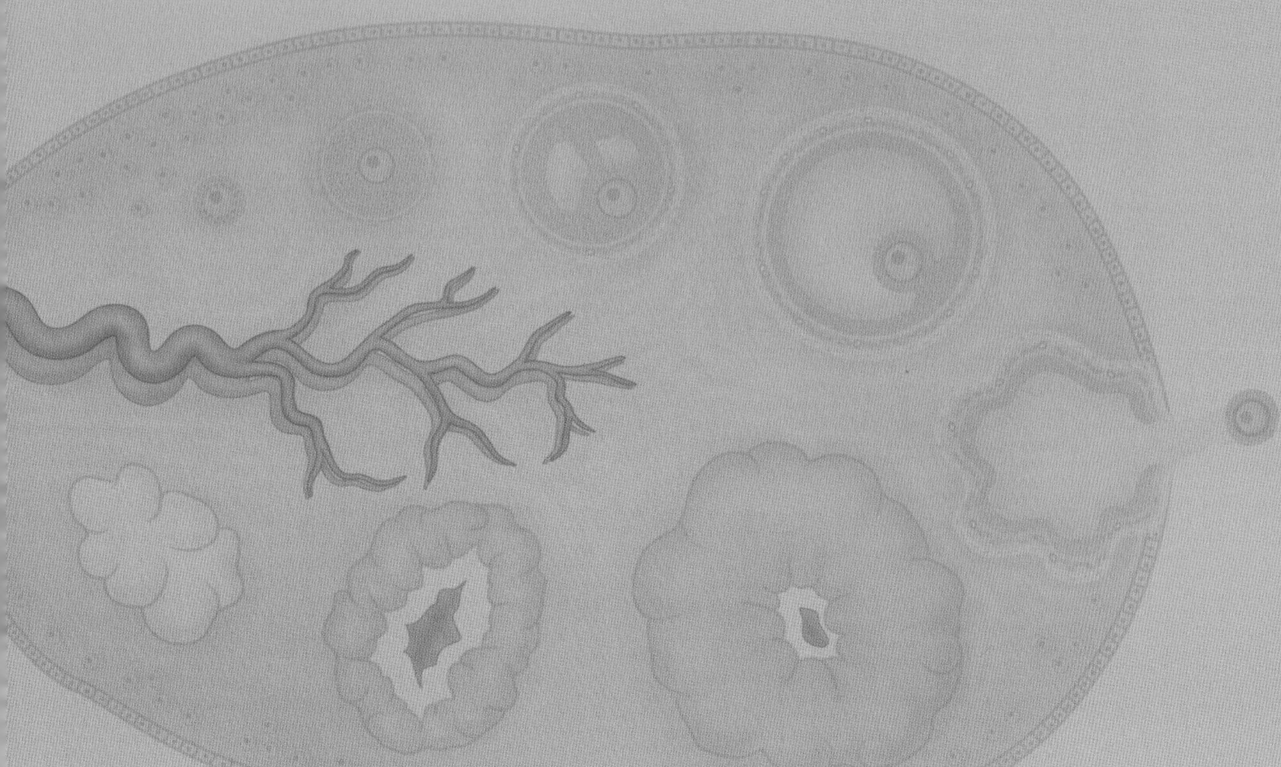

생식계통(reproductive system)은 생식의 필수요소인 생식세포(생식자 gamate)를 생산하는 생식샘과 그 외 부속기관으로 구성된다.

남자에서 생식샘은 고환(testis)이며, 여기서는 정자를 생산하고, 이차성징을 일으키는 남성 호르몬을 분비한다. 부속기관은 고환을 감싸고 있는 음낭(scrotum), 고환으로부터 정자의 이동 통로가 되는 부고환(epididymis), 정관(ductus deferens), 사정관(ejaculatory duct)이 있고, 성교기관으로서 음경(penis)이 있다. 또 부속샘으로는 정낭(seminal vesicle), 전립샘(prostate), 망울요도샘(bulbourethral gland) 등이 있다(그림 13-1).

여자에서 생식샘은 난소(ovary)로 남자의 고환에 해당하여 난자의 생산 뿐 아니라 생식주기에 영향을 미치는 여성호르몬을 분비한다. 부속기관으로는 배란된 난자가 이동하는 통로인 자궁관(uterine tube), 수정된 난자가 태아로 성장할 수 있는 장소인 자궁(uterus), 성교 시에 음경을 수용하고 분만 시에 태아가 통과하도록 체외로 열려 있는 질(vagina)이 있다(그림 3-11). 질의 입구는 처녀막(hymen)에 의하여 부분적으로 가로막혀 있다. 그리고 밖에 있는 기관으로는 불두덩(mons pubis), 음핵(clitoris), 대음순(labium majus), 소음순(labium minus) 등이 있다(그림 13-17).

샅(회음 perineum)은 골반의 출구에 해당하는 부위로 앞쪽부분에는 비뇨기관 및 생식기관이 있어 비뇨생식부위(urogenital triangle)라고 하며, 뒤쪽부분에는 항문이 있기 때문에 항문부위(anal triangle)라

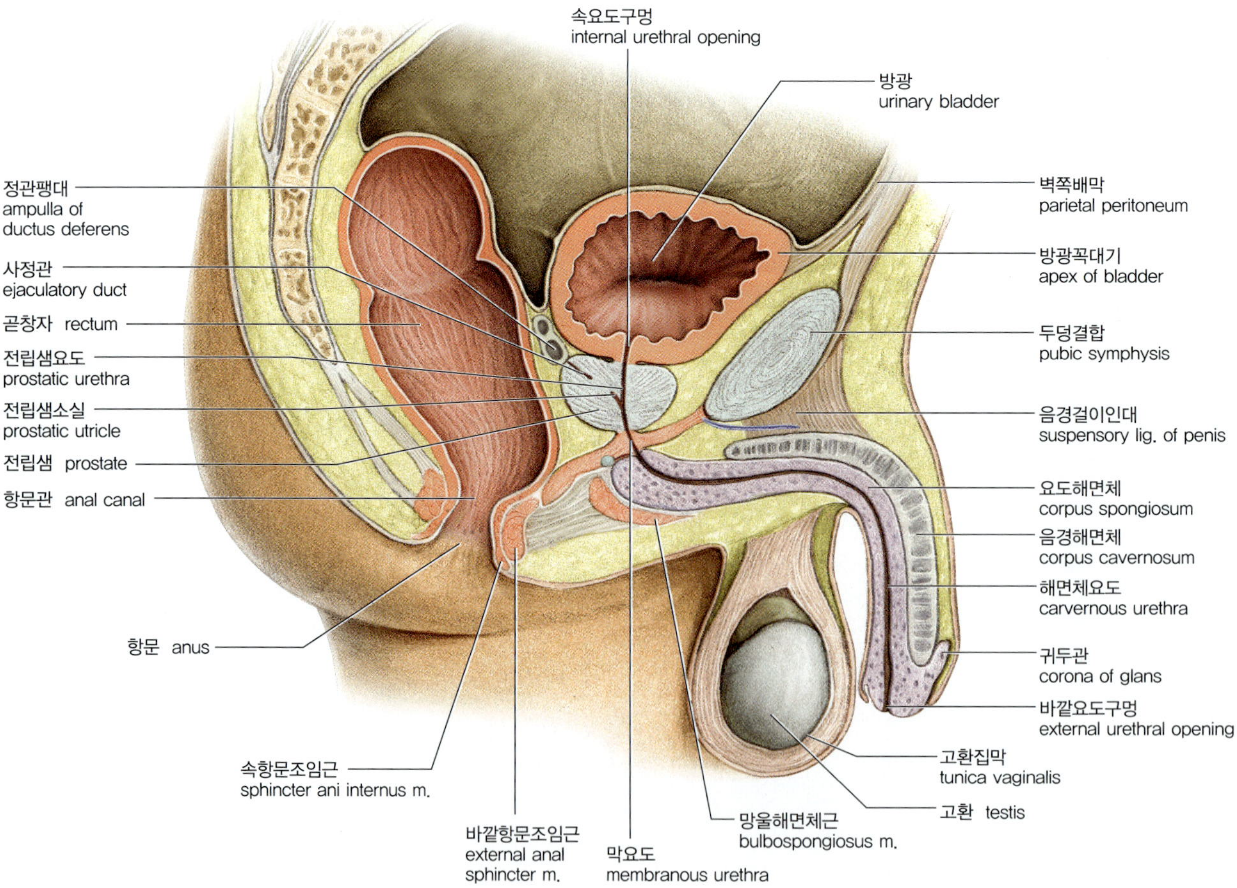

그림 13-1. 남성 생식계통(male reproductive system)의 모습.

고 한다(그림 3-18).

젖샘(mammary gland)은 피부에서 유래한 구조물이지만 특히 여자의 경우 생식계통의 기능적 상태와 관련되어 변화하므로 이 단원에서 기술하고자 한다.

남성 생식계통

음낭

음낭(scrotum)은 고환과 부고환 및 관련구조물을 싸고 있는 주머니모양의 피부 구조물로, 태생기에 고환이 밑으로 내려올 때 앞배벽이 아래쪽으로 밀려나가서 이루어진 것이기 때문에 음낭의 각 층은 앞배벽을 구성하고 있는 것과 거의 같은 층으로 되어 있다. 음낭의 정중선에는 피부의 표면이 다소 높아져 있는 솔기(raphe)가 형성되어 있으며, 이 솔기의 속은 음낭을 양쪽부분으로 나누는 사이막(중격 septum)으로 이어진다. 음낭의 왼쪽부분은 오른쪽보다 약간 더 처져 있는데, 이것은 왼쪽 정삭(spermatic cord)이 더 길기 때문이다. 음낭의 피부밑조직에 해당하는 음낭근막(tunica dartos)에는 민무늬근육으로 된 음낭근(dartos muscle)이 두꺼운 층을 이루고 있으며, 이 근육은 바깥온도의 변화에 반응하여 차가우면 수축하여 음낭을 주름지게 하고, 따뜻하면 이완하여 음낭이 늘어지게 된다. 음낭의 속에는 밀폐된 고환집공간(cavum of tunica vaginalis)이라고 하는 좁은 공간이 형성되어 있는데, 이 공간은 고환이 내려올 때 얼마 동안까지 배안과 연락되었던 공간으로 소량의 장액이 차 있다. 고환집공간의 내면은 배막에서 기원한 장막인 고환집막(tunica vaginalis)으로 덮여 있으며, 고환집막의 뒤에 고환이 위치한다. 고환에는 정삭을 따라 내려온 고환올림근(cremaster muscle)이 붙어 있는데, 이 근육은 뼈대근육으로 샅고랑인대와 두덩뼈능선에서 일어나 정삭을 따라 내려와 고환에 붙고 있음으로써 고환을 위쪽으로 들어올리는 역할을 한다.

고환

고환(testis)은 한 쌍의 남자 생식샘이며, 정삭에 의하여 음낭 속에 매달려 있다. 초기 태아시기에 고환은 뒤배벽에서 발생하지만, 출생 전에 고환이 하강하며 고샅굴(inguinal canal)을 통해서 음낭에 도달한다.

고환은 다소 납작한 난원형이며 크기는 길이 4 cm, 넓이 2.5 cm, 무게는 10~14 g 정도이다. 고환의 구조를 보면 겉은 섬유막인 백색막(tunica albuginea)으로 싸여 있고, 이 막으로부터 섬유성 고환사이막(testicular septum)이 속으로 뻗어 들어가 여러 개의 고환소엽(testicular lobule)으로 나누고 있다. 각 고환소엽에는 길이가 30~70 cm 정도인 1~3개의 정세관(seminiferous tubule)이 들어 있다. 정세관은 백색막 쪽에서 막혀 있고, 그 반대쪽 끝은 고환의 뒤위쪽에 있는 고환세로칸(mediastinum testis)에서 곧은정세관(straight tubule)으로 연결된다. 이 곧

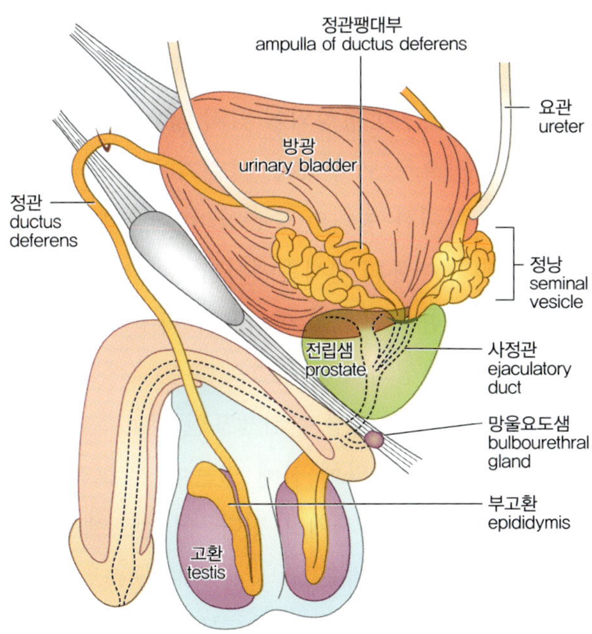

그림 13-2. 고환(testis)과 그에 연결된 도관계통의 모식도.

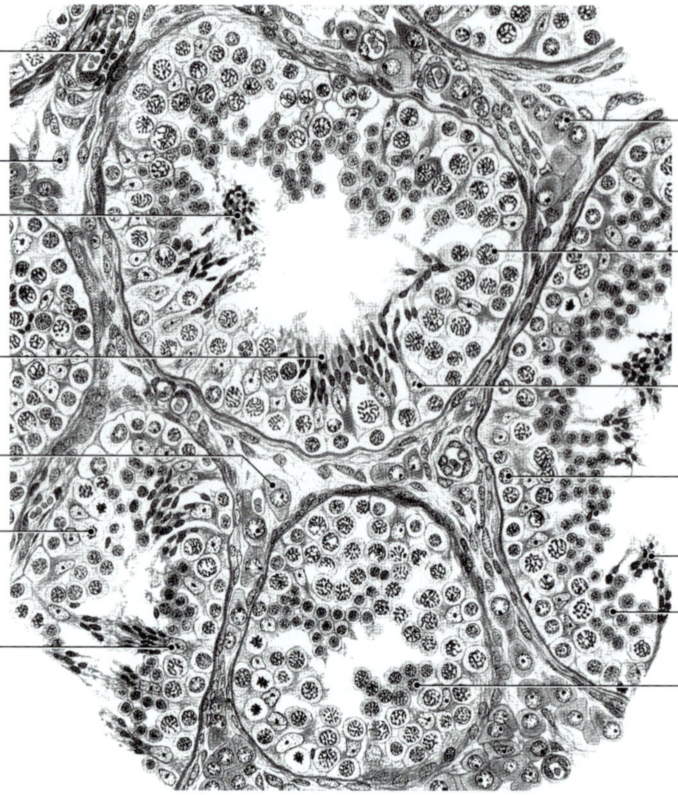

그림 13-3. 정세관의 배열을 보여주는 고환의 세로절단면.

은정세관들은 고환세로칸 속의 고환그물(rete testis)로 이어진 다음 고환날세관(efferent ductule)을 통하여 부고환관(ductus epididymidis)으로 연결된다.

사춘기 이전의 미성숙 상태의 정세관을 관찰하면, 정세관에 속공간이 형성되어 있지 않으며 상피세포들이 끈 모양으로 모여 있다. 사춘기 중에 속공간이 나타나며, 특이한 형태의 중층상피로 덮여 있는 정세관이 된다. 어른의 정세관에서는 정자의 발생단계에 있는 다양한 세포들이 상피층을 이루고, 속에 넓은 속공간이 형성되어 있다(그림 13-3).

정세관상피에서 가장 원시세포인 정조세포(spermatogonia)는 바닥막에 접해 있는데, 비교적 작고 (12 μm) 둥근 핵을 가지고 있다. 이 정조세포들이 분열하여 일차정모세포(1st spermatocyte)로 된다. 일차정모세포는 정조세포보다 크며(17~19 μm), 일차감수분열에 의하여 이차정모세포(2nd spermatocyte)로 되고, 이차정모세포는 이차감수분열을 하여 정자세포(spermatid)로 된다. 새롭게 생겨난 정자세포의 크기는 정모세포의 절반 정도이며, 더 이상 분열하지 않고 무리를 이루어 버팀세포(supporting cell, 세르톨리세포 Sertoli cell)에 접해 있으면서 변태과정을 거쳐 운동성이 있는 정자(sperm)로 된다. 이와 같이 정조세포로부터 정자가 형성되기까지의 과정 전체를 정자발생(spermatogenesis)이라고 한다. 이 과정에서 정조세포로부터 정모세포가 분화해 나오는 과정을 정모세포형성(spermatocytogenesis)으로, 그리고 정자세포가 정자로 변형되어 가는 과정을 정자완성(spermiogenesis)으로 구분한다. 정세관상피의 버팀세포는 크고 불규칙한 모습으로 바닥막 위에 놓여 있고, 속공간쪽 면에는 여러 정자세포들이 박혀 있으며, 버팀세포의 사이에는 증식 분화 중인 정조세포, 일차 및 이차정모세포, 변태 중인 정

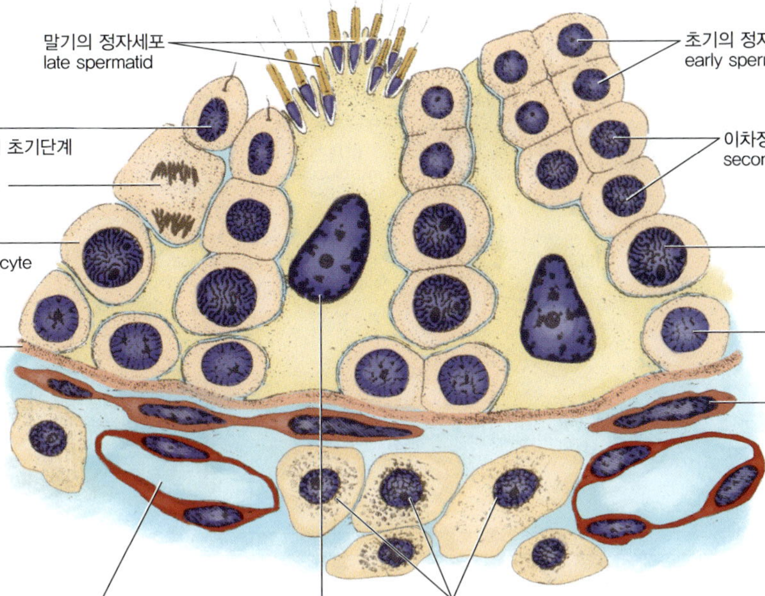

그림 13-4. 정세관(seminiferous tubule)과 사이질조직(interstitial tissue)의 구조를 나타내는 모형도. 정세관의 상피에서는 정모세포형성(spermatocytogenesis)과 정자완성(spermiogenesis)의 단계를 거쳐 일어나는 정자발생(spermatogenesis)의 과정을 볼 수 있다.

자세포들이 존재한다. 버팀세포는 정자발생 세포들에게 정자발생과정 중에 필요한 영양분을 공급해 주는 역할을 하며, 또한 정자세포의 변태과정에서 탈락한 세포질조각인 잔류소체(residual body)를 포식처리한다(그림 13-4, 5).

정세관 사이의 사이질 결합조직에는 난원형의 사이질세포(interstitial cell, 라이디히세포 Leydig cell)가 무리지어 있다. 이 세포는 남성호르몬(testosterone)을 생산하며, 남자의 이차성징을 나타내도록 한다.

곧은정세관과 고환그물은 단층입방상피로 이루어져 있다. 그리고 고환그물에서 이어지는 고환날세관들은 고환의 피막을 뚫고 부고환(epididymis)의 머리(head) 부분으로 들어가 심하게 꼬인다. 고환날세관은 섬모세포과 비섬모세포들이 무리지어 있는 거짓중층원주상피로 덮여 있고, 고유판의 곁에는 얇은 민무늬근육층이 있다.

정자

성숙한 정자(sperm, spermatozoon)는 길이가 60 μm 정도인 운동성이 있는 세포로 정액(semen) 속에 포함되어 있다. 정자는 머리(head), 목(neck) 및 꼬리(tail)로 구분된다(그림 13-5). 머리는 원반형으로 길이가 4~5 μm이고 두께는 2~3.5 μm이며, 그 대부분을 핵이 차지하고 있고, 핵의 앞부분을 첨단체(acrosome)가 싸고 있다. 목은 머리와 꼬리 사이의 잘록한 부분이며, 그 속에 중심소체가 자리하고 있다. 꼬리는 편모로 그 속에 축미세관이 길게 끝까지 뻗어 있다. 꼬리는 다시 중간부분(middle piece), 으뜸부분(principal piece), 끝부분(end piece)으로 구분되며, 중간부분에는 다수의 사립체가 나선상으로 밀집되어 있다.

부고환

부고환(epididymis)은 고환의 뒤에 붙어 있는 초

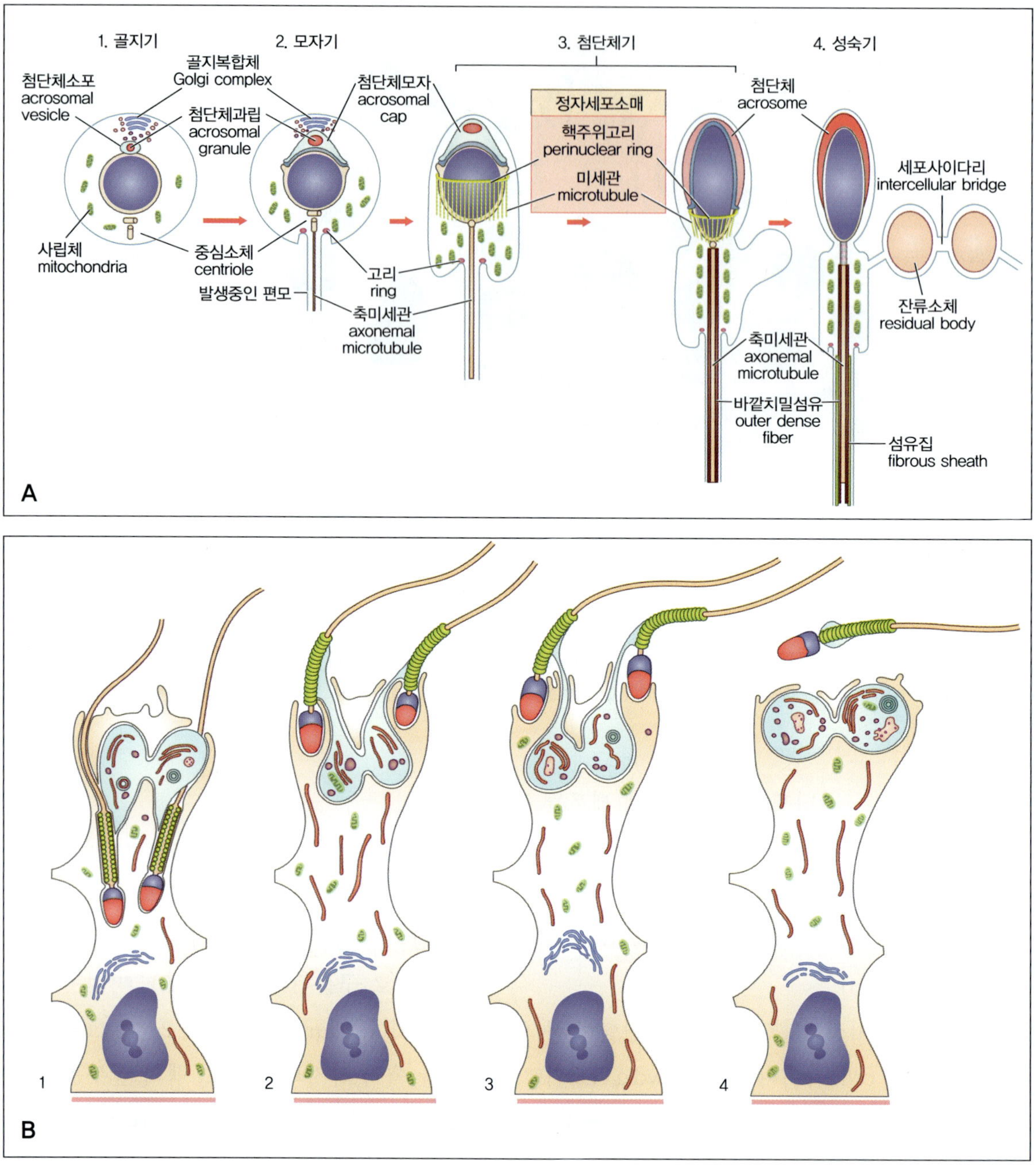

그림 13-5. A : 정자완성(spermiogenesis) 과정 모식도. B : 정자유리(spermiation) 과정의 단계를 나타내는 모식도. 버팀세포(세르톨리세포)에 머리를 박고 있는 정자세포가 성숙해감에 따라 여분의 세포질이 세포사이다리에 의하여 연결된 채로 편모쪽으로 쓸리고, 이어서 잔여세포질의 연결줄기가 끊김으로써 비로소 정자가 자유롭게 유리된다. 탈락한 잔류소체는 세르톨리세포에 의하여 포식 처리된다.

승달모양의 기관으로 상단에서 확장된 머리(head), 중간의 몸통(body), 아래쪽의 꼬리(tail)로 구성된다(그림 13-2). 부고환머리에는 고환에서 계속된 고환날세관들이 차례로 합쳐져서 부고환관(ductus epididymidis)으로 이어진다. 부고환관은 하나의 긴 관(길이 4~6 m)이며, 부고환몸통과 꼬리를 지나면서 심하게 꼬여 있고, 그 끝은 정관(ductus deferens)으로 이어간다. 부고환관은 부동모(stereocilia)를 가진

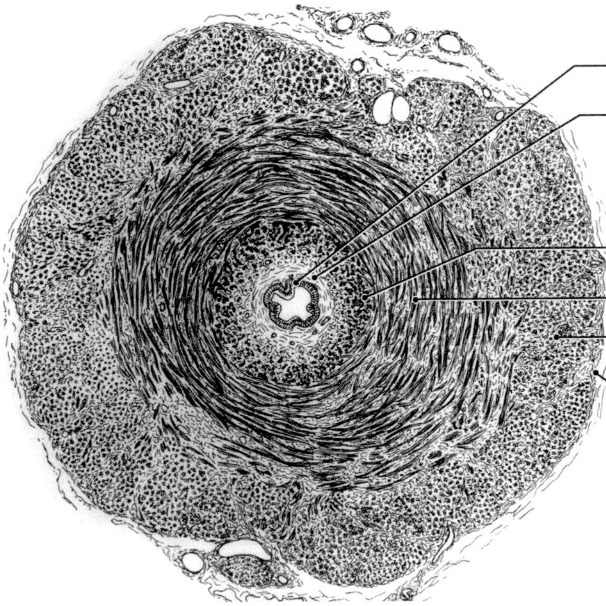

그림 13-6. 정관(ductus deferens)의 가로단면.

높은 거짓중층원주상피로 덮여 있고, 고유판의 겉에는 얇은 민무늬근육층이 있다. 부고환은 정자의 저장소이며, 정자는 이곳에 머물면서 기능적으로 성숙한다. 사정 때에는 부고환관의 민무늬근육이 수축하여 정자를 정관 속으로 밀어낸다.

정관

정관(vas deferens, ductus deferens)은 부고환관에서 계속되는 관으로 부고환 하단에서 시작하여 고환의 안쪽을 따라 위로 올라가서 샅부위에 이르며, 계속해서 고샅굴(inguinal canal)을 지나 배안으로 들어가고, 골반의 가쪽벽을 가로질러서 요관을 돌아 방광의 뒤벽에 이른다. 여기에서 정관은 넓어져서 팽대부분(ampulla)을 이루고, 팽대부분의 하단은 다시 좁아져서 정낭의 배출관과 합쳐진다. 이 합쳐진 관은 전립샘(prostate)을 비스듬히 지나 요도의 전립샘부분으로 열리는데 이 관이 사정관(ejaculatory duct)이다(그림 13-8, 9).

정관은 직경이 2~3 mm이며 길이는 약 30 cm 정도이다. 정관의 벽은 세 층으로 구성되어 있다. 벽의 바깥층은 성긴결합조직으로 구성되며, 중간의 두꺼운 근육층은 속세로층, 중간돌림층, 바깥세로층으로 배열되어 있다. 거짓중층원주상피와 소량의 고유판으로 되어 있는 안쪽의 점막은 몇 개의 긴 세로주름을 형성하고 있다(그림 13-6).

고환의 위쪽에서부터 고샅인대까지의 정관은 동반하고 있는 동맥, 정맥, 림프관, 신경과 함께 결합조직으로 싸여 굵은 끈처럼 되어 있는데 이것을 정삭(spermatic cord)이라고 하며, 그 겉에 고환올림근이 싸고 있다(그림 13-7).

고환의 하강

태생기 배자 7주경에 아랫배 배막이 음낭쪽으로 밀리게 되는데, 이때 아래쪽으로 밀려난 부분을 고환집돌기(processus vaginalis)라고 한다. 이 고환집돌기는 발생이 진행되면서 배근육과 근막의 여러 층이 함께 더 아래쪽으로 내려가서 고샅굴로 들어간다. 그리고 비뇨생식능선(urogenital ridge)에서 발생한 고환을 고환길잡이(gubernaculum testis)가 음낭 속벽에 연결시킨다. 신체의 급속한 성장에 의하

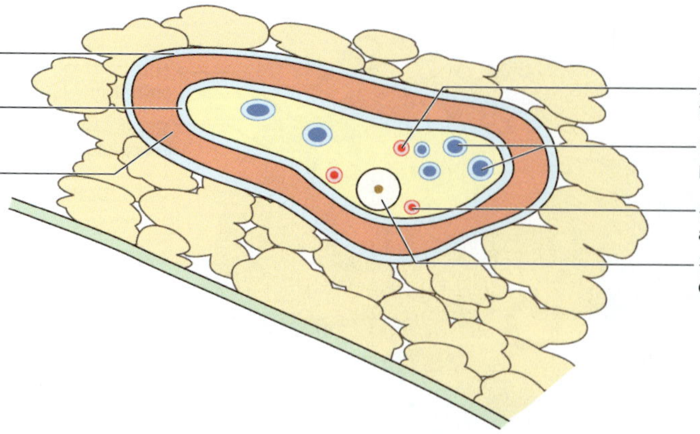

그림 13-7. 정삭(spermatic cord)의 가로절단면.

여 고환길잡이는 상대적으로 짧아지며, 고환은 아래쪽으로 당겨지게 된다. 따라서 고환은 배막 뒤에서 아래쪽으로 이동되며, 고환길잡이에 의하여 고샅굴을 통하여 음낭 속의 고환위치에 있게 된다. 이렇게 고환하강이 이루어지면서 고환에 이어진 정관, 혈관, 신경 등도 아래로 끌어당겨진다. 음낭의 밑바닥에 도달한 고환집돌기는 고샅굴이 좁아짐에 따라 점차 오므라들고, 마침내 배안으로부터 분리된 고환집공간으로 남게 된다. 고환집공간의 내면은 배막에서 기원한 장막으로 덮여 있는데, 이를 고환집막(tunica vaginalis)이라 하며, 이 막의 내장층은 고환집공간의 뒷벽에 있는 고환과 부고환을 덮고 있고 벽층은 나머지 부위의 속공간면을 싸고 있다.

출생 후 오랫동안 고환집돌기가 관상으로 남아 있는 경우 이곳에서 탈장(hernia)이 잘 일어난다. 선천적으로 고환의 하강이 온전히 일어나지 않고 하강 중에 멈춘 상태로 뒤배벽 또는 고샅굴 속에서 머물러 있는 경우가 있는데, 이런 상태를 잠복고환(cryptorchism)이라고 하며, 이 경우 고환의 온도가 음낭에서보다 높기 때문에 정자발생이 정상적으로 이루어지지 않으므로 남자불임이 된다.

부속샘

정낭

정낭(seminal vesicle)은 방광의 뒤에서 길이 5 cm, 폭 2 cm 정도의 코일처럼 말려 있는 주머니모양의 샘이다(그림 13-8). 정낭은 정자를 저장하는 곳이 아니며, 정자의 운동을 자극하고 산성 환경의 질 속에서 정자를 보호하는 데 필요한 약한 알칼리성(pH 7.2) 분비물을 생산한다. 분비물은 도관을 통하여 사정관으로 배출된다. 정낭의 벽은 점막, 근육층, 바깥막으로 구성되어 있다. 점막은 다양한 형태의 주름을 이루고 있으며, 근육층은 민무늬근육으로 된 속돌림층과 바깥세로층으로 이루어져 있다.

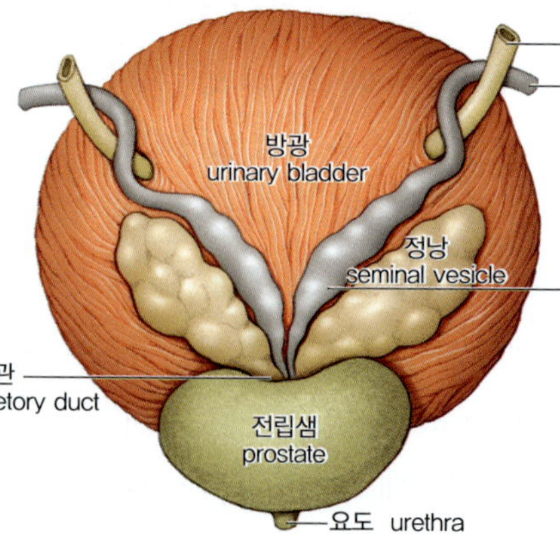

그림 13-8. 방광의 뒷면에서 본 정낭(seminal vesicle), 정관(ductus deferens)과 정관팽대(ampulla of ductus deferens) 및 전립샘(prostate)의 위치.

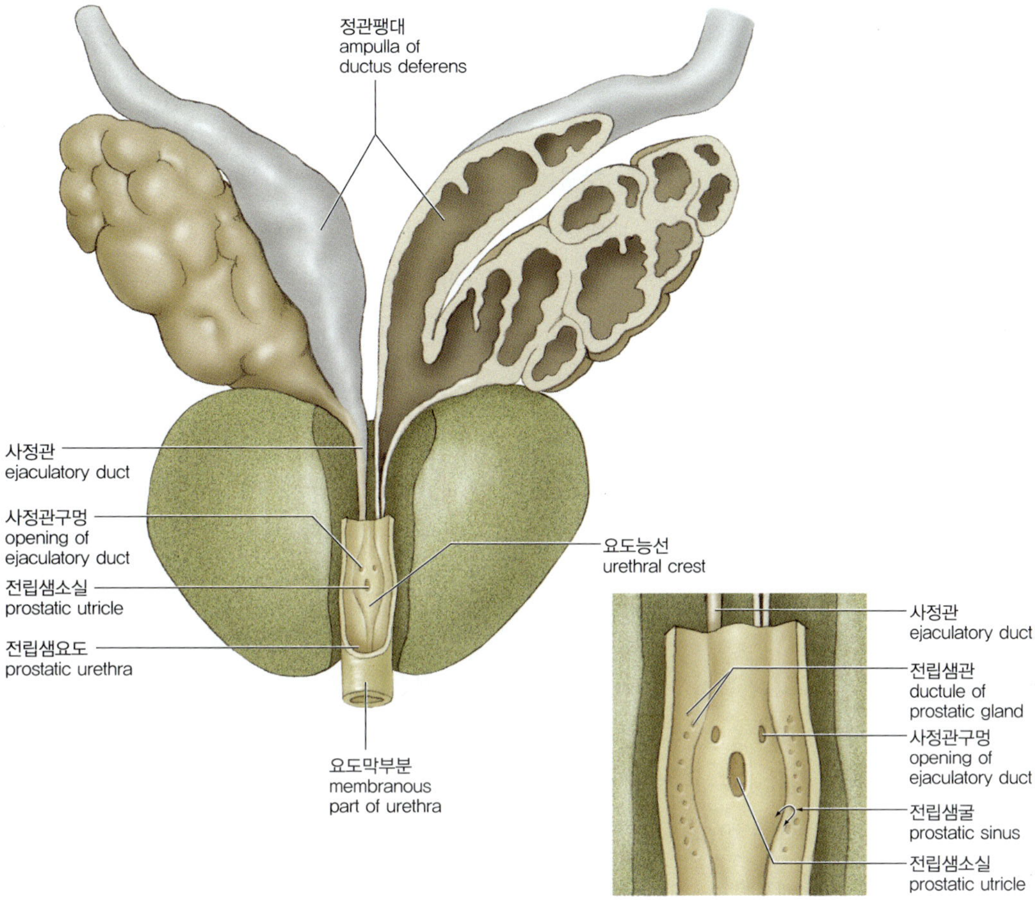

그림 13–9. 전립샘(prostate)의 시상단면.

전립샘

전립샘(prostate)은 방광의 바로 밑에서 요도전립샘부분 주위를 둘러싸고 있는 밤톨모양의 샘으로 크기는 바닥부분의 좌우 직경이 4 cm, 앞뒤 직경 2 cm, 높이 3 cm 정도이다(그림 13–8, 9). 전립샘은 곧창자의 앞에 있으므로 손가락으로 곧창자벽을 통하여 이를 촉지할 수 있다.

전립샘은 피막으로 싸여 있고, 속의 버팀질에는 다량의 민무늬근육이 있어 분비부위를 다양하게 둘러 감고 있다. 전립샘의 실질은 부위에 따라 요도의 점막에 있는 점막샘(mucosal gland), 점막밑조직에 있는 점막밑샘(submucosal gland), 점막밑샘의 주위에 넓게 있는 으뜸샘(main gland)으로 구분되며, 이들의 도관은 전립샘요도의 곳곳에 열려 있다(그림 13–9). 전립샘 분비물은 독특한 냄새를 내는 묽은 유백색 액체로서 정자의 운동을 자극한다. 나이가 많은 남자의 경우 샘포의 속공간에서 흔히 전립샘돌(prostatic concretion)이 관찰된다. 40대 이후의 남자에서는 전립샘비대(prostatic hypertrophy)에 의하여 요도가 부분적으로 막히는 경우가 있다.

망울요도샘

망울요도샘(bulbourethral gland)은 완두콩 크기(직경 약 1 cm)로 요도가로막부분의 양 옆에 한 개씩 있으며, 비뇨생식가로막(urogenital diaphragm)의 근육 속에 묻혀 있다. 샘관은 비뇨생식가로막을 지나 음경요도의 몸쪽 끝에 각각 열리고 있다(그림 13–2). 망울요도샘의 분비물은 점액질로 성적 자극과 성교 시에 방출되어 요도의 윤활물질로 작용한다.

정액

정액(semen)은 고환, 부고환, 정낭, 전립샘, 망울요도샘 등에서 분비되는 복합분비물로 옅은 노란색을 띠는 유백색의 진득진득한 액체이며, 밤꽃향 비슷한 냄새가 난다. 정액의 1회 사정량은 약 3 ml이며, 그 속에 2~3억 개의 정자가 들어 있다. 사정된 정자는 적절한 조건하에서 1분에 3~5 mm를 움직여 갈 수 있으며, 정자의 수정 능력은 사정후 약 2일까지 존속된다.

음경

음경(penis)은 남자의 성교기관(copulative organ)으로 발기조직(erectile tissue)으로 된 세 개의 원주형 해면체와 음경요도(penile urethra), 그리고 전체를 덮고 있는 피부로 이루어져 있다.

해면체 중에서 두 개의 음경해면체(corpus cavernosum)는 음경의 등쪽에 있다. 이들은 백색막(tunica albuginea)이라는 치밀결합조직에 의하여 둘러싸여 있으며, 좌우의 음경해면체는 두 백색막이 합쳐진 음경사이막(septum penis)에 의하여 불완전하게 분리되어 있다. 그리고 백색막으로 둘러싸인 해면체의 속에는 독특한 혈관망인 해면체굴(cavernous sinus)이 조밀하게 형성되어 있다. 양쪽 음경해면체의 몸쪽끝은 두덩결합 근처에서 나뉘어 좌우 음경다리(crus penis)를 이루어 두덩활(pubic arch)의 아래에 부착한다. 좌우의 음경해면체가 만나는 배쪽면에는 요도고랑(urethral groove)이 있으며, 이곳에 요도해면체(corpus spongiosum)가 접하고 있다. 요도해면체의 중앙을 음경요도가 길게 관통하고 있다. 요도해면체의 뒤끝은 둥글게 커져 있는 음경망울(bulbus penis)을 이루고 있으며, 이것은 비뇨생식부위의 밑에 밀착하고 있다. 그리고 요도해면체의 앞끝은 모자모양으로 커져 음경귀두(glans penis)를 이루고 있으며, 이 귀두는 음경해면체의 끝에 고정되어 있다(그림 13-10).

음경의 피부는 가동성이 큰 얇은 피부로 털은 나 있지 않지만 소수의 땀샘과 기름샘이 존재한다. 음경피부는 음경의 끝에서 크게 주름져서 귀두를 덮는 음경꺼풀(prepuce of penis)을 이루고 있으며, 이 주름의 안쪽 피부는 음경귀두의 피부로 이어간다. 귀두와 접하고 있는 음경꺼풀의 안쪽 피부에는 큰 기름샘인 음경꺼풀샘(prepucial gland)이 존재한다. 음경몸통의 피부 밑에는 지방조직이 없는 피부밑조직이 얇게 있으며, 이 조직에는 음낭의 음낭근(dartos muscle)에서 계속된 민무늬근육이 존재한다.

음경의 혈액공급은 속음부동맥(internal pudendal artery)의 가지로 음경망울에 분포하는 음경망울동맥(artery of bulbus penis), 음경의 피부에 분포하는 음경등동맥(dorsal artery of penis), 음경해면체에 분포하는 음경깊은동맥(deep artery of penis), 그리고 음경요도와 요도해면체에 분포하는 요도동맥(urethral artery)에 의하여 이루어진다. 음경해면체와 요도해면체의 해면조직을 돌아 나온 혈액은 백색막의 겉에 있는 몇 개의 날정맥(efferent vein)으로 모아진 다음 음경깊은등정맥(deep dorsal vein of penis)으로 연결된다. 그리고 음경의 피부를 순환한 혈액은 음경얕은등정맥(superficial dorsal vein of penis)을 통해 나간다(그림 13-10).

음경의 신경은 음부신경(pudendal nerve)과 골반신경얼기(pelvic plexus)에서 기원한다. 음부 신경의 감각신경섬유는 음경의 피부 및 피부밑조직에 있는 많은 감각수용기로부터 시작한다.

성적 자극에 의하여 일어나는 음경의 발기(erection)는 척수엉치분절의 부교감성 혈관확장신경이 음경해면체의 발기조직에 혈액을 공급하는 음경깊은동맥의 가지인 나선동맥(helicine artery)에 작용-

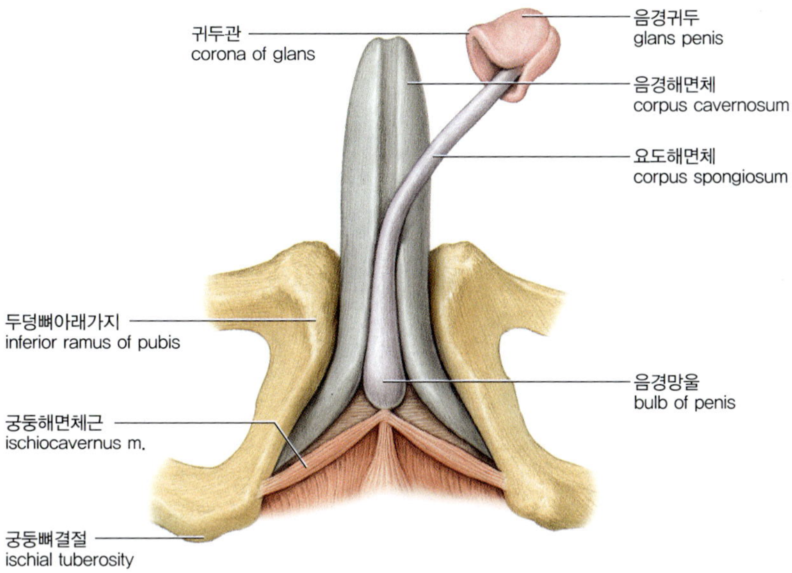

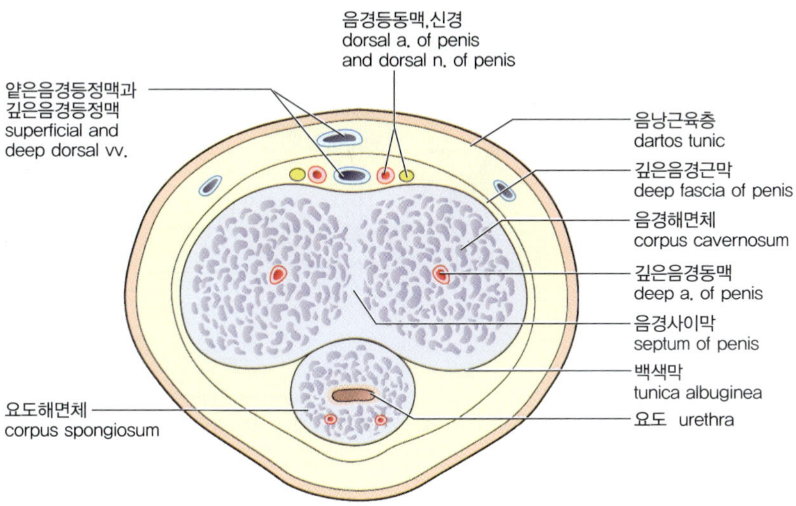

그림 13–10. A: 음경(penis)의 아래에서 본 음경해면체와 요도해면체. B: 음경몸통의 횡단면.

하여 일어난다. 즉 이 자극으로 나선동맥이 확장하여 갑자기 많은 양의 혈액이 해면체굴로 흘러들고, 그로 인하여 해면체굴이 넓어져 해면체 전체가 확장되고 백색막도 팽창하여 수출정맥이 압박을 받게 되며, 그 결과 수출정맥을 통한 혈액의 유출을 막는다. 이로써 많은 양의 혈액이 해면체굴을 채우게 되어 음경해면체의 발기상태가 일어나게 된다. 사정과 극치감(orgasm)이 있은 후에는 부교감신경의 활성이 감소하여 나선동맥이 수축함으로써 혈액이 적게 흘러들고, 또한 눌려 있던 날정맥이 확장되면서 해면체굴의 혈액이 유출되어 발기상태가 서서히 가라앉아 무력상태로 돌아간다. 이와 같은 음경해면체의 발기상태에서도 요도해면체의 혈액순환은 거의 영향을 받지 않아 요도해면체가 부풀지 않으며, 따라서 음경해면체의 발기 중에도 정액이 요도를 통하여 사정된다.

여성 생식계통

난소

난소(ovary)는 한 쌍의 난원형 실질기관으로 길이가 약 3~4 cm, 폭이 약 2 cm, 두께는 약 1 cm이다. 난소는 작은골반의 양쪽에서 난소간막(mesovarium)의 끝에 매달려 있되 자궁과 연결되어 있는 난소인대(ovarian ligament)와 골반벽에 연결되어 있는 난소걸이인대(suspensory ligament)에 의하여 지지되고 있다(그림 13-11, 12). 난소에서 난소간막이 붙어 있는 가장자리를 문(hilus)이라고 하며, 이곳을 통하여 난소에 분포하는 혈관, 림프관, 신경이 드나든다.

난소의 표면은 단층입방상피인 표면상피(surface epithelium)로 덮여 있고, 표면상피의 바로 밑에는

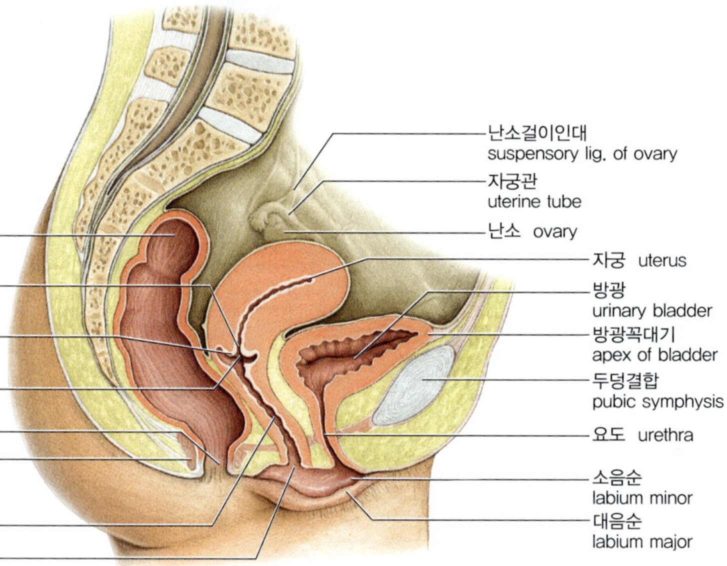

그림 13-11. 여성 생식계통(female reproductive system)의 시상단면.

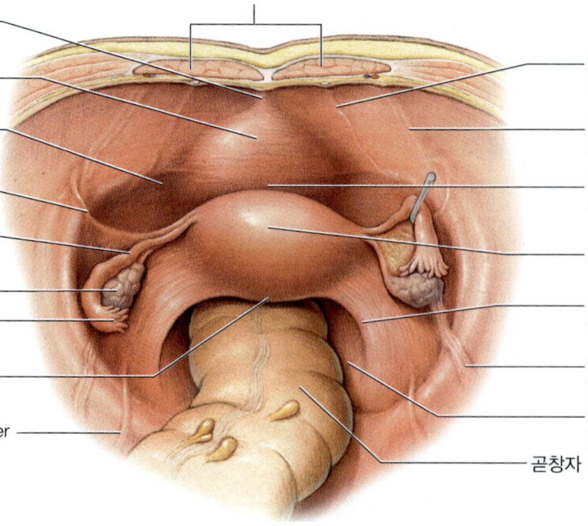

그림 13-12. 여자 골반속 장기의 위치관계.

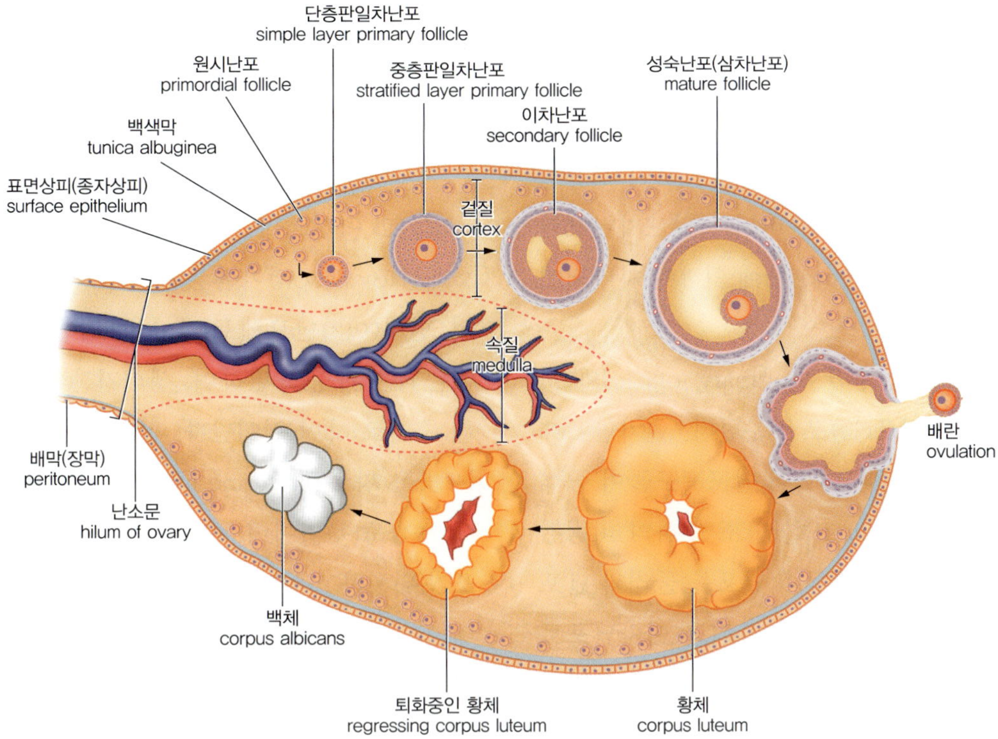

그림 13-13. 난소(ovary)의 구조.

치밀결합조직층이 얇게 형성되어 있는데 이를 백색막(tunica albuginea)이라고 한다. 난소의 실질은 중심부의 속질(medulla)과 그 주변부의 겉질(cortex)로 구분한다.

겉질의 버팀질은 결합조직세포들이 많은 세포성 결합조직으로 이루어져 있으며, 그 속에 여러 성숙 단계에 있는 난포(ovarian follicle), 황체(corpus luteum), 백체(corpus albicans) 등이 존재한다(그림 13-13).

난자발생과 난포형성

난자(ovum)는 태생기 초기에 요막(allantois)에 가까운 난황낭(yolk sac)의 일부 내배엽세포가 생식능선(genital ridge)으로 이동한 원시종자세포(primordial germ cell)가 분열 증식한 난조세포(oogonium)로부터 발생하며, 출생 때까지 난조세포의 분열에 의하여 많은 수의 일차난모세포(primary oocyte)가 생겨난다. 이 과정에서 난모세포는 난소의 표면상피에서 기원한 소포세포(follicular cell)들에 의하여 둘러싸여 난포(ovarian follicle)를 형성하는데 이 난포를 원시난포(primordial follicle)라 한다. 원시난포의 일차난모세포는 1차감수분열을 시작하되 전기(prophase)에서 감수분열과정이 진행되지 않은 채 출생 이후 사춘기까지 또는 생식기간에서도 난모세포가 성장을 시작할 때까지 오랜 기간 머물러 있게 되는데 그 기간은 15년 이상 40년 또는 그 이상이 된다. 사춘기 여자의 난소에는 약 40만 개(한쪽 난소에 약 20만 개)의 원시난포가 존재하며, 이들은 백색막에 가까운 난소겉질의 주변부에 위치해 있다.

사춘기가 되면 배란주기에 맞추어 일부의 원시난포가 성장을 시작한다. 난포의 성장과정에서 일차난모세포의 1차감수분열이 완료되어 이차난모세포(secondary oocyte)가 생겨나며, 이 세포가 난소에서 방출된다. 이와 같이 일차난모세포가 이차난모세포로 되는 과정에서 난포의 모습도 시기에 따라 현저히 변하는데, 원시난포 다음 단계로서 성장 중에 있는 난포를 성장난포(growing follicle)라 하고, 이차난모세포를 가진 마지막 단계의 난포를 성숙난포(mature follicle)라 한다. 이와 같은 난포의 성장은 뇌하수체(hypophysis)에서 분비되는 난포자극호르몬(follicle stimulating hormone)에 의하여 자극되어 일어난다(그림 13-16).

성장난포는 다시 일차난포(primary follicle)와 이차난포(secondary follicle)로 구분한다. 일차난포에서는 난모세포의 성장과 더불어 난포세포들이 증식하여 중층으로 배열하고, 또한 난포 주위의 버팀질에서 유래한 결합조직세포들이 난포를 둘러싸 난포막(theca folliculi)을 형성한다. 그리고 이차난포로 되면 난포세포들이 더 증식하여 난포 자체가 커지면서 난포세포의 사이에 난포액(follicular fluid)으로 차 있는 크고 작은 몇 개의 난포방(follicular antrum)이 형성되며, 난포 주위의 난포막도 더욱 두꺼워진다.

성숙난포는 마지막 단계의 난포로 삼차난포(tertiary follicle, 흐라프난포 Graafian follicle)라고도 부른다. 이 난포는 난포방 속에 다량의 난포액이 축적됨으로써 난포의 크기가 현저히 증가하여 직경이 약 10~20 mm에 이른다. 이 난포에서는 가운데에 하나의 넓은 난포방이 이루어져 있고, 난포세포들은 난포의 주변부로 밀려나 두꺼운 층을 이루고 있는데 이를 과립층(stratum granulosum)이라 한다. 그리고 난모세포는 과립층의 한쪽에 난포세포들이 모여서 난포방쪽으로 둔덕을 형성한 난포세포더미(cumulus oophorus, germ hill)의 속에 묻혀 있다.(그림 13-13).

난포의 과립층세포에서는 중요한 여성호르몬인 에스트로겐(estrogen)이 분비된다. 이 호르몬은 사춘기 여자의 이차성징을 발현시키고, 자궁속막의 주기적 변화를 일으키며, 젖샘발달을 자극하고, 성적 충동을 느끼게 하며, 뇌하수체의 난포자극호르몬 생산을 억제한다. 일반적으로 난자(ovum)라는 용어는 이차난모세포에 국한하여 사용하지만 학자에 따라서는 모든 성장단계의 난모세포를 지칭하기도 한다.

배란과 난포폐쇄

배란(ovulation)이란 성숙난포가 파열되어 그 속의 난자(이차난모세포)가 난소로부터 골반안으로 배출되는 과정을 말하며, 생식기간 동안 약 28일을 한 주기로 하여 일어난다. 난소에서 배란이 일어나는 곳은 자궁관(uterine tube)의 자궁관술(fimbriae)에 가까운 부위이며, 이 부위의 난소겉질에 성숙난포가 위치하고 있어 난소 표면이 겉으로 돌출해 있는데 이 부위를 배란점(stigma)이라 한다. 가임여성에서 배란은 대략 28일마다 일어나되 월경주기의 중간쯤인 제14(13~15)일에 일어나며, 양쪽 난소에서 교대로 일어나는 것이 일반적이다. 또 배란을 위하여 난포가 파열될 때 약간의 출혈과 때로는 이와 관련된 통증을 수반하며, 기초체온이 약간 상승한다. 이런 사실들은 수태 가능성이 있는 성교의 시기를 알 수 있게 한다.

난포폐쇄(follicular atresia)란 난포에서 일어나는 성장 중단, 퇴화, 처리 등 일련의 퇴행성 변화를 말한다. 이런 현상은 태생 말기부터 나타나기 시작하며, 출생 후 사춘기까지 가장 많이 일어나고, 사춘기 이후에서도 나타난다. 가임여성의 난소에서 난포성장은 주기적으로 일어나되 한 주기에서 몇 개의 난포가 동시에 성장을 시작하지만 일반적으로 하나만이 성숙난포로 되고 나머지는 도중에 퇴화한다. 사춘기 이후 생식기간이 40년이라고 할 때 배란되는 난자의 수는 대략 400개에 불과하며, 결국 사춘기 여자의 양쪽 난소에 있는 40만 개의 난포 중에서 대다수가 난포폐쇄를 통하여 퇴화 소실될 운명에 있는 것이다.

황체와 백체

배란된 후 성숙난포를 이루고 있던 과립층의 소포세포와 난포의 주위에 있는 난포막세포들은 갑자기 크기가 증가하면서 세포내에 지방방울이 축적됨으로써 이른바 황체세포(lutein cell)로 변형되며, 이들은 큰 덩어리를 이루어 황체(황색체 corpus luteum)를 형성한다. 이런 변화는 뇌하수체에서 분비되는 황체형성호르몬(luteinizing hormone)의 영향을 받아 일어난다. 황체세포는 프로게스테론(progesterone)을 분비하는데, 이 호르몬은 자궁속막을 증식시키고, 젖샘을 발달시키며, 배란을 억제하고, 수정란을 착상시켜 임신을 유지시키며, 또한 자궁수축을 억제시키는 역할도 한다.

황체의 운명은 배란된 난자가 수정되지 않았을 경우와 수정된 경우에서 다르다. 배란된 난자가 수정되지 않았을 경우 황체는 배란 후 10~12일부터 급속히 퇴화하기 시작하며, 월경주기의 후반기 동안에만 존재하는데 이를 월경황체(corpus luteum of menstruation)라 한다. 황체가 완전히 퇴화하면 그 자리가 섬유성 조직으로 대치되어 반흔조직(scar tissue)을 이루는데 이것을 백체(백색체 corpus albicans)라 한다. 이와 반면에 배란된 난자가 수정이 이루어져 수정란이 자궁에 착상(implantation)하여 태반(placenta)이 형성되면 황체는 퇴화하지 않고 태반에서 분비되는 융모막생식샘자극호르몬(chorionic gonadotropin)의 자극에 의하여 임신 4개월까지 계속적으로 발달하는데, 이를 임신황체(corpus luteum of pregnancy)라 한다. 임신황체는 그 후 서서히 퇴화하지만 출산(parturition)때까지도 남아서 기능을 발휘하며, 출산 후 곧 백체로 되어 소실된다.

이와 같이 난소에서는 난포가 성장하여 배란을 일으키고, 이어서 형성된 황체가 퇴화해 가는 일련의 변화는 월경주기에 맞추어 일어나는데 이를 난소주기(ovarian cycle)라 하며, 배란 시기를 기점으로 하여 그 전반기를 난포기(follicular phase)라 하고, 후반기를 황체기(luteal phase)로 구분한다. 이러한 난소주기는 임신과 동시에 중단되고, 그 이후 출산 후 얼마 동안 중단상태가 지속된다.

자궁관

자궁관(uterine tube, oviduct, Fallopian tube)은 길이가 약 10 cm 정도이며, 안쪽 끝은 자궁에 연결되어 있으며, 가쪽 끝은 난소에 가깝게 끝나고 있다. 자궁관의 안쪽 1/3은 속공간이 좁은 부분으로 잘록(isthmus)이라 하며, 가쪽 부위는 굵고 속공간이 넓어서 팽대(ampulla)라 한다. 그리고 자궁관의 가쪽 끝은 깔때기 모양으로 되어 있어 이 부위를 깔때기(infundibulum)라 하며, 그 자유모서리에는 많은 손가락모양 돌기인 자궁관술(fimbriae)이 형성되어 있다(그림 13-14).

자궁관벽은 세 층으로 구성되어 있다. 속층인 점막층은 단층원주상피와 고유판으로 되어 있다. 바깥층은 장막이며, 중간층은 민무늬근육층으로 바깥세로층과 속돌림층으로 되어 있다. 자궁관팽대부분의 점막은 다른 부분에 비하여 심하게 주름져 있다. 상피에는 섬모가 나 있는 섬모세포와 섬모가 없는 분비세포가 섞여 있다. 섬모세포의 섬모는 자궁을 향해 움직여 난자를 자궁으로 이동시킨다.

난소로부터 골반안으로 유리되어 나온 난자는 자궁관술의 섬모운동에 의하여 자궁관깔때기로 들어간다. 수정(fertilization)은 보통 자궁관 팽대에서 이루어지며, 수정란(fertilized ovum)은 자궁관을 통해 자궁 속으로 들어와서 착상(implantation)한다. 간혹 자궁관 속으로 들어가지 못한 난자는 배안에 그대로 머물게 되고, 여기서 수정을 하게 되면 배벽 또는 내장쪽배막에 착상하게 된다. 이럴 경우 배자(embryo)는 적절한 영양과 산소를 공급받지 못해서 죽게 된다. 또 수정란이 자궁관 속공간의 이상 때문에

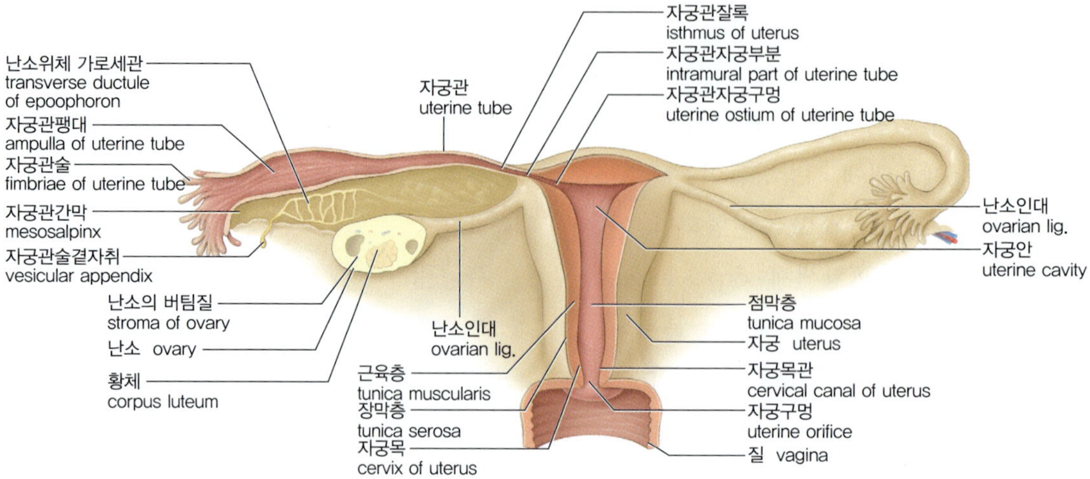

그림 13-14. 여자의 골반속 생식기관.

자궁에 도달하지 못하고 자궁관벽에 착상하는 수가 있다. 이와 같이 자궁 이외의 부위에 수정란이 착상하는 현상을 자궁밖임신(ectopic pregnancy)이라고 하며, 이 경우 적절한 외과적 처치가 필요하다.

자궁

자궁(uterus)은 골반속에 있는 서양배모양의 근육성 기관으로 길이는 7.5 cm, 너비는 5 cm, 두께는 2.5 cm 정도이다. 앞쪽의 방광과 뒤쪽의 곧창자 및 구불잘록창자의 사이에 위치한다. 자궁의 왼쪽 및 오른쪽모서리의 윗부분에는 자궁관이 연결되어 있으며, 아랫부분은 질(vagina)과 연결되어 있다. 자궁에서 넓은 윗부분을 몸통(body), 아래의 원통형부분을 목(neck), 그리고 몸통과 목 사이의 좁아진 이행부를 잘록(isthmus)이라고 한다. 또한 자궁몸통에서 두 자궁관 사이의 불룩한 부분을 자궁바닥(fundus)이라 한다. 자궁의 속공간은 거꾸로 된 원뿔형으로 위 양쪽은 자궁관과 연결되고, 아래쪽은 자궁구멍(uterine orifice)에 의해 질(vagina)과 통하고 있다(그림 13-14). 자궁은 앞쪽으로 굽어 있으며(전굴 anteflexion), 자궁의 몸통과 질이 이루는 각은 90° 정도이다.

자궁은 여러 인대들에 의하여 그 위치가 고정되어 있으나 일정한 범위 내에서 유동적이다. 자궁을 정상위치에 유지시키는 인대로서는 자궁을 싸는 배막주름인 자궁넓은인대(broad ligament)와 섬유성인 자궁원인대(round ligament), 두덩자궁목인대(pubocervical ligament), 가로자궁목인대(transverse cervical ligament, 기본인대 cardinal ligament), 곧창자자궁인대(rectouterine ligament)이다.

자궁의 기능은 수정란과 이로부터 발생하는 배자나 태아를 수용하고 영양을 공급해 주며, 출산 시에는 자궁의 근육성 벽을 강력히 수축하여 태아를 밖으로 밀어내는 것이다. 자궁의 몸통은 난소의 주기적인 변화에 따라 월경(menstruation)이라고 하는 뚜렷한 변화를 겪게 되나 자궁목부분만은 그렇지 않다.

자궁의 벽은 속, 중간, 바깥의 세 층으로 구성된다. 속공간쪽의 점막층을 자궁속막(endometrium)이라 한다. 자궁속막의 상피는 소수의 섬모세포가 있는 단층원주상피이다. 고유판에는 단순가지대롱샘인 자궁샘(uterine gland)이 잘 발달되어 있으며, 자궁목부분에 있는 것을 자궁목샘(cervical gland)이라 한다. 자궁속막은 다시 속공간쪽의 기능층(functional layer)과 자궁근육층에 접해 있는 바닥층

(basal layer)으로 구분되는데, 이 중에서 월경주기에 따라 주기적으로 탈락 또는 변화하는 층이 기능층이다. 자궁벽의 중간층을 자궁근육층(myometrium)이라 하며, 민무늬근육 섬유다발 사이에 탄력섬유가 많은 섬유결합조직이 채워져 있고, 혈관도 많이 분포되어 있다. 자궁근육층의 근육섬유들은 임신기간 중에 훨씬 길어진다. 바깥쪽의 층을 자궁바깥막(perimetrium)이라 하는데, 자궁목 부분은 결합조직성 바깥막으로 되어 있고 나머지 자궁의 대부분은 장막으로 덮여 있다.

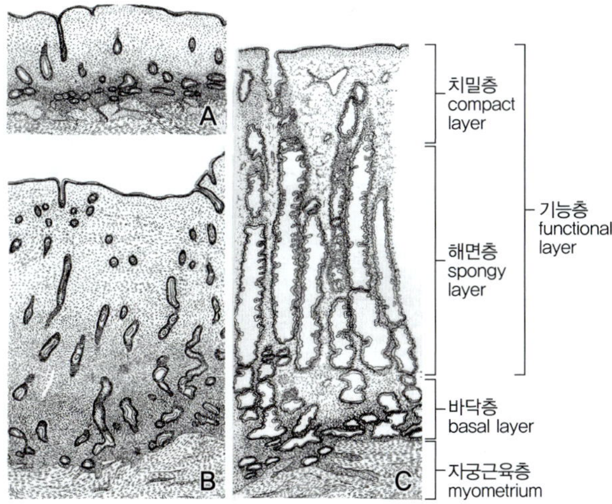

그림 13-15. 자궁속막(endometrium)의 주기적 변화. A: 증식기의 초기. B: 증식기의 말기. C: 분비기의 말기.

자궁속막의 주기적 변화

생식기간에 있는 여자의 자궁몸통에서는 보통 28일을 한 주기로 하여 구조적 변화가 일어나는데, 이를 월경주기(menstrual cycle)라고 한다. 이러한 현상은 사춘기에 난소에서 에스트로겐과 프로게스테론 분비기능의 시작과 더불어 일어나며, 초경(menarche)부터 폐경기(menopause)까지 계속된다. 월경주기는 보통 28일이지만 개인에 따라서 그리고 개인에서도 연령 또는 신체상태에 따라 다소 차이가 있으며, 사춘기의 초기와 폐경기에 도달할 즈음에는 월경주기는 대체로 불규칙하고, 임신기간에는 월경주기가 없어진다.

월경주기는 연속과정이지만 일반적으로 월경기, 증식기, 분비기의 세 단계로 구분한다(그림 13-15, 16).

월경기(menstrual phase) : 월경이 있는 기간으로 4일간이다. 난소에서 배란된 난자가 수정되지 않아 착상이 일어나지 않으면 에스트로겐과 프로게스테론의 혈중농도는 갑자기 낮아지게 되며, 이에 따라 자궁속막은 변화를 보인다. 즉, 분비기의 말기에 자궁속막에 혈액을 공급하는 나선동맥(coiled artery)의 벽이 수 시간 동안 수축되어 자궁속막의 표층에 혈액공급이 차단되면 국소적으로 허혈성 산소결핍상태를 초래하게 되고, 그에 따라 혈관의 손상과 기능층 조직의 괴사성 변화가 야기되며, 이어서 손상된 혈관이 파열하고 동시에 변성된 기능층 조직이 탈락하는 월경 현상이 일어난다. 월경배출물(menstrual discharge)은 혈관이 파괴되어 나오는 혈액과 탈락된 자궁속막의 기능층 조직과 샘분비물이며, 이 배출물은 질을 통하여 몸 밖으로 나간다.

증식기(proliferative phase) : 월경이 시작된 후 제5일부터 14일까지의 기간이다. 월경기에 탈락되지 않은 자궁속막의 바닥층에서는 세포분열에 의해 상피세포 및 샘의 증식과 아울러 버팀질의 결합조직도 증식되고 혈관도 길게 연장된다. 결국 월경기에 탈락한 자궁속막이 어느 정도 수복되는 시기가 바로 증식기이며, 그 두께는 2 mm 정도에 이른다. 이 시기에 난소에서는 난포가 활발히 성장하기 때문에 난포기(follicular phase)라고도 하며, 이 증식기 말경(월경 시작 후 제14일경)에 난소에서는 배란이 일어난다. 증식기에는 난포의 성장에 따라 에스트로겐의 분비가 점차 증가하며, 증식기의 말에 에스트로겐의 혈중 농도는 최고도에 달한다.

분비기(secretory phase) : 월경주기의 제15~28일에 해당하는 기간이다. 이 기간에 난소에서는 배란 후 황체가 형성되고 프로게스테론의 분비가 증가하

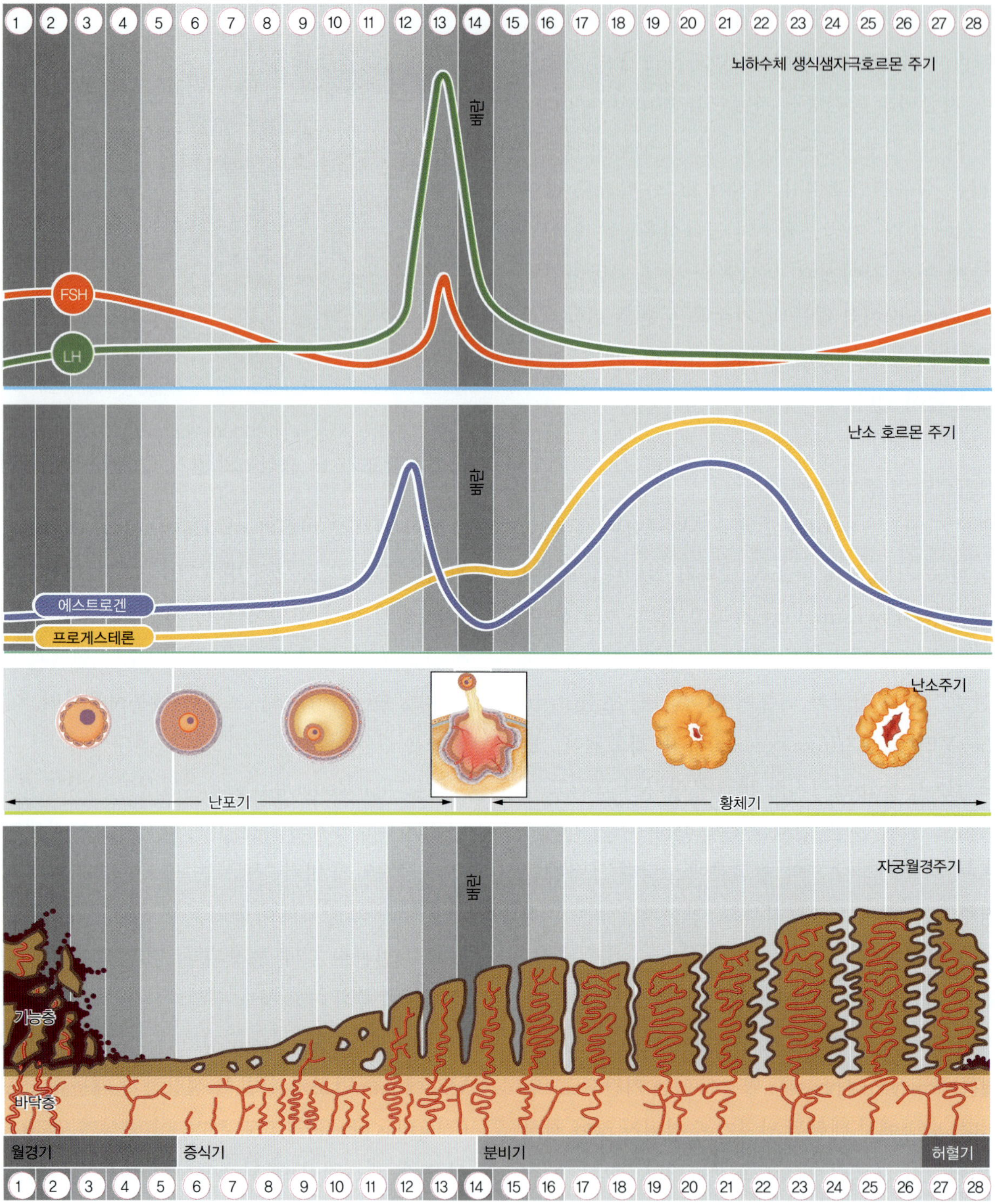

그림 13–16. 월경주기(menstrual cycle)에서 난소 및 자궁의 활동과 내분비와의 관계.

기 때문에 황체기(luteal phase)라고도 한다. 자궁속막의 샘은 더욱 증식되고 분비활동도 왕성해지며, 버팀질 속의 나선동맥도 더욱 연장되어 속막의 표면 근처까지 이르게 된다. 이때 속막은 부종(edema) 상태로서 5 mm 두께에 이르며 수정란의 착상에 적합한 상태로 된다.

만일 분비기에 수정란의 착상이 일어나면 자궁속막은 부종상태를 계속 유지하여 태반형성에 이바지하게 되므로 다음의 월경주기는 일단 중단된다. 그러나 착상이 일어나지 않으면 분비기의 말기에 나선동맥이 수축함으로써 기능층의 국소적 허혈상태가 되고, 다음의 월경주기가 되풀이된다. 일부 학자들은 다음 월경기 직전의 분비기에 나선동맥의 수축에 의한 허혈과 산소 결핍으로 기능층이 변성되어 가는 짧은 기간(월경 시작 후 제27~28일)을 따로 구별하여 허혈기(ischemic phase) 또는 월경전기(premenstrual phase)라고도 한다.

질

질(vagina)은 방광 및 요도와 곧창자의 사이에 위치하는 관상 기관으로 자궁목부분과 연결되어 있고, 외부에서는 질어귀(vestibule)에 열려 있다. 질의 앞쪽 벽의 길이는 약 6 cm, 뒤쪽은 7.5 cm 정도이다. 질은 자궁목부분의 끝을 둘러싸고 있으며, 이 부분에서 주름져 있어 이를 질천장(vaginal fornix)이라 하는데, 앞쪽 것을 앞천장(anterior fornix), 뒤쪽 것을 뒤천장(posterior fornix), 그리고 옆에 있는 것을 가쪽천장(lateral fornix)이라 한다. 질천장 중에서 뒤천장이 가장 깊다(그림 13-11, 14).

질의 벽은 점막, 근육층, 바깥막의 세 층으로 이루어져 있다. 질점막은 중층편평상피로 덮여 있고, 고유판에는 유두가 잘 발달되어 있다. 질에는 샘이 없으나 점막표면은 자궁으로부터 나온 분비물에 의해 촉촉하게 젖어 있다. 고유판은 혈관분포가 풍부한 성긴결합조직으로 되어 있으며, 근육층에서 뻗어 있는 약간의 민무늬근육섬유가 섞여 있다. 근육층은 속돌림과 바깥세로층의 두 층으로 구성되어 있으며, 두 층 사이에는 교차섬유가 있다. 질구멍 근처의 근육층 겉은 수의근육인 망울해면체근(bulbospongiosus muscle)으로 둘러싸여 있다. 질구멍에는 점막의 가로주름인 처녀막(hymen)이 있다. 이 처녀막은 없을 수도 있으며, 또 질구멍부분이 완전히 폐쇄되어 있기도 하는데 이 경우를 무천공처녀막(imperforate hymen)이라 한다. 따라서 처녀막의 존재가 처녀성의 증거로 간주될 수 없다.

질은 음경(penis)을 수용하며 질의 위끝에 정자를 축적하고, 월경배출물을 밖으로 내보내는 길이며, 분만 시에는 태아의 산도가 된다.

바깥생식기관

바깥생식기관(external genital organs)에는 다음과 같은 것들이 있다(그림 13-17).

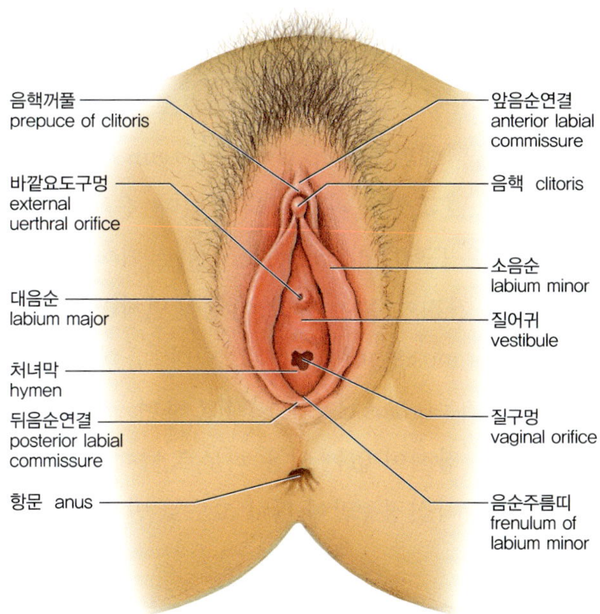

그림 13-17. 여자의 바깥생식기관.

불두덩

불두덩(mons pubis)은 두멍결합의 앞에 있는 피부의 융기부위를 말하며, 이 부위의 피부밑 조직에는 지방조직이 잘 발달해 있고, 사춘기에 거웃(두덩털 pubic hairs)이 난다.

대음순

대음순(labium majus)은 불두덩에서 뒤쪽으로 뻗어 있는 큰 피부주름으로 좌우에 하나씩 있다. 대음순의 가쪽면은 피부색이 진하고 사춘기에 거웃이 나며, 안쪽면은 부드럽고 큰 기름샘이 많이 있다. 대음순 속에는 지방이 많고, 남자 음낭의 음낭근육(dartos muscle)을 닮은 민무늬근육이 포함된 성긴결합조직으로 되어 있다. 대음순은 남자의 음낭과 상동기관이다.

소음순

소음순(labium minus)은 대음순의 안쪽에 있는 작은 피부주름으로 좌우에 하나씩 형성되어 있으며, 멜라닌색소 침착이 심하고 털과 피부밑지방이 없다.

음핵

음핵(clitoris)은 음경과 상동기관으로 오른쪽과 왼쪽의 두 음핵해면체(corpus cavernosum clitoridis)와 그 겉을 덮고 있는 피부로 되어 있다. 음핵해면체의 뒷부분은 음핵다리(crus clitoridis)로 되어 두덩뼈와 궁둥뼈 가지에 붙어 있고, 궁둥해면체근(ischiocavernosus muscle)이 둘러싸고 있다. 음핵의 앞쪽 끝을 음핵귀두(glans clitoridis)라고 하며, 그 표면은 털, 기름샘, 땀샘이 없는 얇은 피부로 덮여 있고, 그 진피에는 감각신경종말이 많아 고도로 민감하다.

질어귀

질어귀(vestibule)는 양쪽 소음순 사이의 점막으로 덮인 부위로 앞쪽부위에는 요도가, 뒤쪽부위에는 질이 열려 있다. 질어귀의 깊은 고유판은 발기조직으로 되어 있으면서 남자의 요도해면체와 상동기관인 질어귀망울(vestibular bulb)이 양쪽에 있으며, 이 망울의 앞부분은 음핵 근처에서 합쳐져 있다. 질어귀는 비각질중층편평상피로 덮여 있으며, 고유판에는 점액샘인 작은질어귀샘(lesser vestibular gland)들이 곳곳에 존재한다. 그리고 양쪽 질어귀망울의 뒤쪽 끝에는 점액질을 분비하는 큰질어귀샘(greater vestibular gland, 바르톨린샘 Bartholin's gland)이 각각 존재하며, 이 샘의 도관은 소음순과 질어귀 사이의 각이 이루어진 부위에 열리고 있다. 큰질어귀샘은 남자의 망울요도샘과 상동기관이며, 성교 시 윤활물질을 분비한다.

샅

샅(회음 perineum)은 골반의 아래입구를 경계 짓는 부위로 양쪽 궁둥뼈결절과 앞쪽으로는 두덩결합, 뒤로는 꼬리뼈꼭대기를 이은 마름모 모양이며, 양쪽 궁둥뼈결절을 잇는 선에 의하여 앞뒤 두 개의 삼각부위로 나눈다(그림 13-18). 앞쪽의 삼각형 부위를 비뇨생식부위(urogenital triangle)라고 하며, 비뇨생식가로막(urogenital diaphragm)에 의하여 막혀 있고, 이 가로막을 뚫고 남자에서는 요도, 여자에서는 요도와 질이 열려 있다. 그리고 뒤쪽 삼각형 부위를 항문부위(anal triangle)라고 하며, 샅의 천장을 형성하는 골반가로막(pelvic diaphragm)에 의하여 막혀 있고, 남녀에서 다 같이 항문관이 통과하고 있다.

샅에는 샅근육(perineal muscles)이라고 하는 여러 종류의 가로무늬근육이 있으며, 이들 근육은 골반 속의 여러 기관들을 받치고 있으면서 각기 독특한 기능을 한다(표 13-1).

골반가로막에는 항문올림근(levator ani muscle)과 꼬리근(coccygeus muscle)이 있으며, 비뇨생식

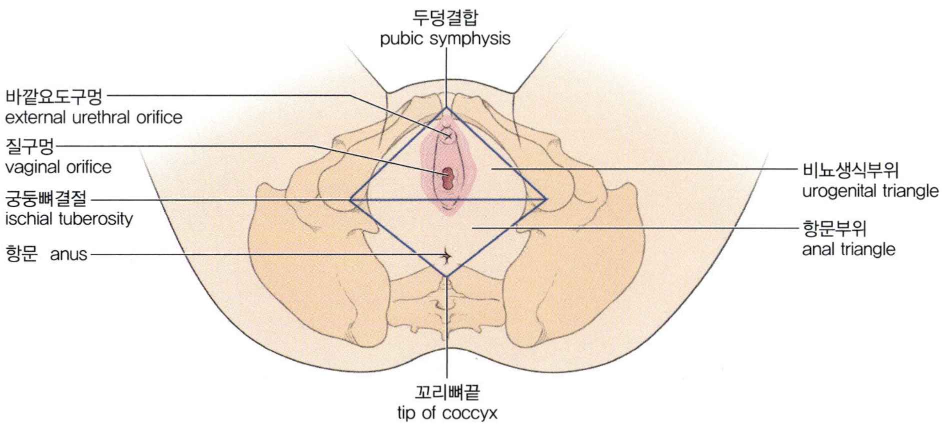

그림 13-18. 여자 샅부위(perineal region)의 구분.

표 13-1. 샅근육(muscles of perineum)

근육명	이는곳	닿는곳	작용	신경지배
항문올림근 (levator ani m.)	두덩뼈위가지의 속벽, 궁둥뼈가시, 속폐쇄근막의 힘줄활	꼬리뼈의 가쪽면, 끝	항문을 올리고 샅을 긴장시킨다.	셋째, 넷째 엉치신경
꼬리근 (coccygeus m.)	궁둥뼈가시	넷째, 다섯째엉치뼈와 꼬리뼈의 가쪽면	항문올림근을 돕는다.	셋째, 넷째 엉치신경
얕은샅가로근 (superficial transverse perineal m.)	궁둥뼈결절	샅의 힘줄중심	샅에 있는 힘줄중심을 고정	음부신경
깊은샅가로근 (deep transverse perineal m.)	궁둥뼈아래가지 안쪽면	힘줄중심. 여자에서는 약간의 근육섬유가 질의 가쪽벽에 부착	힘줄중심을 고정	음부신경
궁둥해면체근 (ischiocavernosus m.)	궁둥뼈결절의 안쪽면	음경(남자) 또는 음핵(여자) 해면체의 다리 및 가쪽부분	음경 또는 음핵 해면체를 압박하여 발기를 도운다.	음부신경
망울해면체근 (bulbospongiosus m.)	남자 : 음경망울 중격 및 힘줄중심	음경근막의 가쪽벽과 등쪽면	요도를 압박하여 사정을 돕는다.	음부신경
	여자 : 샅힘줄중심	두덩활, 음핵뿌리와 음핵의 등쪽면	질어귀망울을 압박하여 질을 좁힌다.	음부신경

가로막은 주로 깊은샅가로근(deep transverse perineal muscle)으로 되어 있다. 그밖에 얕은샅가로근(superficial transverse perineal muscle), 궁둥해면체근(ischiocavernosus muscle), 망울해면체근(bulbospongiosus muscle) 등이 있다(그림 13-19, 20).

유방과 젖샘

유방(breast, mamma)은 젖꼭지(nipple)와 젖몸통(body of breast)으로 구분되며, 젖몸통은 피부와 피부밑조직에 있는 젖샘(mammary gland)으로 이루어져 있고, 젖꼭지의 주위에 멜라닌색소의 침착이 특히 심한 피부부분을 젖꽃판(유륜 areola of breast)이

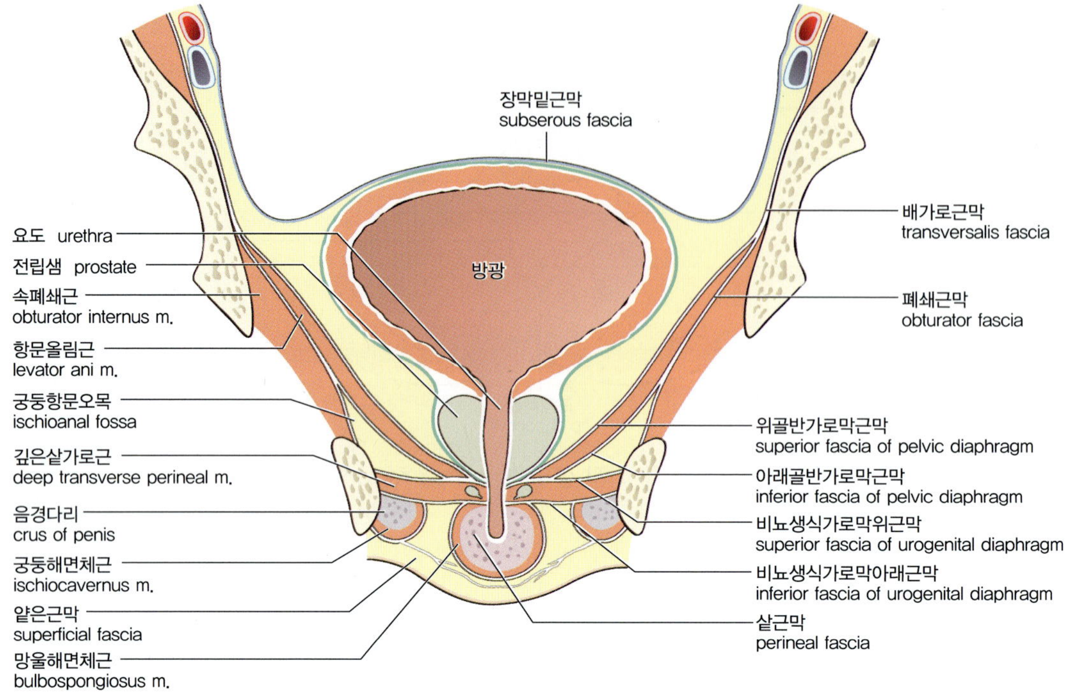

그림 13-19. 남자 비뇨생식가로막(urogenital diaphragm)의 이마절단면.

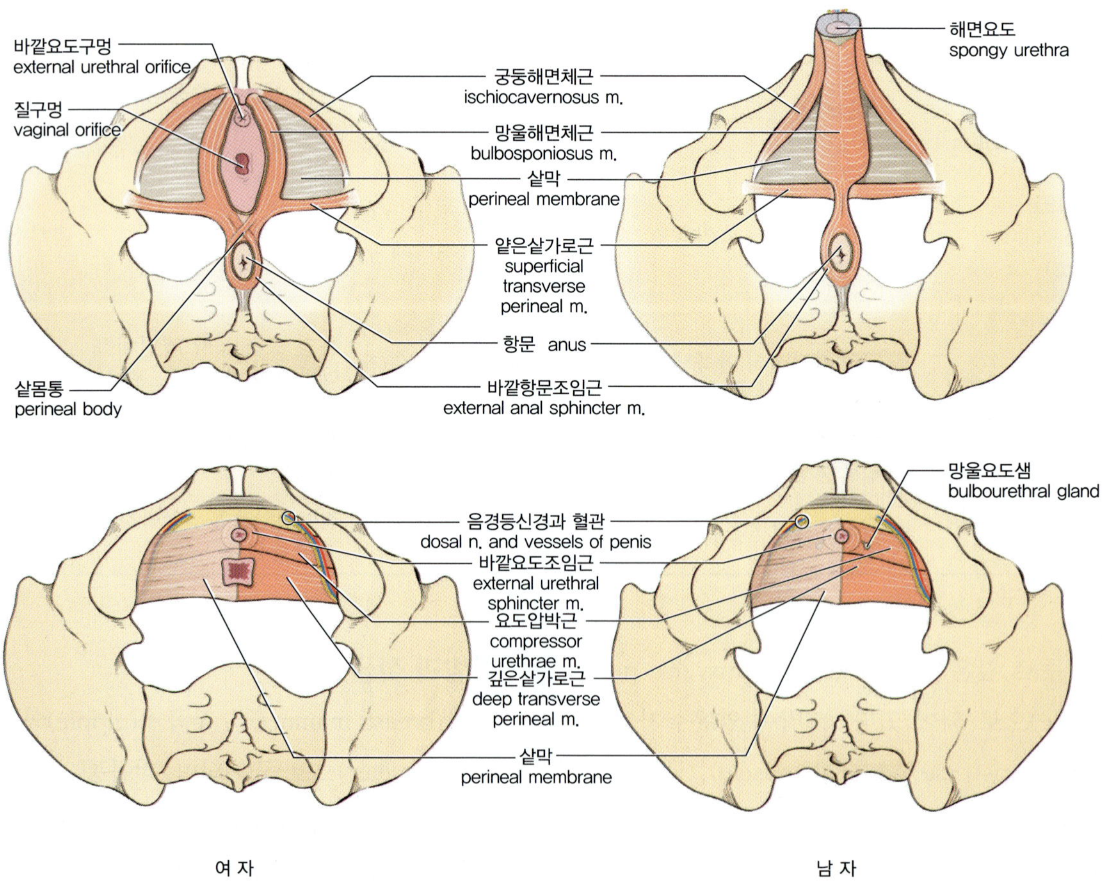

그림 13-20. 남자(오른쪽)와 여자(왼쪽)의 샅근육으로 윗그림은 비뇨생식가로막을 형성하는 얕은근육이고, 아래그림은 깊은근육임.

라 한다. 남자의 유방은 퇴화하여 분비기능이 없지만, 여자에서는 특히 사춘기가 되면 젖샘과 젖꼭지가 뚜렷이 발달할 뿐만 아니라 유방에 지방조직이 축적됨에 따라 유방 자체가 커지는 이른바 이차성징의 한 현상으로 나타난다. 여자의 유방은 개인에 따라 차이가 클 뿐만 아니라 같은 사람에서도 연령에 따라 또는 수유 여하에 따라 그 크기와 모양이 달라진다. 성숙한 처녀에서 유방은 가슴우리의 앞에서 큰가슴근(pectoralis major muscle) 앞의 2~6(7)째 갈비뼈 높이에 있다(그림 13-21).

젖샘은 아기의 성장에 필요한 젖을 분비하는 일종의 부분분비땀샘(apocrine sweat gland)으로서 젖몸통의 피부밑조직에 넓게 자리하고 있으며, 임신과 수유기에 잘 발달한다. 발달한 젖샘은 약 20개의 엽으로 나뉘어 있으며, 이 엽들은 젖꼭지를 중심으로 방사상으로 퍼져 있되 지방조직이 풍부한 피부밑조직에 묻혀 있다. 엽사이중격 속에는 치밀한 섬유띠가 젖꼭지 근처의 진피로부터 방사상으로 뻗어 피부밑근막(subcutaneous fascia)의 깊은 층에 붙어 있는데 이를 젖샘걸이인대(suspensory ligament of breast, 쿠퍼인대 Cooper's ligament)라 한다. 젖샘의 분비부위에서 분비되는 젖은 젖샘관(lactiferous duct)을 통하여 밖으로 내보내진다. 젖샘관은 특히 젖꼭지 근처에서 넓어져 있어 이 부위를 젖샘관팽대(lactiferous sinus)라 하며, 이 젖샘관팽대에 이르는 과정에서 여러 샘관들이 합쳐지고, 12~15개의 젖샘관이 젖꼭지의 끝에 열려 있다. 젖샘의 성장과 발육은 난소에서 분비되는 에스트로겐과 프로게스테론, 뇌하수체에서 분비되는 프로락틴과 성장호르몬 등 각종 호르몬에 의하여 이루어지며, 젖분비(lactation)는 뇌하수체에서 생산되는 젖샘자극호르몬의 자극에 의한다.

젖꼭지는 끝이 둥근 원뿔모양의 피부돌기로서 기름샘은 있으나 땀샘과 털은 없다. 젖꼭지의 중앙에는 젖샘관이 길게 지나고 있으며, 그 주위를 민무늬근육다발이 나선상으로 배열하고 있어 촉각, 냉각 및 심리적 자극 시에 수축하여 젖꼭지를 직립시킨다. 젖꽃판은 젖꼭지 주변에서 갈색을 띠는 둥근 피

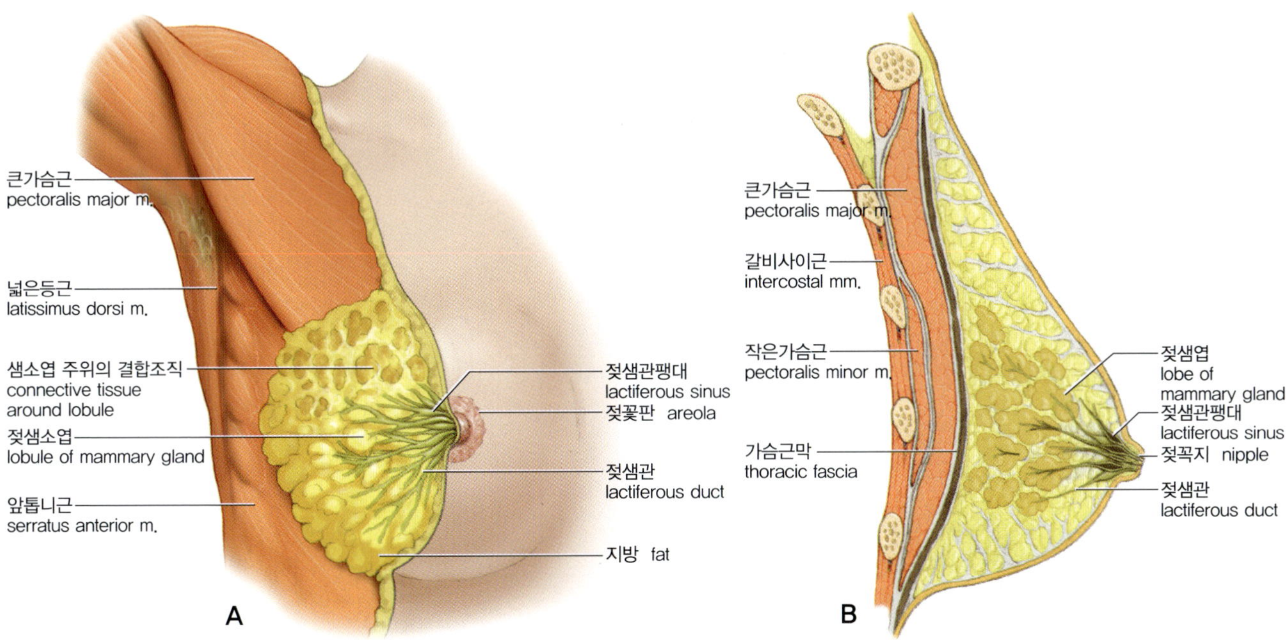

그림 13-21. 유방(breast). A: 일부분을 절개한 상태의 앞면. B: 시상절단면.

부부분이며, 털은 나 있지 않으나 약간의 기름샘과 땀샘이 존재한다. 또 젖꽃판에는 부분분비땀샘의 일종인 젖꽃판샘(areolar gland)이 곳곳에 있으며, 그 분비물은 유아가 젖을 빨 때에 젖꼭지와 입술을 적셔주고 공기가 들어가는 것을 방지한다. 젖꼭지와 젖꽃판의 표피에는 멜라닌색소가 다른 부위에 비하여 심하게 침착되어 있으며, 특히 임신 중에는 색소 침착이 더 심하여 짙어지고 분만 후에는 옅어진다.

젖샘은 수유기 이후와 폐경기 이후에 퇴행성 변화에 의하여 위축되는 양상을 나타내는데 이를 각각 수유후퇴축(postlactational involution)과 노년퇴축(senile involution)이라 한다. 젖샘의 수유후퇴축에서는 실질성분인 분비부위와 도관부위가 부분적으로 위축되어 크기가 감소하고, 상대적으로 버팀질이 많아져서 휴지기 상태로 되는 현상이다. 이에 비하여 노년퇴축은 폐경기로 접어들면서 실질의 대부분이 퇴화 소실될 뿐만 아니라 지방조직과 함께 버팀질도 감소함으로써 유방 자체가 위축되어 납작해지고 탄력성이 없어지는 현상이다.

제 14 장
내분비기관

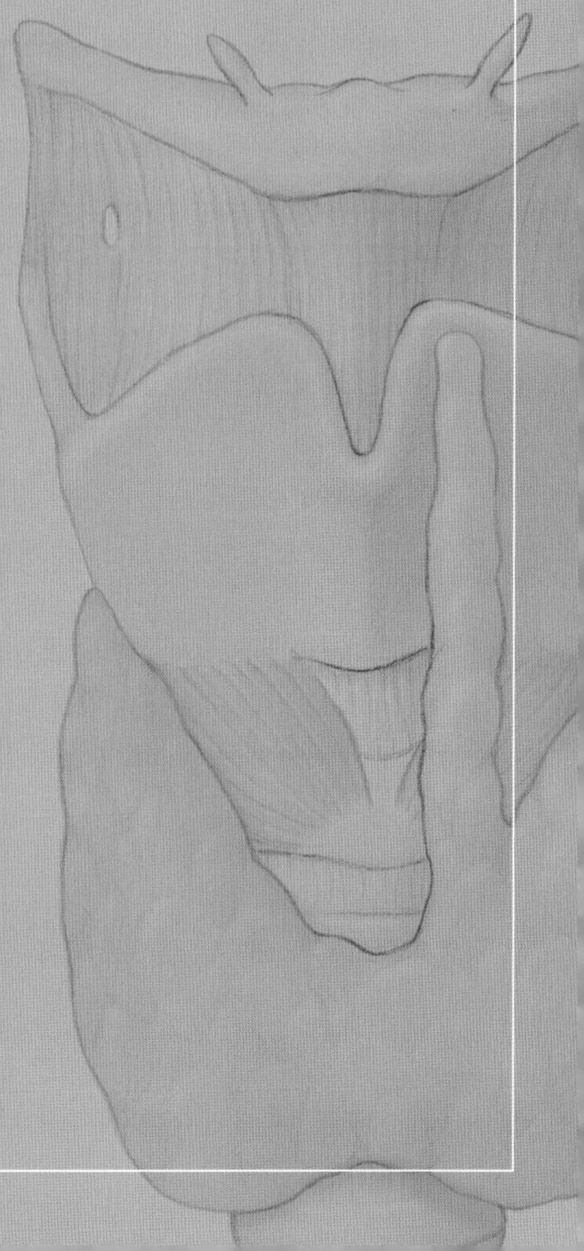

우리 몸의 항상성(homeostasis)은 신경계통과 내분비계통의 작용에 의해 유지된다. 내분비계통을 구성하는 내분비기관(endocrine organ)은 성장과 발생을 조정하는 정보전달 물질인 호르몬(hormone)을 혈액으로 분비하여 표적세포(target cell)에 영향을 미치는 내분비세포(endocrine cell)들로 이루어져있다. 한편, 이자의 이자섬(pancreatic islet), 위장관과 호흡관의 내분비세포, 고환의 사이질세포, 난소의 난포세포와 황색체세포 등과 같은 내분비세포들은 각 기관 속에서 낱개로 또는 작은 무리를 이루어 분포하는데, 이들을 내분비기관과 구별하여 산만내분비계통(diffuse endocrine system)이라고 한다. 산만내분비계통의 내분비세포들에 대하여는 그들이 속해 있는 기관에서 이미 설명하였기 때문에, 이 단원에서는 독립된 기관을 이루고 있는 뇌하수체(pituitary gland), 갑상샘(thyroid gland), 부갑상샘(parathyroid gland), 부신(콩팥위샘, suprarenal gland) 및 솔방울샘(송과체, pineal gland)에 대하여 기술하기로 한다(그림 14-1).

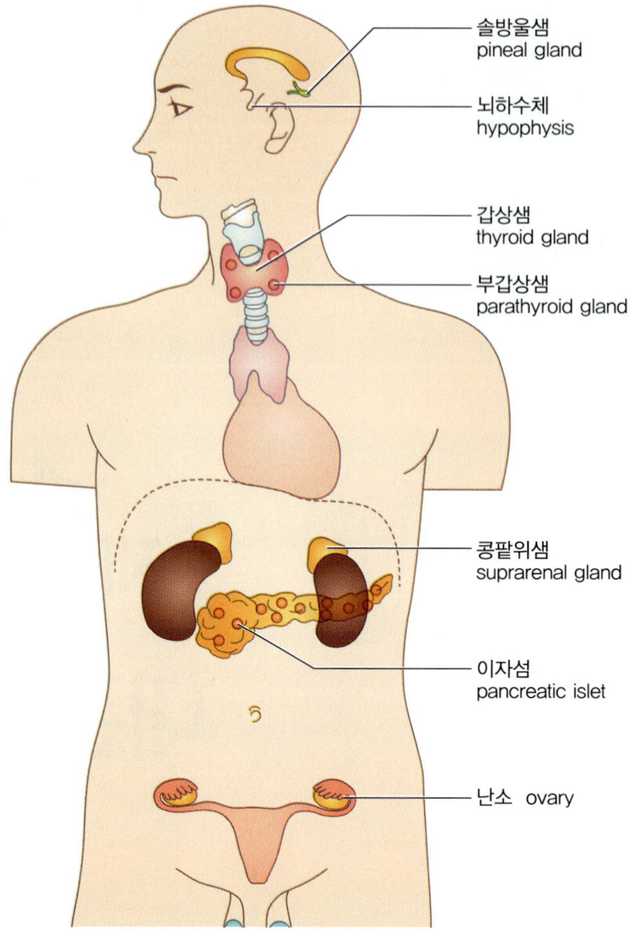

그림 14-1. 각종 내분비샘(endocrine glands)의 위치.

뇌하수체

뇌하수체(pituitary gland, hypophysis)는 머리뼈바닥의 일부를 형성하고 있는 나비뼈몸통의 뇌하수체오목 속에 위치하며, 발생학적으로 입안 천장 상피의 일부분이 위로 자라 올라가 형성된 라트케주머니(Rathke's pouch)로부터 생겨난 샘뇌하수체(adenohypophysis)와 사이뇌바닥의 일부가 아래쪽으로 내려와서 샘뇌하수체와 결합한 신경뇌하수체(neurohypophysis)로 이루어졌다. 뇌하수체의 크기는 대략 길이 1 cm, 폭 1.3 cm, 높이 0.5 cm 이고, 무게는 1 g 가량이며, 전체적으로 치밀결합조직성 피막(capsule)으로 싸여 있다.

샘뇌하수체는 내분비샘의 일반구조를 이루고 있는 먼쪽부분(pars distalis), 중간부분(pars intermedia) 및 융기부분(pars tuberalis)으로 구분되고, 신경뇌하수체는 신경조직의 구조를 이루고 있는 신경부분(pars nervosa)과 깔때기부분(pars infundibularis)으로 구성되는데 깔때기부분은 다시 정중융기(median eminence)와 깔때기줄기(infundibular stalk)로 구분된다. 먼쪽부분과 융기부분을 합쳐서 앞엽(anterior lobe)이라 하는데 흔히 먼쪽부분만을 말하기도 한다. 중간부분과 신경부분을 합쳐서 뒤엽(posterior lobe)이라 하는데 흔히 신경부분만을 지칭하기도 한다(그림 14-2, 표 14-1).

표 14-1. 뇌하수체(hypophysis)의 구성

뇌하수체 (hypophysis)	샘뇌하수체 (adenohypophysis)	먼쪽부분 (pars distalis)	앞엽 (anterior lobe)	앞엽 (anterior lobe)
		융기부분 (pars tuberalis)	앞엽 (anterior lobe)	
		중간부분 (pars intermedia)	뒤엽 (posterior lobe)	
	신경뇌하수체 (neurohypophysis)	신경부분 (pars nervosa)	뒤엽 (posterior lobe)	뒤엽 (posterior lobe)
		깔때기부분 (pars infundibularis)	정중융기 (median eminence)	
			깔때기줄기 (infundibular stalk)	

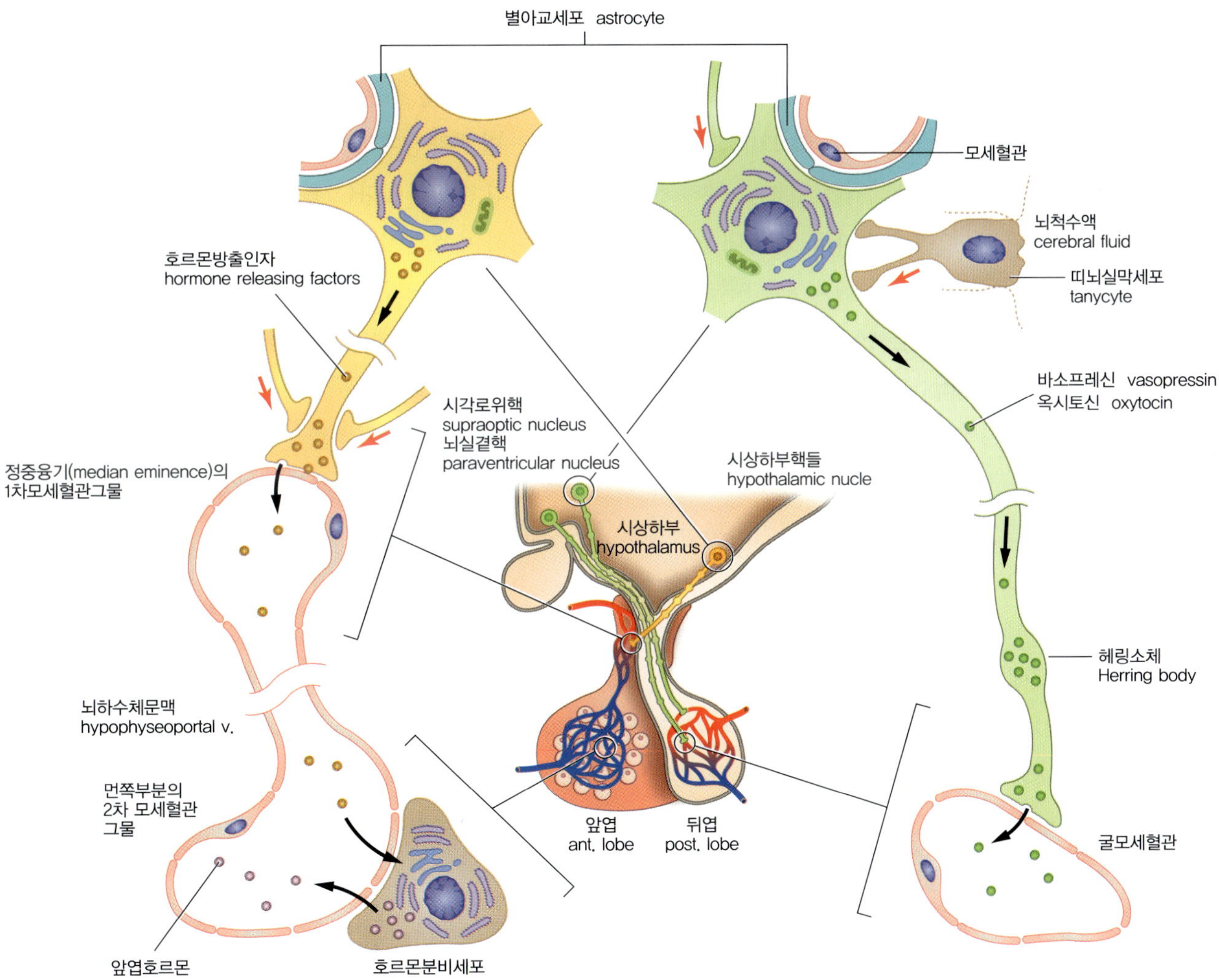

그림 14-2. 시상하부뇌하수체로(hypothalamohypophyseal tract)의 구성을 나타내는 모식도. 시각로위핵(supraoptic nucleus)과 뇌실곁핵(paraventricular nucleus)의 신경원에서 기원하는 축삭은 시각로위핵뇌하수체로(supraopticohypophyseal tract)와 뇌실곁핵뇌하수체로(paraventriculohypophyseal tract)를 이루어 신경부분의 모세혈관 주위에 종지한다(오른쪽). 등쪽안쪽핵(dorsomedial nucleus), 배쪽안쪽핵(ventromedial nucleus) 및 깔때기핵(infundibular nucleus) 등 여러 시상하부핵에서 기원하는 축삭은 융기깔때기로(tuberoinfundibular tract)를 이루어 깔때기줄기의 모세혈관 주위에 분포한다. 이곳에 분비된 조절호르몬은 뇌하수체 문맥계통을 통해 먼쪽부분에 있는 호르몬분비세포에 도달한다(왼쪽)(화살표는 정보의 전달방향을 나타낸다).

표 14-2. 샘뇌하수체(adenohypophysis)의 각종 내분비세포와 그 분비물

세포명	염색성	분비물
성장자극세포(somatotroph)	호산성	성장호르몬(growth hormone, GH)
젖샘자극세포(mammotroph)	호산성	젖샘자극호르몬(prolactin, PRL)
갑상샘자극세포(thyrotroph)	호염기성	갑상샘자극호르몬(thyrotropin, thyroid-stimulating hormone, TSH)
생식샘자극세포(gonadotroph)	호염기성	난포자극호르몬(follicle-stimulating hormone, FSH) 황색체형성호르몬(luteinizing hormone, LH ; 사이질세포자극 호르몬 interstitial cell stimulating hormone, ICSH)
부신피질자극세포(adrenocorticotroph)	호염기성	부신피질자극호르몬(corticotropin, adrenocorticotropic hormone, ACTH)

먼쪽부분

결합조직성 피막으로 둘러싸인 먼쪽부분(pars distalia)의 샘조직 속에는 각종 내분비세포가 불규칙한 덩어리를 이루어 조밀하게 분포되어 있으며, 그 사이에는 굴모세혈관그물이 잘 발달되어 있는 소량의 결합조직이 들어 있다. 이곳에 위치하고 있는 내분비세포들은 여러 가지 염료에 독특한 염색성을 띠는 색소듦세포(chromophil cell)와 염색특성을 나타내지 않는 색소안듦세포(chromophobe cell)로 구별되며, 색소듦세포는 다시 호산세포(acidophil cell)와 호염기세포(basophil cell)로 구분된다. 색소안듦세포는 분비과립이 거의 없는 세포로 이 중의 대다수는 비활동성 세포이며, 소수는 장차 색소듦세포로 될 줄기세포(stem cell)이다. 색소듦세포의 종류와 이들에서 생산되는 호르몬을 표 14-2에 제시하였다.

내분비세포의 호르몬 생산 및 분비활동은 시상하부(hypothalamus)의 신경세포에서 만들어진 호르몬 방출인자(hormone releasing factors)가 뇌하수체문맥계통(hypophyseal portal system)을 경유하여 뇌하수체 앞엽을 조절하는 것에 영향을 받는다(그림 14-2, 4).

중간부분과 융기부분

중간부분(pars intermedia)은 먼쪽부분과 신경부분의 사이에 위치하며, 융기부분(pars tuberalis)은 먼쪽부분에서 위로 돌출하여 깔때기부분을 싸고 있는 관모양의 부분이다. 이 두 부분의 구조는 먼쪽부분과 비슷하나, 중간부분에는 아교질(colloid)로 차 있는 몇 개의 크고 작은 소포(follicle)가 형성되어 있는데, 이 소포는 발생과정에서 형성된 라트케주머니(Rathke's pouch)의 잔유물이다(그림 14-3). 이 부위에는 호산세포에 비하여 호염기세포가 많고 특히 중간부분에는 멜라닌세포자극호르몬(melanocyte-stimulating hormone, MSH)을 분비하는 세포가 많이 분포되어 있다.

신경부분과 깔때기부분

신경뇌하수체는 시상하부에서 유래한 부분으로 먼쪽부분의 뒤쪽에서 팽대되어 있는 부분을 신경부분(pars nervosa), 그리고 융기부분의 속에 위치하면서 신경부분과 시상하부(hypothalamus)를 연결시키는 깔때기모양의 부분을 깔때기부분(pars infundibularis)이라 한다. 이 두 부위는 모두 신경아교세포에서 유래한 신경뇌하수체세포(pituicyte)와 모세혈관, 그리고 시상하부로부터 내려오는 많은 민말이집신경섬유들로 이루어져 있다(그림 14-2).

뒤엽에서 분비되는 호르몬에는 말초혈관을 수축시켜 혈압을 상승시키고 오줌의 농축작용을 촉진시키는 바소프레신(vasopressin, 항이뇨호르몬 antidiuretic hormone), 자궁과 유방의 민무늬근육을 수축시키는 옥시토신(oxytocin)이 있다. 이들 호르몬은 시상하부의 시각로위핵(supraoptic nucleus) 및 뇌실곁핵

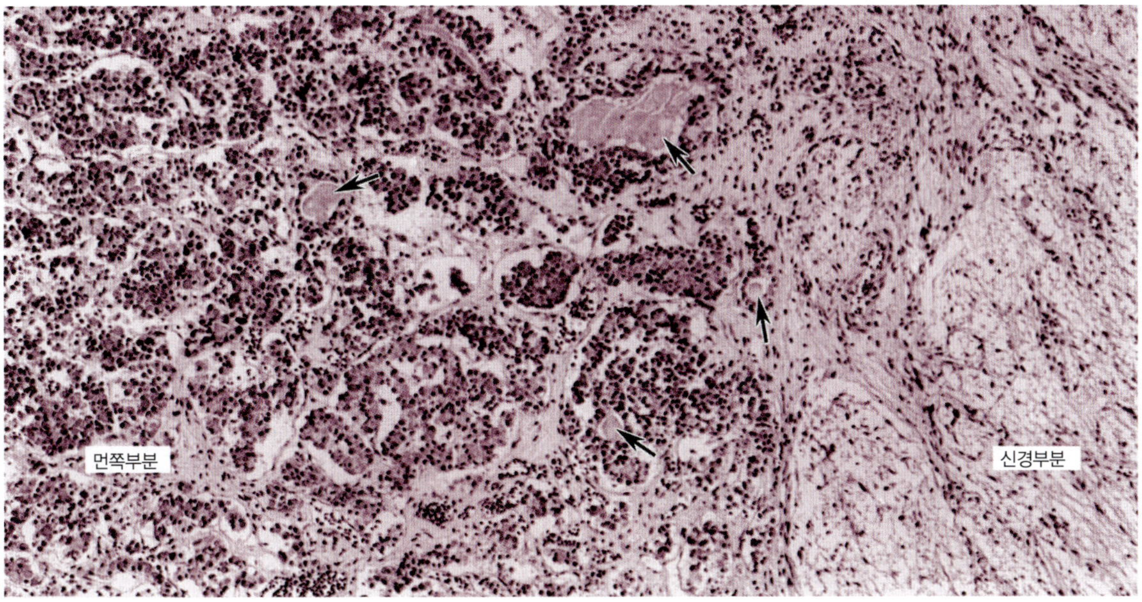

그림 14-3. 사람 뇌하수체의 절편표본 사진. 먼쪽부분(pars distalis)과 신경부분(pars nervosa)이 잘 대조되며, 그 사이에 크고 작은 소포(follicle, 화살표)들이 있는 부분이 중간부분(pars intermedia)이다. H-E염색.

(paraventricular nucleus)에 있는 신경세포에서 만들어지고, 이 신경세포들의 축삭인 시상하부뇌하수체로(hypothalamohypophyseal tract)를 따라 뇌하수체 뒤엽 속으로 운반되며, 축삭종말에서 분비되어 모세혈관으로 들어간다(그림 14-2, 4).

뇌하수체 각 부위에서 분비하는 호르몬의 종류와 그 역할을 그림 14-5에 요약하였다.

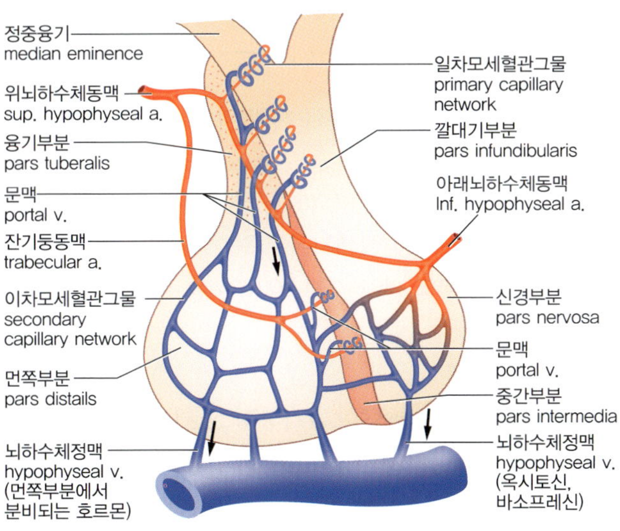

그림 14-4. 뇌하수체의 혈액순환을 나타내는 모식도.

갑상샘

갑상샘(thyroid gland)은 후두 아래부분의 앞에 있는 말굽모양의 샘으로서 무게는 15~30 g 정도이다. 갑상샘은 오른쪽과 왼쪽의 두 엽(lobe)과 이것을 연결하는 갑상샘잘록(isthmus)으로 이루어져 있으며, 일부 사람에서는 갑상샘잘록의 위쪽에 피라밋엽(pyramidal lobe)이 작게 형성되어 있다(그림 14-6).

갑상샘은 결합조직성 피막(capsule)으로 싸여 있으며, 그 속에 구형 또는 난원형의 많은 소포(follicle)가 들어 있고, 소포의 사이에는 모세혈관그물이 잘 발달되어 있는 소량의 버팀질이 있다. 소포는 소포세포(follicular cell)들로 된 단층입방상피로 이루어져 있으며, 소포의 가운데에 이 상피로 둘러싸인 넓은 소포공간이 형성되어 있다(그림 14-8). 소포세포는 두 가지 요오드함유호르몬인 트리요오드티로닌(triiodothyronine, T3)과 티록신(thyroxin, T4)을 합성한다. 소포상피에서 합성된 호르몬은 소포공간으로 분비하여 콜로이드(colloid) 상태로 일시 저장되며, 콜로이드 속의

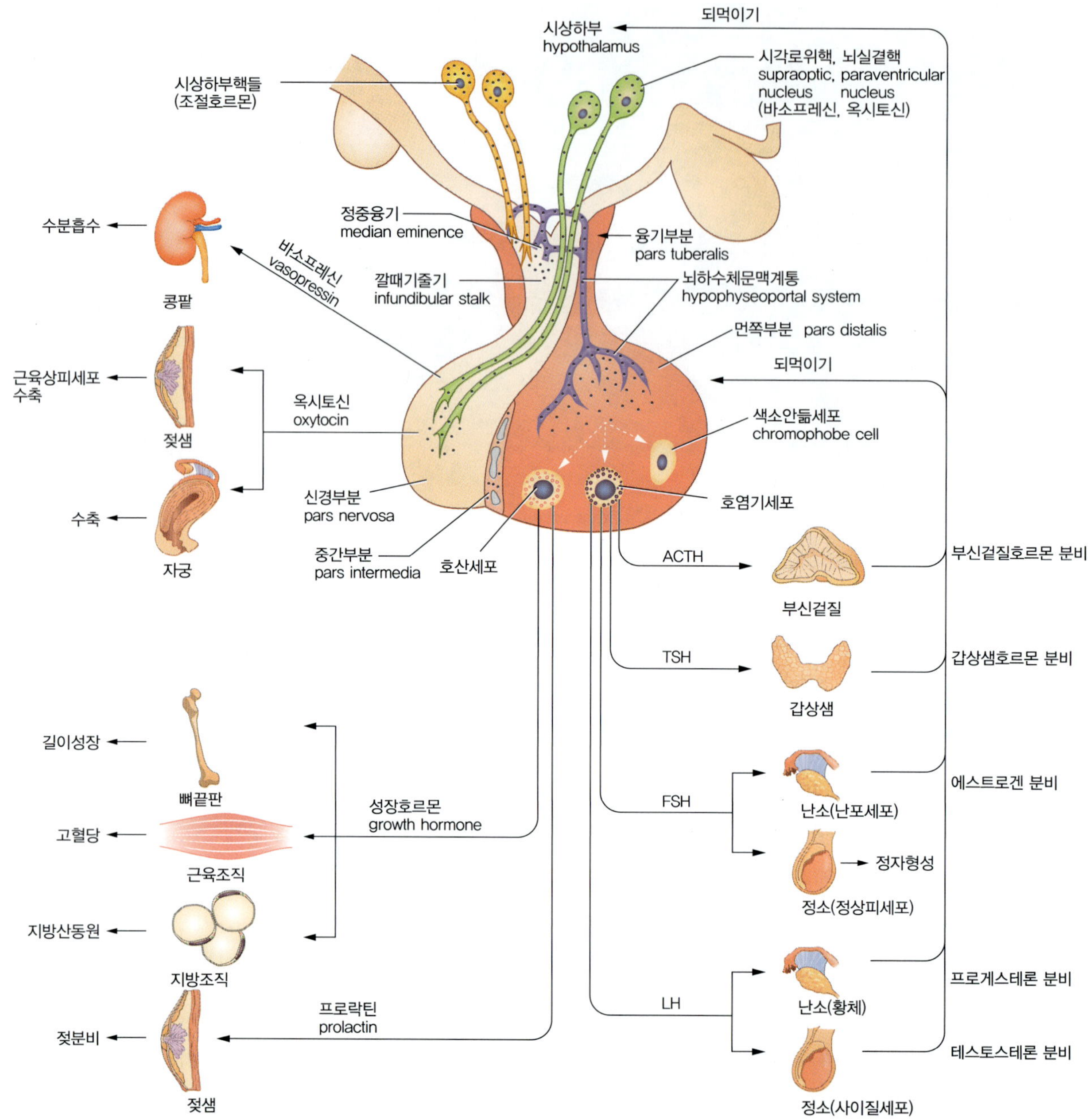

그림 14-5. 뇌하수체(hypophysis)의 구분과 시상하부(hypothalamus)와의 관계 및 각 부위에서 분비되는 호르몬을 나타내는 모식도. ACTH, 부신겉질자극호르몬(adrenocorticotropic hormone); TSH, 갑상샘자극호르몬(thyroid-stimulating hormone); FSH, 난포자극호르몬(follicle-stimulating hormone); LH, 황체형성호르몬(luteinizing hormone).

이들 호르몬은 필요에 따라 소포세포에 의하여 재흡수되어 소포 주위의 결합조직으로 방출된 다음 모세혈관으로 들어간다. 갑상샘 호르몬은 전신의 대사를 조절하는 기능이 있으며, 갑상샘의 기능이 비정상적으로 항진되는 병을 갑상샘기능항진증(hyperthyroidism)이라 하고, 그 예의 하나가 안구돌출성 갑상샘종(exophthalmic goiter, 그레이브스병 Graves disease)이다. 그리고 갑상샘의 기능이 태어날 때부터 저하된

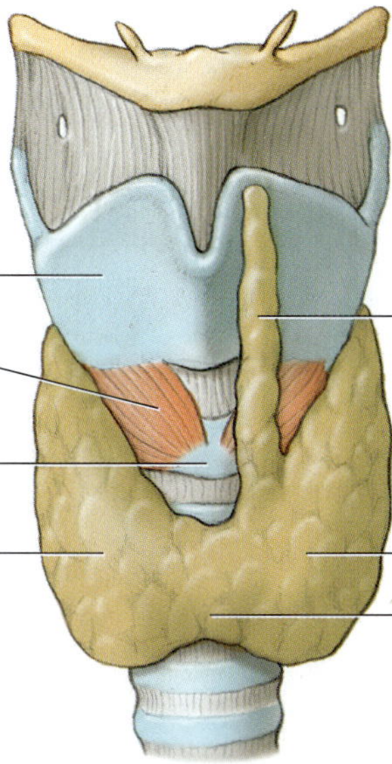

그림 14-6. 앞에서 본 갑상샘(thyroid gland)의 위치.

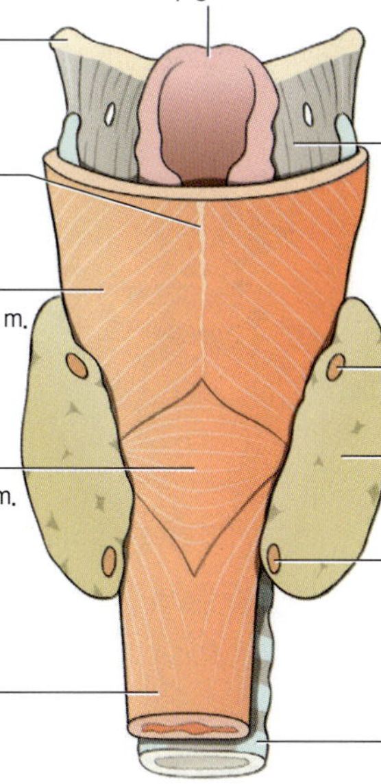

그림 14-7. 뒤에서 본 갑상샘(thyroid gland)과 부갑상샘(parathyroid gland).

상태에 있게 되면 성장저해와 함께 기능저하가 일어나는 크레틴병(cretinism)이 유발되며, 어른에서 지속적인 갑상샘기능저하증(hypothyroidism) 상태에 있게 되면 점액수종(myxedema)을 일으킨다.

갑상샘의 소포상피와 소포 사이의 결합조직 내에 또 다른 종류의 내분비세포가 낱개로 또는 작은 무리를 이루어 존재하는데 이 세포를 소포곁세포(parafollicular cell)라 하며, 이 세포는 혈중 칼슘농도를 저하시키는 데에 관여하는 칼시토닌(calcitonin)이란 호르몬을 분비한다.

부갑상샘

부갑상샘(parathyroid gland)은 갑상샘 왼엽 뒤면의 위와 아래 및 오른엽 뒤면의 위와 아래에 각각 한 개씩, 모두 네 개가 있으며, 갑상샘의 피막 속에 묻혀 있다(그림 14-7). 부갑상샘은 길이 6~7 mm, 폭 2~3 mm, 무게 35 mg 정도인 쌀알 크기로, 으뜸세포(chief cell)와 호산성세포(oxyphil cell)로 구성되어 있다(그림 14-8). 으뜸세포는 주로 혈중 칼슘농도를 높이는 데에 관여하는 부갑상샘호르몬(parathyroid hormone, parathormone)을 분비한다. 부갑상샘을 제거하면 부갑상샘호르몬이 분비되지 않아서 뼈파괴세포에 의한 뼈의 재흡수 기능이 떨어지므로, 혈중 칼슘농도가 감소되어 뼈대근육의 강축증(tetany)이 일어날 수 있다. 호산성세포의 기능은 아직 알려져 있지 않다.

부신(콩팥위샘)

부신(콩팥위샘, suprarenal gland, adrenal gland)은 한 쌍으로 왼쪽과 오른쪽 콩팥의 위에 자리 잡고 있다(그림 14-9). 부신은 고깔모양의 구조물로 길이 4~6 cm, 앞뒤의 두께 2~3 cm, 한쪽 무게 5 g 정도이다. 샘의 겉은 결합조직성 피막으로 싸여 있고, 샘의 실질은 바깥부분인 겉질(cortex)과 중심부인 속질(medulla)로 이루어져 있다. 부신의 겉질과 속질의 실질세포들은 발생학적으로 전혀 다른 곳에서 기원한다. 즉 겉질세포들은 중배엽성 중간엽조직에서 기원하고, 속질세포들은 외배엽성 신경능선에서 기원하며, 이 두 세포무리가 발생과정 중에 만나서 하나의 샘기관을 형성한다.

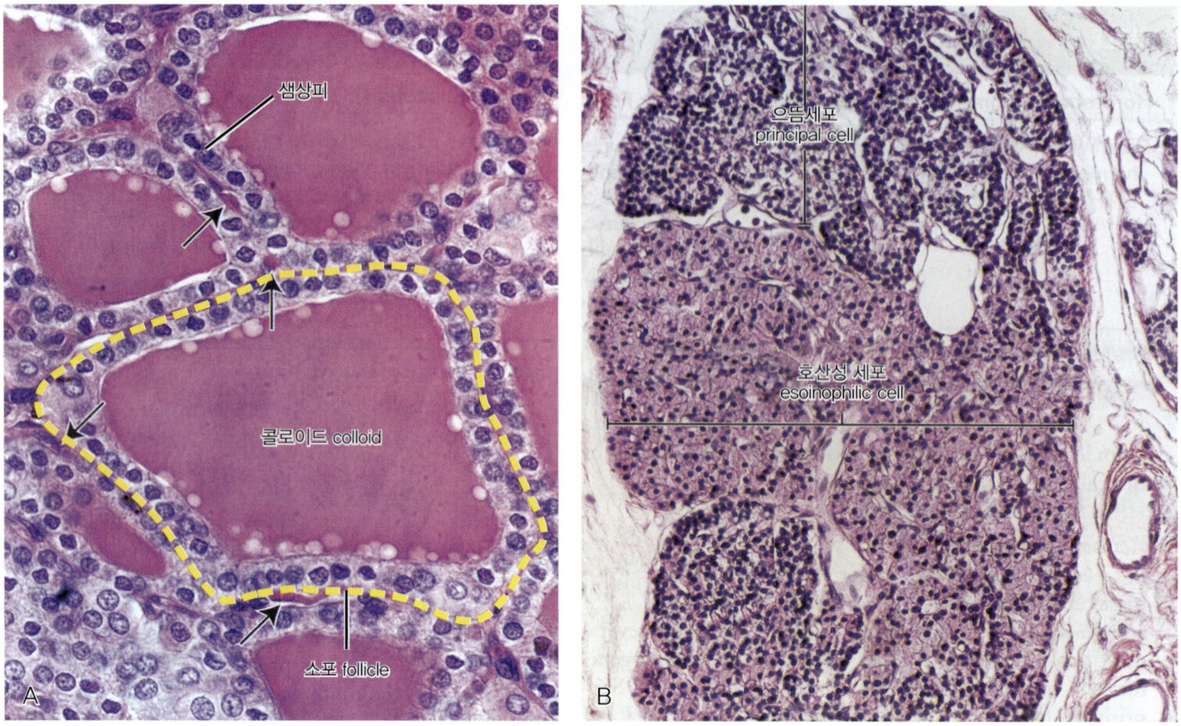

그림 14-8. 갑상샘(thyroid gland) (A)과 부갑상샘(parathyroid gland) (B)의 조직학적 구조. 화살표로 모세혈관을 지시함.

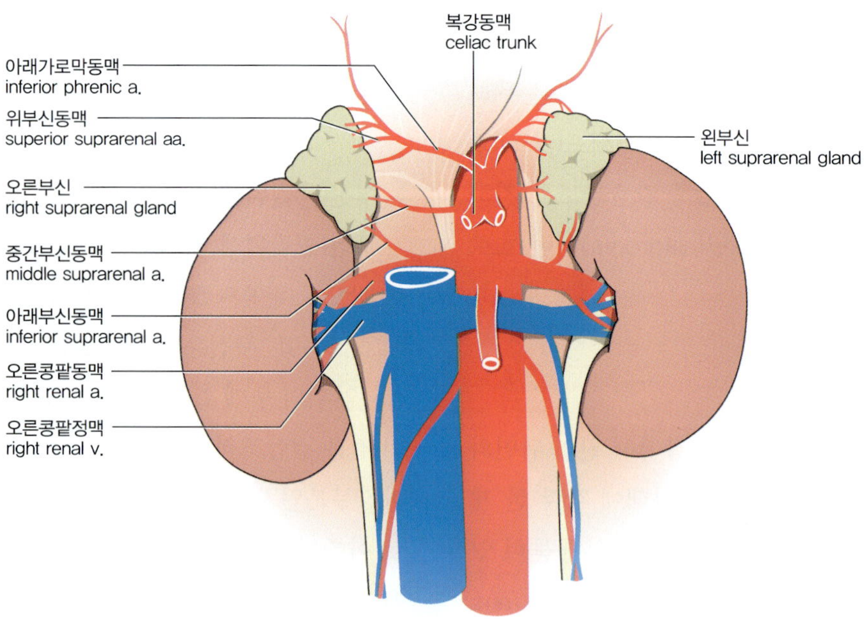

그림 14-9. 앞에서 본 부신(콩팥위샘, suprarenal gland)의 위치.

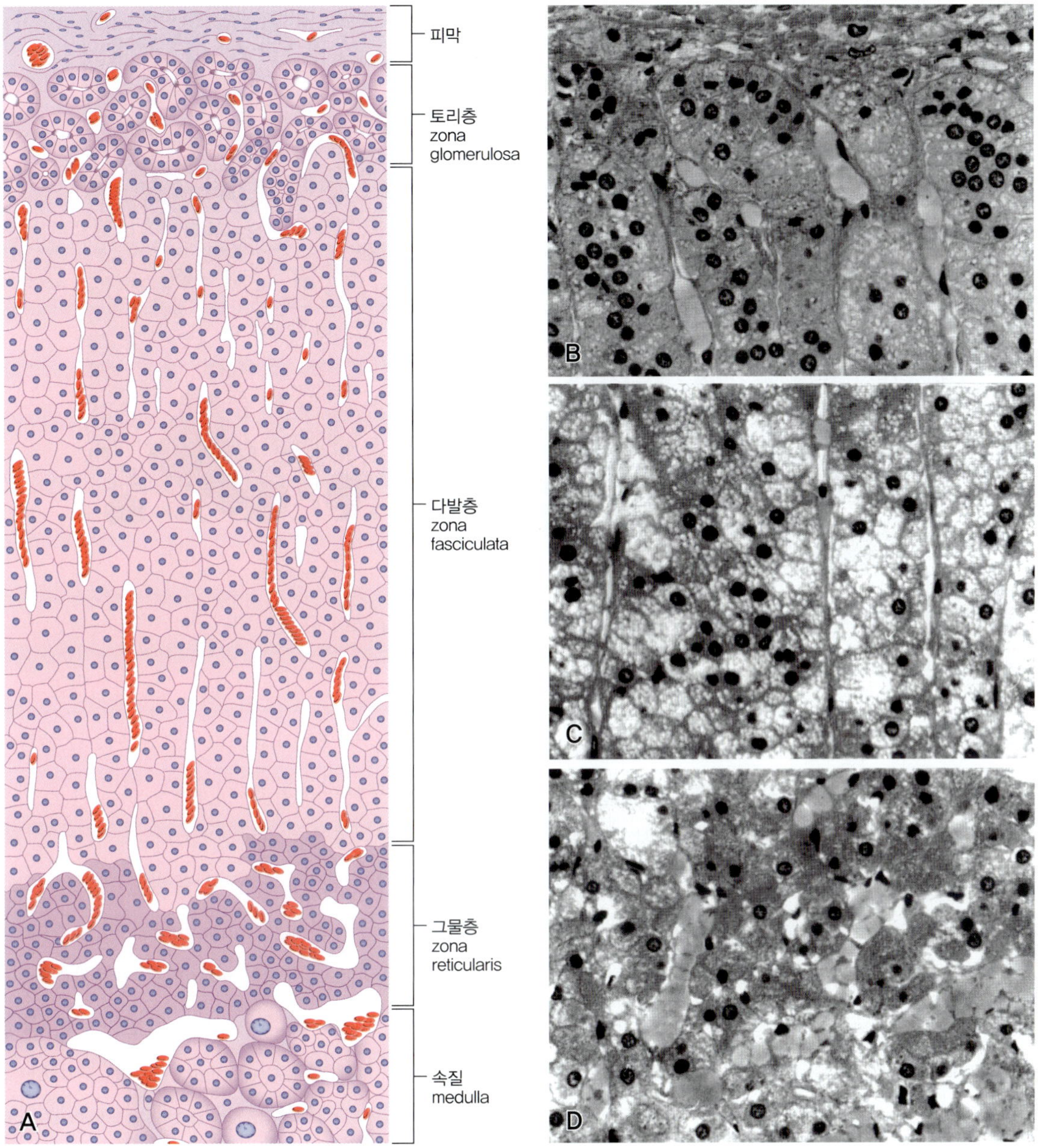

그림 14-10. A: 부신(suprarenal gland) 겉질과 속질의 모식도. B~D: 겉질의 토리층(zona glomerulosa, B), 다발층(zona fascisulata, C) 및 그물층(zona reticularis, D)의 광학현미경 사진. H-E염색(이화의대 이희래 교수 제공).

겉질은 전체 샘용적의 80~90%를 차지하며, 세포의 배열상태가 다른 세 층으로 구분된다. 가장 바깥층을 토리층(zona glomerulosa)이라 하고, 실질세포들이 둥글게 크고 작은 무리를 이루고 있다. 그 다음 층을 다발층(zona fasciculata)이라 하는데, 세포들은 표면에 대하여 수직으로 줄을 지어 조밀하게 배열해 있다. 그물층(zona reticularis)은 속질에 접하는 층으로서 세포들이 불규칙한 줄을 이루어 그물을 형성하고 있다(그림 14-10). 이와 같은 겉질의 세포무리 및 세포줄의 사이에는 모세혈관그물이 잘 발달되어 있는 소량의 결합조직이 존재한다. 각 층에서 분비되는 호르몬을 보면, 토리층세포에서는 전해질과 무기물대사를 조절

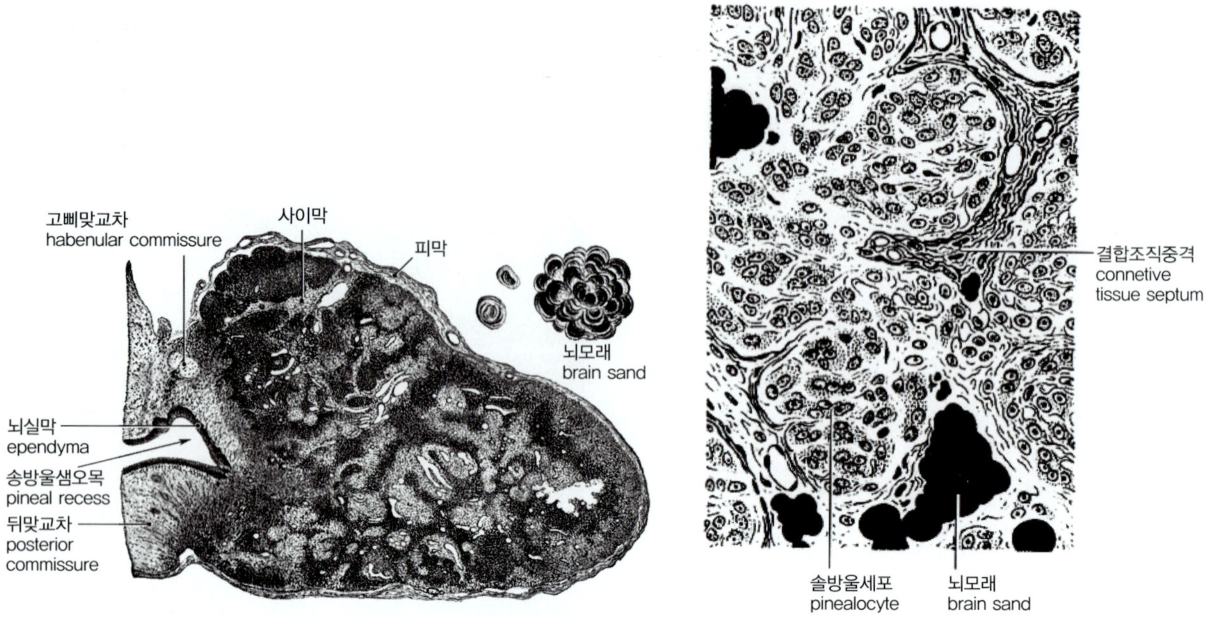

그림 14-11. 솔방울샘(송과체, pineal gland)의 구조.

하는 호르몬인 미네랄로코르티코이드(mineralocorticoids)가 분비되고, 다발층과 그물층세포에서는 당질의 대사에 관여하는 글루코코르티코이드(glucocorticoids)가 분비되며, 특히 그물층세포에서는 남자의 이차성징 유발에 관여하는 안드로겐(androgen)도 분비하는 것으로 알려지고 있다.

속질은 샘용적의 10~20% 정도를 차지한다. 속질의 실질세포들은 불규칙한 줄을 이루어 조밀하게 분포해 있으며, 그 사이에 모세혈관그물이 잘 발달되어 있다(그림 14-10). 실질세포들은 크롬염류(chrom salts)를 처리한 표본에서 황갈색을 띠는 특성을 나타내므로 흔히 친크롬세포(chromaffin cell)라 부른다. 친크롬세포들은 형태학적으로 서로 비슷하지만 기능적으로 에피네프린(epinephrine)과 노르에피네프린(norepinephrine)을 분비하는 세포로 구별된다.

솔방울샘(송과체)

솔방울샘(송과체, pineal gland)은 셋째뇌실 위벽의 뒤쪽에 위치한 원뿔모양 구조물로 길이는 5~8 mm, 폭은 3~5 mm, 무게는 120 mg 정도이다. 솔방울샘은 얇은 피막(capsule)으로 싸여 있고, 피막에서 계속된 중격에 의하여 많은 소엽(lobule)으로 나뉘어 있다. 솔방울샘의 실질은 많은 수의 솔방울세포(pinealocyte)와 약간의 사이질세포(interstitial cell)로 이루어져 있으며, 이 세포들의 무리 사이에 모세혈관이 풍부한 약간의 결합조직이 있다. 솔방울세포는 솔방울샘의 주된 세포로서 멜라토닌(melatonin)을 분비하며, 사이질세포는 변형된 신경아교세포이다. 솔방울샘의 소엽속과 혈관 주위 결합조직의 곳곳에 산딸기모양의 석회화된 구조물이 나타나는데 이를 솔방울돌(pineal concretion, 뇌모래 brain sand, acervulus)이라 하며, 이 돌은 노화에 따른 대사성 기능변화에 의하여 생겨나는 것으로 생각된다(그림 14-11). 솔방울샘에서 분비되는 멜라토닌은 생식샘의 내분비활동을 억제함으로써 생식기능의 발달을 억제하는 것으로 알려져 있고, 일간리듬(circardian rhythm)의 영향에 의한 내분비리듬의 조절에 관여한다.

제 15 장
특수감각기관

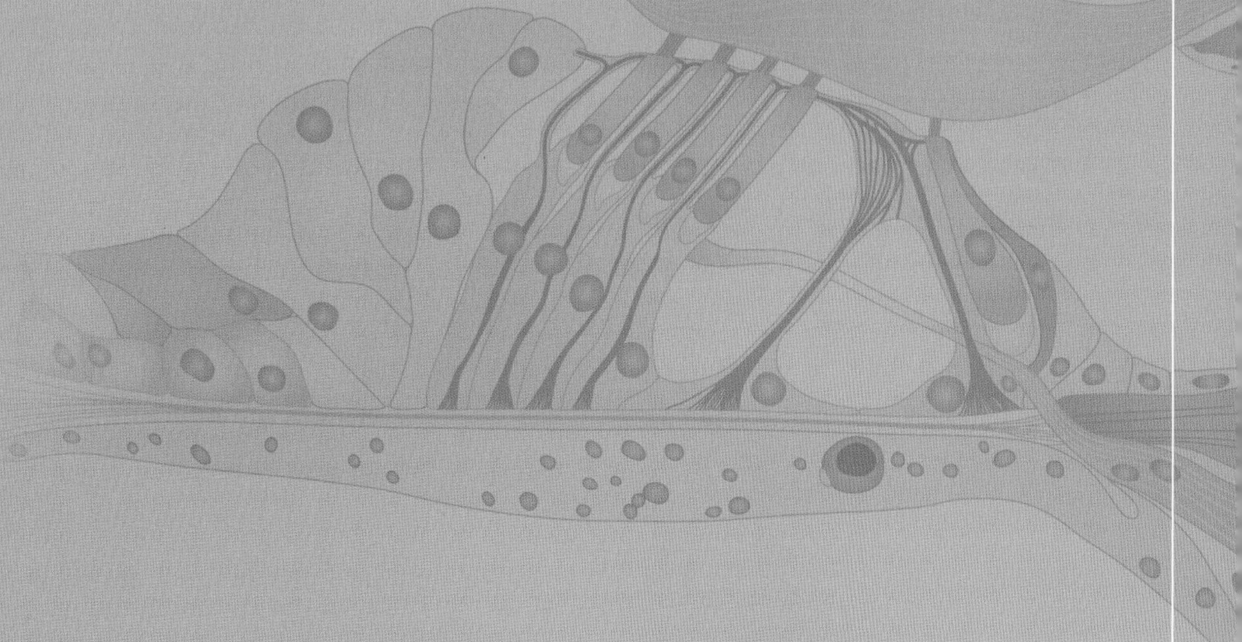

생물체의 중요한 특성은 외부환경으로부터 오는 갖가지 물리적 및 화학적 자극을 수용하여 이에 적절히 대처함으로써 체내 내부환경의 항상성(homeostasis)을 유지하는 것이며, 이러한 자극을 받아들이는 장치를 감각기관(sensory organ, 수용기 receptor)이라 한다. 감각은 피부와 몸속의 점막, 근육, 관절 등에서 느끼는 촉각, 압각, 온도각, 통각 등의 일반감각(general sense)과 눈, 귀, 혀, 코를 통하여 이루어지는 시각, 청각, 평형각, 미각, 후각 등의 특수감각(special sense)으로 구분된다. 일반감각에 관계하는 구조에 대하여는 이미 신경계통에서 기술하였으며, 이 단원에서는 특수감각에 관계하는 특수감각기관(special sensory organ)만을 다루기로 한다.

특수감각기관에는 갖가지 자극을 받아들일 수 있도록 독특하게 분화된 감각세포(sensory cell)가 있다. 각 수용기의 감각세포는 받아들일 수 있는 자극 이외의 다른 자극에 대하여는 반응하지 않는다. 즉 눈에서의 시각은 빛자극에 의하여, 귀에서의 청각은 소리에 의하여, 코에서의 후각은 냄새나는 물질에 의하여, 그리고 혀에서의 미각은 액체에 용해된 물질에 의하여 유발된다. 이와 같은 감각기관은 또한 일정한 범위 내의 자극에 대해서만 반응한다. 즉 사람의 눈은 파장이 긴 적외선이나 파장이 짧은 자외선을 감지하지는 못한다. 우리의 귀는 16~20,000 cycle/sec 사이의 주파수 음만 감지할 수 있고, 박쥐나 개가 감지할 수 있는 고주파음에 대해서는 무감각하다. 화학적 감각(후각과 미각)도 비슷한 한계치를 가진다. 광범위한 자극을 감지하는 것이 우리에게 반드시 유익한 것만은 아니다. 우리는 저주파음에 민감하지 못한데, 이는 우리 자신에게서 발생하는 저주파의 신체음을 못 듣게 함으로써 자신을 보호한다.

후각기관

후각기관(olfactory organ)은 양쪽 코안의 천장을 덮고 있는 코점막(nasal mucosa)의 일부분인 후각부위(olfactory region)에 있다. 후각부위의 점막은 후각신경세포(olfactory sensory neuron), 버팀상피세포(supporting epithelial cell) 및 바닥상피세포(basal epithelial cell)로 구성되어 있는 후각상피(olfactory epithelium)와 성긴결합조직으로 된 고유판으로 이루어져 있다. 고유판 속에는 많은 혈관, 림프관, 후각신경과 일반감각신경섬유, 후각샘(olfactory gland) 등이 존재한다(그림 15-1).

후각신경세포는 냄새를 감지하는 두극신경세포로서 한 쪽에 약 300만 개가 기둥모양인 버팀상피세포 사이에 위치하고 있다. 후각신경세포의 속공간쪽 세포질돌기인 가지돌기는 점막의 표면까지 뻗어 있고, 그 끝에는 10~20개의 섬모(cilia, 후각털 olfactory hairs)가 나 있다. 후각신경세포의 섬모 구조는 다른 섬모와 비슷하지만 운동성이 없다. 후각신경세포의 바닥막쪽 돌기는 축삭으로써 바닥막을 통과하여 고유판 속으로 나온 다음, 고유판 속에서 다른 후각신경세포의 축삭들과 함께 민말이집신경섬유 다발을 형성한 후 후각신경(olfactory nerve)이 된다. 이 후각신경은 벌집뼈의 벌집체판(cribriform plate)을 통해서 머리뼈 속으로 들어간 다음, 후각망울(olfactory bulb)에 있는 승모세포(mitral cell)와 연접을 이룸으로써 감지된 냄새자극을 중추로 전달한다(그림 7-37). 바닥상피세포는 후각상피를 이루는 후각신경세포와 버팀상피세포를 만들어내는 줄기세포이다. 후각점막의 고유판 내에 있는 후각샘은 장액샘이며, 그 도관은 점막 표면의 곳곳에 열려 있다. 이 샘의 분비물은 얇은 막을 형성하여 표면을 적시고, 냄새나는 물질의 용매역할을 한다. 이 분비물 막에 후각세포의 후각털이 묻혀 있으며, 이로써

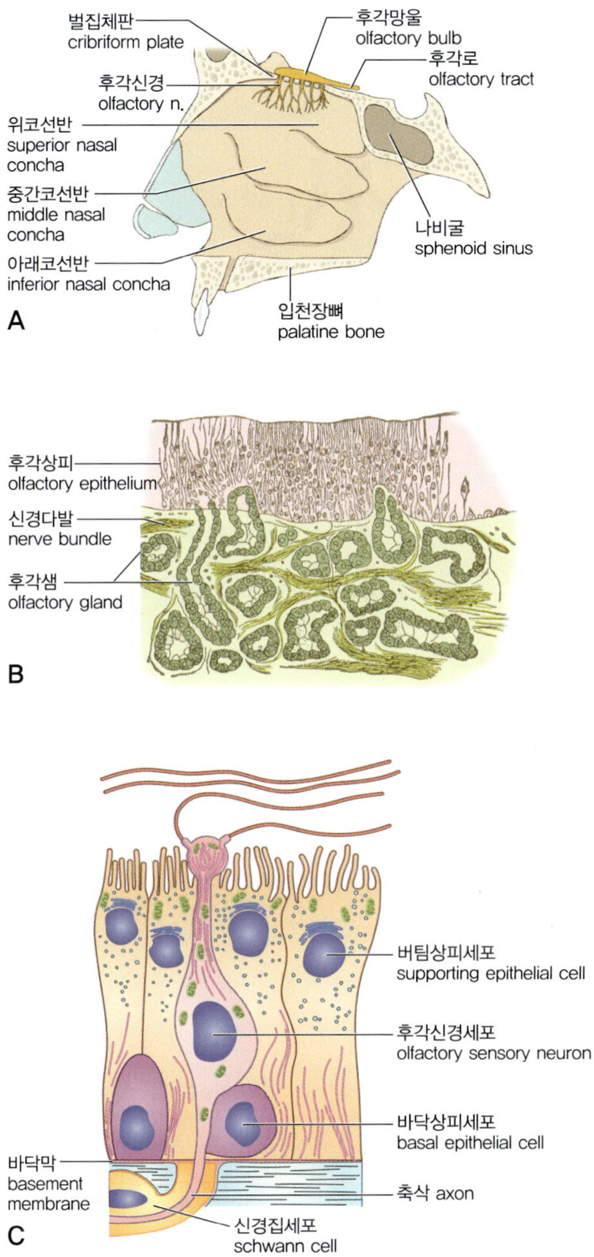

그림 15–1. A: 오른쪽 코안의 가쪽벽에 분포하는 후각신경(olfactory nerve). B: 후각점막(olfactory mucosa)의 수직절단면. C: 후각상피(olfactory epithelium)를 이루는 각종 세포.

분비물 막에 스며든 냄새나는 물질이 후각털을 자극하게 된다.

미각기관

미각기관(gustatory organ)은 맛봉오리(taste bud)를 말하며 주로 혀에 있고, 입천장, 인두 및 후두덮개에도 소수 존재한다. 혀에서 맛봉오리는 혀유두 중에서 특히 성곽유두(vallate papilla)에 많고, 버섯유두(fungiform papilla)에도 소수 존재하지만 실유두(filiform papilla)에는 없다(그림 15–2).

맛봉오리는 미각상피세포(gustatory epithelial or taste cell), 버팀상피세포(supporting epithelial cell) 및 바닥상피세포(basal epithelial cell)로 구성된 술통모양의 구조물이며, 이 세포들이 섞여 한 덩어리로 되어 중층편평상피 속에 묻혀 있다. 맛봉오리의 꼭대기면은 상피의 꼭대기면보다 오목하게 들어가 있어 이 부위를 맛구멍(taste pore)이라 한다. 미각상피세포는 맛을 느끼는 세포로 맛구멍에 노출되어 있으며, 노출된 표면에 미세융모 모양의 여러 미각털(gustatory or taste hair)이 나 있고, 바닥막쪽에서는 고유판을 통해 들어온 미각신경섬유와 접하고 있다. 버팀상피세포와 바닥상피세포는 미각상피세포 사이에 끼어 있는 버팀성 또는 미분화성 세포이며, 이 중에서 바닥상피세포는 바닥막쪽에 치우쳐 있어 맛구멍에 이르지 못하고 있다.

혀의 뒤쪽 1/3에 있는 맛봉오리에는 미주신경(vagus nerve)과 혀인두신경(glossopharyngeal nerve)의 들신경섬유가 분포되어 있으며, 혀의 앞쪽 2/3에 있는 맛봉오리에는 얼굴신경(facial nerve)의 들신경섬유가 분포되어 있다(그림 11–9).

맛에는 쓴맛, 짠맛, 신맛, 단맛, 그리고 조미료로 흔히 쓰이는 MSG(monosodium glutamate)의 주성분인 글루탐산이 내는 우마미(맛있는)맛의 다섯 가지 종류가 있다. 이들 맛은 서로 다른 맛봉오리에 의하여 감지되며, 혀 표면의 각기 다른 부위에서 느끼게 된다. 즉 단맛을 느끼는 맛봉오리는 주로 혀끝 근

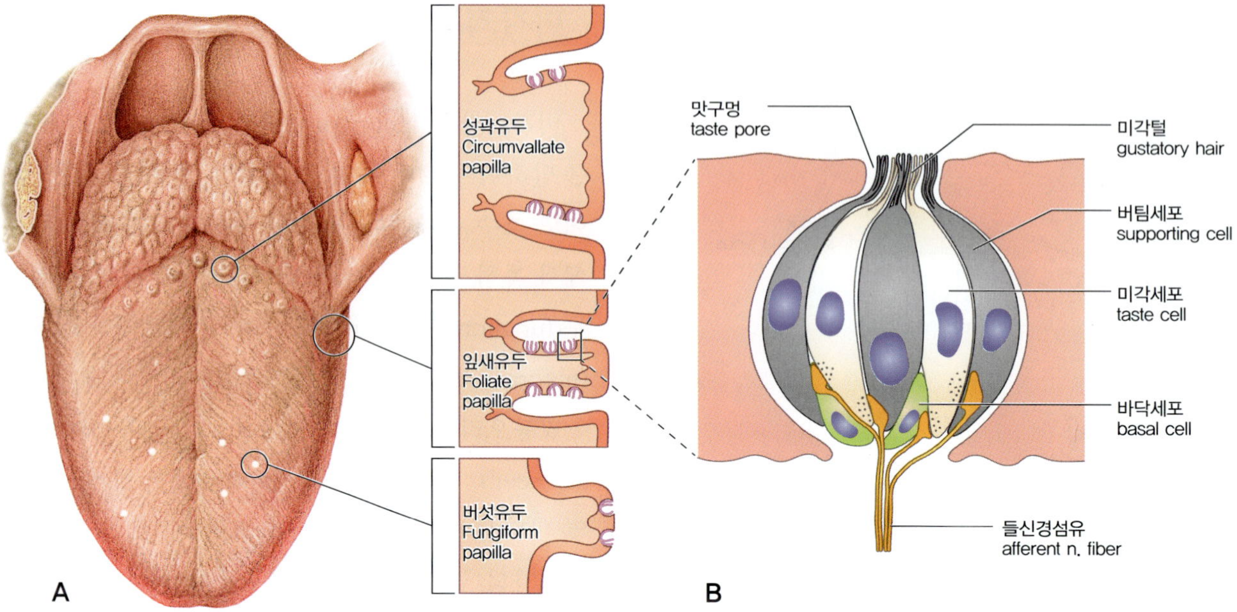

그림 15-2. A: 갖가지 혀유두(lingual papillae). B: 맛봉오리(taste bud)의 구조.

처에 많고, 짠맛은 혀끝과 가까운 가쪽에서 예민하게 느끼며, 신맛은 혀등의 가쪽에 그리고 쓴맛은 혀등의 뒷부위에 있는 맛봉오리에서 예민하게 느끼고, 우마미맛은 혀등 전체에서 고루 느낀다.

시각기관

시각기관(visual organ)인 눈(eye)은 시각을 감지하는 데에 관여하는 안구(eyeball)를 비롯하여 안구를 움직이거나 보호하는 데 필요한 부속기관(accessory organ)으로 이루어져 있다.

안구는 빛자극을 받아들인 후, 이를 중추신경계통으로 전달하게끔 특수하게 분화된 구조물이다. 안구와 사진기는 좋은 대조를 보인다. 즉 안구에는 사진기의 필름에 해당하는 망막(retina)과 초점을 맞출 수 있는 수정체(lens)가 있다. 그러나 초점을 맞추는 방식은 서로 다르다. 즉 사진기에서는 필름과 렌즈의 거리를 조정하지만, 안구에서는 수정체의 두께를 조정하여 초점을 맞춘다. 또한 사진기와 안구에는 각각 빛의 양을 조절하는 조리개(diaphragm)와 홍채(iris)가 있다.

안구의 구조

안구는 눈확(orbit)에 들어 있으며, 직경이 2.5 cm 정도인 공모양의 구조물이다. 안구는 눈확 속에서 근막(fascia)과 지방조직으로 싸여 있으므로 외부의 충격으로부터 보호를 받는다. 안구는 눈확에 있는 여섯 개의 안구근육(extraocular muscles)의 작용으로 움직인다.

안구의 벽은 겉으로부터 속을 향하여 섬유층(fibrous tunic), 혈관층(포도막 vascular tunic), 신경층(nervous tunic) 등 세 층으로 되어 있다. 섬유층은 공막(sclera)과 각막(cornea)으로 이루어져 있고, 혈관층은 맥락막(choroid), 섬모체(ciliary body) 및 홍채(iris)로 구성되며, 신경층은 망막(retina)이다. 안구의 속에는 방수(aqueous humor)가 들어 있는 안구방(eye chamber)이 앞쪽에 형성되어 있고, 뒤쪽의 넓은 부위에 유리체(vitreous body)가 있으며, 유리체의 앞

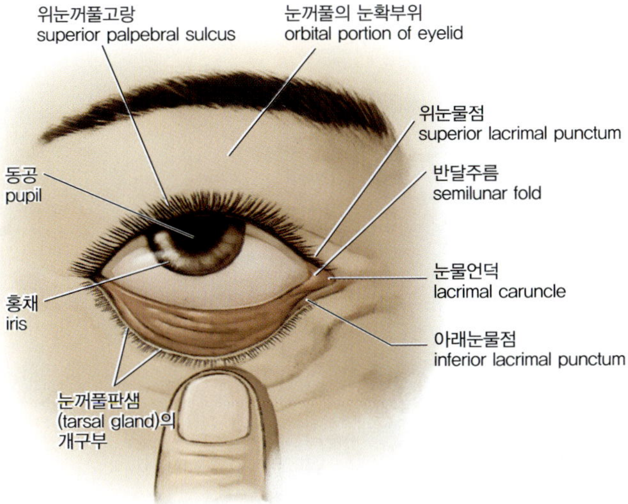

그림 15-3. 오른쪽 눈(eye)의 겉모습.

쪽에 수정체(lens)가 위치하고 있다(그림 15-4).

공막

공막(sclera)은 안구의 뒤쪽 5/6부분을 구성하며, 눈의 형태를 유지토록 하는 두꺼운 치밀결합조직층이다. 공막 뒤의 가운데로는 시각신경(optic nerve)이 지나고 있는데, 이 부위에서 공막은 시각신경을 싸고 있는 경질막(dura mater)에 연속된다. 망막에 분포하는 중심동맥(central artery)과 중심정맥(central vein)은 시각신경의 가운데를 지나 망막으로 들어간다. 공막은 안구의 앞에 있는 각막과 만나는데, 이 부위를 각막공막경계(corneoscleral junction, 각막가장자리 corneal limbus)라 하며, 이곳 안쪽에 안구방수가 흘러나가는 공막정맥굴(scleral venous sinus, 슐렘관 canal of Schlemm)이 있다(그림 15-5).

각막

각막(cornea)은 안구의 앞쪽 1/6을 구성하는 섬유층의 일부분으로 두께가 0.5~0.6 mm인 투명한 막이다. 각막의 앞면은 비각질중층편평상피로 덮여 있고, 뒷면은 단층편평상피인 내피로 덮여 있으며, 이 두 상피층 사이에는 조밀하게 짜여져 있는 두꺼운 아교섬유층인 각막고유질(substantia propria, corneal stroma)이 있다. 각막에는 혈관이 없으나 감각신경은 풍부히 분포되어 있다. 각막은 빛의 굴절에 중요한 역할을 하며, 따라서 각막의 표면이 균일하지 못

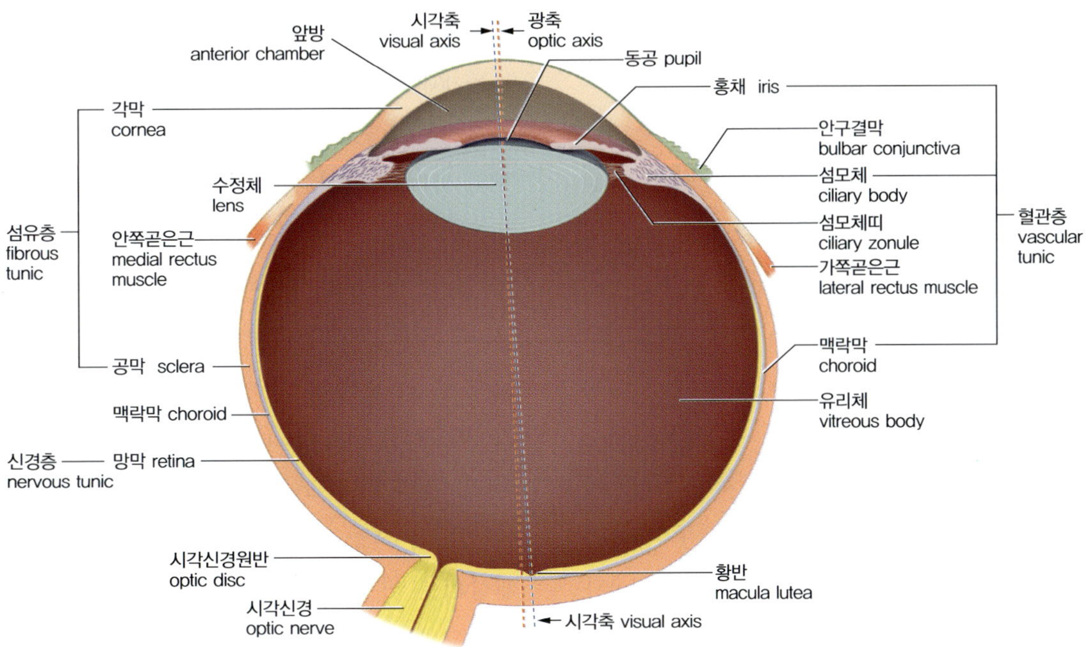

그림 15-4. 오른쪽 안구(eyeball)의 수평경선단면.

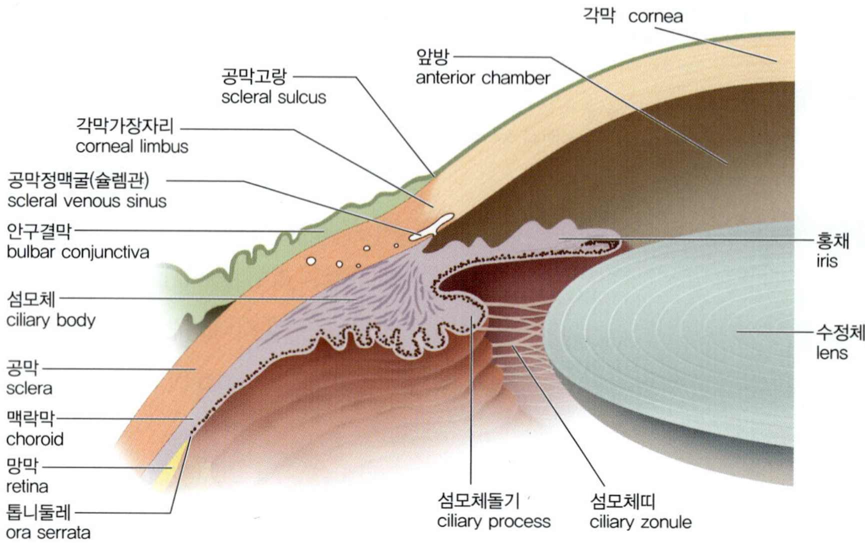

그림 15-5. 안구(eyeball) 앞부분의 수평단면.

하면 난시(astigmatism)를 초래한다.

맥락막

맥락막(choroid)은 공막의 안쪽에 위치한 층으로, 여기에는 혈관이 잘 발달되어 있어 망막에 영양을 공급한다. 또한 맥락막은 색소세포(pigment cell)가 많아 암갈색으로 보이는 성긴결합조직으로 그 안쪽에 있는 망막의 색소층(pigmented layer)과 붙어 있다.

섬모체

섬모체(ciliary body)는 안구 혈관층 중에서 가장 두꺼운 부분으로, 맥락막과 망막의 앞쪽 끝인 톱니둘레(ora serrata)에서부터 각막공막경계 바로 뒷부분까지 뻗쳐 있는 고리 모양의 구조물이다. 섬모체의 바깥쪽으로는 섬모체근(ciliary muscle)이 넓게 자리하고 있다. 그리고 안구의 뒤방(posterior chamber)에 접하고 있는 안쪽은 섬모체상피(ciliary epithelium)로 덮여 있으며, 이 상피로 이루어진 다양한 형태의 돌기인 섬모체돌기(ciliary process)가 뒤방쪽으로 뻗어 있다. 섬모체근은 날줄섬유, 부챗살섬유 및 돌림섬유로 구성된 민무늬근육으로, 교감신경 및 부교감신경의 지배를 받는다. 섬모체상피는 안구방수를 생산하여 뒤방으로 내보낸다. 섬모체돌기의 끝에는 수정체 적도까지 연장되어 있는 섬모체띠(ciliary zonule, 수정체 걸이인대 suspensory ligament of the lens)가 붙어 있어서, 섬모체근의 수축에 따라 수정체의 두께가 조절된다(그림 15-5).

홍채

홍채(iris)는 혈관층의 가장 앞부분으로 구멍 뚫린 동전모양의 원반형 구조물이다. 홍채는 각막과 수정체의 사이에 위치함으로써 안구방을 앞방과 뒤방으로 나누고 있으며, 홍채의 가장자리는 섬모체에 붙어 있다. 홍채의 가운데에 뚫려 있는 구멍을 동공(pupil)이라 하며, 이 동공에 의하여 앞방과 뒤방이 통해 있다. 홍채는 앞방쪽의 두꺼운 성긴결합조직층인 홍채버팀질(stroma of iris)과 뒤방에 접한 홍채상피(epithelium of iris)로 이루어져 있다. 홍채버팀질에는 많은 색소세포들이 널리 분포해 있고, 또한 홍채상피를 이루는 색소세포는 많은 멜라닌색소를 포함하고 있어 빛의 투과를 차단한다. 그리고 홍채의 동공쪽 가장자리에는 동공조임근(sphincter pupillae muscle)이 돌림방향으로 배열해 있으며, 홍채상피의 바로 앞쪽에는 부챗살모양으로 얇게 퍼져 있는 동공확대근(dilator pupillae muscle)이 있다. 이 근육 중에서 동공조임근은 눈돌림신경(oculomotor nerve)을 따라 들어온 부교감신경의 지배를 받고 있으며, 밝은 빛 상태에서 동공의 크기를 작게 하는 데에 관여한다. 반면, 동공확대근은 위목신경절(superior cervical ganglion)에서 유래하는 교감신경의 지배를 받아 어두운 빛 상태에서 동공을 크게 확대시켜 많은 양의 빛이 수정체를 통과하도록 한다.

망막

망막(retina)은 안구의 신경층으로 주변부로 갈수록 두께가 얇아지고 톱니둘레(ora serrata)에서 끝나며, 뒤쪽에서는 시각신경과 연결된다. 망막 뒷부분의 가운데쪽에 둥글고 얕게 오목한 부위가 있는데 이 부위를 황반(macula lutea)이라 하며, 특히 황반에서 오목들어간 바닥부분을 중심오목(fovea centralis)이라 한다. 중심오목 부위는 밝은 빛과 색조감각에 매우 예민한 부위로서 어떤 물체를 밝은 곳에서 가장 똑똑히 볼 수 있도록 초점이 맞춰지는 곳이다. 황색원반의 안쪽(코쪽)에는 시각신경섬유가 모아지는 곳인 시각신경원반(optic disc)이 있으며, 이 곳에는 시각세포가 없어 시각을 느낄 수 없으므로 맹점(blind spot)이라고도 한다. 안구의 수평경선단면에서 볼 때 황반은 뒤극(posterior pole)의 바로 가쪽(관자쪽)에 있으며, 시각신경원반은 황반에서 코쪽으로 3~4 mm 떨어진 곳에 위치하고 있다(그림 15–4).

망막의 수직단면을 광학현미경으로 관찰해 보면 밖에서부터 안을 향하여 1) 색소층(pigmented layer), 2) 막대원뿔층(layer of rods and cones), 3) 바깥경계막(outer limiting membrane), 4) 바깥핵층(outer nuclear layer), 5) 바깥얼기층(outer plexiform layer), 6) 속핵층(inner nuclear layer), 7) 속얼기층

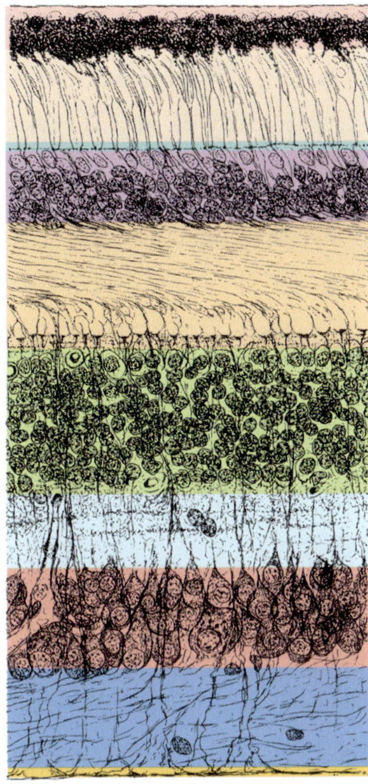

그림 15–6. 수직단면에서 본 망막(retina)의 각 층.

(inner plexiform layer), 8) 신경절세포층(ganglionic layer), 9) 신경섬유층(layer of nerve fibers), 10) 속경계막(inner limiting membrane) 등의 10층을 구별할 수 있다(그림 15–6).

색소층은 멜라닌과립을 많이 갖고 있는 색소세포(pigment cell)들이 단층으로 배열되어 있는 상피층으로 맥락막과 접하고 있다.

망막을 구성하고 있는 신경원들은 크게 세 부류, 즉 광수용세포(photoreceptor cell), 전도신경원(conducting neuron) 및 연합신경원(association neuron)으로 나눌 수 있다. 광수용세포에는 막대세포(rod cell)와 원뿔세포(cone cell)가 있으며, 막대세포는 어두운 빛의 수용기로 어두움에 순응하여 잘 볼 수 있게 하고, 원뿔세포는 밝은 빛에 반응하여 물건을 잘 볼 수 있는 고도의 시력과 색조감각을 가능케 한다. 전도신경원은 광수용세포들에 의하여 받

아들여진 자극을 중추에 전달하는 신경세포로 두극신경세포(bipolar cell)와 신경절세포(ganglion cell)가 있다. 연합신경원은 광수용세포와 전도신경원들을 서로 옆으로 연결시키는 신경세포로 수평세포(horizontal cell)와 무축삭세포(amacrine cell)가 있는데, 수평세포는 광수용세포와 두극신경세포 사이의 연접에, 그리고 무축삭세포는 두극신경세포와 신경절세포 사이의 연접에 관여한다. 그리고 신경절세포의 축삭은 신경섬유층을 지나 시각신경원반으로 모이고, 계속하여 중추로 연결되는 시각신경(optic nerve)을 형성한다(그림 15-7).

망막에는 이상의 여러 신경원들 외에 버팀성분으로 부챗살아교세포(뮬러세포 Műlller's cell)와 중추성 아교세포(neuroglia)들이 있다. 부챗살아교세포는 긴 원뿔모양으로 핵은 망막의 속핵층에 있으며, 세포 꼭대기는 바깥경계막까지 뻗어 광수용세포와 연접하고 있고, 세포바닥은 펼친 부채모양으로 속경계막에 넓게 접하고 있다. 망막에 있는 아교세포는 별아교세포와 미세아교세포로 망막의 속층에 산재해 있다.

안구의 굴절매질

눈의 굴절매질(refractory media)에는 투명한 각막(cornea), 방수(aqueous humor), 수정체(lens), 유리체(vitreous body)가 있다.

각막(cornea) : 앞에서 설명하였다.

수정체(lens) : 지름이 약 9 mm인 투명하고 탄력성 있는 앞뒤로 볼록한 볼록렌즈모양의 구조물이며, 유리체의 앞과 동공의 바로 뒤에 놓여 있다. 수정체는 투명한 피막(capsule)으로 싸여 있고, 수정체의 속은 수정체의 앞면을 덮고 있는 수정체상피(lens epithelium)로부터 생겨난 많은 수정체섬유(lens fiber)

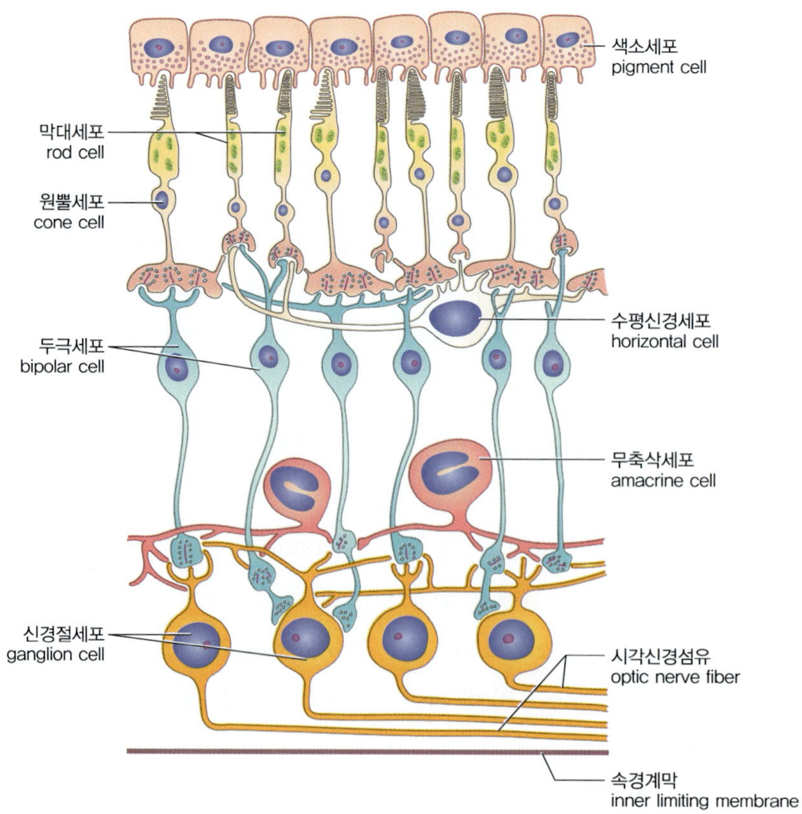

그림 15-7. 망막(retina)의 각종 신경원과 바깥 및 속얼기층에서의 연접상을 나타내는 모식도.

가 동심원상으로 조밀하게 배열해 있다. 수정체 적도의 피막과 섬모체돌기의 사이에는 수정체를 지지하는 미세원섬유다발로 이루어진 섬모체띠(ciliary zonule, 진띠 Zinn's zonule)가 붙어 있다. 이 섬모체띠는 섬모체근의 수축과 이완에 따라 긴장이 달라지고, 그에 따라 수정체의 두께가 변함으로써 눈의 조절작용(accommodation)이 이루어진다. 눈이 쉬고 있을 때 또는 먼 곳의 물체를 볼 때에는 수정체는 섬모체띠에 의하여 팽팽히 잡아당긴 상태로 얇아져 있다. 그러나 가까운 물체에 초점을 맞출 때에는 섬모체근의 날줄섬유가 수축하며, 이때에 섬모체띠의 긴장이 완화되므로 수정체는 스스로 두꺼워져 가까운 물체에 초점을 맞출 수 있게 된다.

방수(aqueous humor) : 눈의 앞방과 뒤방을 채우고 있는 투명한 약알칼리성 액체이다. 이것은 섬모체돌기에서 분비되고, 동공을 통해 안구앞방으로 순환하여 대부분은 공막정맥굴(슐렘관)로 유입되며, 일부는 홍채의 혈관에 의해서도 흡수된다.

유리체(vitreous body) : 안구에서 수정체와 망막 사이의 넓은 공간인 유리체방(vitreous chamber)을 채우고 있는 무색투명한 겔(gel)상의 물질로 이루어진 구조물이다. 유리체의 겉은 아교원섬유가 농축되어 있는 피막(capsule)으로 싸여 있고, 속에는 소수의 유리체세포(hyalocyte)들이 떠 있다.

눈부속기관

눈부속기관(accessory organs)에는 안구근육(extraocular muscles), 눈썹(eyebrows), 눈꺼풀(eyelids), 눈물기관(lacrimal apparatus) 등이 있다.

안구근육(extraocular muscles) : 모두 뼈대근육으로 위곧은근(superior rectus muscle), 아래곧은근(inferior rectus muscle), 안쪽곧은근(medial rectus muscle), 가쪽곧은근(lateral rectus muscle), 위빗근(superior oblique muscle), 아래빗근(inferior oblique muscle) 등이 있다(그림 15-8). 이들은 협동하여 안구의 위, 아래, 안쪽 및 가쪽당김운동과 안쪽 및 가쪽회전을 자유롭게 한다(그림 15-9). 아래빗근은 눈확의 앞안쪽 바닥에서, 그 밖의 5개의 근육은 시각신경 가까이의 눈확꼭대기부위에서 일어나며, 이들은 모두 안구의 공막에 닿는다. 안구근육 중에서 가쪽곧은근은 갓돌림신경, 위빗근은 도르래신경, 그리고 다른 근육들은 눈돌림신경의 지배를 받고 있다.

눈썹(eyebrows) : 이마뼈의 눈썹활(superciliary arch)을 덮고 있는 피부로부터 가쪽으로 비스듬히 나 있다.

눈꺼풀(eyelids) : 위 및 아래눈꺼풀이 있으며, 각 눈꺼풀의 바깥면은 피부로, 속면은 결막(conjunctiva)인 점막으로 덮여 있고, 그 가운데에는 두꺼운 섬유층인 눈꺼풀판(tarsal plate)이 있다. 눈꺼풀판의 속에는 기름샘의 변형인 여러 개의 눈꺼풀판샘(tarsal gland)이 있으며, 피부와 눈꺼풀판의 사이에는 눈꺼풀을 닫는 눈둘레근(orbicularis oculi muscle)이 넓게 자리하고 있다. 위눈꺼풀에는 눈꺼풀올림근(levator palpebrae superioris muscle)이 닿아 있는데, 이 근육은 눈확꼭대기에서 일어나서 위눈꺼풀의 피부와 눈꺼풀판에 붙어 있으며 위눈꺼풀을 올리는 작용을 한다. 눈꺼풀의 자유모서리에는 속눈썹(eyelash)이 나 있다(그림 15-10).

결막(conjunctiva)은 두 부분으로 나누어지는데, 눈꺼풀의 안쪽면을 덮고 있는 부분을 눈꺼풀결막(palpebral conjunctiva)이라 하고, 안구의 앞에서 공막의 앞면을 덮고 있는 부분을 안구결막(bulbar conjunctiva)이라 한다. 이 두 결막부위는 결막구석(conjunctival fornix)에서 서로 연결되어 있다.

눈물장치(lacrimal apparatus) : 눈물샘(lacrimal gland), 눈물소관(lacrimal canaliculus), 눈물주머니(lacrimal sac), 코눈물관(nasolacrimal duct)으로 구

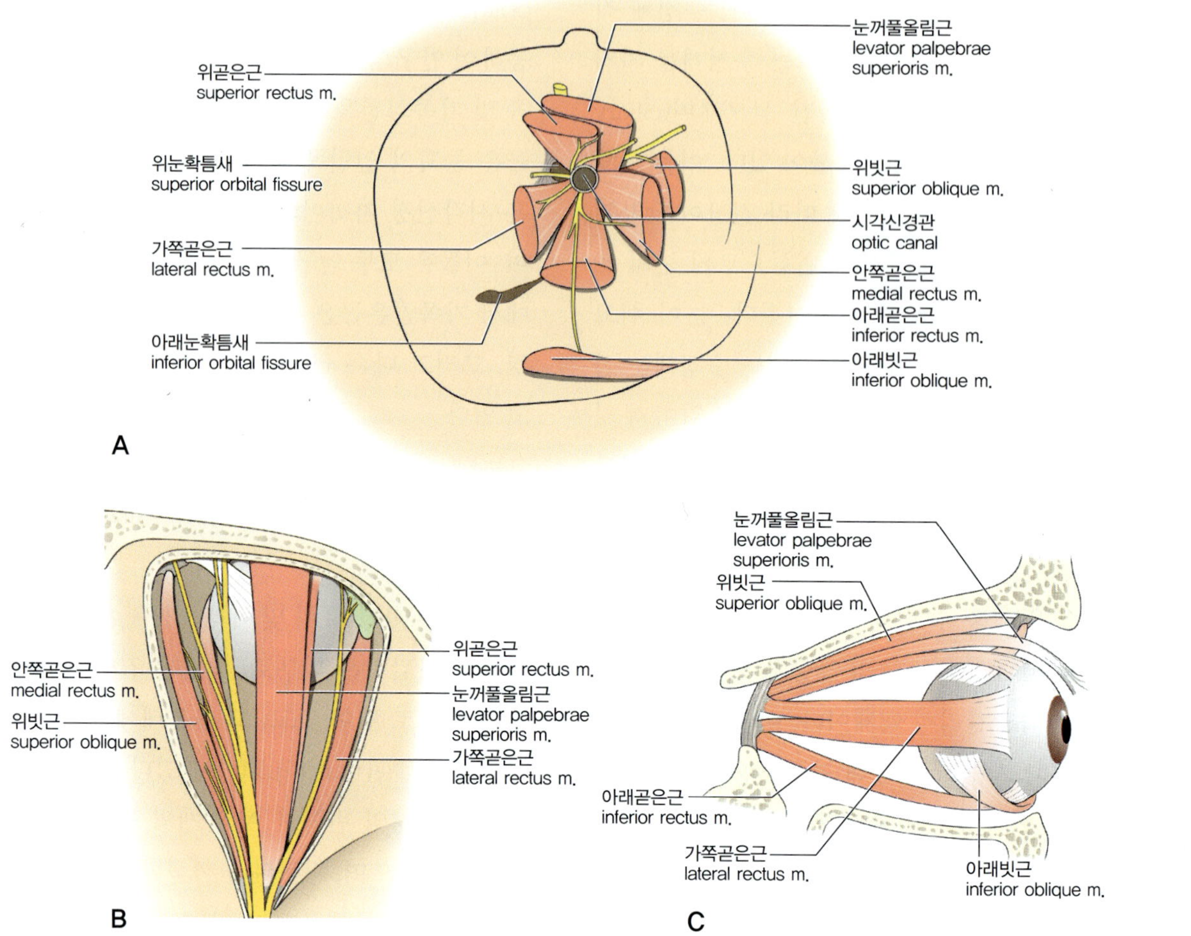

그림 15-8. 안구 근육. A: 오른쪽 눈확에서 안구근육이 이는곳을 나타냄. B: 위에서 본 오른쪽 안구근육. C: 가쪽에서 본 오른쪽 안구근육.

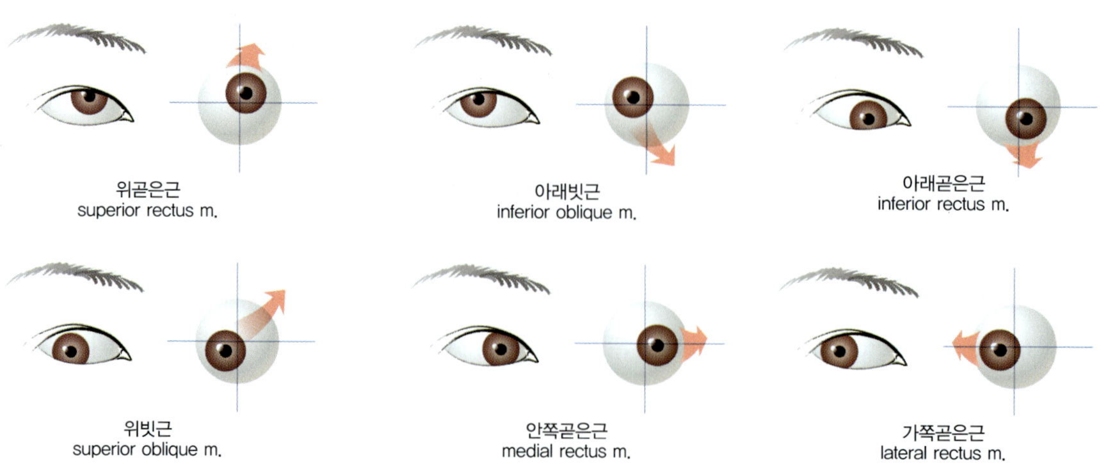

그림 15-9. 안구근육의 작용.

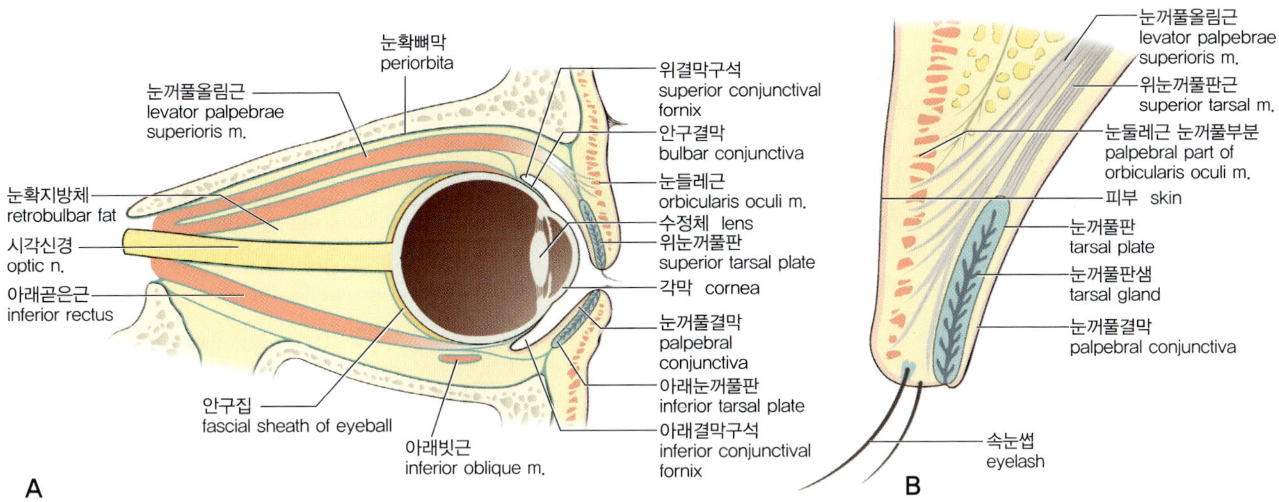

그림 15-10. A: 안구 앞부분과 눈꺼풀. B: 위눈꺼풀의 시상절단면.

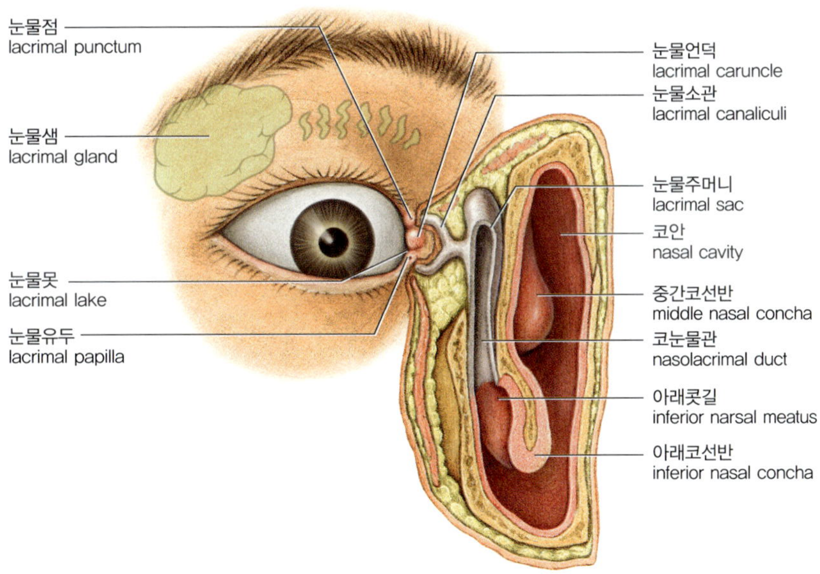

그림 15-11. 눈물장치(lacrimal apparatus)의 구조를 나타내는 모식도.

성된다(그림 15-11).

눈물샘은 눈물을 생산하는 순수한 장액샘으로 안구밖 눈확의 위가쪽에 위치하고, 여러(6~12) 개의 배출관은 위결막구석의 가쪽에 열린다. 눈물은 각막 앞면을 흘러 안쪽눈구석(medial ocular angle)에 있는 눈물못(lacrimal lake)으로 모인다. 안쪽눈구석에서 점막이 둥글게 돌출한된 부분을 눈물언덕(lacrimal caruncle)이라 하며, 이 눈물언덕의 표면이 곧 눈물못이다. 안쪽눈구석 근처의 위 및 아래눈꺼풀 가장자리에는 다소 돌출한 눈물유두(lacrimal papilla)가 각각 형성되어 있으며, 이 유두의 가운데에 눈물소관이 열려 있는 눈물점(lacrimal punctum)이 있다. 위 및 아래눈물소관은 코쪽에서 합쳐져 눈물주머니(lacrimal sac)로 연결되며, 이 눈물주머니는 아래콧길(inferior nasal meatus)로 열려 있는 코눈물관과 연결되어 있다. 눈물의 분비가 많을 때는

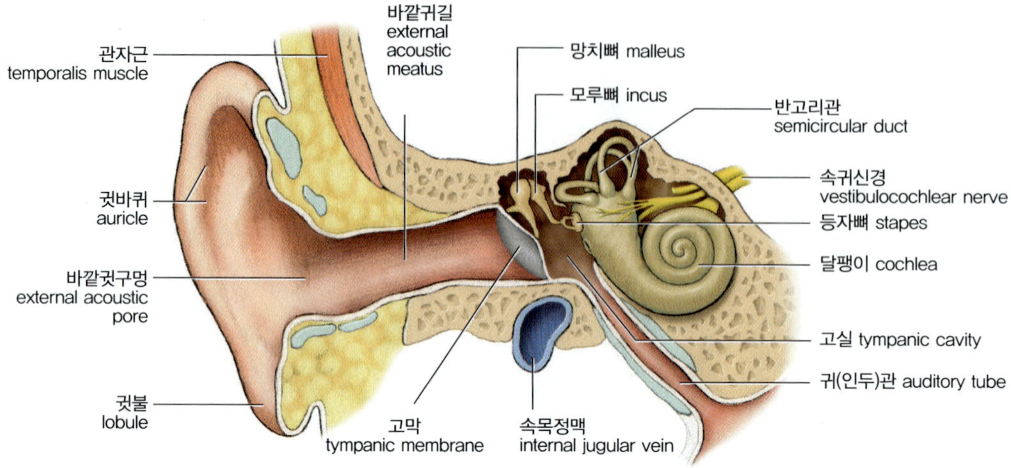

그림 15-12. 바깥귀, 가운데귀 및 속귀의 구조를 나타내는 모식도.

코눈물관으로 다 들어가지 못하고 일부가 볼로 넘쳐 흐르게 된다.

평형청각기관

평형청각기관(vestibulocochlear organ)인 귀(ear)는 평형각과 청각의 두 기능을 수행하는 감각기관으로서 위치에 따라 바깥귀, 가운데귀, 속귀의 세 부분으로 구분된다(그림 15-12).

바깥귀

바깥귀(external ear)는 음파를 받아들이는 부위로 귓바퀴(auricle)와 바깥귀길(external acoustic meatus)로 구성된다.

귓바퀴는 조가비 모양으로(그림 15-13), 탄력연골로 이루어진 귓바퀴연골(auricular cartilage)이 뼈대를 형성하며, 겉은 기름샘과 솜털이 나 있는 얇은 피부로 덮여 있다. 귓바퀴에서 귓불(lobule of auricle)에는 연골이 없고, 많은 지방조직을 가진 피부밑조직이 존재한다.

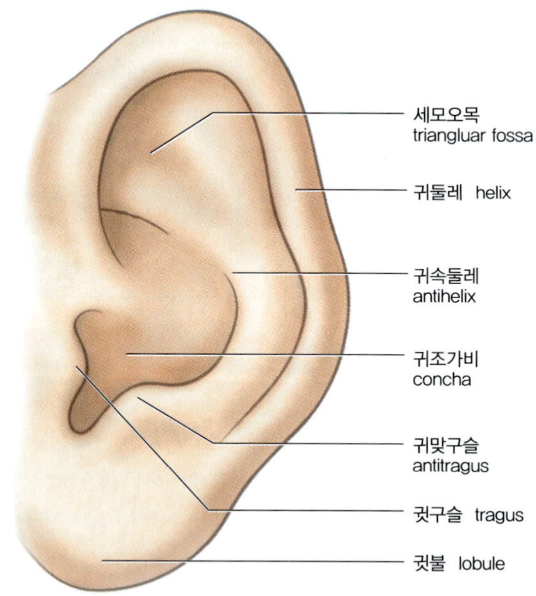

그림 15-13. 귓바퀴(auricle)의 겉모습.

바깥귀길은 소리를 고막(tympanic membrane)으로 유도하는 길이 약 2.5 cm의 S자형 관이다. 이 관에서 바깥부분의 뼈대는 연골로 되어 있고, 안쪽부분은 뼈로 되어 있다. 바깥귀길의 표면은 피부로 덮여 있는데, 이 피부에는 다수의 귀털(tragi)과 기름샘이 분포한다. 특히 바깥귀길의 진피 깊은곳에는 일종의 부분분비땀샘인 귀지샘(ceruminous gland)이 있는데, 이 샘에서는 옅은 갈색의 밀납(wax)과 같은 귀지(cerumen)를 분비한다. 귀지는 바깥귀길의 건조를 방지하면서 방수효과를 나타내고 또한 살충기능이 있어 털과 함께 곤충의 침입을 막는 데 관여한다.

가운데귀

가운데귀(중이 middle ear)는 관자뼈의 바위부분에 있는 바깥귀와 속귀 사이의 부위로서, 그 속에 고실(tympanic cavity)이라고 하는 공기가 차 있는 공간이 형성되어 있다. 고실은 고막에 의하여 바깥귀길과 막혀 있고, 안뜰창(vestibular window, 타원창 oval window)과 달팽이창(cochlear window, 둥근창 round window)이 있는 뼈벽에 의하여 속귀와 분리되어 있다.

고막

고막(tympanic membrane)은 타원형의 얇은 막으로 장경 9~10 mm, 단경 8~9 mm, 두께 0.1 mm 정도이며, 바깥귀길의 수평면에 대해서 바깥쪽으로 약 55°의 경사를 이루고 있다. 고막은 세 층으로 구성되는데, 바깥층은 바깥귀길의 피부에서 계속되는 피부층(cutaneous layer)이고, 중간층은 주로 아교섬유로 이루어진 섬유층(fibrous layer)이며, 속층은 단층입방상피로 이루어진 점막층(mucous layer)이다. 고막에서 안쪽으로 오목들어간 가운데 부위를 고막배꼽(umbo)이라고 하며, 고막의 고실쪽면에서 배꼽으로부터 위쪽으로 망치뼈(malleus)가 붙어 있다. 고막에서 망치뼈가 붙어 있는 윗부분은 중간층을 이루는 섬유결합조직이 적어서 느슨하므로 이완부분(pars flaccida)이라 하고, 그 나머지 대부분은 섬유층이 발달되어 있어서 긴장되어 있으므로 긴장부분(pars tensa)이라 한다.

고실

고실(tympanic cavity)은 오목렌즈모양의 공간으로 그 내면은 단층입방 또는 편평상피와 고유판으로 이루어진 얇은 점막으로 덮여 있다. 고실점막은 가쪽에서 고막의 점막층으로 이어지고 있으며, 안쪽 벽에서는 달팽이창을 덮어 이를 막고 있다. 그리고 고실의 뒤벽에는 관자뼈의 꼭지돌기에 있는 꼭지벌집(mastoid air cell)과 연결되는 통로가 있으며, 이 벌집의 내면도 점막으로 덮여 있다. 고실바닥의 앞쪽에는 귀관(귀인두관 auditory tube, 유스타키관 Eustachian tube)이 열려 있는데, 이것은 고실과 코인두(nasopharynx)를 연결하는 관이며, 그 길이는 약 4 cm이다. 귀인두관은 가운데귀 속의 기압이 대기압과 평형을 유지하도록 조절한다. 귀관은 평소에 폐쇄된 상태로 있지만 침을 삼킬 때 잠깐(약 1/4초 정도) 열리기 때문에 기압이 급변하는 상황에서는 귀에 불쾌감을 느끼지 않도록 침을 자주 삼키는 것이 좋다.

고실에는 고막에서 안뜰창까지 소리를 전달하기 위한 세 개의 귓속뼈(auditory ossicles)가 있다. 망치뼈(malleus)는 고막의 윗부분에 부착되어 있고, 등자뼈(stapes)는 안뜰창에 닿아 이를 막고 있다. 그리고 모루뼈(incus)는 망치뼈와 등자뼈의 사이에 있으며, 이들은 서로 윤활관절에 의하여 연결되어 있다(그림 15-14).

속귀

속귀(internal ear)는 미로(labyrinth)로 되어 있으며, 미로는 뼈미로(osseous labyrinth)와 뼈미로 속에 들어 있는 막미로(membranous labyrinth)로 구성되어 있다.

뼈미로

뼈미로(osseous labyrinth)는 관자뼈의 바위부분에 있는 좁은 관으로서 안뜰(vestibule), 세 개의 반고리뼈관(semicircular canal) 및 달팽이(cochlea)로 구분된다(그림 15-15).

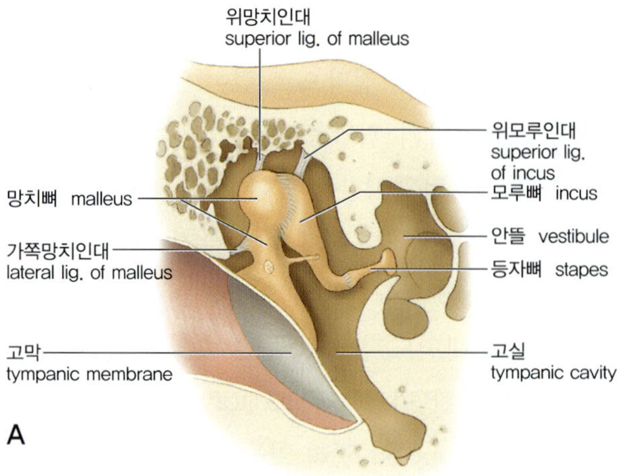

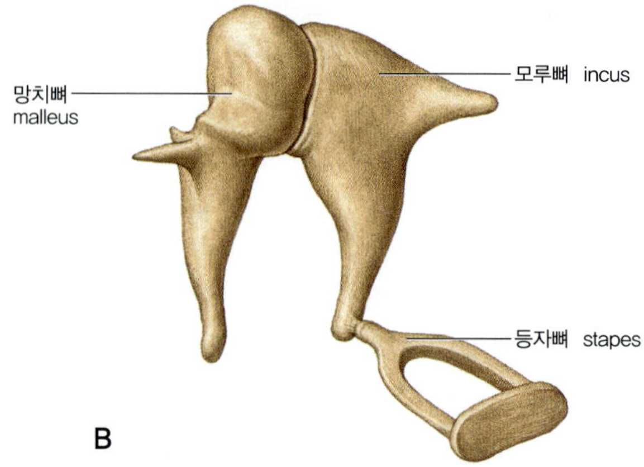

그림 15-14. A: 귓속뼈(auditory ossicles). B: 가운데귀에서 귓속뼈의 관절 양상.

안뜰(vestibule) : 뼈미로의 중심부분으로서 타원오목(elliptical recess)과 둥근오목(spherical recess)이 형성되어 있고, 가운데귀와의 사이에는 달팽이창과 안뜰창이 나 있는 얇은 뼈판이 있다. 앞서 언급한 바와 같이 달팽이창은 점막으로 덮여 막혀 있고, 안뜰창은 등자뼈로 막혀 있다. 그리고 안뜰의 뒤쪽에는 반고리뼈관과 통하고 있는 5개의 구멍이 있다.

반고리뼈관(semicircular canal) : 세 개의 반고리뼈관은 안뜰의 뒤에 있되 입체적으로 서로 직각을 이루고 있으며, 그 위치에 따라 앞, 뒤 및 가쪽반고리뼈관(anterior, posterior and lateral semicircular canals)이라 부른다. 각각의 반고리뼈관의 한쪽 끝은 확장되어 있는데 이 부위를 반고리뼈관팽대(ampulla of semicircular canal)라 하며, 이들 팽대가 각각 안뜰과 연결되어 있다. 그리고 각 반고리뼈관의 다른 쪽 끝 중에서 앞 및 뒤반고리뼈관은 합쳐져서 하나로, 그리고 가쪽반고리뼈관은 별개로 안뜰에 이어져 있다.

달팽이(cochlea) : $2\frac{3}{4}$ 회전하는 나선형 관으로 달팽이껍질과 같은 모양이다. 달팽이에는 달팽이축(modiolus)이라고 하는 중심축이 있고, 이 축의 속

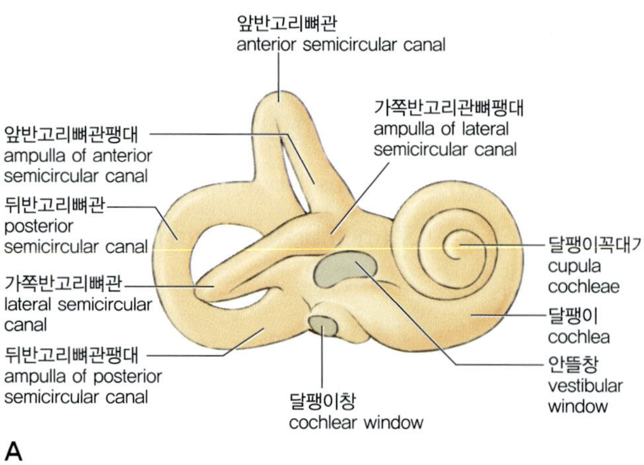

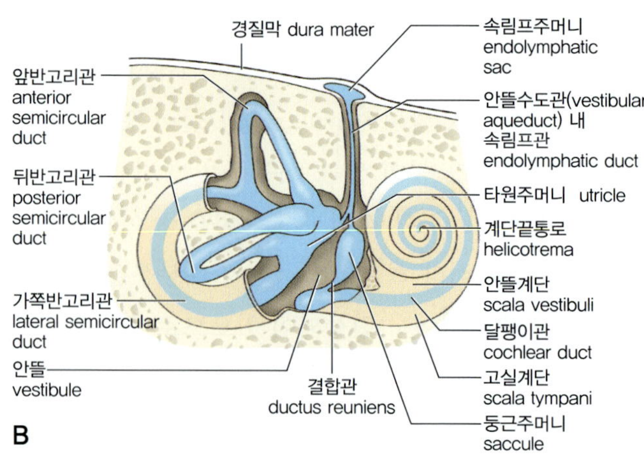

그림 15-15. 속귀(inner ear)의 뼈미로(osseous labyrinth) (A)와 막미로(membranous labyrinth) (B)의 구조를 나타내는 모식도.

에는 달팽이신경절(spiral ganglion)이 들어 있다. 이 달팽이축을 중심으로 달팽이나선관(cochlear spiral canal)이 나선상으로 형성되어 있으며, 중심축으로부터 달팽이나선관의 속으로 뼈나선판(osseous spiral lamina)이 선반처럼 돌출해 있다. 이 뼈나선판은 달팽이나선관을 따라가면서 부분적으로 나누고 있는데, 생체에서는 이곳에 막미로인 달팽이관(cochlear duct)의 바닥막(basilar membrane)이 붙어 있다.

막미로

막미로(membranous labyrinth)는 뼈미로 속에 있으며, 안뜰 속에 들어 있는 두 개의 작은 주머니인 타원주머니(utricle)와 둥근주머니(saccule), 세 개의 반고리뼈관과 반고리뼈관팽대에 각각 형성되어 있는 반고리관(semicircular duct)과 반고리관팽대(membranous ampulla), 그리고 달팽이 속에 있는 달팽이관(cochlear duct)으로 구성되어 있다(그림 15-15). 이 중에서 안뜰부위에 타원주머니와 둥근주머니가 형성되어 있는 것을 제외하고는 다른 막미로는 뼈미로와 닮은 형태이다. 막미로는 뼈미로보다 직경이 작으며, 따라서 막미로와 뼈미로벽 사이의 공간은 바깥림프(perilymph)로 채워져 있고, 막미로의 속에는 속림프(endolymph)가 차 있다.

타원주머니(utricle)와 둥근주머니(saccule) : 안뜰의 속에 있는 두 개의 막성 주머니이다. 타원주머니는 둥근주머니보다 크고 안뜰의 뒤에 있으며, 세 개의 반고리관과 연결되어 있다. 반면, 둥근주머니는 타원주머니의 앞쪽인 달팽이관 가까이에 위치한다. 이와 같은 타원주머니와 둥근주머니의 주위에는 비교적 넓은 바깥림프공간(perilymphatic space)이 형성되어 있다. 이 두 주머니는 주머니이음관(utriculo-saccular duct)이라고 하는 가는 관으로 연결되어 있고, 또 둥근주머니는 결합관(ductus reuniens)에 의해 달팽이관과 연결되어 있다. 이처럼 이들 막미로는 서로 연결되어 있다. 또한 주머니이음관에서는 속림프관(endolymphatic duct)이 시작되는데, 이 관은 안뜰수도관(vestibular aqueduct)을 통해 경질막밑공간(subdural space)에 이르고, 그 끝이 부풀어 속림프주머니(endolymphatic sac)를 이룬다.

타원주머니와 둥근주머니의 한쪽 벽에는 감각상피로 덮인 원반형의 두터운 점막 부위가 있는데, 이 부위를 각각 타원주머니평형반(macula utriculi) 및 둥근주머니평형반(macula sacculi)이라고 부른다. 이들 평형반의 상피는 감각세포인 털세포(hair cell)와 버팀세포(supporting cell)로 이루어져 있으며, 안뜰신경섬유가 털세포에 연접하고 있다. 그리고 이들 평형반의 표면은 평형모래(statoconium, otolith)를 가진 젤라틴막인 평형모래막(statoconial membrane, otolithic membrane)으로 덮여 있고, 그 속에 털세포의 감각털(sensory hair)이 묻혀 있어서 속림프의 흐름에 따른 자극을 받아들이게 된다(그림 15-16).

반고리관(semicircular duct) : 반고리뼈관의 모양과 비슷하나 그 직경은 약 1/4 정도 밖에 되지 않는다. 반고리관의 세 반고리관팽대(membranous ampulla) 부분에는 막성벽이 능선처럼 두꺼워진 팽대능선(ampullary crest, crista ampullaris)이 형성되어 있으며, 팽대능선의 표면은 평형반의 것과 비슷한 형태

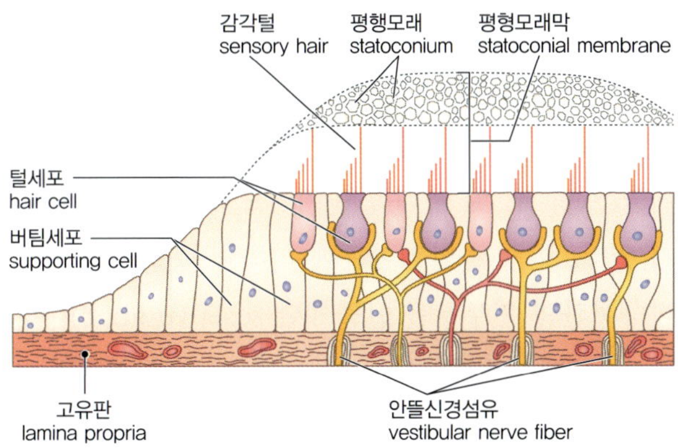

그림 15-16. 평형반의 구조를 나타내는 모식도.

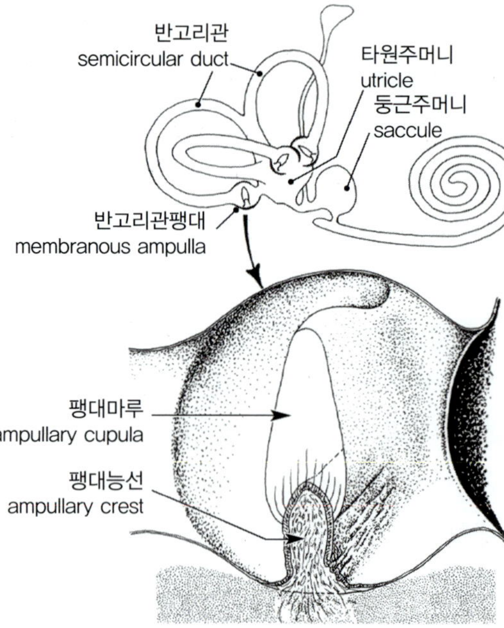

그림 15-17. 반고리관팽대에 형성되어 있는 팽대능선(crista ampullaris)의 구조를 나타내는 입체 모식도.

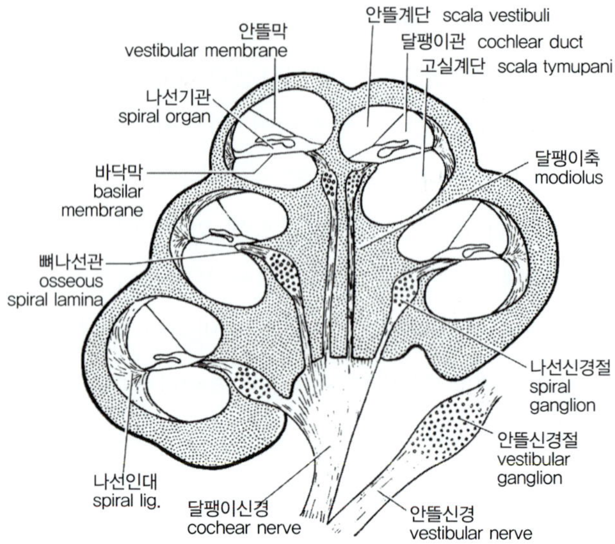

그림 15-18. 원숭이 달팽이(cochlea)의 수직절단면.

의 털세포(hair cell)와 버팀세포(supporting cell)로 이루어진 감각상피로 덮여 있다. 또 팽대능선의 표면은 평형모래가 없는 젤라틴성 물질로 이루어진 팽대마루(ampullary cupula)에 의하여 덮여 있고, 그 속에 털세포의 감각털이 묻혀 있다. 안뜰신경은 버팀세포의 사이로 들어가서 감각세포와 연접하고 있다(그림 15-17).

달팽이관(cochlear duct) : 달팽이 속에 들어있는 나선형 주머니로 달팽이 꼭대기끝(cupular cecum)에서는 막혀 있고, 안뜰쪽에서는 결합관에 의하여 둥근주머니와 연결되어 있다. 달팽이관은 뼈미로인 달팽이나선관의 속에서 가쪽으로 치우쳐 있되 가쪽벽은 뼈벽에 붙어 있고, 달팽이축쪽은 뼈나선판에 붙어 있으며, 위 및 아래쪽은 뼈벽으로부터 넓게 떨어져 있다. 이렇게 달팽이관에 의하여 나누어진 달팽이나선관의 윗부분을 안뜰계단(scala vestibuli)이라 하고, 아랫부분을 고실계단(scala tympani)이라 한다. 그리고 달팽이관에서 안뜰계단과 접하고 있는 안뜰벽을 안뜰막(vestibular membrane, 라이스너막 Reissner's membrane)이라 하고, 고실계단과 접하고 있는 고실벽을 바닥막(basilar membrane, 나선막 spiral membrane)이라 한다. 달팽이관의 위 및 아래에 있는 안뜰계단과 고실계단은 바깥림프로 차 있고, 이 두 계단은 달팽이의 계단끝통로(helicotrema)에서 서로 통해 있다. 달팽이관을 횡단면에서 보면 전체적인 모습이 삼각형이며, 속의 넓은 공간은 속림프로 차 있다. 이 달팽이관에 청각수용기인 나선기관(코르티기관 spiral organ of Corti)이 바닥막의 위에 자리 잡고 있고, 가쪽벽에는 독특한 형태의 중층원주상피로 덮여 있는 혈관줄무늬(stria vascularis)가 이루어져 있으며, 달팽이축 쪽의 구석에서 뼈나선판의 위를 덮고 있는 두꺼운 점막이 속공간 쪽으로 돌출한 부분을 나선판가장자리(spiral limbus)라 한다(그림 15-18, 19).

나선기관은 특수한 감각상피로 되어 있으며, 음파를 전기신호로 변환시켜주는 감각부분이다. 여기에 분포하는 털세포(감각세포)는 나선기관의 안쪽 및 바깥쪽에 각각 존재하는 속털세포(inner hair cell)와 바깥털세포(outer hair cell)로 구분되는데, 바깥털세포는 바닥막을 따라 3~5열로 그리고 속털세포는 1열

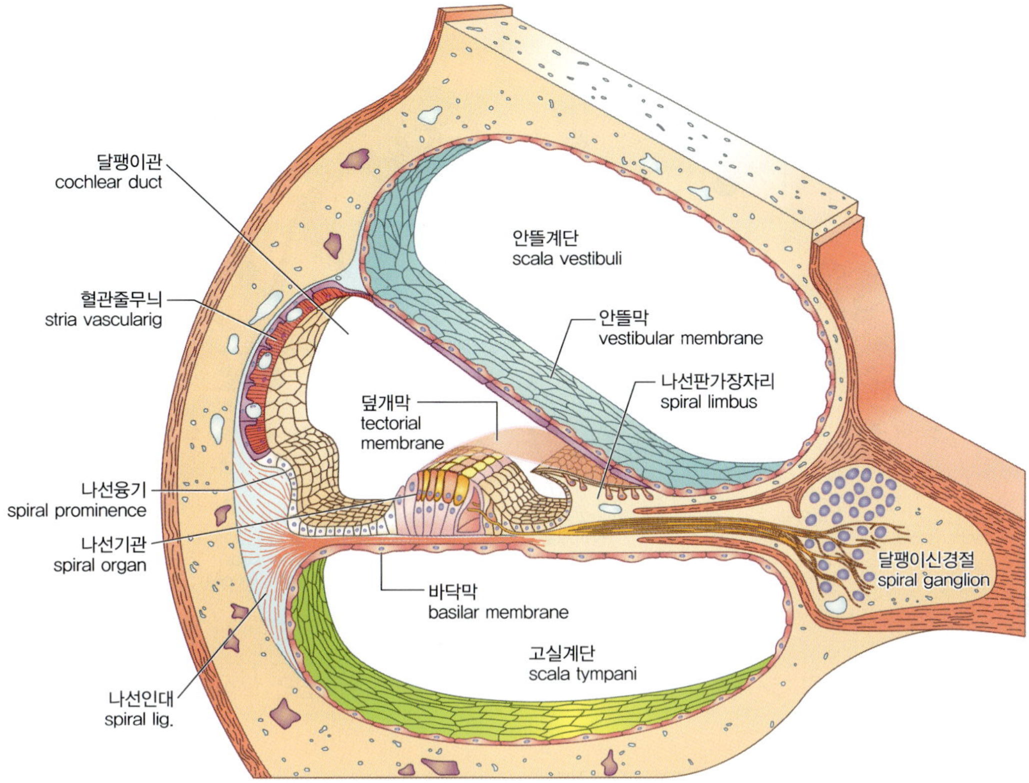

그림 15-19. 달팽이나선관(cochlear spiral cannal)의 구조를 나타내는 입체모식도.

로 배열해 있다. 이들 털세포의 꼭대기면에는 감각털(sensory hair)이 나 있으며, 달팽이신경(cochlear nerve)의 신경섬유가 털세포와 연접하고 있다.

나선기관에는 여러 종류의 버팀세포가 있다. 즉 속 및 바깥털세포를 받쳐주고 있는 속 및 바깥손가락상피세포(inner and outer phalangeal epithelial cells), 나선기관의 가운데에 있는 속 및 바깥기둥상피세포(inner and outer pillar epithelial cells), 속털세포의 안쪽에 있는 속경계세포(internal limiting cell, inner border cell), 나선기관의 가쪽을 이루는 원주바깥경계세포(columnar external limiting cell, outer border cell, 헨젠세포 Hensen's cell) 등이 그것이다. 그리고 나선기관에는 넓은 세포사이공간인 세 개의 굴, 즉 속 및 바깥기둥상피세포 사이의 속굴(inner tunnel), 바깥털세포 및 바깥손가락상피세포와 원주바깥경계세포 사이의 바깥굴(outer tunnel), 그리고 바깥털세포 및 바깥손가락상피세포와 바깥기둥상피세포 사이의 중간굴(뉘엘공간 Nuel's space)이 형성되어 있다(그림 15-20).

나선기관의 털세포 표면에는 판상의 유연한 큐티클성 막인 덮개막(tectorial membrane)이 얹혀 있다. 이 덮개막은 나선판가장자리의 표면에 부착해 있고, 여기에서 나선기관의 표면쪽으로 연장되어 털세포의 감각털 위로 지붕처럼 뻗어 얹혀 있다. 덮개막은 속림프로 전달된 압력파의 진동을 털세포로 전달하여 털세포가 이를 느끼게 한다. 달팽이관을 채우고 있는 속림프는 달팽이관의 가쪽벽에 있는 혈관줄무늬(stria vascularis)에서 생산되며, 결합관을 통하여 속림프관으로 흘러나간다.

속귀의 기능

속귀의 기능은 안뜰기능(vestibular function)과 청

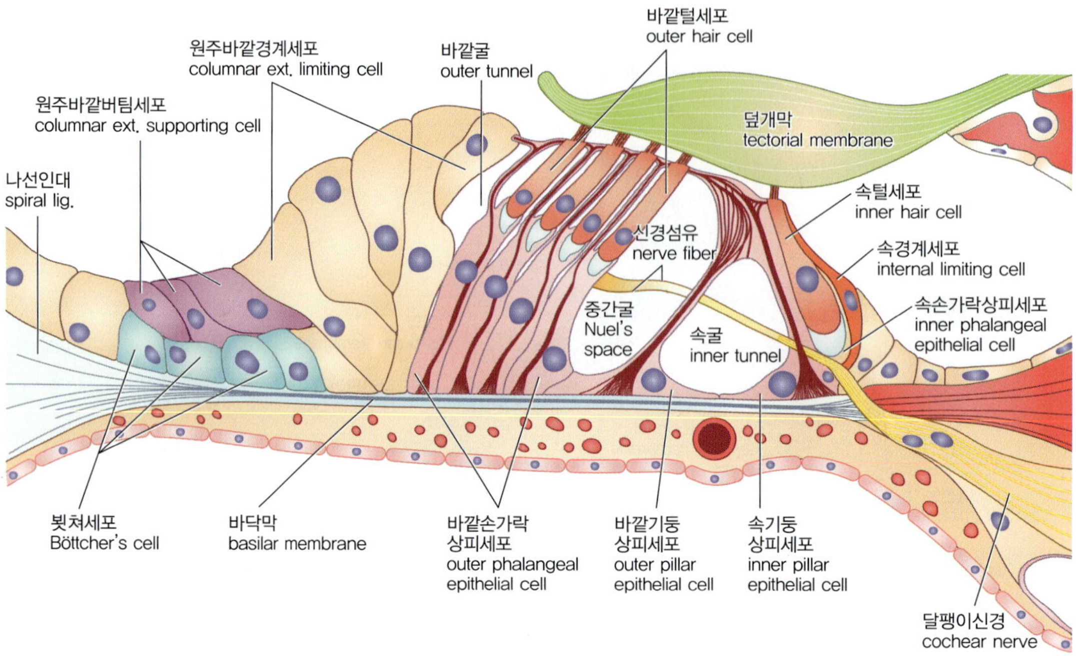

그림 15-20. 나선기관(spiral organ of Corti)의 수직단면 모식도.

각기능(auditory function)으로 크게 구분된다. 안뜰기능은 평형각을 감지하는 기능으로 타원주머니와 둥근주머니에 있는 타원주머니평형반과 둥근주머니평형반, 그리고 반고리관팽대의 팽대능선에 있는 감각세포에 의하여 이루어진다. 이들은 머리의 공간적 위치변화를 감지하는 수용기로 그중에서 평형모래막이 형성되어 있는 타원주머니평형반과 둥근주머니평형반은 주로 중력(gravity) 및 선운동(linear movement)을 감지하며, 팽대능선은 회전운동의 가속도 즉 각운동(angular movement)을 감지하는 기관이다. 이와 같은 안뜰기능은 속귀의 반고리관이 삼차원적으로 배치되어 있기 때문에 머리의 위치변화에 맞추어 속림프가 이동하며, 그에 따라 어떤 방향의 운동에서도 안뜰기관의 털세포가 자극되고, 이렇게 전도된 신호는 털세포에 연접하고 있는 안뜰신경섬유를 경유하여 중추로 전도된다.

청각기능은 음파를 감지하는 기능이다. 귓바퀴에 모아진 음파는 바깥귀길을 통하여 고막을 진동시키고, 이 진동은 고막에 연결되어 있는 망치뼈, 모루뼈 및 등자뼈를 차례로 거쳐 안뜰창에 이른다. 안뜰창에 이른 압력파는 속귀 안뜰계단의 바깥림프로 전달되어 안뜰막을 진동시키고, 이 진동은 달팽이관의 속림프와 바닥막으로 전달된다. 이렇게 전달된 압력파에 의하여 바닥막이 진동하면 나선기관의 위치가 변하게 되고, 그에 따라 덮개막에 닿아 있는 털세포가 자극된다. 그리고 털세포에 전달된 자극은 이들 세포에 연접하고 있는 달팽이신경을 통하여 중추로 전도된다. 이 과정에서 바닥막을 진동시킨 압력파는 고실계단의 바깥림프로 전달되고, 이 압력파는 달팽이창에 이르러 소실된다. 소리의 높낮이를 판별할 수 있는 것은 소리의 진동수에 따라 바닥막의 부위별 최대 위치변화가 다르게 나타나기 때문이다. 즉, 달팽이관에서 바닥회전 쪽의 바닥막은 폭이 좁고 경직도가 높아 고진동수의 소리에 최대운동을 일으켜 이 부위의 나선기관에서 이를 감지하며, 달팽이관의 꼭대기쪽으로 갈수록 바닥막의 폭이 넓고 경직도가 낮아 저진동수의 소리에 최대운동을 일으킴으로써 저음은 꼭대기쪽 나선기관에서 감지된다.

제 16 장

인체의 발생

사람은 발생, 분화 및 성장의 과정을 거쳐 어른이 되며, 일정기간 생활한 후 수명(life span)을 다하게 된다. 일반적으로 발생과 성장과정을 시기에 따라 표 16–1과 같이 구분한다.

사춘기(puberty)에 접어드는 시기는 남녀에 따라 차이가 있어서, 여자의 경우는 초경이 있는 13±2년부터 남자는 15±2년부터이며, 기간은 약 6년간이다. 성숙기, 즉 어른(adult)에 이르는 시기는 여자의 경우 16~20년이며, 남자는 18~23년으로 잡고 있다.

표 16–1. 사람의 발생과 성장의 시기별 구분

출생전기 (prenatal period)
배아기(embryonic period) … 임신 8주까지
이른배아기 (early embryonic period, 배아전기(embryonic period)) … 임신 2주까지
늦은배아기 (late embryonic period, 배아기(embryonic period)) … 임신 3주~8주
태아기(fetal period) … 임신 9주~출생 전까지
출생 후기 (postnatal period)
신생아(newborn) … 생후 4주까지
유아(영아, infancy) … 생후 1년까지
소아(childhood)
초기(early) … 생후 1~6년
말기(late) … 생후 6년~사춘기
청년기(adolescence) … 사춘기 ~ 성숙기

사람의 발생은 정자와 난자가 만나서 합쳐진 수정란(접합자)이 분할하는 것으로부터 시작된다. 그러나 수정 이전에 생식세포인 정자와 난자는 어버이의 고환과 난소 속에서 생식자발생(gametogenesis) 과정을 거쳐 형성된다(그림 16–1).

수정 이후 수정란은 분할과 배엽형성을 거쳐 성인(adult)과 비슷한 모습의 태아로 발생되는데, 이 기간 동안에 각 기관의 발생도 진행된다. 이처럼 수정란이 자궁벽에 착상하여 약 280일간 발생한 후 질을 통해서 신생아로 출생한다. 배아(태아)는 배아에서 기원한 조직인 융모막(chorion)과 모체의 자궁속막에서 생겨난 탈락막(decidua)으로 이루어진 태반(placenta)의 속에서 성장한다. 태반은 태아의 생육에 필요한 영양분의 보급과 태아에서 생기는 분해산물의 배출 등 중요한 기능을 수행하게 된다.

생식자발생

미분화한 생식세포에서 수정이 가능한 정자와 난자가 만들어지는 과정을 생식자발생(gametogenesis)이라고 한다. 이 과정이 진행되는 동안에 생식세포는 두 가지 중요한 변화를 나타낸다. 즉 성숙분열에 의하여 염색체 수가 반감되고, 또 수정에 적합하도록 모양이 바뀐다.

정자발생

고환의 정세관에서 미분화된 정조세포(spermatogonium)가 연속적인 세포분열에 의하여 정자세포(spermatid)로 되고, 이어서 운동성이 있는 정자(sperm)로 발생한다. 이러한 현상은 사춘기부터 사망 시까지 계속된다. 정자의 선조세포인 정조세포는 분열하여 일차정모세포(primary spermatocyte)로 된 다음 일차감수분열 하여 염색체 수가 22+X 또는 22+Y인 이차정모세포(secondary spermatocyte)로 된다. 이차정모세포는 계속된 이차감수분열에 의해서 염색체 수가 22+X인 2개의 정자세포와 염색체 수가 22+Y인 2개의 정자세포로, 즉 4개의 정자세포가 된다. 뒤이어 정자세포는 형태변화 즉 정자형성(spermiogenesis) 과정을 거쳐 머리, 목과 꼬리로 이루어진 운동성이 있는 정자로 된다(그림 16–1). 이렇게 발생한 정자는 사정 후 꼬리의 운동으로 여성생식기 속에서 이동이 가능하게 된다.

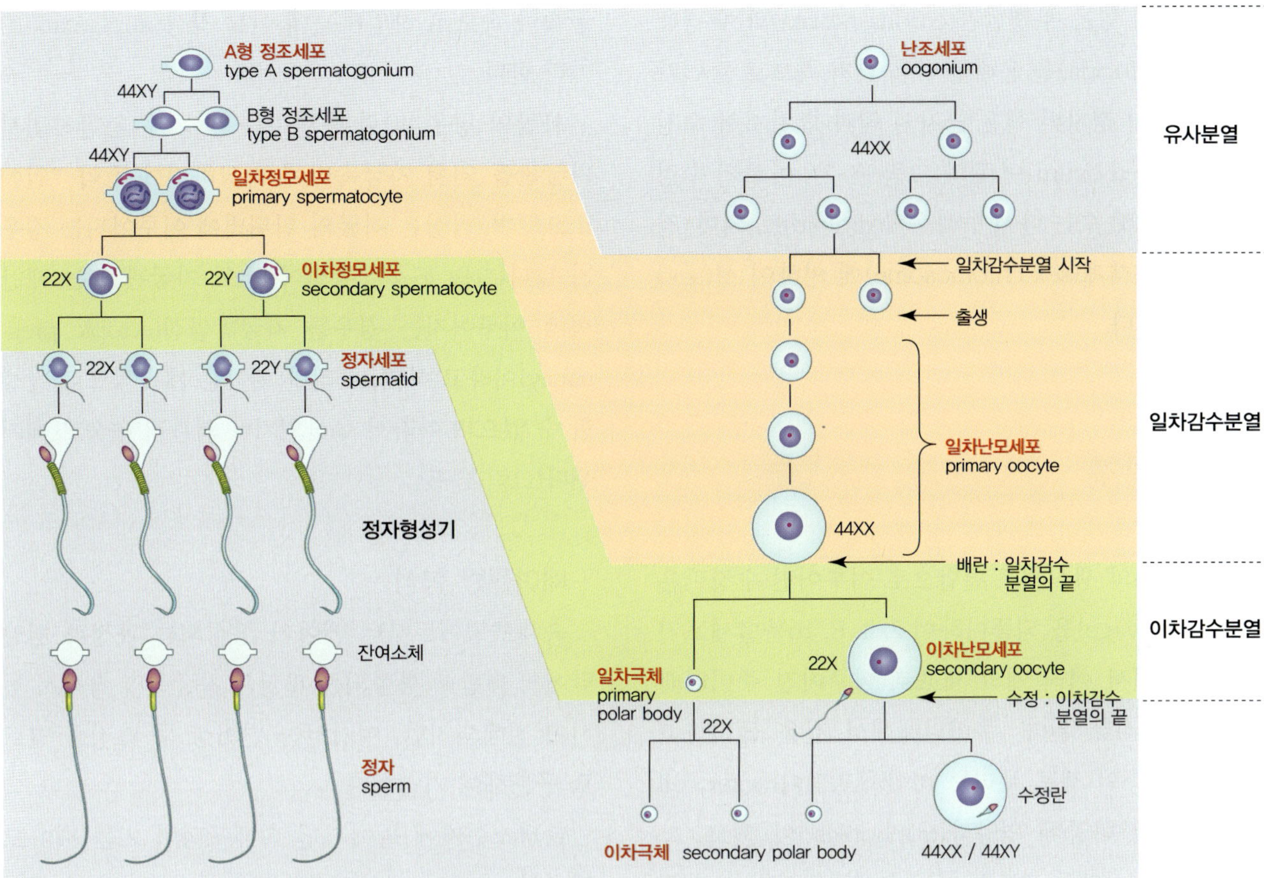

그림 16-1. 정상 생식자(gamete)의 발생.

난자발생

미분화한 난조세포(oogonium)는 태아의 난소 속에 존재하고, 그 후 개체의 발육과 함께 증식하여 일차난모세포(primary oocyte)로 되며, 이들은 태아 속에서 일차감수분열의 전기 상태에 머무르게 된다. 출생 이후 사춘기까지 일차난모세포의 일차감수분열이 서서히 진행되며, 사춘기에 이르러 난소주기가 시작되면 배란 직전의 난모세포는 일차감수분열이 완결되어 염색체 수가 22+X인 이차난모세포(secondary oocyte)와 22+X인 제1극체(first polar body)로 된다. 뒤이어 이들은 난소로부터 골반안으로 배란된 다음 자궁관(난관)으로 들어가 정자와 합쳐지는 시기에 다시 이차감수분열을 완성하여 22+X의 난자(oocyte)와 세 개의 제2극체(second polar body)가 생긴다(그림 16-1). 이와 같이 난자의 성숙에는 태생기부터 사춘기 이후 난소주기가 나타날 때까지 장기간이 소요되는데, 그 때문에 난자는 정자에 비하여 염색체 이상이 일어나기 쉽다.

수정

정자가 난자 속으로 들어가 두 세포가 하나로 합쳐지는 것을 수정(fertilization)이라 한다. 배란된 난자는 자궁관을 지나는 동안 정자와 만나게 되는데, 수정이 흔히 이루어지는 부위는 자궁관팽대(ampulla of uterine tube)이다. 정자는 난자를 만나면 먼저 그 첨단체(acrosome) 속에 있는 물질을 배출하여 난자 주위에 있는 부챗살관(corona radiata)과 투명층(zona pellucida)을 용해한 다음 난자 속으로 들어가고, 이어서 정자의 핵은 난자의 핵과 합쳐져서 수정란(fertilized ovum)이 된다(그림 16-2). 이로써 수정란의 염색체 수는 다시 두배수체(diploid)로 되며, 정자의 성염색체(sex chromosome)에 의하여 성(sex)이 결정된다.

초기발생

두 종류의 생식세포 결합으로 이루어진 수정란은 분할(cleavage)을 되풀이하여 2, 4, 8, 16분할세포기를 거치면서 여러 개의 세포로 이루어진 주머니배(blastocyst)로 된다. 주머니배에서 겉을 둘러싸고 있는 한 층의 세포 무리는 바깥세포덩이(outer cell mass)로서 나중에 영양막(trophoblast)이 되고, 그 안쪽에 있는 다른 세포 무리는 속세포덩이(inner cell mass) 또는 배아모체라 하며 장차 배아(embryo)가 될 부분이다(그림 16-3). 이 주머니배는 분비기 상태에 있는 자궁속막에 닿은 다음 영양막의 작용으로 자궁속막 속으로 잠입하는데 이를 착상(implantation)이라 한다.

사람의 경우, 배란된 난자는 수정 후 분할하면서 자궁관을 거쳐 자궁속막에 착상하기까지 약 7일이 소요되며, 착상은 자궁의 위뒤벽에 이루어지는 경우가 많다(그림 16-4). 착상이 난소, 자궁관 또는 배안벽에 이루어지는 경우를 자궁밖임신(ectopic pregnancy)이라고 하며, 이러한 배아는 계속적으로 발생할 수 없으며 따라서 유산되거나 외과적 수술로 제거된다(그림 16-5).

배아원반 형성

속세포덩이로부터 배아가 형성되는 과정과 영양막에서 태반이 형성되는 과정은 자궁속막 속에서 동시에 진행되지만, 여기서는 편의상 두 과정을 별도로 구분하여 기술한다.

발생 2주째에 들어가면 속세포덩이 또는 배아모체에서 형성된 배아원반(embryonic germ disc)은 두 층의 세포무리로 나뉜다. 하나는 배아원반의 등쪽 부분에 위치하며 원주형 세포층인 외배엽층(ectodermal layer)을 이루고 있는데 이를 배아모체위

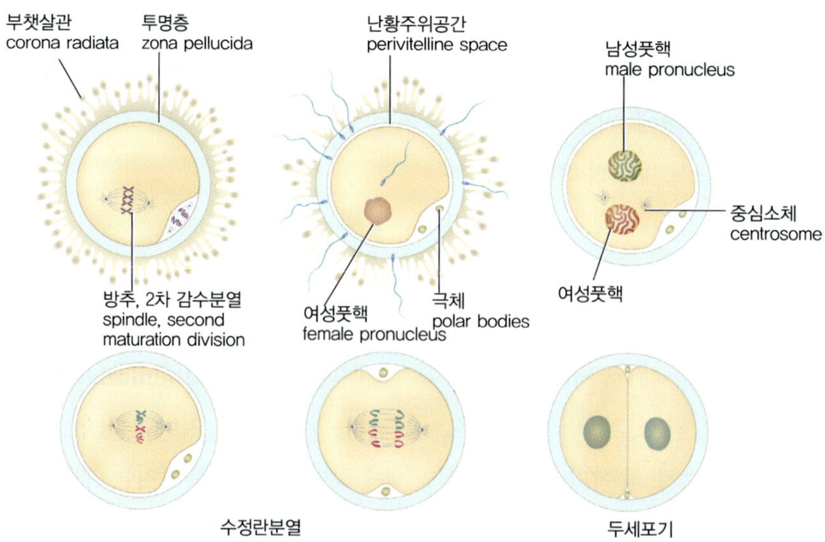

그림 16-2. 수정과정을 보여주는 그림.

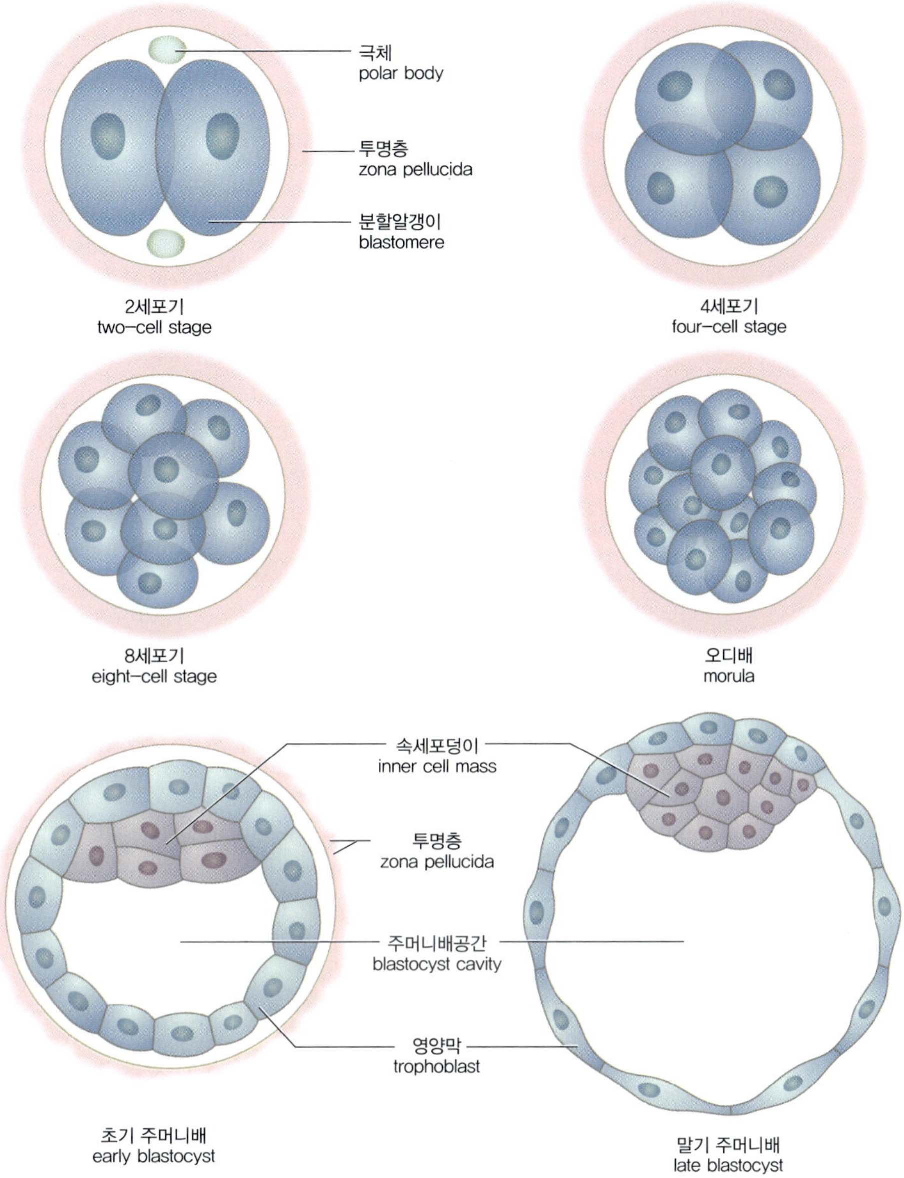

그림 16-3. 수정란의 분할(cleavage)과 주머니배(blastocyst)의 형성.

배판(epiblast)이라 한다. 그리고 배쪽에 형성되어 있는 입방형 세포로 이루어진 내배엽층(endodermal layer)을 배아모체아래배판(hypoblast)이라 한다. 이 시기의 배아원반을 두겹배아원반(bilaminar germ disc)이라고 한다(그림 16-6, 7).

창자배형성

발생 3주째로 접어들면서 배아원반 꼬리부분의 등쪽 정중선상에 있는 위배판이 두꺼워져서 원시선(primitive streak)을 형성한다. 원시선의 중간에 함몰부위가 생기는데 이를 원시고랑(primitive groove)이라 하며 원시선의 머리쪽에 나타나는 원시결절(primitive node)까지 이어져 있다. 이 원시선 주위에서 세포분열에 의하여 만들어진 세포들은 위배판과 아래배판의 사이로 들어가 머리쪽을 향해 이동한다. 정중앙부분의 세포는 후에 척

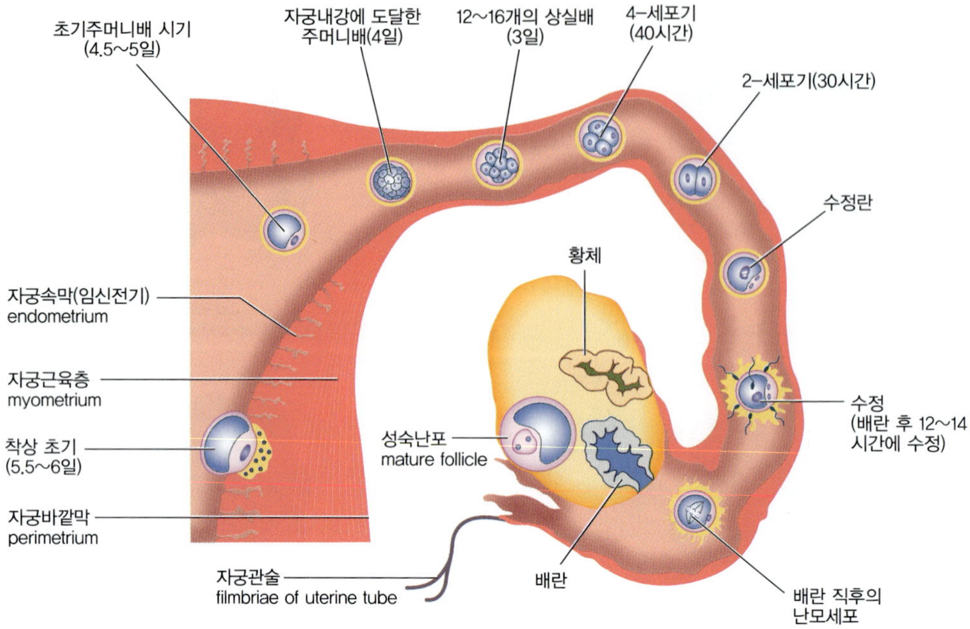

그림 16-4. 자궁, 자궁관, 난소의 세로절단면.

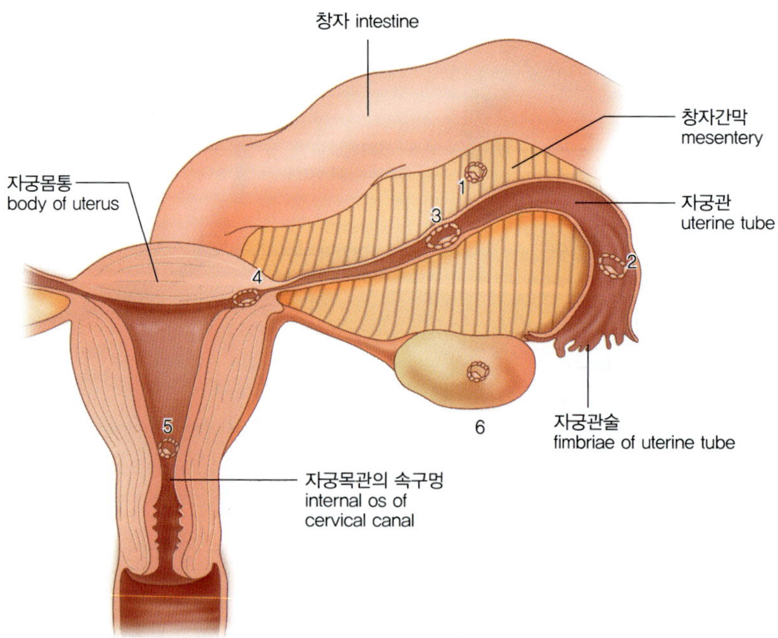

그림 16-5. 자궁밖임신(ectopic pregnancy)의 부위. 1: 배안의 배막. 2: 자궁관팽대. 3: 자궁관잘룩. 4: 자궁관과 자궁의 사이. 5: 자궁목관의 속구멍 근처. 6: 난소.

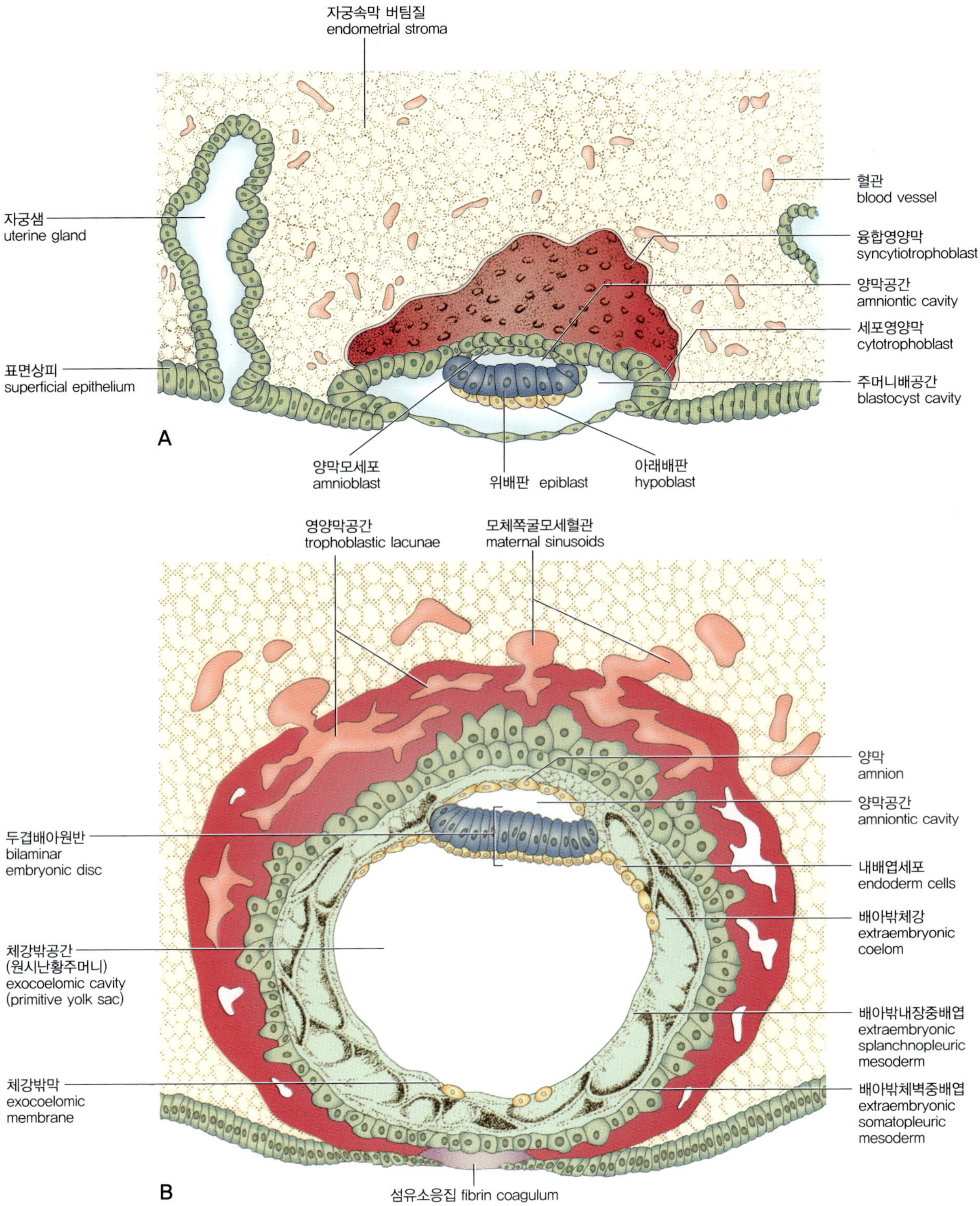

그림 16-6. 발생 8일째(A) 9일째(B)의 주머니배(blastocyst). 융합영양막에 크고 작은 영양막공간이 나타나고 있다. 두겹배아원반(bilaminar germ disc)은 한 층의 원주형 세포층(외배엽층 ectodermal layer)인 배아모체위배판(epiblast)과 한 층의 입방형 세포층(내배엽층 endodermal layer)인 배아모체아래배판(hypoblast)으로 구성된다. 자궁속막의 침투 흔적은 섬유소응집(fibrin coagulum)으로 막혀 있다.

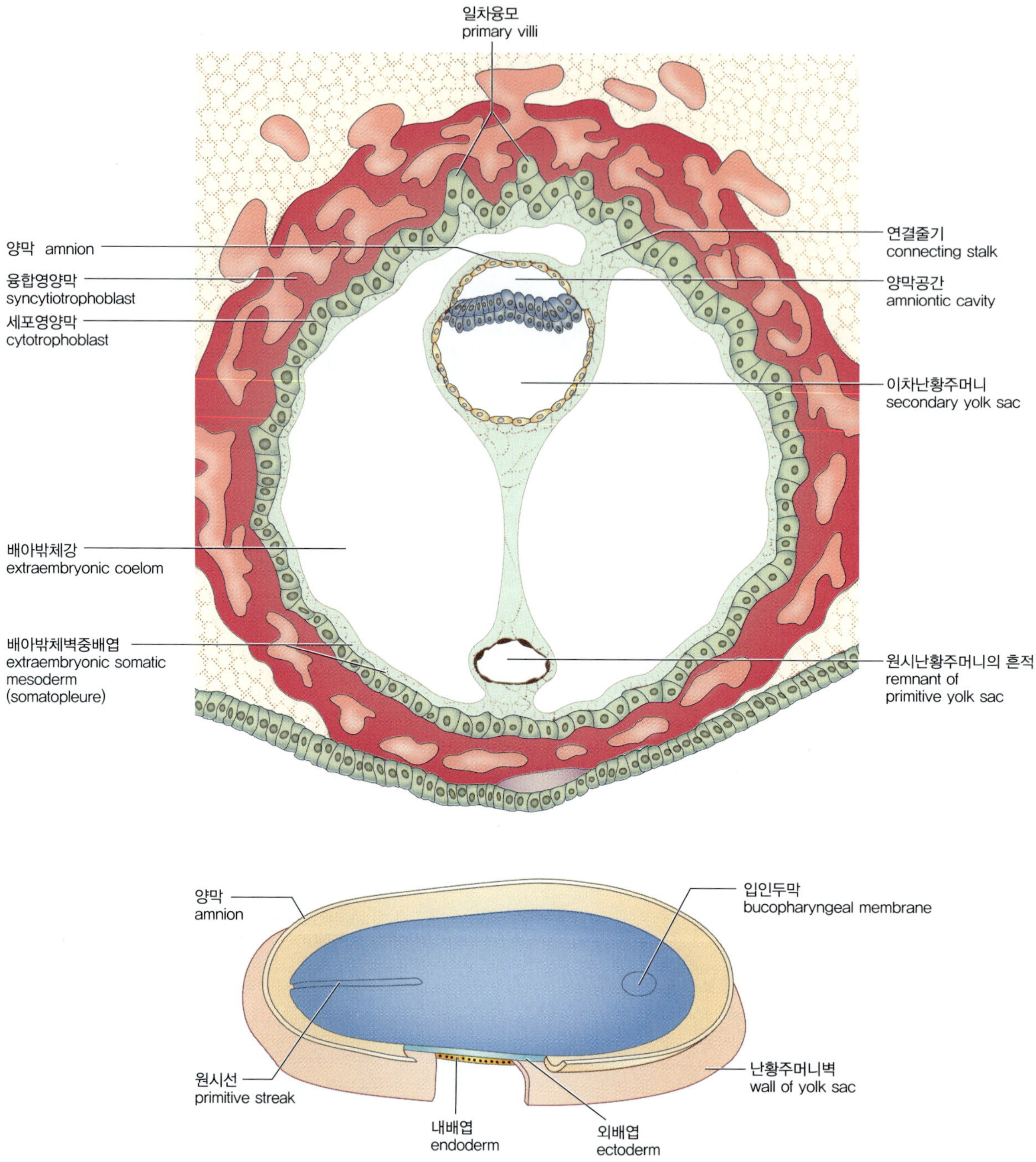

그림 16-7. 발생 2주 말의 주머니배(blastocyst)(A)와 두겹배아원반(bilaminar embryonic disc).

삭(notochord)이 되고, 양쪽에 있는 세포들은 판 모양으로 배열하여 중배엽(mesoderm)을 형성한다. 이렇게 해서 세 층의 배아원반이 형성되면 위 배판은 외배엽(ectoderm), 그리고 아래배판은 내배엽(endoderm)이라 하며, 이처럼 두겹배아원반이 세겹배아원반(trilaminar germ disc)으로 형성되는 과정을 창자배형성(gastrulation)이라고 한다(그림 16-8, 9, 10).

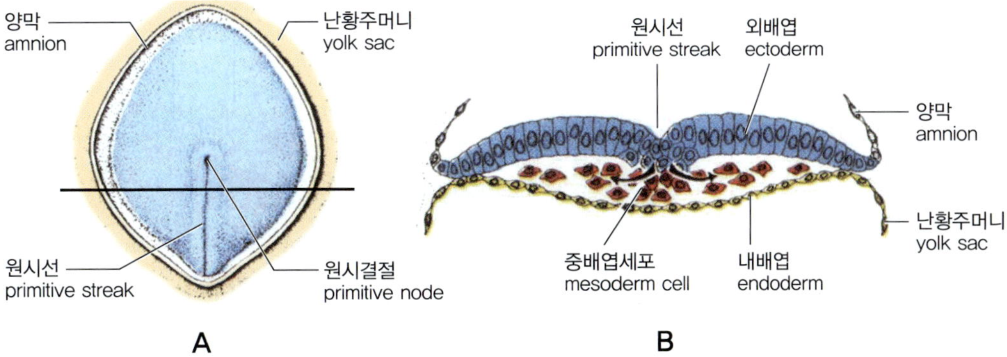

그림 16-8. 발생 16일의 세겹배아원반(trilaminar embryonic dise). A: 주머니배의 등쪽면. B:가로단면.

신경배형성

발생 18일 정도 되면 원시선의 앞쪽에 있는 외배엽의 정중앙부분이 두꺼워져서 신경판(neural plate)이 된다. 신경판에서는 중추신경계통이, 또 그 바깥쪽의 외배엽에서는 표피가 발생한다. 발생 20일경이 되면 신경판의 양쪽 가쪽부분이 위쪽으로 솟아올라 신경주름(neural fold)을 만들고, 주름의 사이는 신경고랑(neural groove)이 된다. 발생이 더욱 진행되면 신경주름은 더욱 두드러지고 결국 양쪽의 신경주름이 정중선에서 서로 만나서 융합됨으로써 신경관(neural tube)을 형성하게 된다. 신경관의 형성이 완료되면서 표면 외배엽으로부터 분리되어 속으로 매몰되며, 이때 신경관의 등쪽부분의 일부세포들이 신경관에서 분리되는데 이들을 신경능선세포(neural crest cell)라고 한다. 이러한 일련의 과정을 신경배형성(meurulation)이라고 한다(그림 16-11). 그 후 신경관은 뇌(brain)와 척수(spinal cord)로 분화 되고, 신경관의 속공간은 뇌실(brain ventricle)과 중심관(central canal)으로 되어 출생 후까지 남는다. 또 신경능선세포들은 척수신경절, 자율신경절 및 콩팥위샘의 속질 등으로 분화한다.

몸분절 형성

척삭과 신경관이 생기면 이들의 양쪽에 있는 축옆중배엽이 두꺼워져 몸분절(somite)을 형성한다(그림 16-12, 13). 발생 30일경에 이르면 약 35쌍의 몸분

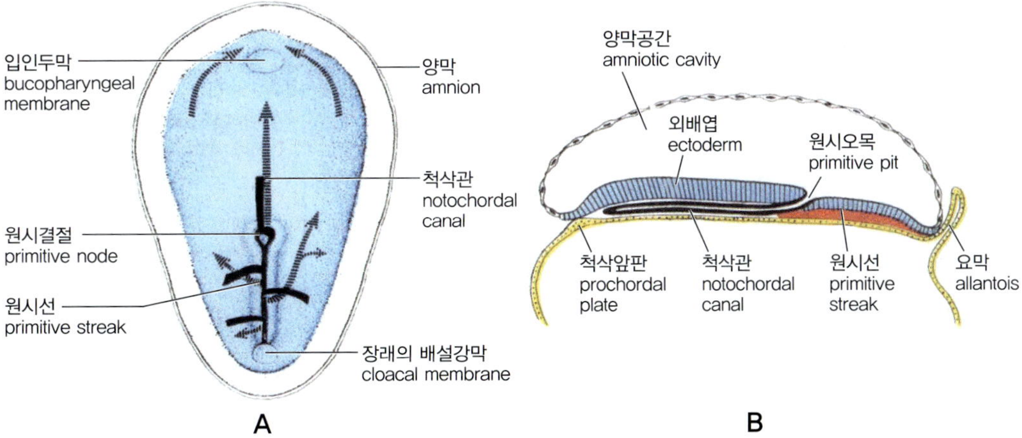

그림 16-9. A: 세겹배아원반에서 중배엽세포의 이동방향을 나타내는 모식도. B: 발생 16일 배아의 정중시상단면.

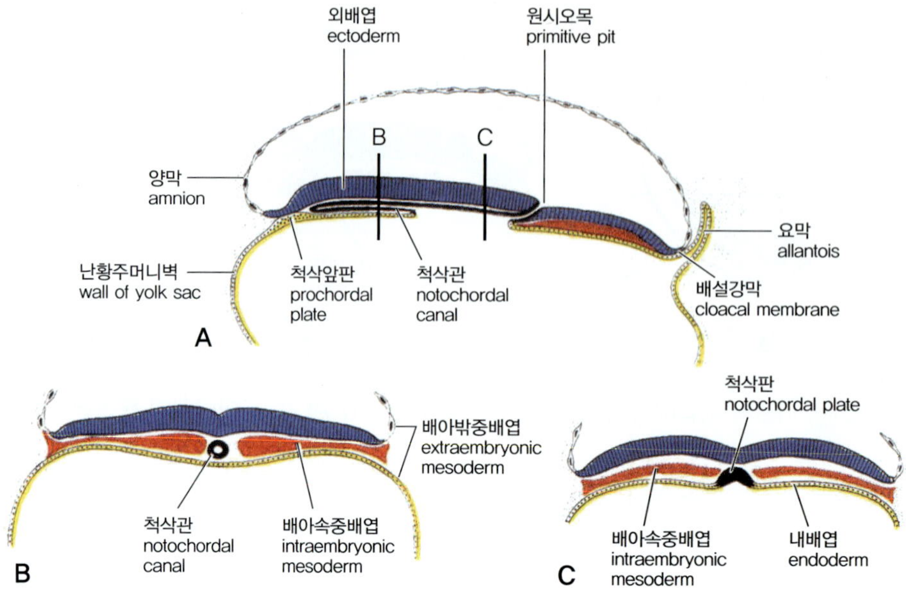

그림 16-10. 발생 17일 배아. A: 정중시상단면. B: 척삭관을 지나는 가로단면. C: 척삭판을 지나는 가로단면.

절이 형성된다. 이 중배엽에서는 결합조직, 근육조직, 뼈 등이 발생한다. 또 얇은 판 모양으로 된 가쪽중배엽은 외배엽쪽과 내배엽쪽의 두 층으로 분리되고 그 사이에 공간이 생긴다. 이것을 배아속체강(intraembryonic coelom)이라 하며, 발생이 진행되어 후에 가슴막안(pleural cavity)과 복막안(peritoneal

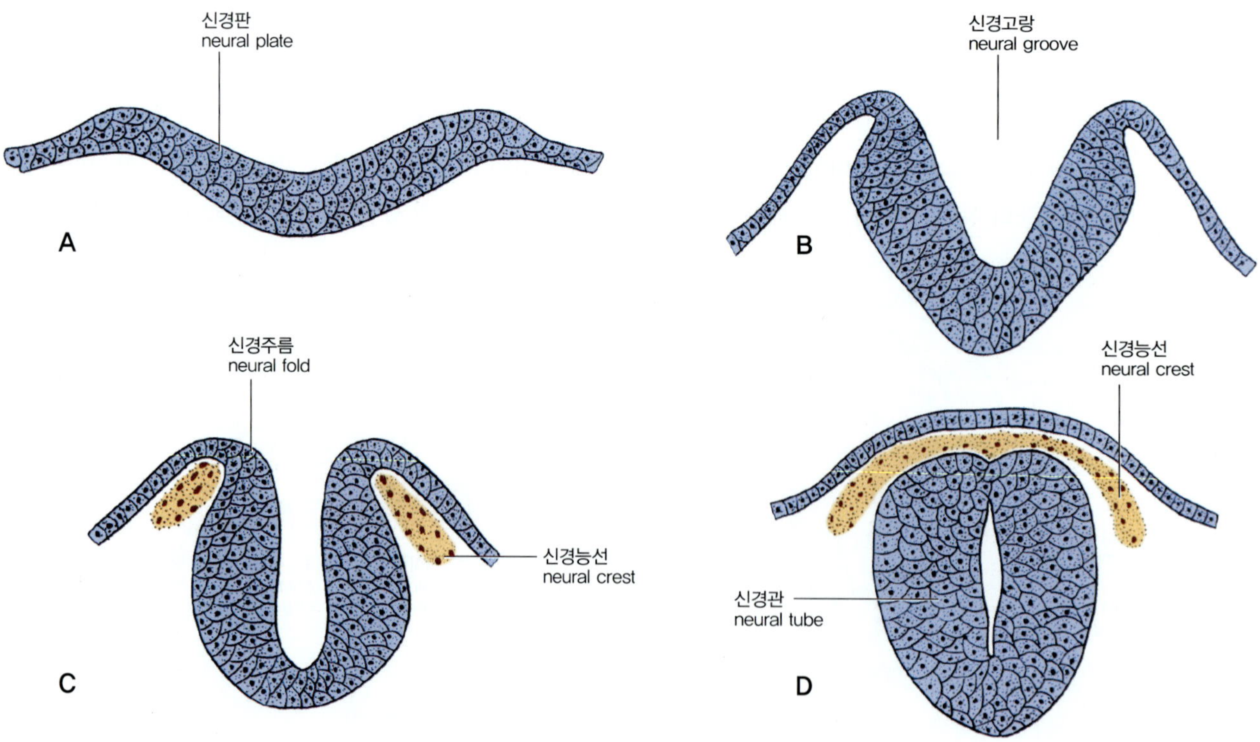

그림 16-11. 발생 중인 배아 가로단면에서 신경능선, 신경고랑 및 신경관의 형성을 나타내는 모식도.

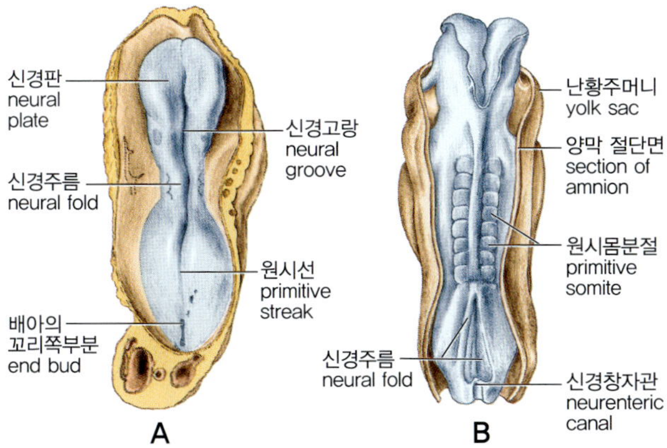

그림 16-12. A: 몸분절 형성 이전의 배아(발생 19일)의 등쪽 모습. B: 발생 20일 배아의 등쪽 모습.

cavity)으로 된다. 중배엽에서는 또한 심장, 혈관 및 비뇨 생식계통이 발생한다.

내배엽은 발생 3주초에 좌우 양쪽의 것이 만나 긴 관을 형성하게 되는데 배아원반 밑에 있는 것은 원시창자관(primitive gut)으로 되고, 나머지 것은 난황주머니(yolk sac)로 된다(그림 16-14). 원시창자관은 후에 소화계통 및 호흡계통의 기관들로 발생하며, 원시창자관의 앞뒤 양끝은 내배엽과 외배엽이 만나 막혀 있는데, 머리쪽 끝을 입인두막(buccopharyngeal membrane), 꼬리쪽의 끝을 배설강막(cloacal membrane)이라 한다. 후에 이들 막은 터져서 각각 입과 항문으로 된다(그림 16-15).

형태발생

발생 4주에 이르게 되면 배아원반은 원통모양으로 되면서 머리쪽과 꼬리쪽이 배쪽으로 구부러지게 되며, 발생 4주말까지 팔싹(buds of upper limb) 및 다리싹(buds of lower limb)이 나타난다. 발생 5주부터 6주에 걸쳐 뇌가 급속하게 발생하기 때문에 머리부분의 발육이 몸통부분에 비하여 더욱 현저하며, 발생 7주말까지 배아의 외형 및 내부의 여러 기관의

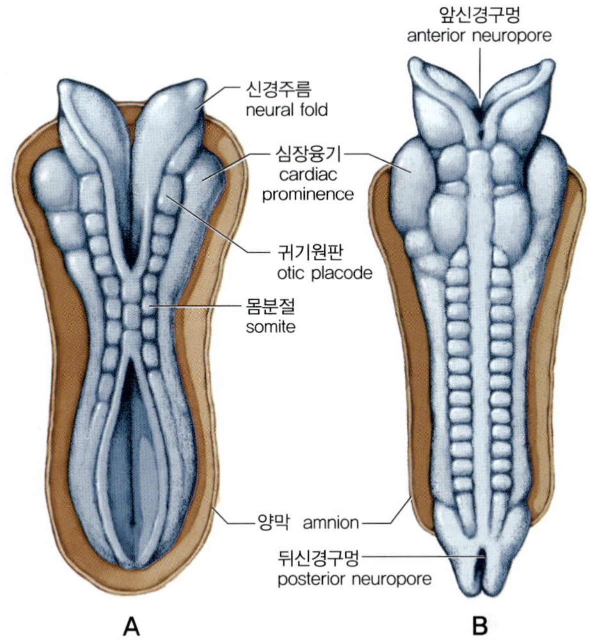

그림 16-13. 배아의 몸분절과 신경관. A: 발생 22일 배아의 등쪽 모습으로서 신경관의 양쪽에 7쌍의 몸분절이 나타남. B: 발생 23일 배아의 등쪽 모습으로서 머리 부분의 양쪽에 심장융기가 뚜렷함.

초기발생이 거의 이루어진다. 수정 후 3주부터 8주 말까지의 발생 중인 태아 이전단계의 개체를 배아(embryo)라고 한다.

발생 8주 이후에는 사람다운 개체로 발육되어 가는데, 배아가 이와 같은 특징을 가지면 태아(fetus)(9주~40주)라고 부르게 된다. 이 시기에는 태아의 급속한 발육과 각종 기관의 성숙이 진행되어 발생 40주 전후에 신생아로 출산하게 된다(표 16-2, 그림 16-23).

태아막과 태반의 형성

태아막의 형성

태아막(fetal membrane) 중에서 가장 중요한 것은 영양막에서 분화한 양막(amnion) 및 융모막(chorion)이다.

발생 1주 말에 자궁속막 속에 착상한 주머니배의

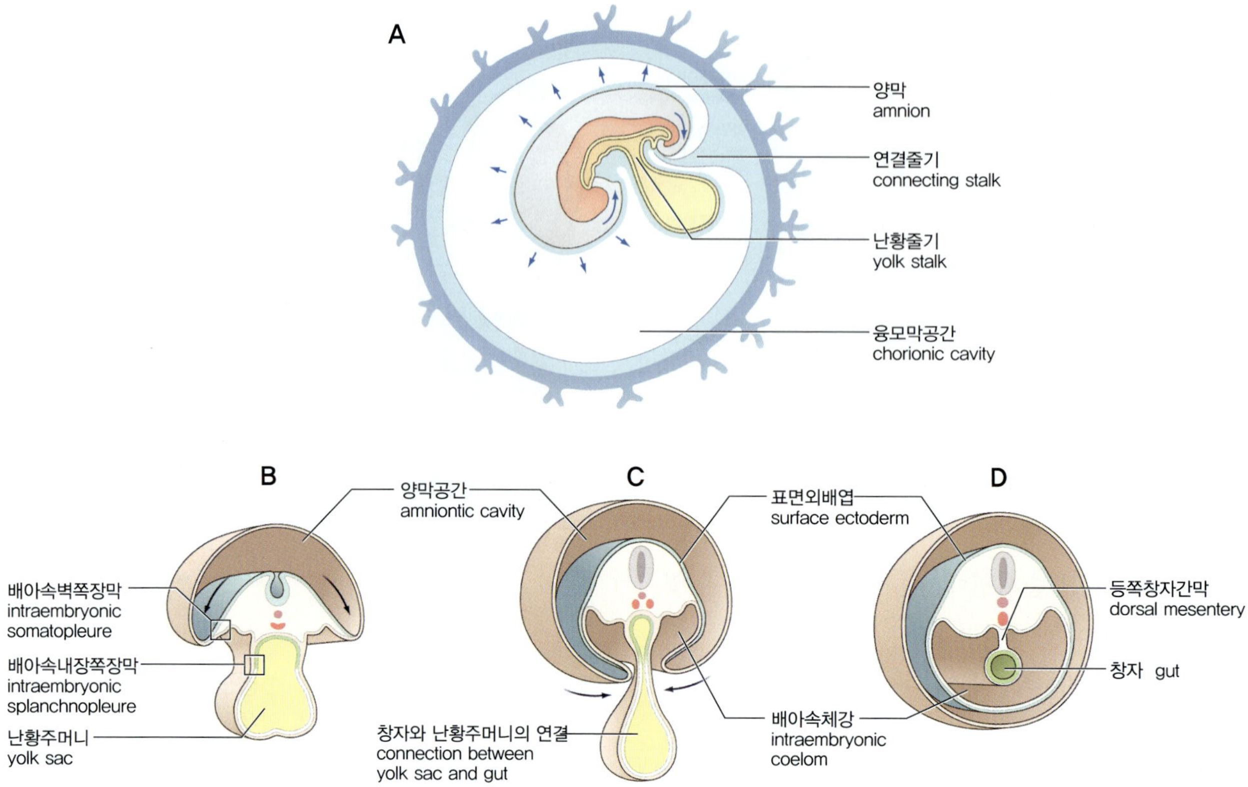

그림 16-14. 배아의 머리쪽과 꼬리쪽 접힘(A) 및 가쪽 접힘(B~D)이 양막공간이 커지면서 일어나, 창자가 배아속체강 속으로 들어가는 과정을 설명한 모식도.

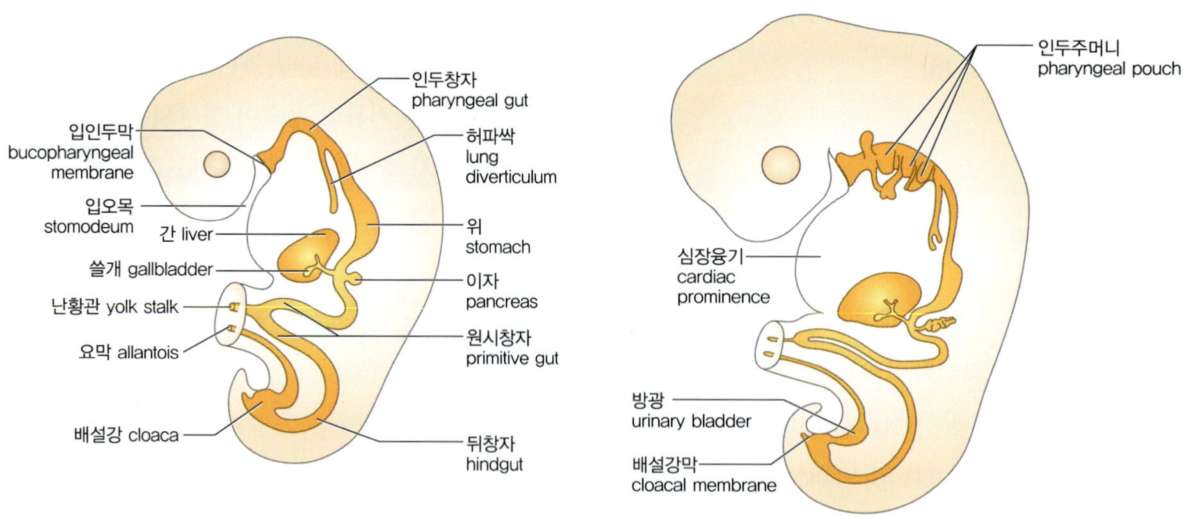

그림 16-15. 내배엽층에서 유래하는 내장기관의 발생.

표 16-2. 태아기에 나타나는 외형의 특징

발생기간	외형의 주요 특징
8주	머리의 크기가 머리엉덩길이의 절반정도이다 바깥생식기관의 남녀 구분이 안 된다. 아래 및 위눈꺼풀이 분리되어 있다.
9주	아래 및 위눈꺼풀이 맞닿아 눈이 감긴다. 아직도 바깥생식기관은 성별 구분이 안 된다. 귀가 아래쪽에 위치한다.
10주	남녀의 바깥생식기관이 구분되기 시작한다. 손톱이 난다. 아래 및 위눈꺼풀이 융합한다.
12주	남녀의 바깥생식기관이 구분된다. 목이 뚜렷하고 머리를 세운다.
4개월	피부는 얇고 혈관이 비쳐 보인다. 눈이 얼굴의 앞쪽으로 자리 잡는다. 다리가 팔보다 길다. 머리에 배냇솜털이 난다. 귀가 거의 제자리에 자리 잡는다. 손톱이 뚜렷하고 발톱이 난다.
5개월	산모가 태동을 느낀다. 피부는 태아기름막으로 덮이기 시작한다. 거의 전신에 배냇솜털이 보인다. 눈꺼풀과 눈썹이 나타나기 시작한다.
6개월	태아는 피부밑조직이 부족하여 여윈 몸으로 보이며 피부가 주름지고 붉은색을 띤다.
7개월	태아는 눈을 뜨고 눈썹이 뚜렷하다. 피부에는 약간의 주름이 있고 머리카락이 배냇솜털보다 길다.
8개월	피부는 매끈하고 분홍색을 띤다. 손톱이 손가락 끝까지 자란다. 동공반사를 나타낸다.
9개월	태아의 몸은 통통하고 대부분의 배냇솜털이 빠진다. 발톱이 발가락 끝까지 자라고 손톱은 손가락 끝보다 길게 자란다. 전신 피부는 태아기름막으로 덮여 있다. 팔다리는 구부리고 손가락은 움켜쥔다. 유방은 튀어나오고 기유(witch's milk)가 분비된다. 음낭에서 고환을 만져볼 수 있다.

바깥세포덩이가 분열하여 영양막(trophoblast)으로 된다. 발생 2주에 들어서면 영양막세포는 더욱 분열하여 두꺼워지고 가장 바깥쪽에 있는 세포들은 자궁속막 쪽으로 깊이 파고 들어가 자궁속막과 더불어 태반(placenta)을 형성한다. 양막은 두겹배아원반의 세포영양막의 세포가 분리되어 형성되며 양막의 가장자리에서 배아원반의 아래배판에서 생겨난 세포층은 난황주머니를 만든다. 영양막과 양막, 난황주머니 사이에는 또 다른 세포들의 중배엽층이 형성되는데 이는 배아 밖에 있기 때문에 배아에 있는 것과 구별하기 위하여 배아밖중배엽(extraembryonic mesoderm)이라 한다(그림 16-7). 배아밖중배엽을 형성하는 세포들 사이에 작은 공간이 생겨나고, 이 작은 공간들은 서로 융합하여 융모막공간(chorionic cavity)을 형성한다. 배아밖중배엽은 양막과 난황주머니를 둘러싸는 층과 영양막쪽에 있는 층으로 분리된다. 영양막과 영양막에 붙어 있는 배아밖중배엽을 합하여 융모막(chorion)이라 한다. 배아밖중배엽이 분리될 때 두 층이 분리되지 않고 태반과 양막 사이를 연결시키는 배아밖중배엽이 남게 되는데 이것을 연결줄기(connecting stalk)라 하고, 이것은 나중에 탯줄(umbilical cord)의 구성성분이 된다. 그 후 양막공간은 점차로 확장되어 발생 4주경에는 배아가 양막공간 속의 양수(amniotic fluid)에 떠 있게 된다. 양막공간을 둘러싸고 있는 양막은 융모막과 만나게 되고, 배아와 융모막을 연결하는 배아밖결합

조직인 연결줄기를 둘러싸서 탯줄을 형성한다. 탯줄 속에는 탯줄동맥(umbilical artery) 및 탯줄정맥(umbilical vein)이 형성되는데, 이 혈관들은 태아의 혈관과 태반에 있는 융모막융모의 혈관을 연결한다(그림 16–16, 17).

태반의 형성

태반은 태아쪽의 영양막(후에 융모막)과 모체쪽의 자궁속막 일부(탈락막 decidua)로 구성되는 것으로, 여기에서 태아와 모체 혈액 사이의 물질 및 가스 교환이 행해진다. 이 기능이 원만하게 유지되는 것은 배아 및 태아의 정상발생에 꼭 필요한 일이다.

발생 15일경에는 영양막이 두꺼워지고 그 속에 영양막공간(trophoblastic lacunae)이 생긴다. 이 작은 공간은 탈락막에 이르도록 커지고, 여기에 자궁동맥과 정맥이 열리게 되면 모체의 혈액이 순환하게 된다. 다음에는 영양막공간이 커짐과 동시에 주위를 둘러싸고 있는 영양막이 영양막공간 안으로 돋아난 돌기인 융모막융모(chorionic villi)를 뻗치게 되며, 융모 사이의 공간을 융모사이공간(intervillous space)이라 부르게 된다. 발생 18일경에는 융모의 영양막 안층으로 배아밖중배엽이 침투하며, 여기에서 혈관이 발생한다. 이 혈관은 발생 21일경에 탯줄동맥 및 정맥과 연결되고, 태아쪽의 태반순환이 시작된다(그림 16–18, 19).

발생 3개월이 지나면 탯줄이 부착되어 있는 부위의 융모막은 두꺼워지고 융모도 무수하게 많아지기 때문에 이것을 번성융모막(chorion frondosum)이라 한다. 그리고 탯줄부착 반대쪽의 융모막, 즉 양막을 둘러싸는 융모막은 편평하기 때문에 평활융모막(chorion laeve)이라 한다(그림 16–20). 발생 4개월 이후 태아쪽의 융모막과 모체쪽의 탈락막이 더욱 발달하여 복잡한 구조의 태반을 형성하며(그림 16–19, 21), 출생 시까지 모체와 태아 사이의 결합부위로서

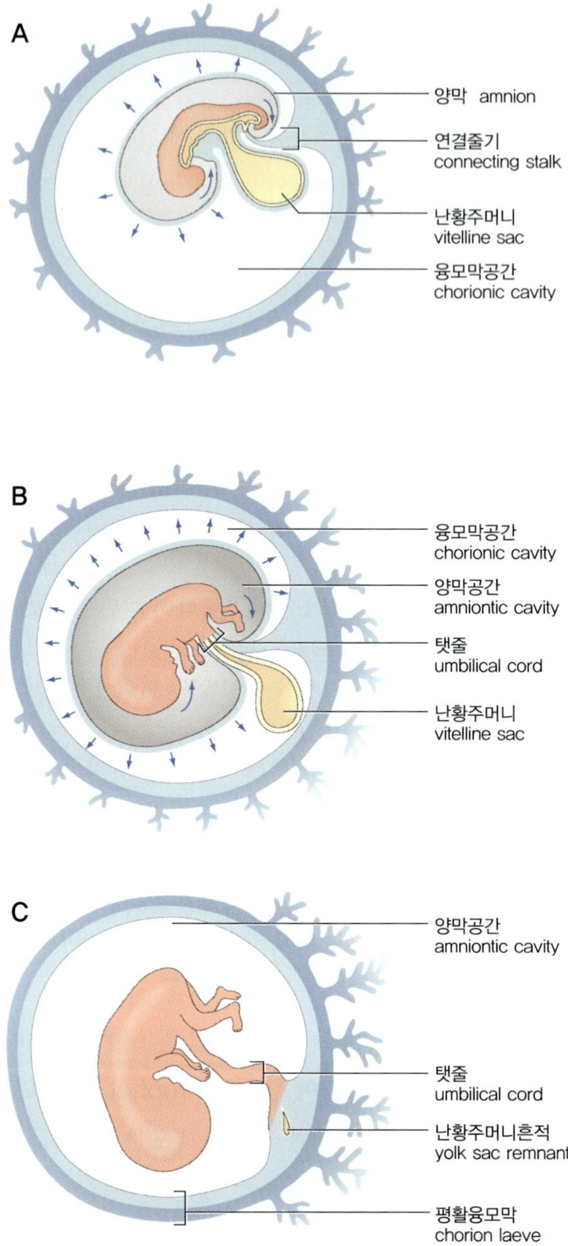

그림 16–16. 연결줄기가 탯줄이 되는 과정과 양막이 커지면서 어떻게 탯줄을 감싸는지를 나타내는 모식도. A. 발생 4주, B. 발생 10주, C. 발생 20주.

태아의 발육에 관여한다.

태아쪽의 혈액은 탯줄동맥을 지나 융모막융모 속에 있는 모세혈관으로 들어가고, 여기에서 융모사이공간에 있는 모체혈액으로부터 산소와 영양을 공급받아 탯줄정맥을 통해 태아에게 되돌아간다. 한편 모체쪽의 혈액은 자궁동맥의 가지를 통하여 태반에

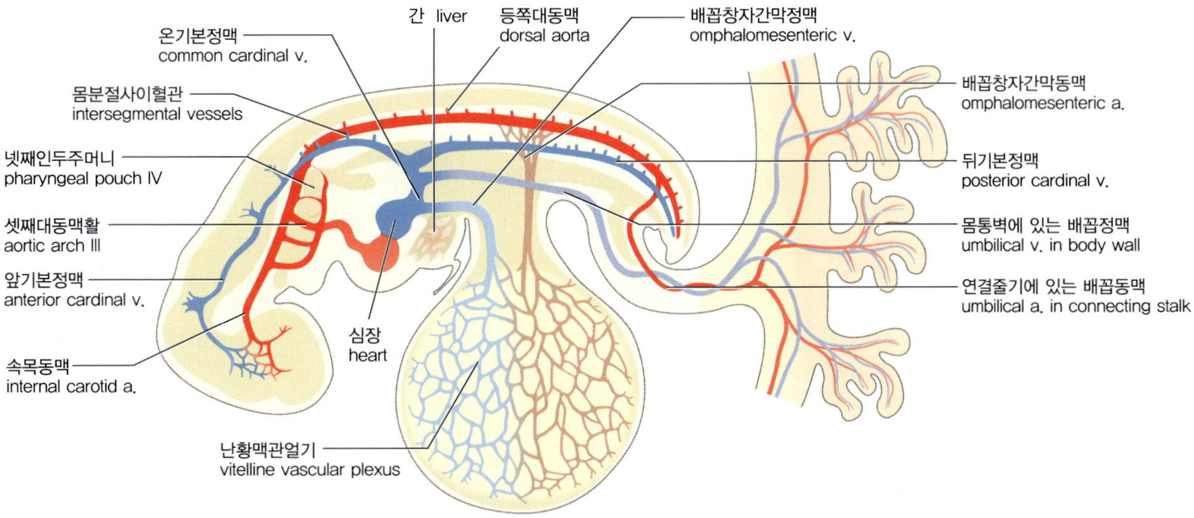

그림 16-17. 발생 4주 말 배아의 혈액순환.

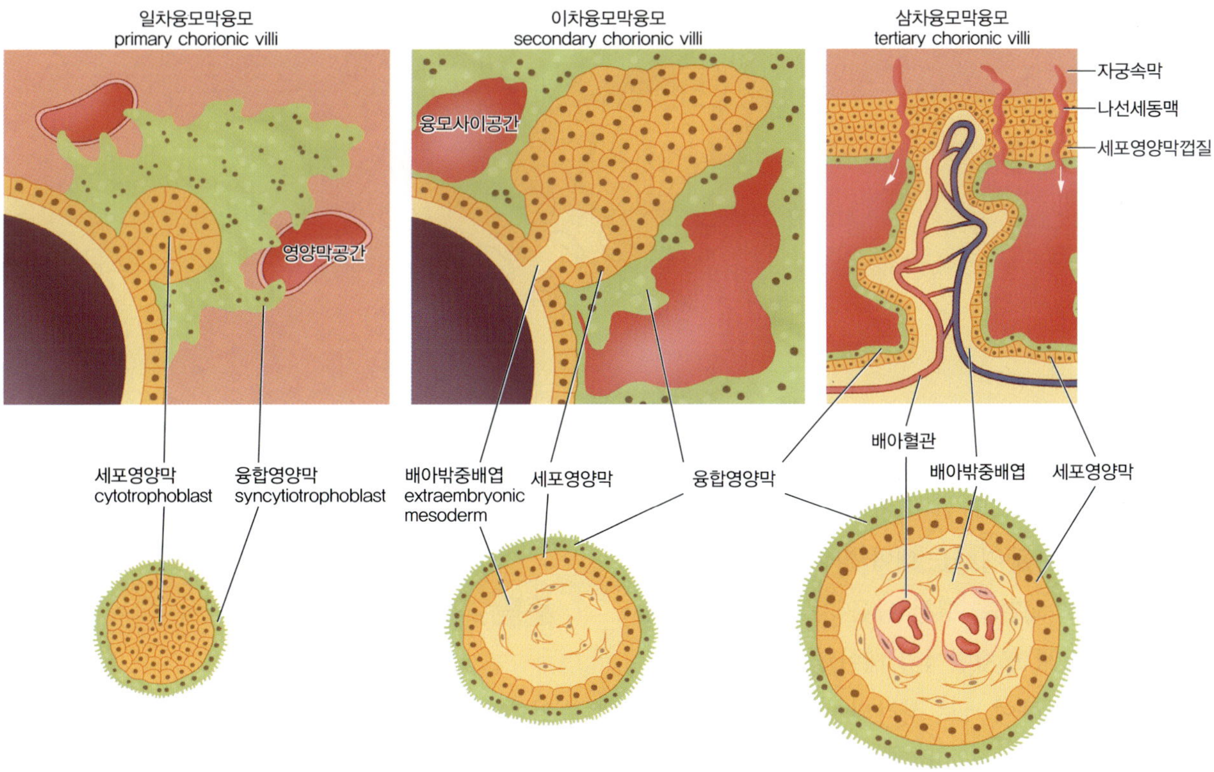

그림 16-18. 융모막융모(chorionic villi)의 발달단계 모식도.

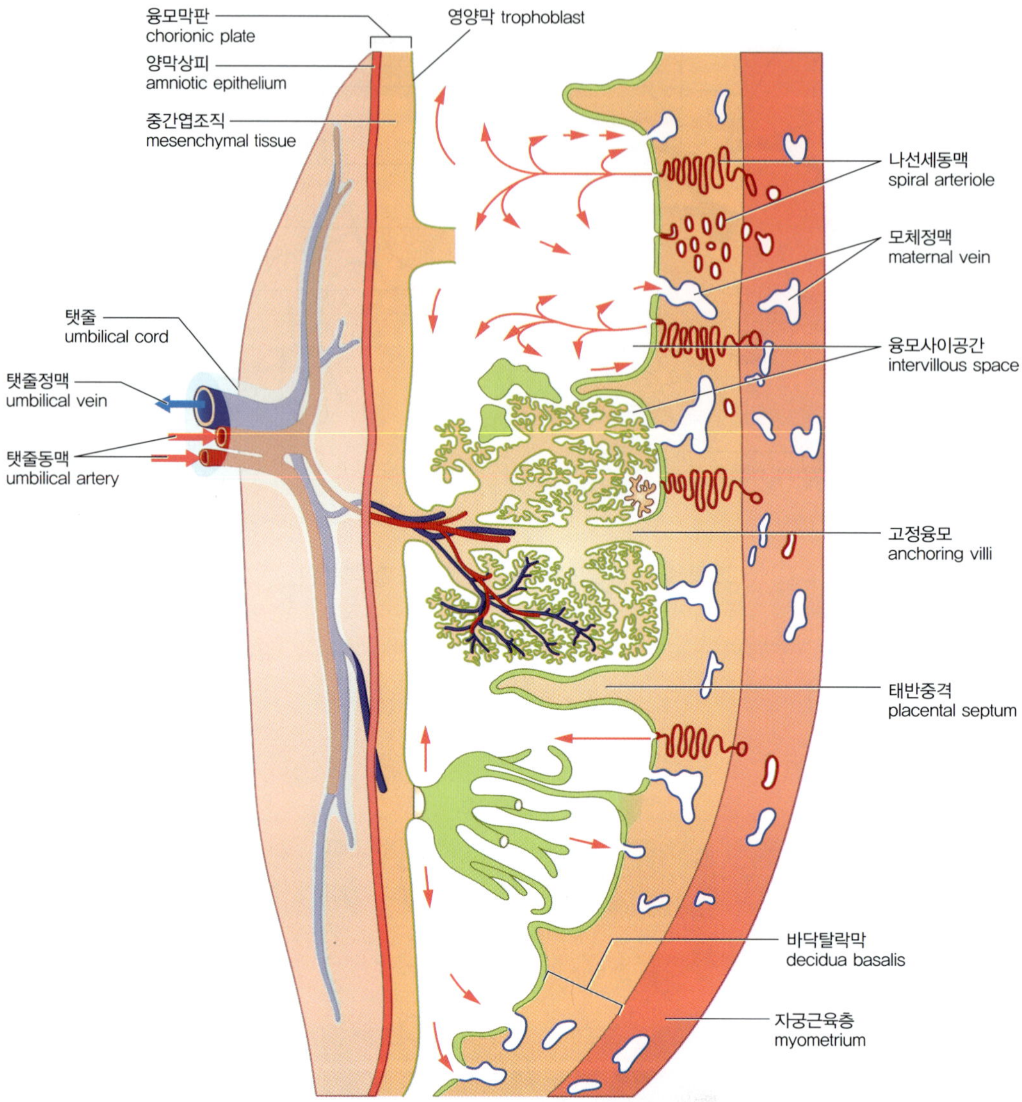

그림 16-19. 임신 후반기 태반의 모식도.

있는 융모사이공간으로 들어가고, 여기서 융모막융모의 모세혈관 속을 지나는 태아혈액과의 사이에 대사산물 및 가스 교환을 행한 다음 자궁정맥으로 되돌아간다. 따라서 모체혈액과 태아혈액은 융모막과 모세혈관벽에 의하여 서로 격리되어 있어서 직접 혈액이 서로 혼합될 수 없으며, 태아와 모체 사이의 물질과 가스교환도 이 벽(관문)을 통하여 이루어진다.

태반은 출산 시 태아에 뒤이어 자궁으로부터 배출되는데, 이를 후산(afterbirth)이라고 한다.

분만

임신은 수정란으로부터 시작되나 수정시기를 정확하게 측정하기는 어려우므로 임신기간은 최종 정상월경기의 첫날부터 만기일 또는 만기주수로 표현하는 것이 임상적 관례이다. 평균 임신기간(최종 정상월경기의 첫날부터)은 278±15일이며, 배란부터

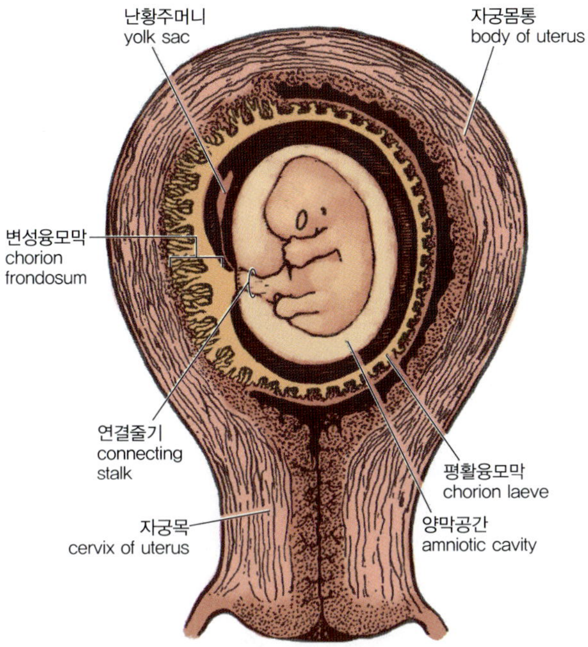

그림 16-20. 임신 2개월의 배아(embryo).

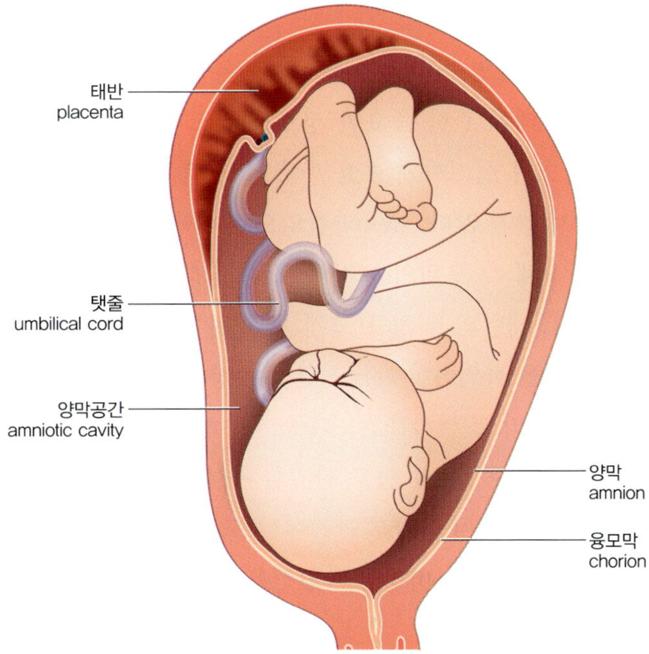

그림 16-21. 임신 말기의 태아(fetus).

분만까지는 265±12일이다. 분만예정일을 계산하기 위해서는 최종정상월경기의 첫날에 7일을 더하고 그 달에 9개월을 더하거나 3개월을 뺀다.

분만(parturition, childbirth)은 자궁수축의 결과로 자궁목이 확장되고 자궁으로부터 태 아 및 태반이 배출되는 과정이다. 자궁수축을 유발하는 요인은 아직까지 확실하게 밝혀지지 않았지만 분만의 시작은 옥시토신(oxytocin)과 프로스타글란딘(prostaglandin) 등 몇 종류의 호르몬과 관련이 있는 듯하다.

분만과정은 임상적 편의를 위해 다음과 같이 네 단계로 구분한다.

분만의 첫째단계(개구기)는 자궁목이 점진적으로 확대되는 기간이며, 초산의 경우 평균 12시간, 경산인 경우에는 약 7시간 지속되지만 개인에 따라 차이가 심하다. 분만의 둘째단계(만출기)는 자궁목이 완전히 확대되고 태아는 질을 통하여 밀려 내려와 분만이 이루어지는 기간이다. 태아가 모체 밖으로 나오면 바로 신생아(newborn)라고 부른다. 이 단계는 초산의 경우 약 50분, 그리고 경산의 경우 약 20분이 소요된다. 자궁수축은 출산 직후 다시 시작된다. 분만의 셋째단계(산후기)는 출산 직후부터 시작하여 태반과 태아막이 배출되는 기간이다. 이 단계는 임산부의 약 90% 정도에서 15분 정도이다. 분만의 넷째단계(회복기)는 약 2시간 동안 지속되는데 태아막이 배출된 직후 자궁근육층이 수축하면 융모사이공간으로 혈액을 공급하던 자궁속막의 나선동맥이 수축되어 과도한 자궁출혈을 방지하게 된다.

태아의 산전진단

과거에는 산모가 느끼는 태아의 움직임이나 의사의 촉진으로 태아의 건강상태를 파악하였으나 현재는 태아상태를 진단할 수 있는 새로운 방법들이 많이 개발되어 위험한 상태에 있는 태아의 치료가 가능하게 되었다. 태아진단법으로는 초음파촬영술, 양수천자 및 융모막융모생검이 이용되고 있다.

초음파촬영술

초음파촬영술(ultrasonography)은 임신 초기부터 태아 상태에 관한 중요한 정보를 비교적 많이 얻을 수 있으며 현재까지 초음파에 의한 태아의 위험은 알려져 있지 않다. 초음파촬영으로 배아의 크기, 태아의 신체 각 부위의 크기와 모양, 쌍태아를 포함한 다태아, 태반의 위치와 크기 등을 관찰하여 해부학적 기형을 확인하고 재태기간을 추정하는 데 도움을 준다. 그리고 실시간초음파를 사용하여 태아의 호흡운동, 박동, 운동 등도 관찰할 수 있다. 초음파검사는 임신의 아주 초기단계에서 고사배아(blighted embryo)와 같은 비정상적 임신을 진단하는 데도 유용하다.

양수천자

양수천자(amniocentesis)는 모체와 태아에 위험을 주지 않고 태아세포와 양수를 주사기로 채취하여 양수에 포함된 α-fetoprotein의 양을 측정하고 세포의 유전학적 이상을 나타내는 여러 진단적 검사를 실시한다. 양수천자는 보통 최종 정상월경기 이후 14~16주 기간에 시행한다. 일반적으로 양수천자의 대상은 (1) 임부의 나이가 35세 이상일 때, (2) 이전에 염색체 이상이 있는 아기를 낳은 병력이 있는 경우, (3) 부모 중에 염색체 이상이 있는 경우, (4) 과거에 신경계통 결손이 있는 아기를 출산했거나 모체 혈청의 α-fetoprotein치가 비정상적으로 높거나 낮을 때, (5) 산모가 X-염색체 연관성 열성유전질환의 보유자인 경우, (6) 초음파검사 상 비정상적 태아가 발견된 경우 등이다.

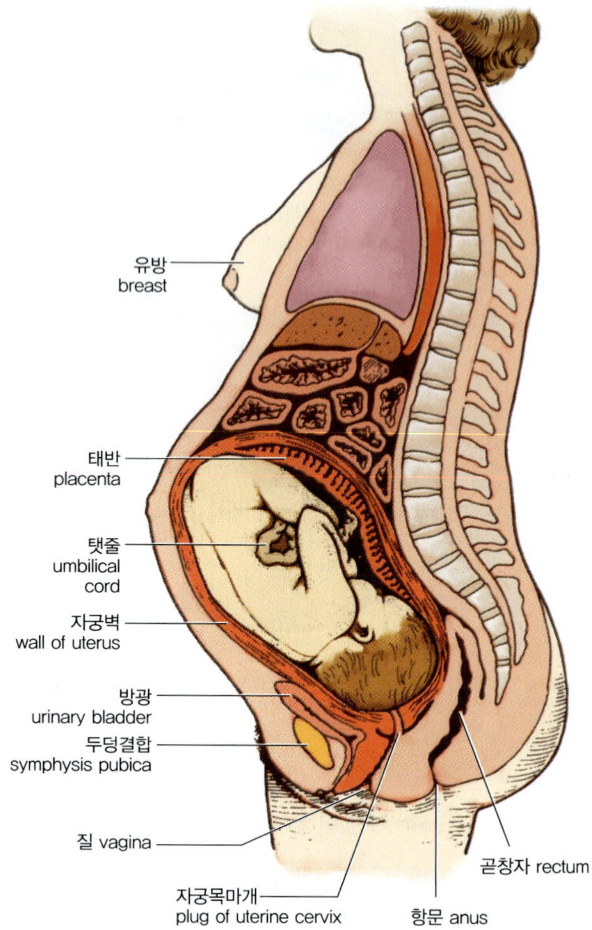

그림 16-22. 임신 후기의 태아 및 자궁의 위치.

융모막융모생검

융모막융모생검(chorionic villus biopsy)은 태아쪽 태반 구조인 융모막융모조직을 주사기로 채취하여 세포유전학적 이상을 검사하는 것이다. 융모막융모생검은 염색체이상, 유전성대사질환 및 X-염색체 연관성 질환을 판별하는 데 사용된다. 이 방법은 임신 9주(수정 후 7주)부터 시행 가능하여 양수천자보다 수주일 먼저 염색체의 분석 결과를 얻을 수 있다.

찾아보기

ㄱ

ㄴ

ㄷ

ㅂ

ㅅ

ㅇ

ㅈ

ㅊ

ㅋ

INDEX

A

B

C

D

E

F

G

H

I

J

K

L

M

N

O

P

T

U

V

W

X

Y

Z

기본 사람해부학

2013년 3월 15일 1판 1쇄 발 행
2015년 3월 15일 2판 1쇄 인 쇄
2015년 3월 25일 2판 1쇄 발 행

정가 30,000원

저 자 : 김 진, 김인범, 남용석, 박대균, 박인선
송창호, 이문용, 이우영, 이제훈, 오수자
정영길, 정주영, 차정호, 한기환, 한승호

발 행 자 : 최 병 진

발 행 처 : 도서출판 **고 려 의 학**
(136-023) 서울 성북구 성북구 성북로9길 1 보문빌딩 3층
Tel. 765-0333, 0337
Fax. 743-2288

ISBN 978-89-7043-519-0
등록번호 : 제 1-519호 1978. 6. 29.